T0224936

LEHRBUCH DER KRIEGSCHIRURGIE

VON

DR. CARL FRANZ

GENERALOBERSTABSARZT
ORD. PROFESSOR DER KRIEGSCHIRURGIE
AN DER FRÜHEREN KAISER WILHELMS-AKADEMIE
HONORARPROFESSOR DER UNIVERSITÄT BERLIN

VIERTE VERBESSERTE AUFLAGE

MIT 128 ABBILDUNGEN

BERLIN
SPRINGER-VERLAG
1944

ISBN-13: 978-3-642-89694-1   e-ISBN-13: 978-3-642-91551-2
DOI: 10.1007/978-3-642-91551-2

Vorwort zur vierten Auflage.

Seit dem Erscheinen der vorigen Auflage hat sich Amerika unsern Gegnern zugesellt. Der Krieg rollt weiter. Die Erfahrungen haben sich vermehrt, unsere Erkenntnisse haben sich vertieft. Ihnen gerecht zu werden, ist der Zweck dieser neuen Auflage: Dem Springer-Verlag gebührt von neuem mein Dank.

Charlottenburg, im Januar 1944.

CARL FRANZ.

Vorwort zur dritten Auflage.

Seit dem Erscheinen der zweiten Auflage dieses Buches hat die politische Entwicklung in aller Welt dazu beigetragen, die Erfahrungen der Kriegschirurgie durch neues Beobachtungsgut zu bereichern. Dies gilt ganz allgemein vom Spanischen Bürgerkrieg (1936—1939), den Russisch-Mongolischen Wirren (1938/39), wie vom Finnisch-Russischen und Japanisch-Chinesischen Konflikt. Die hauptsächliche und wesentliche Verbreiterung und Vertiefung der kriegschirurgischen Erfahrungen, wie sie jede kriegerische Auseinandersetzung mit sich bringt, ergab sich aber in den Feldzügen der Deutschen Wehrmacht gegen Polen, Norwegen, Holland, Belgien, Frankreich, Jugoslawien und Griechenland, die besiegt wurden; sie erfahren auch heute noch täglich ihre Fortsetzung in dem gigantischen Kampfe in den Weiten Sowjetrußlands bzw. im Kampfe gegen den Hauptfeind, England. Die jetzt gewonnenen Erkenntnisse noch während des Krieges ihren Niederschlag in der Literatur finden zu lassen, wird immer nur in Einzelausschnitten möglich sein. Ein Gesamtbild kann erst nach Abschluß des Krieges gegeben werden; auf manchen Gebieten wird es jahrelanger angestrengter Arbeit bedürfen, bis das ersehnte Resultat vorliegt. Die Aufstellung der Statistik erfordert Zeit; ebenso wie das Sammeln der Einzelerfahrungen der am Kriege beteiligten Völker. Erst dann läßt sich aus diesem vielfältigen Mosaik ein Gesamturteil über den neuesten Stand der Kriegschirurgie gewinnen, wie er von einem neu erscheinenden Lehrbuch mit Recht verlangt wird.

Der jetzige Zeitpunkt ist demnach nicht besonders günstig für die Bearbeitung einer neuen Auflage. Wenn ich sie trotzdem in Angriff genommen habe, so entschuldigt mich dabei die Tatsache: Der 4jährige Weltkrieg hat der Kriegschirurgie ein festes Fundament gegeben, das auch jetzt noch zu Recht besteht. An ihren damals neu gewonnenen Grundsätzen hat sich, soweit es sich bis jetzt beurteilen läßt, kaum etwas von einschneidender Bedeutung geändert. Was mir neu oder bemerkenswert erschien, habe ich in diese Neuauflage hineingearbeitet. Aber mit einer endgültigen Kritik darüber war ich durchschnittlich aus oben angeführten Gründen vorsichtig. Das Buch bringt also nur den augenblicklichen Stand der Kriegschirurgie. In diesem Sinne möge der Leser die Auflage betrachten. Neue Bilder bringe ich mit Rücksicht auf die Papierknappheit nur wenig.

Dem Springer-Verlag bin ich aufs Neue zu warmem Dank verpflichtet für die Gestaltung des Buches.

Charlottenburg, 18. November 1941.

CARL FRANZ.

Inhaltsverzeichnis.

I. Organisation und Kriegschirurgie.
Ihre Erfolge im Weltkrieg 1914—1918.

Der Stempel, den der Krieg allen Verhältnissen aufdrückt, ist der des Plötzlichen, Unvorhergesehenen, Überraschenden. Das ist der Unterschied, den er gegenüber dem Frieden schafft, in welchem Gewohnheit und gleichartige Erfahrung bestimmte Lebensformen erzeugen. Auch für die ärztliche Tätigkeit trifft dies zu. Im Frieden sehen wir in Kulturländern entsprechend der Dichte der Bevölkerung die Ärzte, Apotheken und Krankenhäuser verteilt. Der Krieg aber verschiebt nicht nur die Dichte der Bevölkerung, sondern er zwingt auch einem großen Teil derselben eine Tätigkeit auf, welche für Leben und Gesundheit erhöhte Gefahren mit sich bringt; ja er macht zuweilen sogar nicht halt an menschenleeren, von der Kultur nicht beleckten Landstrichen und setzt die Menschen unter Bedingungen, welche denen der ersten Kulturpioniere entsprechen. Was Wunder, daß diesen proteusartigen Wandelbarkeiten selbst die beste Zentrale eines modernen Staates nicht immer gewachsen sein kann und sich auf einen Rahmen der Fürsorge beschränken muß, in dem nicht alle Möglichkeiten Platz finden! Aber derjenige Staat wird sich aus den Verwicklungen am besten herausziehen, der am sorgsamsten die Eventualitäten vorbedenkt und über den großen Gesichtszügen die Kleinigkeiten nicht vergißt, kurz dessen Organisation des Kriegssanitätsdienstes die beste ist. Drei Aufgaben sind, es, die dieselbe zu lösen hat: Die erste allgemein menschliche, das Wohl der Verwundeten die Richtschnur des Handelns sein zu lassen. Die zweite, ich möchte sagen, militärisch taktische, die Sorge für die kranken Soldaten so zu gestalten, daß sie die Heeresbewegungen nicht schädigt. Beide stehen im Krieg häufig im scharfen Gegensatz. Die dritte: Die Verwundeten und Kranken dem Heeresdienst so schnell wie möglich wieder zuzuführen. Weil das Schlachtenglück veränderlich ist, und bald die eine, bald die andere Partei das Schlachtfeld behauptet, so wurde, um das Los der Verwundeten günstiger zu gestalten, die Genfer Konvention 1864 geschaffen und 1906 ausgebaut. Sie hat seither großen Segen gestiftet, wenn sie leider auch nicht Bestialitäten und Roheiten einzelner Individuen vollständig zu verhindern vermag.

Die Organisation des Sanitätsdienstes war und ist für Deutschland viel schwieriger, weil seine Kriegsschauplätze außerhalb der Heimat in den verschiedensten Ländern liegen. Es bedarf daher zahlreicherer Transportmittel zur Rückbeförderung in die Heimat, und der Transport gestaltet sich wegen der Weglängen für die Beförderten gefahrvoller. Die Eigenart fremder Länder bringt ferner eine Anpassung der Organisation an deren Verhältnisse mit sich, z. B. in Rußland, der Türkei, Serbien und Mazedonien im I. Weltkrieg, wozu im jetzigen Krieg noch hinzukommen Polen, Norwegen, Holland, Griechenland und Nordafrika.

Die Organisation umfaßt die *ärztliche Versorgung* und den *Transport*. Die militärisch taktischen Verhältnisse bedingen den Unterschied gegenüber dem Frieden. Der Friedensverletzte bekommt am Orte seines Unfalls den ersten Notverband und wird dann schnell dem nächsten Ort zugeführt, wo er seine

Tabelle 1. Verhältnis der Gefallenen, der später an Wunden Gestorbenen,
wundeten in ver-

Übersicht 60 des Deutschen Heeres-Sanitäts-

Bezeichnung des Krieges	Armee	Gesamt-zahl der Verwun-deten	Von 100 des Gesamtverlustes			
			fielen auf dem Schlacht-felde	starben später	Summe 4 + 5	wurden geheilt
1	2	3	4	5	6	7
1 Weltkrieg 1914/18	Deutsche	5587244	13,8	5,2	19,0	81,0
2 „ 1914/18	Französische	3675000	18,4	6,8	25,2	75,3
3 „ 1914/18	Englische	2576058	16,1	6,5	22,6	77,4
4 „ 1917/18	Amerikanische	260783	14,1	5,2	19,3	80,7
5 Deutsch-Französischer Krieg 1870/71	Deutsche	116821	14,8	9,4	24,2	75,8
6 Krieg in Böhmen 1866 . . .	Preußische	16284	15,7	8,9	24,6	75,4
7 Deutsch-Dänischer Krieg 1864	„	2443	17,3	12,9	30,2	69,8
8 Krieg in Italien 1859. . . .	Französische	19590	12,9	15,1	28,1	71,9
9 Krimkrieg 1854/56	„	50108	20,4	19,9	40,4	59,6
10 „ 1854/56	Englische	14849	18,6	12,4	30,9	69,1
11 Sezessionskrieg 1861/65 . . .	Amerikanische	328293	13,5	10,6	24,1	75,9

endgültige Dauerbehandlung erhält. Der im Kriege Verwundete, sofern er
schwerer verletzt ist, entbehrt diesen Vorteil. Er macht meistens mehrere
Stationen durch, bis er in endgültige Behandlung kommt. Außer den verschiedenen Transporten läuft er die Gefahren, welche durch den Wechsel der
Ärzte bedingt sind. Die Heilungsresultate der Kriegsverletzungen würden
wesentlich besser sein, wenn diese Einwirkungen nicht vorliegen würden.

Genau wie im Frieden hängt der Verlauf ferner zunächst vom Alter und
der gesundheitlichen Beschaffenheit des Individuums ab. Die Voraussetzung,
daß die Träger der Wunden immer junge, kräftige, gesunde Individuen sind,
ist nicht richtig. Das Alter der Offiziere und Mannschaften schwankt zwischen
18 und 60 Jahren. Die Gesundheit ist durchaus nicht immer vollkommen intakt. Herz, Lungen und Darm, hier und da auch die Nieren sind durch Kriegs-
strapazen in Mitleidenschaft gezogen. Bronchiten und Darmkatarrhe sind sehr
häufige Komplikationen, die den Wundverlauf unangenehm oder entscheidend
beeinflussen. Viele der nicht seltenen Todesfälle sind allein auf diese Ursachen
zurückzuführen. Außer diesen ausgesprochenen Erkrankungen dürfen die allgemeinen Einflüsse des Krieges wie körperliche und nervöse Strapazen, mangelhafte oder schlechte Ernährung auf die individuelle Widerstandskraft nicht
gering angeschlagen werden. Alle diese Momente werden von manchen Ärzten
vernachlässigt, sie behandeln die Wunden, nicht aber die Individuen.

Unter dem Gesichtspunkt der für Deutschland infolge obiger Umstände
und des durch die Blockade bedingten Rohstoffmangels sind die Erfolge der
Behandlung der deutschen Kriegsverwundeten im I. Weltkrieg *hervorragend,
ja sogar bessere als die der Feindmächte gewesen* (s. Tabelle 1).

Dieselbe Tabelle zeigt ferner, daß die Ergebnisse des I. Weltkrieges bedeutend
bessere als die der früheren Kriege waren.

*Denn dank dem Fortschritt der Chirurgie und dem neuzeitlichen Sanitätsdienst
ist es gelungen, die Anzahl der Todesfälle unter den ärztlich behandelten Verwundeten*

der überhaupt Gestorbenen und der Geheilten zur Gesamtzahl der Verschiedenen Kriegen.
berichtes im Weltkrieg 1914—1918.

	Es verhält sich die Zahl der Gefallenen zu		Es verhält sich			Von 100 ärztlich behandelten Ver- wundeten (d. h. nach Abzug der Gefallenen)	
	der Zahl der später an Wunden Gestorbenen wie	der Summe der später an Wunden Gestorbenen und Geheilten wie	die Zahl der später Gestorbenen zur Zahl der		der Gesamt- verlust an Toten zur Zahl der Geheilten wie		
			Gefallenen wie	Geheilten wie		wurden geheilt	starben
	8	9	10	11	12	13	14
1	1 : 0,37	1 : 6,2	1 : 2,7	1 : 15,7	1 : 4,2	94,0	6,0
2	1 : 0,37	1 : 4,4	1 : 2,7	1 : 11,0	1 : 3,0	91,7	8,3
3	1 : 0,40	1 : 5,2	1 : 2,5	1 : 12,0	1 : 3,4	92,3	7,7
4	1 : 0,37	1 : 6,1	1 : 2,7	1 : 15,4	1 : 4,2	93,9	6,1
					Durchschnitt	93,0	7,0
5	1 : 0,64	1 : 5,8	1 : 1,6	1 : 8,0	1 : 3,1	88,9	11,0
6	1 : 0,57	1 : 5,4	1 : 1,8	1 : 8,4	1 : 3,1	89,4	10,7
7	1 : 0,75	1 : 4,8	1 : 1,3	1 : 5,4	1 : 2,3	84,4	15,6
8	1 : 1,2	1 : 6,7	1 : 0,86	1 : 4,8	1 : 2,6	82,6	17,4
9	1 : 0,98	1 : 3,9	1 : 1,0	1 : 3,0	1 : 1,5	74,9	25,1
10	1 : 0,67	1 : 4,4	1 : 1,5	1 : 5,6	1 : 2,2	84,8	15,2
11	1 : 0,79	1 : 6,4	1 : 1,3	1 : 7,2	1 : 3,2	87,7	12,3
					Durchschnitt	84,7	15,3

*auf die Hälfte gegenüber dem Durchschnitt der früheren Kriege herunterzu-
drücken*[1].

Auch über die wieder *dienstfähig* Gewordenen gibt der Deutsche Sanitätsbericht Aufschluß.

Verwundet wurden . . . . 5 587 244 = 1000,0
davon fielen . . . . 772 687 = 138,3
starben in militärärztlicher Behandlung . . . . . 289 053 = 51,7
wurden dienstunbrauchbar . . . . 344 576 = 61,7
wurden dienstfähig oder blieben im Bestande . . . 4 173 463 = 747,0

Von besonderem Interesse ist, daß $\frac{1}{3}$ der Verwundeten im Felde (von diesen
$\frac{2}{3}$ bei der Truppe, $\frac{1}{3}$ in den Lazaretten der Front) dienstfähig wurde, $\frac{1}{3}$ in
Heimatlazaretten dienstfähig und $\frac{1}{3}$ entweder nur für die Heimat dienstfähig
oder dienstunfähig wurde oder starb. *Hervorgehoben muß werden, daß fast jeder
zweite Angehörige des deutschen Feldheeres in den vier Kriegsjahren einmal verwundet wurde.* Um Mißverständnissen vorzubeugen, muß allerdings bemerkt
werden, daß obige Vergleichszusammenstellungen des deutschen Sanitätsberichtes in Analogie mit den Statistiken der anderen Länder unter *Verwundungen* nicht nur Verletzungen durch Geschosse und blanke Waffen verstehen, sondern die Gesamtheit der im Kriege entstandenen Verletzungen, d. h.
also auch die durch Fall, Sturz, Verschüttungen usw. Doch bringt der Deutsche
Sanitätsbericht auch über Dienstfähigkeit nach Verwundungen durch Waffen
Aufschluß. In den Lazaretten des Feldheeres starben nach Abzug der
in die Heimatlazarette übergeführten von 7326 durch *blanke* Waffen Verwundeten
nur 216 = 2,9% und 6685 = 90,1% wurden dienstfähig, von 17 855 Verwundeten
durch *blanke* Waffen starben in den Heimatlazaretten nur 153 = 0,86% und

---

[1] Auch in dem jetzigen Krieg scheint sich nach den bisherigen Einzelmitteilungen das
günstige Verhältnis der Heilungen zu den Todesfällen unter den in ärztliche Behandlung
gekommenen Verwundeten erhalten zu haben.

wurden dienstfähig 15451 = 86,5%, d. h., daß von *durch blanke Waffen Ver-wundeten insgesamt 1,4% starben und 87,9% wieder dienstfähig wurden.* Von 689053 *Schuß*-Verwundeten in den Lazaretten des Feldheeres starben 176296 = 25,6% und wurden dienstfähig 436078 = 63,3%, in Heimatlazaretten starben von 2710691 *Schuß*-Verwundeten 42864 = 1,6% und wurden 2212640 = 81,6% wieder dienstfähig, d. h. *also, daß von den Schußverwundeten insgesamt 6,5% starben und 77,9% dienstfähig wurden. Demnach starben von rund 3424925 Ver-wundeten durch blanke Waffen und Geschoßwaffen 219529 = 6,4% und wurden 2670854 = 77,9% wieder dienstfähig.* Der deutsche Marinekriegssanitätsbericht ergibt ähnliche Zahlen. Von 25662 Schußverwundeten starben 2233 = 8,7%, wurden dienstfähig 84,4% und wurden dienstunfähig oder blieben im Bestand 6,84%. Aus dem *französischen* Sanitätsbericht, der allerdings nur die in Lazaretten der Etappe und Heimat behandelten Kriegsverwundeten umfaßt[1], konnte ich errechnen auf 2052984 Kriegsverletzungen 48981 = 2,4% Todes-fälle und 2004003 Heilungen = 97,6% und 1646134 = 80,2% dienstfähige.

Ein Vergleich mit den Statistiken der Feindmächte ergibt[2], was natürlich ist, fast eine Übereinstimmung über die Verwundungen der einzelnen Körperteile.

Verwundete Körperteile	Deutsches Heer	Französisches Heer	Englisches Heer	Amerikanisches Expeditions-korps
Kopf, Gesicht und Hals . . .	16,0	15,5	16,6	13,0
Wirbelsäule, Nacken und Rücken	5,9	3,2	6,3	4,7
Brust	6,2	9,6 17,3	3,8	5,6
Bauch	1,9 16,5	4,5	12,4	14,0
Becken	2,4 4,3	—	2,3	3,7
Obere Gliedmaßen	34,6	31,6	22,9	31,8
Untere Gliedmaßen	29,0 63,6	35,8 67,4	39,8 69,7	39,9 71,7
Andere Teile des Rumpfes . . .	4,1	—	1,4	1,2

Der Deutsche Sanitätsbericht[3] ergibt ferner folgendes Wichtige: Die *Kopf-verletzungen* betrugen insgesamt 14,4% aller Verletzungen. *Es waren aber eigent-liche Hirnschüsse nur 0,72% aller Verletzten.* Die *Brustverletzungen* betrugen 6,2%, von denen aber nur 2,6% *Brustfell-Lungenschüsse* waren, die *Bauch-Beckenverletzungen* betrugen 4,3%, von denen aber nur 1,01% Eingeweide- und Organverletzungen waren, die *Gliedmaßenverletzungen dagegen* betrugen 63,6%, und unter diesen waren *Schußfrakturen und Gelenkschüsse nicht weniger als 25,7%* der Gesamtverletzungen, während die Weichteilschüsse nur 37,9% betrugen. Für den Kriegschirurgen ist diese Statistik überraschend. Denn das Eindrucksvolle der Hirn-, Brust- und Bauchschüsse hat ihn wohl meistens übersehen lassen, einen wie geringen Prozentsatz sie unter allen Verletzungen einnehmen. Die Übersicht 63 über die *Gefallenen,* die allerdings nur 12350 Fälle umfaßt, zeigt das umgekehrte Verhältnis: 47,2% Kopf-, 20,1% Brust-, 11,8% Bauch- und Becken-, 9,9% Gliedmaßenschüsse.

Und es ergibt sich außerdem die überraschende Tatsache[4], daß trotz der unge-heuren modernen Waffentechnik die unmittelbar tödliche Waffenwirkung im I. Welt-krieg nicht größer war als in früheren Kriegen.

Die Fortschritte der Chirurgie gegenüber 1870/71 sind aus nachfolgender Tabelle zu ersehen, wobei aber der humaneren Wirkung der kleinkalibrigen Infanteriegeschosse ebenfalls ein Teil der besseren Erfolge zuzuschreiben ist.

---

[1] Daher auch der Unterschied gegenüber den Zahlen auf Tabelle 1. Étude de statistique chirurgicale 1914—18, Tome premier 1924, S. XV, XIX und XXIV.
[2] Übersicht 73 des Deutschen Sanitätsberichtes.
[3] Übersicht 62 des Deutschen Sanitätsberichtes.
[4] Spalte 4 der Tabelle 1.

Tabelle 2.

Sterblichkeit der Verwundeten, Operationen und Wundinfektionskrankheiten	Krieg 1870/71	Weltkrieg 1914—1918		
		Deutscher	Amerikanischer	Französischer Sanitätsbericht (nur Etappen- und Heimatlazarette)
		Sanitätsbericht		
Gesamtsterblichkeit ohne Gefallene	9,4%	6%	7,73%	2,33%
Schußfrakturen[1]	39,9%		12,3%	6,3%
Gelenkschüsse[2]	35,9%		4,6%	5,9%
Amputationen und Exartikulationen	54,5%		4,5%	0,9%
Gefäßschüsse	62,6% (Unterbindungen)	12,7% (Statistik FRANZ)	19,1%	22,3%
Schädel-Hirnschüsse.	78%		36,7%	43,5%
Penetrierende Brustschüsse .	53,5%		47,7%	11,5%
Penetrierende Bauchschüsse .	68,2%[3]		63,6%	33,2%
Pyogene Allgemeininfektion .	97,3% bei 3,5% Erkrankungen[4]	70,9% bei nur 0,3% Erkrankungen (Marine)	14,69% bei nur 0,07% Erkrankungen[5]	58,2% bei nur 0,77% Erkrankungen
Tetanus	91% bei 0,38% Erkrankungen	51,4—75% bei 0,09% Erkrankungen	19,5% bei 0,009% Erkrankungen	86,2% bei 0,29% Erkrankungen

Dieses günstige Resultat muß um so höher bemessen werden, als die Artilleriegeschosse und ihr ähnliche Waffen eine Rolle wie nie zuvor gespielt haben, und als ferner die Humanität des kleinkalibrigen Infanteriegeschosses durch das Maschinengewehrfeuer und die häufigen Querschläger infolge der Grabendeckungen beim Stellungskampf eine starke Einbuße erlitten hatte.

Wenn Deutschland trotz seiner ungünstigen Lage hinsichtlich der Erfolge seiner Verwundetenbehandlung in nichts den Feindmächten nachstand, so ist dies erreicht worden durch die Tüchtigkeit der deutschen Ärzte und durch die vortreffliche deutsche Kriegssanitätsorganisation — ein Verdienst VON SCHJERNINGS —, welche nach dem unparteiischen Urteil des im Anfang des Krieges auf den beiderseitigen Kriegsschauplätzen weilenden Amerikaners O'CONNEL derjenigen unserer Feinde überlegen war.

Es kann nach dem unglücklichen Ausgang des Krieges nicht meine Aufgabe sein, unsere Sanitätsorganisation bis ins Detail zu schildern und mit der unserer Feinde zu vergleichen. Es hätte das nur historischen Wert. Nur die für immer wichtigen Gesichtspunkte seien beleuchtet.

Die erste Versorgung der Verwundeten fand statt auf dem Gefechtsfeld, in Verwundetennestern, Truppen- und Hauptverbandplätzen, welch letztere von den Sanitätskompanien eingerichtet wurden. Die Verbände auf dem Gefechtsfeld und meistens auch den Truppenverbandplätzen sind *Notverbände*. Die Verbandpäckchen haben sich sehr bewährt. Entsprechend den Erfahrungen des Krieges wurde für jeden Verwundeten ein zweites größeres für Artillerie-

---

[1] Im jetzigen Krieg hatte WUSTMANN in einem Sonderlazarett eine Sterblichkeit von nur 1,52%.

[2] Im jetzigen Krieg liegen Einzelstatistiken aus Sonderlazaretten vor: HUNDEMER hatte nur 2,81%, WUSTMANN nur 1,8% Sterblichkeit.

[3] Betrifft nur die Fälle der Lazarette. Todesfälle auf Hauptverbandplätzen sind nicht mitgezählt.

[4] Der Sanitätsbericht 1870/71 sagt aber Bd. III, allgemeiner Teil, S. 93, daß dieser Prozentsatz weit hinter dem wirklichen Vorkommen von Pyämie zurücksteht.

[5] Der amerikanische Sanitätsbericht spricht nur von chirurgischer Pyämie, so daß es fraglich ist, ob die Sepsis einbegriffen ist.

verletzungen eingeführt. Ferner sind sie jetzt alle mit einem Gummistoff umkleidet, antiseptisch imprägniert (5% Chlorjodoxychinolin) und sterilisiert. Nur während des Stellungskrieges waren die *Truppenverbandplätze* als Sanitäts-unterstände zum Teil so gut eingerichtet, daß eine gute Versorgung der Wunden möglich war. Die *Hauptverbandplätze* aber wurden im Laufe des Krieges zu Sanitätsstationen, in welchen sich auch eingehende chirurgische Arbeit vor-nehmen ließ. Laparotomien konnten hier oft gemacht werden. Vor allem aber entwickelte sich durch die Einführung der primären chirurgischen Wund-versorgung eine intensivere chirurgische Tätigkeit. Sie stellte an Ärzte und Personal vermehrte Anforderungen gegen früher; sie verlangte vor allem die Anwesenheit von zwei tüchtigen, Tag und Nacht wirkenden Chirurgen mit Assistenten und die Bereitstellung von besonderem Sanitätsmaterial. Unsere Sanitätsausrüstung hat sich bis auf kleine Mängel glänzend bewährt, sowohl hinsichtlich der Verbandstoffe, als auch der Instrumente. Da der Erfolg der primären chirurgischen Wundversorgung von dem Zeitpunkt abhängt, in welchem sie vorgenommen wird, so ist ein stetes Bereitsein zu jeder Tag- und Nachtzeit notwendig. Die Erfahrung hat sich bestätigt, daß selbst unter den dürftigsten Verhältnissen der Ausgang der Operation gut ist, wenn nur der Arzt seiner Asepsis sicher ist. Eine sehr unangenehme Zugabe ist im Sommer die *Fliegenplage*. Es empfiehlt sich, die Instrumente während der Operation nicht wie sonst auf einem sterilen Tuch zu lagern, sondern in einer Schale mit 1%iger Zephirollösung, und die Tupferbehälter nach Herausnahme einer kleinen Menge sofort wieder zu schließen. DOECKERsche Baracken, Räume aus Brettern oder Wellblech zusammengeschlagen, Bauernstuben, Unterstände, ja sogar Scheunen und Zelte haben sich als geeignet erwiesen. Die frühere Forderung, daß der Hauptverbandplatz möglichst vor Artilleriefeuer gesichert sein muß, läßt sich in einem modernen Krieg nicht mehr aufrechterhalten. Wohl aber *muß* der Schutz vor Gewehr- und Maschinengewehrfeuer gefordert werden, um ein ruhiges Arbeiten zu erlauben. Je besser die Antransportverhältnisse vom Gefechtsfeld sind, um so weiter können die Plätze verlegt werden. Notwendig ist unter allen Umständen eine gute Beleuchtung, an der es im I. Weltkrieg besonders anfangs mangelte. Wo elektrisches Licht nicht zu haben war, haben sich die großen Acetylenpatrouillenlampen gut bewährt. *Elektrische Stirnlampen für den Operateur sind notwendig.* Der Zeitpunkt der Einrichtung des Haupt-verbandplatzes ist im Bewegungskrieg abhängig von der militärischen Lage. Doch muß er früh gewählt werden, selbst auf die Gefahr hin, daß der Verband-platz wieder abgebrochen werden muß.

   Die Anforderungen an die Beweglichkeit eines *Feldlazarettes* sind sehr hohe. Einrichtung und Abbruch müssen in 4—6 Stunden erfolgen können. Die frühere Ansicht, daß Feldlazarette nur da eingerichtet werden sollen, wo hygienisch gute Räume vorhanden sind, ist durch den I. Weltkrieg ebenso zerstört worden, wie die, daß man sich mit der Etablierung Zeit lassen müsse, bis die Gefechts-verhältnisse endgültig geklärt sind. Der sparsame und oft zu späte Einsatz der Feldlazarette hat sich namentlich im Beginn des I. Weltkrieges, aber auch später noch bei den Offensiven Anfang 1918 bitter gerächt. *Grundsätzlich müssen die Feldlazarette bei den Divisionen sein und jeden Hauptverbandplatz bei dessen Vormarsch sofort ablösen, wo derselbe sich auch immer befinden mag.* Nur dadurch ist die Beweglichkeit des Hauptverbandplatzes bzw. der ihn errichtenden Sani-tätskompanie gewährleistet und für das Wohl der Verwundeten sicher gesorgt. Nicht der Hauptverbandplatz, sondern das Feldlazarett müssen beim Be-wegungskrieg für den Verwundetenabtransport sorgen. Für die Unterbringung der Verwundeten ist es von praktischem Interesse, daß sich im Sommer offene Scheunen besser eigneten als geschlossene kleinere Wohnräume. Denn in ihnen war immer Luftzug und die Fliegenplage daher viel geringer. Kirchen kamen oft zur Verwendung. Sie haben den Nachteil der Kälte, besonders des kalten Fußbodens bei Strohmangel. Für Unterbringung der Verwundeten sind sie daher ungünstig. Betten oder Notbetten stehen bei frisch eingerichteten Feldlazaretten, häufig auch sogar bei Kriegslazaretten, nicht zur Verfügung. Die Verwundeten liegen auf dem mit Stroh bedeckten Erdboden; praktisch sind Holzleisten, welche das Stroh am Fußende begrenzen, damit es nicht überall verschleppt wird. Die gleichmäßige Strohschüttung kommt viel häufiger zur Anwendung als die Strohsäcke, deren Stopfen sehr viel Zeit erfordert. Die Anzahl von zwei Feldlazaretten für die Division ist bei Bewegungskriegen notwendig. Für die Abwehrschlachten im Stellungskampf hat sich die Einrichtung von *bodenständigen* Feldlazaretten neben den der Division zugeteilten als notwendig erwiesen. Unsere Feldlazarette haben sich ebenso wie die Sanitätskompanien mit den Hauptverbandplätzen vorzüglich bewährt. Ihre Funktion ist je nach den Verhältnissen verschieden. Oft arbeiten sie wie Hauptverbandplätze, an ruhigeren Frontstellen wie Kriegslazarette. Die auf 200 Betten normierte Belegstärke wurde sehr oft beträchtlich überschritten. Bei Offensiven, namentlich des Bewegungskrieges, sind Zahlen von 600—800 keine Seltenheiten.

Die Ablösung der Feldlazarette soll plangemäß durch die *Kriegs-* und *Etappenlazarette* erfolgen. Sie läßt sich oft nicht oder nicht rechtzeitig durchführen. Die Kriegslazarette krankten im I. Weltkrieg an dem Mangel an Ausrüstung und an Beweglichkeit. Die Ausstattung war an Ort und Stelle zu beschaffen bzw. aus dem Etappensanitätsdepot zu empfangen. Sie hatten keine eigenen Beförderungsmittel und waren hinsichtlich der Personen hauptsächlich auf den Bahnverkehr, hinsichtlich des Materials auf die Fuhrpark- und Kraftwagenkolonnen des Etappensanitätsdepots angewiesen. Da häufig Bahnen fehlten oder durch Truppen-, Verpflegungsmittel- und Munitionstransport zu Zeiten der Offensiven überlastet waren, so verzögerte sich die Einrichtung der Kriegslazarette nicht selten in erheblichem Maße. Infolgedessen wurden Feldlazarette oft weit hinter der Front und lange Zeit zurückgehalten und fehlten den vorrückenden Divisionen. Daher war es vorteilhaft, wenn der Armeearzt eine Anzahl besonderer, nicht den Divisionen zugeteilter Feldlazarette zur Verfügung hatte, welche er zur Ablösung der Feldlazarette der Divisionen an den Stellen einsetzte, wo die meisten Verwundeten zusammengestaut waren. Diese blieben so lange in Tätigkeit, bis die Kriegslazarette herankamen. Jetzt sind daher *bewegliche Kriegslazarette* mit eigenem Fuhrpark und eigener sanitärer und wirtschaftlicher Ausstattung vorgesehen. Die *Kriegslazarette* sind immer große Lazarette, welche mehrere Tausend Verwundete und Kranke aufnehmen können. Sie können daher nur dort eingerichtet werden, wo sich genügend große und gute Räumlichkeiten finden. Krankenhäuser, Schulen, Kasernen kommen in Betracht. Die vollkommene Instandsetzung so großer Lazarettanlagen erforderte natürlich immer längere Zeit.

Weitere Sanitätsstationen im Felde sind der *Leichtverwundetensammelplatz* und die *Krankensammelstellen*. Der erstere soll die Truppen- und Hauptverbandplätze von allen marschfähigen Verwundeten entlasten. Indessen hat der I. Weltkrieg gezeigt, daß die Sammlung sehr großen Schwierigkeiten in der Praxis begegnet. Denn die Leute laufen gewöhnlich auseinander und finden sich häufig an Orten zusammen, wo der eingerichtete Platz nicht ist. Frühere Ortsunterkünfte oder Bahnausladestellen üben die größte Anziehungskraft aus. Oft läßt es sich nicht umgehen, verfügbare nicht eingerichtete Feldlazarette mit der Sammlung zu beauftragen. Praktisch werden meistens Hauptverbandplätze und vordere Feldlazarette Leichtverwundetensammelplätze. Dadurch wird auch der sanitären Seite im allgemeinen besser Rechnung getragen. Für *Labe-* und

Erfrischungsstellen auf dem Wege dorthin wird gesorgt. Im jetzigen Kriege hat die deutsche Division zwei Sanitätskompanien, aber nur ein Feldlazarett. Durch vorübergehende Zuteilung von Armeefeldlazaretten, durch Verstärkung der Krankenkraftwagenzüge, durch Heranziehung von beweglichen Kriegslazaretten sorgt der Armeearzt für schnelle operative Wundversorgung und schnellen Abtransport der Verwundeten. Im jetzigen Krieg haben die militärischen Lagen auch hinsichtlich der sanitätstaktischen Verwendung der einzelnen Sanitätseinrichtungen sehr verschiedene Wirkungen gehabt. Im Polenfeldzug und im Anfang des Russenfeldzuges haben Kriegs- und sogar an der Grenze gelegene Reservelazarette der Heimat Funktionen des Hauptverbandplatzes bzw. des Feldlazaretts erfüllt. Eine große Unterstützung für die Verwundetenversorgung sind die von der Luftwaffe eingerichteten Sanitätsbereitschaften. Sie stellen eine Verschmelzung von Sanitätskompanie, Feldlazarett und Krankenkraftwagenzug dar. Sie sind mehr weniger bodenständig. Ihre Stärke an Personal und die große Zahl von motorisierten Wagen bedeutet aber Schwerbeweglichkeit und eine große Belastung der Straßen, so daß eine ähnliche Formation für das Heer nicht in Betracht kommt.

Die Fürsorge für die Verwundeten in der *Heimat* und ihre Verteilung auf die verschiedenen Lazarette erfordert große Umsicht. Die Zerstreuung darf nicht planlos vor sich gehen. *Es ist unbedingt notwendig, die Kriegsverletzungen der Knochen und Gelenke in Sonderlazarette zu legen, denen orthopädische Stationen angegliedert sind.* Desgleichen hat es sich als praktisch erwiesen, die Amputierten zusammenzulegen und diesen Lazaretten Werkstätten anzugliedern, in denen Behelfsprothesen angefertigt werden. Auch für die Schußverletzungen des Gehirns und der peripheren Nerven, sowie für die Kieferverletzten sind Sonderlazarette bzw. Lazarettabteilungen notwendig. Die militärische Lage entscheidet über die Wahl des Ortes für diese Sonderlazarette.

Wichtig ist die Frage der Beziehung der Kriegschirurgie zu den einzelnen Sanitätsformationen. Je besser in dieser Beziehung die Organisation, um so besser die Erfolge. Schon LARREY hatte das erkannt, indem er das 24-Stundenprinzip aufstellte. FRIEDRICHs Postulat der 6-Stundengrenze für die primäre Wundausschneidung mit nachfolgender Naht, welche sich im Frieden seit dem I. Weltkriege sehr eingebürgert hat, ist für den Krieg nicht maßgebend. Denn eine primäre Naht von Schußwunden kommt auch dann, wenn eine Wundausschneidung in toto möglich sein sollte, nach den schlechten Erfahrungen des jetzigen Krieges nicht in Frage (s. auch unter Wundbehandlung). *Dagegen ist, abgesehen von den Schußwunden durch kleinkalibrige Geschosse mit kleinem Ein- und Ausschuß, die wie bisher konservativ zu behandeln sind, die primäre operative Wundversorgung eine absolute Notwendigkeit.* Eine Stundengrenze läßt sich für sie nicht festsetzen. Aber je früher sie möglich ist, um so eher wird man der Infektion vorbeugen können. Schon für die größeren Weichteilwunden trifft das zu. Für Brust- und Bauchschüsse sind 12 Stunden eigentlich die Grenze, jenseits derer der Erfolg sehr zweifelhaft ist. *Demnach muß als Ideal aufgestellt werden, daß der Verwundete mindestens innerhalb von 12 Stunden seit der Verletzung chirurgisch versorgt sein muß.* Dieser Grundsatz verlangt schnellsten Transport und beste *chirurgische Hilfe vorn.* Durch Kraftwagentransport wird es möglich sein, die Mehrzahl der Verwundeten über den Hauptverbandplatz gleich in ein vorderes Feldlazarett zu bringen, wo auch Ruhe und Pflege und längeres Verweilen möglich sind. Im jetzigen Krieg, namentlich auf dem westlichen Kriegsschauplatz, ist es in manchen Fällen möglich gewesen, die Verwundeten innerhalb der 12-Stundengrenze dem Chirurgen zuzuführen. Andererseits hat die Eigenart der blitzschnellen Kriegführung in Polen, Holland, Belgien, Frankreich — der Polenfeldzug dauerte 18 Tage, der Feldzug gegen Holland, Belgien und Frankreich 45 Tage — auch zu Übelständen geführt. Die rückwärtigen Wegstrecken wurden zu lang. Der schnelle Vormarsch der Truppen erlaubte nur eine kurzfristige Einsetzung von Hauptverbandplätzen und Feldlazaretten. Denn sie mußten unbedingt der vorrückenden Division folgen. Bei sehr großem Anfall von Verwundeten mußten diese oft, ohne chirurgisch versorgt zu sein, mit den ersten Notverbänden weiter rückwärts transportiert werden und kamen an ihren Zielen (vorgeschobene Armeefeldlazarette, Kriegslazarette) erst an, nachdem die beste Zeit für eine erfolgreiche Wundversorgung verstrichen war. Überall da, wo eine schnell vorgetragene kriegerische Aktion geplant ist oder sich ergibt, wird es zweckmäßig sein, daß der Armeearzt einen Teil seiner Armeefeldlazarette den Divisionen auf den Vormarschstraßen folgen und sich einrichten läßt. Damit sind lange Transporte bis zu den doch immer weiter zurückliegenden und schwerer beweglichen Kriegslazaretten zu vermeiden.

Dem Hauptverbandplatz verbleiben die Operationen aus vitalen Gründen, Blutstillung, Tracheotomie, Verschluß des offenen Pneumothorax, Punktion oder Operation bei Herztamponade und die Betreuung der Schwerschockierten und Moribunden. Demnach müssen auch auf dem Hauptverbandplatz schon gute Chirurgen sein, mindestens zwei. *Dem Feldlazarett obliegt die Hauptlast der primären chirurgischen Wundversorgung.* Es muß daher so nahe der Front eingesetzt sein, daß selbst bei einem verzögerten Antransport und unter Berücksichtigung einer 2stündigen Ruhe vor einer eingreifenden Operation die 12-Stundengrenze noch innegehalten werden kann. Die Zahl der Chirurgen und der Ärzte im Feldlazarett muß ferner so groß sein, daß ein 6-Stundenwechsel der Operationsgruppen möglich ist. Das bedeutet bei gewöhnlichen Verhältnissen mindestens 4 Vollchirurgen und 4 Assistenten, bei zu erwartenden Großoffensiven mindestens das Doppelte. Je mehr Operationsgruppen nebeneinander zu gleicher Zeit arbeiten können, um so eher wird man dem Ideal, daß alle Verwundeten innerhalb 12 Stunden versorgt werden, nahekommen. Die Ausrüstung mit Instrumentensätzen muß der Anzahl der Operationsgruppen entsprechen. Das würde bedeuten, daß, da zur Verwaltung, zur Sichtung, zur anderen ärztlichen Krankenbetreuung, zur Regelung des Transportes noch 1 Chefarzt und 1 anderer Arzt vorhanden sein müssen, ein Feldlazarett mindestens einen Etat von 10 Ärzten haben muß. Weitere Operationsgruppen für große Offensiven sind dem für diese Zwecke sehr reichlichen Ärztepersonal der mobilen Kriegslazarette mitsamt Instrumentenausrüstung zu entnehmen. Dazu kommt noch die Gruppe der *beratenden Chirurgen* mit Assistenten, Instrumentarius und Instrumentensatz (mehrere für die Armee). *Die Pflichten derselben dürfen aber nicht nur in der Beratung auf Anforderung bestehen, wie sie namentlich anfangs häufig aufgefaßt wurden, sondern sie müssen die verantwortliche Überwachung des gesamten chirurgischen Betriebs der Armee einschließen.* Die Feindmächte haben im Kriege die mobilen Chirurgengruppen eingeführt und rühmen sie sehr. Ich glaube, daß unsere Organisation dadurch mehr leistet, daß bei jedem Hauptverbandplatz und Feldlazarett von vornherein Vollchirurgen eingesetzt sind. Denn die Chirurgengruppen können nicht überall sein oder ihre Zahl müßte eine sehr große sein. Vereinzelt sind aber in diesem Krieg besonders zusammengestellte mobile Operationsgruppen eingesetzt worden.

Viele Chirurgen haben verlangt, daß *schon vorn* Bauch-, Schädel-, Brust-, Frakturen-, Gelenk-, ja selbst Kieferschuß-Feldlazarette oder Abteilungen geschaffen werden sollen. Das läßt sich organisatorisch nicht durchführen und wäre auch in Anbetracht der Zahlenrelationen eine falsche Maßnahme. *Es wird bei diesen Vorschlägen übersehen, daß ²/₃ aller Verletzungen Gliedmaßenverletzungen und unter ihnen 25,7% aller Verletzungen Schußfrakturen und Gelenkschüsse sind, während die Schädelschüsse mit Gehirnverletzung nur 0,72%, die Brustschüsse mit Eröffnung der Brusthöhle nur 2,6%, die Bauchschüsse mit Eröffnung der Bauchhöhle nur 1,01% aller Verletzungen darstellen.* Es wird ferner übersehen, daß die *Todesfälle* bei Schußfrakturen nur insgesamt 12,3%, bei Gelenkschüssen 4,7% der betreffenden Verletzungen betragen, während sie sich trotz Operation bei Schädelgehirnverletzten auf 36,7%, bei Brustfell-Lungenverletzten auf 47,7%, bei Bauchhöhlenverletzten auf 63,6% der betreffenden Verletzungen belaufen[1]. Dazu kommt, daß geheilte Verwundete der drei letzten Kategorien in einem bedeutend geringeren Prozentsatz dem Heeresdienst wiedergegeben werden können. *Demnach können für eine Zentralsanitätsbehörde derartige Wünsche hinsichtlich der Errichtung von Sonderoperationsstätten und Pflegeabteilungen in Feldlazaretten als vorgesehene Planungen der Organisation nicht in Betracht kommen.* Auch für die Chirurgen der Feldlazarette geben obige Zahlen einen Anhalt für ihr Verhalten bei Massenzustrom und bei Mangel an Ärzten. Gewiß ist an sich das Leben eines jeden Soldaten gleich wertvoll. Wenn die Kriegsverhältnisse aber stärker sind als wir, wenn wir Ärzte nicht allen Verwundeten in gleicher Weise mit unseren Kräften genügen können, dann muß, so schmerzlich es ist, eben eine Auswahl getroffen werden, und es müssen diejenigen Verwundeten zuerst operiert werden, bei denen die Operation die größten Heilungsaussichten gibt. Daß die Schädelverletzten wegen des erfahrungsgemäß späten Angehens der Infektion am ehesten zurückgestellt werden können, sei hier betont. *Im Gegensatz hierzu befürworte ich die Einrichtung von Sonderstationen, insbesondere für Schußfrakturen und Gelenkschüsse auf das dringendste in den Kriegs- und Heimatlazaretten.* Denn die modernen Kriege haben gelehrt, daß damit die besten Resultate erzielt werden (s. S. 224).

Im Hinblick auf die Gegenwart muß aber eine Frage besonders beleuchtet werden. *Die erste chirurgische Behandlung entscheidet das Schicksal der Verwundeten.* Also vorn fallen die Würfel. Aber, wie es der jetzige Krieg gezeigt hat, gibt es kein Vorn mehr in früherem Sinn. Der Luftkrieg hat hier eine sehr bedeutungsvolle Änderung gebracht. Und er spielt sich überall ab, an der Front, im Etappengebiet, in der Heimat. Die Kriegschirurgie wird sich nicht nur an der Front abspielen. Die zentrale Sanitätsbehörde muß auch die Etappenlinien mit chirurgisch gut ausgestatteten kleinen Lazaretten nach Art von Feldlazaretten versorgen oder gut ausgestattete Teile der Sanitätskompanien mit Krankenträgern vorübergehend abstellen. Hier werden auch „mobile Chirurgengruppen" notwendig werden. Und in der Heimat müssen nicht nur die Reservelazarette, sondern jedes zivile Krankenhaus sich auf Kriegschirurgie einstellen, namentlich in Industriestädten. Denn der Wunsch ADOLF HITLERS, der Ausschaltung von Bombenabwürfen auf Niederlassungen der Zivilbevölkerung, ist von den Engländern im jetzigen Krieg nicht respektiert worden.

Für den *Transport* vom Ort der Verwundung zu den und zwischen einzelnen Sanitätsstationen stehen Menschen und Fahrzeuge verschiedener Gattung zur Verfügung. Die *Tragen* waren im I. Weltkrieg fast durchweg zusammenlegbar, damit sie beim Leertransport weniger Platz fortnahmen. Dabei sind zwei Systeme zu unterscheiden, das eine sieht ein Zusammenklappen der Holme der Quere nach, das andere ein Zusammenlegen der Trage der Länge nach bei ungeteilten Holmen vor. Die deutsche Armee z. B. hatte das erstere, die französische, österreichische, serbische das letztere. Beide Systeme haben ihre Vor- und Nachteile. Unser Heer ist *jetzt* mit einer auseinandernehmbaren Trage ausgerüstet, deren Hälften von je einem Träger zwecks unauffälliger Bewegung

---

[1] Amerikanischer Sanitätsbericht, da der deutsche keine diesbezüglichen Prozentzahlen angibt (Tabelle 20). 3386 Schädelhirnverletzte mit 1244, 1674 Brustfell-Lungenschüsse mit 798, 1901 Bauchhöhlenschüsse mit 1210 Todesfällen.

auf dem Gefechtsfeld getragen und erst an Ort und Stelle zusammengesetzt werden. Trotz der an sich guten Ausstattung ist im I. Weltkrieg viel Gebrauch von *Nottragen* gemacht worden. Das war durch den Schützengrabenkrieg bedingt. Die Schmalheit der Gräben und ihr oft gewundener Verlauf erlaubten den Transport auf den starren Tragen nicht und zwangen zu Hilfsmitteln, welche eine Anpassung erlaubten. Die Zeltbahn, nach Art einer Hängematte an einer Tragestange aufgehängt, war die gebräuchlichste. Viele verschiedene Systeme kamen für den Schützengraben zur Anwendung, z. B. die Marinetrage, die zusammenlegbare Schützengrabentrage von WICK u. a. Aber sie sind alle nur Notbehelfe, die namentlich bei den langen Grabensystemen, die oft kilometerweit nach rückwärts reichten, die Schmerzhaftigkeit und Unbequemlichkeit des Transports zwar etwas milderten, aber nicht beseitigen konnten. Dagegen hat die Nottrage aus Zeltbahnen bei Transporten im Gelände, namentlich wenn es uneben war, so besonders im Gebirge und auf Saumpfaden, sich als überlegen gegenüber der deutschen Einheitstrage erwiesen, weil der Verwundete nicht von derselben herunterrutschte.

Sie bestand aus 2 etwa 2 m langen Längsstangen, über welche 2 zusammengeknöpfte Zeltbahnen gezogen wurden. Am Kopf- und Fußende befinden sich 2 Querhölzer, welche an beiden Seiten durch Bandeisen hergestellte Ösen trugen. Am Kopfende knöpft man die Zeltbahn über das Querholz und legt darauf ein improvisiertes Kopfpolster. Der Nachteil dieser Nottragen ist das Fehlen der Füße.

Die *Tragweise* durch zwei Mann mit Traggurten, wie sie an sich in der deutschen Armee üblich war, hat sich nicht bewährt. Sie ermüdet zu sehr. Bevorzugt wurde das Tragen auf der Schulter durch 4 Leute.

Das *Aufsuchen*[1] und Bergen der Verwundeten, welches den Krankenträgern der Truppe und Sanitätskompanien zukommt, verlangt ungewöhnlichen Mut, Ausdauer und Nächstenliebe. Das Lob, das den deutschen Krankenträgern in dieser Hinsicht zu spenden ist, kann nicht hoch genug sein. Das Bergen der Verwundeten konnte nur bei den günstigen vorwärtsstrebenden Offensiven des Bewegungskrieges am Tage stattfinden, sonst immer des Nachts. Besonders schwierig war es im Schützengrabenkrieg, die vor den Gräben liegenden Verwundeten einzuholen. Meistens mußten die Krankenträger in der Nacht auf dem Bauche vorkriechen und schoben Zeltbahnen unter die Verwundeten, um sie in kriechender Stellung in die eigene Linie zurückzuziehen. An eine Schienung von Brüchen oder ein Verbinden vor dem Transport war nicht zu denken. Von 711 Oberschenkelschußfrakturen sind $1/_5$ auf diese Weise zunächst transportiert worden. Strecken bis 30—50 m sind durch diesen eigenartigen, für den Patienten sehr schmerzhaften, aber unvermeidbaren Transport überwunden. Die Dauer des Krankentransportes hing von der Beschaffenheit des Weges, der individuellen Kraft der Träger und den voraufgegangenen Leistungen ab. Im allgemeinen war auf 1 km $1/_2$ Stunde zu rechnen.

Der weitere Transport findet auf Fuhrwerken, Kraftwagen, Feldeisenbahnen, Lazarettzügen und Hilfslazarettzügen statt. Die planmäßigen, von Pferden gezogenen Krankenwagen, welche im allgemeinen ein gutes Beförderungsmittel sind, reichen an Zahl nie aus, um sämtliche Verwundete zu befördern[2]. Daher ist man immer auf Requisition landesüblicher Wagen angewiesen. Alle die vielen im Frieden geübten Vorrichtungen für diese, um die Tragen hängen oder federn zu lassen, sind im Felde nur vereinzelt ausgeführt. *Die Strohschüttung blieb die beste Polsterung und Federung, sei es mit oder ohne Tragen.* Viele Schwerverwundete, welche die verschiedensten Transportarten, auch die mit dem

---

[1] Die Sanitätshunde haben sich beim Auffinden in der Nacht, in unwegsamem Gelände und im Walde durchschnittlich gut bewährt.

[2] Auch die leer zurückfahrenden Munitions- und Verpflegungskolonnen genügten nicht.

Kraftwagen, kennengelernt haben, ziehen namentlich auf schlechten Landwegen oder Chausseen mit großen Löchern den einfachen Strohschüttewagen bei weitem vor, vorausgesetzt, daß sich der Transport dadurch nicht tagelang hinzieht. *Der Vorzug des Kraftwagentransportes liegt in der Hauptsache in der erheblichen Verkürzung der Transportdauer* und der schnelleren Zuführung zur endgültigen chirurgischen Versorgung. Die Leistungen der Kraftwagen selbst auf sehr schlechten Wegen sind überraschend. Und doch versagen sie oft auf sandigen oder schlammigen Wegen in Rußland, Galizien und Serbien. Hierfür sind Wagen, und zwar am besten die landesüblichen, mit Pferden oder noch besser Ochsen bespannt, zu gebrauchen. Die Forderung, Sanitätskompanien *nur* mit Kraftwagen zu versehen, erscheint nicht berechtigt. Für Hochgebirgskämpfe werden auch Drahtseilbahnen benutzt.

Im jetzigen Krieg spielt infolge der Motorisierung der Armeen der Kraftwagen[1] eine noch viel größere Rolle, und es ist zu hoffen, daß man dadurch dem oben gezeichneten Ideal der 12-Stundengrenze für die chirurgische Versorgung nähergekommen ist. Aber auch das *Flugzeug* spielt eine große Rolle. Gerade im jetzigen Krieg hat es sich ebenso wie im Spanischen Bürgerkrieg (1936—1939) bestens unter gewissen Umständen bewährt. Unsere bisherigen deutschen Erfahrungen, die sich auf viele Tausende beziehen, ergeben folgendes: Der Flugtransport ergibt die wenigsten Erschütterungen. Die *Luftkrankheit* wie Übelkeit und Erbrechen trat eigentlich nur bei Böen und dem Gleitflug vor dem Landen auf und nur beim *Sitzenden*. Die *Luftverdünnung* spielt erst eine Rolle bei Höhen über 1000 m. Die *Höhenkrankheit* läßt sich aber durch Sauerstoff vermeiden. *Verboten ist dieser Transport für alle Schockierten und Schockbereiten, für Verwundete mit Blutverlust, für Frischoperierte.* Weiter zu klären bleibt, wann man Lungenschüsse transportieren kann. Solche mit nachweisbarem Hämatothorax sind auszuschalten. Die Gefahr von Gehirnvorfall und von Bauchauftreibung besteht nur bei Höhen von 3000—4000 m. Ganz besonders bewährt hat sich der Transport bei Schußverletzungen der Gelenke und Knochen, namentlich der Oberschenkel. *Aber der Flugtransport ist nicht immer und überall durchführbar.* Er bleibt vorläufig ein vorzügliches Aushilfsmittel. Denn erstens ist er vom täglichen Wetterbericht abhängig. Er kann nie auf einen bestimmten Tag vorher festgelegt werden. In kalter Jahreszeit bei Gefahr der Vereisung stößt er auf Schwierigkeiten. Zweitens muß er vom allgemeinen Nachrichtendienst abgelöst sein. Am besten wäre für diesen Zweck ein kleiner *Melde-Fieseler-Storch*, der kein Rollfeld braucht. Drittens ist zum Aufstieg und zum Landen ein Rollfeld notwendig. Ferner müssen Anfahr- und Abfahrstrecken von und zum Flugzeug kurz sein.

Technisch ist folgendes zu sagen: Gewöhnliche Transportflugzeuge irgendwelcher Art werden besser nicht benutzt. Die vorgekommenen Todesfälle auf dem Transport ereigneten sich auf diesen. Eine gewisse Sonderausstattung ist notwendig. Es sind große Verkehrsflugzeuge mit Einrichtung für Blindflug und Funkpeilung zu benutzen, mit apiertem Traggestell für 8 Tragen. Jede Trage muß vom Mittelgang zu Verbänden und zur ärztlichen Hilfe zu erreichen sein. Eine Kabinenheizung muß eingebaut sein. Ebenso ein Sauerstoffapparat mit genügenden Anschlüssen. Begleitung durch einen Arzt oder Sanitätspersonal ist erforderlich.

Die *Länge* des *Transportes* schwankt ungemein. Bei Bewegungskriegen betrug die Entfernung von der Schützenlinie zum Truppenverbandplatz durchschnittlich 2—3 km, die Entfernung von diesem bis zum Hauptverbandplatz wiederum 2—3 km. Die Abräumung des Gefechtsfeldes konnte durchaus nicht immer in 24 Stunden erfolgen. Im Stellungskrieg erforderte der Transport durch die langen, gewundenen Schützengräben sehr lange Zeit. Die Entfernung der Hauptverbandplätze zu den Feldlazaretten schwankte sehr, betrug aber

---

[1] Vor allem der stoßfreie.

durchschnittlich 5—10 km, wenn nicht das Feldlazarett den Hauptverbandplatz ablöste, was das beste war. Die Entfernungen von den Feldlazaretten
nach rückwärts zu anderen Lazaretten oder den nächsten Eisenbahnstationen
waren namentlich bei unserem ersten Vormarsch in Frankreich und der
Mackensen-Offensive in Rußland sehr lange (1914/15). 100 km waren keine
Seltenheiten bei dem spärlichen Eisenbahnnetz. Die längsten Transporte
sind nach den Hindenburg-Schlachten in den Jahren 1914/15 vorgekommen.
Hier mußten die Verwundeten manchmal viele Tage auf den landesüblichen
Bauernwagen zurücktransportiert werden. Ähnliche Verhältnisse zeigten sich
auch im jetzigen Krieg sowohl bei dem 18tägigen Feldzug in Polen als auch
im Russenfeldzug.

Ein gutes Beförderungsmittel wegen des Fehlens von Stoßbewegungen ist
die *Feldeisenbahn*. In den Lazarettzügen zeigte sich ebenfalls die Erfahrung,
daß alle zu starken Federungen für die Anbringung von Tragen nicht günstig
wirken. Sonst waren die Transporte in ihnen durchschnittlich vorzüglich.
Die Ausstattung mit schönen Operationsräumen hat sich als nicht notwendig
erwiesen. Denn schwere Operationen sind während der Fahrt nicht gut
durchführbar; das Haltenlassen der Züge auf der Strecke zu diesem Zweck
führt zu bahntechnischen Schwierigkeiten, so daß man den Schwerkranken doch
immer an der nächsten Station ausladen muß. Der I. und II. Weltkrieg zeigen
die unerwartete Tatsache, daß wir gerade im Anfang des Krieges und später bei
großen Offensiven oder sonstigem überreichlichem Zustrom von Verwundeten
immer mit zahlreicher Benutzung der „Viehwagen" auch zum Transport rechnen
müssen. Hohe Strohschüttungen haben auch hier genau wie bei den Landfuhr-
werken die Gefahren der Stoßwirkung genommen. Praktisch ist es auch, die
Betten einfach in den Wagen zu stellen, oder sich des *Hamburger*, GRUNDschen
bzw. HUNSDIECKERschen Systems zu bedienen. *Die Ausrüstung der Viehwagen
mit Licht, Stechbecken, Klosetteimern oder Ersatzkübeln darf nie vergessen werden.*
Auch muß, weil die Dauer der Transporte sich nicht selten verzögert, an Mitgabe
reichlicher Lebensmittel und Verbandmaterial gedacht werden.

Finden die Transporte im Winter oder bei sonstiger ungünstiger Witterung
statt, so erfordern sie zahlreiche Opfer. Erfrierungen sind nichts Seltenes;
namentlich wenn große Blutverluste voraufgegangen sind. Außer Bepacken
mit Stroh sind erwärmte Ziegel oder Steine an die Füße zu legen. Die Engländer
und Amerikaner versahen jede Trage mit 3—4 wollenen Decken und einem
kleinen Ofen.

*Jeder Transport ist für die Verwundeten mit Ausnahme der Leichtverwundeten
vom Übel wegen des Mangels an Ruhe und geordneter Fürsorge für die Wunden.*
Er müßte also eigentlich vom ärztlichen Standpunkt soweit als möglich vermieden werden. Ein frommer Wunsch! Denn die *Früh*transporte bis zur ersten
ärztlichen und chirurgischen Hilfe sind unvermeidbar. *Unter diesen ist der Teil der
gefährlichste, der wie oben gezeigt im modernen Krieg auch der schwierigste ist, der
Abtransport vom Ort der Verwundung zum Truppenverbandplatz bzw. Wagen-
halteplatz.* Seine Länge, vor allem aber seine Schwierigkeit entscheiden oft
das Schicksal der schockierten Schwerverwundeten. *Er fordert mehr Opfer
als die anderen Weglängen des Frühtransportes und die Spättransporte.* Hier
müßte im Interesse der Humanität der Hebel angesetzt werden. Aber keiner
internationalen Vereinbarung wird das je gelingen. Denn mit fortschreitender
Waffentechnik wird der Krieg immer grausamer und brutaler und leider nicht
nur an der Front.

Allein militärisch taktische Gründe stehen dem Streben nach Vermeidung
zu früher oder unnötiger Transporte auch für spätere Transporte ebenso im
Wege wie äußerliche Verhältnisse. Denn bei großem Verwundetenzustrom

reichen ärztliches Personal und örtliche Unterbringung nicht aus. *Daher ist Evakuation notwendig.* Wenn dieselbe auch nach großen allgemeinen Gesichtspunkten geschehen muß, so darf individuelle Beurteilung von seiten des Arztes unter Berücksichtigung der militärischen Lage nicht unterbleiben. Sie erfordert viel Überlegung und ist häufig nicht leicht. Manches Mal sind die Verhältnisse stärker als die Sorge für den einzelnen Verwundeten. Wie so oft im Kriege darf dann der einzelne im Verhältnis zum Wohl der Allgemeinheit nichts gelten! Die Transportschwierigkeiten sind am größten bei schnell vorgetragenen Offensiven und Rückzügen im Feindesland. *Richtlinien* sind folgende: Alle Verwundeten, welche eine operative Versorgung nötig haben, müssen schnellstens dorthin gebracht werden, wo diese möglich ist. Infolge der Einführung der frühzeitigen primären operativen Wundversorgung ist die Zahl dieser Verwundeten gegen früher bedeutend vermehrt. Auch wenn die Versorgung stattgefunden hat, sind sofortige weitere *lange* Transporte mit Rücksicht auf die Infektionen zu vermeiden. Ein Zeitraum von 5—8 Tagen Ruhe ist, wenn irgend möglich, abzuwarten. Kopfschüsse sind, außer wenn die Dura nicht verletzt ist, mindestens 6, Brustschüsse 3, Bauchschüsse 4 Wochen nicht zu transportieren. Aber auch der frühere Grundsatz, daß schwere Extremitätenschüsse nach der Versorgung und guter Fixierung unbedenklich transportiert werden können, hat sich im Krieg als falsch erwiesen. Denn gerade diese verlangen in der ersten Zeit eine genaue chirurgische Beobachtung wegen des Eintritts schwerer Infektion. Das gilt namentlich für die Schüsse der großen Gelenke und die Schußfrakturen, besonders des Oberschenkels, Unterschenkels und des Oberarms. Der Spanische Bürgerkrieg und der jetzige Krieg haben gezeigt, daß diese Verletzungen, wenn sie nicht infiziert sind, oder nach Abklingen der Infektion sofort in Sonderlazarette kommen, am besten heilen. *Falsch ist vor allem der Transport nach rückwärts von einem Lazarett ins andere wegen der Änderung der Ärzte und ihrer Maßnahmen.* Denn zur guten Behandlung ist ein in der Unfallchirurgie besonders geschulter Chirurg notwendig; ebenso wie für die Behandlung der Gehirnschüsse ein Neurochirurg. Indessen auch umfangreiche Weichteilschüsse erfordern die gleiche Vorsicht. Die Forderung der Zahnärzte, Kieferfrakturen möglichst schnell in heimatliche Speziallazarette zu bringen, ist nicht zu erfüllen. Denn diese Patienten leiden infolge des Blutverlustes in den ersten Tagen meistens an einer Unterernährung, welche eine solche Schwächung des Allgemeinzustandes herbeiführen, daß ein längerer Transport außerordentlich schlecht vertragen wird. Für die Beachtung aller dieser Momente muß sich jeder einzelne Arzt einer Sanitätsstation im Felde ebenso verantwortlich fühlen wie die *Krankentransportabteilung,* deren einzige Aufgabe dieser wichtige Zweig der Organisation ist[1]. Diese hier gegebenen Richtlinien gelten für den Landtransport, nicht aber — wenigstens im Durchschnitt — für den Lufttransport. Denn er ist bei richtiger Organisation der schonendste. Er hat vor allem den Vorteil der Kürze. Über seine Gegenanzeigen s. S. 12.

II. Allgemeine Betrachtungen über die Geschosse und ihre Wirkungen.

Die Arten der Kampfmittel ändern sich dauernd. Infolge der Fortschritte der Technik haben sie sich vermehrt und in ihren Wirkungen verschlimmert. Die Mannigfaltigkeit des Weltkrieges ist in diesem jetzigen Krieg noch um ein bedeutendes vermehrt. Nicht eingehen will ich hier auf die irrespirablen, giftigen Gase, deren Einflüsse kein chirurgisches Interesse

---

[1] Näheres über Transport siehe bei den einzelnen Verletzungen.

haben. Dagegen seien die Flammenwerfer und phosphorhaltigen Geschosse mit ihren Brandwirkungen erwähnt.

Die *blanken Waffen* sind sehr in den Hintergrund getreten. Auf deutscher Seite war im I. Weltkrieg die Anzahl der durch sie Verwundeten 1,1% aller Kriegsverwundeten. Verletzungen durch Lanze und Säbel waren selten. Bajonett und Messer haben in erbitterten Nahkämpfen manche Verwundungen hervorgerufen. Die Wirkungen des Bajonetts waren je nach der Form verschieden. Auffallend war ihre durchschnittliche Harmlosigkeit bei Lungenverletzungen. Bauchverletzungen verliefen mit wenigen Ausnahmen ohne operative Eingriffe tödlich. Neu waren im I. Weltkrieg die von den Franzosen im Anfang gebrauchten *Fliegerpfeile.* Der Pfeil hatte bei einer Länge von 10 cm und einem Kaliber von 0,8 cm eine Schwere von 20 g. Seine Wirkungen waren, obwohl das Kaliber gleich dem des deutschen S-Geschosses ist, größer als eines solchen, welches aus gleicher Höhe herabfiele, weil das Gewicht doppelt so groß ist. Durchbohrungen des aufrechten Mannes, welche am Halse begannen und nach Durchsetzung von Brust- und Bauchhöhle an den unteren Extremitäten aufhörten, kamen verschiedentlich vor.

Unter den *Feuerwaffen* haben wir die Gewehre mit ihren Geschossen und aufgesetzten Gewehrgranaten, die Wurfgeschosse in den verschiedenen Formen der Handgranaten, die Flugzeugbomben, Minengeschosse und Artilleriegeschosse zu unterscheiden. Bei den *Gewehrgeschossen* (desgleichen den Maschinengewehrgeschossen) finden wir im I. Weltkrieg ein Durchschnittskaliber um 8 mm herum. Die Geschosse haben alle einen etwas größeren Durchmesser als das Kaliber der Gewehrrohre, damit das dickere Geschoß durch die Pulverkraft gleichsam hineingepreßt wird und durch den Drall, d. h. die Züge, eine gewisse Stetigkeit bekommt. Wesentlich kleinere Kaliber hatten Serbien mit 7 mm, Griechenland, Italien, Japan und Rumänien mit 6,5 mm. Hin und wieder sind im I. Weltkrieg auch größere Kaliber von 9—11 mm aus alten Jagdgewehren angewandt worden. Zum Unterschied gegen früher sind in den modernen Kriegen nicht mehr reine Bleigeschosse angewandt worden, sondern *Stahlmantelgeschosse,* deren Einführung mit dem kleineren Kaliber zusammenfällt. Aus technischen Gründen konstruiert haben sie auch den Vorzug der geringeren Deformierbarkeit. Die französische Dballe ist ein Messingvollgeschoß mit einem Kupferüberzug, ist in ihren Eigenschaften den Stahlmantelgeschossen sehr ähnlich, hat aber den Vorzug der *viel geringeren Deformierbarkeit.*

Bei den *Formen* der Gewehrgeschosse sind die ogivalen, d. h. spitzbogenförmigen und die Spitz- oder S-Geschosse zu unterscheiden. Spitzformen hatten die deutsche, türkische, amerikanische, englische, französische, russische, italienische Armee; doch führten einzelne daneben auch noch die älteren ogivalen Formen.

Im jetzigen Krieg haben unsere Feinde die verschiedenartigsten Gewehrgeschosse angewandt. Es handelt sich fast nur um Spitzgeschosse. Die Kaliber schwanken, sind aber bei den Franzosen und Engländern durchschnittlich 7,5—7,7 neben 8 mm-Geschossen. Die reine Dballe der Franzosen findet sich nicht durchgängig. Daneben hatten sie aber auch Messingmantelgeschosse mit Blei- oder Stahlkern. Bei den Engländern wurden neben den aus dem I. Weltkrieg bekannten Stahlmantelgeschossen mit doppeltem Kern (vorn Aluminium, hinten Blei) auch solche mit solidem Kern gefunden. Es erübrigt sich, Bilder oder genaue Beschreibungen zu bringen. Hier soll nur das Allgemeine, Grundsätzliche über die Geschoßwirkungen gebracht werden.

Jedes Geschoß kann explosiv, d. h. *sprengend, wirken.* allein durch seine im Ziel wirksame lebendige Kraft (s. unten), ohne daß in seinem Innern Sprengmittel vorhanden sind. Je weicher sein Material ist, je leichter seine Stauchung erfolgt, um so eher sprengt es, um so größer sind seine Wirkungen. Die sprengende Wirkung war unter Hintansetzung der Durchschlagskraft bei den alten reinen Bleigeschossen größer als bei den Stahlmantelgeschossen. Unter *Dumdumgeschossen* versteht man moderne Geschosse mit Stahlmantel, deren Spitze der Mantel fehlt, so daß die Weichbleinase vorguckt. Derartige Geschosse wurden zum Teil von einigen feindlichen Staaten zu Jagdzwecken und für den Kampf mit wilden Völkerschaften fabrikmäßig, zum Teil durch Einkerbungen oder Abschleifungen des Mantels an der Spitze von den Soldaten hergestellt. Tatsächlich sind sie von unseren Gegnern mehrfach benutzt. Das moderne englische Spitzgeschoß, welches in einem Stahlmantel vorn eine dem Bleikern aufgesetzte Aluminiumspitze enthält, ist an sich nicht als Dumdum aufzufassen. Allerdings brach beim Auftreffen auf Knochen die Spitze leicht ab, und der hintere Teil wirkte nun eher als Dumdumgeschoß. An englischen Gewehren fand sich aber eine Vorrichtung, welche wie ein Zigarrenspitzenabschneider aussah und mit einem gewissen Kunstgriff auch tatsächlich die Aluminiumspitze des Geschosses abbrach. Tatsächlich fanden sich zuweilen nicht nur in den Taschen von Gefangenen, sondern auch in Gewehren derartig gestaltete Geschosse[1]. Dafür, daß auch von französischen Soldaten an ihren Geschossen derartige Manipulationen zwecks Abbruch der Spitze gemacht worden sind, liegen ebenfalls

---

[1] Auch im jetzigen Krieg ist an englischen Gewehren diese Vorrichtung wieder festgestellt worden.

Beweise vor. Nur waren derartige Projektile keine eigentlichen Dumdumgeschosse, weil sie ja aus homogener Massen, nämlich Messing, bestanden. Außerdem wurden aber von einigen unserer Feinde, den Russen und den Rumänen, auch richtige *Explosivgeschosse* hier und da verfeuert, d. h. Geschosse, in welchen eine Sprengpatrone, meistens an der Spitze eingelassen war (s. a. S. 23). Die *Gewehrgranaten* sind eine neuere Erfindung. Sie werden mittels eines Schußstabes in die Gewehrmündung gesetzt und werden auf nahe Entfernungen abgeschossen. — Die *Handgranaten* im Krieg spielen eine hochbedeutende Rolle. Sie wurden zum Teil ohne Stiel, zum Teil mit Stiel verwandt. Teils haben sie Brennzünder, teils Aufschlagzünder. Bei dünnem Mantel ist ihre Wirkung Sprengwirkung, bei dickem Spreng- und Splitterwirkung. Die Splitterwirkung geht verschieden weit vom Sprengpunkt, durchschnittlich 10—15 m. — Den Übergang zu den Artilleriegeschossen bilden die *Minengeschosse*. Sie spielen im jetzigen Krieg eine sehr große Rolle. — Die *Artilleriegeschosse* haben namentlich in der zweiten Hälfte des I. Weltkrieges wohl die bedeutendste Rolle gespielt. 1870/71 betrugen die Verwundungen durch solche nur 8,2% bei den Deutschen und 25% bei den Franzosen. Im I. Weltkrieg haben sie an der Westfront, namentlich zum Schluß, etwa 75% betragen. Die Feldkanonen sind Flachbahngeschütze für den direkten Schuß. Für den *indirekten* Schuß dienen die Steilfeuergeschütze, nämlich die kurzen Kanonen, die Haubitzen und Mörser. Die Feldhaubitzen können sowohl Flachbahn- als Bogenschüsse feuern. Die Steilfeuergeschütze haben durchschnittliche Kaliber von 10—30,5 cm. An die deutsche „dicke Berta" und ähnliche Konstruktionen für ganz bestimmte Zwecke sei erinnert. Die Größe der Sprengstücke ist ganz verschieden, aber es sei bemerkt, daß auch die kleinsten sehr schwere Verletzungen infolge der ungeheuren lebendigen Kraft machen können.

Die *Schrapnells* sind in der Form den Granaten ähnlich, aber sie enthalten im Inneren noch eine große Anzahl von kleinen, bleiernen Kugeln, deren Gewicht 10—20 g beträgt. Die Wirkung eines Schrapnellschusses ist sehr wesentlich von dem Verhältnis der Lage der Sprengpunkte zu dem Ziel abhängig.

Die Wirkung der Geschosse unterscheidet sich von der anderer Waffen dadurch, daß sie nach Verlassen des Laufes unabhängig von indivuell menschlicher Kraft und Geschicklichkeit der Willkürlichkeit entbehrt und nach bestimmten Gesetzen sich gerichtet. Das *Infanteriegeschoß* ist vom Artilleriegeschoß (die Handgranate eingeschlossen) dadurch verschieden, daß es mit Ausnahme der Explosivgeschosse nach dem Verlassen des Gewehrlaufes nichts mehr in sich trägt, was seine Form oder Flugbahn verändert. Anders dagegen die Artilleriegeschosse. Sie wirken nicht in der Form, wie sie das Kanonenrohr verlassen, sondern vermöge der ihnen beigegebenen Sprengladung haben sie den Zweck, entweder zu einer bestimmten Zeit (Zeitzünder) oder beim Auftreffen auf das Ziel (Aufschlagzünder) ihre Form durch Teilung zu verändern und durch ihre Teilung zu wirken.

Durch *Zündung* eines Pulverpräparates werden die Geschosse aus dem Gewehr bzw. den Rohren herausgeschleudert. Durch diesen Vorgang wird zwar im Moment sehr viel Wärme frei; aber eine so starke Erhitzung des Infanteriegeschosses im Lauf, daß dadurch eine Veränderung seines Metalls bedingt würde, findet nicht statt. Die Möglichkeit, daß durch ein enormes Schnellfeuer der hochgradig überhitzte Lauf des Maschinengewehres — denn durch Menschenhand ist ein solches Schnellfeuer unmöglich — Schmelzungserscheinungen des Geschosses hervorruft, besteht, ist praktisch aber unwichtig, denn eine so starke Beanspruchung des Gewehres wird vermieden, um die Präzision der Schußleistungen nicht herunterzusetzen und das Gewehr nicht unbrauchbar zu machen. *Es ist daher festzuhalten, daß ein Infanteriegeschoß weder so viel Wärme mit sich führt, noch auch durch Reibung im menschlichen oder tierischen Körper erhält, daß eine Verbrennung im Ziel statthaben könnte. Dasselbe gilt auch für die Schrapnellfüllkugeln.* Dagegen können Sprengstücke von Granaten oder Schrapnellhülsen durch im Augenblicke der Sprengung entstehende glühende Gase so erhitzt werden, daß sie Verbrennungserscheinungen machen. MAGNUS hat besonders auf die hohe *Wärmeentwicklung bei den·Granaten* hingewiesen und meinte, daß viele Nekrosen Gewebeverbrennungen dritten Grades seien. Denn seiner Ansicht nach erführe jedes Stahlgeschoß, das mit 500 m Zielgeschwindigkeit auftritt, einen Wärmezuwachs von 135⁰. Er hat ferner an Messingringen und Resten des kupfernen Führungsringes Schmelzprodukte festgestellt, die also Temperaturen von 850—1084⁰ voraussetzen. SAUERBRUCH hatte anfangs des Weltkrieges angenommen, daß *sämtliche* Granatsplitterwunden ein eigentümliches Aussehen der Muskeln („wie gekocht") infolge von Wärmeeinwirkung hervorrufen. Diese Annahme hat von anderen Autoren keine Bestätigung gefunden. *Jedenfalls tritt die Erwärmung der Artilleriegeschosse praktisch gegenüber der lebendigen Kraft und der Durchschlagskraft zurück.*

Die *lebendige Kraft* eines jeden Geschosses ist das Produkt seiner halben Masse und dem Quadrat seiner Geschwindigkeit $k = \dfrac{m}{2} \cdot v^2$. Da die Masse das Produkt aus dem Volumen und dem spezifischen Gewicht ist, so handelt es sich um 3 Faktoren, die bei der lebendigen Kraft eines jeden Geschosses in Frage kommen. In obiger Formel ist einbegriffen die für die Erhaltung der Geschwindigkeit bedeutsame Rotation der modernen, aus gezogenen

Läufen verfeuerten Geschosse. Sie beträgt bei Infanteriegeschossen etwa 0,6 der totalen Kraft. Abgesehen von den anderen Unterschieden besteht hinsichtlich der Geschwindigkeit ein prinzipieller Unterschied zwischen Infanterie- und Artilleriegeschossen. Bei jenen wird die Schnelligkeit hervorgerufen durch die Pulvermenge in der Patrone, bei diesen durch die Wirkung der Sprengladung, welche im Inneren des Geschosses ruht. Bei den Infanteriegeschossen beträgt die Mündungsgeschwindigkeit zwischen 700—875 m in der Sekunde. Die Schrapnellkugeln besitzen im Moment des Krepierens die Geschwindigkeit des ganzen Schrapnells plus einer durch die Sprengung erfolgenden Vermehrung von 40 bis 100 m in der Sekunde, welche jedoch durch die Reibung der freiwerdenden Kugeln um ein nicht berechenbares Weniges verringert wird. Ihre Flugweite beim Freiwerden beläuft sich auf 400—500 m. Außerdem wirken noch die Stücke der Schrapnellhülse. Während die aus Gußeisen sich gleich denen der Granatensprengstücke verhalten, sind die jetzt eingeführten Stahl- oder Messinghülsen sehr viel leichter, wirken aber durch die vielen Widerhaken und scharfen Kanten unangenehmer.

Die Sprengstücke der Granaten und der Schrapnellhülsen dagegen verlieren im Moment des Krepierens die Schnelligkeit des Gesamtgeschosses und sind nur mit der durch die Sprengung mitgeteilten Geschwindigkeit ausgestattet. Diese schwankt zwischen 400—2000 Metersekunden und kann also viel größer sein als beim Infanteriegeschoß. Da bei den Schrapnellkugeln die gegenseitige Reibung, bei den Sprengstücken der Granate die Masse des einzelnen Stückes vorher unberechenbar ist, so besteht eine *Ungesetzmäßigkeit* der lebendigen Kraft der Artilleriegeschosse gegenüber der *Gesetzmäßigkeit* der Infanteriegeschosse. Die Sprengstücke sind an Größe ganz verschieden. Sie schwanken von wenigen Gramm bis zu schweren Stücken des Zünders und des Führungsringes der Granaten. Die meisten Bruchstücke wiegen weniger als 10 g, dann kommen Stücke von 10—200 g. Diese sind meistens längliche, viereckige Fragmente, jene, die kleinsten, gewöhnlich ganz unregelmäßig in der Form.

Die Wirkung der Artilleriegeschosse ist nicht nur von der Entfernung vom Geschütz, sondern auch von der Sprenghöhe und der Sprengweite abhängig, wobei man unter Sprenghöhe den vertikalen und unter Sprengweite den horizontalen Abstand vom Ziel versteht. Im Weltkrieg wurde überwiegend mit Aufschlagzünder geschossen. Die Wirkung der Minen und Handgranaten unterscheiden sich im Prinzip nicht von den Artilleriegeschossen. Im jetzigen Krieg ist die Kleinheit der Splitter allgemein aufgefallen, was seinen Grund wohl in stärkeren Sprengladungen haben dürfte.

Die *Durchschlagskraft ist nicht gleichbedeutend mit der lebendigen Kraft,* da für sie außer der letzteren noch die Form und die Oberfläche des Geschosses in Betracht kommen. Denn der Ausdruck Durchschlagskraft drückt bereits die Beziehung auf das Ziel aus, es ist die im Ziel wirksame lebendige Kraft. Sie ist also vom Widerstand abhängig. Es schafft sich dasjenige Geschoß im Ziel den geringsten Widerstand, welches ein allmähliches Eindringen des Querschnittes gestattet, d. h. also mit einer kegelförmigen Spitze ausgestattet ist und eine glatte Oberfläche besitzt. Daraus resultiert, daß das Infanteriegeschoß unter denselben Kraftverhältnissen dem vollkommen unregelmäßigen Sprengstück der Schrapnellhülse, der Mine, der Granate bei weitem überlegen ist.

Da die Geschosse nicht durch einen freien Raum zu ihrem menschlichen Ziel gelangen, so wird ihre Flugrichtung durch den Luftwiderstand und durch in der Flugbahn befindliche Gegenstände beeinflußt, und zwar um so mehr, je geringer die vorhandene lebendige Kraft ist. Im I. Weltkrieg war von FLESCH behauptet worden, daß ein Infanteriegeschoß *schon beim Flug durch die Luft Pendelungen um die Querachse mit Überschlagen, Inversionsstellung usw. mache, daß also Widerstände zur Querstellung nicht nötig seien.* Durch ballistische Versuche ist aber festgestellt, daß zwar Nutationen, d. h. Pendelungen der Spitze um den Geschoßschwerpunkt vorkommen, daß diese aber durch die Rotations- und Präzisionsbewegung paralysiert werden, und das Geschoß immer mit der Spitze voran am Ziel anlangt, wenn es nicht durch gegenständliche Widerstände abgelenkt wird. Kleine Hindernisse werden glatt zerstört, ohne daß die Bahn des Geschosses und die Stellung seiner Achse in derselben verändert werden muß. In diesen Fällen tritt nur eine Einbuße der lebendigen Kraft ein. Häufiger aber tritt danach eine Änderung der Flugrichtung und der Geschoßstellung ein. Bei den kugelförmigen Projektilen kommt natürlich nur die erstere in Betracht, bei den Längsgeschossen und denen von unregelmäßiger Form (deformierten Geschossen, Granatstücken) vergesellschaften sich gewöhnlich beide Momente. Daß eine fehlerhafte Achsenstellung in der Flugbahn (Schief-, Querstellung, Pendeln) auch bei den modernen Infanteriegeschossen stattfindet, nimmt wunder. Denn die Beständigkeit der Lage eines Langgeschosses in seiner Flugbahn wird durch die Rotation erzielt, die durch den Drall, d. h. die Züge des Gewehrlaufes mitgeteilt wird. Und trotz der selben und der kolossalen lebendigen Kraft machen sich das geringe Gewicht (durchschnittlich 10—15 g) und die in dieser Beziehung ungünstige Längsform geltend, sobald Widerstände auftreten, sei es daß sie senkrecht, sei es, daß sie seitlich getroffen werden.

Die Bedeutung des Widerstandes steigert sich mit der Häufigkeit und dem Wechsel desselben So kann es vorkommen, daß ein einmaliger fester Widerstand die Flugbahn weniger verändert als ein zweimaliger weicher. *Hierbei zeigte sich, daß die Spitzgestalt dem Geschoß eine größere Neigung zur Querstellung verleiht als die ogivale oder spitzbogenförmige.* Es kann durch den häufigen Wechsel der Widerstände sogar zur völligen Umkehr des Geschosses kommen, so daß der Boden der führende Teil wird (Inversionsstellung). Man findet sie häufig bei steckengebliebenen, nicht deformierten Infanteriegeschossen. — Ferner dürfen *seitliche* Widerstände selbst von an sich geringer Festigkeit nicht vernachlässigt werden, und zwar machen sich dieselben um so stärker bemerkbar, je ungünstiger der Schwerpunkt des Projektils liegt. *Daher sind die stumpfen, ogivalen Geschosse beständiger als die Spitzgeschosse und unter diesen wieder war die französische D-balle dem deutschen S-Geschoß an Beständigkeit überlegen.*

Die Widerstände vor Erreichung des eigentlichen Zieles können aber so groß sein, daß sie nicht nur eine Veränderung der Flugbahn oder eine Änderung der Stellung der Geschoßachse in derselben, sondern auch eine Umgestaltung des Geschosses, eine *Deformation* zur Folge haben. Diese *Deformation* hängt ab von dem Härtegrad des Geschosses und des Widerstandes. Nach dem NEWTONschen Gesetz wächst der Widerstand ungefähr proportional dem Quadrat der Geschwindigkeit des Geschosses. *Daraus folgert, daß, wenn ein Widerstand überhaupt eine Deformation herbeiführen kann, ihr Grad um so stärker sein wird, je größer die lebendige Kraft des Geschosses ist, d. h. je näher die Entfernung ist.* Als Deformationen finden wir Umbiegungen und Abplattungen der Spitze, seitliche Zusammenpressung des ganzen Geschosses, Veränderungen der Basis. Bei stärkerer Einwirkung jedoch zeigen sich Risse im Mantel, ein teilweises Heraustreten des Bleiinhaltes bis zum vollständigen Zerreißen des Mantels und Bleikernes in vielfache Stücke. Die bei Zerstörung des Mantels am häufigsten beobachteten Formen von Deformationen sind pilzförmige Stauchung des Geschosses an der vom Mantel befreiten Spitze und Läsion des Mantels an der Umbördelung der Basis mit kolbigem Herausquellen des Bleies an dieser Stelle.

Außer diesen Gestaltveränderungen kommen noch sog. „*Mantelreißer*" vor; d. h. der Mantel reißt an der Seite oder der Basis und hier meistens an der Umbördelung auf, behält aber sonst seine vollkommene Form ebenso wie der Kern, und nach der Trennung fliegen Hülse wie Kern getrennt weiter. Die Ursache für diesen Vorgang liegt in Fabrikationsfehlern. Im allgemeinen bestehen hinsichtlich der Deformation zwischen den kleinkalibrigen Mantelgeschossen der einzelnen Staaten keine großen Unterschiede. Nur bei den *englischen* Aluminiumspitzgeschossen fand man häufig eine Trennung dieser Spitze von dem Bleikern. Vollkommene Zerschellungen der am schwersten deformierbaren Dballe kommen allein wohl nur bei Widerständen außerhalb des Körpers vor. Im Körper z. B. bei Frakturen sahen wir sie im I. Weltkriege nicht. Hier war die *Angelhakenform* und die Abplattung wohl die häufigste Form.

Von den *Artilleriegeschossen* sind die Schrapnellfüllkugeln und die Teile der dünnen Schrapnellhülse Deformationen durch Aufschlagen ausgesetzt, nicht aber die Stücke der Granaten. Diese teilen sich höchstens, wenn schon vorher Bruchlinien infolge der Explosion vorhanden waren. Die Schrapnellkugeln deformieren sich, obwohl sie meistens aus Hartblei sind, leichter als die Mantelgeschosse.

Die Veränderung der Flugbahn, der Stellung und der Gestalt der Geschosse *vor* Erreichung des menschlichen Zieles kommt viel häufiger vor, als gemeinhin angenommen wird. Denn Gelände ohne Bäume, Sträucher und Gräser, sowie Ebenen, deren Niveaugleichheit auch nicht ein Maulwurfshügel stört, gibt es in Wirklichkeit nicht. Und daher werden wir auch immer mit *Aufschlägern* zu rechnen haben, worunter man nicht nur diejenigen Geschosse versteht, welche auf den Boden aufgeschlagen und von demselben wieder abgesprungen sind (also Ricochettschüsse), sondern vielmehr dem Wortlaut entsprechend sämtliche Geschosse, welche irgendwo aufgeschlagen haben, d. h. also einen Widerstand berührt haben. — Die Wirkung der *Bodenaufschläger* aufs Ziel ist von der Qualität des Bodens abhängig. Fels- und hart gefrorener Boden werden selbst bei hohen Einfallwinkeln ein Abspringen, ein Ricochettieren zulassen, welches bei weichem, feuchtem, nachgiebigem Boden unmöglich ist. Wir haben daher bei einem Winterfeldzug bei starker Kälte häufiger Bodenaufschläger; aber es sei daran erinnert, daß gegenüber einem mit großer Geschwindigkeit begabten Geschoß auch ein weicher Boden eine starke Widerstandskraft besitzt, wenn nur das Geschoß denselben nicht mit der Spitze, sondern tangential berührt. — Sämtliche Aufschläger büßen nicht nur an lebendiger Kraft, sondern auch an der Stetigkeit ihres Fluges ein. *Aufschläger sind daher meistens mattere Geschosse und Querschläger, d. h. sie treffen das Ziel nicht zuerst mit der Spitze. Aber sie müssen nicht unbedingt Querschläger sein.* Ich habe mehrere Verletzungen gesehen, in denen der Einschuß sich in nichts von einem normalen unterschied, wo aber das steckengebliebene entfernte Geschoß das Aufschlagen dadurch dokumentierte, daß die sonst blanke, glatte Oberfläche des Mantels einige matte, leicht unebene Stellen aufwies. *Die Oberfläche bekommt in einer bestimmten*

Ausdehnung ein gewisses „chagriniertes" Aussehen. Findet man diese Beschaffenheit, so ist sie ein sicherer Beweis für das Aufschlagen, da sie bei Widerständen innerhalb des menschlichen Körpers vermißt wird. Wenn die letzteren zu einer leichteren Deformation führen, so äußert sich dieselbe gewöhnlich in feinen Rillen oder umschriebenen Ausbeulungen, aber nicht im Verlust des Glanzes. Dies Symptom ist für den Arzt deswegen von Wichtigkeit, weil jedes aufgeschlagene Geschoß eher Infektionen, besonders mit Tetanusbacillen herbeiführt. *Das Ziel treffende Querschläger dagegen müssen immer Aufschläger sein.*

Die Anzahl der *Aufschläger* ist eine große. Es ist natürlich, daß der Stellungskrieg mehr Aufschläger als der Bewegungskrieg zeitigt. *Die im Frieden gewonnenen Angaben erklären die im Kriege gemachten Erfahrungen, daß trotz der hohen Durschschlagskraft so viele Infanteriegeschosse steckenblieben.* Im deutschen südwestafrikanischen Feldzug nahm man bei 51,3 % der steckengebliebenen Geschosse an, daß es sich um Aufschläger vor dem Ziel gehandelt hat. Der Prozentsatz der Querschläger in späteren Kriegen überhaupt war sehr groß, was den Charakter der Infanteriegeschoßverletzungen verschlechterte.

Wirkungen im menschlichen Ziel. Die Grundlagen für die exakte Erforschung wurden durch die seit 1870 bei verschiedenen Völkern gemachten Schießversuche auf Leichen geschaffen. Die Richtigkeit bestätigen die Erfahrungen der nachfolgenden Kriege.

Daß ein mit großer lebendiger Kraft begabtes Infanteriegeschoß, welches durch sehr große Rotation um seine eigene Achse vor Pendeln bewahrt ist, im menschlichen Körper einen glatten Schußkanal der Weichteile macht, ist verständlich. Ebenso ist auch leicht einzusehen, daß der Widerstand der Diaphyse des langen Knochens so groß ist, daß diese nicht lochförmig durchschlagen werden, sondern daß hier Zersplitterungen auftreten müssen. Wunder hat dagegen genommen, daß die Zerstörungen sich nicht auf ein enges, die nächste Umgebung des Schußkanals betreffendes Gebiet beschränkten, sondern auch auf entferntere Gewebe übergriffen. Am auffälligsten erschienen den Beobachtern die Schußverletzungen mit kleinen Einschüssen und großen Ausschüssen, in welchen Knochensplitter, Fetzen von Muskeln und Sehnen zutage lagen. Ja, Explosivschüsse wurden sogar bei reinen Weichteilnahschüssen gesehen, wenn es sich um größere Kaliber handelte. Daher kam der Gedanke von explosiven Wirkungen des Geschosses auf, deren Ursprung auf dem Geschoß innewohnende Sprengladungen zurückgeführt wurde. Aber die Tatsache, daß Geschosse, welche Sprengstoffe enthielten, nicht gefunden wurden, sowie der Umstand, daß sowohl Franzosen als auch Deutsche dieselben zerstörenden Wirkungen bei ihren eigenen Geschossen unter bestimmten Bedingungen, d. h. meistens bei Knochenschüssen aus naher Entfernung beobachteten, zwangen zu einer kritischen Prüfung der Eigenschaften der Geschosse. Nichtsdestoweniger war die Erklärung der Vorgänge schwierig, und es wurden verschiedene Hypothesen aufgestellt. Die Sprengung sollte verursacht sein: 1. *Durch die Menge von komprimierter Luft, welche sich vor der Spitze des Geschosses ansammelt.* Diese Theorie wurde von HENARD und CRANZ widerlegt. — 2. Durch die Explosion des Pulvers, die Reibung im Lauf, den Widerstand in der Luft und im menschlichen Ziel träte eine solche Erhitzung des Bleis ein, daß dasselbe schmelze und seine Partikelchen durch die Vorwärtsbewegung des Geschosses, namentlich aber die Rotation mit solcher Kraft gegen die Wände des Schußkanals geschleudert würden, daß Sprengwirkungen zustande kämen. Diese Theorie krankt an 2 falschen Voraussetzungen: an der Annahme der Verflüssigung des Bleis und der Falschschätzung der Rotation. Blei schmilzt erst bei Temperaturen von 334° und diese werden, wie ausgedehnte Versuche REGERs und die Medizinalabteilung des Preußischen Kriegsministeriums ergeben haben, bei feldmäßigem Gebrauch der Waffe nie erreicht. *Die Rotation kommt aber bei ungestörtem Flug des Projektils deswegen im Ziel nicht zur Geltung, weil die Zeitspanne des Durcheilens des Ziels eine zu kleine ist.* Meistens dürfte das moderne Geschoß im Körper nicht eine einzige volle Umdrehung um seine Längsachse machen. *Erst, wenn die Stellung der Geschoßachse zur Flugbahn eine fehlerhafte wird, ist die Rotation auf die Zerstörung im Ziel von Einfluß. Die er Einfluß kann unter Umständen ein großer sein, ist aber nie der alleinige zerstörende Faktor.* — 3. Theorie des *hydraulischen Druckes.* Dieselbe nahm an, daß das Geschoß, in die wasserreichen Gewebe des Körpers eindringend, Zerstörungen hervorruft, entsprechend einem Körper, welcher mit einer gewissen Gewalt in einen mit Wasser gefüllten allseitig geschlossenen Hohlraum eindringt. Sie war lange Zeit herrschend und wurde erst durch VON COLER und VON SCHJERNING als irrig erwiesen. Denn erstens handelt es sich bei dem menschlichen Gewebe, auch beim Schädel nicht um einen allseitig geschlossenen, mit Wasser gefüllten Hohlraum, auf dessen Wand durch das eindringende Geschoß ein gleichmäßiger Druck ausgeübt wird, ohne daß das Wasser die Möglichkeit hätte, zu entweichen. Zweitens ist der physikalische Vorgang der hydraulischen Pressung oder des hydraulischen Druckes ein langsamer im Gegensatz zu der enorm schnellen Geschoßwirkung. Der sinnfälligste Beweis dafür, daß die durch das Geschoß hervorgerufene Sprengung auf einem anderen Gesetz als dem der hydraulischen Pressung beruht, wurde dadurch erbracht, daß auch beim Schuß durch mit Wasser gefüllte *offene* Bleigefäße dieselben Zerstörungen eintraten. — 4. Theorie der *hydrodynamischen Druckwirkung.* Dieselbe knüpft sich an die

2*

Namen VON COLERS und VON SCHJERNINGS und ist im großen und ganzen mit dem Begriff der „feuchten oder hydrodynamischen Sprengwirkung" KOCHERS identisch. Sie wird zur Zeit wohl von allen Seiten als diejenige anerkannt, welche die beste physikalische Erklärung für die komplizierten Geschoßwirkungen bringt. Auch sie geht ebenso wie die vorige Theorie davon aus, daß der größte Teil der menschlichen Gewebe reich an Wasser ist (76—81%, nur die kompakte Corticalis der Röhrenknochen hat etwa 12%).

Der sehr großen Geschoßenergie gegenüber spielt die Festigkeit der menschlichen Gewebe keine Rolle, dagegen ihre Trägheitsenergie, und diese ist um so größer, je stärker die Angriffsenergie des Geschosses ist.

Die Arbeitsleistung des Geschosses ist eine verschiedene, je nach der Beschaffenheit des Ziels. Die Stoffe des Ziels sind zu trennen in *kompressible* und *inkompressible*. Die kompressiblen zerfallen wieder in elastische und unelastische, die inkompressiblen in feste und flüssige. Für die Erklärung der Sprengwirkung kommen im menschlichen Körper vornehmlich die inkompressiblen in Frage, und da der Flüssigkeitsgehalt vieler Körperteile ein sehr großer ist, besonders die flüssigen. In diesem verbraucht das Geschoß nur einen sehr kleinen Teil seiner lebendigen Kraft dazu, sich seinen Weg zu bahnen, den bei weiterer größten Teil gibt es an die mit Flüssigkeit ausgestaltete Materie ab, indem es ihr eine große Geschwindigkeit verleiht. *Fast die gesamte Arbeitsleistung besteht nur in dieser Geschwindig-keitsübertragung, weil weder durch Reibung noch durch Kompression der Wasserteilchen Kraft verlorengeht.* Der schönste Beweis für diese Geschwindigkeitsübertragung ist die Fortschleuderung des nicht zerrissenen Großhirns bei den KRÖNLEINschen Schädelschüssen (s. diese). „Der neue Träger der lebendigen Kraft stürmt gegen die Umgebung an und verbraucht seine Kraft fast vollständig zu Dehnungen und Zerreißungen." Der durch diese lebendige Kraft erzeugte Druck pflanzt sich aber nicht gleichmäßig nach allen Seiten fort, sondern ist am stärksten im Sinne der Schußrichtung und zwar stärker nach dem Ausschuß als nach dem Einschuß. Es finden aber auch Druckwirkungen in einer Richtung, die senkrecht zu dem Schußkanal steht, statt. Die feineren Vorgänge sind erst durch die schönen Untersuchungen KRANZFELDERS und SCHWINNINGS beleuchtet, welche durch die Mehrfachfunkenphotographie gewonnen sind.

Sie kommen ungefähr zu demselben Ergebnis, wie R. KÖHLER, welcher annahm, daß es sich bei den Geschoßwirkungen, auch den explosiven, um reine molekulare Vorgänge infolge eines Stoßes handelt, welche in den flüssigkeitsreichen Geweben in analoger Weise wie in den festen Körpern stattfindet, da infolge der enormen Geschoßenergie die Wasserteilchen ihre Labilität verlieren.

Die Beschaffenheit des Zieles an sich ist von maßgeblicher Bedeutung. *Elastizität* und *Festigkeit* kommen hier in Frage. Ausgesprochen elastische Teile finden wir im Gegensatz zum Pferdekörper beim Menschen nur an den Gelenkknorpeln. Der Pferdehuf z. B. zeigt eine so große Elastizität, daß ein Schuß durch denselben mit dem Infanteriegeschoß kaum wahrnehmbar ist. Am meisten elastisch ist noch die menschliche Haut, Knorpel und die Muskulatur. Jedoch ist eine gewisse Elastizität auch an anderen Organteilen vorhanden, so am Auge, an den Gefäßen, ja selbst an den langen Röhrenknochen und der Schädelkapsel. Hinsichtlich der *Festigkeit* ist schon oben hervorgehoben worden, daß im Körper die meisten Organe in verschiedenem Maße Flüssigkeiten enthalten oder sie sind zwar fest, umschließen aber solche wie die Schädelkapsel das Gehirn oder wie die Knochen das Mark. Je nach dem Grade der Flüssigkeit finden auf sie die Gesetze der hydrodynamischen Druckwirkung Anwendung. Der enormen Geschoßkraft gegenüber spielt die Kohäsion selbst keine Rolle, dagegen wirkt die Trägheitsenergie der Massen bedeutsam mit. Am flüssigen Inhalt der Blase, des Magendarmkanals, des Herzens und der großen Gefäße sind sie am meisten ausgeprägt, am Gehirn und den parenchymatösen Unterleiborganen schon weniger, noch geringer an den Muskeln und Lungen, am wenigsten an den festesten Teilen den Knochen. Aber selbst die wasserreicheren parenchymatösen Gebilde sind nicht mit Flüssigkeit gefüllten Hohlräumen von einer bestimmten Wandstärke vergleichbar, sondern die Wasserteilchen sind von Zellmembranen umschlossen, manche Komplexe derselben durch Bindegewebesepten getrennt, andere wieder durch der Elastizität nicht entbehrende Häute umhüllt, kurz, sie sind keine homogenen, flüssigen Massen. Es ist daher natürlich, daß die durch den Geschoßstoß hervorgerufenen Schwingungen und Bewegungen sich nicht genau so wie in reinem Wasser fortpflanzen, sondern auch Abweichungen vorkommen, welche die Reinheit des gesetzmäßigen physikalischen Vorgangs verwischen. *Die bindegewebigen Umhüllungen verhindern die Labilität,* d. h. die Verschieblichkeit der einzelnen Flüssigkeitsteilchen und das Auseinanderspritzen so lange, bis auch ihre Widerstandskraft dem Geschoßstoß nicht mehr gwachsen ist. Über die Geschoßwirkungen auf die einzelnen Organe findet der Leser das Notwendige in den diesbezüglichen Kapiteln.

Hingewiesen sei noch auf die *Kontusionswirkungen* von Schußverletzungen auf innere Organe, welche eigentlich Fernwirkungen sind. Zum Teil sind sie nicht nachweisbar insofern, als es sich lediglich um molekulare Erschütterungen handelt. Zum Teil dokumentieren sie sich als Blutungen kleineren oder größeren Umfangs. Sie sind nach DIETRICH als *Stase-blutungen* aufzufassen. Der Erschütterungsreiz erzeugt zunächst eine Verengerung der Gefäße, der eine vollkommene Erschlaffung folgt. Wir finden an den Organen dann entweder umschriebene Infarkte gleich den embolischen oder diffuse Blutungen. So sehen wir an der Gehirnoberfläche umschriebene Hämatome mit nachfolgender Erweichung bei Prellschüssen ohne Knochenverletzung. Nekrosen der Herzmuskulatur bei intaktem Herzbeutel. Namentlich die Lungenkontusionsblutungen spielen eine große Rolle. Auch durch das Zwerchfell hindurch finden wir sie bei Schüssen der Oberbauchgegend. Und umgekehrt treten solche Blutungen oder Infarkte in der Leber und Milz auf bei Schüssen durch die Komplementärräume. Die bedeutsamste Rolle spielen diese Kontusionen durch Fernwirkung bei dem Magendarmkanal. Hier können sie ohne Eröffnung des Bauchfells zu Perforationen und sonst unerklärlicher Bauchfellentzündung führen. Auch bei Leberschüssen sind Magenperforationen aus dieser Ursache beobachtet. Zum Schluß sei noch die Wirkung auf die Gefäße erwähnt, welche zu Spätblutungen und Aneurysmen Anlaß geben kann. Hier handelt es sich um Dehnungen und Einrisse der Intima.

Die meisten Schießversuche haben nur die Infanteriegeschosse in Betracht gezogen, aber einige wenige die Artilleriegeschosse betreffende haben gezeigt, *daß ein prinzipieller Unterschied zwischen den Wirkungen beider nicht besteht, so groß auch der Unterschied im einzelnen sein mag. Ferner steht fest, daß bestimmte scharf abgegrenzte Zonen in der Wirkung nicht bestehen, sondern daß entsprechend den abnehmenden Entfernungen ein allmählicher Übergang statthat.* Die Wirkung, d. h. die Zerstörung im Ziel hängt ab von dem Geschoß und dem Ziel. Der Widerstand der letzteren hängt ab von der Geschwindigkeit, der Querschnittbelastung oder Querdichte und dem Auftreffwinkel des ersteren. Derjenige Winkel ist der günstigste, welcher das Geschoß senkrecht zur Längsachse des Körperteils eindringen läßt. Wir sprechen in solchem Fall von einem *Volltreffer*; je stumpfer der Winkel ist, um so mehr nähert sich der Schuß dem *Tangentialschuß*, der je nach der Tiefenwirkung ein *Rinnen*- oder *Streifschuß* ist. Unter der *Querschnittbelastung* versteht man das Verhältnis des Gewichtes zum Querschnitt. Je größer dieselbe ist, um so leichter kann der Widerstand überwunden werden, desto langsamer nimmt die Geschwindigkeit ab. Da die lebendige Kraft das Produkt der halben Masse mit dem Quadrat der Geschwindigkeit ist, so kann trotz verschiedener Größe der Komponenten der Endeffekt derselbe sein. Die alten großkalibrigen Bleigeschosse oder auch Schrapnellkugeln können daher unter bestimmten Bedingungen dieselben Zerstörungen verursachen wie die modernen kleinkalibrigen Stahlmantelgeschosse. Indessen ist die Form des Projektils doch von schwerwiegender Bedeutung. Längsgeschosse geben für die Durchdringung des Ziels günstigere Chancen als Rundkugeln, und je spitzer der führende Geschoßteil ist, um so geringer ist die Angriffsfläche; um so leichter dringt das Geschoß daher ein.

Es ist festzuhalten, daß die wirksamen Schrapnellfüllkugeln im menschlichen Körper durchschnittlich schwerere Zerstörungen machen als die Mantelgeschosse.

Die Grundform der Schußverletzungen durch die eben erwähnten Infanterie- und Schrapnellgeschosse ist, solange sie nicht deformiert sind, die *zylindrische Röhre*, von welcher aus auch bei ausgedehnten Sprengwirkungen mit einer gewissen Regelmäßigkeit radienförmig die Gewebetrennungen ausgehen. Vollkommen verschieden davon sind die Zerstörungen durch die *Splitter* der Granaten, Minen und Handgranaten. Ihre unregelmäßige Form und die dadurch bedingte ungleichmäßige Querschnittbelastung rufen Schußkanäle hervor, die sich durch regellose Wandungen mit Buchten und Nischen auszeichnen. Die hydrodynamische Sprengwirkung macht sich, vorausgesetzt, daß die Geschwindigkeit eine große ist, besonders bemerkbar. Dazu kommt noch die verheerende Wirkung, die jedes Sprengstück durch seine Rotation hat, die allerdings an den Widerständen des Körpers bald erlischt, weil die Gestalt eine ungleichmäßige ist und die Rotationsgeschwindigkeit schneller erlischt als beim Infanteriegeschoß. Wo aber diese im Werk ist, ist der deletäre Einfluß eines solchen Geschosses ein sehr großer. *Ihm gleicht an Furchtbarkeit die ebenfalls gesetzlose Gewalt der undeformierten Querschläger und der deformierten oder sich im Ziel leicht deformierenden Projektile und Dumdumgeschosse.*

Bezüglich der *Deformierung* gleichen die Füllkugeln, namentlich dann, wenn sie noch aus Weichblei sind, sehr den alten Gewehrbleigeschossen, bei welchen selbst Weichteilschüsse eine solche hervorrufen konnten, Knochenschüsse regelmäßig nach sich zogen. *Auffallend erscheint es auf den ersten Blick, daß auch die Mantelgeschosse solchen Gestaltveränderungen unterworfen sind.* Jedoch finden wir sie hier nur bei *Knochenschüssen*, allein in einer sehr beachtenswerten Zahl. Bei Treffern auf das kompakte Mittelstück der großen Röhrenknochen zeigten die Versuche der Medizinalabteilung Deformation des 88er Geschosses:

100 m 60%, 200 m 82%, 600 m 100%, 700 m 86%, 1000 m 30%, 1200 m 25%.

Also gerade in den Entfernungen, die beim heutigen Infanteriegefecht die meisten Verwundungen bringen, ist der Prozentsatz ein sehr hoher. Dieselben sind bei den Spitzgeschossen mit ihrer sehr viel größeren Anfangsgeschwindigkeit noch größer. LARDY berichtet aus dem Weltkrieg, *daß alle Schußfrakturen mit dem deutschen S-Geschoß Geschoß-teile im Körper zurücklassen.* Die Unkenntnis dieser Tatsache hat namentlich im Beginn des I. Weltkrieges dazu geführt, daß man überall da, wo man im Röntgenbild Bleispuren oder in den Wunden Teile vom Geschoß fand, an Dumdumgeschosse dachte. Vollkommen zu Unrecht. Die Knochenzertrümmerung und die Weichteilausschußstrecke bekommen dadurch für die Wundheilung einen sehr ungünstigen Charakter. Aber diese Verletzungen erscheinen human im Verhältnis zu denen durch Teilmantel oder Dumdumgeschosse. Die Versuche von BRUNS hatten ergeben, daß die Wunden bis auf 200 m an Zerstörung schlimmer sind als alle bisher bekannten Gewehrschußwunden. Ein Analogon zu denselben finden wir nur noch bei den Infanteriegeschoßquerschlägern, den Handgranaten, schweren Wurf-minen und Artilleriegeschossen, und zwar bei den Feldhaubitzgranat- und den schweren Artilleriegranatsplittern. Sie sind dadurch ausgezeichnet, daß die Weichteilzertrümmerungen auch ohne Knochenverletzung ganz kolossale sind. Tritt noch dazu eine Verletzung des Knochens, dann bildet der Ausschuß einen ungeheuren Defekt. Man vergleiche die Abb. 1 bis 3. Abgesehen von den großen Längsspalten in der Haut wird man einen typischen

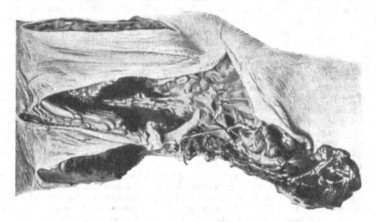

Abb. 1. Oberschenkelschuß dicht oberhalb des Knies von vorn nach hinten. 25—50 m Entfernung Bleispitzen-geschoß. (Dumdumgeschoß.) Man sieht am Einschuß große Längsspalten. (Aus M. KIRSCHNER und W. CARL: Ergebnisse der Chirurgie, Bd. 12.)

Unterschied nicht erkennen können. Aber es sei darauf aufmerksam gemacht, daß nicht alle Dumdumverletzungen so fürchterlich aussehen. Viele können zunächst äußerlich einen durchaus harmlosen Eindruck machen. Die Haager Konferenz hatte seiner Zeit den Gebrauch derartiger Geschosse verboten. Daher war es vom völkerrechtlichen Standpunkt wichtig, festzustellen, ob der Feind sie benutzte. Im Anfang des I. Weltkrieges, in den nachfolgenden Kriegen und im jetzigen Krieg spielte diese Frage immer eine wichtige Rolle. Gegenseitige Beschuldigungen waren an der Tagesordnung. Das ist verständlich. Denn die Mehrzahl der Feldärzte ist kriegschirurgisch viel zu wenig vorgebildet. Man hat sich daher viel Mühe gegeben, die spezifischen Merkmale einer Dumdumverletzung festzulegen. THÖLE hat 1939 auf Grund von Schießversuchen und seinen I. Weltkriegserfahrungen folgendes festgestellt: Hauteinschuß und -ausschuß können normal aussehen. Die von BRUNS für typisch gehaltenen großen Längsspalten sah er nie und erklärte sie für Fäulnisfolgen bei Leichenpräparaten. Dagegen pflegen beim großen Hautausschuß die Gewebe Grau-färbung durch Blei zu zeigen. Röntgenphotographisch sieht man vom Anfang der Schuß-wunde an schon dicht hinter dem Einschuß beginnend eine Bleistraße, Aussaat von kleinen Bleisplittern und eventuell Mantelfetzen. Operativ stößt man bei kleinem Hauteinschuß auf eine große, sich trichterförmig erweiternde Wundhöhle. Bei Knochenschüssen sei die Diagnose unsicherer. Beweisend sei hier röntgenphotographisch und operativ Aussaat von Bleistückchen in dicker Muskulatur vor der Fraktur vom Hauteinschuß an, massenhafter dichter Bleischatten bei Epiphysenfraktur oder ein solcher beim Steckschuß. Bei letzterem legt THÖLE besonderen Wert auf die Art der Deformation. Der Mantel eines Dumdum-geschosses wird immer von vorn, von der Spitze her aufgerissen, während die S-Geschosse an der Basis deformiert werden. Bei ersteren entsteht dann oft die „Mantelspinne" mit erhaltenem Bodenring, die man bei deformierten Geschossen nie sähe. Neuerliche Schieß-versuche während des jetzigen Krieges durch PANNING haben indessen ergeben, daß derartige „Mantelspinnen" nicht nur bei Dumdumgeschossen vorkommen. So überzeugend die Ausführungen THÖLEs auch sonst erscheinen, so möchte ich doch glauben, daß es nicht möglich ist, aus einer Wunde allein mit absoluter Sicherheit zu folgern, daß sie durch ein

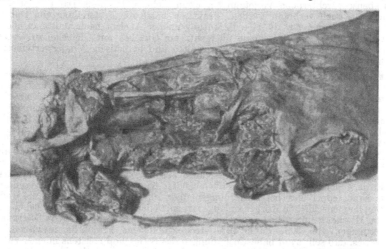

Abb. 2. Zertrümmernde Wirkung eines Querschlägerstreifschusses am linken Unterschenkel. (Polnisches Infanteriegeschoß.) (Aus KÄFER: Feldchirurgie, 1941. Beitrag PANNING.)

Dumdumgeschoß geschaffen sei. Denn es könnte sich doch vielleicht um ein durch Aufschlagen außerhalb des menschlichen Ziels deformiertes Infanteriegeschoß gehandelt haben. Wenn man aber in einer großen Zahl solche eigentümlichen Weichteilschußwunden findet,

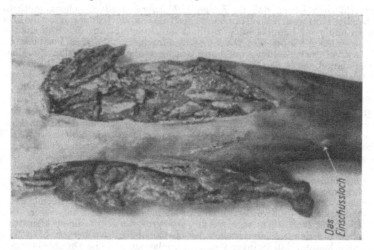

Abb. 3. Hochgradige Zertrümmerung der Unterschenkelknochen infolge Durchschuß mit polnischem Infanteriegewehr; gedoppelter Ausschuß. (Aus KÄFER.)

wie ich das auf Verbandplätzen bei der Brussilowoffensive fand, ist der Verdacht berechtigt Tatsächlich fanden sich auch bei russischen Gefangenen Infanteriegeschosse, deren Aufsägung ergab, daß in der Spitze eine Sprengladung saß. Diese Geschosse ergaben beim Aufprallen auf den Körper einen Knall, den die Verwundeten immer angegeben hatten[1].

---

[1] Auch im jetzigen Krieg ist festgestellt worden, daß die Russen im Infanterie- und Maschinengewehrgeschoß eine neuartige Sprengmunition benützen (s. auch Schußverletzungen der Weichteile, S. 99).

*Indessen will mir scheinen, daß die völkerrechtliche Bedeutung der Dumdumfrage heut-
zutage keine Wichtigkeit mehr besitzt.* Denn an Häufigkeit stehen die Infanteriegeschoßverletzungen weit hinter denen durch andere Feuerwaffen zurück. Und diese setzen
meistens ebenso fürchterliche Verletzungen, wenn nicht schlimmere. Dann müßten d.ese
aus Humanität auch verboten werden. Praktisch hätte die Feststellung von Dumdumgeschossen beim Gegner nur die eine Bedeutung meiner Ansicht nach, daß man ebenfalls
zur Verwendung derartiger Geschosse übergeht, um Gleiches mit Gleichem zu vergelten.
Dem werden aber schießtechnische Schwierigkeiten und ballistische Minderwertigkeit ent-
gegenstehen.

Nicht alle Geschosse durchschlagen das menschliche Ziel. Je geringer die lebendige
Kraft ist, um so eher bleiben sie stecken, entweder im ganzen oder teilweise. *Die Durchschlagskraft* der Gewehrgeschosse ist von denen der Artilleriegeschosse sehr verschieden.
Sie ist so groß, daß auf Entfernungen von 1200 m noch *2—3 Gliedmaßen* mit Zerschmetterung
der Knochen durchbohrt werden. Auf nahe Entfernungen wird der Rumpf von 2 Individuen
durchschlagen, wenn nicht durch ungünstige Widerstände im Körper eine Querstellung
erfolgt. Wie kommt es nun, daß trotzdem so häufig ein Steckenbleiben der kleinkalibrigen
Mantelgeschosse im Ernstfall beobachtet worden ist? Ein großer Teil davon kommt fraglos
auf Rechnung von Aufschlägern. Dieselben können sowohl deformiert als auch undeformiert
sein. Sonst können die *undeformierten* Geschosse aus 2 Gründen steckenbleiben. Erstens
weil die Entfernungen zu weit und daher die lebendige Kraft eine hochgradig abgeschwächte
war. Das kann jedoch nur bei Entfernungen über 2000 m eintreten. Zweitens weil der
Geschoßweg im menschlichen Körper zu lang war, entweder bei demselben oder bei mehreren
Individuen. Hierher gehören die Längsschüsse, welche nach den Versuchen VON SCHJERNINGS
auf Entfernungen von 300—750 m 46% steckengebliebene Projektile aufwiesen. Von
Interesse ist es, daß selbst auf nahe Entfernungen das S-Geschoß meistens in einer zu zweit
getroffenen Gliedmaße steckenbleibt. Verursacht wird diese starke Herabsetzung der
Durchschlagskraft dadurch, daß das größere Strecken des menschlichen Körpers durcheilende Geschoß infolge der wechselnden Widerstände die Stetigkeit seiner Flugbahn einbüßt, abgelenkt und zum Querschläger wird. Und die auf dieses Konto zu setzenden, im
Körper retinierten undeformierten Projektile haben im I. Weltkriege an Zahl gegen früher
zugenommen, weil die Spitzform die Querstellung begünstigt. Diese erfolgt nicht nur
am Knochen, sondern auch an Fascien, Sehnen, Bronchien usw.

Leicht erklärlich ist es, daß *im Körper sich deformierende* Geschosse steckenbleiben,
da ihre lebendige Kraft sehr schnell abnimmt. Weil die Gestaltveränderung an die knöchernen
Widerstände und zwar hauptsächlich an die kompakte Substanz der Röhrenknochen geknüpft ist, so müssen *wir bei allen Diaphysenschußfrakturen mit diesem Vorkommen rechnen.*
Und zwar handelt es sich seltener um ganze Geschosse als um Teilstücke. Zuweilen sind es
Stücke vom Mantel, die in den Weichteilen stecken bleiben, während der Bleikern noch den
Körper verläßt und höchstens durch Spritzer, welche an den Knochensplittern haften
bleiben, seinen Weg bezeichnet. Viel häufiger sieht man aber bei Frakturen zahllose kleinere
und größere Stücke des Bleikerns und des Mantels.

Die *Durchschlagskraft der Artilleriegeschosse* ist eine sehr verschiedene. Je stärker die
Explosion ist, in um so kleiner Stücke zerfallen die Granaten und um so kleiner und
geringer ist ihr Wirkungskreis. Eine größere Durchschlagskraft besitzen die *Feldhaubitz-
granatsplitter,* weil dieselben eine fast doppelt so große Geschwindigkeit im Moment der
Sprengung erhalten wie die Stücke der Feldgranate. Infolgedessen bleiben auch weniger
Geschosse im Körper stecken. Die späteren Haubitzgranaten der Westfront, welche größtenteils aus amerikanischen Fabriken stammten, hatten die Eigenschaft, in feinste Splitter zu
zerfallen. Aber ihre Wirkungen waren, weil sie häufig steckenblieben, ganz schwere. Namentlich an Schädelschüssen konnte man das beobachten, bei denen punktförmige Einschüsse
an Haut und Knochen größere Zertrümmerungshöhlen im Gehirn aufwiesen. Daher war
die Einführung des *Stahlhelmes* segensreich. Wie groß die Kraft dieser kleinsten Splitter
ist, geht schon aus den Schießversuchen der Medizinalabteilung hervor, bei welchen festgestellt werden konnte, daß Splitter von 2—6 g lebensgefährliche Durchbohrungen großer
Körperhöhlen mit umfangreicher Zerreißung von Eingeweiden und Knochenverletzungen
hervorrufen können und daß ein Splitter von 0,39 g Schwere sogar noch einen Ober-
schenkelbruch hervorrufen konnte. Auch die *Schrapnellfüllkugeln* bleiben, obwohl ihnen
im Moment der Zerreißung der Hülse noch ein Geschwindigkeitszuwachs zuteil wird,
dennoch häufig im Körper stecken. Die Zahlen darüber schwanken sehr, nämlich zwischen
25 und 60%.

Hier seien noch die *indirekten Projektile* erwähnt, d. h. Steinsplitter, Metallteile, Holzsplitter, welchen durch aufschlagende Geschosse eine Geschwindigkeit übertragen wird,
so daß sie ihrerseits wie Geschosse in den Körper eindringen. Sie bleiben wegen der geringen
lebendigen Kraft wohl immer im Körper stecken.

III. Allgemeine den Schußverletzungen folgende Erscheinungen.

1. Der Schmerz und die Schmerzausschaltung.

Zur Wahrnehmung des Schmerzes gehört eine gewisse Zeitspanne. Sie ist bei den Schußverletzungen so klein, daß ein Schmerz im Augenblick der Schußverletzung nicht auftritt. Denn sie beträgt bei den Infanteriegeschossen wenig, bis 49 Zehntausendstel einer Sekunde, sie ist durchschnittlich größer bei den Artilleriegeschoßsplittern und noch größer bei den Schrapnellkugeln. Nur bei ganz matten Geschossen ist daher die Möglichkeit einer Schmerzempfindung gegeben. Alle Verwundeten geben an, daß die Verletzung selbst nicht als Schmerz, sondern als Stoß, Schlag oder Erschütterung empfunden wurde. Erst später stellen sich die Schmerzen ein je nach der Empfindlichkeit der Organe. Vollkommen unempfindlich sind die Horngebilde, das Gehirn und das Rückenmark mit Ausnahme der sensiblen Nervenursprünge, ebenso ihre Häute mit Ausnahme der Dura. Dann folgen in der Empfindlichkeit der Reihe nach die Gelenke, Knochen, Sehnen und Bänder, die Eingeweide, die Muskeln; am empfindlichsten ist die Haut und die der Haut nahe Schleimhaut. Je größer das Gebiet der getroffenen sensiblen Nerven ist, um so stärker ist der Schmerz. Totale Durchtrennungen sensibler oder gemischter Nerven pflegen keine Schmerzen nach sich zu ziehen oder nur partielle. Wann sich die Schmerzen einstellen, ist verschieden. Die Größe der nachfolgenden traumatischen und bakteriellen Gewebealteration spielt dabei ebenfalls eine gewichtige Rolle. Die Schmerzempfindung und ihr Ertragen ist abhängig vom Einzelindividuum und der Rasse.

Es war eine weise Maßnahme der Ärzte, daß jeder schwerer Verwundete sofort beim ersten Verband eine *Morphiuminjektion* bekam. Nur darf dieselbe nicht, wenn der Verwundete innerhalb von 24 Stunden verschiedene Sanitätsformationen durchmacht, bei jeder wiederholt werden. Auch während des späteren Verlaufs wird oft Mißbrauch mit diesem Mittel getrieben. Ein gut versorgter Verwundeter muß im allgemeinen schmerzfrei sein. Ist das nicht der Fall, dann liegen Fehler im Verband oder Störungen im Wundverlauf vor. Sehr gut hat sich in diesem Krieg das von KIRSCHNER eingeführte *Scopolamin-Eukodal-Ephetonin* (schwache Lösung Merck) bewährt. Es muß *intravenös* gegeben werden und eignet sich daher weniger für den Truppenverbandplatz als den Hauptverbandplatz und das Feldlazarett. Die Wirkung tritt gewöhnlich nach 0,6—0,8 ccm ein, ist fast unmittelbar und hält 2—3 Stunden an. Wundausschneidung, Knochenreposition, ja selbst Amputationen kann man dann gut ausführen. Unter Zusatz von wenig Allgemeinnarkoticum kann man auch größere Operationen machen. Einzelne Chirurgen befürworten aber gerade für die vorderen Sanitätseinrichtungen die *intramuskuläre* Einspritzung der *starken* Scopolamin-Ephetonin-Eukodallösung wegen ihrer Einfachheit und gleichen Wirksamkeit.

Die *Allgemeinnarkose* hat gegenüber der Lokalanästhesie im Weltkrieg 1914 bis 1918 die bedeutend größere Rolle gespielt. Zum Teil lag das daran, daß, wie 1870 die Chloroform- und Äthernarkose, so jetzt die Lokalanästhesie noch nicht zum Allgemeingut aller Ärzte geworden war. Dazu kommt als weiterer wichtiger Faktor, daß die Lokalanästhesie Zeit erfordert, und es daran gerade beim Massenbetriebe fehlt. Ferner muß sie vom Arzt ausgeführt werden, während die Allgemeinnarkose von einem Angehörigen des Sanitätsunterpersonals gemacht werden kann. Letzteres erscheint auffallend, denn die Narkose gilt mit Recht als eine feine ärztliche Kunst. Allein es ist die Tatsache wichtig, daß die *Narkosen beim verwundeten Soldaten an der Front viel einfacher und störungsloser sind, als wir es sonst im Frieden zu sehen gewöhnt sind.* Sie verlaufen meistens wie Narkosen bei Kindern. Das liegt nicht nur an der Entwöhnung vom Alkohol, sondern an der durch die Strapazen und seelischen Aufregungen erschöpften Widerstandsfähigkeit des Nervensystems. Hüten muß man sich also vor zu schneller Applikation des Narkoticums und zu großen Dosen. *Falsch ist die Allgemeinnarkose bei Leuten mit Schock, im Kollaps und bei Ausgebluteten.* Dieser Fehler ist zuweilen gemacht worden und hat den Tod herbeigeführt oder ihn beschleunigt. Solche Verwundete gehören so lange ins Bett, bis ihr schwerer Zustand überwunden ist. Allein in denjenigen Fällen, in welchen ein Schlauch nicht angelegt werden kann, oder die Blutung durch Tamponade und Kompressionsverband bzw. provisorische Hautnaht nicht steht, oder wenn es sich um eine intraabdominelle Blutung handelt, kann man nicht warten. Hier hat sich die Kombination von Lokalanästhesie mit einem Narkoserausch als segensreich erwiesen unter gleichzeitiger Anwendung der üblichen analeptischen Maßnahmen (s. auch das Kapitel Gefäßverletzungen). Die Frage der Narkose hat sich insofern verschoben, als es sich in erster Linie nicht darum handelt, welches Narkoticum man wählen soll, sondern ob man die Rauschmethode oder die kontinuierliche Narkose anwenden soll. Es hat sich gezeigt, daß man bei dem Zustand unserer Verwundeten in der Mehrzahl der Fälle mit der *Rauschmethode* auskommt. Sie beruht auf der Tatsache, daß der tiefen Narkose, bei welcher jeder Reflex und das Bewußtsein aufgehoben ist, ein sog. analgetisches Stadium voraufgeht, in welchem Schmerzgefühl und Bewußtsein aufgehoben ist, während einige Abwehrbewegungen und stimmliche Schmerzäußerungen noch vorhanden sein können. Dazu kommt der Vorzug, daß die Patienten nach dem Aufwachen aus diesem Zustand keine unangenehmen Folgen zu haben pflegen, ohne Bewachung bleiben und daher gleich, wenn es die Operation gestattet, abtransportiert werden können. Um einen solchen Rausch zu erzeugen, benutzt man· entweder das Äthylchlorid oder den Äther. Das *Äthylchlorid* ist zu bevorzugen. Seine Anwendung ist ungemein einfach und gefahrlos[1] und kann von jedem Laien bewerkstelligt werden.

Dasselbe gilt auch vom *Ätherrausch.* Letzterer hat aber den Nachteil der stärkeren Reizung der Schleimhäute und der größeren Feuergefährlichkeit bei offenem Feuer oder Licht (Kerzenbeleuchtung und Carbidlampen).

Bei allen Räuschen ist ein guter Indicator für die Möglichkeit des Anfangs der Operation der, daß der vom Betäubten vorher hochgehaltene Arm zu sinken anfängt. Selbst geordnetes Sprechen spricht nicht dagegen. Schreien und Abwehrbewegungen finden häufig statt, ohne daß die Schmerzen vom Bewußtsein apperzipiert werden.

Mit Hilfe von Morphium kann der Operateur bequem auch größere Operationen wie Amputationen, Resektionen und Exartikulationen im Rausch vornehmen.

Wenn man um eine kontinuierliche Allgemeinnarkose nicht herumkommt, so gebe ich im allgemeinen dem *Chloroform* den Vorzug aus dem Grunde, weil unsere Soldaten fast durchgängig an leichten Bronchialkatarrhen leiden. Nur bei Verwundeten mit schlechtem Herzen oder solche, bei denen ein Shock- oder Kollapszustand oder schwere Blutungen voraufgingen, oder bei Laparotomien ist dem Äther der Vorzug zu geben. Viele verwerfen das Chloroform wegen seiner schweren Zellschädigungen überhaupt und wollen nur Äther anwenden. *Allein, da im Kriege oft bei offenem Feuer operiert werden muß, so*

---

[1] Statistik von PAPOUSCHEK (1935) aus Klinik EISELSBERG: Unter 17006 Chloräthylrauschnarkosen nie ein Todesfall. Nie mehr als 80—100 Tropfen. *Nie* mit Chloräthyl weiter narkotisieren, sondern dann Äther!

kann das Chloroform vorn an der Front nicht ganz entbehrt werden, da es nicht explosibel genug ist. Auch bei Bronchitis ist es unentbehrlich. Ferner kann bei schweren Nachschubverhältnissen der Umstand der Raumersparung mitsprechen, da 50 g Chloroform in ihrem Narkosewert etwa der 10fachen Äthermenge entsprechen. Nach dem I. Weltkrieg entbrannte in Deutschland ein heftiger Streit darüber, welches Inhalationsnarkoticum im nächsten Krieg den Vorzug verdiene. Eine Einigung kam nicht zustande. Sicher wurde durch Untersuchungen festgestellt, daß die Gefahr der Explosion bei Äther bei offenem Licht überschätzt worden war. Auch der jetzige Krieg hat dieses Gefahrenmoment als nicht von erheblicher Bedeutung erwiesen. Andererseits ist auch durch die neueren Kriege dem Chloroform der Boden nicht ganz abgegraben worden. Schon im spanischen Bürgerkrieg wurde dem Chloroform an der Front von manchen Chirurgen der Vorzug gegeben. Und im *jetzigen* deutschen Krieg finden sich Berichte, die das Chloroform außerordentlich loben und ihm sogar bei der Einleitung der Äthervollnarkose den Vorzug vor dem Chloräthyl geben. *Nur muß es langsam in Tropfnarkose gegeben werden.* Die Vorteile des Chloroforms liegen eben in dem Fehlen der Erstickungserscheinungen, dem Fehlen von Exzitation, der schnelleren Wirkung und dem Fehlen von Komplikationen wie Bronchitis und Pneumonie. Gerade bei schweren Gliedmaßenverletzungen ist das Fehlen von Exzitationen von großer Bedeutung. *Das Chloroform wird demnach in der vordersten Front immer seinen Platz behalten.* Wichtig ist es, daß mit der Narkose erst begonnen wird, kurz bevor alles, auch Operateur und Assistenten, zur Operation fertig sind. Der dadurch bedingte Zeitverlust ist gering, weil, wie oben gesagt, die Patienten gewöhnlich schnell einschlafen. Wenige Tropfen Chloroform genügen meist. Die *Narkosegemische* in irgendwelcher Form haben sich nach neuen Untersuchungen in Deutschland für die vorderen Sanitätsformationen nicht bewährt. — Die *intravenöse* Betäubung mit Evipan und Eunarkon, die in der Friedenschirurgie bereits einen breiten Raum einnimmt, hat sich im jetzigen Krieg in den rückwärtigen Lazaretten sehr bewährt, ist aber an der Front weniger angewandt[1]. Zwar kann sie bis zu einem gewissen Grade steuerbar gemacht werden. Aber diese erfordert eben die Ausführung durch einen geschulten Arzt eher als die Inhalationsnarkose mit Chloroform und Äther. Dazu kommt ein für Kriegsverhältnisse sehr wichtiger Umstand. Wegen des individuell sehr verschieden langen Nachschlafes brauchen derartig Betäubte eine längere Kontrolle durch Pflegepersonal, so daß ein schneller Abtransport nicht möglich ist. Bei Verwundeten mit Rausch- oder kurz dauernder Inhalationsnarkose fällt dieser Übelstand fort. Vielleicht kommt das Evipan für die Narkose von Gaskranken in Frage, wenn genügend erwiesen ist, daß es keinen Bronchospasmus macht. SAUERBRUCHs diesbezügliche Ansicht wird von KILLIAN auf Grund von klinischen Erfahrungen und Tierexperimenten bestritten. Auch scheinen die günstigen Erfahrungen WALZELs bei Atemmuskelkrämpfen des Tetanus dagegen zu sprechen. Die *rectale Avertinnarkose* kommt nur in Frage für die Behandlung des Tetanus, wo sie sich auch weiterhin selbst bei Atemmuskelkrämpfen gut in dem jetzigen Krieg bewährt hat (LÄWEN).

Die *Leitungs-* und *Lokalanästhesie* ist nicht so oft angewandt worden, wie es hätte geschehen können. Die Gründe sind oben angeführt worden. Auf den Hauptverbandplätzen und in den Lazaretten der vordersten Linie, in welchem ein Massenbetrieb ist, findet man sie daher selten. Sie eignet sich vorn vorzüglich für kleinere Operationen, wie Extraktionen von fühlbaren Geschossen, aber auch für die Revision der Kopfschüsse und des offenen Pneumothorax.

---

[1] Manche Chirurgen bevorzugen sie gerade auf Hauptverbandplätzen. Nach BÜRKLE DE LA CAMP sind auch die Erregungszustände zu vermeiden, wenn 20—30 Min. vorher Morphium-Atropin gespritzt und das Evipan sehr langsam eingespritzt wird.

Von späteren Operationen sind es besonders die Rippenresektion, bei welcher die Allgemeinnarkose als ein Kunstfehler zu betrachten ist, und die Laminektomie. Es hängt von der zur Verfügung stehenden Zeit und der Übung des Operateurs ab, der Lokalanästhesie ein weiters Anwendungsgebiet zu geben.

Die *Rückenmarkanästhesie* ist im I. Weltkrieg, wie es anzunehmen war, wenig angewandt worden. Sie dürfte auch wegen der sehr gefährlichen Blutdrucksenkung nicht zu empfehlen sein. Indessen ist sie im spanischen Bürgerkrieg bei Verletzungen der unteren Gliedmaßen (Amputationen) angewandt worden, während die bisherigen Berichte aus dem jetzigen deutschen Krieg sie wenig erwähnen.

2. Schock und Kollaps.

Beide Zustände müssen zusammen besprochen werden. Bei beiden sind alle wichtigen Lebensfunktionen beeinträchtigt. Besonders deutlich sind die Erscheinungen von seiten des Gefäßsystems. Der Zustand kann vorübergehend sein, sich auf Stunden und Tage erstrecken, um dann zu verschwinden oder in den Tod überzugehen. Die frühere Regel, daß ein Kollaps infolge von inneren Blutungen oder einer schweren Entzündung anzunehmen ist, wenn der Zustand nicht innerhalb weniger Stunden zurückgeht, zeigt Ausnahmen. Schockzustände von mehreren Tagen sind angeblich beobachtet worden. Allerdings verfallen Schockierte und Kollabierte leichter der Infektion, deren Einwirkungen das Bild trüben. Als Unterschiede werden folgende hingestellt: Beim Schock soll das Bewußtsein immer erhalten sein und der Puls langsam oder nicht beschleunigt sein, während beim Kollaps, der Puls immer beschleunigt und klein und das Bewußtsein oft getrübt oder aufgehoben ist. Gemeinsam sind beiden niedrige oder Untertemperaturen, Leichenblässe des Gesichts und der Schleimhäute, meistens auch der anderen Körperteile, doch kann auch periphere Cyanose bestehen; Kühle der Haut, weite, schlecht oder gar nicht reagierende Pupillen; oberflächliche, unregelmäßige Atmung, herabgesetzte Motilität, Sensibilität und Reflexerregbarkeit und allgemeine Apathie. Aufgeregtheit und motorische Unruhe finden wir nur beim Schock bei der sog. *erethischen* im Gegensatz zu der gewöhnlichen *torpiden* Form.

Schock sowohl als Kollaps können durch dieselben Ursachen bedingt sein: durch äußere, innere oder psychische Traumen. Jedoch soll der Kollaps besonders durch Verletzungen mit starken Blutverlusten herbeigeführt werden. Als Erklärung für den Schock nahmen LEYDEN, GRÖNINGER u. a. an, daß das Rückenmark und besonders die Medulla oblongata auf starke periphere sensible Reize mit einer Störung der Reflexe antworte. Verschiedene Theorien sind später aufgestellt:

Nach BOISE soll der Schock auf einem Krampf des Herzens und der Gefäße beruhen. MALCOLM fand auf Grund von Beobachtungen an Kranken und Experimenten ebenfalls, daß der Schock nicht auf einer Erschlaffung, sondern Kontraktion aller Gefäße beruhe. Beide Autoren stellen sich damit in Gegensatz zu der lange gültigen Meinung von FISCHER, der die reflektorische Vasomotorenlähmung für das wesentlichste hielt. HENDERSON nimmt an, daß die verstärkte und vertiefte Atmung bei Schmerz und bei Aufregungen eine übermäßige Abgabe von Kohlensäure hervorruft, die durch Zutritt neuen Sauerstoffs nicht schnell genug ausgeglichen werden kann. Der Schock sei also eine Folge der *Akapnie,* d. h. eines Mangels an Kohlensäure im Blut. Die Tätigkeit des Respirationszentrums ist aber durchaus abhängig vom Kohlensäuregehalt des Blutes. Allmählich zeigt sich daher eine Funktionseinstellung dieses Zentrums. Damit kommt es zu einem Sinken des Blutdrucks. CRILE und MUMMERY führten den Schock auf eine Erschöpfung des Vasomotorenzentrums zurück, nachdem es durch den Reiz des Schmerzes zunächst von drucksteigernden Nervenbahnen, den Vasoconstrictoren, reflektorisch erregt würde, worauf auch die anfängliche Blutdrucksteigerung zurückzuführen ist. CRILE und DOLLAY wollen auch degenerative Veränderungen an den Gehirnzellen und das Fehlen von chromaffiner Substanz in den

Nebennieren festgestellt haben. TYRREL GRAY und PARSON behaupten, daß nicht das vasomotorische Zentrum eine Erschöpfung erleidet, sondern die zuführenden sensiblen Fasern, die sich aus druckerhöhenden und druckherabsetzenden Bahnen zusammensetzen.

FRAZIER, FREEMANN u. a. fassen den traumatischen Schock auf als Verminderung des Blutvolumens, vermehrte Adrenalinproduktion, dadurch bedingte Überreizung des Sympathicus und vermehrte Vasokonstriktion. Die Untersuchungen QUÉNUS', CANONs und BAYLIS' brachten auf Grund von Tierexperimenten eine neue Erklärung für den Schock, nämlich eine Toxikose durch zersetzte Eiweißsubstanzen aus den schwer verletzten Muskeln, eine Theorie, die aber jetzt (s. unten) endgültig widerlegt zu sein scheint. Auch die weiteren Erfahrungen und Untersuchungen bis zu diesem Krieg haben eine endgültige Klärung der Begriffe Schock und Kollaps nicht gebracht. Ein Teil der Autoren macht keinen Unterschied zwischen beiden, ein anderer trennt sie scharf; gibt aber zu, daß der Schock häufig in den Kollaps übergeht. REHN, der scharf trennt, läßt den echten Schock auf dem Nervenweg zum autonomen System und seinen Erfolgsorganen entstehen. Der Kreislauf spiele eine wichtige, aber nicht die einzige Rolle. KIRSCHNER dagegen erkennt keinen Unterschied zwischen den beiden Begriffen an, wenn er auch einen besonderen Schockzustand beim Verletzten zugibt; aber dieser ist nur die erethische Anfangsphase des Kollapses. Im Kollaps reicht der Kreislauf nicht aus, um in den lebenswichtigen Organen einen ordnungsmäßigen Stoffwechsel aufrechtzuerhalten. USADEL stellte die Theorie auf, daß der Schock eine tonische und der Kollaps eine atonische Gefäßkrise, beide auf neurogener Basis, sei, und daß sich daraus eine vollkommene unterschiedliche Therapie ergibt. Praktisch haben uns alle diese Theorien und Forschungen nicht weiter gebracht.

Im jetzigen Krieg haben DUESBERG, SCHALLOCK und CREMER sehr wichtige Feststellungen machen können[1]. Sie sind: 1. Der Chirurg braucht den Begriff Schock als Sammelbegriff. Das ist nicht richtig. Er sollte nur von einem schockartigen Zustand sprechen. 2. *Echter traumatischer Schock ist ganz selten. Er ist eine neurovegetative Gleichgewichtsstörung.* DUESBERG findet sich in dieser Beziehung mit den sehr wichtigen Experimenten von O. SHAUGHNESSY und SLOME, sowie von DOGLIOTTI in Übereinstimmung. Sie zeigten, daß der Schock ausbleibt, wenn man Tieren, denen sonst Schock verursachende Verletzungen beigebracht waren, sämtliche zur Gliedmaße führende Nerven durchschneidet. Und DOGLIOTTI fand ferner das Interessante, daß er auch dann ausbleibt, wenn man den Tieren Atropin gibt. *Der Schock geht entweder schnell vorüber oder führt sofort zum Tode.* Pathologisch-anatomisch finden wir für ihn keine Merkmale an der Leiche. 3. In der überwiegenden Mehrzahl der sogenannten schockartigen Zustände handelt es sich um einen *Entblutungszustand*, in geringer Zahl um *Fettembolien* oder um schwere Organverletzungen. *Der Entblutungszustand ist kein Kollaps in gewöhnlichem Sinne,* der in einer Vasodilatation besteht mit Verströmen des Blutes in die peripheren Gefäße. Bei ersterem aber handelt es sich um einen *vasoconstrictorischen* Zustand, feststellbar an dem kompakten Strang der Radialis und Cubitalis, wenn auch der Puls nicht fühlbar ist. Trotz der Leere des distalen Gefäßabschnittes ist das Sensorium immer erhalten, die Reflexerregbarkeit und Sensibilität normal oder nur wenig herabgesetzt. *Ganz anders ist der sogenannte schockartige Zustand bei Fettembolie und schweren Verletzungen.* Hier besteht ein echter auf Gefäßerweiterung beruhender Kollaps. Der sehr frequente Puls ist weich, leicht unterdrückbar. Die Atmung ist oberflächlich und sehr schnell, während sie beim Entblutungszustand nur wenig beschleunigt, tief und ergiebig ist. Diese Verwundeten sind ängstlich, unruhig, delirieren, werden bewußtlos, während die Entbluteten apathisch, bewegungslos daliegen. Interessant sind ferner die Feststellungen von CREMER, daß beim Schock keine Toxämie durch giftige Eiweißspaltprodukte vorliegt.

Demnach müssen wir uns vor allem hüten, alle Fälle als Schock aufzufassen, die nur klinisch diesen Eindruck machen, ohne daß eine Sektion eine andere Todesursache ausgeschlossen hat. Könnten im Krieg immer Sektionen gemacht werden, würde die Zahl der echten Schocktodesfälle sehr zusammenschrumpfen.

Die Untersuchungen von DUESBERG und seinen Mitarbeitern haben aber auch praktische Auswertungen zur Folge gehabt. Es konnte gezeigt werden, daß bei dem Entblutungszustande sowohl als bei Fettembolie und schweren Verletzungen zentral angreifende Analeptika vollkommen wirkungslos waren. Nur das Sympatol hatte vorübergehende Wirkung. Beim Entblutungszustand wirkten aber

---

[1] DUESBERG differenziert jetzt die Kollapszustände a) in den Schock, b) in die Zentralisation des Kreislaufs, c) in den paralytischen Kollaps.

immer Auffüllungen des Gefäßsystems. Praktisch von hervorragender Bedeutung ist ferner folgendes: Da unter den 48 unmittelbar nach der Verletzung unter- suchten Schockzuständen 42 = 88,5% einen Entblutungszustand und nur 1 = 2,05% einen echten Schock aufwies, so liegt für den Kriegschirurgen darin ein Fingerzeig, worauf er sein Hauptaugenmerk bei der Behandlung richten muß. Meine persönliche Stellungnahme geht zur Zeit dahin: Todesfälle durch einen traumatischen Wundschock allein sind sicher etwas ganz seltenes. Jedoch spielt die neurovegetative Gleichgewichtsstörung doch wohl bei jeder schweren Ver- letzung eine Rolle. Wie weit sie den durch die Verletzung allein bedingten Allgemeinzustand beeinflußt, wird sich meines Erachtens nie klären lassen. Die Beobachtung von DUESBERG scheint dafür zu sprechen, daß sie nur von kurzer Dauer ist. Daraus ergibt sich, daß der Chirurg, da er bei Einlieferung eines Verwundeten in schwerem schockartigem Zustand nicht immer genau wird sagen können, worauf er beruht, das ganze Rüstzeug der bisher bekannten Heilmittel wird in Erwägung ziehen müssen. *Da kommen als erste Mittel zu gleicher Zeit die äußere und innere Wärmezufuhr und die Bluttransfusion (bzw. die Blutersatzflüssigkeiten) in Betracht, von denen die letztere geradezu Wunder wirkt.* Die Fülle der weiteren — es sind pharmakologische — Mittel macht die Wahl im Einzelfall schwer. Jedes übt von ihnen bald mehr, bald weniger einen tatsächlich günstigen Einfluß auf die schockartigen Zustände aus.

a) **Die spezifischen zentralen Erregungsmittel,** d. h. diejenigen, welche zuvörderst die Medulla oblongata und das Rückenmark beeinflussen.

1. *Strychnin* ist ein ausgezeichnetes Analepticum. Strychninum nitr. Ampullen zu 0,003 g. Vorsicht! Kumulierungsgefahr! Erste Warnung. Erschwerung des Mundöffnens. Subcutan bis zu 10 mg pro die.

2. Der *Campher,* dessen Wirkung eine *dauernde* ist. 10—20%ige ölige Lösung. Davon sofort 4 ccm und stündlich weitere 2 ccm subcutan. Schneller und sicher wirken zweifellos wasserlösliche Ersatzpräparate *Hexeton, Coramin, Cardiazol. Hexeton* intravenös 0,01 g in blauen, intramuskulär 0,2 g in braunen Ampullen, *Coramin* Ampullen mit 0,25 g sub- cutan und vorsichtig intravenös (!), *Cardiazol* Ampullen zu 0,1 g intravenös. Diese 3 Mittel bis 3mal täglich. *Aber sie verpuffen in ihrer Wirkung rasch*; z. B. Cardiazol schon nach ½ Stunde. Daher tut man gut, zuerst eines dieser Mittel zu geben, dann aber Campher in öliger Lösung.

3. *Lobelin* subcutan und intramuskulär 0,01, intravenös 0,003 des salzsauren Salzes. Aber die Wirkung ist kurz, so daß man bei Nachlassen neue Injektionen machen muß. *Es reizt ausgesprochen das Atemzentrum.* Es kommt vor allem in Betracht bei Verwundeten, die zu gleicher Zeit mit Kohlenoxyd vergiftet sind.

4. *Coffein* wirkt auf die Großhirnrinde und vor allem auf die Medulla oblongata und bewirkt ferner eine gute Blutverteilung durch Erweiterung der Gefäße des Gehirns, der Coronargefäße, der Nierengefäße. Subcutan 0,2 g Natrio-Salicyl pro die, 0,8—2 g pro die.

b) **Lähmungsmittel der sensiblen Nervenfasern.** Die örtliche Wirkung der innerlichen Mittel geht immer nnr über die Großhirnrinde. Dagegen kann man narkotisch wirkende Stoffe direkt an die sensiblen Nerven durch Lokalanästhesie heranbringen. Und hierzu sind die Mitteilungen von REIMERS aus dem Chinesisch-Japanischen Krieg und von GOHR- BANDT, HESSE u. a. aus dem *jetzigen* von Interesse, *daß sie durch örtliche Umspritzung der Wunden Schockzustände sehr viel schneller haben beseitigen können als durch andere Mittel.* Weitere Versuche in dieser Richtung sind sehr wünschenswert. Eine Bestätigung würde darauf hinweisen, daß die alte Annahme, der traumatische Schock entstehe durch Reizung peripherer sensibler Nerven, zu Recht besteht, wenn sie auch nicht die alleinige Ursache ist. *Die Tierexperimente von* DOGLIOTTI, O. SHAUGHNESSY *und* SLOME *ergaben meines Erachtens einwandfrei, daß die durch die Verletzung gesetzten Reize den Schock hervorrufen und nicht durch die Toxikose durch Eiweißzerfallsprodukte. Daher muß neben Erwärmung, Bluttransfusion und allen andern das Herz und den peripheren Kreislauf stützenden Mittel vor allem Morphium und Atropin gegeben werden, ganz im Gegensatz zu unseren bisherigen Anschauungen.*

c) **Mittel zur Einwirkung auf das autonome vegetative System.** Dieses setzt sich aus dem sympathischen und parasympathischen zusammen. *Beide stehen in einem dauernden Gegenspiel.* Für den traumatischen Schock spielt das sympathische die Hauptrolle. Jede Verletzung und Schädigung vieler Gefäße muß auf dieses wirken, weil in den Scheiden derselben Sympathicusfasern verlaufen, die die Gefäßverengerer sind. Sie setzt eine Änderung in der Wirkung des Hormons des Sympathicus, d. h. der Nebennieren, also des *Adrenalins* voraus. Aber dasselbe erregt nicht nur den Sympathicus. Denn dann muß eine Pulsbeschleunigung und eine Blutdrucksteigerung unter allen Umständen eintreten. Indessen wird oft eine anfängliche, ja manches Mal eine dauernde Pulsverlangsamung gefunden. Am Blutdruck zeigt sich zunächst eine primäre, meist kurz dauernde Senkung, dann ein hoher Anstieg und zuletzt eine geringere, etwas länger andauernde Steigerung. Die primäre Senkung beruht auf einer parasympathischen (Vagus-) Erregung. Bei Vagotonikern kann diese Wirkung durch plötzlich starke Pulsverlangsamung und Blutdrucksenkung zum Tode führen. Sonst wirkt Adrenalin *gefäßverengend*, besonders auf die vom Sympathicus versorgten Blutgefäße, während es die Gefäße der Haut, der Muskulatur, der Lunge, des Gehirns und die Kranzgefäße des Herzen erweitert. *Beim Entblutungszustand, bei dem an sich schon die Gefäße kontrahiert sind, soll man es daher nicht geben. Das Adrenalin ist ferner das stärkste Anreizmittel zur Herzkontraktion.* In diesem Vorteil liegt aber auch die Gefahr der Überanstrengung des Herzens und damit seines Erlahmens (REIN). Die Vielseitigkeit seiner Wirkung zwingt daher zur Vorsicht, namentlich bei intravenöser Anwendung. Die Ersatzprodukte des Adrenalins, das *Sympatol* und namentlich das *Veritol*, sind in dieser Hinsicht viel weniger gefährlich. Indessen sei festgehalten, daß Adrenalin, abgesehen von seiner Herzwirkung, ebenso wie Sympatol und Veritol *peripher* angreifende Mittel sind. Sie sind erst dann anzuwenden, wenn die zentral erregenden, unter a) aufgeführten, wie Campher, Strychnin, Coffein, keine oder noch nicht genügende Wirkung haben.

1. *Adrenalin* (salzsaure Lösung 1:1000). a) Subcutan 0,5—1,0 ccm. b) Intravenös 0,1—0,2 ccm (selten! Vorsicht!). Von beiden niemals mehr auf einmal!

2. Besser, weil ungefährlicher. *Veritol* 1 ccm = 0,02 g *intravenös* in 40 ccm 20%iger Caloroselösung. Pro die bis zu 12 ccm.

3. *Sympatol subcutan* in Ampullen zu 0,06 g mehrmals täglich.

d) Die Herzmittel. Hier an erster Stelle das Strophanthin wegen seiner schnellen Wirkung. *Strophanthin* combée 0,00025 g nur *intravenös*, da es subcutan schwere Gewebereizung macht; steigend bis höchstens 0,00075 für den ganzen Tag. *Aber vorher darf kein Digitalispräparat während der vorangegangenen Woche gegeben sein.* Dagegen kann umgekehrt nach primärer Strophanthingabe ohne Schaden Digitalis gegeben werden.

e) Nur bei den **erethischen Formen des Schocks**, die übrigens sehr selten beobachtet werden, kommt die subcutane Darreichung von 0,0001—0,0003 g *Scopolaminum hydrobromicum* in Betracht.

Jede Narkose, jede Operation, jeder Transport eines Schockierten bzw. Kollabierten ist zu unterlassen. Für den Kriegschirurgen liegt nach dem oben Gesagten die Schwierigkeit in der Entscheidung, wann diese Zustände im Abklingen sind. Der volle gleichmäßige gespannte Puls, den man nach einigen Autoren beim Schock antreffen soll, besagt noch nichts in dieser Beziehung, da er schnell umkippen kann. Aber auch durch irgendein Mittel wieder gut gewordener, vorher schlechter Puls kann täuschen, obwohl REHN dem Veritoltest, d. h. Kräftigwerden des Pulses nach 2 ccm *intravenös*, ein besonders gutes Zeugnis ausstellt. Früher gab Hebung des Pulses nach *intravenöser* Kochsalzinfusion die Indikation für die Operationsmöglichkeit ab. Aber wir wissen jetzt, daß dieselbe die Blutbahn sehr rasch verläßt. Ein sicherer Indicator ist allein die Erholung nach einer Bluttransfusion, sei es mit nativem oder konserviertem Blut. Da diese aber, wie uns der jetzige Krieg gezeigt hat, gerade beim schnellen Bewegungskrieg aus äußeren Umständen vorn an der Front sehr häufig unmöglich ist, muß sich der Chirurg an andere Richtlinien halten. Da sind zunächst regelmäßige Blutdruckmessungen in $^1/_4$—$^1/_2$stündigen Zwischenräumen empfohlen. Sobald der Blutdruck bis auf 80—90 mm sinkt, so soll nach Serumtransfusion oder unter Dauertropfinfusion mit Periston oder Tutofusin oder anderen Blutersatzflüssigkeiten eingegriffen werden, da der Verdacht auf innere Blutung oder Organverletzung besteht. Jedoch man soll unter allen Umständen — es sei denn, daß noch eine Blutung nach außen besteht oder es sich um einen offenen Pneumothorax oder eine Herztamponade handelt — es vermeiden, den Verwundeten *sofort* nach dem Antransport auf den Operationstisch zu legen. Hinsichtlich der Amputationen siehe dieses Kapitel.

In das Gebiet des Schocks gehört auch das *Zusammenbrechen und Liegenbleiben* im Moment des Schusses, ohne daß wichtige innere Organe oder die
Beine getroffen worden sind. In vielen Fällen handelt es sich um Schüsse,
welche große Nervenstämme betreffen. In anderen ist es der heftige Stoß in
des Wortes eigentlicher Bedeutung. Selbst bei Infanteriegeschossen tritt das
ein. Stoß, sofortige Aufhebung der Muskelaktion und Schwerkraft bewirken,
daß ein Glied fortgeschleudert wird, aber auch zu Umdrehungen oder Verdrehungen des ganzen Körpers kann es kommen. Andererseits erlebt man nicht
selten, daß Soldaten trotz Verletzungen der Brust- und Bauchhöhle noch weiter-
stürmen. Wenn leichter Verletzte zusammenbrechen und liegenbleiben, so
sprechen psychische Momente mit. Der *Luftdruck* kommt nur bei Artilleriegeschossen in Frage. Durch ihn findet nicht nur eine Lokomotion, ein Fortschleudern des ganzen Körpers, statt. Es ist einwandfrei bezeugt worden, daß
durch einschlagende Granaten oder Minen Soldaten meterhoch oder -weit geschleudert worden sind. Die durch den Niederfall bedingten Verletzungen
werden oft irrtümlich als durch den Luftdruck bedingt hingestellt. Bei den
nach Explosionen eintretenden häufigen psychogenen nervösen Störungen
spielt die Detonation ebenfalls eine große Rolle. Selbstverständlich kann der
Luftdruck allein, der im Augenblick der Explosion eintritt, schwere Läsionen
hervorrufen.

Untersuchungen von ARNOUD haben ergeben, daß bei Explosion in 3—4 m Entfernung
ein Druck von 1000 kg pro Quadratmeter mit einer Geschwindigkeit von 276 m in der
Sekunde entsteht. Tierversuche von MAIRET, DURANTE, MARINESCO und Untersuchungen
von MOST am Lebenden haben gezeigt, daß dieser Luftdruck *an sich* schon Verletzungen
in den inneren Organen, namentlich an Gehirn und Rückenmark und den Lungen erzeugt, die
sogar zum Tode führen können. Es handelt sich um Rupturen der kleinen Gefäße mit peri-
vasculären Blutergüssen. Blutungen im Vestibularcochlearapparat sind am häufigsten,
aber auch in Lunge, Nase, Rachen, Blase kommen sie vor. Als Ursache wird von einigen
die plötzliche Luftdruckerniedrigung, die der Erhöhung folgt, angeschuldigt, indem sie eine
Entgasung des Blutes herbeiführt, von andern wird wohl mit größerem Recht die Kongestion
des Blutes nach innen infolge des Druckes auf die Gesamtkörperoberfläche angegeben
(Pressung). Ich denke auch daran, daß dieser kolossale Luftdruck einem ins Ungeheure
gesteigerten VALSALVA-Versuch gleichkommt, der sich von den Lungen am Gefäßsystem
auswirken muß (s. auch Lungenschüsse).

Irrig aber ist es, anzunehmen, daß das unversehrt vorbeifliegende Geschoß,
auch wenn es ein großes Arilleriegeschoß ist, sog. *Luftstreifschüsse*, Verletzungen
bedingen kann.

Die Bewußtlosigkeit vieler Soldaten ist durch eine *Vergiftung* mit Schwefel-
dämpfen und Kohlenmonoxyd bedingt. Doch tritt das nur ein, wenn es sich
um mehr oder minder abgeschlossene Räume handelt, in welche die Granate
einschlug. Bei Explosion im freien Felde wird das nicht beobachtet. Die Gas-
granaten machen natürlich eine Ausnahme davon.

3. Die kataleptische Totenstarre.

Darunter verstehen wir denjenigen Zustand von Leichen, in welchem sie sich in Stellungen befinden, welche die Lebenden kurz vor dem Tode eingenommen haben. Schützen
bleiben im Anschlag liegen, Beobachter behalten die Stellung der Hände und Arme des
Fernglashaltens bei usw. Diese Totenstarre ist oft auch im I. Weltkrieg namentlich bei Herzschüssen beobachtet worden. Worauf sie beruht, wissen wir nicht. Die gewöhnliche Totenstarre beruht auf einer Bildung des Myosins und tritt nach den sonstigen Beobachtungen
frühestens 10 Minuten nach dem Tode ein. Die Muskeln des Unterkiefers und des Nackens
erstarren zuerst, dann folgen die Arme und zuletzt die Beine (NYSTENsches Gesetz). Zwischen
der normalen Kontraktion und der Starre bestehen viele Analogien (Formveränderung mit
Volumverminderung, Wärmebildung, Säuerung, Kohlensäureproduktion). Daher erscheint
es einleuchtend, daß ein stark kontrahierter Muskel leichter in Totenstarre übergeht.
Und da nun die bei der kataleptischen Totenstarre gefundenen Haltungen der Leichen

auf Kontraktionen bestimmter Muskelgruppen vor dem Tode schließen lassen, so ist dadurch eine gewisse Möglichkeit des Verständnisses gegeben. Auch beim gehetzten Wild tritt auffallend schnelle Totenstarre ein. Ob wirklich in allen diesen Fällen eine Verletzung des Hirnstamms stattgefunden hat, ist nicht festgestellt.

IV. Die Wundinfektionskrankheiten.

Sie spielen in der Kriegschirurgie zum Unterschied von der Friedenschirurgie eine größere Rolle. Haut und Kleidung können nicht einer regelmäßigen Reinigung unterzogen werden, bergen daher eine größere Zahl von Keimen in sich. Dazu kommt, daß der Mensch im Kriege sehr oft in innige Berührung mit dem Erdboden, Staub und Schmutz kommt. Sodann ist Kriegschirurgie eine Verletzungschirurgie, in welcher die Eigenart der Schußverletzungen eine besondere Rolle spielt. Zwar hat die Einführung der kleinkalibrigen Mantelgeschosse die Wunden durch das Infanteriegewehr humaner gestaltet. Indessen ist dieser Vorteil dadurch wieder wettgemacht, daß die schlechtere Schwerpunktslage der Spitzgeschosse einerseits und die neue *Taktik* mit ihren verschiedenen Deckungsarten andrerseits die Häufigkeit der Querschläger herbeiführte. Die Verletzungen durch das Infanteriegeschoß überwiegen aber auch nicht mehr wie in früheren Kriegen die durch die Artillerie (Infanterie 30%, Artillerie 70%). Handgranaten, Minen und Fliegerbomben sind hinzugekommen.

Alle Schußverletzungen sind im bakteriologischen, nicht klinischen Sinne infiziert. Meistens sind es Polyinfektionen, d. h. Infektionen mit verschiedenen aeroben und anaeroben Erregern.

Zum Glück verläuft die weitaus größere Zahl der Wunden trotz Infektion klinisch ohne Reaktion, wofür die Zahlen aus dem französischen Sanitätsbericht beweisend sind: Von 2052984 Kriegswunden zeigten 1691756, d. h. 82,43% keine Komplikationen, 286427, d. h. 13,95% lokale Komplikationen und nur 74801, d. h. 4,62% allgemeine Komplikationen (Tetanus, Gasödem, Pyo-Septicämie). Infolgedessen wurden auch in 75,35% keine, in 20,7% konservative und nur in 3,94% verstümmelnde (nicht nur Amputationen) Operationen notwendig. Allerdings umfassen diese Zahlen nur die Verwundeten aus den Etappen- und Heimatlazaretten.

Es entsteht die Frage, ob diese Keime *primär*, d. h. im Augenblick der Verwundung durch das Geschoß und die von ihm mitgerissenen Fremdkörper oder *sekundär* durch Einwandern aus der Wundumgebung hineinkommen. Bei der *primären* Infektion kommen die Keime, die das Geschoß an sich trägt, weniger in Betracht, wenn sie auch bei den aufschlagenden Projektilen nicht vernachlässigt werden dürfen. In der Mehrzahl aber beladet sich das Geschoß mit den Infektionsträgern aus der Haut und den mit Erde beschmutzten Kleidern und führt diese in die Wunden ein. *Die „Erdinfektion" ist das neuartige Moment in der Infektion während der letzten Kriege geworden.* An den mitgerissenen Kleiderfetzen haften die Keime besonders gern. Da das glattwandige nicht deformierte Infanteriegeschoß Kleiderstücke nur ausnahmsweise, die unregelmäßigen rauhen Stücke aller anderen Projektile sie in der Regel mitreißen, so ist die Infektionsgefahr bei den letzteren größer. Aber nicht nur Kleidungteile, sondern auch andere Fremdkörper werden in die Wunde mithineingerissen, wie Holzsplitter, Blechstücke, Erdpartikel. Für die steckengebliebenen Geschosse gilt dasselbe.

Die *sekundäre* Infektion geht folgendermaßen vor sich. Man denke, wie oft von Ärzten und Sanitätspersonal vorn im Gefecht mit erdbeschmutzten Fingern

Verbände angelegt werden, wie häufig Kleider mit Wunden, solange sie nicht verbunden sind, in Berührung kommen. Man vergegenwärtige sich ferner, daß häufig beim Entkleiden des Verwundeten die Kleider nicht aufgeschnitten, sondern abgestreift werden, daß die Verbände verrutschen, namentlich bei langen Transporten und die Wunden dann mit unreinen Decken, Stroh usw. in Kontakt kommen.

Allein auch wenn die Keime nicht auf diesem Wege sekundär in die Wunde kommen, ihr Einwandern aus der Wundumgebung ist nicht zu verhindern. Denn nach den Versuchen von KOCHER und TAVEL finden sich selbst bei glatten frisch gesetzten und verbundenen Schnittwunden schon nach 6 Stunden Bakterien eingewandert.

Die Frage, ob bei den Schußverletzungen eine primäre oder sekundäre Infektion vorliegt, ist immer aufgeworfen worden. Früher hielt man die sekundäre für die wichtigere und vernachlässigte die primäre. Erst im Russisch-Japanischen Krieg 1904/05 erhoben sich gewichtige Stimmen für die letztere. *Es ist nach den jetzigen Erfahrungen sicher, daß jede Wunde, wenn sie auch sofort und gut verbunden wird, sekundär infiziert wird, so daß wir tatsächlich eine Vergesellschaftung von primärer und sekundärer Infektion haben.* Welche im einzelnen Fall die größere Rolle spielt, hängt von der Menge und Virulenz der Bakterien und der Größe der Wunden ab. *Je größer die Außenwunde ist, um so größer wird die Rolle, welche die Sekundärinfektion spielt.* Die Primärinfektion tritt häufig dahinter zurück. Als Beispiel erinnere man sich an die glatten Gewehrschußfakturen großer Röhrenknochen mit kleinem Ein- und Ausschuß. Trotz der enormen Weichteil- und Knochenzertrümmerungshöhle verlaufen diese Verletzungen in einem gewissen Prozentsatz vollkommen aseptisch trotz primärer Infektion. Sobald man sie aber, wie das häufig von unwissenden Ärzten gemacht worden ist, unter allen aseptischen Kautelen aufmachte, trat die sekundäre Infektion ein, die zur Vereiterung führte. Oder man vergegenwärtige sich die zahllosen glatten Infanteriegelenkdurchschüsse mit und ohne Frakturierung der Gelenkenden, die so lange aseptisch verliefen, bis ein Übereifriger diese Wunde in komplizierte, d. h. offene verwandelte. Man wird einwenden, daß es sich da nur um glatte Gewehrschüsse handle, daß aber bei den Granatsplitterverletzungen der primäre Infekt immer eintrete. Auch das ist nicht richtig. Denn Tausende von kleinen Granatsplitterwunden, auch der Muskulatur, sowie von Frakturen begleiteten, sind reaktionslos geheilt, solange die Hautschußöffnungen klein waren. *Der alte Grundsatz, daß mit der Zunahme der Größe der Außenwunde auch die Gefahr der Infektion steigt, besteht auch nach den bisherigen Erfahrungen zu Recht und zeigt die große Rolle, die der Sekundärinfektion zukommt.* Die Wichtigkeit der *primären* Infektion beruht darin, daß sie häufig eine *Tiefeninfektion* darstellt. Denn sie geht in zahlreichen Fällen von mitgerissenen Fremdkörpern (Kleiderstücken, Stroh, Erde, Geschoßteilen) aus. Eins ist jedoch sicher, daß die Art der sekundären Infektion der früheren Kriege, welche durch die unreinen Hände der Ärzte, die unreinen Instrumente und Verbandstoffe namentlich beim Kugelsuchen hervorgerufen wurde, in der jetzigen aseptisch-antiseptischen Zeit geringe Bedeutung hat. Man muß diese richtigerweise *tertiäre* nennen.

Wir unterscheiden die Wundinfektionen nach dem Charakter des entzündlichen Exsudates, als dem augenfälligsten Symptom, *1. die purulente oder eitrige Infektion, 2. die putride, jauchige oder Fäulnis erregende Infektion, 3. die Gas und Ödem bildende Infektion, 4. die exsudatlose Infektion mit Tetanuskeimen, die weder an der Wunde noch beim Fortschreiten in andere Gewebe sichtbare Erscheinungen macht.*

Mit dieser Unterscheidung ist nicht gesagt, daß die verschiedenen Infektionen immer nur getrennt vorkommen. Auf den Wunden finden sich sowohl im Frieden als im Kriege meistens Mischinfektionen. Das kommt auch klinisch zum Ausdruck, insofern wir die eitrige Form der Infektion fast bei allen Wunden finden. Die Fäulnis oder Jauchung ist ebenfalls eine häufige Gesellschafterin der drei anderen Formen, namentlich bei Schußwunden, die lange unverbunden bleiben mußten. Bei der dritten Form finden wir desgleichen an der Wunde meistens Eiterung und häufig Jauchung, jedoch die schnell fortschreitende Infektion ist von beiden in den reinen Fällen frei, ist aber charakterisiert durch Gas- und Ödembildung sowie durch aputride Muskelgangrän. Dasselbe gilt von der vierten Form, der Tetanusinfektion, die häufig auf eiternden oder faulenden Wunden vor sich geht, an sich aber keinen dieser Vorgänge bedingt und frei von irgendwelchem Exsudat ist.

Die Infektion kann eine *örtliche* und eine *allgemeine* sein, oder sie wird durch Fortschreiten aus einer örtlich beschränkten zur allgemeinen.

a) Inkubation. Bei allen frischen Wunden kommen die Bakterienstoffwechselprodukte mit dem Blut und Gewebsaft in Berührung, und der Kampf beginnt. Je nach der Virulenz der Keime und ihrer Menge sowie nach der Widerstandskraft des Menschen tritt eine Infektion ein, und entscheidet sich ihr Grad. *Die Anwesenheit von Bakterien auf einer Wunde bedingt allein noch keine Infektion.* Wie oft finden sich in operativen Wunden Staphylokokken, und doch findet eine aseptische Heilung statt! Wie oft sind im jetzigen Krieg in Wunden Gasbacillen und Tetanusbacillen gefunden, und doch erkrankten die Verwundeten nicht an den betreffenden Krankheiten! Daran können rein lokale Verhältnisse die Schuld tragen. Ferner ist die Widerstandskraft der verschiedenen Individuen gegen Infektionen sehr verschieden. Entweder haben sie an sich viele Alexine oder Komplemente im Blut oder bilden sehr schnell Immunkörper. *Allein gegen die pyogene Infektion sind nicht viele Menschen gefeit. Diese Immunität ist selten. Sie verschwindet immer, sobald die Wunde mit einem größeren Hautdefekt verbunden ist.* Dazu kommt, daß im Krieg die normale Widerstandskraft bedeutend durch Hunger, Kälte, Schlaflosigkeit, nervöse Einflüsse, schlechte Ernährung und größere Blutverluste heruntergesetzt ist. Durch *Tierexperiment* ist festgestellt, daß Hühner und Tauben ihre normale Milzbrandimmunität durch Hungern, weiße Ratten ihre Immunität gegen Rauschbrand- und Milzbrandinfektion durch Ermüdung verlieren. Hinsichtlich des Einflusses der feuchten Kälte und Zugluft fand KEYSSER in Tierexperimenten, daß der Opsoningehalt des Blutes gegenüber sämtlichen Bakterienarten auf 40—70% und die Leukocyten auf 50—75% rapid abnehmen, ebenso verlieren die Immunsubstanzen 20—40%. Vom Frieden wissen wir z. B., daß Bauchoperierte bei großen Blutverlusten eher Bauchfellentzündung bekommen. Der Krieg hat uns alle oben genannten schädigenden Momente aufs klarste bewiesen. *Damit hängt die aus früheren Kriegen schon bekannte Tatsache zusammen, daß die Infektion im Laufe des Krieges bösartiger werden.*

Neben der allgemeinen Widerstandsfähigkeit des Individuums kommt noch die der einzelnen Gewebe in Frage. So zeigen sich z. B. alle straffen, derben Gewebe wie die Fascien, die Sehnen, die Nerven der *Invasion* der Bacillen nicht sehr zugänglich im Gegensatz zum lockeren subcutanen Zellgewebe und dem Muskelgewebe. NOETZEL stellte 1906 folgende Stufenleiter der Gewebe hinsichtlich ihrer Empfänglichkeit gegen Infektion auf: Gelenke, Hautwunden. Brustfell, Bauchfell. Ich möchte hinter das letztere noch das Gehirn setzen, Das ist wohl von der Widerstandskraft gegenüber der *Eiterung* zu unterscheiden, bei der wir gerade das umgekehrte Verhältnis erleben, weil die derben Gewebe weniger Blutgefäße haben und daher leichter der Nekrose anheimfallen. Von großer Wichtigkeit ist immer die Beschaffenheit der *Wunde* für das Angehen der Infektion. Je glatter sie ist, je weniger Blutreste in ihr sich finden, um so schwerer erfolgt der Infekt. Darauf beruht der große Unterschied in dem Verlauf eines glatten Infanteriegeschosses gegenüber den durch die Geschoßsplitter gesetzten vielbuchtigen, unregelmäßigen Riß-Quetschwunden.

Die Vorgänge einer jeden Entzündung, gleichgültig, aus welcher Ursache sie geboren wird, sondern sich in die der Zirkulationsstörung mit der Exsudation, die degenerativen bzw. nekrotischen und die reparativen. Es fragt sich nun, wann sich in einer Wunde neben den gewöhnlichen traumatischen Prozessen die bakteriellen geltend machen, d. h. wie lange die *Inkubation* dauert. Der bekannte SCHIMMELBUSCHsche Versuch, durch den nachgewiesen wurde, daß der ganze Körper einer am Schwanz mit Milzbrandbacillen geimpften Maus bereits nach 10 Minuten vollkommen infiziert ist, darf nicht auf die Infektionen im praktischen Leben als gültig angesehen werden. Denn die Wundinfektionen werden zum Glück nur ausnahmsweise durch Reinkultur hervorgerufen, wenn auch in den selten gewechselten Kleidungsstücken unter dem Einfluß der Körperwärme und Schweißproduktion eine „Ausbrütung" der Bakterien stattfindet. Durch FRIEDRICH wurde nachgewiesen, daß eine Wunde innerhalb von 6 Stunden noch *praktisch* als von Bakterien nicht vergiftet gelten muß, VINCENT sah Bakterienvermehrungen schon in der 4.—5. Stunde, WRIGHT, POLICARD u. a. nach 8—10 Stunden.

Ganz frühe Wandexcisionen von Schußwunden wurden durch A. POLICARD, DESPLAS und PHÉLIP gemacht. Bis zur 5. Stunde war das Gewebe unverändert, in 5—9 Stunden zeigten sich Wanderzellen, vielkernige Leukocyten und einkernige Lymphocyten. Nach 9—12 Stunden kommen die ersten grampositiven Mikroben, die ausschließlich Bacillus perfringens, also Fraenkelbacillen, und Bacillus capsulatus acrogenes sein sollen. Später zeigen sich erst gramnegative Mikroben wie Colibacillen und erst zuletzt kommen nach 12—24 Stunden die Eiterkokken und zahlreiche Saprophyten. Und diese Reihenfolge soll immer die gleiche sein. Auch R. PFEIFFER untersuchte frisch excidierte Wundkanalgewebestücke 4—24 Stunden bakteriologisch und fand immer in einem hohen Prozentsatz Gasbacillen, und zwar nicht selten in Reinkultur, besonders in den tieferen Zonen, häufiger Mischinfektionen mit Streptokokken, seltener und geringer Staphylokokken.

Nichtbakteriologische Untersuchungen, sondern grobanatomische, mit dem Auge wahrnehmbare, zeigt die an Schußwunden des I. Weltkrieges gewonnene Arbeit SCHÖNEs. Dadurch ist bekanntgeworden, daß schon *nach 3 Stunden die deutlichen Anzeichen einer bakteriellen Infektion vorhanden sein können, und daß bereits in der zweiten Hälfte des ersten Tages die Infektion in einer großen Zahl von Fällen im Gange ist.* Jedenfalls kommt die Infektion innerhalb des ersten und zweiten Tages in Fluß und es ist von besonderer Wichtigkeit, *daß andere klinische Erscheinungen wie Fieber, Pulserhöhung, Schmerzen sehr oft nachschleppen.* Maßgebend für diese Untersuchungen war das Aussehen des Gewebes, die trübe Schwellung, die infektiöse Nekrose und das entzündliche Ödem. Auch über die Umwandlung des entzündlichen serösen Exsudats in Eiter hat uns SCHÖNE die Tatsache gelehrt, daß hier die ersten 12—24 Stunden post trauma bereits maßgebend zu sein pflegen. Das nämliche trifft für die putride Zersetzung, die *Jauchung,* zu. Diese Regeln gelten nicht nur für die *schweren,* sondern auch für die leichten Infektionen. Selbst an den Gelenken können wir schon so früh die bakteriell veranlaßten entzündlichen Veränderungen treffen. Allein gerade sie sind ein treffendes Beispiel dafür, daß der entzündliche Prozeß schon weit fortgeschritten sein kann, ohne daß er sich nach außen zu dokumentieren braucht. *Natürlich erscheint überhaupt die Erfahrung, daß je tiefer der primäre Herd sitzt, um so später entzündliche Zeichen sich auf der Haut abspielen.*

Fehlt in solchen Fällen auch noch das Fieber oder ist es gering, so kann man leicht zu Trugschlüssen kommen.

b) Schlummernde Infektion. Unter schlummernder Infektion muß man zwei verschiedene Zustände unterscheiden, erstens den einer verlängerten Inkubation bis zur Manifestierung des ersten Infektes und zweitens das Wiederauftreten eines Infektes kurze oder längere Zeit nach dem ersten deutlich in die Erscheinung getretenen, aber dann abgelaufenen Infekt. Die verlängerte Inkubation ist gewöhnlich nicht eindeutig. Denn es ist häufig schwer, eine spätere, während der Wundbehandlung stattgefundene Infektion auszuschließen. Viele Fälle mit langer Inkubation sind tatsächlich sekundäre oder nach dem oben Gesagten tertiäre Infektionen. Dahin gehören vor allem die zahlreichen Vorkommnisse, wo eine bis dahin nicht infizierte Wunde durch einen operativen Eingriff eine akute Infektion durchmacht. Nicht etwa, als ob unsaubere Hände oder Instrumente dieses Ereignis herbeiführten. Das ist wohl in der jetzigen, aseptisch geschulten Zeit nur ganz selten vorgekommen. Aber durch den operativen Eingriff sind Keime, die vorher abgeschlossen und dadurch unschädlich sich in der Wunde befanden, in neueröffnete Bahnen gekommen. Das, was hier die Operation macht, bewirken in zahlreichen Fällen andere Momente, namentlich unzweckmäßige Bewegungen, falsche Maßnahmen bei der Wundbehandlung usw.

Die wirkliche *verlängerte Inkubation* beruht darauf, daß wenige oder wenig virulente Keime auf die Wunde kommen und sich nun im Gewebe erst allmählich anreichern bzw. an Lebenskraft gewinnen. Das scheint zum Unterschied von den Friedensverletzungen besonders bei Schußfrakturen und Gelenken der Fall zu sein. Denn nach den Untersuchungen URTELs und FEDERMANNs waren die Punktate der Gelenkflüssigkeiten bis zu 23 bzw. 48 Stunden meistenteils steril und erst später fanden sich Bakterien[1]. Dadurch wird es erklärt, daß sich in einer großen Zahl von Fällen der Infekt erst nach 4—5 Tagen offenbart, und zwar unter allmählich ansteigendem Fieber.

Von praktischer Wichtigkeit ist es nun zu wissen, wie lange man bei frischen, scheinbar nicht infizierten Wunden mit der Manifestierung des Infekts rechnen muß. Denn hiervon hängt die Frage des Transports und der Freigabe des Gebrauchs des Körpers und der Gliedmaßen ab. In dieser Hinsicht darf man sagen, daß die Gefahr einer Spätinfektion am kleinsten bei den Weichteilwunden ist, daß sie aber zu fürchten ist bei Gehirnwunden, Lungenwunden, Schußfrakturen und namentlich Gelenkwunden. Der Zeitraum bis zum Manifestwerden von Gehirn- und Lungeninfektionen kann Wochen, Monate. Jahre dauern, bei Schußfrakturen und Gelenken pflegt er nach meinen Erfahrungen 14 Tage nicht zu überschreiten. Einmal allerdings waren bei einem Fußgelenk 22 Tage verflossen. Andererseits können Infektionen jahrelang schlummern, wie wir das bei Geschoßentfernungen zuweilen erlebt haben. Um vor der Vornahme von Nachoperationen auf eine schlummernde Infektion zu prüfen, sind Reizmaßnahmen durch anstrengende Bewegungen, Massage, Stauung und hyperaemisierende Mittel wie heiße Bäder und Heißluft anzuwenden[2]. Treten danach Fieber oder örtliche entzündliche Erscheinungen auf, so muß man vorläufig von der Operation Abstand nehmen. Zur Prophylaxe gegen eventuelle Eiterung sind Vucininfiltrationen (1:5000) des Operationsgebietes 24 Stunden vor dem Eingriff empfohlen.

---

[1] Auch die Franzosen haben diese auffällige Tatsache festgestellt.
[2] CAPELLE empfahl die subcutane Einspritzung von 300 ccm physiologischer Kochsalzlösung in das Narbengebiet.

1. Die purulente oder eitrige Wundinfektion.

Die *Eitererreger* sind der Streptococcus pyogenes, der Streptococcus haemolyticus, der Staphylococcus aureus, albus und citricus, der Staphylococcus haemolyticus, das Bacterium coli commune, der Bacillus pyocyaneus, der Bacillus diphthericus, der Micrococcus tetragenus, der Pneumococcus u. a. Die Tatsache, daß so häufig Infektionen mit Eitererregern statthaben, ist natürlich, wenn man bedenkt, daß die Streptokokken, Staphylokokken, Colibacillen ubiquitär sind. Die Staphylokokken und der Pyocyaneus sind die hauptsächlichsten Bewohner der Haut, die Streptokokken und Colibacillen finden sich auch im Erdboden. Man könnte meinen, daß die Mischinfektionen an sich milder verlaufen, weil die verschiedenen Bakterienarten sich gegenseitig den Nährboden wegnehmen und sich daher nicht so gut vermehren könnten. Leider ist das nicht der Fall. Vielmehr scheint gerade die Symbiose ein kräftiger Reiz für ein vermehrtes Wachstum und eine stärkere Virulenz zu sein. Ferner darf man nicht aus dem Überwiegen einer Bakterienart schließen, daß diese die schädlichere in dem betreffenden Fall ist. Denn man findet z. B. nicht selten, daß die Streptokokken weniger zahlreich als Staphylokokken im Wundausstrich sind, und doch zeigen sich bei eintretendem Fortschritt oder Allgemeininfektion in der Blutbahn die Streptokokken allein, während die Staphylokokken fehlen. Allerdings ist der Streptococcus von vornherein der gefährlichere Feind des menschlichen Organismus. Falsch aber wäre es, zu meinen, daß nun alle Streptokokkeneiterungen bösartig verlaufen.

a) Örtliche Infektion, akut fortschreitende Phlegmone.

Das prägnanteste Symptom für die örtliche Infektion ist die Beschaffenheit des entzündlichen Exsudates. Rein serös oder wenig serofibrinös ist es nur in den ersten Stunden oder bei milden Infektionen. Ein so beschaffenes Sekret findet man häufig bei den reaktionslos verlaufenden glatten Gewehrdurchschüssen. Meistens geht aber die Verwandlung in typischen Eiter sehr bald vor sich. Nach 2×24 Stunden sind alle größeren Wunden eitrig. Dünnflüssigen, gelbgrünlichen, reinen Streptokokkeneiter sieht man selten. Das hängt mit den Mischinfektionen zusammen. Nach bakteriologischen Untersuchungen von MARWEDEL, PFEIFFER, HEYROWSKI sollen die Streptokokkeninfektionen überwiegen. Ich vermag diesen Untersuchungen keine allgemeine Beweiskraft zuzuerkennen. Denn es sind die Zahlen zu klein. Meine Erfahrungen an der Front sprechen nicht sehr dafür. Habe ich doch nie so oft den typischen orangegelben Eiterbelag auf Wunden gesehen wie in diesem Kriege. Diese dicken, gelben, gelbrötlichen Beläge wurden mir zuweilen von unkundigen Ärzten geradezu als typisch für die Granatsplitterverletzungen gezeigt.

Der *Unterschied zwischen den Staphylokokken und Streptokokkeninfektionen* besteht ganz allgemein darin, daß die ersten mehr die Neigung haben, örtliche Eiterungen — Abscesse zu machen, während die letzteren das Streben zeigen, sich diffus zu verbreiten unter Bildung von leichten Blutungen, fleckigen Rötungen, Nekrosenbildung und Abscheidung von spärlichem und dünnem Exsudat.

Von besonderem Interesse sind Mitteilungen von WIETING, JAKOBSON, daß gelbweiße Rasen hier und da auch durch den *Diphtheriebacillus* verursacht sind. Allerdings in älteren Fällen. Auch ich habe ähnliche Fälle gesehen, wo mir der grauweiße Belag im Verein mit einer oberflächlichen nekrotisierenden Entzündung den Verdacht einer Diphtherie erweckt hat. LÄWEN und HESSE sahen bei den Polyinfektionen nicht selten diphtherieähnliche Stäbchen. In der

Rostocker Klinik wurden in etwa 22% der stationären Fälle echte Diphtheriebacillen gefunden. Später sind aus verschiedenen Krankenhäusern Mitteilungen über Diphtheriebacillenbefunde auf älteren Wunden gemacht worden, die eine Heilung hintanhalten. Bei regelmäßigen Untersuchungen von Wunden findet man Diphtheriebacillen häufig[1]. Das Wundaussehen kann nichts Verdächtiges bieten. Spezifische diphtherische Beläge und Nekrosen sind selten. Bei verzögertem Wundverlauf, bei schmierigen Wundbelägen, glasigen Granulationen, insbesondere bei Neigung zu geschwüriger Ausbreitung von Oberflächendefekten mit bräunlich-violetter Verfärbung sowie infiltrativer Verdickung der Randzonen besteht immer der Verdacht. $^4/_5$ der Infektionen verlaufen harmlos. Nur in $^1/_5$ der Fälle wird die Heilung sehr verzögert. In wenigen Fällen sind sogar postdiphtherische Lähmungen beobachtet worden. Auffälligerweise scheint das Diphtherieserum keine kurative Wirkung hinsichtlich der Wunden zu haben. MELCHIOR empfiehlt als bestes Mittel das Aufstreuen von pulverisiertem Methylenblau; SCHNEIDER sah gute Erfolge mit Antagosan (lebende Milchsäurebacillen), HAAS von Sulfoliquid und Sulfofix, HORN von Ätzungen mit Arg. nitr. und darüber Ichthyolsalbe, KILLIAN von Chinosollösung 1:2000. Bei frischen Wunden mit reiner Diphtheriebacillenflora haben sich CLAUBERGs feuchte Verbände mit spezifischem Serum bewährt. Bei toxischen Symptomen muß Serum injiziert werden. Die betreffenden Verwundeten müssen isoliert werden; ebenso wie die Keimträger unter dem Pflegepersonal. Bei stärkerer Verbreitung ist bei Personen unter 35 Jahren die aktive Schutzimpfung in Betracht zu ziehen. Die *Wundinfizierten* sind zweckmäßig aktiv-passiv zu immunisieren, d. h. sie erhalten bei der I. Impfung 0,2 ccm Depotimpfstoff + 1000 A.E., bei der 2. Impfung nach 4 Wochen nur Depotimpfstoff.

Neben dem gelben, dünn- oder dickflüssigen, fade oder gar nicht riechenden Eiter spielt gerade bei Schußwunden der durch den *Bacillus pyocyaneus* verursachte blaugrüne Eiter, der auch die Verbandstoffe färbt, eine große Rolle. Doch zeigt er sich nie an frischeren Wunden. Sein Auftreten galt nach v. ÖTTINGEN als ein für die Prognose schlechtes Zeichen. Wohl kann man sagen, daß er sich bei heruntergekommenen, geschwächten Individuen besonders gern findet. Allein sein Auftreten ist doch mehr an örtliche Verhältnisse gebunden, insofern als er in manchen Lazaretten viel häufiger auftritt als in anderen und dann auch die gutartigen Wunden befällt. Erklärend dafür sind die Untersuchungen RICCINELLIS, welche feststellen, daß man in der Luft von Operationsräumen und Krankensälen, in welchen mit Pyocyaneus infizierte Wunden verbunden wurden, auch stets den Bacillus wiederfand. In den Feldlazaretten sah man ihn viel seltener als in den Kriegs- und Heimatlazaretten. Behandlung: Verbandlose Wundbehandlung. Bestreuen der Wunden mit Borsäurepulver.

Bacterium coli und *tetragenus* kommen als Monoinfektionen bei Eiterungen selten in Betracht. Ihre Anwesenheit drückt sich klinisch nach näheren bisherigen Erfahrungen durch nichts aus. Allein französische Forscher wollen hier und da typische Allgemeininfektionen mit Tetragenus gesehen haben, die typhusähnlich verliefen. Über das erstere Bacterium als Gaserreger wird später gesprochen.

Eine gesonderte Betrachtung verdient das *Erysipel*. Früher nahm man auf Grund der Untersuchungen von FEHLEISEN an, daß es sich in diesen Fällen um eine bestimmte Streptokokkenart handelte. Das ist aber nicht der Fall. Es handelt sich fast durchweg um Streptokokken, doch sind auch in vereinzelten Fällen Staphylokokken, Pneumokokken und sogar Typhusbacillen als Erreger gefunden worden. Das Eigentümliche dieser Wundinfektionskrankheit beruht

---

[1] Doch kommen Verwechslungen mit Pseudodiphtheriebacillen oft vor.

darin, daß nicht sämtliche Gewebe einer Wunde befallen werden, sondern nur
die Lymphspalten der Cutis oder der Mucosa, und daß sie im allgemeinen nicht
nur eine örtliche, sondern eine fortschreitende Form der Infektion darstellt.
Beim typischen Verlauf beginnt die Erkrankung immer plötzlich mit hohem
Fieber bis 40 und 41⁰, das für mehrere Tage kontinuierlich bleibt, und sehr
häufig mit *Erbrechen.* An der Wunde findet man keine Verhaltung von Eiter,
keine Änderung des Sekretes, aber die Haut in ihrer Umgebung ist auf Druck
schmerzhaft, geschwollen und intensiv gerötet. Die Rötung pflegt sich *mit
scharfen Grenzen* von der normalen Haut abzuheben und sichtbar von Tag
zu Tag fortzuschreiten. So kann allmählich, während die älteren erkrankten
Partien abblassen, die ganze Haut befallen werden (wanderndes Erysipel).
Dadurch, daß die Krankheit sich über Wochen hinziehen kann, daß an den bereits
abgeblaßten Hautstellen immer wieder neue Schübe kommen können, daß nicht
selten Abscesse auftreten, namentlich während der Genesung, wird das Allgemeinbefinden stark beeinträchtigt. Diesen typischen Verlauf der wandernden
„Rose" sieht man im Kriege selten. Die atypischen Formen sind häufiger.
Entweder das Wandern ist kein ausgedehntes oder die Allgemeinerscheinungen
fehlen. Auch die örtlichen Symptome sind häufig nicht ausgeprägt. Die Haut-
schwellung kann ganz fehlen, die Rötung ist nicht sehr intensiv und läßt vor
allem die scharfe Abgrenzung gegen das Gesunde vermissen. Dann ist manches
Mal die Differentialdiagnose gegenüber einer beginnenden Phlegmone überhaupt
nicht zu stellen, wenn nicht initiales Erbrechen und Schüttelfrost den Verdacht
erwecken. Vom praktischen Standpunkt ist es jedenfalls anzuraten, auch diese
Fälle lieber als Erysipele aufzufassen, um einer Weiterverbreitung vorzubeugen.
Diese Wundinfektionskrankheit, die man früher im Frieden in der vorantiseptischen Zeit häufig sah, ist im Kriege auffälligerweise nie oft beobachtet worden
an *frischen* Kriegsverletzten. Im I. Weltkrieg ist sie wenigstens auf deutscher
Seite sehr selten gewesen, und auch in ihm fand man sie vorn in den Lazaretten
überhaupt kaum, sondern vorzüglich in den Kriegs- und Heimatlazaretten.
Die frischen Wunden neigen eben nicht dazu, sondern nur die älteren,
namentlich die fistelnden. Früher nahm man an, daß die Berührung eines Ery-
sipelkranken kontagiös wirkt. Daher isolierte man sie auf das peinlichste.
Einzelne Kliniken haben sich vor dem Kriege nicht gescheut, Rosekranke unter
frisch Operierten liegen zu lassen und haben davon keinen Schaden gesehen.
*Allein meine und die Erfahrungen vieler anderer Chirurgen im Kriege haben uns
doch gelehrt, daß diese Maßnahme für den Krieg zu verwerfen ist.* Denn es war
nicht Zufall, daß, wo ein Erysipel auftauchte, sehr bald andere Fälle folgten.
Nicht die Haut des Kranken ist ansteckend, aber sein Eiter und die mit demselben
durchtränkten Verbandstoffe. Und es lassen sich bei den Massenwunden des
Krieges, deren Mitversorgung zum Teil in den Händen eines nicht genügend
geschulten Pflegepersonals liegt, Übertragungen gar nicht vermeiden. *Daher
bin ich nach wie vor für eine strenge Isolierung* oder, wo diese nicht möglich ist,
dafür, daß nur ein bestimmter Arzt diese Kranken verbindet und möglichst
zum Schluß aller Verbandwechsel. Eine spezifische Behandlung des Erysipels
gibt es nicht. Jeder Bindenverband ist möglichst zu vermeiden, wenn das nicht
möglich, müssen die Verbände ganz locker angelegt werden. Verbandwechsel
sind so selten wie angängig zu machen. Vorteilhaft sind 5% Ichthyolsalben-
lappen auf die affizierte Haut. Zur Zeit wird von vielen Autoren der oralen
Darreichung von Prontosil ein besonderer Wert beigemessen, von anderen allerdings bestritten.

Die klinischen Erscheinungen der Entzündung zeigen im Kriege wesentliche Unterschiede gegenüber den Friedensverletzungen. *Zunächst fällt auf, daß
in der Mehrzahl der Fälle die reaktive Rötung und Schwellung, seltener die Wärme*

der Haut fehlt oder viel weniger deutlich in die Erscheinung tritt. Ferner sind ausgesprochene Lymphangitiden und Lymphadeniten seltener zu beobachten. Richtigen Lymphdrüsenvereiterungen begegnet man kaum. Letzteres ist wohl einfach dadurch zu erklären, daß die verletzten Gliedmaßen gleich in Ruhe gestellt werden, was bei Friedensverletzungen oft nicht der Fall ist. Dafür, daß dieses die Ursache ist, spricht meines Erachtens der Umstand, daß kleine, dem Frieden analoge Verletzungen, wie Wundlaufen, kleine Wunden an den Fingern, auch im Kriege die Entzündungen der Lymphgefäße und Lymphdrüsen herbeiführen, nicht aber die Schußverletzungen.

Auch von der akuten fortschreitenden eitrigen Bindegewebephlegmone ist vielfach behauptet worden, daß sie im Kriege selten ist bzw. seltener als im Frieden vorkommt. Das ist sicher nicht richtig. Sie ist eine sehr häufige Begleiterscheinung der Schußwunden. Nur eins trifft zu, daß man im Kriege die ganz schweren, innerhalb von wenigen Tagen zum Tode führenden reinen Streptokokkenphlegmonen, bei denen es eigentlich nur zu einem serösen Exsudat mit in den vereinzelten Geweben aufliegenden Eiterpunkten kommt, selten sieht. Häufiger begegnet man der fortschreitenden Phlegmone in Form der ausgesprochenen *Fascienphlegmone*. Sie ist zu erkennen an einer raschen Schwellung des Gliedes mit blassem Ödem. Hautrötungen sind hier und da vorhanden, manches Mal in Form eines blassen Erysipels, fehlen aber oft, wodurch die Diagnose erschwert wird. Fluktuation zeigt sich nicht. Schneidet man ein, so findet sich zwischen Haut und Fascien eine Schicht dünnen, gelben Eiters. Die ganze Fascie ist zu einer grünlichgelben eitrigen Masse umgewandelt, die sich zum Teil in Fetzen von der Muskulatur abziehen läßt, zum Teil ihr noch fest anhaftet. Die Muskulatur ist gewöhnlich blaß, aber frei von eitriger Einschmelzung. Diese Fascienphlegmonen schreiten häufig innerhalb weniger Tage rasch fort und können dann zu einem schweren Allgemeinzustand mit hohem kontinuierlichem oder remittierendem Fieber, schlechtem Puls und hämolytischer Gesichtsfarbe führen. Da es nicht zu umschriebenen Abscessen mit Fluktuation kommt, sind bei Verdacht Probeincisionen angezeigt. Die Behandlung besteht in langen, zuweilen die ganze Länge der Gliedmaße einnehmenden Einschnitten mit Entfernung der nekrotischen Fascie, die nach den Erfahrungen des jetzigen Krieges die Amputation unnötig machen sollen. Wenn sich jedoch septische Erscheinungen einer schweren infizierten Schußfraktur zugesellen, und die langen Incisionen nicht schnell eine Besserung erzielen, darf man mit der Amputation nicht zögern. Von MARWEDEL und anderen ist behauptet worden, daß es auch seltener *Tendovaginiten* gibt. Das muß dahingestellt bleiben. Denn man sieht doch sehr häufig gerade bei Handgelenk- und Fußgelenkschüssen schwere fortkriechende Sehnenscheidenentzündungen. Auch sei an die Abscesse längs den Sehnen des Biceps, Semitendinosus, Semimembranosus und Gracilis bei Kniegelenkvereiterungen, an die tiefen Röhrenmuskelabscesse am Oberschenkel und der Wade bei diesen Affektionen, und die intermuskulären Abscesse der Amputationsstümpfe erinnert, die doch häufig sind. Richtig dagegen ist die Tatsache, daß die *Gelenkaffekte* sich gewöhnlich viel weniger stürmisch entwickeln als wie im Frieden und daß *akute fortschreitende Osteomyeliten* weder im Leben noch auf dem Sektionstisch ein häufiger Befund sind. Der Unterschied gegenüber der hämtogenen Osteomyelitis ist dadurch zu erklären, daß die Infektion des Knochenmarks sich nicht in einem geschlossenen Knochen abspielt.

Unterschiede gegenüber dem Verlauf von Friedensverletzungen bestehen demnach scheinbar. Aber nach meiner Meinung muß es dahingestellt bleiben, ob wirklich die Neigung zum Fortschreiten der entzündlichen Prozesse so viel seltener ist als im Frieden. *Allein die Tatsache scheint unumstößlich, daß stürmische schnell fortschreitende Entzündungen gegenüber den chronischen mit weniger augenfälligen Symptomen in den Hintergrund treten.* Das kann nach allem, was wir von den Infektionen im Kriege wissen, nur darin seinen Grund haben, daß die Widerstandskraft des Individuums im Felde meistens eine gegenüber dem Frieden herabgesetzte ist, so daß die Reaktionen milder ausfallen, eine Beobachtung, die wir auch im Frieden zu machen gewohnt sind bei geschwächten oder älteren Individuen. Weil sich diese Eiterungen weniger markieren, deswegen erleben wir auch häufiger den Übergang zum *chronischen Marasmus,* von dem MARWEDEL spricht. Denn solche Prozesse früh zu finden, ist auch für den Chirurgen vom Fach nicht immer leicht. Das einzige Moment, welches darauf hinweist, kann das Fieber sein, aber auch dieses kann bei heruntergekommenen Patienten ganz fehlen oder gering sein. *Beachtenswert ist die durch das Gefühl der Hand festzustellende örtliche Temperaturerhöhung.* — Andererseits ist es im Kriege eine allgemeine Erfahrung gewesen, die mehr als im Frieden in die Erscheinung trat, daß Patienten lange Zeit noch nach ausgiebigen scheinbar genügenden Incisionen und Drainagen fiebern, ohne daß man den Grund erkennen konnte. Sie kommen meistens nicht bei reinen Weichteilschußwunden, sondern besonders bei Schußfrakturen und Gelenkeiterungen vor. Nach meinen Erfahrungen liegen aber auch in ihnen doch immer Eiterungsprozesse vor, die sich nach außen nicht gleich kundgeben. Entweder sind es in Sequestrierung begriffene Knochensplitter oder umschriebene Markeiterung an den Frakturenden oder langsam fortschreitende Eiterungen in den verschiedenen Zwischenmuskelräumen oder kleine Muskelnekrosen. Nicht selten sind es *Thrombophlebitiden,* auf die allgemein zu wenig geachtet wird. MÜLLER-Rostock und HOSEMANN haben auf diese Komplikation und ihre Behandlung durch zentrale Venenunterbindung aufmerksam gemacht. Leider hat dieses Verfahren viel zu wenig Nachahmung gefunden. Der Grund dafür liegt darin, daß man die Diagnose auf eitrige Venenentzündung erst dann zu stellen pflegt, wenn Ödem der Glieder, Druckschmerzhaftigkeit im Venenverlauf und spontane Schmerzen auftreten. Diese Symptome treten aber nur auf bei schnellem vollkommenem Verschluß der Vene; und der ist selten. Die eitrigen Venenentzündungen machen häufig nur *wandständige* Thromben und daher können alle Erscheinungen typischer Art fehlen, auch Schüttelfröste müssen nicht da sein. Man muß bei sonst unerklärlichen Fiebern daran denken, und ist bei Freilegung der Venen überrascht, wie oft diese zu einem starrwandigen weißen arterienähnlichen Rohre geworden sind, ohne daß man deutlich einen Thrombus fühlt. Nach der Unterbindung, Schlitzung und eventuell Excision hört dann das Fieber schnell auf.

Etwas, was man viel häufiger im Kriege als im Frieden zu sehen bekommt, ist das derbe *traumatische entzündliche Ödem ganzer Gliedabschnitte,* wohlgemerkt ohne Gasbacillen. Vom Frieden ist es bekannt als Folgeerscheinung subcutaner Frakturen mit starken Zertrümmerungen und Blutergüssen. Im Kriege bekommt man es oft auch nach Weichteilschüssen zu sehen, namentlich bei kleineren Schußöffnungen. Der Grund für diese von PIROGOFF treffend genannte „traumatische Infiltration" sind starke sub- und präfasciale Blutergüsse mit Stauungen von Lymphe. Eine Vermehrung dieses Zustandes findet häufig statt durch die ersten Verbände mit dem Verbandpäckchen, die zu lange liegenbleiben. Besonders im Anfang des Krieges hat man dem Sanitätspersonal oft den Vorwurf gemacht, daß es den Verband zu fest angelegt hat. Dieser Vorwurf ist durchschnittlich zu Unrecht gemacht worden infolge von Unkenntnis des Verhaltens der Schußwunden. Es ist eine bekannte Tatsache, daß diese Wunden zunächst nicht viel zu bluten brauchen. Die Blutung tritt erst später ein. Werden nun die Bindentouren allmählich vom Blut durchfeuchtet und trocknen dann ein, so werden sie zu einem harten Kranz, welcher die normalen Zirkulationsverhältnisse behindert, namentlich wenn das Glied weiter in vertikaler Lage bleibt wie der Arm oder das Bein beim gehenden oder sitzenden Patienten. So findet man gerade bei Leichtverwundeten, die sitzend transportiert wurden, am 2.—3. Tag nicht selten derartig ausgedehnte pralle entzündliche Schwellungen, welche bei Nichtkennern namentlich, wenn starke Hämatome dicht unter der Haut sind, wenn Epidermisblasen aufgetreten sind, wenn infolge eines kleinen Hohlraumes irgendwo tympanitischer Schall vorhanden ist, den Gedanken an typisches Gasödem, namentlich in Form des braunen Gasbrandes oft erweckten und zu falschen Eingriffen geführt haben. Hochlagerung sowie die Beobachtung des Allgemeinbefindens werden die Situation bald klären.

Hingewiesen sei ferner auf die wichtige Rolle, welche die interstitiellen und intramuskulären *Blutextravasate* für die Infektion bei Schußverletzungen spielen. Sie erklären viele Absceßbildungen an Orten, die mit der ursprünglichen Wunde in keinem unmittelbaren Zusammenhang stehen.

b) Allgemeininfektion durch Eiterbakterien[1].

In gewissem Sinne tritt eine allgemeine Infektion bei jedem bakteriellen Angriff auf, auch wenn er später rein örtlich bleibt. Denn solange die Wunde frisch ist und noch nicht durch einen Leukocytenwall von der Umgebung abgeschlossen ist, nehmen die Lymph- und Blutbahnen die Bakterien und ihre Gifte in sich auf. Einen Ausdruck für diesen Vorgang finden wir nicht in allen, aber den meisten Fällen in dem *Fieber* und den Veränderungen des *Pulses.* Wenn wohl auch aseptische reine Resorptionsfieber infolge von Aufsaugung von Gewebezerfallprodukten, sog. histiogenen Giften, vorkommen, so geht man doch nicht fehl, bei Schußwunden die Ursache für den Beginn des Fiebers in einer stattgehabten Bakterieninvasion zu suchen. Daß dieser den rein örtlichen Entzündungserscheinungen nachhinkt, ist schon oben gesagt worden. Einmalige Temperaturmessungen sind daher trügerisch. Bei 38,5°, ja selbst ohne Fieber können wir schon schwere Phlegmonen finden. Für gewöhnlich steigt das Fieber staffelförmig an. Selten setzt es hoch ein und ist dann gewöhnlich von besonderer Bedeutung für die Schwere des Angriffs. *Andererseits sei man gerade bei Fieber in den ersten Tagen nach einer Verwundung nicht zu schnell mit dem Messer bei der Hand.* Oft erlebt man hier mehrtägiges initiales Fieber, das von selbst wieder abklingt, ohne daß die Wunde eine wahrnehmbare Reaktion erkennen läßt. Örtlicher Befund und sonstiges Allgemeinbefinden werden in jedem Fall die Richtschnur geben.

Im Gegensatz zu diesen vorübergehenden Allgemeinerscheinungen steht nun die *eigentliche Allgemeininfektion,* in der akuten und chronischen Form, die *akute* und *chronische Sepsis* und die *Pyämie* im alten Sprachgebrauch. Die Frage, ob die Anwesenheit von Bakterien im strömenden Blut schon allein die klinische Diagnose einer Allgemeininfektion erlaubt, ist mit Nein zu beantworten. Denn *einmalige* positive Befunde findet man im Beginn von Wundinfektionen gar nicht selten. Andrerseits aber ist der Befund in einer großen Anzahl von typischen pyogenen Allgemeininfektionen negativ (nach LENHARTZ in etwa 50%). Maßgebend ist der positive Befund dann, wenn er jedesmal bei den schubweise auftretenden Schüttelfrösten[2] oder bei hoher Continua wiederholt erhoben wird. Bei Mangel an Zeit und Gelegenheit für bakteriologische Untersuchungen wird aber für den Kriegschirurgen der klinische Befund in der Regel ausschlaggebend sein. Die *pyogene Allgemeininfektion* (LEXER) kennzeichnet sich durch ein

---

[1] Dieser Ausdruck ist für Pyämie und Sepsis eingesetzt.

[2] BINGOLD hat darauf hingewiesen, daß man positive Blutbefunde am besten unmittelbar *vor* dem zu erwartenden Schüttelfrost oder zu Beginn desselben erhält.

hohes kontinuierliches Fieber ohne Remissionen, ohne Schüttelfröste und ohne nachweisbare Metastasen oder durch Schüttelfröste und Metastasen. Früher war man geneigt, als Ursache der Sepsis den Streptococcus, als die der Pyämie den Staphylococcus aufzufassen. Daß dies nicht zutreffend ist, ergibt die Zusammenstellung von LENHARTZ. Von 160 Fällen von Allgemeininfektion mit Streptokokken verliefen 65% ohne Metasasen, 35% mit Metastasen. Von 22 Fällen von Allgemeininfektion mit Staphylokokken verliefen 5% ohne, 95% mit Metastasen. Zieht man ferner in Betracht, daß auch Pneumokokkeninfektionen in 25% und Bacterium coli in 22% Metastasen machen, so muß man den Staphylokokken in dieser Hinsicht keine Sonderstellung einräumen, sondern Metastasen können eben von allen Hauptvertretern der eitererregenden Bakterien hervorgerufen werden. *Nur disponieren die Staphylokokken eher dazu.*

Für die Orte der Metastasen kommen zur Erklärung Gewebe mit Endarterien, in denen sich Infarkte bilden (Lungen, Nieren) oder Gewebe mit relativ weiten Gefäßnetzen wie die Milz und das Knochenmark in Betracht. Metastasen in den Lungen sind durch die Kreislaufverhältnisse erklärlich. Auffallend und unerklärt ist, daß die Staphylokokken andere Gewebe bevorzugen als Streptokokken. Der Häufigkeit nach stehen die Lungen, Nieren (meistens Staphylokokkeninfektion), Milz, Gelenke (meistens Streptokokkeninfektion), seröse Häute, Knochen (Staphylokokkeninfektion), Leber, Haut. Der Muskelapparat wird relativ selten befallen. Übrigens müssen die Infarkte nicht immer vereitern. *Von Bedeutung ist es, daß die Gelenkmetastasen durchschnittlich eine viel bessere Prognose geben als die primären Gelenkinfektionen und daher keiner so eingreifenden Therapie bedürfen.*

Tatsache ist es fraglos, daß die erkennbaren Metastasen seltener gegenüber früheren Kriegen geworden sind. Zwei Gründe kommen meiner Ansicht nach dafür in Frage, zunächst, daß in der vorantiseptischen Zeit häufigere Sekundärinfektionen oder, wie früher gesagt, besser Tertiärinfektionen mit Staphylokokken durch unsaubere Hände, Instrumente und Verbandstoffe, namentlich beim Kugelsuchen, stattfanden, sodann daß die Kriegschirurgie in den modernen Kriegen viel aktiver geworden ist und bestehende Eiterungen früher energisch behandelt.

Beginnt das Fieber hoch, nicht staffelförmig, und bleibt mit kleinen Remissionen hoch, ist die Pulsfrequenz eine sehr beschleunigte, der Patient vollkommen teilnahmslos, auffallend schlafsüchtig, oder deliriert er, ist die Haut und die Zunge trocken, so ist die Diagnose nicht schwierig. Sie ist aber im Krieg viel schwieriger als im Frieden. Denn bei einem Friedensmenschen, der bis dahin unter normalen Verhältnissen gelebt hat, muß ein solcher schwerer Allgemeinzustand auffallen. Im Gegensatz zu ihm ist der Kriegsverwundete meistens erschöpft. Ein ausgesprochenes Schlafbedürfnis finden wir bei allen, auch den leichten Verwundeten, Teilnahmslosigkeit ist ebenfalls häufig vorhanden. Pulsbeschleunigung infolge der vielen körperlichen Strapazen und seelischen Einflüsse sind keine Seltenheit. Gleichzeitige Shockwirkungen machen häufig zunächst niedrige Temperaturen. Bei Massenzustrom von Verwundeten kann die Messung eine unregelmäßige sein, so daß der Beginn der Temperaturen und ihre Höhe übersehen werden. Auch die Trockenheit der Zunge ist kein untrügliches Zeichen. Viele unserer Soldaten litten im Felde an Durchfällen und zeigten daher eine belegte trockenere Zunge als normal. *Dazu kommt eine neue Erfahrung, die ich im I. Weltkrieg wiederholt habe feststellen können, daß man auch bei schwerer Allgemeininfektion eine vollkommen feuchte Zunge finden kann.* Anfangs habe ich geglaubt, daß man in ihr ein sicheres Differentialdiagnostikum des schweren Gasödems gegenüber der Sepsis finden kann. Aber spätere Beobachtungen haben mich gelehrt, daß die trockene Zunge entgegen den Lehren der Schulmedizin bei Sepsis gar nicht so selten fehlt. Auch MARWEDEL hat auf diese

Tatsache hingewiesen. Und noch eine andere Lehre ist uns durch den I. Weltkrieg gegeben worden. Früher lehrte man, daß auch die Wunde bei Sepsis anders aussehe, nämlich trocken, mißfarbig, und das Gewebe zur Bildung von Eiter und Granulationen nicht mehr imstande ist. Das ist bei der akuten Allgemeininfektion sicher nicht immer der Fall. Vielen Wunden merkt man rein äußerlich nichts an. Demnach ist in allen Fällen von schwerem Allgemeinzustand unmittelbar nach einer Verwundung und fehlendem Befund an den Wunden der Rat zu geben, an sie zu denken. Sie wird noch wahrscheinlicher, wenn *Delirien* hinzutreten, die in manchen Fällen das prominente Symptom sind. Singultus oder Erbrechen findet man hier und da, sie weisen, wenn sie nicht durch Erysipel oder Gasödem bedingt sind, ebenfalls darauf hin. Dazu kommt, daß sie sich an besondere Verwundungen anzuschließen pflegt, selten an Muskelwunden, meistens an Gelenkverletzungen und Schußfrakturen. An den Gelenken sind nach meinen Erfahrungen die Hüftgelenke namentlich beteiligt, viel später kommen erst die Kniegelenke, unter den Schußfrakturen die des Oberschenkels, des Schienbeinkopfes und, worauf als etwas wenig Bekanntes hingewiesen sei, die der *Beckenknochen* und des *Kreuzbeins*. Die Dauer der akuten Allgemeininfektion ist verschieden. Meistens entscheidet sich das Schicksal der Erkrankten in 5—8 Tagen. Entweder tritt der Tod ein oder es gelingt, durch eine Operation eine Heilung herbeizuführen. In anderen Fällen geht die Krankheit in eine mehr chronische Form über. Doch ist das selten. Denn gewöhnlich schließt sich die *chronische* Allgemeininfektion an eine zunächst örtliche Wundinfektion ohne schwerere Allgemeinerscheinungen an. Der Übergang erfolgt dann nicht plötzlich, sondern unvermerkt. Wenn schon die Diagnose der akuten Allgemeininfektion im Felde Schwierigkeiten macht, so ist die der chronischen noch schwieriger. Die *feuchte Zunge* findet man bei ihr noch viel häufiger als bei der akuten, ja viele Kranke haben noch bis kurz vor dem Tode einen ausgezeichneten Appetit. Das Fieber ist vollkommen uncharakteristisch. Hohe kontinuierliche Temperaturen finden sich in der Minderzahl der Fälle oder zum Schluß, während die Allgemeininfektion schon lange vorher bestanden hat. Oft ist das Fieber auffallend niedrig und trägt nur zeitweilige Zacken. Beginnende Durchfälle sind schlecht als diagnostisches Merkmal zu gebrauchen. Denn die Verwundeten haben wohl in drei Viertel der Fälle Darmstörungen oder bekommen sofort schwer zu bekämpfende Diarrhöen, sobald man ihnen ein Abführmittel gibt. Wenn man dem Rat mancher, sofort zu amputieren, wenn Diarrhöen auftreten, gefolgt wäre, so würden viele Soldaten unnütz ihre Gliedmaßen verloren haben. Daher gebe man bei Schwerverwundeten nie ein Abführmittel! Auch die Druckempfindlichkeit der Leber, die als ein besonders wichtiges Symptom hingestellt wurde, ist ganz unverläßlich. Selbst bei der chronischen Form geben die *Wundverhältnisse* nicht immer einen deutlichen Fingerzeig. Wohl findet man meistens eine fehlende Heilungstendenz. Die Haut schiebt an den Wundrändern nur einen spärlichen bläulichgrauen, dünnen Epithelsaum vor. Die Granulationsbildung ist gering. Ihre Farbe ist auffallend blaßrot. Die Wundfläche ist nicht gekörnt, sondern eben, gleichmäßig, und ist, was zuweilen charakteristisch ist, nicht trocken, sondern erscheint wie mit einem dünnen durchsichtigen Lack, etwa Kollodium, überzogen. Die Eiterung kann gering sein. Meistens finden wir eine profuse, dünneitrige Sekretion mit wenig Belägen, die zu einem enormen Wasser- und Eiweißverlust führen. Die Folge ist ein Zustand, den man früher als chronischen Marasmus, jetzt als *Eiweißkachexie*[1] bezeichnet. Die Patienten magern zu Skeleten ab und bekommen fortschreitende

---

[1] Der sehr starke Eiweißverlust kann nicht durch Nahrung, sondern nur durch tägliche Bluttransfusionen 60—125 ccm (Eiweißgehalt 21%) oder Seruminfusionen von 180—375 ccm (Eiweißgehalt 7%) ersetzt werden.

ausgedehnte Decubitus (s. a. S. 91). Dieses Bild sieht man besonders bei den infizierten Schußfrakturen. Andrerseits sind zuweilen die Granulationen gar nicht schlecht, bluten stark bei jedem Verbandwechsel, selbst die Vernarbung der Haut ist keine wesentlich verzögerte, der Eiter ist dickflüssig rahmig und neigt zu fibrinösen Belägen, ein Bild, wie es besonders viel bei anoperierten Gelenken gefunden wird. Es kann nicht scharf genug hervorgehoben werden, daß in den Fällen von chronischer Allgemeininfektion das Gesamtbild des Kranken das Ausschlaggebende ist. Die Qualität des Pulses, die Blässe der Gesichtsfarbe, die zunehmende Abmagerung, die Neigung zum Decubitus und seine Zunahme sind die wichtigsten Merkmale. Diarrhöen sind dann ebenfalls von Bedeutung, wenn der Patient früher normalen Stuhl hatte, auch vor der Einlieferung keinen Darmkatarrh gehabt und kein Abführmittel bekommen hat[1]. Wie schleichend und allmählich dieser Zustand eintritt, dafür ist der beste Beweis, daß die behandelnden Ärzte nicht selten, solange die Wundverhältnisse nichts Auffälliges zeigen, den Eintritt der schweren Allgemeininfektion kaum merken, bis ein bis dahin unbeteiligter Arzt ihnen die Augen öffnet. Solche Patienten heben sich aus der Menge der anderen sofort durch ihr Aussehen heraus. *Diese blasse, hämolytische Gesichtsfarbe eignet den Verwundeten mit schweren Blutverlusten, mit Gasödem und mit chronischer Allgemeininfektion in gleicher Weise.* Über die Schwere der Erkrankung wird man zuweilen leicht durch das gute subjektive Befinden hinweggetäuscht. Von schwerwiegender, namentlich auch praktischer Bedeutung sind Veränderungen der Psyche, von leichter Verwirrtheit bis zu Delirien. Der Anfang derselben pflegt sich den Zimmergenossen häufig eher bemerkbar zu machen als dem Arzt. *Sie geben da, wo der Primärherd an den Gliedmaßen ist, die absolute Indikation zur Amputation[2]. Dasselbe gilt von fortschreitendem Decubitus.* Wenn andererseits ein Decubitus Neigung zur Heilung bekommt, so kann man damit rechnen, daß der Körper vielleicht noch Herr über die Allgemeininfektion wird. Die Prognose ist mit Ausnahme der Fälle, in welchen ein operativer Eingriff noch zur Zeit kommt, fast immer ungünstig. LENHARTZ berechnete im Frieden 83% Mortalität auf die Fälle, welche einen positiven Blutbefund ergaben. Im Kriege 1870/71 erkrankten 3,55% der Verwundeten und starben 97,3%, im I. Weltkriege nach deutschen Einzelstatistiken, die aber nicht beweisend sind, weil sie nicht alle Fälle umfassen, nur 37,8%. Der Marinekriegssanitätsbericht errechnet bei nur 0,3% Erkrankungen eine Mortalität von 70,9%. Der französische Sanitätsbericht berechnet im Durchschnitt 0,77% Fälle von pyogener Allgemeininfektion mit einer Sterblichkeit von 58,2%. Der amerikanische berichtet von nur 143 Fällen chirurgischer Pyämie unter 204283 Verwundeten = 0,07% mit nur 21 Todesfällen = 14,69%; es muß aber dahingestellt bleiben, ob damit auch die Sepsis erfaßt ist.

Als Mittel gegen Allgemeininfektion sind zu empfehlen: 1. Sofortige Amputation, wenn es sich um Gliedmaßenwunden handelt. 2. Bluttransfusionen nach voraufgegangenem Aderlaß in Mengen von 200—300 ccm, häufig wiederholt. Ihr Wert war im Frieden häufig bestritten. Im jetzigen Krieg wird über sie wie über die Serumtransfusionen Günstiges berichtet. Tatsächlich werden dadurch dem Körper sehr viel Eiweißstoffe zugeführt; doch sollen Abstände von 3 bis 4 Tagen sein. Gewöhnliche Infusionen sind namentlich bei der chronischen Form nutzlos. 3. Die Sulfamidpräparate *oral* gegeben. DOMAGK schlägt vor, täglich 3—6 g Marfanil-Prontalbin (im Verhältnis 1 : 9) Tabletten zu geben,

---

[1] Die septischen Diarrhöen sind als achylische aufzufassen; denn im Magensaft ist die Acidität stark herabgesetzt oder die freie Salzsäure fehlt vollkommen. Von PRIBRAM wird die tägliche Verabreichung von 4—6 Tabletten Acidol.-Pepsin als sehr wirksam empfohlen.

[2] Ferner ist eine Indikation zur Amputation starke Linksverschiebung und toxische Granulationen im weißen Blutbild, während Blutsenkung und Leukocytenzählung kaum Wert haben *(Heinrich)*.

nicht länger als 6—8 Tage. Wird eine längere Behandlung notwendig, müssen Pausen von 1 Woche eingeschaltet werden. BRUNNER empfiehlt das *Cibazol* = Sulfathiazol (s. a. S. 95). Sehr beachtenswert sind die vergleichenden Untersuchungen der Amerikaner HERRELL und BROWN. Unter 155 Sepsisfällen verschiedener Herkunft fand sich bei mit gewöhnlichen Mitteln Behandelten eine Sterblichkeit von 67,2—64,8%, bei mit Sulfamidpräparaten Behandelten von 40,8%. Sulfamid wirkte am besten bei Sepsis durch hämolytische Streptokokken und FRAENKEL-Bacillen, Sulfapyridin bei Viridans-Streptokokken und Aureus-Staphylokokken. Auch die Franzosen wollen in diesem Kriege ausgezeichnete Erfahrungen mit 1162 F. namentlich bezüglich der Verhütung gemacht haben. 4. Intravenöse Infusionen von 10 ccm 2% Kollargollösung, welche vor dem Gebrauch zu filtrieren ist. Sie machen meistens vorübergehende Schüttelfröste, durch welche man sich nicht vor Wiederholungen abschrecken lassen soll, oder noch besser 2—3mal tägliche Klysmen von 25 ccm einer 5% Kollargollösung (v. HABERER). 5. Intravenöse Infusionen von Campher nach HOSEMANN jeden zweiten Tag. Schüttelfröste treten nur selten auf. Spir. camph. 3,5, Alkohol. absol. 2,0, Aqua destill. steril 4,5 werden in sterilen Fläschchen aufbewahrt. Der Inhalt wird gleich nach Beginn der Veneninfusion der Kochsalzlösung unter leichtem Schwenken des Irrigators zugesetzt. Er löst sich in mindestens $^1/_2$ Liter. 6. Antistreptokokkensera, die in Mengen von 10—50 ccm pro Dosis subcutan oder intravenös gegeben werden. 7. Analeptica, Digalen oder Digipuratum innerlich und Alkohol als Medizin. 8. Allgemeine Körperpflege, insbesondere lauwarme Vollbäder mit kühleren Übergießungen oder regelmäßige Körperwaschungen. 9. Bei der chronischen Form zwecks Anbahnung der Epithelisierung der großen Wundflächen BRAUNsche Pfropfungen. 10. Gegen Decubitus Schwebelagerung (KLAPP) s. S. 91.

Etwas günstiger liegen die Verhältnisse bei der Form der *Allgemeininfektion mit erkennbaren Metastasen.* In einer großen Zahl von Fällen liegt ihr eine Thrombophlebitis zugrunde, von der die Keime in Schüben in die Blutbahn treten. In den Zwischenperioden hat der Körper Zeit, sich zu erholen und neue Schutzmittel zu bilden. Allein die Thrombophlebitis ist häufig nicht nachweisbar. *Auch hier können wir als etwas Neues, im I. Weltkrieg Gelerntes hinstellen, daß ein früher immer betontes Kardinalsymptom, das Ödem, in etwa 50% der Fälle fehlt:* der Grund liegt in der Wandständigkeit der Thromben (s. S. 42). Auch Schüttelfröste können fehlen. Im jetzigen Krieg hat sich die Unterbindung der abführenden Hauptvene sehr bewährt. Sie soll schon nach dem zweiten Schüttelfrost gemacht werden. Doch auch bei den Fällen ohne Schüttelfrost, bei denen man eine embolisch-metastatische Allgemeininfektion annehmen kann, hat sie oft günstig gewirkt.

2. Die putride oder jauchige Wundinfektion.

Dank der modernen Wundbehandlung sehen wir diese Erkrankung im Frieden sehr selten. Anders im Kriege, weil die Wunden nicht selten infolge der Gefechtsverhältnisse nicht nur stunden-, sondern tagelang unversorgt bleiben und bis zu ihrer Versorgung mit schmutzigen Kleidern oder dem Erdboden in Berührung bleiben. Während die tieferen Teile des Bodens bakterienarm oder bakterienfrei sind, enthalten die oberen außerordentlich große Mengen verschiedener Bakterien, und zwar um so mehr, je kultivierter das Land infolge von Düngung ist. In dieser Beziehung lagen die Verhältnisse im I. Weltkrieg im Westen in Frankreich und Belgien entschieden ungünstiger als in Rußland, in welchem große Strecken unbebaut sind. In Flandern waren die Verhältnisse wegen der feuchten Bodenbeschaffenheit besonders schlecht. Die chemischen Umsetzungen der organischen Bodenbestandteile, die Nitrifikation, beruhen auf der Tätigkeit von Bakterien und sind den Vorgängen der Fäulnis, d. h. der stinkenden Zersetzung von eiweißhaltigen Substanzen, bei denen sich durch Reduktion Ammoniak, Schwefelwasserstoff usw. bildet, anzureihen. Durch die Berührung mit dem Erdboden ist also den Erregern der Fäulnis Gelegenheit gegeben, in die Wunde einzudringen. Diese sind noch nicht alle erforscht. Sie sind zum Teil aerob, zum Teil anaerob. Neben obligaten Anaerobiern finden sich auch fakultative. Die bekanntesten Arten sind neben anaeroben Saprophyten die Bakterien der *Proteus-* und *Coli*gruppe. Daneben spielt nach den Untersuchungen SCHOTT-MÜLLERS und BINGOLDS der *Streptococcus anaerobius putridus* eine Rolle. Während Bacterium coli einen üblen, aber mehr faden Geruch hervorruft, bewirkt der Streptococcus putridus anaerobius einen widerlichen Gestank nach Schwefelwasserstoff, ebenso wie der *Bacillus sporogenes, der nach* ZEISSLER *der häufigste Fäulnisbacillus ist.*

Die Eigenart vieler Schußwunden ist für die Fäulnis besonders geeignet. Wir finden sie nicht bei glatten Gewehrdurchschüssen, dafür aber vorausgesetzt, daß keine frühe Wundbehandlung statthat, häufig in allen Schußwunden, in denen große Weichteilzertrümmerungen vorliegen. Denn hier finden sich infolge der quetschend zerreißenden Gewalt viele Nekrosen.

Das Bild, das wir in vielen Lehrbüchern über die putride Infektion finden, ist nicht richtig und entspricht nicht den Verhältnissen, wie sie uns der Krieg gebracht hat. Der Grund liegt darin, daß diese Autoren auch das Gasödem unter diese Wundinfektion einbegriffen haben, was nach unseren jetzigen Kenntnissen nicht mehr angängig ist. Schaltet man diese Erkrankung aus, so muß man sagen, daß die Gefährlichkeit der putriden Infektion bedeutend überschätzt ist. Ja, nach meinen Erfahrungen stehe ich nicht an, zu behaupten, daß diese Wundinfektion durchschnittlich harmloser ist als die eitrige, und daß, wo sie schwer auftritt, sie es infolge von Mischinfektion mit Eiter- und Gasbakterien ist. Dafür spricht, daß man in Fällen von Allgemeininfektion im Blut mit seltenen Ausnahmen Streptokokken und Staphylokokken, nicht aber Fäulniskeime gefunden hat. *Stinkende Wunden sind durchschnittlich harmlos, solange sie nicht mit typischen pathogenen Gasbacillen mischinfiziert sind.* Jedenfalls reagieren sie sehr prompt auf chirurgische und antiseptische Maßnahmen. Allgemeininfektionen kommen bei ihnen durchaus nicht häufig vor. Damit steht wohl auch im Zusammenhang, daß das Fieber bei ihnen meistens nicht hoch ist. Auch SCHÖNE hat betont, daß die jauchige Zersetzung trotz großer Intensität häufig lokal bleibt und nicht zu einer fortschreitenden Phlegmone führt.

3. Die gas- und ödembildende Infektion.

Diese Art der Infektion ist schon seit langer Zeit[1] bekannt, und war doch von den Ärzten wenig gekannt, weil sie im Frieden nur vereinzelt vorkommt. MAISONNEUVE (1853) nannte sie Gangrène gazeuse foudroyante, VELPEAU (1855) Emphysème primitive oder Erysipèle broncé, englische Autoren true and general gangren. Die besten Beschreibungen aus dem Krieg verdanken wir PIROGOFF. Indessen ist es irrig, diese Infektion dem von ihm beschriebenen *akuten purulenten Ödem* gleichzusetzen, wie das früher und auch im I. Weltkrieg noch meistens geschehen ist. Vielmehr ist *das Gasödem* gleich dem alten „mephitischen Brand" dem Ausgang des traumatischen Lokalstupors. PIROGOFF beschreibt zwei typische Krankheitsbilder. In dem einen geht die pralle, elastische Geschwulst in die emphysematöse über; sie knistert unter den Fingern, und es zeigen sich brandige Flecke. Die zweite Form entwickelt sich unerwarteter. Die prävalierende Erscheinung ist hier die rasch fortschreitende Gasbildung. Die Geschwulst wächst dadurch sichtbar. Nach dem Tode findet man Gasbläschen in allen Geweben des affizierten Gliedes. Im Deutsch-Französischen Krieg 1870/71 hat die Erkrankung scheinbar keine große Rolle gespielt, aber wohl nur deswegen, weil sie zu wenig bekannt war. E. FISCHER nannte sie Panphlegmone gangraenosa, identifiziert sie mit dem malignen Ödem und brachte sie bereits in Beziehung zum Rauschbrand

---

[1] THOMAS KIRKLAND hat sie 1786 zuerst beschrieben.

der Tiere. *Auch mit dem früher eine große Rolle spielenden Hospitalbrand hat die Erkrankung nichts zu tun.* Denn bei ihr handelte es sich aller Wahrscheinlichkeit nach um eine richtige Wunddiphtherie. Erst mit Hilfe der bakteriologischen Forschung kam in dieses Bild der Wundinfektion größere Klarheit. Durch die Untersuchungen von PASTEUR (1878) und von R. KOCH wurde zunächst der Erreger des malignen Ödems gefunden und E. FRÄNKEL, WELCH und NUTTAL haben dann später den Bacillus phlegmones emphysematosae als den Erreger entdeckt. In den darauf folgenden Kriegen tritt die Erkrankung nicht besonders hervor. Zwar wird sie im Russisch-Japanischen Krieg 1904/05 mehrfach erwähnt, aber doch nicht als eine besonders gefürchtete Wundinfektionskrankheit. Erst in den Balkankriegen sahen VOLLBRECHT und WIETING sie in vielen Fällen und machten auf ihre Gefährlichkeit aufmerksam. Aber dem I. Weltkrieg blieb es vorbehalten, dieses Krankheitsbild schärfer zu umreißen und es bakteriologisch weiter zu erforschen. Weil die Erforschung dieser Krankheit mit zu den wichtigsten neuen im I. Weltkrieg erzielten wissenschaftlichen Errungenschaften gehört, so sei es gestattet, der Besprechung auch einen größeren Raum zu geben.

a) Häufigkeit.

Die Häufigkeit im I. Weltkrieg erschien stellenweise so groß, daß das Gasödem als eine Crux der Lazarette bezeichnet worden ist. Sie steigerte sich im Stellungskrieg gegenüber dem Bewegungskrieg wegen der Zusammendrängung von Menschen und Tieren und der dadurch bedingten Anhäufung von Fäkalien (s. unten). Die verschiedenen Kriegsschauplätze an sich haben anscheinend keinen Einfluß auf die Häufigkeit. Denn ich konnte feststellen: 1. In Belgien und Nordfrankreich unter 11873 Verwundeten 28 Fälle = 0,24%. 2. In Österreichisch-Galizien und Rußland unter 7477 Verwundeten 21 Fälle = 0,28%. 3. In Serbien unter 3868 Verwundeten 13 Fälle = 0,34%.

RITTER sah unter 1200 Verwundeten 3,4%, ARMKNECHT unter 1000 1,2%, RUMPEL unter 3036 3,7%, WIETING in verschiedenen Lazaretten unter 2805 Verwundeten 1,8%, unter 300 2,38%, unter 395 3%, unter 88 4,5%, FRANZ unter 2000 2% Erkrankungen. Das macht im Durchschnitt auf jedes Lazarett berechnet 2,59%. Hierbei handelt es sich aber um die Verwundeten bestimmter Lazarette. Alle Leichtverwundeten, die bei der Truppe blieben oder den Krankensammelstellen überliefert wurden, fehlten. RUMPEL fand vor Verdun, im ausgesprochenen Stellungskampf unter 1250 Verwundeten (Leichtverwundete einbegriffen) 4,7%, unter sämtlichen Verwundeten einer Armee 3%. Das würde also den aus den Lazaretten gewonnenen Zahlen entsprechen. Doch sind die Zahlen im ganzen zu klein. Ich habe daher sämtliche Verwundete des 22. Reservekorps vom Oktober 1914 bis Februar 1916 zusammengestellt und dabei einen viel niedrigeren Prozentsatz als den oben angeführten von 2% unter 2000, den ich im Kriegslazarett Roulers gefunden hatte, herausgebracht, nämlich unter 23218 Verwundeten nur 0,26%. Unter 10000 Verwundeten (Leichtverwundete einbegriffen) sämtlicher Lemberger Lazarette während der Brussilowoffensive im Jahre 1917 konnte ich nur 10 Fälle = 0,1% feststellen.

Fügt man dazu noch die nicht diagnostizierten und die in der Heimat oder auf dem Transport Erkrankten, *so dürfte ein Prozentsatz von 0,5 nicht zu niedrig gegriffen sein.* Wenn man ferner in Erwägung zieht, daß viele Soldaten nicht eine, sondern vielfache Verwundungen haben, und daß obige Zahl nur auf die Person, nicht aber auf die Wunde berechnet ist, so ist auch das vielverschriene Gasödem nicht so häufig, als man das nach Erlebnissen aus einem Lazarett allein annehmen könnte. Die Angaben ZEISSLERs, daß schätzungsweise das deutsche Heer im Weltkrieg zwischen 100000 und 150000 Gasödemfälle gehabt hätte, erscheint mir daher unzutreffend. Meine Annahme wird bestätigt durch den *amerikanischen* Sanitätsbericht mit 1,7%[1], durch den *englischen* Sanitätsbericht nach einer umfangreichen Statistik vom Sommer 1918 mit etwas über 1,0% und durch den *französischen* Sanitätsbericht, welcher von 0,6% im Anfang auf 0,1% im letzten Jahr und im Durchschnitt auf 0,46% kommt. Der *deutsche* Sanitätsbericht bringt darüber keine endgültigen Zahlen, weil diese

---

[1] Der amerikanische Sanitätsbericht gibt auf 153487 Verwundete 2618 Gasödemfälle an = 1,7%. Interessant ist in ihm, daß auf 128215 Weichteilschüsse 1389 = 1,08% mit 48,52% Todesfällen, aber auf 28272 Knochenschüsse 1329 = 6,26% mit 44,62% Todesfällen kommen.

Wundkrankheit noch nicht rapportmäßig erfaßt wurde. *Die bisherigen deutschen Statistiken im jetzigen Krieg ergaben auch nur etwa 0,4%.*

Hinsichtlich der *Jahreszeit* scheinen keine Verschiedenheiten vorzukommen. Nasse Witterung ist jedoch nach den von R. FRANZ bei den Österreichern an der Isonzofront gemachten Erfahrungen von steigerndem Einfluß, während nach meiner obigen Zusammenstellung der Einfluß der Witterung fraglich ist. Es ist ferner bemerkenswert, daß nach der vom Feinde gemachten Öffnung der Yserkanalschleusen und dadurch herbeigeführten Überschwemmung des Kampf- geländes eine Vermehrung des Gasödems nicht auffiel. Auch die russischen Chirurgen aus dem Russisch-Finnischen Feldzug (1939/40), der bekanntlich unter den ungünstigsten klimatischen Verhältnissen sich abspielte, leugnen einen klimatischen Einfluß. Im Gegensatz dazu betonen BIELING und NORDMANN den Einfluß von Feuchtigkeit und Überschwemmungen im jetzigen Krieg. Sicher aber ist es von Einfluß, ob Verwundete mit großen Weichteilwunden noch lange Zeit unverbunden oder schlecht versorgt auf dem Gefechtsfeld liegenbleiben oder bald einer geordneten ärztlichen Fürsorge zugeführt werden. Die erstere Kategorie erkrankt entschieden häufiger. Feststeht, daß von Nichtkennern unter den Ärzten viele Fälle unter diese Erkrankung namentlich anfangs subsummiert worden sind, die gar nicht dahingehören. Andererseits darf nicht geleugnet werden, daß viele Fälle irrtümlich als gewöhnliche pyogene Allgemeininfektion aufgefaßt worden sind.

b) Erreger.

Man fand sie auf fast allen Wundabstrichen bei den Schußwunden des I. Weltkrieges. Die Keime teilen also diese Eigenschaft mit den anderen der Wundinfektionskrankheiten, *daß ihre Anwesenheit noch nicht die Erkrankung des Individuums zu bedingen braucht.* Die Untersuchung des Wundabstrichs bedeutet also noch nichts. Die Kulturen müssen immer unter Sauerstoffabschluß angelegt sein. Denn die Erreger der Gasinfektion sind *obligate Anaerobier.* Sie sitzen im Erdboden und kommen in ihn wahrscheinlich durch den Kot von Menschen und Tieren, wo sie als harmloser Parasit sich finden. Doch ist die Erdboden- infektion nicht in der Weise aufzufassen, daß nur Länder mit gedüngter Erde in Betracht kommen. Denn ZEISSLER und RASSFELD fanden sie immer in 193 Erdproben aller Frontabschnitte.

Die bakteriologischen Forschungen des I. Weltkrieges haben nun folgendes ergeben: *Nicht ein einzelner Bacillus, sondern verschiedene können das klinische Gasödem hervorrufen.* Ferner wird nicht jeder einzelne Fall von Erkrankung von nur einem dieser Gasbacillen hervorgerufen, sondern er kann auch durch ein Gemisch verschiedener bedingt sein. Letzteres ist häufiger der Fall. Ferner leben sie fast immer in Symbiose mit Streptokokken und Staphylokokken und mit aeroben und anaeroben Saprophyten. Mischinfektionen an der Wunde sind also ausnahmslos vorhanden. Es kommen in Betracht für die *typische Infektion* beim Menschen nach ZEISSLER der FRAENKELsche Gasbacillus (Bac. perfringens der Franzosen), der NOVYsche Bacillus des malignen Ödems (Bac. oedematiens), der Pararauschbrandbacillus (Vibrion septique), der Bacillus histolyticus. *Be- stimmt für den Menschen nicht pathogen sind alle anderen Arten von Gasbacillen.* Unter diesen nimmt eine besondere Stellung der Bacillus putrificus verrucosus oder sporogenes ein, weil er in 80% in Erdproben vorkommt und sich häufig in Symbiose mit den pathogenen finden und *typische Fäulnis* erzeugt. Die *Eng- länder* erklären für die Erreger der Gasgangrän den WELCH-FRAENKEL-Bacillus, den Vibrion septique, den Bacillus oedematiens und den Bacillus sporogenes und betonen, daß nur der letzte Fäulnis hervorruft. Die Mischinfektion mit dem letzteren bedeute einen langsameren Verlauf. Die *Franzosen* kennen ebenfalls die ersten drei und als vierten den Bellonensis.

Der FRAENKELsche Gasbacillus ist der vielleicht verbreitetste Bacillus in der Natur. Der Verwesungsprozeß von tierischen und menschlichen Leichen ist sein Werk. In Wunden wurde er in 77%, der Vibrion septique in 13%, der Bacillus histolyticus in 9% und der Fäulnis erregende Bacillus sporogenes in 27% gefunden (WEINBERG und SÉGUIN). ZEISSLER fand eine weitgehende Analogie der Häufigkeit des Vorkommens der verschiedenen Arten in der Erde mit dem in der Wunde, nämlich: FRAENKEL-Bacillus in 100%, NOVY-Bacillus in 64%, Pararauschbrandbacillus in 8%, Bacillus histolyticus in 2%. Die im I. Weltkrieg gewonnene Ansicht ASCHOFFs, daß im Frieden die FRAENKEL-Bacillen, im Krieg der Pararauschbrandbacillus vorwiegend, namentlich bei den stürmischen Fällen gefunden wird, ist im jetzigen Krieg bisher nicht bestätigt worden.

Interessant ist, daß vom FRAENKEL-Bacillus und dem Pararauschbrandbacillus jeder Stamm, vom NOVY-Bacillus aber nur etwa 40% der Stämme pathogen sind; eine Monoinfektion vom Bacillus histolyticus ist bisher beim Menschen noch nicht beobachtet. Aber auch die Mischinfektionen mit anderen Keimen sind nicht belanglos. So wird z. B. das FRAENKEL-Toxin durch das proteolytische Ferment des Bac. putrificus tenuis verstärkt, während das NOVY-Toxin durch das Ferment des Bacillus putrificus verrucosus (Bac. sporogenes) abgeschwächt wird.

Die Gasödembacillen können sich beim Menschen nur in totem oder schlecht ernährtem Gewebe entwickeln oder wenn sie schon stark mit Gift beladen sind. LÖHR konnte z. B. Meerschweinchen nicht krank machen, wenn er die Bacillenkulturen durch wiederholtes Auswaschen mit Kochsalzlösung entgiftet hatte.

Allen Gasödembacillen ist die Ödembildung gemeinsam, nicht aber die Gasbildung und die Nekrosenbildung im Muskel. Der FRAENKEL-Bacillus und der Pararauschbrandbacillus machen ein geringerer Ödem, der NOVY-Bacillus ein starkes, meist blutig-seröses Ödem. Muskelnekrosen und Gas rufen dagegen nur der FRAENKEL-Bacillus und seltener der Pararauschbrandbacillus hervor. Der Bacillus histolyticus macht so umfangreiche Nekrosen, daß die Glieder vollkommen skeletiert werden; er macht nicht einmal halt vor den Fascien, Bändern und Gelenken; jedoch ist das nur beim Tier, nicht bei Menschen beobachtet. Vom FRAENKEL-Bacillus ist interessant, daß er ein Hämotoxin und ein Zetatoxin entwickelt; aber nur das letztere erzeugt Nekrosen mit Gasbildung.

Die Toxinwirkung der Gasbacillen äußert sich auf das Blut, das periphere Gefäßsystem und das Herz, ob auf dem Umwege durch das Nervensystem, wie es RICKER und HARZER meinen, oder direkt, ist noch unentschieden. Es tritt in den Gebieten, wo die Bacillen tätig sind, eine Stromverlangsamung, eine *Stase* auf, als deren klinisches Symptom wir zunächst ein entzündliches Ödem mit weißen und roten Blutkörperchen finden. Dasselbe kann zuerst rein subcutan oder interstitiell bleiben, um später auf den Muskel überzugreifen. Der Muskel, welcher sich im Zustande der dunkelroten Stauungshyperämie befindet, bleibt feucht bis zum Auftreten von Gas, dann trocknet er ein. Das Gas besteht aus Kohlenwasserstoffen. Der weitere Grad der Stase ist dann „*aputride Muskelgangrän*", die an sich gleich der aus anderen Ursachen ist, deren schneller Eintritt aber auf die Bacillenwirkung zurückzuführen ist. Dasselbe gilt auch von der Hämolyse. Überall, wo eine Diapedese von roten Blutkörperchen statthat, tritt eine schnelle Abgabe des Hämoglobins und ein Zerfall der roten Blutkörperchen ein. Hier ist sie aber besonders schnell. *Untersuchungen dieser Autoren sowie von PFEIFFER und BESSAU haben klar erwiesen, daß bei reiner Infektion mit Gasödembacillen nie Eiter und nie Fäulnis eintritt. Stinken die Wunden, so ist das durch Mischinfektion namentlich mit dem Bacillus sporogenes und Streptococcus anaerobius hervorgerufen.* Auch im Krieg zeigte es sich, daß bei Einschnitten an Infektionsherden entfernt von der Wunde nie Eiter oder Fäulnis zu finden war, es sei denn, daß es sich um keine reine Gasinfektion, sondern um eine Phlegmone mit Gas (s. S. 53 und 62) oder einen Gasabsceß handelte. Die schönen Tierexperimente von RICKER und HARZER haben uns auch das Verständnis für den Widerspruch näher gebracht, daß die Anwesenheit der Gasbacillen auf fast jeder Schußwunde verhältnismäßig selten eine typische Erkrankung hervorruft. Sie zeigten, daß bei Wunden nicht die reichliche Anzahl der Bakterien oder ihre Virulenz alleiu imstande ist, diesen Zustand herbeizuführen, sondern Einflüsse dazu notwendig sind, welche eine lokale oder allgemeine Beeinflussung der Blutströmung im Sinne der Verlangsamung herbeiführen. Quetscht man die Muskeln vor dem Infekt, doch ohne daß Zirkulationsstörungen auftreten, so zeigt sich kein Effekt. Wenn man dagegen längere Stauungen bis zu dauernden Zirkulationsstörungen macht, oder wenn man die Tiere hungern läßt, wodurch ebenfalls Stromverlangsamung eintritt, so erzielt man auch bei weniger zahlreichen und virulenten Bacillen Erfolge. Beim Menschen findet sich das Gasödem mit *seltenen Ausnahmen* nur bei Muskelwunden, aber es wäre falsch, daraus schließen zu wollen, daß nur bei einer Infektion des Muskels Muskelgangrän entstehen könnte. Denn wir sehen bei Tierexperimenten das typische Bild der aputriden Muskelgangrän auch bei subcutanen Impfungen. Über das Vorkommen der Gasbacillen im menschlichen *strömenden Blut* sind die Angaben verschieden. C. FRANZ und DIETRICH hatten gefunden, daß sie sich im Blute selbst von Leuten mit schweren Allgemeinerscheinungen auch selbst kurz vor dem Tode nicht nach weisen lassen. Andrerseits waren schon von SCHOTTMÜLLER 60mal FRAENKEL-Bacillen im Blut beobachtet. PRIBRAM hat sie in 40—50%, KLOSE sogar in 60%, allerdings zum Teil durch Anreicherung von 5—10 ccm Blut in Zuckeragar gefunden.

Für den Chirurgen und sein Hilfspersonal ist es, von außerordentlich praktischer Wichtigkeit zu wissen, daß die gewöhnliche Sterilisation der Instrumente durch Abkochen während 10 Minuten nicht genügt. Denn die Sporen der Gasbacillen haben durchschnittlich eine Resistenz von 60—90 Minuten gegenüber dem strömenden Wasserdampf. Aus demselben Grunde ist bei allen Wunden, bei denen eine Infektion mit Gasödembacillen wahrscheinlich ist, nach Versorgung jeder Wunde unbedingt ein Wechsel der *Gummihandschuhe* notwendig. Eine Desinfektion durch Abspülen in desinfizierenden Lösungen genügt nicht.

c) Inkubation.

Die Erkrankung tritt in etwa 72% innerhalb der ersten 4 Tage auf und auch hier fällt die bei weitem größere Hälfte auf die ersten 48 Stunden. Das früheste Auftreten ist wohl nach 3 Stunden schon erfolgt. Andrerseits sind Erkrankungen bis zu 23 Tagen gemeldet. Ich selbst beobachtete einen Fall, wo der Beginn am 29. Tage nach der Verwundung und ohne irgendwelche Operation auftrat. Es ist nicht selten, daß unmittelbar nach Operationen akute, stürmische Gasödeme auftreten, besonders oft nach Unterbindungen infolge von Blutung oder Aneurysmaoperationen, also nach Operationen, bei welchen größere Gewebegebiete unter andere, und zwar schlechtere Zirkulationsverhältnisse kommen. Wie lange die Infektion bei dieser Krankheit schlummern kann, das zeigt eine Mitteilung HERTELS, wo bei einer Granatsplitterextraktion nach 18 Jahren ein Gasödem eintrat.

d) Namen, Begriffsbestimmung der Erkrankung.

Die früheren Namen dieser Wundinfektionskrankheit sind im I. Weltkrieg abgelöst worden durch die Bezeichnung Gasphlegmone, Gasbrand, Gasödem, malignes Ödem. Am gebräuchlichsten sind der Ausdruck Gasphlegmone und Gasbrand. Der Ausdruck Gasphlegmone ist richtig, wenn man unter Phlegmone auch eine interstitielle Zellgewebeentzündung mit einem rein serösen, nicht-eitrigen Exsudat versteht. Allein obwohl man z. B. auch von einer Holz-phlegmone spricht, wenn dabei auch kein Eiter ist, so läßt sich doch nicht leugnen, daß der allgemeine ärztliche Sprachgebrauch unter Phlegmone immer eine eitrige Entzündung des Zellgewebes anspricht. Nun ist aber das *typische dieser Erkrankung, daß sie keinen Eiter bildet.* Zwar findet man ihn oft an der Wunde und in den Gewebezwischenräumen ihrer nächsten Umgebung, aber bei Untersuchungen in weiterer Entfernung fehlt er. Wenn man ihn auch da findet, so liegt eben keine reine, sondern eine Mischinfektion vor. Es handelt sich dann, wie schon 1884 OGSTON und ROSENBACH, 1893 EUGEN FRÄNKEL scharf hervorhob, um eine *Phlegmone mit Gas.* Bei dieser liegt häufig eine harmlosere Erkrankung vor, bei welcher die Gasbacilleninfektion in den Hintergrund tritt. Auch sind die Bildner dieser Gasansammlung gewöhnlich nicht jene charakte-ristischen, oben beschriebenen, deletären Parasiten, sondern Saprophyten. Die sog. *epifascialen Gasphlegmonen* (PAYR), die mir gezeigt wurden, waren häufig nichts anderes als solche Phlegmonen mit Gas. Das gilt ebenfalls von den *Gasabscessen,* die sich in den durch das Trauma gebildeten oder präformierten Höhlen bilden. BIER und THIESS haben sie für eine besondere Form des Gas-ödems gehalten, die man durch Heilmaßnahmen, wie Stauung und Kataplas-mierung erweichen mußte, um der Krankheit Herr zu werden. *Dazu kommt noch ein anderes Moment, daß von vielen Ärzten nicht daran gedacht wurde, daß auch gewöhnliche Luft der Außenwelt nach Schußverletzungen in das Unterhaut-zellgewebe eindringen kann.* Der vielfach gebrauchte Ausdruck *Gasbrand* ist pathologisch-anatomisch richtiger als Gasphlegmone. Denn tatsächlich ist neben dem Ödem und der Gasbildung die eigenartige *aputride Gangrän der Muskeln* das wesentlichste Merkmal. Allein der Kliniker versteht gewöhnlich unter Brand die sich auch an der Haut dokumentierende Nekrose einer bestimmten Körperstelle oder eines Gliedabschnittes. Und diese Brandform kommt nicht immer dabei vor, sondern bezeichnet nur das letzte Stadium für einen Teil der Fälle.

Der Name *Gasödem* ist von ASCHOFF eingeführt. Er betont zwei wichtige Symptome der Erkrankung und ist berechtigt, solange man die Infektion nur nach ihrem Exsudat einteilt. Deshalb habe ich ihn auch für die Einteilung der Infektionen nach dem Gesichtspunkt des Exsudats gewählt. Er läßt aber unberücksichtigt die aputride Gangrän der Muskulatur, die etwas ganz Spezi-fisches für diese Erkrankung durch typische Gasbacillen darstellt. Die Frage, ob es klinisch ein reines Bild des *malignen Ödems* gibt und ob man es von einem Gasödem trennen kann, ist viel diskutiert worden. *Meines Erachtens muß eine klinische Abtrennung des malignen Ödems als eine besondere Krankheit unterbleiben, und es muß unter den Begriff des Gasödems eingereiht werden.* Denn die seltenen Fälle, bei denen rasch fortschreitende pralle Schwellung von Körper-gegenden mit viel Ödem, aber ohne Gas und aputride Muskelgangrän am Lebenden bestand, zeigten bei der Sektion mit ganz seltenen Ausnahmen auch Gas und auch die Muskelgangrän.

e) Klinische Diagnose.

Als die Ärzte in den I. Weltkrieg traten, war ihnen ein gut umrissenes kli-nisches Bild der Krankheit nicht bekannt. Die vorzüglichen Ausführungen EUGEN FRÄNKELS waren in Vergessenheit bei der Allgemeinheit geraten. 1893 schon hatte er gesagt: „Anatomisch ist die typische Gasgangrän charakterisiert durch das Auftreten von Gasblasen in dem zunderartig erweichenden und zerfallenden, von trübblutiger, gashaltiger Flüssigkeit durchsetzten subcutanen, intermuskulären und eigentlichen Muskelgewebe, das, wofern man es mit reinen Fällen zu tun hat, *vollkommen frei von Gestank* ist." Im Kriege brachte zunächst PAYR eine genaue Beschreibung des Krankheitsbildes heraus. Aber er legte auf Grund seiner Erfahrungen ein zu großes Gewicht auf die epifasciale Gasphlegmone, beschrieb sie als die häufigere und stellte die Prognose als zu günstig hin. C. FRANZ präzisierte zuerst auf dem 1. Kriegschirurgentag in Brüssel 1915, fußend auf 58 beobachteten Fällen, das ganze Bild des typischen Gasödems scharf. *Er betonte vor allem schon den Prädilektionssitz der Erkrankung im Muskelgewebe und sprach von der Seltenheit der epifascialen Lokalisation.* Ende 1915 haben dann SELTER und Anfang 1916 BIER ihre Ansicht ebenfalls dahin ausgesprochen. Diese Tatsache ist durch die zahlreichen späteren Veröffentlichungen sowohl klinischer, pathologisch-anatomischer als auch bakteriologischer Natur bestätigt worden. *Das typische Gasödem ist jedenfalls als eine besondere Infektionskrankheit von Wunden anzusehen, welche charakteristische Veränderungen der Muskulatur bedingt, innerhalb von Stunden fortschreitet und eine Allgemeinvergiftung des Körpers macht, die ohne energische Behandlung meistens zum Tode führt.* Gewiß kommen auch Gasbacilleninfektionen im subcutanen Zellgewebe[1], im Gehirn, im Brustfell, im Bauch vor, aber sie sind selten und Ausnahmen, genau wie auch durch den Typhusbacillus in der Gallenblase, im Muskel, in den Knochen krankhafte Veränderungen entstehen können und dennoch die typische Typhuserkrankung im Dünndarm sitzt.

Wie müssen nun die Wunden beschaffen sein, zu denen die gefährliche Erkrankung hinzutritt? Diese Frage ist dahin zu beantworten, daß sie sich mit allen Wunden, ob groß, ob klein, ob glatt oder zerrissen, vergesellschaften kann. Allein den günstigen Boden findet die Infektion in den großen buchtigen Wunden mit starken Muskel- und Gefäßzerreißungen und mit groben Verunreinigungen durch Erde, Holzsplitter, Stroh, Tuchfetzen und Steckgeschosse. *Wunden, deren Gefäßversorgung gelitten hat, neigen leicht dazu.* So wird aus dem jetzigen Krieg von vielen Chirurgen berichtet, daß das Gasödem oft bei Gliedmaßenwunden eingetreten ist nach zwecks Blutstillung vorn angelegter Abschnürbinde. Darauf, daß auch nach Operationen unter Blutleere zuweilen stürmische Fälle vorkommen, sei ebenfalls hingewiesen. Die Durchsicht der Mitteilungen zeigt ferner die sehr wichtige Tatsache, *daß in etwa 27% primäre Verletzungen der großen Gefäße vorlagen:* Wenn infolge der Verletzungen von Hauptgefäßen eine Gangrän eines Gliedes eintritt, und sich im absterbenden Teil Fäulnis mit Gasbildung zeigt, so ist das eine altbekannte Erscheinung. Gewiß sind in dieser Beziehung viele falsche Diagnosen gestellt worden. Allein es besteht doch ein typischer Unterschied: Bei der gewöhnlichen Gangrän tritt diese und mit ihr die Gasbildung mehr oder weniger an der Peripherie zuerst auf und schreitet nach dem Zentrum fort. Bei den Fällen von Gasödem dagegen sind die ersten Zeichen immer unmittelbar an der Wunde und schreiten von ihr auch nicht selten gleich zentralwärts. Sehr auffällige und bedeutungsvolle Ergebnisse zeigt nun die Untersuchung über die betroffenen Körpergegenden. In den meisten Fällen handelte es sich um Extremitätenschüsse mit Einschluß von Schulter und Gesäß, seltener um Rumpfmuskulatur. Selten betroffen wurden Finger, Zehen, Hand, Fuß, Kopf und Hals. Aus dem *französischen* Sanitätsbericht errechnete ich Schädelhirnschüsse mit 1,2% aller Gasödemfälle und einer Mortalität von 96,5%, Kopfweichteilschüsse mit 0,8% und einer Mortalität von 65%, Halsschüsse mit 0,4% und einer Mortalität von 77,5%. Der *amerikanische* Sanitätsbericht berichtet von der Häufigkeit

---

[1] Zum Beispiel nach Arzneimittelinjektionen bei dekrepiden Individuen.

bei Weichteilwunden in 1,08% mit einer Sterblichkeit von 48,52%, bei Knochenschüssen 6,26% mit einer Sterblichkeit von 44,62%. Aus beiden Berichten entnehmen wir, daß das Gasödem bei Komplikationen mit Verletzungen von Innenorganen und von Knochen häufiger auftritt.

Das seltene Betroffensein der Hände, des Gesichtsteiles, des Kopfes und des oberen Halses legt den Gedanken nahe, daß die Nichtbekleidung dieser Teile eine Rolle spielt. Aber wäre es das Moment der Kleiderbeschmutzung mit Erde allein, woher kommen dann die Zehen- und Fußverletzungen auch so günstig dabei weg, woher sehen wir die Erkrankung bei Brust- und Bauchschüssen selten, obwohl doch der Fußteil'des Stiefels am meisten mit der Erde in Berührung kommt und unsere Soldaten sich im Bewegungsgefecht länger in der Bauchlage als in aufrechter oder kniender Stellung befinden? Und die Haut der Hände unserer Soldaten, ist sie nicht so mit Dreck imprägniert, daß es tagelanger Waschung bedarf, ehe sie rein ist, und sie erkrankt trotz ihrer häufigen Verletzungen kaum? Dies im Zusammenhang damit, daß die unteren Extremitäten $4^1/_2$mal so häufig als die oberen erkranken, daß vom Rumpf gerade die muskulösen Partien des Schulterblattes und des Gesäßes vorwiegend betroffen werden, zeigt deutlich, *daß, abgesehen von anderen Momenten, der Umfang der Muskelmassen für die Häufigkeit des Gasödems von wesentlicher Bedeutung ist.*

Die *klinische Diagnose* der Erkrankung kann sehr leicht oder sehr schwer oder überhaupt nicht zu stellen sein. Letzteres gilt auch für die Erfahrenen, namentlich dann, wenn zunächst nur ein pralles Ödem ohne Gas auftritt. Im allgemeinen kann man sagen, daß die Verhältnisse ähnlich den gewöhnlichen Bindegewebephlegmonen liegen. Je oberflächlicher der primäre Entzündungsherd sich befindet, um so leichter ist er zu erkennen, weil sich dann die Erscheinungen früh auf die Haut projizieren. Wenn er aber sehr tief sitzt, dann können äußerlich wahrnehmbare Erscheinungen noch zu einer Zeit fehlen, wo bereits schwere Allgemeinerscheinungen vorhanden sind.

Betrachten wir zunächst das Verhalten der *Wunde*. Sie kann sich, wenn eine Mischinfektion mit eiter- oder fäulniserregenden Bakterien vorliegt — und das ist sehr häufig der Fall — in nichts unterscheiden. Zu betonen ist, daß das Aussehen auch ein vollkommen normales gutes sein kann und trotzdem eine Erkrankung vorliegt. Das ist der Fall bei ganz tiefem Sitz des primären Herdes. Aber auch sonst gibt es eine typische Veränderung ihres Aussehens im Beginn der Infektion nicht. Sie sieht vielleicht etwas dunkler rot, ein wenig mißfarben und etwas feuchter aus. Wenn, wie es oft der Fall ist, größere Muskelmassen frei zutage liegen, so ist ihr starkes Hervorquellen gegenüber dem Befund beim letzten Verbandwechsel beim Fehlen anderer Symptome höchst verdächtig. Bei Druck auf die Wunde selbst oder ihre Umgebung quillt an der Oberfläche hier und da ein Gasbläschen heraus, ist der Prozeß weiter fortgeschritten, dann bedarf es des Druckes nicht mehr, sondern die Luftblasen steigen von selbst in den Spalten und Lücken nach oben (Gasbrodeln). Ich kann mit MARWEDEL nicht übereinstimmen, wenn er dieses Symptom als einen Ausdruck der leichten Form der Infektion auffaßt. Es wird in dem Abschnitt „Differentialdiagnose" darauf hingewiesen werden, wie vorsichtig man aber bezüglich der Deutung von Luftblasen sein muß.

Die *Wundabsonderung* pflegt zuzunehmen. Sie ist eigentlich *seltener reineitrig, trotz der meistens an der Wunde bestehenden Mischinfektion,* sondern hat eine wäßrige gelbrötliche Beschaffenheit, die bei Wunden mit starker Gewebezertrümmerung zu einer schmutzig braunroten dickflüssigen, mit Krümeln untermengten wird. Hierbei handelt es sich aber wohlverstanden nur um die Absonderung der ursprünglichen Wunde, welche durch das Geschoß gesetzt ist.

Diejenigen frischen Wunden aber, welche von jener entfernt durch Incisionen gesetzt werden, *sondern nie Eiter,* sondern nur immer eine wäßrige, häufig rötliche Flüssigkeit ab, der sich erst bei stärkerem Muskelzerfall krümelige Gewebeteile hinzugesellen.

Besonders erwähnenswert ist der *Geruch,* der von manchen, namentlich Pathologen, für spezifisch gehalten wird. Wir finden ihn aber und auch nicht immer bei den größeren, frei zutage liegenden Wunden, während er selbst bei schwerster Entzündung vermißt wird, wenn die Wunden klein sind, oder der primäre Infektionsherd ganz in der Tiefe des Gliedes sich befindet. *Die durch Incisionen und Amputationen gesetzten Wunden im Gasödemgebiet riechen nicht.* Die Engländer unterscheiden: Bei Infektion mit dem WELCH-FRAENKEL-Bacillus ist der Geruch leicht säuerlich, bei der mit dem Vibrion septique ranzig, und nur bei der Mischinfektion mit dem Bacillus sporogenes stinkend; während beim Bacillus oedematiens überhaupt kein Geruch ist. Allerdings lenkt, wenn eine Wunde bis dahin nicht stank, der Geruch darauf hin, daß sich in der Wunde der Bacillus sporogenes angesiedelt hat, und da dieser sich häufig mit den pathogenen Gasbacillen vergesellschaftet, daß ein Gasödem im Anzug sein kann.

Die Wundumgebung kann anfangs ganz normal erscheinen ohne irgendwelche Erscheinungen an der Haut. Nur ist häufig schon ein von den im Unterhautzellgewebe befindlichen Gasblasen herrührendes Knistern wahrzunehmen.

Sobald *Haut*erscheinungen auftreten, so zeigen sie zunächst deutliche Unterschiede gegenüber der gewöhnlichen Entzündung. Denn es handelt sich nicht um eine gleichmäßige, diffuse, allmählich an Stärke zunehmende Rötung und Schwellung, sondern zuerst zeigt sich ein rasch fortschreitendes teigiges Ödem. Die Farbe der Haut bekommt ein gespanntes, glänzendes, blasses, weißlichgelbes Aussehen und behält sie einige Zeit. Dann treten an einigen Stellen durchaus nicht immer in der Nähe der Wunde blaue oder blaurote umschriebene Flecke auf, die sich schnell vergrößern, und zu gangränösen Herden werden. Manches Mal hebt sich vorher auf ihnen oder in der Nähe die Epidermis in Blasen ab, die mit trübserösen oder serösblutigem Inhalt gefüllt sind (*blaue Gasinfektion nach* THIESS).

In anderen Fällen, und zwar der Mehrzahl, ist das teigige Ödem mit der prall gespannten weißgelblichen Haut in der Umgebung der Wunde immer von kurzer Dauer. Es folgt ihm schnell das Stadium mit gelblichroter bis braunroter Verfärbung, ähnlich den Farbennuancen bei sich aufsaugenden Blutergüssen. Dann treten bald als braunrote Streifen deutlich einige Hautvenen durch, deren Netz sich allmählich vergrößernd, sich nicht mehr abhebt, sondern verschwindet, weil die Haut sich überraschend schnell in wenigen Stunden immer dunkler färbt, bis sie schinken- oder burgunderrot aussieht (*braune Gasinfektion* nach THIESS, die *epifascialen Fälle von* PAYR). Wir finden dieses Bild hauptsächlich an den Extremitäten, deren starke subcutanen Venen für die frühen Abzeichnungen an der Haut eine Rolle zu spielen scheinen. Nun fühlt man ganz leicht die starke Gasansammlung unter der Haut; man kann sie durch Hinüberstreichen mit einem Rasiermesser oder Beklopfen mit einer Pinzette an dem tympanitischen Ton oder mittels des Stethoskopes durch das Knistern wahrnehmen. Die Fälle mit diesen Hautveränderungen zeigen das Hautemphysem durchschnittlich viel ausgeprägter als die mit der blassen Haut, bei denen es lange Zeit oder überhaupt fehlen kann. Dagegen tritt bei den letzteren das teigige pralle Ödem, die Spannung der Haut viel mehr in den Vordergrund als bei den ersteren. Bei Beklopfen mit der anatomischen Pinzette zeigen aber auch diese einen tympanitischen Ton.

Die Veränderungen in der Wunde und der Haut vergesellschaften sich immer mit solchen in der *tieferen Umgebung.* Infolgedessen schwellen die betreffenden

Körpergegenden oder Gliedabschnitte schnell an, und zwar immer von der Wunde ausstrahlend. Es sind nicht die periphersten Teile wie Hand und Fuß, die am stärksten geschwollen sind. Erst später werden auch sie in Mitleidenschaft gezogen. Dann verschwinden auch gewöhnlich die peripheren Pulse. Die Gliedmaßen werden schwer beweglich und zeigen eine deutliche objektiv wahrnehmbare Abnahme der Berührungs- und der Schmerzempfindung. In diesem der Gangrän voraufgehenden Stadium fällt auf, daß die Finger und Zehen, kurz die peripheren Teile weiß, ischämisch, nicht blau aussehen. *Diese Schwellungen von Körperabschnitten und Gliedmaßen können zunächst ohne irgendwelche Hauterscheinungen und ohne Gasknistern, ja anfangs auch ohne Tympanie bei der Perkussion einhergehen.* Diese Fälle sind für die Diagnose die schwierigsten, aber ihre Kenntnis ist von besonderer Bedeutung, weil sie prognostisch gewöhnlich die ungünstigen sind, da sich der Prozeß ganz tief in der Muskulatur abspielt. Je oberflächlicher dieser ist, um so eher zeigen sich die Hautveränderungen. Denn auch die Fälle mit geringen oder fehlenden Hauterscheinungen würden sich alle ebenso entwickeln, wenn nicht die Allgemeinerkrankung infolge ärztlicher Maßnahmen (Amputation, Incision) oder durch den Tod die weitere Entwicklung verhinderte. Da, wo Zeit zur Weiterentwicklung bleibt, nimmt die Schwellung immer weiter zu, die Haut wird auf das äußerste gespannt und weißlich gelb, blaß. Man hat den Eindruck eines prallen festen Ödems, so daß der Fingerdruck nicht stehenbleibt, und einer derben Infiltration der gesamten Muskulatur. *Gasknistern unter der Haut fehlt hier meistens oder tritt erst sehr spät auf.* Dagegen findet man bei derartigen Zuständen gar nicht selten die oben beschriebenen, plötzlich inselartig auftretenden lividen Hautflecke, aus denen sich umschriebene Gangränherde entwickeln (blaue Gasinfektion nach THIESS). Diese Art der Schwellung hat bestimmte Prädilektionsstellen: das obere Drittel des Oberschenkels, die Gesäßgegend, das obere Drittel des Oberarms, die Schultergegend. Auch für die metastastischen Gasödeme, bei denen der Druck eine Rolle spielt, ist sie typisch, also am Gesäß und der Wade.

Wenn wir diese Hautveränderungen und Schwellungen äußerlich sofort wahrnehmen können, so gibt uns über die Vorgänge, die sich in der Tiefe abspielen, erst der bei Operationen gewonnene Augenschein Aufschluß. *Jedoch zeigen sich die für die Erkrankung typischen Bilder nur, wenn die Schnitte entfernt von der ursprünglichen Wunde angelegt sind und wenn keine Mischinfektion vorliegt.* Einschnitte durch die gespannte, weißgelbliche fahle Haut und das Unterhautzellgewebe lassen eine weiße, wenig getrübte, dem Ödem gleiche Flüssigkeit herausfließen, die häufig, jedoch nicht immer, Gasblasen enthält. *Diese ist ohne Geruch.* Fett- und Unterhautzellgewebe sind succulent, ohne Verfärbung. Sobald die Haut die roten oder die anderen oben beschriebenen Farbentöne hat, ist das Bild anders. Dann ist die Flüssigkeit rötlich bis schmutzig grün und das Unterhautzell- und Fettgewebe grünlich. Um die größeren Hautvenen, insbesondere diejenigen, deren Verlauf sich durch die Haut abzeichnete, zeigen sich diffuse Blutaustritte. Die Venen selbst enthalten gestautes Blut hier und da mit Gasblasen untermischt. Das Verhalten der *Fascien* unterscheidet sich, je nach dem Grade und dem Sitz der Erkrankung. Da, wo die Flüssigkeit und das Unterhautzellgewebe nicht oder nur wenig verfärbt sind, hat sie vielleicht etwas weniger Glanz, ist aber nicht auffällig verfärbt. Das ist der Fall entweder an den entferntesten Teilen der Erkrankung, oder aber wenn der primäre Sitz in der Tiefe der Muskulatur sich befindet und noch nicht bis an die Außenfläche vorgedrungen ist. Wenn aber die Haut die intensiv roten bis rotbraunen Farbentöne angenommen hat, dann ist auch die Fascie deutlich betroffen; sie zeigt an ihrer Ober- und Unterfläche diffuse Blutimbibitionen oder sie ist mißfarbig, weißlich grün oder grauschmutzig, und ihre Struktur ist stark gelockert.

Die wichtigsten Veränderungen zeigt immer das *Muskelgewebe*. Im allgemeinen sind drei Formen zu unterscheiden. Wir finden — traumatische Einflüsse müssen aber mit Gewißheit ausgeschaltet werden können — die Muskulatur zunächst dunkelrot. In den Muskelscheiden, aber auch im Muskelgewebe selbst finden wir Blutaustritte. Neben Muskelbündeln, die diese deutlichen Stauungsblutungen aufweisen, finden sich daneben bereits auch anämische. Quer-, noch besser aber Schrägschnitte sehen streifig aus, helle Partien wechseln mit dunklen. Das tritt besonders schön an den gefiederten Muskeln zutage. Gasblasen können bereits darin sein, fehlen aber oft. Sobald sie auftreten, verliert der Muskel sein feuchtes Aussehen und wird trocken. Das *zweite* spätere Stadium ist folgendes: Der Muskel hat einen helleren Farbenton als wie normal, er erinnert an blassen gekochten Schinken oder an eingetrocknetes *Lachsfleisch*, ist zundrig, trockener, leicht aufzufasern und enthält zahlreiche Luftblasen, so daß das schneidende Messer e`nen knirschenden Ton hervorruft. Dieser Zustand ist der Vorläufer des *dritten* Stadiums des vollkommenen Zerfalls *(aputride Muskelgangrän)*. Die Muskelmasse zerfließt zu einem Fleischbrei von zunächst dickerer, dann dünnerer Konsistenz, oder aber es stoßen sich auch größere, von der Ernährung abgetrennte Muskelpartien als nekrotische, grünlich schwarze Klumpen ab. *Diese zerfallenden Muskelmassen verbreiten einen kotartigen faulen Geruch, aber nur, wenn sie in direkter Verbindung mit der ursprünglichen Wunde stehen und dieser Fäulniserscheinungen bietet. Sonst sind auch sie geruchlos.* Es ist natürlich, daß in der Wunde selbst, wo auch das Geschoß zerstörend auf die Muskulatur gewirkt hat und wo die Infektion am längsten in Tätigkeit ist, dieses Höhestadium am ausgesprochensten ist und von diesem Zentrum nach beiden Seiten die pathologischen Veränderungen abnehmen. Andrerseits aber ist zu erwähnen, daß diese Grade nicht immer einen gleichmäßig sich abstufenden Übergang zeigen müssen, sondern daß auch in mehr oder minder großer Entfernung von der Wunde vollkommen nekrotische Herde sich finden, weil eben ihre Ernährung mehr gelitten hatte als die Umgebung.

Das zwischen den Muskeln gelegene Bindegewebe hat in diesen Fällen immer auch da, wo in Muskeln nur wenig Veränderungen sind, einen ausgesprochenen Charakter von Succulenz und gelbgrünem Aussehen. Dasselbe trifft auch auf die *Gefäßscheiden* zu. Und damit kommen wir zur Einwirkung des Gasödems auf die *Gefäße* und das *Blut*. Es wurde in meinen 142 Fällen genau auf Thromben gefahndet. Sie fanden sich nur in 5 Fällen in der Nähe der Wunden, so daß zwanglos die schädigende Wirkung des Geschosses mit eventueller pyogener Infektion als Ursache angesehen werden muß. *Sonst zeigte sich immer das Bild der Stase.* Dadurch wird das Strömen des Blutes verhindert und es ist interessant, daß es sowohl bei Incisionen als auch bei nicht gesunder Muskulatur ausgeführter Absetzung auffällt, wie wenig es blutet. Von einigen Seiten (WULLSTEIN) hat man die Zirkulationstörungen rein mechanisch mit der Kompression der Gewebe durch Gas zu erklären versucht. Das kann nicht der Fall sein. Denn die Stauungen findet man schon in dem ersten Stadium und vor allem auch an Stellen, wo die Gasentwicklung noch fehlt. Diese Stase hängt zusammen mit einer gefäßlähmenden und hämolytischen Wirkung der Gasbacillen. Da wo die Zirkulation aufhört, kommt es schließlich zur Gangrän.

Hinsichtlich des Verhaltens der *Knochen* ist nichts aufgefallen. Auch eine typische Entzündung der *Gelenke* gibt es meines Erachtens nicht. Das, was auch ich gesehen habe und von anderen als Gelenkerkrankung durch Gasbacillen beschrieben ist, sind die *Gasabscesse*, auf die ich später eingehen will und die alle Mischinfektionen darstellen, da sie Eiter enthalten. Dasselbe gilt auch für das *Brustfell*. Auch hier sind typische Reinerkrankungen nicht vorgekommen, ebensowenig an der Leber, der Lunge. Auch von dem *Gehirn* darf man wohl das nämliche behaupten. Mit dem reinen Gasödem des Bauches muß man ebenfalls skeptisch sein. Denn in den berichteten Fällen betraf die Erkrankung zumeist die Muskulatur der Bauchwandungen, oder es handelte sich um putrid zersetzte gashaltige Hämatome oder Exsudate. Nur in einem Falle von RICKER und HARZER war das ganze retroperitoneale Gewebe vor dem Psoas und Iliacus, das ganze Mesocolon ascendens, fast das ganze Mesenterium des Dünndarms in eine gewaltige, mannskopfgroße Geschwulst verwandelt, die in einer Ansammlung von klarer, gelblicher, teilweiser roter, gasfreier Flüssigkeit im Gewebe bestand. LÖHR bestreitet überhaupt das Vorkommen von Gaserkrankung innerer Organe mit Ausnahme der Gebärmutter, welche aus quergestreifter Muskulatur besteht.

Diese eben geschilderten örtlichen Befunde sind die charakteristischen für die typische reine Gasbacilleninfektion. Sie finden sich in allen Fällen von fortschreitender Erkrankung mit schweren Allgemeinsymptomen. Bei zahlreichen Erkrankten ist aber das Bild nicht so klar, weil eine Eiterung nicht nur an der Wunde, sondern auch in ihrer Umgebung auftritt. Hier liegt also eine Mischinfektion mit pyogenen Bakterien vor. *Denn die Gasbacillen machen, soweit bis jetzt bekannt ist, nie eine Eiterung.* Unter solchen Bedingungen läßt sich selbstverständlich nicht sagen, inwieweit die anatomischen Veränderungen durch die eine oder die andere Bacillengruppe verursacht sind, wenn in diesen Fällen für die Gasentwicklung nicht überhaupt andere Bakterien in Frage kommen. Hierhin gehören die sog. *„Phlegmone mit Gas"* und *„der Gasabsceß". Vom rein klinischen Standpunkt aus kann man sagen, daß bei beiden die pyogene Infektion im Vordergrund steht und die Gasbacilleninfektion etwas Sekundäres ist.* Denn diese Prozesse pflegen lokal zu bleiben und wenn sie fortschreiten, nicht den Charakter des Gasödems anzunehmen.

f) Allgemeinerscheinungen.

Zu betonen ist, *daß das Fieber bei dieser Erkrankung kein konstantes Symptom ist.* Wie auch beim Tetanus ist fraglos eine Anzahl der Patienten fieberfrei oder zeigt nur subfebrile Temperaturen. Andere wieder zeigen wenigstens beim Beginn einen schnellen, plötzlichen Anstieg der Temperatur mit anschließendem uncharakteristischem Fieber. Viel prägnanter ist das Verhalten des *Pulses,* dessen Verhalten zu dem der Temperatur nicht parallel geht. Im Anfang und bei leichten Erkrankungen kann er normal oder wenig beschleunigt sein. Beim Fortschreiten des Prozesses schnellt er aber gewöhnlich *plötzlich* zu Frequenzen von 130—160 hinauf, wird klein, bleibt aber meistens regelmäßig. In einigen Fällen kann man ihn an der Radialis kaum noch fühlen, und trotzdem müssen diese Patienten nicht unbedingt sterben.

Charakteristisch für das Gasödem ist in wohl $^2/_3$ *der Fälle der pötzliche Umschlag des Allgemeinbefindens,* was auch die Engländer besonders betonen. Kranke, deren Wohlbefinden scheinbar nichts zu wünschen übrig ließ, machen innerhalb weniger Stunden — die kürzeste Frist, die ich beobachten konnte, waren 4 Stunden — den Übergang zum schwersten Krankheitsbild und zum bevorstehenden Tode durch. Dieser Umschlag pflegt sich gewöhnlich durch *rasende Schmerzen* anzukündigen Diese sind so pathognomisch, daß der Arzt, wenn er in den ersten Tagen nach großen Gefechten bei seiner Visite fragt, wer von den Verwundeten plötzliche heftige Schmerzen bekommen hat, er die gasödemverdächtigen Fälle ohne weiteres selbst aus großen Massen von Verwundeten herausfindet. *Es ist aber zu betonen, daß diese Schmerzen nur den Anfang der Erkrankung charakterisieren.* Ist die Entzündung schon vorgeschritten, so läßt die schwere Allgemeinintoxikation sie weniger empfinden, gegen das Ende sind

sie infolge von Euphorie überhaupt nicht mehr vorhanden. Wodurch sie entstehen, muß noch dahingestellt bleiben. Es ist nicht auszuschließen, daß die
schnelle Entwicklung von Gas und Ödem dieselben rein mechanisch bedingen
kann. Viel wahrscheinlicher aber ist die Erklärung, daß durch die giftige
Wirkung der Gasbacillen auf die Gefäße bedingte Zirkulationsstörungen die
Ursache sind. Sie wären demnach gleichzusetzen den heftigen Schmerzen bei
Erfrierungen, bei der Arteriosklerose und bei der Endangiitis obliterans.

Sodann fällt die *Veränderung der Gesichtsfarbe* auf. Sie wird eine *anämische
mit einem Stich ins Gelbliche.* Man hat sie auch *hämolytische* genannt. *Man
findet diesen Farbenton nur noch bei Leuten nach schweren Blutverlusten und bei
chronischen Septikern.* Wirklicher Ikterus kommt vor, aber selten. Zuweilen
mischt sich kurz vor dem Tode bei ausgesprochenem Lufthunger ein cyanotischer
Farbenton hinzu. Die Atmung ist meistens eine beschleunigte; doch tritt ausgesprochene Atemnot nicht immer und dann erst in dem letzten Stadium auf.
Hin und wieder findet man noch Singultus oder ganz selten initiales Erbrechen.
Zwischen Erysipel und akuter pyogener Allgemeininfektion, wobei sie auch
vorkommen, und Gasödem wird man dann leicht die Diagnose treffen können.
Sonstige Erscheinungen von seiten des Magendarmkanals sind selten. *Es sei
betont, daß die Zunge mit seltenen Ausnahmen feucht ist.* Durchfälle sind nicht
beobachtet. Die Milz ist nicht zu fühlen. Über die Beteiligung der Nieren
schwanken die Angaben. Während FRANZ kein Eiweiß in seinen Fällen fand,
konnte MARWEDEL unter 140 Fällen 27mal Eiweißharnen und Cylindrurie feststellen. COENEN und andere betonen eine sehr starke Neigung zu Schweißen,
die von anderen bestritten wird. Das allgemeine *psychische* Verhalten ist bei
den schweren Fällen im Beginn ein unruhiges, um schnell in ein apathisches
überzugehen. Über die Schwere der Erkrankung sind sich die Betroffenen nicht
klar. Es gibt Fälle, wo kurz vor dem Tode eine vollkommene Euphorie besteht,
ähnlich dem Verhalten bei der Bauchfellentzündung. Nur bei einzelnen Patienten
wird der Umschlag des Allgemeinbefindens auch durch Benommenheit und
unüberlegte Handlungen wie Abreißen von Verbänden usw. eingeleitet.

g) Differentialdiagnose.

Sie ist in vielen Fällen, namentlich im Anfang sehr schwer, und häufig nur
dann möglich, wenn man den Patienten alle 2—3 Stunden, auch während der
Nacht sieht. Zunächst sei betont, daß nicht alles *Luftknistern* auf ein Gasödem
schließen lassen muß. Bei demselben kann es sich einmal um rein *exogene Luft*
handeln, die entweder im Augenblick der Verletzung oder später durch Bewegungen des Patienten in die Wunden hineinkommt. Daß nach Schußverletzungen umschriebenes Hautemphysem vorkommt, wird von allen erfahrenen
Kriegschirurgen zugegeben. Es ist natürlich, daß es sich bei kleineren Hautöffnungen und schiefen Wundkanälen häufiger findet. Wir finden es selten bei
Gewehrschüssen aus nächster Nähe, häufiger bei Granatverletzungen und
besonders oft bei Verletzungen mit der Leuchtpistole. Dem alten Décollement
traumatique LAVALLÉs ähnliche Bilder, d. h. Abhebung der Haut von der Fascie
oder dieser von dem darunter liegenden Muskel oder der einzelnen Muskellager
voneinander sieht man infolge der ungleichmäßig reißenden Gewalt der Granatsplitter häufig. Drückt man auf diese Wunden, so quillt Flüssigkeit, der Luftblasen beigemengt sind, heraus. Dieses Vorkommnis wird einem besonders bei
Granatverletzungen verständlich, wenn man sich vergegenwärtigt, daß bei
Explosionen der Luftdruck so groß sein kann, daß Menschen 4—5 m in die Luft
geschleudert werden können. Was ist natürlicher, als daß mit dem eindringenden Granatsplitter auch Luft hineingepreßt werden kann? *Dieses Gasknistern.*

findet man aber nur in frischen Schußwunden; nach 48 Stunden ist es gewöhnlich verschwunden. Unter 1092 Oberschenkelweichteilschüssen wurde bei Steckschüssen in nicht weniger als in 7% eine tympanitische Zone mit Gasknistern gefunden, die nach Extraktion anstandslos heilte. Man kann es also eigentlich nur auf Hauptverbandplätzen und weit vorne arbeitenden Lazaretten antreffen.

Sodann war schon aus dem Frieden bekannt, daß bei *komplizierten Frakturen* hier und da Hautemphysem auftreten kann. An diese Tatsache wurde im Kriege zu wenig gedacht. Die Diagnose ist dann besonders schwierig, wenn dunkelbraunrote Verfärbungen infolge von großen an die Haut heranreichenden Hämatomen vorhanden sind. Es handelt sich um kein häufiges Vorkommnis, aber immerhin habe ich doch 12 solcher Fälle aufgezeichnet. In allen war die Diagnose auf Gasödem gestellt. Zum Zustandekommen sind notwendig kleinere Hautwunden und ventilartiger Verschluß der tiefen Wunde durch vorgelagerte Fascie oder Muskel. Dadurch kommt es zu einer Luftansammlung, weil infolge von Bewegungen des Gliedes Luft hinein-, aber nicht mehr herausströmen kann[1].

Gegenüber dieser exogenen Luft sei auf *endogene Gasbildung* aufmerksam gemacht, die ebenfalls zu Irrtümern führen kann. Nicht jedes Gasknistern oder aufsteigende Luftbläschen bei stinkender Wunde muß ein Gasödem sein. Bei großen Weichteilwunden liegen nicht selten Muskelpartien frei zutage, die durch das Trauma so sehr in ihrer Ernährung gestört sind, daß sie der Nekrose verfallen und sich als schwarzbraune eingetrocknete Gewebeteile darstellen. Wenn man auf sie drückt, so knistert es, und es tritt auch hier und da ein Luftbläschen heraus, ein Produkt harmloser Saprophyten, die sich auf diesen nekrotischen Partien angesammelt haben. Die Diagnose wird sehr leicht dadurch erbracht, daß man alles Nekrotische fortschneidet und die anstoßenden Gewebeteile, indem man sie zwischen die Arme einer anatomischen Pinzette nimmt, auf die Anwesenheit von Gasknistern, und wenn das nicht vorhanden ist, auf folgendes Aussehen der Muskeln prüft. Zum Unterschied von gesunden Muskeln lassen gasödemverdächtige auf Quer-, noch besser auf Schrägschnitten ein streifiges Aussehen erkennen, welches durch den Wechsel zwischen gestauten, dunkelroten und bereits anämischen Faserbündeln bedingt ist. In dieselbe Kategorie fallen auch die Fälle von *feuchter Gangrän* infolge von *primärer Gefäßverletzung.* Auch bei ihnen findet man oft Gasknittern, Abhebungen von der Haut in Form von Blasen. Manches Mal wird eine Differentialdiagnose zunächst kaum möglich

---

[1] Als bezeichnendes Beispiel sei folgender Fall angeführt:

Hohe Oberschenkelfraktur durch Granatsplittersteckschuß mit kleinem Einschuß, der durch eine Muskelpartie verschlossen ist. Der ganze Oberschenkel hochgradig geschwollen. *Die Haut zeigte dunkelbraunrote,* schmutzige Verfärbung und deutliches Gasknistern, sowie deutlichen Schachtelton. Temp. 40. Der Mann hatte 3 Tage lang unverbunden und ungeschient zwischen beiden Schützenlinien gelegen. Bei jeder Bewegung des Gliedes öffnete sich die Muskelpartie etwas, und es kam Blut mit vielen Luftblasen heraus. Alle anwesenden Ärzte hielten die Erkrankung für ein spezifisches Gasödem. Was mich davon abhielt dieser Diagnose beizupflichten, war der *gute allgemeine Zustand.* Der Puls war nicht besonders frequent, das Gesicht das eines Hochfiebernden, zeigte aber keine Spur von Anämie. Steriler Verband, keine Tamponade, FRANZsche dorsale Oberschenkelschiene. Am nächsten Tage konnte ich den Patienten aus äußeren Gründen nicht sehen. Stationsarzt, der Zweifel an der Richtigkeit meiner Diagnose hatte, machte, obwohl das Allgemeinbefinden besser war, eine kleine 4 cm lange Incision vorn an der Innenseite des Oberschenkels, wo die Hautverfärbung besonders düster und das Gasknistern am deutlichsten war. Bei dem Einschnitt zeigte sich das Unterhautzellgewebe etwas succulent, es kam auch etwas Gas heraus, aber als die Fascie durchschnitten war, zeigte sich die *Muskulatur frisch rot und frei von Gas.* Infolgedessen wurde von weiteren Maßnahmen Abstand genommen. Patient heilte unter weiterer konservativer Behandlung. Nur führte ich nach 5 Tagen von der Einschußöffnung her unter Beiseiteschieben der vorgelagerten Muskulatur eine Kornzange und ein Dräin ein, wobei sich viel Hämatomflüssigkeit und Gasblasen entleerten.

sein, besonders wenn die Gangrän schon weit fortgeschritten ist. Erst die Sektion des amputierten Beines wird Aufschluß darüber geben, ob die Nekrose von der Wunde oder von der Peripherie ausgegangen ist.

Leider ist das von MARTENS angegebene und von BIER gerühmte Diagnosticum, das Sichtbarwerden der mit Gasblasen durchsetzten Muskulatur bei Röntgenaufnahmen mit weichen Röhren, an die Anwesenheit eines Apparates geknüpft, der namentlich vorn häufig fehlt. Eine Luftblase um ein Geschoß oder dicht am Einschuß muß noch kein Gasödem sein[1]. Am häufigsten sind Verwechslungen mit dem *Gasabsceß* und namentlich der *Phlegmone mit Gas vorgekommen*. Sie werden im Kriege recht oft gefunden. Zertrümmerungshöhlen der Muskulatur mit Tuchfetzen, Geschoßsplittern, Erde sind der Boden. Die Unterschiede gegenüber der richtigen Gasphlegmone bestehen im guten Allgemeinbefinden trotz manchmal hohem Fieber, in entzündlichen Erscheinungen der Haut, in Eitersekretion, im Fortschreiten der Entzündung in den Muskelinterstitien und nicht im Muskel selbst. Bei Incisionen in den Muskel zeigt sich dieser rot und von normaler Beschaffenheit. Ihre Prognose ist fast immer gut.

Zu häufigen Irrtümern haben auch die *Hautveränderungen* Anlaß gegeben. Zunächst ist festzuhalten, daß das Erysipel und die oberflächlichen Phlegmonen nicht damit zu verwechseln sind. Denn eine diesen Krankheiten entsprechende gleichmäßige frische Rötung der Haut konnte nie beobachtet werden. Vielmehr hat der rote Farbenton, der gewöhnlich nicht gleich, sondern erst später auftritt, immer etwas Bräunliches, Schmutzigrotes, was durch die Diffusion des Blutes hervorgerufen wird. Dagegen sind Verwechslungen mit bestimmten Anfangsstadien von *Hämatomen* durchaus möglich in den Fällen, wo die Hautvenen nicht als besondere Streifen durchscheinen. Gasknistern und der tympanische Ton werden davor schützen, wobei nicht zu vergessen ist, daß der letztere allein sich natürlich auch über mit Blut und Luft angefüllten Hohlräumen finden kann. Die Ähnlichkeit mit der Verfärbung bei Hämatomen ist sehr naheliegend, weil die Hautfarbe beim Gasödem tatsächlich durch Blut bedingt ist, welches allerdings nicht aus zerrissenen Gefäßen in die Gewebe tritt, sondern infolge der Kreislaufstörungen durch die Gefäße diffundiert wird. *Aber wichtig ist, daß den Hämatomen die schnelle, sich in wenigen Stunden abspielende Veränderung zum Schlechtern fehlt, die dem Gasödem eigentümlich ist.*

Nicht häufig, aber dafür um so schwerwiegender ist die Differentialdiagnose bei jenen Fällen, die sich durch eine pralle allgemeine Schwellung mit festem Ödem mit gespannter gelbweißer oder gelbroter Haut, hier und da sogar mit weißen oder blauroten Epidermisblasen kennzeichnen. Ein gewisser tympanitischer Ton kann bei ihnen wohl vorhanden sein. Allein es fehlt das Gasknistern der Haut. Es handelt sich in ihnen um schwere Verletzungen, insbesondere um Frakturen großer Röhrenknochen — doch auch bei Schulterblattfrakturen habe ich es gesehen —, wo infolge starker Blutungen ins Gewebe, ohne daß die Hauptgefäße zerrissen werden, solche Bilder entstehen. PIROGOFF hat hierfür den meiner Ansicht nach sehr zutreffenden Namen der „akuten traumatischen Infiltration" geprägt. Erschwerend für die Diagnose ist in diesen Fällen, daß auch diese Patienten, wenn sie schlecht verbunden sind, über rasende Schmerzen klagen können. Verbindet und lagert man solche Gliedmaßen richtig, so ändert sich auch das örtliche Bild bald zum Bessern. Anamnestisch ist es von Wichtigkeit zu erfahren, ob sich dieser Zustand der von LANGENBECK auch speckartig benannten Infiltration allmählich seit der Verletzung entwickelt hat oder ob er innerhalb von wenigen bis 24 Stunden aufgetreten ist. Häufig ist diese Anamnese aber nicht festzustellen, weil der Patient auf dem Transport war. *Dann*

---

[1] Siehe auch Röntgenbilder Oberarm- und Unterschenkelschüsse.

ist allein das Allgemeinbefinden entscheidend. Überall da, wo diese Schwellung sich ganz schnell entwickelt hat, und wo das Allgemeinbefinden zugleich jenen plötzlichen Umschlag, ausgedrückt durch die Trias der Schmerzen, der fahlen Gesichtsfarbe und das Heraufschnellen des Pulses, durchmacht, da handelt es sich um jene Art des Gasödems, die man auch als malignes Ödem bezeichnet hat, und die zu sofortigen operativen Maßnahmen zwingt, Auf die häufige Verwechslung mit der akuten pyogenen Allgemeininfektion wird besonders hingewiesen.

h) Verlauf und Prognose.

Verlauf und Prognose müssen verschieden beurteilt werden, je nachdem man die Definition des Gasödems auffaßt. Diejenigen, welche nur die reinen typischen Fälle des Gasödems in Betracht ziehen, kommen naturgemäß zu ganz anderen Schlüssen als diejenigen, welche auch die Mischinfektionen von Eiterbakterien und nichtpathogenen Gasbacillen, wie dem *Sporogenes, dem Fäulniserreger,* einbegreifen. Jene fassen die Erkrankung als eine solche auf, welche ohne energische Behandlung meistens zum Tode führt, diese unterscheiden leichte und schwere Formen mit natürlich verschiedenem Verlauf. Zu letzteren gehören PAYR, der eine gutartige epifasciale und eine bösartige subfasciale unterscheidet[1]. BIER unterscheidet: 1. die Gasinfektion, 2. den Gasabsceß, beide gutartig; 3. die Gasphlegmone, 4. den Gasbrand, beide bösartig. Der *englische* Sanitätsbericht teilt ein in 1. Group gangrene, d. h. es ist nur ein Muskel oder eine Muskelgruppe befallen, 2. Segmental gangrene (massive), d. h. es sind mehrere Muskelgruppen in einem Körperabschnitt betroffen, 3. Fulminating Type; die *Amerikaner* unterscheiden milde, schwere und mittelschwere Fälle und *trennen den Absceß und die Phlegmone mit Gas scharf von der echten Gasgangrän.* Der reinen Gasödeminfektion gerecht wird die Einteilung von COENEN: die lokale Gasphlegmone. Sie ist gutartig und hat keine Neigung zu schrankenloser Ausbreitung, sondern lokalisiert sich und betrifft nur einzelne Muskelbäuche. b) Die fortschreitende Gasphlegmone. Sie ist bösartig, indem sie sich von der Muskelwunde fortschreitend auf einen ganzen Körperteil ausbreitet und meist als Gasbrand endet. c) Die Anaerobensepsis. Sie führt schnell unter schrankenloser Ausbreitung und schweren Allgemeinerscheinungen zum Tode.

In der letzten Zeit des I. Weltkrieges 1914—1918 machte die THIESSsche Einteilung des Gasödems in eine *braune* und in eine *blaue* Infektion viel von sich reden. Sie sollte auch ätiologisch dadurch begründet sein, daß bei der ersten vornehmlich FRAENKEL, bei der letzteren Pararauschbrandbacillen gefunden wurden (ASCHOFF). An der Richtigkeit dieser Auffassung darf wohl mit Recht gezweifelt werden, weil die Entnahme von Wundsekreten oder Muskelstückchen immer nur Übersicht über einen kleinen Teil des Wundgebietes gibt und weil wir wissen, daß die klinische Erkrankung in der Mehrzahl der Fälle auf ein Gemisch verschiedener Gasbacillenarten zurückgeführt werden muß. ZEISSLER, KONJETZNY, BIELING und NORDMANN fanden im Frieden und in dem jetzigen Krieg keinen bakteriologischen Unterschied zwischen beiden Arten. KONJETZNY lehnt auch den Unterschied in der Prognose ab. Nach meiner Auffassung handelt es sich dabei nicht um zwei verschiedene Arten, sondern nur um zwei Formen, deren Verschiedenheit einmal durch den Ort des primären Infektes, sodann durch die Körpergegend, vielleicht auch durch das Überwiegen des einen oder anderen Gasbacillus oder die Schwere der Infektion bedingt ist. Denn wie gesagt, finden wir die braune Form gewöhnlich an dem Unterschenkel und dem unteren Drittel des Oberschenkels, sowie am Vorderarm und der unteren Hälfte des Oberarms,

---

[1] Die deutschen Chirurgen des jetzigen Krieges lehnen in der Mehrzahl diese unterschiedliche Beurteilung ab.

aber fast nie an der Schulter und am Gesäß. Schreitet sie von unten nach oben
fort, so finden wir sie auch am Oberschenkel und Oberarm immer zuerst an der
Innenseite, nicht aber an der Außenseite. Das hängt mit den großen Netzen
von Hautvenen an diesen Körpergegenden zusammen, durch welche das Blut
diffundiert und die Innenwand hämolytisch imbibiert wird. So kann es anatomisch begründet sein, daß die Wirkungen des Gasödems sich eher auf die Haut
projizieren als da, wo so große Hautvenen fehlen. Ferner spielt fraglos auch der
Sitz der primären Infektion eine große Rolle. Je tiefer er ist, um so später
werden die Erscheinungen wahrnehmbar, und erst der plötzliche Umschlag des
Allgemeinbefindens kündet die Gefahr, die bei oberflächlichem Sitz das Messer
hätte vermeiden können. Gliedabschnitte mit großen Muskelmassen, wie Gesäß,
oberes Oberschenkeldrittel, Schulter, oberes Oberarmdrittel, zeigen daher letzteren Krankheitsablauf am deutlichsten. Ich kann mich daher zu einer Klassi-
fikation nicht entschließen. *Man kann nur unterscheiden zwischen Fällen mit
schnellem und Fällen mit stürmischem Verlauf.*

Die *Mortalität* meiner Fälle, in denen nur reine Erkrankungen ohne fortschreitende
Mischinfektion aufgenommen wurden, beträgt unter 142 Fällen 70 Todesfälle = 49,2%,
HEIDLER, der dieselben Gesichtspunkte hat, zählt unter 140 Fällen 58,71%, MARWEDEL
zählt unter 140 Kranken 32,1%. Dabei sind aber alle Formen einbegriffen; wenn er die
leichteren Fälle abzieht, bekommt er auf 106 Fälle 53,4%. Auch bei den nächsten Statistiken
ist eine strenge Sonderung nicht aufgeführt: KÜMMELL unter 213 Fällen 32%, RITTER 42,9%,
SUDECK berechnet 80—85%, FRÜND 14—20%. Bei PAYR sinkt die Mortalität von anfangs
50% auf 10%, bei WIETING von 70% auf 30%; v. BECK hat im Heimatgebiet nur 3%
und ARMKNECHT hat sogar 0%.

Die Kritik dieser Zahlen, die zwischen 0 und 85% schwanken, beweist, daß
die Grundlagen verschieden sein müssen, d. h. daß die Diagnose eine differente
bei den einzelnen Berichterstattern gewesen sein dürfte[1]. Man kann daher auch
nur schätzungsweise annehmen daß sich die Mortalität beim typischen Gasödem
ungefähr zwischen 50 und 60% gehalten hat. Die *Engländer* geben auffallenderweise nur 22% an, die *Amerikaner* 44—48%, während ich aus dem statistisch
sehr guten *französischen Sanitätsbericht auf 9337 Fälle 5397 = 57,8% Todesfälle
berechne, und es ist interessant, daß trotz der fortschreitenden besseren Wundversorgung die Todesfälle prozentual nicht abgenommen haben.* Aber es sei wohlgemerkt,
daß diese hohe Zahl trotz einer chirurgischen Behandlung erzielt ist. Wäre diese
nicht erfolgt, so darf man sagen, daß diese Erkrankung an sich ohne ärztliche
Intervention wohl ausnahmslos zum Tode führt. Je nach den Formen der
Erkrankung ist die Prognose verschieden. Die Fälle mit klinischem malignem
Ödem ohne nachweisbares Gas am Lebenden (s. auch S. 57) geben die schlechtesten Aussichten. Ihre Mortalität beträgt fast 100%, die mit schnell fortschreitendem Emphysem nach MARWEDEL etwa 82%, während das sog. braune und
das putride Gasemphysem nur 11% und 32,3% haben sollen[2]. Nach den Gegenden fällt die Todesziffer in folgender Reihenfolge ab: Gesäß, Oberschenkel,
Schulter, Unterschenkel, Oberarm, Unterarm. Unter den Amputierten fällt auf,
daß diejenigen, welche zugleich eine primäre Gefäßverletzung aufweisen, eine
günstigere Prognose haben. Das hängt entweder damit zusammen, daß bei
diesen Fällen manche Verwechslungen mit gewöhnlicher Gangrän vorkommen,
oder damit, daß bei ihnen die Erkrankung schneller zutage tritt und die offenkundige Gangrän keinen Zweifel an der Notwendigkeit der Amputation läßt.

Die *Prognose* der Krankheit ist demnach eine sehr ernste. Die Gründe dafür
sind, daß sie überraschend schnelle Fortschritte und Schädigungen des Allgemeinbefindens macht. *Es gibt keine Wundkrankheit, welche sich wahrnehmbar*

---

[1] Auch im jetzigen Krieg schwanken die Angaben über die Sterblichkeit sehr.
[2] Das widerspricht der Angabe LÖHRS, daß die putride Form des Gasödems wohl zu
„den gefährlichsten und gefürchtesten Formen" der Infektion gehört.

so schnell ausbreiten kann. Selbst die akuteste pyogene Allgemeininfektion steht dahinter zurück. In der Mehrzahl der Fälle kann man den Fortschritt von Stunde zu Stunde beobachten. Ödem und Gasknistern gehen schnell auf den Rumpf über. Der Tod ist immer ein Herztod. Er erfolgt gewöhnlich innerhalb 24 bis 48 Stunden nach Beginn der Erkrankung. Doch kommen foudroyant verlaufende Fälle vor, wo der Tod innerhalb von 3—4 Stunden nach Umschlag des Allgemeinbefindens eintritt. *Andrerseits ist zu betonen, daß bei allen Verwundeten, bei denen die Operation den Verlauf günstig beeinflußte, die Besserung eine rasche war.* Der örtliche Befund ist verschieden, je nachdem man nur Incisionen, Ausschneidungen ganzer Muskeln oder Amputationen macht. Nach letzteren beiden Operationen zeigen die Wunden häufig schon beim zweiten Verbandwechsel ein reines, gutes Aussehen, vorausgesetzt, daß im Gesunden amputiert wurde. Zuweilen kann man schon nach 8 Tagen mit etappenweise angelegten Sekundärnähten beginnen. Selbst da, wo sich für das Gefühl das Gas noch höher, als die Amputationsstelle war, *unter der Haut* hatte nachweisen lassen, trat oft eine Störung der Wundheilung nicht ein, wenn Muskulatur, Fascie, Unterhautzellgewebe außer gelbem Ödem keine Veränderungen zeigten. Das Gas verschwand von selbst in den nächsten Tagen. Die selteneren Fälle, wo die Amputationsmuskelfläche wieder Gas zeigt, verlaufen gewöhnlich trotz Incisionen, Ausschneidungen oder Reamputationen ungünstig. Entsprechend dem örtlichen Befund ändert sich auch das Allgemeinbefinden schnell. Durchschnittlich schon nach 24 Stunden machen die Verwundeten einen vollkommen anderen Eindruck. Pulsfrequenz und Gesichtsfarbe erinnern allerdings noch längere Zeit an die überstandene schwere Gefahr. In einigen Fällen blieb auch für mehrere Tage der Singultus bestehen. Von Interesse ist es, daß ein Patient von mir sich nach einer Hüftgelenkexartikulation so schnell erholte, daß er einen am 10. Tag einsetzenden Tetanus ebenfalls überstand. Da, wo nur *Incisionen* gemacht waren, vollzog sich sowohl örtlich als auch allgemein die Genesung langsamer.

i) Metastasen.

Sie sind verhältnismäßig selten, werden sowohl auf dem Lymph- als dem Blutwege verschleppt und kommen immer wieder nur in der Muskulatur vor, was meines Erachtens ein deutlicher Beweis dafür ist, daß diese der Prädilektionsort für die Erkrankung ist. Sie finden sich fast immer an Stellen, die einem Druck ausgesetzt sind, also an der Schulterblattmuskulatur, an den Gesäßbacken, der Wadenmuskulatur. Doch sah ich einmal einen Gasbrand am unverletzten rechten Vorderarm nach primärer Verletzung der A. pulmonalis. Sie zeigen sich in der blauen Form, d. h. die vorher weiße, hochgradig gespannte Haut bekommt plötzlich einen blauen Fleck, der sich schnell vergrößert. Eventuell hebt sich die gangränöse Haut auch ab. Schneidet man hier ein, so findet man die Muskulatur gewöhnlich blutig infarziert oder zu einem Fleischmus zerfallen. Selten ist die anämische rein gashaltige Form. *Eiter findet sich nie.* Solche Patienten sind fast ausnahmslos verloren.

k) Sektionen.

Dieselben müssen möglichst innerhalb weniger Stunden nach dem Tode ausgeführt werden, weil namentlich in der wärmeren Jahreszeit eine sehr schnelle Vermehrung der Bacillen und Überwandern in die Organe sowie eine enorme Gasentwicklung statthat. DIETRICH fand in 35 Fällen immer Gas in den Gefäßen, nicht nur in denen des betroffenen Gliedes, sondern auch in denen der Leber, des Herzens usw. Die rechte Herzkammer war immer ballonartig aufgetrieben und enthielt Gas. Der mögliche Gedanke, daß der schnelle Tod bei manchen Gasödemen auf Gasembolie zurückzuführen sei, fand auf dem Sektionstisch keine Bestätigung. Denn es zeigten sich keine Anzeichen von Zirkulationsstörungen, die durch die plötzliche Anfüllung des rechten Herzens mit Luft hätten hervorgerufen werden müssen. Das stimmt auch mit dem klinischen Verlauf überein, insofern der Tod niemals innerhalb von Minuten eintritt. Auch der *akute hyperplastische Milztumor fehlte* in den reinen Fällen immer, während er in den Fällen von Mischinfektionen vorhanden war. Hier zeigten sich dann im Milzabstrich auch Streptokokken. DIETRICH und GERINGER fanden dagegen Veränderungen in der *Nebennierenrinde,* die anstatt gelb grau bis grauweiß wird. Sie schließen aus chemischen Untersuchungen, daß das Lipoid der

Nebenniere beim Gasödem schwindet, und daß darauf die schnell einsetzenden schweren Erscheinungen von seiten des Herzens und die Prostration zurückzuführen sind.

l) Prophylaxe und Behandlung.

Die günstigen Erfahrungen, welche man mit dem Tetanusserum gemacht hatte, führten dazu, sich auch für das Gasödem von einem Serum Erfolge zu versprechen. Hinderlich stand diesen Versuchen entgegen, daß es sich nicht um einen Erreger allein wie beim Tetanus handelte, sondern um eine Gruppe verschiedenster Bacillen. Infolgedessen kam man auf ein polyvalentes Serum ab, das unter Mitwirkung von ASCHOFF, KLOSE u. a. bei den Höchster Farbwerken von Pferden gewonnen wurde.

RUMPEL und ASCHOFF haben dasselbe methodisch angewandt und einen durchaus günstigen Eindruck gehabt. RUMPEL fand eine Verminderung der Häufigkeit bei gleichbleibender Todeszahl. ASCHOFF stellte eine Senkung der Todesziffer von 68,7% auf 43,9% fest.

Die ungünstige Kriegslage seit August 1918 hat wohl die weitere Einbürgerung der Impfungen und ein endgültiges Urteil verhindert. Genau so ist es den Feindmächten gegangen. Die erst 1918 im kleinen Maßstab begonnenen Impfungen erlaubten bei Kriegsschluß kein abschließendes Urteil. Die Engländer verwandten antitoxische Sera entweder mit Welch-Fraenkel oder Vibrion septique allein oder beide gemischt oder Welch-Fraenkel mit Tetanus gemischt. Die Franzosen gingen ähnlich vor. Am meisten Anklang fand bei ihnen und den Amerikanern das polyvalente Serum von LÉCLAINCHÉ und VALLÉE, welches alle Gasbacillen und Streptokokken umfaßte. Sowohl in prophylaktischer als kurativer Hinsicht sollen bemerkenswerte Erfolge erzielt worden sein. Bemerkenswert aber ist, daß die Franzosen gegenüber den ungleichmäßigen Erfolgen in der Prophylaxe die *glänzenden kurativen* hervorheben. Die Anzahl der Amputationen sank beträchtlich und die Mortalität fiel von 57,5% auf 33% zum Schluß des Krieges. Nach dem Kriege sind die Bemühungen um ein wirksames Serum weiter verfolgt. Die Behringwerke stellen jetzt ein Mischserum aus 4 monovalenten Seren mit international standardisierten antitoxischen Einheiten her. Dasselbe enthält in 50 ccm 20000 I.E. gegen FRAENKEL-Bacillus, 12500 I.E. gegen Pararauschbrandbacillus, 15000 I.E. gegen Novy-Bacillus und 1000 I.E. gegen Bacillus histolyticus[1]. Die Urteile über die Serumwirkung sowohl in prophylaktischer als kurativer Hinsicht blieben vor wie auch im jetzigen Krieg sehr geteilt[2]. Neben Ablehnungen finden sich auch Verteidigungen. Erst nach diesem Krieg werden wir ein klareres Urteil bekommen können, genau wie es hinsichtlich des Tetanusserums nach dem I. Weltkrieg der Fall war. Allerdings lag bisher nicht für die Tetanusprophylaxe der Befehl vor[3], alle Schußwunden prophylaktisch mit Gasödemserum zu spritzen. Das ist zu bedauern; denn die Behringwerke haben ein Serum hergestellt, das *gleichzeitig* gegen Gasödem und Tetanus antitoxisch wirkt (1875 A.E. gegen Fraenkel, 425 A.E. gegen Pararauschbrand, 500 A.E. gegen Novy-Bacillus und 3000 A.E. gegen Tetanus). Daß seine prophylaktische Wirkung nicht so gut sein kann wie beim Tetanus, ist aus 2 Gründen verständlich. Erstens handelt es sich um ein Mischserum mit verschiedenen Quoten gegen die 4 Erreger. Es kann also im Einzelfalle durchaus möglich sein, daß dann, wenn ein Erreger an Zahl oder Virulenz überwiegt, die im Serum vorhandene Durchschnittsquote nicht ausreicht. Zweitens: Die Tetanusbacillen bleiben an Ort und Stelle; ihre Inkubationszeit ist eine lange, so daß

---

[1] Im deutschen Sanitätsdienst wird jetzt ein Serum verwandt, das in 8 ccm enthält 3200 A.E. gegen Fraenkel, 2000 A.E. gegen Pararauschbrand, 2400 gegen Novy und 160 A.E. gegen Histolyticus.

[2] Berichte aus dem Russisch-Finnischen Krieg (1939/40) zeigen, daß die russischen Chirurgen vom Serum keinen Nutzen sahen.

[3] Der Grund liegt in fabrikatorischen Schwierigkeiten für die Serumwerke. Im jetzigen Krieg ist, soweit bekannt, nur in einer deutschen Armee eine Gasödemprophylaxe mit Serum und Mesudin befohlen worden. Es sollten jedem Verwundeten mit großen Muskelwunden, bei Schußfrakturen und bei allen Wunden mit Verletzungen größerer Gefäße auf dem T.V.Pl. 20 ccm Serum subcutan, auf dem H.V.Pl. bzw. im F.L. sofort 60—100 ccm des hochwertigen Behring-Serums intravenös gegeben werden. Die Berichterstatter BIELING und NORDMANN glauben doch einen günstigen Einfluß feststellen zu können. Die Häufigkeit wäre geringer gewesen; auch wären Fälle von *gehemmten Gasbrand* mit *günstiger* Prognose mehrfach beobachtet worden. *Wichtig an ihren Beobachtungen ist vom therapeutischen Standpunkt, daß sie davor warnen, die gasbrandverdächtige Wunde mit Serum zu umspritzen.* Denn sie beobachteten mehrfach an Stellen, wo große intermuskuläre Injektionen gemacht waren, Metastasen. Die durch die eingespritzte Flüssigkeitsmenge bedingte Gewebespannung erzeugt schlechte Kreislaufverhältnisse und begünstigt die Vermehrung und Toxinbildung der Gasödembacillen.

das Antitoxin genügend Zeit hat, sich auszuwirken. Die Gasödembacillen verbreiten sich aber schnell, vermehren sich unglaublich und bewirken daher eine schnelle Giftwirkung. *Eine Wirksamkeit des Gasödemserums ganz zu leugnen, erscheint jedenfalls nicht berechtigt.* Denn kritische Chirurgen haben gute Erfolge damit gehabt. LÖHR verlor von 35 Fällen nur einen, nach BATES sank die Sterblichkeit von 56% auf 12%, nach HELLSTRÖM und OLIN von 27—50% auf 19%. Aus dem Spanischen Bürgerkrieg berichtet HART, daß die Sterblichkeit sogar bis auf 4% heruntergedrückt sei. Die Art der Anwendung ist folgende: Bei den verdächtigen Wunden gebe man 40—50 ccm intravenös. Bei ausgebrochenem Gasödem gebe man als intravenöse Dauertropfinfusion täglich in 1500 ccm Tutofusin 100—150 ccm Serum. Da die Verwundeten vorher eine Tetanusserumspritze bekommen haben, besteht bei der intravenösen Applikation natürlich die Gefahr der Anaphylaxie. Daher mache man vorher immer die Sensibilisierungsprobe (s. S. 74). Es darf nicht verschwiegen werden, daß nach prophylaktischer Anwendung des Serums Todesfälle berichtet sind. Ferner häufige Bluttransfusionen von 200—300 ccm. Nachdem DOMAGK sich in Tierversuchen von der guten Wirkung gegenüber der anaeroben Infektion[1] eines Sulfonamidpräparates, dem *Marfanil = Mesudin,* überzeugt hat, wird auch dieses jetzt empfohlen. Man gibt es 4—5 Tage lang, täglich 6—8 g, und zwar bei Verdacht sofort 2 g, dann alle 4—6 Stunden 1 g und Gasödemserum intravenös. Nach BRUNNER scheint auch die lokale Anwendung eines Sulfamidpräparates, des *Cibazol,* eine günstige Einwirkung auf Wunden mit FRAENKEL-Bacillen zu haben. DOMAGK empfiehlt das *Marfanil-Prontalbinpulver* 5—25 g täglich beim Verbandwechsel.

Wundbehandlung. Es war natürlich, daß man bald nach Beginn des Krieges daranging, durch eine besondere Behandlung der Wunden dem Auftreten dieser Krankheit vorzubeugen. Weil es sich um Anaerobier handelte, so lag es nahe, sauerstoffhaltige Medikamente anzuwenden. Ortizonstifte, Wasserstoffsuperoxyd, die von THIRIAR empfohlenen Sauerstoffeinblasungen in das erkrankte Gewebe hinein, subcutane Injektion von H_2O_2-Lösung spielten vorübergehend eine Rolle. *Vor Einblasungen von Sauerstoff oder Injektionen von Wasserstoffsuperoxyd muß ausdrücklich gewarnt werden, weil danach Luftembolien aufgetreten sind.* Dagegen ist die Berieselung der Wunden mit H_2O_2 ungefährlich. Später war es die DAKINsche Lösung, der eine besondere Bedeutung zugeschrieben wurde. Neuerdings haben MEZÖ und GYOERFFI ein Borsäure-Kaliumhypermanganatpulver (0,8—1,00 g Kaliumhypermanganat auf 100 g Borsäure) empfohlen. Aber alle diese Mittel können die Krankheit ebensowenig verhindern wie die Terpentinemulsionen, der Perubalsam, das Carbovent (Kohlepräparat). *Erst die prinzipiell bei den Wunden durchgeführte Wundrevision hat eine zweifellose Besserung gebracht,* weil sie einmal einen großen Teil der Keime aus der ·Wunde entfernt und andrerseits die abgestorbenen Gewebeteile, also den günstigen Nährboden für sie beseitigt. Die Gesamtzahl der Erkrankungen wird dadurch herabgesetzt und der Verlauf da, wo die Krankheit doch eintritt, milder gestaltet. Indessen ist es zweifelsfrei, daß auch Verwundete trotz sehr guter Wundrevision Gasödem bekommen. Als Beweis dafür seien 2 Fälle angeführt, in denen wegen Zertrümmerung der Unterschenkel, wo sicher weder in den Wunden erkennbares Gasödem bestand, noch Allgemeinerscheinungen darauf hindeuteten, gleich nach der Aufnahme Oberschenkelamputationen im Gesunden vorgenommen wurden und trotzdem nach einigen Tagen typische Erkrankung eintrat. Also nicht einmal die gründlichste Wundrevision, die Amputation scheint davor zu schützen. Es sei denn, daß in diesen beiden Fällen erst beim Operationsakt durch nicht genügend sterile Instrumente oder Handschuhe (s. S. 52) die Infektion mit Gasbacillen stattgefunden hat. Wir sehen also

---

[1] Indessen scheinbar nur gegen den Pararauschbrandbacillus.

hierin eine Analogie zum Tetanus. *Gewarnt werden muß bei allen verdächtigen Wunden vor einem Transport!*

Bei *ausgebrochener* Erkrankung steht die operative Behandlung an erster Stelle. *Und zwar muß der Eingriff gleich geschehen: denn es handelt sich um Dringlichkeitsoperationen genau wie bei Blutungen und offenem Pneumothorax.* Schon in wenigen Stunden kann es zu spät sein. Liegt z. B. der Umschlag des Allgemeinbefindens länger als 4 Stunden zurück, so kommt man meistens mit der Operation zu spät. Deshalb incidiere man lieber eine verdächtige Wunde zu viel als eine zu wenig! Solange das Allgemeinbefinden, der Puls gut sind und die Gesichtsfarbe noch nicht hämolytisch ist, wird man es immer zuerst mit Muskelausschneidungen versuchen. Sobald aber erst der *gefährliche Umschlag des Allgemeinbefindens* eingetreten ist, dann erwäge man selbst bei Weichteilwunden reiflich die Amputation; *bei Schußfrakturen der langen Röhrenknochen oder eines großen Gelenkes amputiere man immer.* Folgende Statistik von mir beleuchtet diese Verhältnisse. Von 6 allein mit Incisionen behandelten Frakturen starben 6, von 7 mit Incision und Amputation behandelten starben 7, von 30 gleich mit Amputationen behandelten starben 5. Auch die Engländer stehen auf meinem Standpunkt. Im *jetzigen* Krieg scheint man überhaupt radikaler als im I. Weltkrieg zu sein: Die sofortige Amputation wird von vielen Chirurgen bevorzugt.

Über die Art der *Incisionen* ist zu sagen, daß sie rücksichtslos sowohl der Tiefe als der Länge nach bis ins Gesunde ausgeführt werden müssen — die multiplen kleinen Incisionen haben keinen Wert, doch können bei langen wohl kleine Hautbrücken stehen bleiben — und *daß mit ihnen Excisionen sämtlicher nekrotischer oder gashaltiger Partien verbunden werden sollen.* Das hat natürlich seine Grenzen. *Da wo der Gasödemprozeß nur in einem oder zwei Muskeln sich etabliert hat, soll man diese Muskeln ganz ausschneiden. Wo aber mehrere betroffen sind, muß man amputieren. Blutleere bei den Operationen anzuwenden halte ich für falsch*, erstens, weil man sich dadurch das typische Bild der Erkrankung verwischt, sodann, weil die wenn auch nur vorübergehende Blutabsperrung die Propagation des Prozesses befördert; auch bei Amputationen vermeide man sie. Die *Amputationen* oder Exartikulationen werden immer so gemacht, daß man keine kranke Muskulatur zu durchschneiden braucht. Der Hautschnitt wird proximal der verfärbten Hautpartie und der sicht- und fühlbaren Ödeme angelegt. Hinsichtlich des Ödems bestehen Meinungsverschiedenheiten. Einige halten ein Ödem nicht für gefährlich, solange es gelblich ist und das Unterhautzellgewebe nicht grünlich verfärbt ist. Denn ASCHOFF fand in ihm keine Gasödembacillen mehr. Neuere bakteriologische Untersuchungen jedoch zeigten, daß man sich darauf nicht verlassen kann. *Der Vorschlag einiger, noch im Kranken oder gerade an der Grenze zu amputieren, ist für das Gasödem zu verwerfen.* Wo es sich um das Leben handelt, soll man mit der Länge des Gliedes nicht geizen. Ob ein Zirkelschnitt oder Lappenschnitt zu wählen ist, hängt ganz von der Beschaffenheit der Haut ab. Viele Chirurgen des jetzigen Krieges stehen auf dem Standpunkt, grundsätzlich hierbei den einzeitigen Zirkelschnitt anzuwenden. Die Absetzung des Gliedes muß so schnell wie möglich im Ätherrausch, nicht in Chloroform, ausgeführt werden. Abgesehen von der Unterbindung der großen Gefäße legt man sonst nur Pinzetten an die Gefäße, um die Zeit, die sonst für die Unterbindungen notwendig ist, zu sparen. Vorher mache man eine Bluttransfusion oder leite während der Operation eine intravenöse Dauertropfinfusion mit Serum- oder Tutofuscin- oder Kochsalzlösung mit $1/4$ mg Adrenalin ein und gebe nach der Operation 10 ccm Ol. camph. forte. Wichtig erscheint mir der Hinweis mancher Chirurgen des jetzigen Krieges, daß Verwundete, die wegen starker Blutung Abschnürbinden bekommen hatten, schon mit Gasödem eingeliefert wurden. In diesen Fällen ist es falsch, die Abschnürbinde zu lösen, weil sonst der Körper sofort mit Bakterien und Toxinen überschwemmt wird, *sondern man amputiere oberhalb der liegenden Binde ohne Blutleere nach Präliminarunterbindung der Hauptgefäße. Denn die Erfahrungen scheinen dahin zu gehen, daß das Gasödem die Abschnürbinde nicht überschreitet.* Sehr unangenehm ist es, wenn die Erscheinungen bereits vom Arm oder Bein auf den Rumpf übergegriffen haben. Von diesen Patienten sind nur wenige zu retten und auch nur dadurch, daß man exartikuliert und rücksichtslos die erkrankten Muskeln mit den Ansätzen am Rumpf fortschneidet. Für diese Fälle kommt daher auch nicht die Vorausschickung der hohen Amputation in Frage, sondern man muß das Glied wie eine Geschwulst ohne Rücksicht auf Haut- und Muskelbedeckung ausschälen. Unbedingt notwendig ist es, die Incisionen und Amputationen täglich zu verbinden, weil man dann noch neuerkrankte Muskeln fortschneiden kann, oder noch besser offene Wundbehandlung mit H_2O_2-Dauerberieselung zu üben. Damit kann man noch manche Stumpfrezidive retten[1].

Mit diesen operativen Maßnahmen traten während des I. Weltkrieges in Konkurrenz sehr bald die Hyperämie, besonders die von SEHRT empfohlene Dauerstauung von 6 bis 14 Tagen und die rhythmische Stauung nach BIER und THIES, die 5 bis höchstens 10 Tage angewandt werden soll, bzw. die Kataplasmabehandlung am Rumpf. Während bei der ersten ein starkes Ödem erzielt werden soll, soll man bei letzterer ein chronisches Ödem vermeiden. Nachlassen der örtlichen Erscheinungen, Verminderung des Ödems und Runzelung der Haut sollen den Ausschlag geben für die Dauer der rhythmischen Stauung. Die Hoffnungen die man auf beide Behandlungsarten setzte, haben sich nicht erfüllt.

Jenes hoffnungsvolle Wort BIERs vom Jahre 1916: daß die „Gasphlegmonen der Glieder fast ausnahmslos ohne jede Operation durch ein konservatives Verfahren geheilt werden" konnte nicht bestätigt werden. Denn die spätere Zusammenstellung seiner Fälle zeigte, daß auch er Gliedmaßen hat amputieren müssen, und daß auch ihm Patienten an dieser Erkrankung gestorben sind. THIES hat in seinen Veröffentlichungen zugegeben, daß seine Methode sich für die schweren Fälle des malignen Emphysems und malignen Ödems mit den blauen Hautflecken nicht eigne, während er bei den Fällen mit braunen oder braunroten Hautveränderungen sehr gute Erfolge gehabt haben will. Jedoch kombiniert er sie zum Unterschiede von BIER mit chirurgischen Maßnahmen. Trotzdem sind auch von ihm unter 100 Verwundeten mit brauner Gasinfektion 9 amputiert und 5 gestorben. Betrachten wir nun aber die Fälle von BIER und THIES kritisch, so will es scheinen, daß eine Anzahl von ihnen kein typisches Gasödem, sondern Mischinfektionen mit pyogenen Bakterien war. Und von ihnen wissen wir, daß sie an sich günstiger verlaufen und daß sie auch mit Incisionen gut zu bekämpfen sind.

4. Die Wundinfektion mit Tetanuskeimen.

Sie nimmt unter den Wundinfektionskrankheiten dadurch eine besondere Stellung ein, daß sie weder an der Wunde, noch an irgendeiner anderen Stelle des Körpers eine Veränderung setzt, die pathologisch-anatomisch nachzuweisen ist. Es handelt sich um einen reinen Vergiftungsprozeß durch die Stoffwechselprodukte dieser Bacillen, durch das Tetanustoxin. Hinsichtlich der Verbreitung des *Toxins* ist auch heute noch die gültige Anschauung, daß es sich in den perineuralen Lymphräumen *nur* der *motorischen* Nerven bis zum Rückenmark und Gehirn verbreitet. Amerikanische Autoren (ABEL u. a.) haben dagegen behauptet, daß es *nur* auf dem Lymph- und Blutwege dorthin gelangt. Sehr interessante Tierversuche von BROMEIS haben diese Behauptung entkräftet. Er stellte fest, daß die Wanderungsgeschwindigkeit des Tetanustoxins in den motorischen Nerven eine sehr schnelle ist, nämlich 1 cm pro Stunde, daß aber die Anlagerung und Vergiftung des Zentralnervensystems etwa $2/3$ der gesamten Inkubationszeit in Anspruch nimmt. Auf dem Blut- und Lymphwege wurde bei Tieren nur $1/3$ bis $1/20$ der Giftmenge transportiert. Selbst wenn dieser Weg beim Menschen stärker in Anspruch genommen werden sollte, so ist es doch ausgeschlossen, daß der

---

[1] Hinsichtlich des Allgemeinbefindens haben sich im jetzigen Krieg Bluttransfusionen und Dauertropfinfusionen sehr bewährt.

Toxintransport *nur* durch die Blut- und Lymphbahn erfolgt. Indessen offen bleiben müssen die Fragen, weshalb das Toxin gerade die perineuralen Lymphgefäße der motorischen Nerven bevorzugt, und weshalb wir bei Schußverletzungen des Rückenmarks und Gehirns kaum eine Tetanusinfektion sehen. Die Erklärungen von Aschoff und Robertson, daß dieses Nervengewebe eine schlechte Resorption dafür hätte, bedürfen noch weiterer Untersuchungen. — Die frühere Annahme, daß die *Tetanusbacillen* nur am Ort ihrer primären Inokulation bleiben, ist dagegen nicht mehr zu Recht bestehend. Denn Mayer u. a. haben nachgewiesen, daß auch sie auf dem Lymphwege weiterwandern, in den Lymphdrüsen abgefangen werden und in die Blutbahn einbrechen können, so daß sie bei tödlichen Fällen fast regelmäßig in den inneren Organen gefunden werden.

Der von Nicolaier und Kitasato erforschte Tetanusbacillus ist ein obligater Anaerob mit sehr resistenten Sporen, die durch Chemikalien schwer, durch strömenden Wasserdampf aber in 5 Minuten abgetötet werden. Er kommt im Erdboden bis zu einer Schicht von 30 cm vor, aber nach Zeissler nur in 27% der Erdproben, während der Fraenkel-Bacillus sich in 100% fand. Im Frieden waren von Uhlenhuth und Händel fast in allen militärischen Kleidungsstücken Tetanusbacillen nachgewiesen worden. Er kommt in die Erde wahrscheinlich durch den Dung von Rindern und namentlich von Pferden, in dem er in 90—100% gefunden wird. Er ist demnach in der kultivierten, gedüngten Erde besonders häufig vorhanden. Daher ist es kein Zufall, wenn er im deutsch-südwestafrikanischen Krieg nicht ein einziges Mal vorgekommen ist, und wenn im Anfang des I. Weltkrieges die Tetanusfälle im Westen viel häufiger als im Osten waren. Lokale Bedingungen spielen fraglos eine große Rolle, was dadurch bewiesen ist, daß in Frankreich immer mehr Tetanusfälle vorkommen als in Deutschland, weshalb dort der Tetanusprophylaxe auch mehr Aufmerksamkeit gewidmet worden ist. Der Einfluß der Jahreszeit ist nicht sicher, weil die Angaben der Autoren darüber schwanken. Naßkalter Witterung scheint eine Vermehrung der Krankheit zu folgen.

In den ersten 6 Monaten des I. Weltkrieges betrug die Erkrankungsziffer bei uns Deutschen 0,38% und sank allmählich auf 0,04%, bei den Engländern betrug sie im September 1914 0,88 und sank auf 0,127%, bei den Franzosen von 0,5 auf 0,05%. Die Amerikaner hatten laut Sanitätsbericht unter 224080 Verwundeten nur 21 Fälle = 0,009% mit 4 Todesfällen = 19,05%. *Mit Einführung der allgemeinen Prophylaxe ist der Tetanus aus den Heeren im I. Weltkrieg bis auf Ausnahmen verschwunden.*

Der Wundstarrkrampfbacillus hat mit anderen das gemein, daß er als harmloser Begleiter anderer Infektionen auf den Wundabstrichen oft gefunden worden ist, ohne daß das Individuum erkrankte. *Indessen kennt man jetzt 8 Typen von Tetanusbacillen, von denen die Hälfte ungiftig ist und bleibt.* Der bakteriologische Nachweis ist schwer; er gelingt am besten, wenn man Fremdkörper oder Schmutzteile aus der Wunde auf die Tiere verimpft. Der Bacillus findet sich auf jauchenden Wunden, also solchen, bei denen eine Erdinfektion stattgehabt hat, naturgemäß häufiger. Für ihn spielt daher die *sekundäre Infektion* auch eine Rolle. An große Wunden ist er nicht geknüpft, denn wir finden ihn auch häufig bei kleinen, scheinbar harmlosen Wunden durch Gewehrschüsse. Hinsichtlich des Ortes der Wunden ist an dem auch jetzt wieder bestätigten Grundsatz festzuhalten, daß die Extremitäten und der Rumpf vorzugsweise, die Verletzungen von Bauch, Brust und Schädel nur vereinzelt betroffen sind. Immerhin errechnete ich Kopftetanus aus dem französischen Sanitätsbericht in 4,7% aller Tetanusfälle mit der erschreckend hohen Mortalität von 97,9%. Die unteren Extremitäten stellen bei der Erkrankung das bei weitem größte Kontingent, was bei ihrem häufigeren Kontakt mit der Erde nicht wundernimmt. Dadurch ist auch zu erklären, daß wir sie nicht nur bei Wunden, sondern auch bei Erfrierungen der Füße verhältnismäßig oft finden. Auffälligerweise kommt sie auch nach Verbrennungen vor.

a) Inkubation.

Die Inkubationszeit währt vom 1.—60. Tage. KÜMMELL und ich sahen schon Fälle von 1—2 Tagen, aber das sind Ausnahmen. *Vor dem 6. Tag tritt der Tetanus selten ein*, am meisten vom 7.—10. Tage. Die Länge der Inkubation hängt nach den Untersuchungen von KAWINCOCHLIC nicht nur von der Virulenz der Bakterien ab, sondern auch vom Sitz der Verletzung. Je peripherer derselbe ist, um so länger die Inkubation. Unter *Spättetanus* versteht man Fälle nach der 3. Woche, doch kann er auch nach 4—5 Monaten in Form der posttetanischen Starre ohne voraufgegangene Krämpfe auftreten. Die Engländer haben beobachtet, daß infolge der allmählich in der Dosis verstärkten Serumprophylaxe die Inkubationsdauer sich von 11 bis auf 50 Tage im Jahre 1918 verlängert hat; bei den Franzosen betrug sie 13 Tage. Auch beim Tetanus spricht man gern von einer *schlummernden Infektion*. Gerade hier wird der Infekt durch irgendwelche Maßnahmen, besonders operativer Art, erst offensichtlich. So tritt er gern nach Extraktionen von Geschossen auf, an denen oder in deren Nähe die Bacillen noch lebenskräftig sitzen, während sie vorher von der Umwelt abgeschlossen waren. Die Resistenz der Sporen ist außerordentlich lang. So wird von einem Tetanus nach einer Geschoßentfernung nach $4^1/_2$, und nach einer Holzsplitterentfernung nach $11^1/_2$ Jahren berichtet. Von besonderem Interesse ist es, daß sich die Keime selbst in *Narben* lebensfähig erhalten, denn auch nach ihrer Excision sind Wundstarrkrampffälle vorgekommen.

b) Prophylaxe.

Es ist natürlich, daß man auch dieser fürchterlichen Wundinfektionskrankheit vorzubeugen versucht. Hier kommt zunächst in Frage eine gründliche primäre chirurgische Wundversorgung. Die beste Gewähr wird man in den seltenen Fällen haben, wo eine totale Wundausschneidung möglich ist. Sodann werden auch chemische Desinfektionsmittel empfohlen. Nach BRUNNER und GONZENBACH, ROUX und LEBOCHE soll das Jod ein spezifisches Antisepticum sein, am besten in Form des 5—10% Jodalkohols. Denn BRUNNER konnte damit Meerschweinchen, die mit tetanusinfizierter Erde geimpft wurden, selbst über die FRIEDRICHsche Inkubationszeit hinaus vom Tode erretten. Auch dem Perubalsam wird eine günstige Wirkung zugesprochen.

Das sicherste und beste Vorbeugungsmittel ist aber die von BEHRING eingeführte Serumprophylaxe, wenn sie in Gesellschaft mit der chirurgischen Wundversorgung in den für letztere geeigneten Fällen geübt wird. Sie war vor dem I. Weltkriege nicht in dem Maße Allgemeingut der Ärzte geworden, wie sie es verdiente. Das lag an dem verhältnismäßig seltenen Auftreten des Wundstarrkrampfes in Deutschland. Anders lagen die Verhältnisse in Frankreich, wo der Tetanus sehr häufig ist. Als nun im Beginn des I. Weltkrieges die Häufigkeit eine sehr hohe war, lag es nahe, diese Prophylaxe allgemein einzuführen. Allein nicht nur die Teuerkeit des Präparates und die Frage, ob es im Kriege möglich sei, genügend viel Serum herzustellen, schreckten zunächst davon ab, sondern auch das skeptische Verhalten über den Wert des Verfahrens von seiten bedeutender Chirurgen. Noch im Dezember 1914 waren die Ansichten auf dem Liller Ärztetag sehr geteilt. HUFNAGEL berichtete schon im November 1914 aus Namur, daß er unter 2193 Nichtgespritzten 27mal, unter 1192 Gespritzten keinen

Tetanus erlebt hatte. Ich verlor unter 2000 gespritzen Verwundeten keinen, während in demselben Lazarett unter 2000 nicht oder nur vereinzelt Gespritzten 18 Fälle von Tetanus gewesen waren. Auf dem ersten Kriegschirurgentag in Brüssel April 1915 sprachen sich dann KÜMMELL, FRANZ, RITTER, KAUSCH, LEXER, DRÜNER u. a. überzeugend für die Prophylaxe aus. Bald darauf wurde vom Chef des Feldsanitätswesens die Prophylaxe für alle Wunden, auch die glatten Gewehrschußwunden, eingeführt. *Und seit dieser Maßnahme ist der Tetanus im I. Weltkrieg fast vollkommen verschwunden.* Die Fälle, die nun noch vorkamen, waren entweder versehentlich nicht gespritzt, oder sie waren mit amerikanischen, französischen oder holländischen Seren, deren Antitoxineinheiten geringwertiger als die deutschen waren, gespritzt und hatten eine zu niedrige Dosis bekommen, oder sie waren zu spät, d. h. *nach 24 Stunden* gespritzt. Indessen sind fraglos auch trotz richtig gemachter Einspritzung noch Tetanusfälle ausnahmsweise vorgekommen, und es ist wohl kein Zufall, daß es sich bei diesen vorzugsweise um Steckschüsse handelt. Aber diese scheinen in der Mehrzahl leichter verlaufen zu sein. Wie schon vorher bemerkt worden ist, dürfte die häufigere Beobachtung von lokalem Tetanus vielleicht damit zusammenhängen. Die Schutzdosis waren 20 Antitoxineinheiten = 5 ccm des BEHRINGschen Serums, erst in der letzten Zeit wurden 15 Antitoxineinheiten eingespritzt. *Die Schutzwirkung hält aber leider nur kurze Zeit an, nämlich 7—15 Tage. Infolgedessen wurde behördlicherseits angeregt, daß nach 8 Tagen eine Wiederholung der Impfung vorgenommen werden sollte und ebenso vor jeder Operation, eventuell auch größerem Verbandwechsel.* Der Franzose BAZY empfahl, während des ersten Monats alle 8 Tage zu spritzen, weil sehr oft nach Operationen Tetanus eintrat. Die Engländer spritzten anfangs 500 Amerikanische Einheiten 1-, dann 3mal in Abständen von je 7 Tagen. Die Todesziffer soll dadurch von 25,1% auf 7,1% gesunken sein. Nach dem I. Weltkrieg hat sich in Deutschland, angeregt von HÜBNER, EHALT u. a., ein Streit über die Wirksamkeit der *passiven* Serumprophylaxe erhoben. Das Massenexperiment des I. Weltkrieges wurde als nicht beweiskräftig angesehen. Die bessere Wundversorgung mit der primären chirurgischen Behandlung wäre der Grund für die Verminderung der Häufigkeit. Auch hätte eine Rundfrage bei den praktischen Ärzten ergeben, daß dieselben im Frieden zum größten Teil keine Serumprophylaxe trieben, und trotzdem der Tetanus nicht zugenommen habe. Dazu käme die Tatsache erstens des häufigen Versagens und zweitens der Schädigungen durch Anaphylaxie. Dagegen muß eingewendet werden: Bei der Seltenheit des Tetanus überhaupt können nur ganz große Zahlen Aufschluß geben. Erfahrungen einzelner Ärzte, die nicht gespritzt haben, sind daher belanglos. Der Tetanus verschwand im I. Weltkrieg nach Einführung der Prophylaxe bei allen kämpfenden Heeren fast schlagartig. Das kann mit der besser werdenden primären chirurgischen Wundversorgung nicht begründet werden. Denn diese setzte sich erst allmählich durch und war selbst am Ende des Krieges noch nicht Allgemeingut. Versager müssen zugegeben werden. Aber sie sind sehr kritisch zu prüfen hinsichtlich der Art der Seren, der Menge und des Zeitpunktes der Anwendung. Hinsichtlich der anaphylaktischen Schädigungen darf man sagen, daß die Gefahren derselben überschätzt werden. Die Urticaria ist lästig, aber leicht zu beheben. Der gefährliche anaphylaktische Shock läßt sich bei Vorsicht vermeiden. Die die *passive* Serumprophylaxe ablehnenden Chirurgen stellen als beste Vorbeugung gegen den Tetanus die primäre Wundausschneidung hin. Aber Wunden so im Gesunden ausschneiden, daß man alle auf die Wundflächen gelangten Keime wirklich mit dem Gewebe entfernen kann, ist nur selten bei oberflächlichen kleinen Wunden möglich. Bei den tiefen, größeren, buchtenreichen ist es unmöglich. Infolgedessen lehnen die Gegner auch die Serumprophylaxe nicht vollkommen ab, sondern sie treten für die *aktive* im Gegensatz zur passiven ein. Sie basiert auf den Experimenten und klinischen Forschungen des Franzosen RAMON mit dem Tetanusanatoxin, einem gleichzeitig mit Wärme und Formol behandelten Tetanustoxin. Dieses soll dem Individuum einen *Dauerschutz* geben, nur wenig Reaktionen und keinen Schock auslösen. Es wird zwecks Steigerung seiner Wirksamkeit und zwecks Vereinfachung der Serumprophylaxe gegen andere Infektionskrankheiten mit Diphtherie-, Typhus- und Paratyphusimpfstoff gemischt eingespritzt. In 14tägigen bis 3wöchigen Zwischenräumen werden subcutan in die Fossa supraspinata zuerst 1 ccm, dann 2 und nochmals 2 ccm injiziert. Nach 1 Jahr soll eine Wiederimpfung (de rappel) mit 2 ccm gemacht werden, um den Titer zu erhalten. Diese Impfungen sollen über 3 Millionen Mal gemacht sein, und nach BAZY soll keiner der Geimpften Tetanus bekommen haben. Die französische Armee hat diese *aktive* Impfung bereits 1936, die italienische und die englische 1938 eingeführt. Die an der *passiven* Schutzimpfung vorgebrachten Zweifel haben die deutsche Heeressanitätsinspektion trotzdem auf Grund der guten Erfahrungen im I. Weltkrieg nicht davon abgehalten, sie auch für diesen Krieg befehlsmäßig bei allen Schußverletzungen anzuordnen. Sie wurde darin bestärkt durch die guten Erfolge, die im Spanischen Bürgerkrieg und im Abessinienkrieg damit gemacht waren. Sie hat damit Recht behalten. Denn namentlich im Polenfeldzug fiel die Seltenheit des Tetanus bei unseren Soldaten gegenüber den polnischen auf, die aus irgendwelchen Gründen nicht gespritzt worden waren. Übrigens betonen auch die Russen den Segen der Prophylaxe im Russisch-Finnischen Krieg und bei ihren kriegerischen Unternehmungen am Chassan-See. Ob die *aktive* Schutzimpfung einen Vorteil hat, darüber kann erst nach Schluß dieses Krieges entschieden werden. Die Gründe, weswegen man sich in Deutschland nicht zu ihrer Einführung entschließen konnte, waren wohl folgende: Zunächst ist festgestellt, daß die Reaktionen manches Mal recht unangenehm sein können. Sodann scheinen einige allerdings spärliche Mitteilungen dafür zu sprechen, daß auch bei ihnen schwere anaphylaktische Erscheinungen, ja sogar Todesfälle, vorkommen können. Ferner hat sich gezeigt, daß Leute über 20 Jahre sich nicht immer aktiv schützen lassen. Man müßte also schon die Kinder impfen und regelmäßige Wiederholungen machen. Wie lange die Vaccination ihren Wert behält, steht noch nicht fest. Jedenfalls fällt nach SASQUÉPÉE, PILOD und JUDE der Gehalt an Antikörpern im Blut gegen Tetanus schneller ab als gegen Diphtherie. Auffallend ist es doch, wenn selbst RAMON bei der tetanusverdächtigen Wunde eines korrekt gespritzten Soldaten noch eine Anatoxineinspritzung verlangt und bei einem nicht korrekt Vorgespritzten sogar eine Anatoxin- und eine Antitoxineinspritzung. Schon vom rein technischen Standpunkt ist also bei der Erstversorgung des Verwundeten demnach nichts gewonnen. Es müßte eben jeder Verwundete doch noch gespritzt werden. Denn tetanusverdächtig sind alle Schußwunden. *Ein besonderes Kennzeichen für den Tetanusverdacht, übrigens auch den Gasödemverdacht, hinsichtlich der Art oder Beschaffenheit der Wunden gibt es nicht.* Aber eine feststehende Erfahrungstatsache ist es, daß bei Schußverletzungen häufiger Tetanus als bei anderen Wunden vorkommt. Für die *passive* Schutzimpfung sind folgende Richtlinien festzuhalten: *1. Es soll nicht nur innerhalb von 12 Stunden, sondern so früh wie möglich gespritzt werden. 2. Notwendig sind mindestens 2500 A.E., besser aber 3000 A.E. 3. Je später der Verwundete zum Arzt kommt, sowie je größer und verschmutzter die Wunde ist, um so größer die Dosis. Man scheue sich nicht die zwei- und dreifache zu geben. 4. Die Einspritzung muß in jedem Fall nach 8 Tagen wiederholt werden, ebenso vor jeder späteren Operation. 5. Die Reinjektionen dürfen nur subcutan oder intramuskulär, nie intravenös gemacht werden. 6. Alle*

Einspritzungen sind möglichst bei Gelegenheit von Narkosen[1] *zu machen. 7. Man spritze immer ganz langsam ein. 8.* Wo es möglich ist, soll man sich anamnestisch vergewissern, ob und mit welchem Serum der Verwundete früher gespritzt ist, und ob Anzeichen von Allergie bei ihm oder seiner Familie (Heuschnupfen, Neigung zu Exanthemen, Bronchialasthma) vorliegen. Welches sind nun die Serumschädigungen? Hier sind zu unterscheiden die *Serumkrankheit* und der *Serumschock.* Von ersterer werden etwa 30—40% der Gespritzten befallen. Sie tritt auch bei *Erstinjektionen* auf, und zwar gewöhnlich vom 7.—10. Tag. Juckendes Urticariaexanthem ist das gewöhnlichste. 5—10 ccm Calcium Sandoz intramuskulär bessern. BUZELLO sah gute Erfolge durch nochmalige subcutane Einspritzung von 5 ccm Tetanusserum. Zuweilen treten auch Gelenkschwellungen auf. Äußerst selten sind Glottisödem und Neuritiden; letztere werden durch Schmerzen eingeleitet und äußern sich dann in partiellen Lähmungen des Plexus brachialis (Serratus anticus, supra- und infraspinatus, Deltoideus am häufigsten betroffen), die lange anhalten können. Besondere Aufmerksamkeit erfordern die Fälle von *anaphylaktischem Schock,* bestehend in plötzlich auftretender Unruhe mit Kollapserscheinungen bis zur Bewußtlosigkeit und Herzschwäche. Während derartige Schocks im Deutschen Sanitätsbericht als selten erwähnt werden, berichtet der Engländer BRUCE aus dem I. Weltkrieg über 49 Fälle mit 12maligem Tod. Neben der selten angeborenen Überempfindlichkeit spielt die erworbene eine größere Rolle. Sie stellt sich nach der ersten Seruminjektion, durchschnittlich nicht vor Ablauf von 10—12 Tagen ein, kann dann aber lange Zeit, selbst Jahre hindurch, bestehen. Nach einem Schock bleibt übrigens auffälligerweise gewöhnlich für 2—3 Wochen eine Unempfindlichkeit zurück. *Alle Schocks sind bisher nur nach intravenöser Applikation bei Reinjizierten aufgetreten.* Die intravenöse Injektion ist daher zu unterlassen. Ferner sind zur Verhütung dieser Komplikationen folgende Maßnahmen empfohlen: 1. Sorgfältige Anamnese, ob früher schon gespritzt war und mit welchem Serum. 2. Wenn ja, möglichst Wahl eines anderen Serums, Rinder-, Hammel-, Eselserum. 3. Wahl eines hochwertigen, eiweißarmen Serums. Die Behringwerke bringen jetzt ein 500faches Pferdeserum mit nur 5% Eiweiß und ein 2000faches Pferdeserum, von denen für die Prophylaxe nur 5 bzw. 1,5 ccm benötigt werden, ferner ein 250—500faches Rinderserum, von dem 10 bzw. 5 ccm die nötigen Schutzmengen darstellen. 4. Prüfung der Überempfindlichkeit durch die Augen- bzw. Hautprobe. Bei ersterer gibt man 1 Tropfen des 1:10 verdünnten Serums in den Bindehautsack. Innerhalb von $^{1}/_{2}$—2 Stunden kommt es zu Jucken, Tränen und Lidödem. Bei der Hautprobe macht man intracutan eine Quaddel mit dem ebenfalls 1:10 verdünnten Serum. Innerhalb von 10 Minuten kommt es zu einem breiten Wall mit ausgedehntem Erythem in der Umgebung mit charakteristischen pseudopodienartigen Fortsätzen. 5. Am besten ist wohl das Verfahren von NEUFELD und BESREDKA, bei dem wenige Stunden vor der Reinjektion $^{1}/_{5}$—$^{1}/_{2}$ bis höchstens 1 ccm des Serums eingespritzt wird. Gegen den Schock selbst sind anzuwenden 2 ccm Cardiazol intravenös + 1 ccm Adrenalin 1:1000, künstliche Atmung, leichte Äthernarkosen, Calcium 5—10 ccm intravenös.

c) Klinische Symptome.

Gewisse prodromale Symptome kommen vor, werden aber gewöhnlich übersehen. Die Patienten klagen über Kopfschmerzen, über Schmerzen in der befallenen Extremität, sind reizbarer gegen Lärm, intensives Licht und Erschütte-

---

[1] Jedoch sind im jetzigen Kriege auch einige wenige Todesfälle am anaphylaktischen Schock bei Injektionen in Narkose sowohl bei Tetanus- als Gasödemserum vorgekommen. Indes sind nicht in allen Fällen Sektionen gemacht.

rungen. Nach den klinischen Symptomen unterscheiden wir den *lokalen und den allgemeinen Tetanus.*

Der *lokale Tetanus* ist viel häufiger, als er beschrieben worden ist. Wahrscheinlich kann er auch in den Fällen von allgemeinem Tetanus in seinem Beginn häufiger gefunden werden, wenn man daran denkt. CZERNY fand den lokalen Tetanus unter 20 Fällen 6mal, KREUTER unter 31 14mal, ARND und WALTHARD unter 506 Fällen 105mal, die Engländer im I. Wektkrieg in 25%. Auch ich erinnere an 5 Fälle zur Zeit der prophylaktischen Impfung. Diese spielt sicher in der Verhütung des allgemeinen Tetanus eine Rolle. Einen bleibenden, rein lokalen Tetanus konnte GUSSMANN unter 396 Fällen in 10% feststellen. Auch der *Kopftetanus (Rose)* gehört hierher, der sich durch eine Facialislähmung auszeichnet, desgleichen der *Tetanus hydrophoboides,* bei dem ausschließlich die Schlingmuskulatur befallen ist.

Die häufigere Erscheinungsform ist der allgemeine Tetanus. Das prägnanteste Anfangssymptom pflegt bei ihm das erschwerte Kauen zu sein, weil die Erkrankten infolge eines tonischen Masseterenkrampfes die Zähne nicht ordentlich auseinanderbringen können (Trismus). Man prüft auf dieses Zeichen hin bei bestehendem Verdacht, indem man vom Munde aus den vorderen Rand des Musculus masseter betastet und nun die Person zum Kauen auffordert. Bleibt nach dem Aufhören der Kaubewegung der Rand hart und gespannt, so liegt ein tonischer Krampf vor[1]. Ein tonischer Krampf der mimischen Gesichtsmuskeln schließt sich bald an und es entsteht das starre maskenhafte Gesicht, die Facies tetanica mit dem Risus sardonicus. Frühzeitig zeigt sich auch schon die *Nackensteifigkeit* (Opisthotonus), die man prüft, indem man auffordert, den Kopf an die Brust zu bringen. Erst später, und nicht immer pflegt die Rumpfmuskulatur ergriffen zu werden, während die Extremitäten, und zwar die verletzte gewöhnlich zuerst, sehr früh einbezogen werden. Oft sieht man zuerst einen Trismus und lokalen Tetanus am verletzten Glied. Während im Anfang noch Entspannungen vom tonischen, spastischen Krampfe vorkommen, fallen diese bald fort, und es wechselt der Zustand nun nur noch zwischen dem Spasmus und den Konvulsionen. Die letzteren können sehr excessive sein wie bei epileptischen Krämpfen, Zungenbisse treten ein. Es sind sogar Luxationen des Armes dabei beobachtet. Bei vorzugsweisen Krampf der Rückenmuskulatur kann es zu Stellungen gleich dem hysterischen „Kreisbogen" kommen. *Doch schwindet das Bewußtsein nie.* Auch die Sphincterenmuskulatur kann sich im Krampfzustande befinden, so daß an die regelmäßige Entleerung von Blase und Mastdarm gedacht werden muß(!). Die Dauer der Krämpfe sowie ihre Häufigkeit ist wechselnd. Die *Reflexerregbarkeit* ist schon anfangs ungeheuer gesteigert, sowohl der Sehnen- als auch der Nervenreflexe. Frühzeitig schon trifft man das BABINSKIsche Phänomen, den Patellar- und Fußklonus. Das Ulnarisphänomen ist häufig, während über das Vorkommen des Facialisphänomens die Ansichten noch geteilt sind. Die natürliche Folge dieser Erregbarkeit ist, daß jeder äußerliche Reiz einen neuen Krampfanfall auslösen kann. *Mit anderen anaeroben Infektionen hat der Tetanus das Fehlen oder geringe Höhe des Fiebers gemeinsam.* Nur bei sehr starken Konvulsionen und kurz vor dem Tode kann es hohe Grade erreichen, kann aber nach Sektionsbefunden sehr wohl durch die Komplikationen bedingt sein. Der Zustand des Erkrankten ist einer der qualvollsten, welche man sich denken kann. Wer je die Schmerzen eines einfachen Wadenkrampfes durchgemacht hat, und nun bedenkt, daß der größte Teil der Körpermuskulatur sich dauernd in einem solchen Zustand befindet, kann sich eine lebhafte Vorstellung davon machen. Allein auch in dieser Beziehung kommen Unterschiede vor, ja es scheint,

---

[1] Das Anfangssymptom des *postoperativen Tetanus* sind sehr häufig Schlingbeschwerden, so daß der Arzt zunächst an eine Angina denkt. *Man versäume daher nie die Masseterprüfung!*

als wenn der dauernde tonische Krampf weniger Schmerzen macht als der einmalige. Wenigstens haben mir eine Anzahl von Leuten mit Trismus und lokalen Muskelkrämpfen gesagt, daß sie keine besonderen Schmerzen hätten. Indessen sind die klonischen Krämpfe wohl immer sehr schmerzhaft. Denn die meisten Kranken fürchten jeden neuen Anfall und zittern ängstlich vor jeder Berührung, jeder Bewegung, jedem Öffnen oder Schließen der Tür. Infolge der heftigen Schmerzen, den Krämpfen, der Schlaflosigkeit stellt sich sehr bald ein hoher Grad von Erschöpfung ein, dem sich noch die Unterernährung hinzugesellt infolge des verhinderten Kauaktes. Die Mehrzahl der Erkrankten stirbt daher auch.

Ein Teil derselben geht in den Zustand des *chronischen Tetanus* über. Auch dieser kann beide Typen, den lokalen oder den allgemeinen, aufweisen. Der letztere ist der seltenere. Der lokale betrifft dann nur das verletzte Glied. Er kann nur zeitweilige Krämpfe bedingen oder er äußert sich in spastischen Zuständen bestimmter Muskelgruppen. Diese letztere Form muß man kennen, weil Verwechslung mit *Hysterie* möglich und nicht selten vorgekommen ist, *und es Fälle von sog. posttetanischer Starre gibt, bei denen ein richtiger Tetanus von Allgemeintypus nicht bestanden hat, sondern wahrscheinlich nur ein übersehener lokaler Tetanus.* Die Differentialdiagnose ist schwierig, sie ist nur auf folgende Weise möglich. Erstens durch die Narkose: Die hysterische Starre läßt schon bei oberflächlicher Narkose nach, während die tetanische erst bei tiefer weicht, Zweitens kann man die tetanische Starre im Gegensatz zur hysterischen durch Novocaineinspritzungen in die Muskulatur *vorübergehend* aufheben. Die chronische tetanische Starre führt zu einer *Dauerverkürzung* der betroffenen Muskeln, deren Erklärung noch umstritten ist.

d) Behandlung.

Es lag nahe, daß man zum Zwecke der Heilung sich zunächst an das Mittel hielt, welches prophylaktisch so günstig wirkte, an das Tetanusantitoxin. Leider haben sich die daran geknüpften Hoffnungen nicht vollkommen bestätigt (s. S. 78). Die Erklärung für die geringere kurative Wirkung liegt darin, daß das Tetanustoxin nach Ausbruch der Krankheit bereits fest im Zentralnervensystem verankert ist. Trotzdem gehen vom Antitoxin Schutzkräfte aus gegen das sich vom Infektionsherd aus neubildende und das bereits zirkulierende, aber noch nicht verankerte Gift. Die Dosen müssen aber große sein, täglich 50000 bis 100000 A.E. zusammen mit Calcium lacticum und Traubenzuckerlösung. Am schnellsten wirkt die *intravenöse* Applikation, diese darf bis zu 8 Tagen fortgesetzt werden, muß aber wegen der Schockgefahr *unterlassen* werden, sobald das Intervall seit der letzten Serumeinspritzung den 12. Tag überschreitet. Dann muß intramuskulär gespritzt werden. Die *intralumbale* hat den Nachteil, daß man nur kleine Dosen von etwa 20 ccm Serum nach Ablassen der gleichen Menge von Liquor einspritzen kann. Diese Methode wird ferner praktisch durch die Starre der Rückenmuskulatur bei allgemeinem Tetanus erschwert, so daß es meistens einer Allgemeinnarkose bedarf. Man ist in Deutschland fast allgemein von ihr aus dem Grunde abgekommen, weil die Untersuchungen V. Schäfers gezeigt haben, daß das intralumbal eingespritzte Antitoxin schon nach wenigen Minuten in die Blutbahn tritt. Und da es aus dieser bald verschwindet, so gibt man neben der intravenösen Gabe auch sofort *intramuskuläre* Depots in die Umgebung der Wunde. *Man muß mit den kurativen Injektionen aber sofort bei den ersten Anzeichen der Krankheit beginnen.* Sodann soll gleich bei den ersten Erscheinungen die von Läwen eingeführte *Avertinnarkose* einsetzen. Sie hat sich auch in diesem Kriege ebenso wie bisher im Frieden sehr bewährt. Sie ist eine Mastdarmbetäubung, ihre Anwendung daher sehr einfach. Man gibt 0,1 g Avertin auf 1 kg Körpergewicht in 5% Lösung. Sie wird regelmäßig zur Nacht gegeben, kann aber auch in schweren Fällen am Tage mehrmals gegeben werden und muß so lange fortgesetzt werden, als der übermäßige Muskeltonus und die Neigung zu Krämpfen besteht. Es hat sich im Polenfeldzug ferner gezeigt, daß es selbst die schweren Krämpfe der Atemmuskulatur beheben kann, gegen die bisher die Evipannarkose besonders empfohlen wurde. Eine Schädigung durch tagelang fortgesetzte Avertingaben konnte bisher nicht festgestellt werden.

Von BETZ und FRÄNKEL ist empfohlen worden, das Antitoxin direkt an die motorischen Zentren der Hirnrinde zu bringen. Sie ließen zunächst 20 ccm Liquor cerebrospinalis durch Lumbalpunktion ab, trepanierten dann und spritzten 80 Antitoxineinheiten = 20 ccm subdural ein. Dies Verfahren hat wenig Nachahmer gefunden, scheint aber in einigen sehr schweren Fällen wirklich schnell kurativ gewirkt zu haben.

Einen breiten Raum in der Behandlung nehmen das *Morphium* und *Chloralhydrat* ein, und zwar am besten in der Form, daß man Morphium tagsüber mehrmals 3 cg bis zur Tagesdosis von 1,2 cg (!) und darüber und zur Nacht ein Klysma von 5 g Chloralhydrat gibt. Das letztere gibt man wegen seiner leicht ätzenden Wirkung und der Auslösung von Schlingkrämpfen nicht per os. Gerühmt wegen seiner weniger gefährlichen Wirkung auf das Herz wird das Luminal, das als Luminalnatrium auch subcutan gegeben werden kann, 3mal 0,1 g subcutan oder 0,5 innerlich. Vollkommen neu war die aus Amerika kommende Mitteilung, daß das Bittersalz, *Magnesiumsulfat,* bei nicht oraler Einverleibung als Allgemeinnarkoticum aufzufassen ist und beim Tetanus gute Dienste leistet (MELTZER und AUER). Es bewirkt sowohl periphere Lähmung wie das Curare als auch zentrale, die bis zum *Atemstillstand* führen kann. Bemerkenswert ist dabei, daß es die krampfenden Muskeln eher lähmt als die normalen. Wegen seines Einflusses auf die Atmung soll die gleichzeitige Gabe von Morphium und Chloralhydrat, die in derselben Richtung wirken, vermieden werden. Nach SAEGESSER gibt man am besten 3 ccm einer 25%-Lösung intralumbal unter Lokalanästhesie oder Rauschnarkose. Maximaldosis 6—7 ccm, Wiederholung nach 30 Stunden, bis klonische und tonische Krämpfe nachlassen. Obwohl dieses Mittel eine ausgesprochene elektive Wirkung auf die Muskulatur hat, hat es wegen seiner großen Gefahren nicht den Eingang in die Therapie gefunden wie das Avertin. Um sie zu vermeiden, empfiehlt SAEGESSER erstens Bauchlage, zweitens Erhöhung der Viscosität, indem man an Stelle von Wasser eine 40%-Traubenzuckerlösung nimmt; drittens die Barbotage, d. h. eine mechanische Durchmischung, indem der mit MgSO$_4$-Lösung gemischte Liquor wiederholt angesaugt und wieder eingespritzt wird. Der Kranke wird nach der anfänglichen Bauchlagerung auf den Rücken mit mäßig erhöhtem Oberkörper und stark erhöhtem Kopf gelagert. Derartig behandelte Patienten dürfen nicht allein gelassen werden. Bei Atemstillstand sofort künstliche Atmung mit Hochlagerung des Kopfes und Sauerstoffzufuhr und 10 ccm einer 5%-Chlorcalciumlösung intramuskulär und nach 10 Minuten dieselbe Menge intravenös. Ferner Lobelin Sandoz 1 ccm intravenös. In verzweifelten Fällen Intubation oder Tracheotomie mit Luft- und intermittierender Sauerstoffeinblasung, stundenlang fortgesetzt.

Hin und wieder kommt bei Atemnot infolge starker Glottiskrämpfe die *Tracheotomie* noch in Frage. Von praktischem Interesse ist ferner noch die *Phrenikotomie* bei der Unmöglichkeit, wegen der Muskelstarre des Zwerchfells und der Rumpfmuskulatur, eine künstliche Atmung mit Erfolg vorzunehmen, die für die schwersten Erstickungsfälle von JEHN und SAUERBRUCH empfohlen ist.

Sehr wichtig ist die allgemeine Krankenpflege: Isolierung, Abhaltung von
jedem Reiz (Geräusch, Licht, Luftzug, Erschütterung), Verbieten jeder willkürlichen Bewegung des Kranken. Sorge für Stuhlgang und Urin wegen des
Sphincterenkrampfes, kräftige, flüssige Ernährung mit Schnabeltasse oder durch
die Nase eingeführten Magenschlauch, bei sehr starkem Trismus Versuch, denselben durch Novocaineinspritzung zu beheben. 7,5%-Traubenzuckerlösung
subcutan oder als Klysma, eventuell Gastrotomie, protrahierte heiße Bäder.

Hinsichtlich der *Wundbehandlung* ist als selbstverständlich hinzustellen, daß
die Wunde sorgfältig auf Sekretverhaltung, Nekrosen, steckengebliebene Fremdkörper revidiert werden muß, wenn das vorher noch nicht geschehen ist. Jeder
Fremdkörper muß, wenn er nur irgendwie lokalisiert werden und operativ
angegangen werden kann, entfernt werden. Narben von Wunden, von denen
die Infektion augenscheinlich ausgegangen ist, müssen in toto ausgeschnitten
werden. Die früher empfohlene *Amputation* des primär verletzten Gliedes ist
jetzt allgemein verlassen[1]. Wie unrichtig sie ist, lehren die Fälle, in denen vor
Ausbruch des Tetanus aus chirurgischen Gründen amputiert worden war und
die Krankheit trotzdem eintrat. Sie ist nur auszuführen, wenn sie an sich bedingt
ist. Die früher geübte Durchschneidung des Nervenstammes kommt heutzutage
nicht mehr in Frage.

e) Prognose.

Die Prognose des Tetanus ist immer ernst. Im allgemeinen hat der Grundsatz, daß die Krankheit, je später sie nach der Verwundung auftritt, um so
günstiger verläuft, auch im I. Weltkrieg Recht behalten. Die alte Lehre des
Hippokrates, daß derjenige Kranke, der den 4. Tag überlebt, durchschnittlich
durchkommt, trifft noch zu. Die Heilungdauer bis zum vollkommenen Ablauf
aller Erscheinungen ist eine lange und beträgt gewöhnlich 35—40 Tage. Übergänge in den chronischen Tetanus sind selten und werden meistens durch steckengebliebene infizierte Fremdkörper bedingt. Während die Sterblichkeit in den
früheren Kriegen mit etwa 90% angegeben ist, sank sie dank der Serumbehandlung bei den Deutschen von 75% auf 51,4%, bei den *Engländern* von 78,2 auf
24%, bei den *Franzosen* dagegen berechnet der Sanitätsbericht 6050 Fälle
insgesamt 5219 Todesfälle = 86,1% (!). Ein Einfluß der kurativen Serumbehandlung ist hier nicht zu bemerken. Der Unterschied der Zahlen ist sehr
auffallend und vielleicht nur so zu erklären, daß die Engländer alle, auch die
leichten lokalen Tetanusfälle, die fast nie zum Tode führen, mit einbezogen
haben. Daß die kurative Serumbehandlung aber einen Einfluß hat, geht daraus
hervor, daß die Sterblichkeit im Frieden jetzt nur auf 30—40% geschätzt wird.
Der Tod erfolgt entweder an Erschöpfung oder an konfluierender Lobulär-
pneumonie, wenn nicht durch Glottis-Zwerchfellkrämpfe Erstickung eintritt
oder andere Wundinfektionskrankheiten den Tod herbeiführen. Bei den reinen
Tetanusleichen findet man *nie eine Milzschwellung.* Wenn man nicht unmittelbar
nach dem Tode eine tetanische Herzmuskelstarre feststellen kann, finden sich
nach Baumgarten zwar Hyperämie des Gehirns und oft auch der anderen
Organe, Ödem von Gehirn und Gehirnhäuten, Zerreißungen, Hämatome und
wachsartige Degenerationen der Muskeln, besonders in den Recti abdominis
und dem Ileopsoas, aber besonders pathognostische Kennzeichen nicht. Bei
frischen Leichen fällt die Wärme zuweilen auf, die auf die erwiesene postmortale
Temperatursteigerung bis 42—45° zurückzuführen ist. *Aber auch die geheilten
Tetanusfälle zeigen die Einwirkung der schweren Krankheit.* Sie dürfen nicht zu
früh das Bett verlassen. Sie behalten neben psychischer Reizbarkeit noch für
Wochen Muskelschwächen und sind mehr minder lange Zeit nicht voll arbeits-

---

[1] Nur bei Fingern und Zehen wird sie zuweilen noch geübt.

fähig. Auf eine Nachkrankheit muß besonders hingewiesen werden, das ist die allmähliche Entstehung einer *Kyphose*. Merkwürdig ist dabei, daß die Patienten kaum Klagen haben und in ihrer Arbeit nur wenig behindert scheinen. Über die Entstehung dieser Wirbelveränderung hat man sich lange den Kopf zerbrochen, bis Sektionen von im Anfall Gestorbenen und die Cardiazolkrämpfe bei Behandlung von Schizophrenie uns darüber Aufschluß gegeben haben. Es handelt sich tatsächlich um Wirbelkompressionsfrakturen meistens vom 5.—7. Brustwirbel, hervorgerufen durch den Krampf der ventralen Muskulatur. Obwohl die Rückenstrecker ebenfalls sich kontrahieren, können sie dem starken ventralen Muskelzug nicht wiederstehen, weil sie gerade im unteren Teil der Brustwirbelsäule am schwächsten ausgebildet sind (GÜNTZ, NEUDOERFER u. a.). Diese Wirbelveränderungen sind selten. Indessen ist auch mit Rücksicht darauf eine lange Bettruhe zu empfehlen.

V. Wundbehandlung.

Kriege üben immer einen großen Einfluß auf die Methoden der Wundbehandlung aus. Da nicht alle Ärzte chirurgisch geschult sein können, so ist es natürlich, daß die Kritik über die angewandten Methoden nicht immer einwandfrei ist, und daß der Methode zur Last gelegt wird, was durch mangelhaftes chirurgisches Können gefehlt wurde.

Vor dem Kriege bewegte sich die Wundbehandlung im großen und ganzen in der gemischten Methode der Asepsis und Antisepsis, doch so, daß die erstere den Vorrang hatte. Für die Desinfektion der Hände und des Operationsgebietes, für die Tamponade, für versenktes Nahtmaterial wurden Antiseptica nicht ausgeschaltet (Sublimat-, Jodtinkturdesinfektion, Jodoformgazetamponade, Jodcatgut, in Sublimat gekochte Seide usw.). Einen größeren Spielraum nahm die Antisepsis auch im Frieden schon ein bei der Behandlung der durch Verletzung entstandenen und der infizierten Wunden. Auf den Erfahrungen des Russisch-Türkischen Krieges fußend wurde BERGMANN zum Begründer der aseptischen Ära der Wundbehandlung. Er und seine Schule vertraten den Standpunkt, daß es nicht möglich sei, *eine infizierte Wunde durch Antiseptica zu desinfizieren.* In weiterer Verfolgung des LISTERschen Grundsatzes, daß man die Wunden „allein" lassen müsse, sah er das Wesen einer richtigen Behandlung darin, daß der Arzt nur die Aufgabe hat, für die Wunde die günstigsten *physikalischen* Bedingungen zu schaffen. Mitbestimmend für dieses Vorgehen war die Erfahrung, daß die damals gebräuchlichen Antiseptica zwar in vitro Bakterienkulturen töteten, aber nur bei einer so starken Konzentration, daß dadurch auch das Eiweiß der Zellen litt. BERGMANN unterschied seine Maßnahmen einer *frischen* Wunde gegenüber streng nach zwei Gesichtspunkten: 1. Wenn eine Wunde so aussah, daß sie im *klinischen* Sinn aseptisch heilen könnte, dann ließ er sie in Ruhe. Dabei leugnete er durchaus nicht die etwa in ihr vorhandenen Keime. 2. Wenn eine Wunde die Gewähr nicht dafür bot, dann machte er keine chemische Desinfektion, sondern eine rein chirurgische, indem er die Wundränder glättete, zerfetzte oder zur Nekrose neigende Gewebeteile fortschnitt, sichtbare Fremdkörper entfernte, Wundtaschen, die zu Sekretstauungen Anlaß geben könnten, erweiterte und gute *physikalische* Abflußverhältnisse schaffte. *Im I. Weltkrieg waren also Wundtoilette* (Débridement) *und* FRIEDRICHsche *Wundexcision nichts Neues.* Nur waren sie vorher kein Allgemeingut des Arztes. Wenn wir uns fragen, was uns der I. Weltkrieg in der *Behandlung der Wunde an sich* sonst Neues gebracht hat, so ist es nicht viel. Viel ist empfohlen worden, aber nicht viel hat Bestand gehalten. Alte Methoden sind der Vergessenheit entrissen und ins richtige Licht gerückt.

1. Die primäre Wundbehandlung.

Wir scheiden im folgenden zwischen der *primären* und *sekundären Wundbehandlung*. Bei der primären ist im Auge zu behalten, daß die Ärzte im Kriege praktisch die Wunden in der Mehrzahl der Fälle nicht als erste zu sehen und zu behandeln bekommen, sondern daß die ersten Maßnahmen gewöhnlich vom Sanitätsunterpersonal bzw. Verwundeten getroffen werden. Durch die Einführung der Verbandpäckchen ist von seiten der zivilisierten Staaten ein großer hoch anzuschlagender Fortschritt gegen frühere Kriege im Hinblick auf einen Teil der sekundären Infektion — daß sie trotzdem nicht ausgeschaltet ist, ist an anderer Stelle betont worden — erzielt worden[1]. Viele Wunden sind unter diesen Notverbänden anstandslos geheilt. Wenn der Arzt frische Wunden zum erstenmal sieht, so ist für ihn der für sein Handeln leitende Gedanke der: Ist die Wunde so beschaffen, daß ihre aseptische oder entzündungslose Heilung mit Wahrscheinlichkeit zu erwarten ist ? *Diese Frage ist zu bejahen durchschnittlich bei allen Infanteriegeschoßwunden mit kalibergroßem oder nur etwas größerem Ein- und Ausschuß.* Das gilt nicht nur für die Weichteil-, sondern auch für die die Körperhöhlen eröffnenden, die Gelenkwunden und die Schußfrakturen, selbst wenn die Zersplitterung eine noch so große ist. Die Ausnahmen, in welchen sofort eine Operation angeschlossen werden muß, sind bedingt durch die Verletzung der unter den bedeckenden Weichteilen liegenden Organe (Kopf, Brust, Bauch), fallen also nicht unter die eigentliche primäre Wundbehandlung. *Es ist absolut falsch und zu verwerfen, wie es leider im Anfang und dann wieder unter dem Einfluß der Empfehlung des aktiven primären Vorgehens und der Desinfektion mit Vuzin und* CARREL*scher Lösung in der letzten Hälfte des I. Weltkrieges der Fall war, auch solche Wunden immer primär zu umschneiden, und in die Tiefe einzudringen.* Dadurch sind viele Verwundete um ihre Glieder und ihr Leben gekommen. Der Einwand, daß aber doch immer eine primäre Infektion vorliege und bei der großen Weichteil- und Knochenzertrümmerungshöhle eine schwere Eiterung erfolgen müsse, ist eben praktisch durch tausendfache Erfahrungen widerlegt worden. Demnach hat BERGMANN in klinischer Hinsicht Recht behalten, wenn er sagte: „Wir dürfen die frische Schußwunde aus dem modernen Infanteriegewehr für nicht infiziert ansehen." Auch für die glatten *Schrapnellwunden* und die durch kleine *Granat-* und *Minensplitter* gesetzten kann dieses Vorgehen unter Umständen gelten, jedoch mit dem Unterschied, daß man bei den Infanteriegeschoßwunden diese Behandlung meistens schablonenmäßig anwenden kann, während man hier streng individualisieren muß. Denn bei diesen spielen die primären Infektionen und die Muskelzertrümmerungszonen eine größere Rolle als bei jenen. Daher vermeide man sofortige längere Transporte.

Bei den *größeren Wunden* kommt nur die „*primäre chirurgische Wundversorgung*" in Betracht. Hierbei sind alle Geschoßarten einbegriffen. Selbstverständlich stellen die Granatverletzungen das größte Kontingent. Die Desinfektion erfolgt entweder rein chirurgisch oder kombiniert mit chemischen Mitteln. Wenn GARRÈ auf dem ersten Kriegschirurgentag in Brüssel die Wundtoilette bei allen Granatverletzungen empfahl, so sprach er damit nur aus, was BERGMANN selbst für alle zerrissenen, verunreinigten Wunden empfohlen hatte, was er in seiner Klinik immer lehrte und was er in dem I. Weltkrieg sicher als erster auch getan hätte. Ein weiterer Schritt war der von der energischen Wundrevision zur *Wundexcision* und zur *primären Naht.* Sie basierte auf den Forschungen von FRIEDRICH. Er fand, daß Wundinfektionskeime bis zu 6 Sunden nur auf der Oberfläche der Wunde lagern. Wenn man also innerhalb dieser Zeit

---

[1] Interessant ist, daß die Engländer ganz im Anfang des I. Weltkrieges keine vorher sterilisierten Verbandstoffe hatten, ebenso wie die Serben.

die ganze Wunde im Gesunden ausschneidet, sei sie keimfrei, und man könne sie primär nähen. Daß man dadurch einerseits der Wundinfektion vorbeugt und andererseits eine schnelle und glatte Heilung erzielte, war klar und von ungeheurem Vorteil. Und doch war diese Methode vor dem I. Weltkrieg noch nicht Allgemeingut der Chirurgen, geschweige denn der praktischen Ärzte geworden. Auf deutscher Seite wurde sie nur wenig geübt[1]. Die Feindmächte machten mehr Gebrauch davon, nicht nur bei Weichteilschußwunden, sondern auch bei Schußbrüchen. Jedoch erkannten sie bald die Grenzen. Auf dem interalliierten Chirurgenkongreß 1917 verlangten sie folgendes: 1. Wundausschneidung und primäre Wundnaht dürfen nur innerhalb der ersten 8 Stunden seit der Verletzung gemacht werden. 2. Der Genähte muß mindestens 15 Tage in der Behandlung des Operateurs bleiben. Schlechte Erfolge hatten ferner zu der Ansicht geführt, daß Schußwunden der Füße, Waden, Oberschenkel nicht genäht werden sollen. Von den Schußbrüchen eigneten sich am besten die des Vorderarms, schlechter die des Unterschenkels, am schlechtesten die des Oberschenkels. Nach dem I. Weltkrieg hat dann die *Wundausschneidung mit primärer Naht* unter den Chirurgen der Welt eine allgemeine Verbreitung gefunden. Sie wurde zu einem Schlagwort, das den Studenten eingeimpft wurde. Dabei ging man über die FRIEDRICHschen Forderungen hinaus. Erstens verlängerte man auf Grund von guten Friedenserfahrungen vielfach die Stundengrenze von 6 Stunden auf 12—24 Stunden. Zweitens modifizierte man den Begriff der Wundausschneidung. FRIEDRICH *hatte die totale Ausschneidung im Gesunden verlangt. Diese ist aber nur möglich bei kleinen, einfachen, oberflächlichen Wunden. Bei jeder größeren, tiefergehenden, buchtigen Wunde ist sie aus Gründen der topographischen Anatomie und der Erhaltung der Funktion nicht möglich.* SAUERBRUCH u. a. hatten sie im Anfang des I. Weltkrieges versucht, sind aber bald davon abgekommen. Infolgedessen half man sich damit, die Wundränder der Haut zwar im Gesunden auszuschneiden, bei den anderen Weichteilen indessen die Ausschneidung so weit als möglich durchzuführen, sonst aber nur die Wundoberflächen anzufrischen. Daß die Scherenschläge oder das Messer namentlich bei tiefen buchtigen Wunden dabei nicht immer bis ins Gesunde dringen, ist klar. Wenn gar die Grenze von 6 Stunden überschritten ist, wird man überhaupt nicht mehr gesundes, nichtinfiziertes Gewebe in der nächsten Umgebung der Wunde antreffen. Man macht also nicht mehr *eine ideale primäre chirurgische Wunddesinfektion, die eine primäre Wundnaht erlaubt, sondern nur eine sehr energische primäre Wundrevision.* Und trotzdem hat diese weniger radikale Methode mit anschließender Naht im Frieden auch bei offenen Knochenbrüchen zu sehr beachtenswerten Erfolgen geführt. Aber nur unter zwei Voraussetzungen, einmal, daß sie von geschulten Chirurgen ausgeführt wird, und zweitens, daß der Genähte für längere Zeit unter der Kontrolle seines Operateurs bleibt. *Die Totalausschneidung mit primärer Wundnaht bei kleinen, einfachen, oberflächlichen Wunden und die oben skizzierte, sehr energische chirurgische Wundrevision bei allen größeren, tiefen, buchtigen Wunden gehört heutzutage zu den selbstverständlichen Forderungen, die der Chirurg an die primäre Wundbehandlung zu stellen berechtigt ist. Auf einem anderen Brett aber steht, ob bei der zweiten Art von Wunden die Naht angeschlossen werden kann oder nicht.* Verletzungsart, Beschaffenheit der Wunde und vor allem die Erfahrung des Chirurgen sind hier die Wegweiser. *Bei diesen Fällen bleibt*

---

[1] Im I. Weltkrieg berichteten HUFSCHMIED und ECKERT über 207 Fälle primärer Naht mit nur einer Phlegmone, FRÜND über 184 Weichteilwunden mit 7,6% Versagern. Unter 35 Knochenverletzungen dagegen kamen 8, unter 9 großen Gelenken 8 Eiterungen vor. Die Oberschenkelschußfrakturen mußten alle aufgemacht werden. Er drainiert mit Ausnahme von Gehirnschüssen dabei gar nicht, näht aber nur die Haut, nicht den Muskel und die Fascie. BARANY, WITT, DÖNITZ, KLAPP haben ebenfalls Erfolge berichtet.

die primäre Naht immer ein Risiko, dessen Größe nur der Erfahrene abzuschätzen vermag. Doch sei betont, daß auch nach Totalausschneidungen die primäre Wundnaht ein wenn auch geringeres Risiko ist und daher nur, wenn mehrtägige Kontrolle des Operateurs gesichert ist, gemacht werden darf. Und nun kam der jetzige Krieg. Wie immer im Krieg mußten die Schußwunden meistens von Ärzten behandelt werden, die keine oder nicht geschulte Chirurgen waren. Sie wußten nichts von den bösen Erfahrungen mit der primären Wundnaht, die im I. Weltkrieg, im Abessinischen und im Spanischen Bürgerkrieg gemacht waren. Das Schlagwort von der „primären Wundausschneidung mit anschließender primärer Naht" war in ihrem Gehirn verankert. Sie glaubten, einen Fehler zu begehen, wenn sie nicht danach handelten. Das hat sich an den Verwundeten bitter gerächt, nicht nur bei unseren, sondern auch denen der Feindmächte. Die Ärzte, die so handelten — es waren bei uns Gott sei Dank nur ein Teil — übersahen dabei ganz abgesehen von ihrer mangelhaften Kenntnis der operativen Technik *das strenge Postulat, daß jeder Genähte mindestens 14 Tage unter der Kontrolle seines Operateurs stehen muß, was im Krieg nur ganz selten erfüllt wird. Die Folge waren Phlegmonen, Absceß, Sepsis und Gasödem, die die Chirurgen der rückwärtigen Sanitätsformationen bekämpfen mußten. Das was hier über die primäre Naht gesagt ist, gilt natürlich nicht für den offenen Pneumothorax, bei dem sie lebensrettend wirkt, für Gelenkschußwunden, wo sie das Gelenk vor einer Infektion schützen soll, und für bestimmte Schädel-Gehirnschüsse.* Infolgedessen verboten nach dem Polenfeldzuge die deutschen militärischen Sanitätsbehörden die primäre Wundnaht der Schußwunden. Die primäre chirurgische Wundrevision muß aber bei allen Schußwunden, außer den kalibergroßen, durch das Infanteriegeschoß und den durch kleinste Granat- und Minensplitter bedingten, stattfinden. *An eine bestimmte Zeitspanne seit der Verletzung ist sie nicht gebunden. Sie wird energischer sein, je später der Verwundete zum Chirurgen kommt.* Denn je größer die Zeitspanne ist, um so eher muß man damit rechnen, daß die Bakterien nicht mehr auf der Oberfläche sitzen, sondern bereits in die Tiefe eingedrungen sind, so daß eine blutige Anfrischung dann nicht mehr genügt. Nicht nur die Zeit, sondern auch der erste Notverband ist hierbei von Bedeutung. Bei unversorgten, schon eiternden oder jauchigen Wunden sei man zurückhaltend. Man entferne nur den Schmutz durch Spülungen, am besten mit H_2O_2, etwaige Fremdkörper, suche nicht nach Geschossen und entferne nur die offensichtlich nekrotischen Gewebeteile. Hier, wo eine Eiterung schon besteht, sorge man für die besten Abflußverhältnisse, eröffne bzw. drainiere nach den Gesetzen der Schwere alle Buchten und Taschen. Gegenincisionen sind notwendig. *Man mache aber lange Schnitte und nicht nur kleine Knopflochschnitte.* Denn die hintere Wunde muß länger offen bleiben als die vordere. Vor allem ist zu warnen, daß man sich den Ort der Gegenincision dadurch sucht, indem man von der Wunde aus die Kornzange durch das Gewebe bis an die Haut durchstößt. Sondern man mache zuerst den Hautschnitt an der Gegenseite, präpariere sich ein Muskelinterstitium frei und dringe von hier bis zur Wunde vor. Bei Wunden etwa bis zu 24 Stunden, die mit einem Notverband gut versorgt waren, muß man anders vorgehen. Das Prinzip für diese Wundrevisionen sei, daß man *schrittweise* vorgeht und sich durch die vorgefundenen anatomischen Veränderungen und die Ausdehnung der traumatischen Prozesse bestimmen läßt, ob man weitergehen soll. Man muß zwar rücksichtslos handeln, soll sich aber doch möglichst an die anatomischen Verhältnisse halten. Die Fascie muß zwecks guten Überblicks immer *quer* eingeschnitten werden. *Sehr wesentlich ist, daß man je weiter man sich in die Tiefe begibt, die schmutzigen Instrumente mit sterilen eintauscht.* Sonst bringt der Operateur die Infektion gerade in die Tiefe. Zur guten Wundrevision gehört immer viel Erfahrung und gutes chirurgisches Können. Jede größere Wundrevision mache man unter *Blutleere*; nur dann bekommt man einen guten Einblick darüber, wie weit die Infektion bereits vorgeschritten ist. Eine typische Auswicklung des Blutes von der Peripherie des Gliedes an, wie sie namentlich von MÜLLER-Rostock gefordert ist, ist zu empfehlen. 10 Minuten langes Hochhalten der Extremität und zirkuläre Anlegung der Binde dicht oberhalb der Verletzungsstelle genügt nicht immer.

Die primären Wundrevisionen müssen gleich nach Einlieferung der Verwundeten vorgenommen werden, auch zur Nachtzeit. *Sie sind dringliche Operationen.* Die dadurch bedingte Arbeitsbelastung wird aber durch die schönen Erfolge reichlich belohnt. Eine Vermehrung des Ärztepersonals mit abwechselndem Einsatz ist auf Hauptverbandplatz und Feldlazaretten unbedingt notwendig.

Angeschlossen sei hier eine chirurgische Maßnahme, die mit der primären chirurgischen Wundrevision in engem Zusammenhang steht, wenn sie auch bereits zur sekundären Wundbehandlung gehört. *Es ist die verzögerte primäre Wundnaht.* Dieser Ausdruck stammt von den Amerikanern, Engländern und Franzosen, die sie im und nach dem I. Weltkrieg viel angewandt haben. Die deutschen Chirurgen kennen sie auch. Sie gilt als Abart der Sekundärnaht und wurde und wird nicht in dem Maß ausgeübt, als sie es verdient. Jedoch scheint eine Abtrennung von dem Begriff der Sekundärnaht aus praktischen Gründen durchaus berechtigt. *Denn die verzögerte Naht wird nach 3—5 Tagen ohne Anfrischung gemacht im Gegensatz zur Sekundärnaht, die eine Anfrischung voraussetzt und nach längerem Zeitraum in Betracht kommt.* Voraussetzung für dieselbe ist eine verhältnismäßig frische Wunde, die entweder in toto ausgeschnitten oder sehr gründlich revidiert werden konnte, ohne Buchten und Taschen, die primär mit lockerer Tamponade versehen wurde und die beim *ersten* Verbandwechsel bei gutem Allgemeinbefinden folgendes Aussehen darbietet: rein, nicht sezernierend mit feuchten blutenden Granulationen nach Lösung der meistens festhaftenden Gaze. Ich betone den *ersten* Verbandwechsel. Denn jeder Verbandwechsel stört den normalen Heilprozeß, macht Reizungen und führt leicht zu Sekundärinfektionen. Der erfahrene Chirurg wird es im allgemeinen der Wunde ansehen, ob er die Wunde nunmehr nähen kann. Die Feindmächte machten den Entschluß dazu von bakteriologischen Prüfungen abhängig. Wenn in 2 aufeinanderfolgenden Zählungen annähernd nur 1 Bacillus auf 2 Feldern und durch die Kultur Abwesenheit von hämolytischen Streptokokken festgestellt wurde, war die Wunde nahtreif. Die Technik der verzögerten Naht betreffend ist zu sagen, daß nach Lösung der lockeren Tamponade jede Spülung, jedes trockene Abtupfen unterbleiben und die Hautnaht ohne Spannung und weit angelegt werden soll. Versenkte Nähte, um die tieferen Gewebeschichten miteinander zu verbinden, sind besser zu vermeiden. Ob man für 24 Stunden der Vorsicht halber eine Drainage macht, darüber muß das Aussehen der Wunde entscheiden. Der erfahrene Chirurg wird schon bei seiner ersten chirurgischen Versorgung sich ein Urteil bilden können, ob es sich um eine Wunde handelt, die voraussichtlich eine *verzögerte Naht* erlauben wird. In dieser Voraussicht kann er bereits die Hautnähte anlegen, um sie erst beim ersten Verbandwechsel zu knüpfen. In diesen Fällen ist es aber ratsam, nicht Seide, Zwirn oder Catgut, sondern Metallfäden als Nahtmaterial anzuwenden. Der Nutzen dieser Naht ist in die Augen springend. Er hat sich besonders bei primären Gelenkresektionen im I. Weltkrieg bewährt; aber auch manche Weichteilwunde, wenn sie nicht tief und buchtig war, konnte zur Heilung per primam intentionem gebracht werden. *Auch die verzögerte Naht bleibt ein Risiko und verlangt unter allen Umständen die Kontrolle des Genähten durch seinen Operateur für mindestens 8—10 Tage.* Wenn ich trotzdem glaube, daß sie berufen ist, im Krieg die primäre Wundnaht in gewisser Weise abzulösen, so sind dafür zwei Gründe maßgebend: Einmal ist das

Risiko geringer. Denn hinsichtlich einer Infektion mit Eiterbakterien und dem
Gasödem wird der Zeitraum von 3—5 Tagen durchschnittlich genügen, um festzustellen ob dieselbe stattgefunden hat oder nicht. Zweitens darf man selbst
im Bewegungskrieg annehmen, daß der Verwundete nach diesem Zeitraume
meistens bereits in stationäre Sanitätsformationen übergeführt ist.

2. Die sekundäre Wundbehandlung.

In den Fällen, in welchen nach der primären chirurgischen Wundversorgung
eine verzögerte Naht möglich war, ist damit die Wundbehandlung abgeschlossen.
Meistens aber wird dieses Vorgehen im Kriege nicht möglich sein, und der Arzt
muß schon bei der primären Wundbehandlung der sekundären Rechnung tragen.
*Jede Wunde, die nicht durch Naht geschlossen wird, unterliegt der sekundären
Infektion.* KOCHER und TAVEL konnten bei frischen Schnittwunden die Ein-
wanderung von Keimen aus der Umgebung schon nach 6 Stunden feststellen.
Die Engländer stellten im Kriege fest, daß sich unter den frischen Wunden
nur in 10—15%, nach 8 Tagen aber schon in 80—90% Streptokokken fanden.
Dazu kommen die Reste der primären Infektion, die durch die Wundrevision,
ja selbst Wundexcision nicht entfernt werden konnten. Eine Eiterung wird
also unweigerlich auftreten. Für sie muß ein guter Abfluß geschaffen werden.
Bei oberflächlichen Wunden ist das leicht, nicht aber bei den tiefen, vielbuchtigen. Dazu dienen die Gegenincisionen, die Tamponade und Drainage.
Die *Gegenincisionen* müssen möglichst am tiefsten Punkte des Körperabschnittes
angelegt werden, damit die Sekrete abfließen können. Hierbei wird häufig der
Fehler gemacht, daß diese Incisionen zu kurz gemacht werden. Das sieht man
namentlich am Oberschenkel und Unterschenkel. Man findet häufig kleine,
kurze Schnitte, gerade geeignet, um ein Gummirohr hindurchzulassen, während
die auf der Vorderseite gelegene Wunde groß und lang ist. Das ist unzweckmäßig, weil es dann neben diesen Öffnungen zu Stauungen kommt. Der Längen-
unterschied zwischen vorderer und hinterer Wunde darf nicht zu groß sein,
wenn auch die Wunden nicht beide gleich lang zu sein brauchen. Über Anlegung
dieser Gegenincisionen siehe S. 82.

Tamponade und *Drainage* ist nach der Ansicht einiger Fanatiker überflüssig, wenn man unter Berücksichtigung des Gesetzes der Schwere die Incisionen richtig angelegt hat. Dann bahne sich der Eiter von selbst seinen Weg.
Das ist nicht zutreffend, weil der Eiter nicht immer dünnflüssig ist, und weil
die Wundkanäle nicht starre unveränderliche Wände, sondern ein Gewebe mit
einer sehr großen Neigung zum Zusammenfallen und zum Verschluß haben.
Die Drainage hat den Zweck, eine gewisse Lichtung trotz allem zu erhalten.
Am besten wirken in dieser Hinsicht „Pfeifendrainagen", d. h. mehrere Drainröhren von verschiedener Länge und Dicke, welche nebeneinander eingeführt,
den Zweck haben, die ganze hintere Öffnung offen zu erhalten. Dadurch wird
verhindert, daß durch zu rasche Granulationsbildung Strecken des drainierenden
Wundkanals zu frühzeitig verkleben und neue Stauungen entstehen. Glasröhren
sind wegen ihrer Starrwandigkeit besser als Gummiröhren, welche leicht durch
den Gewebedruck zusammengepreßt werden. Allein manche Wundkanäle verlaufen nicht in einer Geraden, sondern sind gewunden, so daß man mit dem
Glasdrain nicht durchkommt. Wenn auch die Röhren an sich für die Ableitung
am besten sind, so kann man sie doch nicht überall anwenden. Sie sind gefährlich
da, wo in der Nähe große Gefäße oder Nerven liegen. Selbst ein Liegen von
4—5 Tagen kann bei nicht ganz intakten Gefäßen die gefürchteten Arrosionsblutungen hervorrufen oder Neuralgien bzw. Neuritiden erzeugen. In diesen
Fällen muß man mit Tampons drainieren. Selbst vor einem mit Gaze um-

wickelten Gummirohr ist zu warnen. Da wo die *Tampons* zur Ableitung dienen, dürfen sie nur locker eingelegt werden. Sie wirken weniger gut, weil sie die Wundkanäle nicht so weit offen lassen und weil sie sich schnell mit Eiter imbibieren und ihre Absaugungsfähigkeit verlieren. Daher müssen sie bei der sekundären Behandlung durchschnittlich innerhalb von 24—28 Stunden gewechselt werden. Sonst quellen sie auf und verstopfen eher als sie ableiten. Das tritt namentlich dann leicht ein, wenn der Tampon in längere Wundkanäle bei kleiner Hautwunde eingeführt wird. Die schnell wuchernden Granulationen der letzteren verbacken dann mit den Fasern des Tampons und bilden einen Abschluß gegen das Sekret der Tiefe. *Die Unsitte unerfahrener Ärzte, in die Schußöffnungen lange Tamponstreifen fest hineinzustopfen, meistens durch den Gedanken diktiert, damit parenchymatöse Blutungen zu stillen, scheint nach den Erfahrungen auch des jetzigen Krieges unausrottbar, sehr zum Schaden der Verwundeten.* Abscesse und Phlegmonen sind die Folgen. Um das Verbacken mit den Hautgranulationen zu verhindern, kann man den Gazestreifen an dieser Stelle mit einer Salbe versehen. Ihn ganz einzufetten, halte ich nicht für ratsam. Denn dadurch wird seine Aufsaugungsfähigkeit beeinträchtigt und außerdem sind Salben nicht steril. *Etwas anderes dagegen ist es mit den ersten Tampons nach der primären Wundrevision, namentlich wenn diese noch im Inkubationsstadium stattgefunden hat.* Denn diese liegen auf einer frischen vom Messer gesetzten reinen Wundfläche, deren Granulationsbildung man abwarten soll. Man entferne sie nicht vor dem 5. Tage, wenn es irgend geht. *Die Tampons auf einer Frakturstelle oder gar auf einer Gelenkwunde lasse man möglichst noch länger bis zum 8.—10. Tage liegen.* Entfernt man sie zu früh, so kann dadurch einer neuen sekundären Infektion der Weg gebahnt werden, wie man das leider oft genug erlebt. Den besten Indicator, ob gute Granulationen da sind, findet man in dem Festhaften des Tampons und der entstehenden Blutung beim Versuch der Lockerung. Ein Tampon, der entfernt werden muß, folgt dem Zug der Pinzette leicht, weil er mit Eiter durchtränkt ist. Ist aber die vorgeschriebene Zeit vergangen, so entfernt man die Tamponade vorsichtig, eventuell in verschiedenen Sitzungen mittels Wasserstoffsuperoxyd. Da dieses Mittel vorzüglich lockert, so vermeide man bei Tampons, deren Festhaften man wünscht, Spülungen mit ihm oder mit anderen Flüssigkeiten. Bei Wunden, die man nur der Vorsicht halber für kurze Zeit drainieren will oder wo eine starke Absonderung nicht erwartet wird, werden jetzt gern an Stelle von Drainröhren und Tampons Gummistreifen (aus alten Gummihandschuhen geschnitten) benutzt.

Bei der *Drainage* muß aber eins im Auge behalten werden, worauf gerade auch von den Feindmächten besonderer Wert gelegt wurde. *Die Drainröhren sollen nicht in die Gelenk- und Brustfellhöhle hineingelegt, sondern nur eben in den Eingang eingeführt werden.* Denn sonst kommt es zu Granulations- (später Schwarten-) Bildungen, welche gerade die gute Drainage verhindern.

Viele Fehler werden in der Hinsicht gemacht, daß man nach Entfernen der ersten Tampons und Drainage grundsätzlich wieder neue einlegt. Das ist sehr häufig unnötig. Man kann die Wunde zusammenfallen lassen, und sie schließt sich schnell von selbst. Ja man kann sogar mit einer *etappenweisen Sekundärnaht* beginnen. *Wenn die Schwere der Infektion oft abhängig ist von der Güte der primären Wundrevision, so ist die Heildauer mancher Wunden ebenso abhängig von dem ärztlichen Verhalten nach Herausnahme der ersten Tampons.* Das gilt von sehr vielen Weichteilwunden, insbesondere auch von den Amputationsstümpfen. Die schlechten Heilungsresultate derselben hängen zum Teil damit zusammen, daß versäumt worden ist, den richtigen Zeitpunkt für eine Sekundärnaht zu erfassen. Allerdings gehört zur Entscheidung, ob eine Wunde einer weiteren Tamponade und Drainage noch bedarf, chirurgische Schulung.

Aus Büchern kann man sie nicht lernen. Nur muß jeder Arzt daran denken, sobald eine Wunde in ihrer ganzen Ausdehnung blutet und sonst gute Granulationen ohne Eiterbelag und wesentliche Sekretion darbietet. Bei uns in Deutschland fehlt auch noch die Mitwirkung der Bakteriologen bei Entscheidung der Frage, ob eine Wunde verzögert oder sekundär genäht werden kann. Sie hat, von CARRELL eingeführt, bei den Feindmächten eine große Rolle gespielt und meines Erachtens den Beweis erbracht, daß durch antiseptische Mittel eine Verringerung der Keime oft erreicht werden und die Wunde „nahtreif" gemacht werden kann. Wenn die Einleitung einer sekundären Naht nicht möglich ist, so denke man aber ebenso wie bei jedem nächsten Verbandwechsel an eine Verminderung des Tampons oder der Drainage. Aus Angst, daß eine Verhaltung eintreten könnte, wird die methodische Kürzung oder Kaliberverminderung der Drainröhren sehr oft verabsäumt. Auch dadurch wird der Heilprozeß häufig um Monate verlängert. Man muß es aber mal riskieren. Antwortet der Patient darauf mit Fieber, oder zeigt sich ein schlechterer Abfluß der Sekrete, so wird eben wieder das alte Drain eingeführt. Erneuerungen der Tamponaden und Drains müssen so behutsam wie möglich gemacht werden. Von der Wegsamkeit der Röhren kann man sich durch Durchspülen überzeugen. Man braucht sie nicht jedesmal herauszuziehen. Das dauernde Berieseln mit *warmen* antiseptischen Lösungen hat auch bei uns guten Anhang gefunden. — Schwierig liegen die Verhältnisse, wenn man keine Gegenincisionen an dem tiefliegendsten Punkte anbringen kann, wie z. B. bei *Frakturen* des Tibiakopfes, des horizontalen Schambeinastes, des Brustbeins, bei Wunden des Bauches. Von einigen ist dafür die Bauchlage empfohlen worden. Man kann sie versuchen, aber die Verwundeten fühlen sich dabei durchschnittlich so unglücklich — wie man dies bei großen Rücken- und Gesäßschüssen sieht — daß davon nicht viel Gebrauch gemacht worden ist. Da kommt man eben nicht ohne Tamponade und besonders Drainage aus, welche die Wunden offenhält. Hinzugefügt werden muß dann noch abweichend von den sonstigen Bedingungen für denselben ein täglicher Verbandwechsel oder Dauerberieselung. Die Furcht, daß sich bei tiefen Wunden die Wände zu schnell aneinanderlegen, hat zu verschiedenen Maßnahmen geführt, so z. B. zu den praktischen TIEGELschen Wundsperren, die aber dann jedes Lazarett in vielen hunderten Exemplaren haben müßte. Man hat sich zu helfen versucht mit dem Herausnähen der Muskeln an die Haut und durch das sehr empfehlenswerte Einführen von dicken sterilisierten Holzwollebäuschen oder ausgekochten Holzstückchen, die in die Enden der Wunde eingeführt, die Lichtung dauernd offenhalten. Ferner sei darauf mit Nachdruck hingewiesen, daß man, wenn man in der Nachbehandlung bald die Stauungshyperämie einführt, dann der Tampons und Drainage eher entraten kann, weil dadurch ein stärkerer Saftstrom nach außen hervorgerufen wird. Besonders bei dickflüssigem Eiter zeigen sich die Vorteile.

Der *Verbandwechsel* wird häufig zu schematisch gemacht. Gründe für ihn sind 1. Schmerzen in der Wunde, die neu auftreten, 2. Fieber, 3. Durchtränkung des Verbandes mit Blut und Eiter. Eine gut versorgte Wunde schmerzt durchschnittlich nicht mehr. Das trifft auch für die Schußverletzungen zu. Sobald ein Verwundeter also über Schmerzen klagt, so ist irgend etwas los und eine Besichtigung der Wunde notwendig. *Schmerzen* hängen, vorausgesetzt daß der Verband richtig angelegt war, fast immer mit der Wundinfektion zusammen. *Auf die starken initialen Schmerzen beim Gasödem sei auch hier hingewiesen.* Reine neuralgische Schmerzen sind selten.

Fieber oder Temperaturanstiege sind in gut geleiteten Krankenhäusern im Frieden eine unbedingte Anzeige für den Verbandwechsel. Auch im Kriege sollte es so sein, bis man sich davon überzeugt hat, daß sich wirklich ein Grund dafür nicht nachweisen läßt. Den Standpunkt vieler Ärzte, daß sich die Schußverletzungen in dieser Hinsicht anders verhalten, insofern dauernd hohe Temperaturen nichts Ungewöhnliches sind, kann ich nicht teilen. Zwar ist zugegeben, daß einem die Ursachen bei Kriegswunden häufig entgehen können, und daß man daher nicht zu schnell mit dem Messer und radikalen Methoden bei der Hand sein soll, aber das Suchen nach dem Eiterherd soll man deswegen doch nicht unterlassen. Und das um so mehr, wenn man sich vor Augen hält, daß die lokalen reaktiven Erscheinungen wie Hautröte und Schwellung gerade bei Schußverletzungen vollkommen fehlen können. Bei solchen Verbandwechseln muß man häufig von der Blutleere und Rauschnarkose ausgedehnten Gebrauch machen, damit einem nichts entgeht. Viele Fälle von chronischen pyogenen Allgemein*infekten* würden dann vermieden werden. Die *Durchtränkung des Verbandes* mit *Blut* kann im Kriege keine absolute Indikation für einen Verbandwechsel sein. Bei der Befleckung mit Blut kommt es darauf an, ob das Blut eingetrocknet ist oder ob sich die betreffende Stelle des Verbandes feucht anfühlt. Das erstere ist belanglos und indiziert keinen Verbandwechsel. Bei dem letzteren kommt es darauf an, ob das bald nach einer Operation oder unabhängig davon eintritt. Nach operativen Eingriffen „schlägt" leicht noch nachträglich Blut „durch" und wenn es nicht so viel ist, daß eine stärkere Nachblutung zu befürchten ist, so genügt es, steriles Verbandmaterial überzuwickeln oder die betreffende Stelle mit Jodoform einzupudern und eintrocknen zu lassen. In anderen Fällen aber muß man verbinden. Wenn der Verband von reichlichem *Eiter* durchtränkt wird, dann muß man ebenfalls verbinden. Denn es ist eine Anzeige dafür, daß die aufsaugende Kraft der Verbandmaterialien nicht mehr genügt. Mangel an Zeit und zum Teil auch Mangel an Verbandstoffen führen indessen im Kriege dazu, daß die Ärzte diese notwendige Maßnahme nicht vornehmen können. *Dazu kommt, daß sehr viele Kriegswunden eine so profuse Eiterung aufweisen, namentlich die Schußfrakturen, daß die Verwundeten nicht einmal, sondern drei- bis viermal am Tage verbunden werden müßten, wenn man obigem Grundsatz gerecht werden wollte.* Diese Einsicht hat zur Wiederaufnahme der früheren altbekannten „*offenen, d. h. verbandlosen Wundbehandlung*" geführt.

Schon im 13. und 14. Jahrhundert haben BORGNONI und HENRY DE MONDEVILLE darauf hingewiesen, der Wundarzt Friedrich des Großen BILGUER legte auf diese Methode großen Wert. VINCENZ VON KERN schrieb darüber 1809, daß es durch das vollkommene Offenhalten der Wunden, durch zweckmäßiges Ableiten des Wundsekretes und durch Fernhalten des größten Schmutzes gelingt, so gute Erfolge zu erzielen, wie solche durch kein anderes kompliziertes und kostspieliges Wundheilverfahren zu erreichen möglich war. „Dem Staate ersparen wir Millionen und die Kranken bewahren wir vor Schmerzen und Gefahren."

. SCHEDE, BRAUN, DOSQUET u. a. nahmen sie dann im I. Weltkriege wieder auf und haben dieser Art der Wundbehandlung den ihr gebührenden Platz verschafft. Wie bei allen neubelebten Methoden ist man zunächst weit über das Ziel geschossen. Man glaubte namentlich, daß man dadurch den anaeroben Infektionen am besten auf den Leib rücken könne. Die Erfahrungen des I. Weltkrieges lassen folgende Richtlinien erkennen. 1. Die Methode kommt nicht in Frage für alle frischen Wunden, seien sie durch die Verletzung oder die primäre Wundrevision oder eine andere Operation gesetzt. Hier behält der geschlossene Verband sein Recht. 2. Sie ist nicht nötig bei infizierten Wunden, bei welchen die Sekretion nur so stark ist, daß sie ohne Stauung mit den gewöhnlichen Verbandwechseln beherrscht werden kann. 3. Sie ist unbedingt angezeigt bei allen stark sezernierenden Wunden außer den Empyemen. — *Ihr Vorteil für die Wunden liegt in der austrocknenden und daher sekretionsbeschränkenden Eigenschaft.* Die Schwellung der Gewebe und Körperteile geht zurück, die Resorption von Eiter läßt nach, der üble Geruch der Wunden infolge von Zersetzung schwindet, eventuelle Pyocyaneusinfektion erlischt, das Fieber schwindet. Dazu kommt das sehr wichtige Moment, daß den Verwundeten die vielen Verbandwechsel mit ihren Schmerzen erspart werden. Der Allgemeinzustand bessert sich schnell. Schlaf und Appetit stellen sich ein. Ökonomische Vorteile sind Ersparnisse an Zeit, an Personal, an Verbandstoffen. *Die austrocknende Eigenschaft kann aber für die Wunden auch Nachteile bringen.* Der Eiter trocknet zu dicken braunen oder gelben Krusten ein, unter denen nun neugebildetes Sekret nicht hervorkann; die Gewebe schrumpfen zusammen. Spalten schließen sich und können zu neuen Verhaltungen Anlaß geben. Die Granulationen werden schlaff, träge. Die Heiltendenz stockt. Diese Vorgänge sind natürlich. Denn die Gewebe im Körper vertragen im Gegensatz zur Haut die Trockenheit und Abkühlung nicht auf die Dauer und leiden darunter. Um zunächst zu verhindern, daß sich in der Tiefe Absceßräume abschließen, ist es gut, feuchte Tampons locker in sie einzuführen. Zur Vermeidung der Krustenbildung lege man für einige Stunden am Tage feuchte Kompressen auf. Viele, wie WIETING u. a., bevorzugen die *ständige halboffene „feuchte Behandlung"*, indem sie auf die Wunden dauernd einen dünnen Gazeschleier breiten, der regelmäßig mehrmals am Tage mit Kochsalz- oder Borsäurelösung angefeuchtet wird. In manchen Fällen andererseits genügt selbst der Austrocknungsprozeß nicht, um alles Sekret zu bannen, wie namentlich an den Tibiakopffrakturen. Hier muß die Wunde mehrmals täglich ausgetupft werden. Die Gefahr von Keimübertragungen durch Fliegen und andere Insekten ist durch Gazeschleier zu beseitigen, die über aus CRAMER-Schienen hergerichteten Gestellen gespannt werden. *Diese so bequeme Behandlungsmethode darf nicht zu lange ausgeführt werden.* Sobald das Nachlassen der Sekretion eingetreten ist, und die Heiltendenz mangelhaft wird, muß man vorübergehend auch Reizmittel benutzen wie den Arg. nitr.-Stift, die LANGENBECKsche schwarze Salbe (Argent. nitr. 1,0, Balsam peruv. 10,0, Lanolin ad 100), die Scharlachrotsalbe, die rote Quecksilbersalbe, den Perubalsam. Auch hierbei kann man eventuell die Wickelbinde entbehren.

Da nun die offene Wundbehandlung sich aber nicht für alle Fälle eignet (Transport), so kann man die *geschlossenen Verbände* nicht umgehen. Bei ihnen unterscheidet man die *trockene* und *feuchte* Behandlung. Die trockenen Verbände sollen nach den einen die Sekrete besser absaugen, während bei den feuchten gerade eine Anreicherung von Bakterien statthat. Die anderen wieder betonen, daß feuchte Verbände besonders zähen Eiter eher aufsaugen, und daß sie nichts schaden, solange man die Verdunstung nicht durch wasserdichten Verbandstoff hemmt. Auch könnte man theoretisch sagen, daß feuchte Verbandstoffe dem Gewebe adäquater sind als trockene. Allein dabei wird übersehen, daß ja diese Gewebe infolge des Entzündungsreizes einen erhöhten Feuchtigkeitsgehalt haben. Aber wie dem auch theoretisch sein mag, vom praktischen Standpunkt läßt sich sagen, daß man mit beiden Methoden zum Ziel kommt. Meiner Erfahrung nach muß man trockene Verbände bei frischen Wunden und den ersten Verbandwechseln anwenden; ferner im späteren Verlauf dann, wenn der Eiter sehr dünnflüssig ist. Sobald aber der Eiter zähflüssig ist und zu Belägen auf den Wundflächen neigt, kommt man mit feuchten weiter. Welche Feuchtigkeit man nimmt, ist ziemlich gleichgültig; es kann auch gekochtes Wasser sein. Kamillenteeabkochungen befördern die Granulationsbildung und machen den Eiter zu einem pus bonum. Übrigens erzielen Salben und ölige Substanzen häufig ähnliche Effekte (Perubalsam, Perugen, Paraffinum liquidum, steriles Oliven-, Erdnußöl). In manchen Fällen kann man sogar mit Nutzen die sonst so verpönten Verbände mit wasserdichtem Verbandstoff verwenden. Durch diese feuchtwarmen Verbände kann man in wenigen Tagen aus torpiden Geschwürsflächen gute, reine, blutreiche Wundflächen mit üppigen Granulationen schaffen. Denn sie bewirken wie ein Kataplasma oder die Stauungshyperämie eine Hyperämisierung der Gewebe. Es kommt eben ganz darauf an, was man mit dem Verband erzielen wird. Für gewöhnlich lasse man aber den wasserdichten Verbandstoff weg, lege auch keine Watte über die Gaze an der Wunde, damit eine Ausdunstung und Austrocknung möglich ist. *Betont muß aber werden, daß für frische Wunden, gleichgültig, ob sie chirurgisch revidiert sind oder nicht, nur die ganz trockene Verbandmethode in Frage kommt.* Auch eine Salbenbehandlung ist zu widerraten. Sie tritt erst in ihr Recht, wenn sich Granulationen gebildet haben. Denn diese bilden einen Schutzwall gegen Neuinfektionen, und Salben sind nicht steril. *Desgleichen ist der trockene Verband für Transporte am Platz.* Im allgemeinen kann man als Grundsatz festhalten, daß man bei frischeren Wunden und solange noch eine akute oder zum Fortschreiten neigende Infektion besteht, trockene und feuchte austrocknende Verbände, sobald die Wunde aber dieses Stadium überwunden hat, hyperämisierende Verbandmittel und Verbände anwenden soll, damit die Heiltendenz nicht einschläft. In diesem Sinne ist auch ein *häufiger Wechsel in den verschiedenen Verbandmitteln* aufzufassen. Dieses Moment wird gerade in der weiteren Nachbehandlung oft vernachlässigt, woher man dann in rückwärtigen Lazaretten oft torpide Wunden zu sehen bekommt. Die Behandlung mit Heißluft, dem Föhnapparat und der künstlichen Höhensonne gehören ebenfalls hierher. Die praktische Erfahrung, daß Abschluß der Wunden von der atmosphärischen Luft zusammen mit „gutem Eiter" ein ausgezeichnetes Heilmittel ist, hat BIER dazu geführt, Höhlenwunden dadurch zu einer schnellen und guten Vernarbung zu bringen, daß er dieselben einfach mit sterilem wasserdichtem Verbandstoff zuklebte und nur je nachdem alle 8—14 Tage bis 4 Wochen den Verband erneuerte. Auch von den Amerikanern ORR und BÄR sind ähnliche Verfahren angegeben. Bei geeigneter Auswahl der Wunden sind die Erfolge mit diesem Verfahren, das den striktesten Gegensatz gegen die „offene Wundbehandlung" darstellt, gute. Aber es darf nicht übersehen werden, daß dieses Mittel erst zu einer Zeit der späteren Wundbehandlung in Frage kommt, wo von der offenen nicht mehr die Rede sein kann. In letzter Zeit hat LÖHR ein von demselben Grundsatz des seltenen Verbandwechsels und der absoluten Ruhigstellung ausgehendes Verfahren unter Ausnützung des Lebertrans (Unguentolan) angegeben. Die günstige Wirkung des Lebertrans zur Behandlung von Schußwunden wird schon im deutschen Sanitätsbericht 1870/71 betont. Nicht nur bei großen Weichteilwunden, sondern auch bei komplizierten Frakturen *nach Abklingen der Infektion und Vorbereitung mit Rivanolumschlägen* gibt er Unguentolan in dieselben hinein, evakuiert alle Tampons und Drainagen und gipst, unbekümmert um Durchtränkung des Verbandes mit Eiter, für mehrere Wochen ein. Die schnelle Regeneration und Epithelisierung ist erstaunlich. Selbst da, wo der Gipsverband wegen zu starker Sekretion oder aus anderen Gründen noch nicht möglich ist, reinigt sich die Wunde unter Lebertransalbenbehandlung auffallend schnell. Der italienische Chirurg CHIURCO hat die LÖHRsche Methode zum erstenmal im Krieg, und zwar im Spanischen Bürgerkrieg angewandt und kann sie nicht genug rühmen. Sie hat sich dann bei den nationalspanischen Ärzten, denen diese Methode zunächst unbekannt war, immer mehr eingebürgert. Auch im *jetzigen* Krieg hört man viel Gutes von der Lebertransalbenbehandlung, jedoch augenscheinlich nicht in Verbindung mit *geschlossenen* zirkulären Gipsverbänden.

Es zeigt sich also, daß man in neuerer Zeit immer mehr von dem *schematischen* Verbandwechsel abkommt. *Man kehrt wieder zu dem alten LARREYschen Grundsatz des seltenen Verbandwechsels zurück.* Die Berechtigung desselben liegt in der Vermeidung der Störung des Heilprozesses und des subjektiven

Wohlbefindens der Verwundeten durch Schmerzausschaltung. Auch selbst bei zartesten Manipulationen des Chirurgen verursacht die Entfernung der Gaze, das Wechseln der Drainröhren, eventuelle Spülungen, eine Reizung der Wunde. Tatsächlich reagieren die Patienten häufig darauf mit Fieber. Was die moderne Chirurgie vom seltenen Verbandwechsel hat abkommen lassen, war das verfeinerte hygienische Gefühl für Sauberkeit und Geruchlosigkeit. Auch die Verwundeten werden von eitrigen, stinkenden Verbänden angewidert, glauben sich vernachlässigt und verlangen dringend den Wechsel des Verbandes. Wieder ist der Krieg uns auch hierin ein Lehrmeister geworden. Was die Not aufzwang, zeigte oft überraschenden Nutzen, wenn auch Auge und Nase sich dagegen sträubten. Denn es ist auffällig, daß, obwohl BIER, LÖHR, ORR, RITTER für bestimmte Fälle den seltenen Verbandwechsel und seine höchste Entfaltung zum geschlossenen zirkulären Gipsverband empfohlen hatten, erst im Krieg diese Methode aktuell geworden ist. Im Spanischen Bürgerkrieg (1936—1939) ist sie namentlich auf der rotspanischen Seite in sehr großem Umfang angewandt worden, und zwar bei richtiger Anwendung scheinbar mit gutem Erfolge. Die sog. *Occlusivmethode* fußt wohl auf den Vorschriften von ORR für komplizierte Knochenbrüche[1]. Während BIER, LÖHR, RITTER sie nur für infizierte Wunden empfahlen, wurde diese Methode von den Spaniern sowohl für frische, als auch alte Wunden empfohlen. Bei frischen wurde, wenn möglich, eine genaue chirurgische Wundausschneidung mit primärer Naht sonst eine gründliche chirurgische Wundrevision, bei alten ein Abklingen der Infektion, ebenso wie es LÖHR getan hat, gefordert. Darüber kam lockere Tamponade mit Gaze, aber nicht mit vaselinierter, wie es ORR tat, und dann ein ungepolsterter zirkulärer, fensterloser Gipsverband. Wenn keine Zirkulationsstörungen, kein Fieber, keine Schmerzen auftraten, wurde der Verband 3—6 Wochen liegengelassen, auch wenn er von Eiter durchtränkt wurde und stank. Der Gestank soll durch Bierhefe gemildert worden sein. Dieser Occlusivverband wurde sowohl bei Weichteilschußwunden als auch Knochenschußbrüchen angewandt. Die Vorteile sollen sein: Gute Granulationsbildung, schnellere Epithelisierung, geringere Zahl von schweren Infektionen, auch des Gasödems, weniger Amputationen, weniger Pseudarthrosen, schnellere Heilung. Näheres darüber siehe in Kapitel XI und XII. Im jetzigen Krieg ist weder auf der Feindseite noch bei uns darüber bisher berichtet worden. Dagegen ist dem Thema des *seltenen Verbandwechsels* von den Franzosen ganz besondere Aufmerksamkeit geschenkt worden.

Hieran schließt sich passend die Behandlung mit *Hyperämie* nach BIER, SEHRT, THIES. Die Natur antwortet auf einen Infekt mit Hyperämie und entzündlichem Ödem. Dieser Heilvorgang soll durch die künstliche Stauung hervorgerufen bzw. vermehrt werden. Durch diese tritt eine örtliche Verlangsamung des Blutkreislaufes ein, die Capillaren werden durch Erweiterung wegsam gemacht, die Capillarendothelien werden zur Tätigkeit angeregt, und es bildet sich das Ödem, durch welches die Bakteriengifte gebunden werden. SEHRT will mit der *Dauer*stauung, die er mit einer gewöhnlichen elastischen Binde bis zu 10 Tagen ausführte und ein chronisches Ödem erzielte, vorzügliche Erfolge bei beginnenden Infekten gehabt haben. Die *rhythmische* Stauung hat nach THIES weniger den Wert, daß in der Staupause eine reaktive Hyperämie auftritt, als daß „in geeigneter Weise für ständige Auffrischung der Endothelzellen und Erhöhung ihrer Leistungsfähigkeit gesorgt wird, die bei der Dauerstauung leiden muß". THIES braucht einen besonderen Apparat, der aus einer Kohlensäurebombe und einem um das Glied gelegten Schlauch besteht, in welchen durchschnittlich mit Pausen von 90 Sekunden Kohlensäure für 60 Sekunden einströmt. Er will seine Stauung nicht länger als 4—5 Tage angewandt haben. Sobald Runzelung der Haut eintritt, muß der Apparat abgeschlossen werden. Daß ganz abgesehen von der vorzüglichen *schmerzstillenden* Wirkung die Stauung bei beginnenden Infekten Gutes auch im I. Weltkriege geleistet hat, ist von zahlreichen Chirurgen anerkannt. Es bleibe dabei dahingestellt, ob das Ödem wirklich eine die Toxine bindende Eigenschaft hat, oder ob die Vermehrung

---

[1] Allerdings betonen die Spanier, daß sie bereits von spanischen Wundärzten des Mittelalters verwandt wurde.

des Sekretionsstromes von innen heraus die Reinigung der Wunde und Herausschwemmung von Bakterien rein mechanisch hervorruft. Eine praktisch wichtige Frage dagegen ist es, ob bei drohenden oder beginnenden Infekten die Stauungshyperämie allein oder erst nach voraufgegangener Wundrevision einzusetzen hat. Sie ist noch nicht entschieden. Ich persönlich schließe mich jenen Chirurgen an, die die chirurgische Maßnahme nicht entbehren möchten. Daß die Stauungshyperämie weder im Frieden noch im Kriege ein allgemein angewandtes Mittel geworden ist, hat seinen Grund darin, daß ihre Anwendung erlernt sein muß, und sie einer steten Kontrolle bedarf. Denn die individuelle Reaktion ist viel verschiedener als bei irgendeinem anderen Mittel. Sie eignet sich daher nicht für den Massenbetrieb und für Verhältnisse, wo jederzeit mit einem Abtransport des Verwundeten gerechnet werden muß.

Allein selbst die besten lokalen Behandlungsmethoden können versagen, wenn der *Allgemeinzustand* infolge des langen Krankenlagers daniederliegt. Die schlechte Ernährung, die in den letzten 2 Jahren des I. Weltkrieges infolge der „Hungerblockade durch die Entente" auch in unseren Lazaretten Platz griff, hat eine große Rolle gespielt. Die Einwirkung von Licht und Luft haben nach den Mitteilungen von DOSQUET, BERNHARD und ROLLIER gerade auch auf die Schußverletzungen einen ausgezeichneten Einfluß ausgeübt. Wo das nicht möglich ist, muß man durch Massage-, Wasser-, gymnastische Kuren die allgemeine Muskel- und Hautdurchblutung heben, um örtliche Erfolge zu erzielen. Eine sehr unangenehme Zugabe ist bei schweren Schußverletzungen mit Eiweißkachexie der fortschreitende *Decubitus*, am Kreuzbein, den Fersenbeinen, den Tibiakondylen, den Schulterblattgräten. Diese Stellen vom Druck zu befreien gelingt oft durch zweckmäßige Lagerung auf Kissen nicht. Die Empfehlung der *Schwebelagerung durch* R. KLAPP hat uns hier Fortschritte gebracht. Um die Kreuzbein-Darmbeingegend zu entlasten, wird von ihm als bestes Mittel die Aufhängung des Beckens mittels Drähten, die um die beiden horizontalen Schambeinäste geführt werden, empfohlen.

Die Technik von WOLRAD KLAPP ist folgende: Hautschnitt über dem horizontalen Schambeinast etwa 2 Querfinger breit von der Symphyse, stumpfes Eindringen bis zum medialen Rand des Foramen obturatorium, stumpfes Eingehen von unten her zwischen Musculus pectineus und dem Adductorenbündel, Aufsuchen der Vorderseite des Foramen, wobei die Gefäße lateral liegenbleiben. Dazu muß man am medialen Rand bleiben. Durchziehen des Drahtes mit einem kräftigen Fadenführer, der eine Biegung von einem Durchmesser von etwa 6 cm hat. V_2-Draht. Die Drahtenden werden über die Peripherie einer halbkreisförmigen Holzscheibe geknüpft. Das Aufhängen geschieht an einem Suspensionsgerät, das man improvisieren kann. SCHNEIDER und STAPFF empfehlen die Aufhängung an Drähten durch die beiden Spinae ossis ilei superior. oder durch das Massiv der Schambeine. WESTHUES hat eine Beckenfaßzange angegeben. Bei den Decubitalgeschwüren an der Ferse und der hinteren Umrandung der Tibiakondylen kommt die Knochenschwebelagerung mit Drähten durch das Schienbein (R. KLAPP) in Frage.

Es kann nicht dringend genug darauf hingewiesen werden, daß man frühzeitig Sekundärnähte, Entspannungsschnitte, Umschneidungen, BRAUN*sche Epithelpropfungen, Transplantationen und plastische Hautverschiebungen ins Auge fassen muß, um große Wunden zur Überhäutung zu bringen.* Dadurch wirkt man in vielen Fällen den schweren dermatogenen, desmogenen und myogenen Kontrakturen besser entgegen als durch fixierende und redressierende Verbände, deren frühzeitige und dauernde Anwendung natürlich ebenfalls nicht vernachlässigt werden darf. Gegen diesen Punkt wird viel gesündigt, was bei den zahlreichen tiefen Granatsplitterverletzungen einen großen sozialen Schaden zur Folge gehabt hat (s. Weichteilschüsse). Hinsichtlich der *Sekundärnaht* sei daran erinnert, daß sie an keine Zeitspanne seit der Verletzung gebunden ist. Sobald die Wunde sich gereinigt hat und die Eiterung nachläßt, ist sie ins Auge zu fassen. *Aber auch sie verlangt eine 10—14tägige Kontrolle durch den Operateur.* Feuchte austrocknende Verbände mit physiologischer Kochsalz- oder $1^0/_{00}$iger Rivanol- oder 1%iger Zephirol- bzw. Quartamonlösung bereiten den Akt vor. *Die Hautränder sind anzufrischen, aber die Anfrischung der tieferen Gewebe-*

schichten oder das Abkratzen der Granulationen ist zu widerraten. Denn die Granulationen sind ein normales Heilprodukt zur Füllung der Wunde. Sie sind außerdem der Schutzwall gegen Neuinfektionen. In ihnen sitzen viele Bakterien, die bei blutigen Anfrischungen die neue Wunde infizieren. Man nähe daher auch nur die Haut, und zwar weit und ohne Spannung, und gehe mit dem Verschluß der Wunde *etappenweise* eventuell unter Drainage vor. Ein sofortiger vollkommener Verschluß kommt nur bei ganz frühen Sekundärnähten in Frage und bleibt ein großes Risiko.

Zur Wundbehandlung im weiteren Sinne gehören ferner die *fixierenden Verbände.* Bei Knochenbrüchen sind sie selbstverständlich, aber auch für gröbere Muskelwunden sind sie ein Erfordernis. Denn bei jeder aktiven Bewegung treten Zerrungen an ihnen auf, die die Entzündung unterhalten.

3. Die Wundarzneimittel[1].

Die günstigen Resultate sind nicht nur mit chirurgischen Maßnahmen, sondern mit Hilfe der *Asepsis* und *Antisepsis* erreicht worden. Der I. Weltkrieg hat klar bewiesen, daß die kombinierte aseptische und antiseptische Wundbehandlung diejenige ist, die uns bei Verletzungen den meisten Nutzen bringt. *Wir können die Antiseptica nicht entbehren.* Zwar können wir keine Wunde damit desinfizieren, aber wir setzen die Keimzahl herunter. Die eventuelle oberflächliche Gewebeschädigung ist im Verhältnis zum Nutzen nicht hoch zu bewerten, vorausgesetzt, daß man die richtigen Mittel wählt. Unter ihnen haben neben den gebräuchlichen folgende im I. Weltkrieg eine besondere Rolle gespielt: 1. die Jodtinktur, 2. die CARRELL-DAKINsche Lösung, 3. die höheren Homologe der Hydrochininreihe *(Eucupin* und *Vuzin)*, 4. das Pyoktanin, 5. der Phenolcampher.

Von hervorragendem Einfluß ist das *Jod* gewesen, sowohl in Gestalt der Jodtinktur als auch als Jodoform (Jodoformgaze). Zunächst hat sich die Jodtinktur als Hautdesinfektionsmittel gerade für den Krieg ausgezeichnet bewährt. Seit BRUNNER und GONZENBACH sowie NAEGELI im Tierexperiment gezeigt haben, daß es selbst noch mehreren Stunden gelingt, eine mit Tetanusbacillen infizierte Wunde damit zu desinfizieren, ist an der antiseptischen Kraft der Jodtinktur, auf Bacillen an der Wundoberfläche und in den oberflächlichsten Gewebeschichten nicht zu zweifeln. Eingießen oder Betupfen der Wunde mit Jodtinktur, 10% Jodalkohol oder 10% Jodoformäther empfiehlt sich dann, wann die chirurgische Wundrevision nicht gemacht werden kann. Mehrere Feindmächte haben den Verbandpäckchen aus diesem Grunde ein kleines Fläschchen Jodtinktur mitgegeben. — In welcher Weise das *Jodoform* wirkt, steht noch nicht ganz sicher. Nach den Untersuchungen von HEILE ist nicht das freiwerdende Jod der wichtigste Bestandteil, sondern wahrscheinlich das Dijodacetyliden. Dieses tritt aber nur unter Sauerstoffabschluß auf. *Demnach wirkt das Jodoform am besten in tiefen Höhlenwunden oder abgeschlossenen Wunden* (Tuberkulose). In diese wird es in Form von Eingießungen von Jodoformglycerin und Jodoformäther deponiert. Auch das Paraffinum liquidum mit Jodoformzusatz ist zu empfehlen. Dazu kommt die *blutstillende Wirkung* dieses Mittels. Man soll daher reichlich davon Gebrauch machen. Die Jodoformgaze hat jedenfalls die gewöhnliche sterile Gaze bei der Tamponade im Kriege verdrängt. Ihr Nachteil liegt nun darin, daß ihre Sterilisation nicht möglich ist. Auf meine Veranlassung wurden ausgedehnte bakteriologische Untersuchungen der in den Sanitätsdepots und im Handel befindlichen Packungen veranlaßt, die sämtlich Anwesenheit von Keimen, auch pathogenen, erwiesen. Daher ist für das Heer die deutsche *Vioformgaze* (5% Chlorjodoxychinolin) eingeführt, die sterilisierbar ist und sich gut bewährt hat. Ob sie hinsichtlich der Blutstillung dasselbe leistet wie die Jodoformgaze, kann allerdings noch nicht endgültig bejaht werden.

Die schweren Infektionen sollen im I. Weltkrieg bei den Franzosen und Engländern anfangs eine größere Rolle gespielt haben als bei den Deutschen. Daher setzte die französische Akademie der Wissenschaften einen Preis aus auf das beste Antisepticum. Ihn gewann

---

[1] Zum Teil fanden sie schon im vorigen Kapitel Erwähnung.

CARRELL mit der DAKINschen *Hypochlorit*lösung[1]. Beim Spülen mit dieser Lösung, die bei uns allerdings nur eine geringere, bei den Feinden eine überragende Rolle spielte, kann man häufig sehen, daß das gut durchblutete Muskelgewebe wieder frisch rot wird, das schlechter ernährte, zur Nekrose neigende schmutzig braunrot, so daß man das als Diagnosticum benutzen kann. Nach zahlreichen Untersuchungen TUFFIERS ist die desinfizierende Kraft fraglos eine große, wenn man sie auf frische Wunden bringt. Die Lösung soll die Bakterien ohne Schädigung der Gewebezellen abtöten. Die Anwendung geschieht in Form permanenter Instillation oder durch Eingießen in Drainröhren, die so in die Wundhöhle eingeführt sind, daß diese dauernd unter der Wirkung der Lösung steht. Die Drainröhren haben nur wenige Löcher, die mit einem Schwämmchen umgeben sind. Die deutschen Ärzte haben sich durchschnittlich günstig, einige sogar begeistert ausgesprochen. Jedenfalls ist es ein sehr gutes Wundwasser, das übrigens an sich nichts Neues war. Denn HÜTER hatte schon 1831 das Chlorwasser zum Zweck der Desinfektion eingeführt. Nur die Hoffnungen auf Verhindern der Infektion mit Gasbacillen sind nicht erfüllt worden. Die Anwendung der CARRELL-DAKINschen Lösung bei frischen Wunden findet aber gerade bei größeren Gefechten im Stellungskampf und im Bewegungskrieg darin ihre Beschränkung, daß sie *dauernd* angewandt werden muß, und diese Bedingung durch die Transporte verhindert wird. *Sie ist daher praktisch mehr ein Mittel für die sekundäre Wundbehandlung geworden.* Nachteile ihrer Anwendung sind der unangenehme Chlorgeruch in den Krankensälen, der besonders für die Bronchitiker lästig ist, die braune Färbung der Wäsche und der sehr große Verbrauch an Verbandmaterialien. An Stelle der CARRELL-DAKINschen Lösung haben die Franzosen zur prophylaktischen Desinfektion auch viel Gebrauch gemacht von dem Einpudern von Chlorkalk (10 g Chlorkalk auf 90 g pulverisierte Borsäure).

Bei eitrigen Wunden rühmen sie die DELBETsche 12%-Magnesiumchlorürlösung, der 0,12 g Ammoniumchlorür zugesetzt wird. Ihre cytophylaktische Wirkung, d. h. die Steigerung der phagocytären Kraft der weißen Blutkörperchen sei so groß, daß nach 8—10 Tagen die Eiterung fast vollkommen aufhört und sich schöne Granulationen bilden. Auch nach dem I. Weltkrieg werden fast in allen zivilisierten Ländern Chlorpräparate in verschiedener Form bei der Wundbehandlung angewandt. Besonders erwähnenswert ist das teure italienische *Amuchetta* und das ungarische *Hypnator* (MANNINGER). Letzteres ist ein Natriumhypochlorit mit 8% Chlorgehalt, das nicht frisch zubereitet werden muß und haltbarer als die DAKIN-Lösung ist. Zur ersten Wundreinigung dient eine 5%-Natriumhypochloritlösung zu 100 ccm 3%-Borsäurelösung. Zur Berieselung ist sie mit 4 Teilen abgekochten Wassers zu verdünnen.

Im I. Weltkrieg hat das *Vuzin* eine gewisse Rolle gespielt. Dieses gehört zur Hydrochininreihe und ist ein gutes Antisepticum ohne Eiweißzerfall des Gewebes. KLAPP benutzte dieses Mittel zur prophylaktischen *Tiefenantisepsis*, indem er es nach primärer chirurgischer Wundversorgung in die umgebenden Gewebe einspritzte. Bei 100 Weichteilwunden konnte er den größten Teil zunähen, von 30 Gelenken vereiterte nur eins. Aber es war für den Kriegsgebrauch doch nicht praktisch. Die Umspritzung erfordert sehr viel Zeit. Die Untersuchungen von SCHÖNE und FROMME zeigten ferner, daß selbst Infiltrationen mit ganz niedriger Vuzinkonzentration nicht ganz belanglos sind. Die Tiefenantisepsis hat sich nach dem Weltkrieg nicht einzubürgern vermocht.

1889 und 1890 haben BRESGEN, STILLING und WORTMANN auf die starke antibakterielle Kraft von Anilinfarbstoffen, namentlich des Methylenblau und Methylviolett (*Pyoktaninum caeruleum Merck*) hingewiesen. Auch sie wirken schon in schwachen Lösungen und zerstören das Körpereiweiß nicht. Ihre Wirkung ist wahrscheinlich eine rein mechanische, keine chemische, denn die Bakterienleiber geben bei nicht allzu starker Färbung in reinem Medium den Farbstoff wieder ab und leben weiter. Die weiteren Vorzüge des Pyoktanins sind großes Diffusionsvermögen, die Eitersekretion nimmt rasch ab. Die Granulationen reinigen sich schnell. Daher Seltenheit der Verbandwechsel. Die Wundflächen verkleben nicht, daher keine Eiterretention. Die Pyoktaningaze verklebt nicht mit den Granulationen; daher entstehen bei den Verbandwechseln keine Blutungen. Dieses Mittel war besonders von BAUMANN, KIRSCHNER und WITT empfohlen worden. Es wird entweder in 5% alkoholischer (60%) Lösung oder in 2% wäßriger Lösung verwandt. Das Unangenehme ist die Färbung der Wundfläche und der Verbandstoffe. Daher wird mit Ausnahme der Behandlung von frischen Wunden das Mittel am besten in Form von hochwertiger Pyoktaningaze angewandt. Bei alten Knochenfisteln sollen sich Eingießungen der alkoholischen Lösung besonders bewährt haben. Auf die weiteren Anilinfarbstoffe *Methylviolett, Brillantgrün* und auf die

---

[1] 200 g Chlorkalk werden mit 10 l Wasser und 140 g Natriumcarbonat geschüttelt, nach 30 Minuten filtriert, durch Zusatz von 25—40 g Borsäure neutralisiert. Diese Lösung hat also 1% Natriumhypochloritgehalt. Die Lösung muß immer *frisch* sein, darf nicht erwärmt werden und nicht mit Alkohol zusammenkommen. Da die frische Bereitung im Felde auf Schwierigkeiten stößt, sind von DOBBERTIN Ampullen mit Hypochlorit in den Handel gebracht.

von den Amerikanern und Engländern besonders beliebten Quecksilberverbindungen *Mercurochrom* und das noch bessere *Metaphen* sei hingewiesen.

Die bisher besten Mittel sind die *Acridinfarbstoffe,* z. B. *Trypaflavin, Rivanol,* wegen der langen Dauer ihrer bactericiden Kraft, der geringeren Toxizität. Aber ihr Hauptnachteil besteht darin, daß bei einmaliger örtlicher Anwendung doch keine genügend lange Dauerwirkung erzielt wird.

Der *Campher* ist bei den alten Chirurgen der vorantiseptischen Zeit ein bewährtes Wundmittel gewesen. In Verbindung mit der Carbolsäure ist es als *Phenolcampher* zuerst von CHLUMSKY besonders empfohlen worden (Acid. carbol. liquefact 30,0, Camphor. 60,0, Alcohol. absol. 5,0). Im Weltkrieg hat auf seine guten Eigenschaften als Gelenkdesinfiziens, auch in prophylaktischer Hinsicht PAYR hingewiesen. Die von manchen angenommene Gefahr der Gelenkknorpelnekrose besteht nach den vielen gemachten Erfahrungen tatsächlich nicht. Manche gießen ihn auch in sonstige Wunden.

Die *Carbolsäure* ist trotz ihrer geringen antiseptischen und ihrer die Gewebezellen schädigenden Eigenschaften im I. Weltkriege viel angewandt worden. Den guten Ruf als *Gelenkdesinfiziens* hat die 3%-Lösung auch weiter sich erhalten.

Die *Borsäure* kam nicht mehr viel als eigentliches Antisepticum zur Anwendung. Dagegen ist sie viel gebraucht worden zur Bekämpfung des Pyocyaneus in pulverisierter Form. Allein es sei darauf hingewiesen, daß ihre guten Erfolge, die sie in dieser Hinsicht mit der essigsauren Tonerde teilt, nicht in einer wirklichen Verminderung der Bacillen bestehen müssen, denn bei letzterer ist nachgewiesen, daß nur die Farbstoffproduktion, nicht aber die Lebensfähigkeit aufhört. Die *essigsaure Tonerde,* ebenso das *Bleiwasser* ist nach wie vor viel wegen ihrer leichten antiseptischen Wirkung zu Umschlägen verwandt worden. Indessen hat GELINSKY mit Recht darauf aufmerksam gemacht, daß essigsaure Tonerde Verbandstoffe wasserundurchlässig macht und die aufsaugende Wirkung verhindert. Viel benutzt und sehr zu empfehlen ist der *Perubalsam* und ein späteres Ersatzpräparat, das *Perugen.* Diese öligen Substanzen reinigen unsaubere Wunden auffallend schnell und üben auf die Granulationsbildung und die Bildung von gutem dickflüssigem Eiter einen hervorragenden Einfluß aus. Bezüglich der *Lebertransalben* s. S. 89. Von JUNGHANNS ist eine Kombination von Jodsilber mit Lebertran in Form der *Argiod-Lebertransalbe* empfohlen, welche 1,5% Jodsilber, 0,15—0,2% Jodkalium, 66% Lebertran, 32% Wollfettsalbe enthält. Denn Jodsilber tötet nicht nur die gewöhnlichen Eiterkokken, sondern hemmt auch das Wachstum von Gasödembacillen. Von DOENITZ u. a. ist auch das *Terpentinöl* (Ol. Terebinthinae 20,0, Gummi arab. 100,0, Aqua boracis 200,0) empfohlen worden. Nach meinen Erfahrungen sind seine Wirkungen nicht besser als die des Perubalsams. Es hat den Nachteil, daß seine Anwendung sehr schmerzhaft ist und leicht Hautekzeme hervorruft. Erwähnt sei noch das *Wundöl Knoll* (Rohparaffinöl), welches besonders die Heilung durch Erzeugung von gutem Bindegewebe hervorrufen soll.

Mit Rücksicht darauf, daß fast alle Schußwunden anaerob infiziert sind, wurde den *sauerstofferzeugenden Mitteln* ein großer Raum gewährt, dem Wasserstoffsuperoxyd, den Ortizonstäbchen. Spülungen mit ersterem sind zur Reinigung von Wunden ausgezeichnet. Der Schaum, der sich dabei bildet, schwemmt auch aus der Tiefe Schmutzpartikel und Eiter heraus und ersetzt das die Wunden doch immerhin reizende Austupfen. Dazu kommt, daß sich auf diese Weise mit den Granulationen verbackene Tampons leicht ohne *Blutung* lösen lassen. *Eine antiseptische Wirkung muß aber diesen Spülungen abgesprochen werden;* dazu ist ihre Wirkung von viel zu kurzer Dauer. Denn BINGOLD konnte nach sehr intensiven Spülungen in den Wunden noch lebensfähige Gasbacillen nachweisen. Dasselbe dürfte auch für die Ortizonstäbchen zutreffen, deren Einwirkung des Sauerstoffes bei ihnen auch eine längere ist. Ein anderes gleichgeartetes Mittel ist das *Kaliumhypermanganat.* MEZÖ und GIOERFFY haben es auf Grund bakteriologischer und klinischer Erfahrungen in Verbindung mit Borsäure insbesondere auch bei Gasödeminfektionen empfohlen, weil es schon in schwachen Konzentrationen stark antiseptisch wirkt und das Gewebe nicht angreift. Die Wunden werden zunächst mit einer 3%-Borsäurelösung, welche 1:4000 Kaliumhypermanganat enthält, gespült und dann mit einem Pulver (1 g Kaliumhypermanganat auf 100 g Acid. bor. subt.) bestreut.

Im Sinne einer Antisepsis, wenn auch nicht keimtötend, wirkte ferner die Behandlung mit *Kochsalzlösung.* WRIGHTS „lymph lavage" besteht in einer Spülung mit 5%-Kochsalzlösung, der $^1\!/_2$% citronensaures Natron zugesetzt ist. Dadurch soll die Sekretion sehr stark gefördert werden. ROGGE und STIEDA haben mit der hochprozentigen 10%-Kochsalzlösung gearbeitet und wollen damit eine schnellere Wundreinigung als mit DAKINscher Lösung erzielt haben. Auch sie halten die Wirkung für eine rein physikalische, indem die hypertonische Lösung eine vermehrte Sekretion und damit Ausschwemmung der Bakterien hervorruft. Zu erwähnen sind noch *Zucker* und *Kohle,* welche durch ihre absorbierenden und adsorbierenden Wirkungen die Wundsekretion herabmindern und dadurch einen günstigen Einfluß ausüben.

Auch bei den Feindmächten haben die Antisepsis und die Wundarzneimittel eine große Rolle gespielt und die *fortlaufende bakteriologische Untersuchung von Wunden, die mit* DAKIN*scher Lösung behandelt und nahtreif gemacht wurden, hat meines Erachtens den einwandfreien Beweis gebracht, daß eine Keimverarmung infizierter Wunden durch antiseptische Maßnahmen möglich ist.* Dadurch wird der überragende Einfluß der Asepsis hinsichtlich der Instrumente, Handschuhe und Verbandstoffe nicht geschmälert. Die Erwartung, die ich in der vorigen Auflage dieses Buches aussprach, daß die chemische Industrie bei ihren Forschungen vielleicht noch zu besseren Mitteln kommen würde, scheint sich — es sei das mit aller Reserve gesagt — zu erfüllen. 1935 wies der Deutsche DOMAGK nach, daß ein Sulfonamiddiaminobenzol, das *Prontosil*, gegen experimentelle Streptokokkeninfektionen sehr wirksam ist. TRÉFUEL, NITTI und BOVET fanden dann besondere antibakterielle Wirkungen von einem Spaltprodukt des Prontosil rubrum, nämlich dem *Sulfamid.* Unter etwa 30 verschiedenen Namen haben nun die chemischen Fabriken verschiedener Länder Abarten des Sulfonamids in den Handel gebracht, unter denen das *Prontalbin*, das *Sulfapyridin* der Amerikaner das *M und B 693* der Engländer, das *Cibazol* = Sulfatthiazol der Schweizer, das *Septoplix* und *Dagénan* der Franzosen hier genannt seien. Die Hauptanwendungsweise war bisher die orale; jedoch gewinnt im jetzigen Krieg auch die *örtliche* Anwendung immer mehr Anhänger. In dieser Hinsicht rühmen die Franzosen ihr Septoplix ganz besonders. Aus der Schweiz hat jüngst BRUNNER über die *örtliche* Anwendung des *Cibazol* sehr genaue klinische Beobachtungen gebracht und sich dahin geäußert, daß es alle Erwartungen übertreffe. Experimenti causa hat die Züricher Klinik sogar die primäre chirurgische Wundrevision selbst tiefer buchtiger zerfetzter Muskelwunden unterlassen, mit Cibazol behandelt und primär mit guten Erfolgen genäht. Daher hält BRUNNER die Wundexcision nach FRIEDRICH nicht mehr für unbedingt notwendig. Er verwirft sie nicht; führt man sie aus, dann ist die Heilung um so sicherer gewährleistet. Wenn diese Beobachtungen auch von vielen anderen Stellen bestätigt werden sollten, dann würde eine neue Aera der Antisepsis ausbrechen zum Segen der Verwundeten. Von deutscher Seite liegen kritische klinische Beobachtungen noch wenig vor. Tierexperimentell wurden dem *Mesudin* und dem *Sulfacid* günstige Wirkungen bei oralen Gaben gegenüber der *anaeroben* Infektion zugeschrieben (DOMAGK und SCHREUSS). Praktische Erfahrungen mit Mesudin beim Gasödem der Menschen im jetzigen Krieg haben bisher ein Urteil über seine günstigen Wirkungen nicht erlaubt. Auf eines aber sei hingewiesen: Die orale Therapie mit Sulfonamidpräparaten kann auch schwere Schädigungen bringen, wie Methämoglobinämie, Granulocytopenien, chronischen und akuten Blutzerfall, Gelbsucht, Nervenschädigungen, Nierenschädigungen. Diese wurden hauptsächlich beim Sulfapyridin beobachtet. Über die Dosierung ist man noch nicht einig. Man soll sich nach dem Blutspiegel richten. Es ist das wichtig zu wissen, weil viele Autoren neben der örtlichen Behandlung auch eine orale, intramuskuläre oder intravenöse namentlich bei schweren Wundinfektionen verlangen.

DOMAGK selbst empfiehlt örtlich 3—25 g Marfanil- (= Mesudin) Prontalbinpulver (im Verhältnis von 1:9), bei drohender Allgemeininfektion täglich zusätzlich 3—6 g Marfanil-Prontalbintabletten, bei Verdacht auf Gasödeminfektion zusätzlich täglich 6—8 g in Tabletten, sofort 2 g, dann im Abstand von 4—6 Stunden, auch nachts 1 g, dazu zusätzlich Gasödemserum intravenös. BRUNNER empfiehlt, oral *Cibazol* 6—10 g am 1., 1—2 g weniger am 2. Tag und an den folgenden Tagen 4—6 g zu geben. Die Therapie wird abgebrochen, wenn die Infektion innerhalb von 2—3 Tagen gut ausheilt und nach 5—6 Tagen kein Rückfall eintritt. In anderen Fällen wird nicht länger als 10—14 Tage 2—4 g Cibazol gegeben. Bei chronischen Infektionen 2—3tägige Stoßtherapie. *Örtlich* werden die Wunden mit 2—5% Na-Cibazollösung (das p_H-Mittel auf 8,2—8,5 herabgesetzt) gespült und dann mit 26% Cibazolborsäurepulver eingestäubt in Mengen bis zu 7 g. Er meint, daß man bei vielfachen Verletzungen 0,5 g pro Körpergewicht geben kann. Das englische War-office läßt prophylaktisch jedem Verwundeten 1,5 g Sulfanid geben und der Engländer Ogilvie berichtet, daß von den Evakuierten von Dünkirchen diejenigen, die so behandelt waren, kaum Temperaturen bekamen, während die andern schon nach 2—3 Tagen die schwersten Infektionen zeigten. Besonders wertvoll sind die klinischen Erfahrungen von Konjetzny und Haferland. Es wurden rund 100 Fälle oral und örtlich mit Marfanil-Prontalbin behandelt. Von diesen waren 25% leichte bis mittelschwere Flakverletzungen, 5% schwerste Bombenverletzungen, 7% schwerste komplizierte Frakturen, 3 Gasödemerkrankungen. Die Erfolge bei den sehr schweren multiplen Fliegerbombenverletzungen waren erstaunlich. *Auch sie betonen, daß man das Marfanil-Prontalbinpulver wegen einer schnellen Resorption bei jedem Verbandwechsel aufstreuen muß.* Die gute Verträglichkeit der oralen Gaben wird hervorgehoben. Gleich nach Einlieferung gaben sie prophylaktisch 4—6 Tabletten Marfanil-Prontalbin und dann 6stündlich je 2 Tabletten 6—10 Tage lang und sahen keine Allgemeininfektion oder Sepsis.

Diesen günstigen Erfahrungen gegenüber steht die sehr ernste Kritik Kirschners, der nach seinen klinischen Erfahrungen weder prophylaktisch noch therapeutisch einen Erfolg sah. Und es ist sehr interessant, daß nach den im Sinne Friedrichs ausgeführten Tierversuchen Zenkers und Kiffners das Marfanil-Prontalbinpulver sogar dem alten Jodoform in seiner Wirkung unterlegen ist. Die Wirkungsweise der Sulfonamidpräparate ist noch nicht ganz geklärt. Sie wirken jedenfalls nicht direkt bactericid, sondern sie setzen eine Milieuveränderung in der Wunde, infolge deren die Leukocyten die geschädigten Bakterien eher phagocytieren. Aber diese Eigenschaft haben das Jodoform, Isoform, der Jodalkohol auch. Auch sie sind in vitro nicht bactericid. *Es wäre aber falsch, die neue Sulfonamidtherapie, sowohl die örtliche als orale, abzulehnen.* Denn die Sterblichkeit bei Erysipel sank von 12 auf 2—4%, der puerperalen Infektionen von 24 auf 4,7% (Colebrook und Kenny), die Wochenbettsepsis von 19,9 auf 9% (Macdonald, Baird und Mitchie). Es ist auch ebenso falsch, sie schon jetzt als das beste Mittel gegen Wundinfektionen anzupreisen, bevor nicht tausendfältige klinische Erfahrungen dafür sprechen. *Am falschesten ist es jedoch, wenn ein Arzt, sich verlassend auf diese neuen Mittel, die operative Zurichtung der Wunde und die Ruhigstellung des verletzten Körperabschnittes vernachlässigen würde.* In dieser Hinsicht sehe ich eine große Gefahr der Mitteilungen Brunners.

VI. Schußverletzungen der Weichteile.

Sie sind deswegen von besonderer Bedeutung, weil sie das größte Kontingent der Schußverletzungen stellen. Sie betragen nach dem deutschen Sanitätsbericht unter 2019101 *Verwundeten* 58,2% und sind auf Gewehr- und Artilleriegeschosse ungefähr gleich verteilt, wobei aber die multiplen Splitterverletzungen nur einfach gerechnet sind. Demnach entspricht obige Zahl nicht der wahren Häufigkeit, die um vieles größer gewesen ist. Sie ist aber gleich 100%, wenn man auch die mit anderen Verletzungen kombinierten hinzunimmt. Aus dem *französischen* Sanitätsbericht errechnete ich auf 2052984 Verletzungen insgesamt 1449699 *reine* Weichteilschüsse = 70,6%.

Ganz allgemein kann man sagen, daß der Durchschnitt der reinen, unkomplizierten Weichteilschüsse, d. h. derjenigen Schüsse durch Haut und Muskulatur welche ohne Verletzung großer Gefäße und Nerven sind, als *leichte Verletzungen* zu betrachten sind, sofern sie durch *Infanteriegeschosse*, die nicht Querschläger sind, bedingt sind. Die Betrachtung der Weichteilschüsse bezieht sich vornehmlich auf die Verletzung der Haut und der Muskeln. Die *Haut* ist das Schutzorgan des Körpers. Von der Art und der Größe ihrer Verletzung hängt die Möglichkeit des Eindringens von Bakterien in die Blut- und Lymphbahnen sowie in die Gewebe ab. Dieser Faktor ist daher von entscheidender Bedeutung, mag die innere Verletzung einfach oder schwer sein. Die Größe des Ein- und Ausschusses hängt, abgesehen natürlich vom Kaliber des Geschosses, vom Auftreffwinkel, von der Spannung und der Elastizität der Haut ab. Sie bedingt die Tatsache, daß bei

Volltreffern, d. h. senkrecht zum Ziel einschlagenden Geschossen *der Einschuß immer kleiner als das Kaliber ist.* Da derselbe häufig gar nicht blutet, so passiert es, namentlich, wenn er in Hautfalten sitzt, nicht selten, daß man ihn unmittelbar nach dem Schuß schwer findet. Denn das spätere sichere Erkennungszeichen der braunen sog. „*nekrotischen Randzone*" fehlt dann noch, weil dasselbe durch eine Eintrocknung des durch die Kugel seiner Epidermisschicht beraubten Cutisbezirks zustande kommt. Bis zum Auftreten dieses Symptoms bedarf es durchschnittlich mehrerer bis zu 24 Stunden. Für das ogivale Geschoß haben die Leichenschießversuche einen Durchschnitt von 5,5—7,6 mm ergeben, für das S-Geschoß ist er noch kleiner, 2—4 mm. Praktisch kann man die Öffnung als *punktförmig* oder als *kleinerbsengroß* bezeichnen, wenn die nekrotische Randzone mit einbezogen wird. *Das zweite Unterscheidungsmerkmal ist, daß man an den frischen Einschüssen sehr häufig einen bläulichschwarzen Saum sieht, aber nur an den von Kleidungsstücken nicht bedeckten Teilen.* Er besteht aus Pulverschleim, welcher sich am Kleidungsstück abstreift. Wird er nicht abgewischt, so verdeckt er die nekrotische Randzone. Bei den Schüssen aus allernächster Nähe können ganz große Einschüsse vorkommen, bei deren Zustandekommen sicherlich die Pulvergase eine Rolle spielen. Es ist von Wichtigkeit zu betonen, daß Platzwunden eher zustande kommen, wenn noch ein geringer Zwischenraum zwischen Gewehrmündung und Objekt bestand[1], sowie, daß auch bei fest aufgesetzter Mündung ein ganz kleiner Einschuß vorhanden sein kann. Letzteres ist auch von gerichtsärztlichem Interesse.

Der Defekt an der Haut ist beim ogivalen Geschoß gewöhnlich kreisrund, bei den Spitzgeschossen fast immer punkt- oder spaltförmig, so daß er namentlich in Hautfalten noch schwerer zu finden ist. Es finden sich bei letzterem auf seinem Rand häufig einige Millimeter lange Einrisse und bei tangentialem Auftreffen kommt es nicht selten zur Bildung eines kleinen dreieckigen Läppchens an der dem Schützen abgewandten Peripherie. Die nekrotische Randzone ist beim Spitzgeschoß weniger ausgeprägt, kann auch fehlen. Der Einschuß wird größer als das Kaliber, wenn es sich nicht um einen Volltreffer, sondern um ein tangential einschlagendes Geschoß handelt. Nähert sich der Auftreffwinkel zwei Rechten, so wird der Einschuß allmählich zum rinnenförmigen Schußkanal und schließlich zum Streifschuß. Auch diese zeigen eine deutliche *Randzone*, und zwar ist dieselbe immer breiter und ausgeprägter an derjenigen Partie des Randes, welche dem Schützen zugewandt ist. *Dieses letztere Moment ist für den Arzt von praktischer Wichtigkeit hinsichtlich der Prognose vieler Verletzungen, bei denen die Frage der Eröffnung der Brust- und Bauchhöhle in Frage kommt, z. B. die Bauch-, Oberschenkel- bzw. Gesäßschüsse.* Denn die direkte Verbindung von Ein- und Ausschuß ist hier oft trügerisch, weil die Stellung, in der man den Verwundeten später sieht, nicht derjenigen im Augenblick des Schusses entspricht. Es gelingt zuweilen aus der Art der Randzone intrapleurale und intraperitoneale Verletzungen mit einer gewissen Wahrscheinlichkeit auszuschließen. Die *Spannung* der Haut ist ferner von großem Einfluß auf die Bildung des Einschusses. Überall da, wo die Haut direkt dem Knochen aufliegt, können wir große *spaltförmige Einschüsse* durch Platzen antreffen. Man sieht sie auf der Streckseite der Mittelhand und des Fußes, den Kanten der Speiche und Elle, des Schien- und Wadenbeins und am Stirnbein.

Der *Hautausschuß* der kleinkalibrigen Infanteriegeschosse ist im allgemeinen größer als der Einschuß. Ein Unterschied zwischen den ogivalen und den spitzen

---

[1] So fand ich einen glatten spaltförmigen, von vorn nach hinten verlaufenden 10 cm langen Riß in der Achselhöhle eines Mannes, dessen Gewehr sich aus Versehen entladen hatte, als er sich auf die Mündung desselben mit der Achsel gestützt hatte; der in der Schultergegend sitzende Ausschuß war dabei von normaler Kalibergröße.

Geschossen zeigt sich hier nicht. Er ist nur in etwa $^1/_5$ sämtlicher Fälle rund und kann dem Einschuß vollkommen gleich sein, so daß man zwecks Unterscheidung nur auf den *Farbenunterschied* angewiesen ist. *Denn der Ausschuß läßt denselben vermissen.* In den anderen $^4/_5$ ist die Gestalt sehr mannigfaltig; meistens ist der Ausschuß gelappt, sternförmig, zeigt auch Dreieck- sowie Viereckform und kann einen einfachen spaltförmigen Riß darstellen. *Dagegen kann man an den vernarbten Ein- und Ausschüssen einen Unterschied meistens erkennen. Denn um ersteren herum ist ein schmaler weißer Narbensaum, von der nekrotischen Randzone herrührend.*

Der Charakter der Hautdefekte bei den *Stahlmantelgeschossen der Revolver und Pistolen* ist, abgesehen von dem Kaliber, der nämliche. Hinsichtlich der Einschüsse ist beim Revolver *Pulverschmauch* und *Pulverkörncheneinsprengung* bis zu 50 cm, bei der Pistole bis zu 30 cm Distanz nachzuweisen. Zur Beurteilung von Selbstschüssen *ist ferner von Wichtigkeit, daß bei fest aufgesetzter Mündung Schmauch und Pulvereinsprengung vollkommen fehlen können,* und der Einschuß einem solchen aus weiter Entfernung vollkommen gleichen kann. Erst die Präparation des Schußkanals ergibt den typischen Unterschied, indem der Schuß à bout portant eine deutliche Schwärzung des Kanals zeigt, der jenem fehlt (s. a. Dumdumgeschosse S. 22). Über die Pulvereinsprengungen und Schwärzungen bei Nahschüssen aus Gewehren bis 15 cm s. auch unter Selbstschüsse (Verletzungen der Hand).

Anders dagegen ist das Aussehen und die Gestalt des Einschusses bei den *Bleigeschossen.* Der auch hier vorhandene Quetschungssaum der Haut wird durch den blauschwarzen Pulverschleim verdeckt. Die Größe ist ebenfalls kleiner als das Kaliber. Aber die Wunde zeigt sehr häufig stärkere Quetschungszeichen, namentlich Sugillationen der Umgebung. Infolge der geringeren Geschwindigkeit und des längeren Verweilens im Ziel tritt bei tangential auftreffenden Kugeln nicht selten das sog. *décollement traumatique* auf, d. h. die Haut wird von ihrer Unterlage durch Zerrung abgehoben, und der entstandene Hohlraum füllt sich mit Lymphe aus den zerrissenen Lymphgefäßen. *Diese in früheren Kriegen häufig erwähnte Erscheinung wird durch die kleinkalibrigen Geschosse nicht hervorgerufen, wohl aber zuweilen bei Granatsplittern. Der Ausschuß ist durchschnittlich kleiner als der Einschuß,* weil die lebendige Kraft des Bleigeschosses durch den Körperwiderstand eher erlahmt, und daher die Elastizität der Haut besser zur Geltung kommt. Die Hautschußöffnungen der *Schrapnellfüllkugeln* sind denen der vorigen vollkommen gleich, auch hinsichtlich des Größenverhältnisses zwischen Ein- und Ausschuß.

Die Hautverletzungen durch *Schrapnellhülsenteile, Granat- und Minensplitter und durch die größeren Teile des Artilleriegeschosses,* wie z. B. der Zünder, sind vollkommen regellos. Wegen der scharfen Kanten, Spitzen und Ecken, die sich bei den Granatsplittern zum größten Teil an den Rändern der konkaven Fläche der Sprengstücke finden, handelt es sich meistens um *Riß*wunden; bei den größeren Splittern tritt dazu noch der Charakter der Quetschung. Ausgedehnte Blutextravasate sind die Folge. Im allgemeinen kann man sagen, daß selbst bei großen Stücken die Einschußwunden klein oder schlitzförmig sind, wenn die Kante oder eine Ecke voraufging, daß aber dann, wenn die Splitter mit breiter Fläche aufschlugen, es sich um große trichterförmig sich vertiefende Wunden handelt. Überrascht ist man im ersteren Fall manches Mal von der Kleinheit des Einschusses im Verhältnis zu den kolossalen Steckgeschossen. Daneben kommen aber auch richtige *Schnitt*wunden durch Teile des Blechtellers der Haubitzgranaten und durch das Messingröhrchen von Schrapnelldoppelzünder vor, bei welch letzterem sich die Verletzung wie ein mit dem Locheisen ausgestanzter kreisförmiger Defekt darstellt. Besonders schwere Zerreißungen können die mit vielen Widerhaken und scharfen Kanten versehenen Stücke der Stahlhülse der Schrapnells und der Minen machen, wenn sie auch wegen ihres leichten Gewichtes nur auf ganz kurze Strecken fortgeschleudert werden. Nicht selten sind die durch Artilleriegranatsplitter und Geschoßstücke verursachten Verletzungen mit *Verbrennungen* durch die bei der Explosion sich entwickelnden Gase kombiniert. Die tief in die Muskulatur eindringenden Verletzungen neigen sehr zu Gasödem und verursachen leicht Gangrän von Gliedern.

Ebenso regellos sind auch die Substanzverluste bei den *Aufschlägern* und *Querschlägern* der Gewehrgeschosse sowie der *Dumdumgeschosse, aber es ist festzuhalten, daß die Einschüsse ein durchaus normales Aussehen haben können,* während die Ausschüsse fast immer große lappige zerfetzte Wunden darstellen, aus denen gewöhnlich Teile der tieferen Weichteile heraushängen. *Charakteristisch für die Ausschüsse der letzteren ist es, daß die Haut in unmittelbarer Umgebung der Ausschußöffnung zuweilen lange, meistens parallele Risse zeigt.* Alle derartige Geschosse können so große Zerstörungen anrichten, daß Ein- und Ausschuß gar nicht voneinander zu trennen sind (s. S. 22). Die russischen Explosivgeschosse machen häufig auch nur kalibergroße Einschüsse, zerfetzen aber die Muskulatur sehr. Es finden sich höhlenartige Erweiterungen besonders in der Nähe des Ausschusses von grauer Farbe. Diese Schmauchablagerung unterscheidet sie von den Wunden durch Dumdum. Andrerseits ist mehrfach berichtet, daß selbst Streifschüsse so umfangreiche Zertrümmerungen der Weichteile machen, daß die Indikation für Amputation vorlag.

Die Einwirkung der Geschosse auf die *Muskulatur* zeigt trotz des erheblichen Wasserreichtums dieser Gebilde dennoch nichts von Sprengung. Die Kanäle sind bei den Mantelgeschossen um ein vielfaches enger als das Kaliber, ja, sie stellen auf dem Durchschnitt bei normalen Volltreffern nichts anderes wie eine feine, infolge des verschiedenen Widerstandes und des verschiedenen Kontraktionszustandes der einzelnen Muskelgruppen zackige Linie dar. Selten findet sich nach dem Ausschuß zu eine geringe trichterförmige Erweiterung. Auch die durch Bleigeschosse verursachten Muskelkanäle sind auffallend eng. Die Verhältnisse verändern sich, sobald es sich um *Querschläger* handelt, sei es, daß diese durch Widerstände innerhalb oder außerhalb des Körpers hervorgerufen werden (s. S. 18 und 21). Die Zerstörungen in der Muskulatur hängen weiter von der dem Geschosse innewohnenden lebendigen Kraft und der Länge des Geschoßweges im Körper ab. Ist die Kraft groß, so kann der Schußkanal im Muskel bei kleinerem Weg auch ohne große Zerstörungen vor sich gehen. Nur bei Längsschüssen mit häufigen Widerständen erschöpft sich die Kraft und führt schließlich zum Steckschuß. Die Zerstörungen der Weichteile werden dann größer, aber im allgemeinen hat die Erfahrung gelehrt, daß die dem Geschoß innewohnende Rotationskraft es vor zu regellosen Bewegungen schützt. Auch ist seine glatte Oberfläche, sofern sie erhalten ist, für größere Zerreißungen ungeeignet. So halten sich die Weichteilzertrümmerungen also durchschnittlich in kleinen Grenzen. Anders werden die Verhältnisse mit einem Schlage, wenn die Form des Geschosses deformiert wird oder gar, wie häufig, eine Trennung von Mantel und Kern eintritt, und namentlich der erstere aufgeblättert wird und nun ein unregelmäßiges, mit scharfen Kanten und Ecken und aufgerollten oder umgebogenen Rändern versehenes Gebilde darstellt. *Dann unterscheiden sich solche Weichteilwunden häufig in nichts von Granatsplitterwunden und Dumdumgeschossen, besonders hinsichtlich der Muskelverhältnisse.*

Die Eigenart der Muskelwunden durch Splitter, sowohl der Artilleriegeschosse, als der Minen, als auch der Handgranaten hat uns besonders der I. Weltkrieg gezeigt. Gewiß gab es auch hierbei viele Fälle, in denen Splitter glatte Wunden machten. *Der Typ der Granatsplitterverletzung ist aber, daß unabhängig von der*

*Größe und Beschaffenheit der Einschußwunden, also auch bei ganz kleinen, schein-
bar harmlosen Hautöffnungen sich in der Muskulatur Zertrümmerungshöhlen
finden.* Der Kanal ist nie glatt, sondern buchtig, zerrissen, an vielen Stellen
ist die Muskelmasse in einen zerfließlichen Brei umgewandelt. Der Grund
liegt erstens in der unregelmäßigen, unebenen, zackigen, kantigen Gestalt der
Splitter, welche im Gegensatz zu den „Stanz"wunden des Gewehrgeschosses
Rißquetschwunden machen, und zweitens in der sehr großen lebendigen Kraft
der Splitter, wenn die Explosion beim Aufschlag — Brennzünder wurden nur
wenig verschossen — unmittelbar neben dem Betroffenen erfolgt. Vielleicht
kommt als drittes Moment noch die viel stärkere Erhitzung der Splitter hinzu.
Auch ich bin der Ansicht, daß häufig dieser Umstand mitspielt, denn dafür
sprechen auch die nicht seltenen Verbrennungserscheinungen auf der Haut.
Aber das ist nicht immer der Fall, denn viele dieser Wunden sehen, wenn sie
frisch sind, nach meiner Erfahrung durchaus nicht wie „gekocht" aus, sondern
wie typische gewöhnliche Rißwunden und erst nach Stunden, wenn die Folgen
der Zerreißung in Anämisierung sich geltend machen, bekommen sie jenes eigentümliche blaßgraurötliche Kolorit und die matschige Beschaffenheit, sofern nicht
bei weit offener Verbindung mit der Luft stellenweise Vertrocknungsvorgänge
eintreten. Mit zu der Vergrößerung und Vervielfachung sowie Taschenbildung
der Wundkanäle trägt weiter noch der Umstand bei, daß die Mehrzahl der
größeren Granatsplitter sich weiter im Körper zerteilen. Das ist nicht nur der
Fall beim Auftreffen auf den Knochen, sondern auch bei den reinen Weichteilschüssen und hat seinen Grund darin, daß die Splitter infolge der Explosion
schon Sprünge bekommen haben, und sich der Abbröckelungsvorgang nun im
Körper abspielt. Der *jetzige* Krieg hat die Gefährlichkeit der kleinen Minensplitter besonders unterstrichen. Bei kleinem Hauteinschuß kann auch der
Fascieneinschuß klein sein. Dahinter verbirgt sich nicht selten eine große
Muskelzertrümmerungshöhle mit starker Blutung. Diese kann nach außen nicht
heraus. Es kommt zu großen Hämatomen oder bei Verletzung größerer Gefäße
sogar zu innerer Verblutung. *Sehnen, Aponeurosen und Fascien* werden gewöhnlich schlitzförmig durchschlagen. Die schmalen Sehnen der Finger und Zehen
werden aber häufig durch die modernen Geschosse ganz oder teilweise zerrissen.

Hinsichtlich der theoretischen Erklärung der Geschoßwirkungen möchte ich hier folgende
interessante Tatsache erwähnen. Lebende und Tote unterscheiden sich, was die *Muskel-
schüsse* anlangt, nicht. Nimmt man aber von den Ansatzpunkten am Knochengerüst abge-
trennte Muskelgewebe und bringt es in Blechkästen oder Töpfe, wie es KOCHER u. a.
Experimentatoren getan haben, so ruft ein mit großer Schnelligkeit begabtes Geschoß ausgedehnte hydrodynamische Sprengwirkungen hervor. Dieser auffällige Unterschied dürfte
nur dadurch zu erklären sein, daß die hochgradige *Elastizität des Muskels* die sprengende
Wirkung verhindert und daß selbst der tote, an normaler Stelle befindliche Muskel durch
die Insertion einen gewissen Spannungsgrad besitzt, den der abgeschnittene entbehrt. Im
I. Weltkrieg ist von mehreren Seiten behauptet worden, daß auch im *Muskel* durch Infanteriegeschosse *Sprengwirkungen* eintreten (LIEBERT). Als Grund wurden die Kontraktions-
zustände des Muskels angesehen. Die mitgeteilten Beobachtungen sind für das Infanteriegeschoß nicht überzeugend. Würde der kontrahierte Muskel sich diesem gegenüber anders
verhalten, dann hätte man bei glatten Infanterieschüssen mit kleinen Schußöffnungen
das tausendfach beobachten müssen. Wohl aber kommen Sprengwirkungen vor, sobald
das Kaliber ein größeres ist also bei den deformierten Geschossen und den Aufschlägern.

Die Symptome der Weichteilschüsse, sofern sie nicht durch Verletzungen großer
Gefäße und Nerven kompliziert sind, sind nicht besonders in die Augen springende.
Schmerz wird bei diesen Wunden kaum empfunden, weil die Zeit eine zu kurze
ist, als daß Apperzeption eintreten könnte. Die meisten Verwundeten geben nur
an, eine schlagartige Berührung gefühlt zu haben. Indessen kann die Stoßwirkung
zuweilen doch so groß sein, daß die Patienten das Gleichgewicht verlieren,
sogar hinfallen oder daß sie von ihrem Standort fortgeschleudert werden. Man
kann im allgemeinen festhalten, *daß die Schmerzempfindung um so eher eintritt,*

je länger die Zeit ist, während deren sich das Geschoß im Körper aufhält. Eine wirkliche augenblickliche Schockwirkung tritt daher äußerst selten, eigentlich nur bei groben Granatsplittern ein, wenn auch nicht vergessen werden darf, daß gerade in dieser Beziehung große individuelle Schwankungen und Abhängigkeiten von voraufgegangenen Strapazen vorkommen. Anders steht es dagegen mit den sofortigen Funktionsstörungen; diese sind davon abhängig, ob von dem getroffenen Muskel im Augenblick der Verletzung gerade eine Leistung beansprucht wurde. Ferner ist die Länge und Breite des Muskelschußkanals von Einfluß.

Die *erste* Behandlung der Weichteilwunden besteht in einem aseptischen oder antiseptischen Verband. Fast alle zivilisierten Staaten hatten zu diesem Zweck jedem Soldaten *Verbandpäckchen* mitgegeben, damit er in der Lage sei, den ersten Notverband entweder selbst zu machen oder von einem Kameraden machen zu lassen. Diese Verbandpäckchen waren in den modernen Kriegen eine sehr segensreiche Einrichtung; denn sie verhüteten ein Verbinden mit ungeeigneten Gelegenheitsverbandmitteln wie Stücken vom Hemde, Taschentüchern usw. oder ein längeres Unverbundensein, beides Momente, welche eine sekundäre Infektion begünstigen. Sie sind genügend für die kalibergroßen Gewehr- und Schrapnellschußwunden sowie kleine Granatsplitterwunden, sie sind aber zu klein für alle größeren Wunden. Für diese hatten einige Staaten, wie z. B. die Franzosen, auch größere Verbandpäckchen, ähnlich wie bei uns die Marine. In der deutschen Landarmee dagegen hatten die Krankenträger Preßstücke von aseptischem Mull, mit dem sie den Verband ausführen konnten. *Nach dem Kriege sind im deutschen Heer ein kleines und ein großes Verbandpäckchen für jeden Mann eingeführt. Sie sind mit dem deutschen Vioform (Jodchloroxychinolin) imprägniert, sterilisiert und mit einem Gummistoff umkleidet.*

Die Hoffnung, daß diese Notverbände bei den kleinen Wunden in den meisten Fällen tagelang liegenbleiben können, hat sich im Krieg nicht erfüllt. Denn einmal verschieben sie sich leicht, zweitens bluten die Wunden gewöhnlich nach, durchfeuchten die Bindentouren, welche dann trocknend bei der allmählich zunehmenden Schwellung einschnürend wirken. Aus diesen Gründen ist zu fordern, daß die Verbände der Leichtverwundeten auf den Sammelplätzen genau besichtigt und unter Umständen gewechselt werden. Hingewiesen sei aber darauf, daß es nicht angängig ist, wie im Frieden jeden durchbluteten Verband zu wechseln. Ist das Blut angetrocknet, besteht keine Schwellung der Weichteile, liegt keine Einschnürung vor, und klagt der Verwundete nicht über Schmerzen, so kann auch ein solcher Verband ruhig liegenbleiben. Wenn der Verband abgenommen werden muß, so genügt bei der Mehrzahl der Gewehrschüsse und kleinen Artilleriewunden nunmehr, wenn bereits eine leichte Verklebung stattgefunden hat, das Auflegen steriler Gaze, welche durch Mastisol festgeklebt wird. Eine Hautdesinfektion mit Jodtinktur ist kaum nötig. Dort, wo Schwellung oder Blutsuggillationen der Haut auf eine stärkere Gewebeblutung hindeuten, ist eine Fixation der benachbarten Gelenke in einfacher Art zu machen, am Arm durch eine Mitella, am Bein durch Zusammenbinden beider Beine oder CRAMER-Schiene. *Bei starker Schwellung und gespannter Haut hüte man sich bei kleinen kalibergroßen Gewehr- und Schrapnellwunden vor irgendwelchen Einschnitten oder Wundausschneidungen, wofern nicht entzündlich gerötete Haut, lokale Wärme und Fieber für den Beginn einer Infektion sprechen. Anders muß man sich bei den kleinen Splitterwunden verhalten. Da, wo diese sowohl wie ihre Umgebung reaktionslos sind, verhält man sich ebenso. Wenn aber Schwellung und Hautspannung den Verdacht einer größeren Muskelzertrümmerung erwecken, muß man schrittweise von Gewebeschicht zu Gewebeschicht präparatorisch einschneiden.*

Bei *größeren Wunden* ist streng zwischen Gewehrschußwunden und den Splitterwunden zu unterscheiden. Die Muskelzertrümmerung sowie die Gefahr der Infektion ist bei ersteren durchschnittlich viel geringer als bei den letzteren. Daher ist bei ihnen wohl eine Umschneidung der Hautöffnungen und eine *quere* Fasciendurchtrennung angebracht, aber man kann von der Weiterverfolgung des Muskelkanals meistens absehen. Selbst eine Drainierung ist nicht immer erforderlich. Jedenfalls ist eine grundsätzliche Spaltung des ganzen Schußkanals zu verwerfen. Auch bei den Granatsplitterwunden ist sie nicht immer nötig, kommt aber viel häufiger in Betracht. Die Richtlinien, nach welchen der gute Chirurg hier vorgehen muß, sind bei der Wundbehandlung aufgeführt. Daß bei größeren Muskelwunden eine Ruhigstellung des Gliedes über die beiden benachbarten Gelenke ebenso notwendig ist wie bei Schußbrüchen, hat auch der *jetzige* Krieg wieder gelehrt. Dagegen wird leider zu oft gefehlt.

Die Gefahren, welche den Weichteilwunden drohen, rühren von der *Blutung* und der *Infektion* her. Verwundete, bei welchen ein derartiger Verdacht vorliegt, sind vom weiteren Transport auszuschließen. *Je muskelreicher der betreffende Körperteil ist, um so größer ist die Gefahr, und um so schlimmer ist die Infektion.* Das tritt besonders deutlich beim Gasödem zutage. *Auch der I. Weltkrieg hat wiederum gelehrt, daß wir die Infektion der Weichteile viel mehr als die der Knochen fürchten müssen.* Die Infektion der glatten Gewehrschußwunden ist gewöhnlich nicht als gefährlich zu bewerten. HILDEBRANDT nahm nach seinen Erfahrungen an, daß 90% unter dem Blutschorf heilen. Ich konnte feststellen, daß das nur in 21,1% vorlag, während in 78,9% eine Heilung per secundam eintrat. Gewöhnlich war es die Ausschußöffnung, welche sezernierte, während sich die Einschußöffnung schnell schloß (s. auch Weichteilschüsse des Oberschenkels). Aber diese Infektion ist gewöhnlich ein milde. Viele Wunden bleiben vollkommen reizlos, sie sezernieren eine Zeitlang trübes wäßrig-rötliches Serum oder etwas Eiter. Man hat häufig den Eindruck, daß das Sekret nicht auf einer Infektion des ganzen Schußkanals beruht, sondern auf die immer vorhandenen traumatischen Nekrosen zurückzuführen ist. MARWEDEL, welcher die reizlosen Wunden als nicht infiziert auffaßt, rechnet bei den Infanterieweichteilwunden 34,9% wirkliche Infektionen heraus. Von ihnen waren 14,4% schwer infiziert. *Diese Zahlen beweisen jedenfalls die Berechtigung des durchschnittlich abwartenden Verhaltens gegenüber diesen Wunden.* Anders liegen die Verhältnisse bei den Schrapnell- und Granatsplitterwunden. MARWEDEL fand bei den ersteren eine Gesamtinfektion von 47,2%, bei den letzteren eine von 57,2%. Hierbei spricht ohne Frage der Umstand erschwerend mit, daß es sich bei diesen beiden Arten zum Teil um Steckschüsse handelt. *Steckschüsse sind aber in viel höherem Prozentsatz infiziert als Durchschüsse* (53,9 : 37,2%) *und es überwiegen bei ihnen die Schwerinfektionen* (19,2:12,7%). *Betrachten wir die Schwerinfektionen bei sämtlichen Geschoßarten, so zeigt sich, daß dieselben bei allen in gleicher Weise, auch bei den Granatsplitterwundenweichteilen erheblich an Zahl hinter den Leichtinfektionen zurückstehen.* Diese Feststellung ist dafür von Bedeutung, daß man bei der primären chirurgischen Wundversorgung nicht zu radikal vorgehen solle. Man setzt sonst unnötig zu große Defekte, deren Träger namentlich bei den Muskeln in der Nähe der Gelenke später schwere funktionelle Folgen haben. Die *Sterblichkeit* der reinen Weichteilwunden ist im amtlichen französischen Sanitätsbericht auf 0,95% bei 1449699 Fällen berechnet.

Die *Heilung* nimmt verschieden lange Zeit in Anspruch. Glatte Gewehrschußwunden, welche unter dem Blutschorf heilen, beanspruchen 10—14 Tage; die sezernierenden, aber reaktionslosen durchschnittlich 4—6 Wochen. Bei allen großen Wunden ist die Zeit natürlich unberechenbar. Sie erfordern Monate, ja 1—1¹/₂ Jahre. Diese lange Frist ist durch folgenden Umstand bedingt. Die Heilung macht zunächst gewöhnlich gute Fortschritte, stockt aber, sobald es zur Überhäutung kommt. Diese schreitet sehr langsam fort. Es kommt dann meistens zu einer *callösen Narbe*, deren letzter Rest sich entweder überhaupt nicht überhäutet oder die dünne Epitheldecke scheuert sich immer wieder bei den kleinsten Anlässen ab. Diese Zustände werden besonders am Unterschenkel sehr oft angetroffen. Seine schlechten Zirkulationsverhältnisse bedingen, daß bei längerem Stehen und Gehen die Wunden sich nicht überhäuten oder die dünnen Narben oft aufbrechen. Abkratzungen und Aufpflanzung von THIERSCH-schen Läppchen führen meistens nicht zum Ziel. Will man die ganze Narbe aus-schneiden, so ist man erstaunt, wie tief und weit sie reicht, und steht vor riesen-großen Defekten, deren Deckung durch Stiellappen oder Fernlappen vom anderen Bein schwerhält, weil die Anheilung nicht sicher ist. Man tut besser, durch Massage und hyperämisierende Mittel, wie heiße Kataplasmen, Heißluft, Sonnen-bäder, eine bessere Ernährung herbeizuführen, den starren Rand fortzuschneiden, bis es blutet und durch seitliche Entspannungsschnitte die Hautpartien auf der Unterlage zu lockern und nach der Mitte des Defektes zusammenzuziehen. Doch muß man darin vorsichtig zu Werke gehen, damit die mobilisierten Lappen nicht gangränös werden, wozu sie eine große Neigung haben. *Diese Weichteil-narben waren eine Crux unserer Heimatlazarette. Man kann und muß ihnen frühzeitig vorbeugen; darin ist viel gefehlt worden.* Sobald nämlich die Wunde rein ist, muß man etappenweise Sekundärnähte zu machen versuchen. Gelingt es nicht auf diese Weise eine Verkleinerung herbeizuführen, so müssen, sobald die Granu-lationen das Hautniveau zu erreichen beginnen, durch große Entspannungs-schnitte die Hautränder genähert oder zusammengebracht werden. Auch kommen Lappenverschiebungen in Betracht. Die dann noch bleibenden Reste sind nach THIERSCH zu decken. Sehr zu empfehlen ist auch die BRAUNsche Epithel-pfropfung und das REVERDINsche Hautläppchen. Bei großen Granulations-flächen ist das Verfahren von SPRENGEL zu empfehlen. Man schneidet die Granulationen in der Mitte von einem Wundrand zum andern in einer Breite von 2—3 cm fort und deckt diesen Streifen durch gestielte Hautlappen von den Seiten. Von ihnen wächst nun neues Epithel auf die „geteilte" Wund-fläche. Geht der Chirurg — der gewöhnliche Arzt kann das durchschnittlich nicht — frühzeitig so vor, so gelingt es in den meisten Fällen, auch ganz große Defekte gut in wenigen Monaten zu heilen.

Die glatten Gewehrschüsse hinterlassen in den Muskeln meistens keine die Funktion beeinträchtigenden Narben. Nur zuweilen sieht man, namentlich am Biceps des Oberarmes, daß sich die Muskelnarbe bei Kontraktionen trichter-förmig einzieht. Bei großen Muskeldefekten ist es wichtig, dem Gliede die richtige Stellung zu geben. Es ist nicht angebracht, im weiteren Verlauf das Glied dauernd so zu stellen, daß die Muskelstümpfe einander genähert sind. Denn wenn nun eine Vernarbung in dieser Lage eintritt, so wird der Muskel zu kurz und erlaubt den Antagonisten nicht die Überführung in die von ihnen diktierte Stellung. Das ist namentlich wichtig am Triceps und Quadriceps. Hier sind also frühzeitig fixierende Verbände in Semiflexionsstellung zu wählen. Wenn im Falle dieser Ver-säumnis Kontrakturen eingetreten sind, dann können Besserungen nachträglich dadurch erzielt werden, daß Querexcisionen der Muskelnarben vorgenommen, die Muskelstümpfe von der Unterlage gelockert und Fascienlagen dazwischen-geschaltet werden. Um *Gelenkkontrakturen* vorzubeugen, müssen die Fixationen regelmäßig in veränderten Gelenkstellungen angelegt werden. Heiße protrahierte Bäder bzw. Kataplasmen sind frühzeitig anzuwenden. Jedenfalls dürfen die orthopädischen Maßnahmen nicht, wie es so oft geschehen, erst dann angewandt werden, wenn die Wunden geschlossen sind oder sich der endgültigen Vernarbung nähern. Sind Kontrakturen entstanden, so sind wiederholte passive Bewegungen in Evipanbetäubung zu empfehlen oder Etappengipsverbände mit Keileinschiebungen, in der Stellung, die jeweils vorher in der Narkose erreicht war.

VII. Schußverletzungen der Gefäße.

Man liest und hört es noch immer, daß die Gefäße dem Geschoß ausweichen. Das sind Ausnahmen, die nur möglich sind, wenn das Geschoß fast kraftlos ist. Fälle, bei denen man sich nach der Schußrichtung nicht vorstellen kann, daß die Gefäße nicht verletzt sind, sind durch die andere Körperhaltung im Augenblick der Verletzung zu erklären[1]. Ferner wird die Tatsache zu wenig berücksichtigt, daß Gefäße verletzt werden können, *ohne daß ihre Lichtung eröffnet wird.* Es handelt sich um Schädigungen der Wände, die zu Thrombenbildung führen. Intima und Media reißen quer am Ort der Gefäßquetschung oder auch entfernt davon ein und können später auch zu richtigen Aneurysmen durch Ausbuchtung der Adventitia oder zu Perforationen, besonders unter dem Einfluß von Eiterungen (Arrosionsblutungen), Anlaß geben. Interessant ist der Aufschluß, den der englische Sanitätsbericht über das Verhältnis der *Gefäßquetschungen* ohne Eröffnung zu den Gefäßwunden gibt, nämlich unter 791 in Summa 64, d. h. wie 11,4:1. Nur 8mal wurden die Kontusionen in zurückliegenden, 56mal in den Feldlazaretten wahrscheinlich bei den Wundrevisionen festgestellt. Die Engländer pflegten derartige Gefäße zu ligieren. KLAGES hat im jetzigen Krieg auf das häufige Vorkommen derartiger stumpfer Gefäßverletzung wieder hingewiesen. Er hält die Forderung der Unterbindung der Engländer nicht für überspitzt. Sind die Gerinnsel wandständig, so kommt die Gefäßschädigung durch Kleinerwerden des peripheren Pulses oder überhaupt nicht zum Ausdruck. Wenn aber ein obturierender Thrombus vorliegt, hört der periphere Puls auf. Solche Zustände sind häufig als Nebenbefund namentlich bei Nervenoperationen gefunden. Ich habe sie aber auch auf Hauptverbandplätzen beobachtet, wenn ich bei fehlendem peripheren Puls und bei großen Weichteilwunden die Gefäße an der Verletzungsstelle revidierte. Ob bei den nicht eröffnenden Schädigungen der *Venen* das auch vorkommt, ist nicht berichtet. Immerhin ist die Möglichkeit bei der Erklärung starker ödematöser Schwellungen in Betracht zu ziehen.

Aufmerksam ist hier zu machen auf einen wichtigen Zustand, der von KÜTTNER und KROH bekanntgegeben wurde und wohl nicht ganz so selten ist, als es scheint. Es handelt sich um eine *spastische Kontraktion* der Arterie, veranlaßt durch Quetschung des Gefäßes selbst oder seiner Umgebung. Fehlender peripherer Puls und Kälte, Weißfärbung und Aufhebung der aktiven Beweglichkeit hatten unter der Diagnose der totalen Gefäßverletzung zur Operation geführt, die den wahren Sachverhalt aufdeckte. Der kontrahierende Schnürring kann einige bis 20 cm Ausdehnung haben. Massage des Arterienrohres, warme Kochsalzkompressen oder periarterielle Novocaininfiltration, Eupaverin heben dieses durch Gefäßsympathicusreizung bedingte Bild auf[2]. Jedoch ist darauf aufmerksam zu machen, daß die Lösung der spastischen Kontraktur manches Mal erst im Laufe von 24 Stunden eintreten kann. Man darf also den Entschluß zur Resektion (STICH) oder Ligatur nicht vorschnell fassen.

In den meisten Fällen eröffnet das Geschoß das Lumen und veranlaßt Blutungen. Die Eröffnung kann eine *partielle* oder eine *totale* sein *(Abschuß).* So

---

[1] HAYEK hat festgestellt, daß durch Körperbewegungen die Lage des Hauptstamms der Arterie sowie der Abgangstellen ihrer Äste sich wesentlich ändert.

[2] MAGNUS hat darüber sehr lehrreiche Untersuchungen gemacht, die zeigen, daß jeder traumatische Reiz eine Kontraktion von Arterien und Capillaren hervorruft.

wunderbar es erscheint, es ist doch eine oft beobachtete Tatsache, daß bei letzteren Verblutungen nicht auftreten müssen. Ich habe diesen Vorgang selbst an der Brachialis einige Male beobachtet und bemerke, was wohl besonders auffällig ist, daß dabei die Weichteilwunde durchaus nicht immer eine kleine war, sondern in einigen Fällen eine ausgedehnte Artillerieverletzung darstellte. In den Enden steckten immer Thromben, die Längen über 1 cm hatten. Nur bei frischen Verwundungen, also auf den Hauptverbandplätzen, gelang es mir, diese Gerinnsel mit der Pinzette herauszudrücken oder herauszuziehen. Schon nach 24 Stunden war es gewöhnlich nicht mehr möglich. Die Länge der Substanzdefekte schwankt sehr. Ich habe solche bis zu 6 cm auch bei Gewehrschußverletzungen gesehen, ohne daß Anzeichen für einen Querschläger vorhanden waren. In diesen Fällen hatte das Geschoß die Gefäße augenscheinlich in einem sehr spitzen Winkel getroffen. Hin und wieder aber sind die Enden noch durch unregelmäßig gestaltete Brücken miteinander verbunden. Die *partiellen* Verletzungen präsentieren sich verschieden. Entweder sind es einfache Schlitze, so glatt, wie wenn sie mit dem Messer geschnitten wären. Sie kommen sowohl bei Gewehr- als auch Granatsplitterverletzungen vor, namentlich wenn das Geschoß zwischen Arterie und Vene hindurchgegangen ist. Oder die Umrandungen sind ungleichmäßig. Zuweilen werden sie von Adventitiafetzen so überdeckt, daß man sie zunächst nicht sieht. Sehr häufig findet man bei Gewehrschußverletzungen zwei Löcher bei sonst erhaltener Kontinuität. Sie sind nicht rund, sondern entsprechend der Längsachse des Gefäßes gestellt, was wohl mit der Anordnung der elastischen Fasern zusammenhängt. Merkwürdig, aber von den Schießversuchen her bekannt, ist, daß solche Löcher auch noch bei Arterien entstehen, nach deren Größe es an sich unmöglich erscheinen sollte. An den Venen ist dieses Vorkommnis nach meinen Erfahrungen seltener. Auch in diesen Löchern findet man häufig Gerinnsel oder Thromben.

Hin und wieder wird die verletzte Stelle der Gefäßwand durch ein Geschoß oder durch Knochensplitter abgeschlossen. Auch steckt das erstere manches Mal in der Gefäßwand. Man soll daher bei Geschoßextraktionen in der Nähe der Gefäße mit dieser Eventualität rechnen. Ich habe auf Truppenverbandplätzen zweimal aus der Carotis communis und einmal aus der Vena jugularis interna Geschosse entfernen können. Beide Male zeigte sich in der Umgebung der Gefäße kaum Blut. So fest tamponierte die Geschoßspitze das Loch in der Gefäßwand.

Ob bei Verletzung der Lichtung eine Blutung nach außen oder nach innen statthat, hängt von der Größe der Hautöffnungen ab. Die Blutung nach außen birgt die Gefahr der Verblutung in sich. Bedenkt man, daß in vielen Fällen, z. B. während des Gefechts und auf Transporten, eine sachgemäße Hilfe nicht immer zur Stelle ist, so ist es verständlich, daß Verblutungen ungemein häufig vorkommen. Unter dem Gesichtspunkte, daß die modernen Gewehrgeschosse durchschnittlich kleine Hautöffnungen machen, und weil in den früheren Kriegen die Gewehrverletzungen an Zahl die Artillerieverletzungen übertrafen, glaubte man, daß solche Vorkommnisse gegen früher seltener sein würden. Aber bei den letzten Kriegen mit ihren überwiegenden Artillerieverletzungen und den häufigen Querschlägern der Infanteriegeschosse hat sich diese Annahme nicht bestätigt, wenn wir auch über zahlenmäßige Unterlagen nicht verfügen und verfügen werden. Ärzte, die Gelegenheit hatten, frische Gefechtsplätze daraufhin zu untersuchen, waren doch erstaunt, bei wie vielen Toten sie Blutlachen, selbst wenn nur Maschinengewehr- oder Gewehrfeuer herrschte, sahen. Der deutsche Sanitätsbericht gibt bei Gefallenen tödliche Gliedmaßenverletzungen, die wohl alle auf Verletzung großer Gefäße zu schieben sind, durch Gewehrschüsse in 5,6%, durch Artillerieverletzungen in 15,2% und durch Handgranatenverletzungen in 20,4% an.

Allgemeine Statistik. Die Zahl der auf dem Gefechtsfeld *Verbluteten* ist nicht festzustellen. Ob die bisherige Annahme von 40—50% im I. Weltkrieg übertroffen wurde, muß dahingestellt bleiben. Für die Häufigkeit der Verletzungen einzelner großen Arterien bringt der englische und amerikanische Sanitätsbericht Zahlen. Diese geben aber nur ein Bild von den Verletzungen der einzelnen Gefäße, die das Lazarett erreichen. Nur so ist es zu erklären, daß die Zahl der Femoralis- und der Brachialisschüsse so groß ist, die Zahlen bei der Carotis, Subclavia und Axillaris so auffallend niedrige sind. Diese Schüsse verbluten sich eben zum großen Teil auf dem Schlachtfeld. Ferner werden die Aorta-, Iliaca communis-, Iliaca externa- und Hypogastrica-Schüsse durch die Brust- und Bauchschüsse verdeckt. Der französische Sanitätsbericht errechnet auf 2052984 Verwundete 6250 = 0,3% Gefäßschüsse.

Unter 42082 Verwundeten der Truppen-, Hauptverbandplätze und Feldlazarette meines Korps hatten 356 Blutungen, so daß ein Schlauch angelegt worden war = 0,85%. Da nun in Feldlazaretten bereits septische und Nachblutungen in Frage kommen können, so ergibt sich für Truppen- und Hauptverbandplätze 32693 Verwundete mit 325 Blutungen = 0,99%. Es starben von diesen 356 Blutungen insgesamt mit und ohne ärztliche Hilfe (Gefäßunterbindung) 42 = 11,7%. Interessant ist die Verteilung auf die einzelnen Sanitätsstationen. Auf *Truppenverbandplätzen* 10668 Verwundete mit 303 Blutungen = 2,8% mit 32 Todesfällen = 10,5% der Blutungen. Auf *Hauptverbandplätzen* 22005 Verwundete mit 22 Blutungen = 0,1% mit 4 Todesfällen = 18,1%. In *Feldlazaretten* 9389 Verwundete mit 31 Blutungen = 0,33% mit 6 Todesfällen = 19,3%. *Von den Toten auf den Truppenverbandplätzen wurden 4 schon tot eingeliefert, die sich auf dem Transport verblutet hatten.* Unterbindungen großer Gefäße wurden hier nur 4mal mit Erfolg gemacht.

Die gesamte Blutmenge des erwachsenen Menschen beträgt etwa 6—7 Liter. Man nimmt an, daß der Mensch 2 Liter auf einmal verlieren kann, die wieder ersetzt werden. Indessen ist es bekannt, daß der eine mehr Blut verlieren kann als der andere. *Ein Umstand tritt im Kriege aber immer wieder zutage, daß ein Verwundeter wohl einen einmaligen großen Blutverlust überstehen kann, daß aber jeder weitere, auch noch so kleine Verlust plötzlich das Lebenslicht ausbläst.* Das ist eine Erfahrung, die man bei den *Nachblutungen* macht und die leider nur zu oft vernachlässigt wird. Immer von neuem begegnet es, daß Ärzte oder Hilfspersonal bei der Meldung von einer Nachblutung zur Beruhigung sagen, daß der Verwundete nur ganz wenig Blut, einige Eßlöffel, verloren hätte, aber man weiß nie, wieviel Blut er draußen verloren hatte. Wenn man auf Hauptverbandplätzen und vorderen Feldlazaretten die Gesichter der Verwundeten mustert, so sehen eine Anzahl blaß, anämisch aus, auch wenn sie nicht immer an sich schwere Verwundungen haben. Fragt man sie nun, so erfährt man fast immer, daß es stark geblutet hat. Darauf wird manches Mal zum Schaden der Patienten zu wenig geachtet, indem man sie gleich einer Operation unterzieht, die man vielleicht noch aufschieben könnte, oder indem man sie einem längeren Transport aussetzt. *Es ist zu fordern, daß derartige Verwundete, wenn angängig, nicht gleich abtransportiert werden*[1]. Die starken Blutverluste auf dem Gefechtsfeld erklären auch viele Todesfälle in den vorderen Verbandplätzen, unmittelbar nach der Einlieferung oder auf dem Transport zu ihnen. *Denn es ist eine bekannte, aber ebenfalls nicht genügend beachtete Erfahrungstatsache, daß große Blutverluste im Augenblick wohl überstanden werden, aber innerhalb der nächsten 12 Stunden häufig trotz aller Mittel außer der Bluttransfusion zum Tode führen.*

Kollapse sind in der bei weitem größten Mehrzahl nur Folgezustände von starken Blutverlusten. Die an sich verlorene Blutmenge war nicht so groß, daß sie den unmittelbaren Tod veranlaßte, aber der schnelle Blutersatz tritt nicht ein und das Herz „pumpt leer". Das ist namentlich in Betracht zu ziehen bei Verwundungen, die außer großen Gefäßen das rote Knochenmark, das haupt-

---

[1] Namentlich nicht im Winter.

sächlichste blutbildende Organ betreffen, also bei den Frakturen der langen Röhrenknochen. Da die Gehirnanämie das Gefäßzentrum beeinflußt, so ist zur ersten Abhilfe notwendig die Tieflagerung des Kopfes und ferner muß durch *Autotransfusion* der Blutkreislauf verkleinert werden. Beide Maßnahmen werden vorn immer noch zu wenig angewandt.

Das beste Mittel des Blutersatzes ist die **Bluttransfusion.** Leider ist von ihr im I. Weltkrieg nicht der Gebrauch gemacht worden, wie er wünschenswert gewesen wäre. Es muß eingestanden werden, daß dieses auf der Seite von Deutschland und seinen Verbündeten mehr der Fall war als bei den Feindmächten. Bei den Franzosen ist nach MIGNON die Bluttransfusion auch nicht allgemein angewandt worden, trotz Empfehlung einiger begeisterter Chirurgen. In den Bulletins de la Societé de Chirurgie sind aus den Jahren 1917 und 1918 nur 114 Fälle aufgeführt. Die Erfolge schwankten zwischen 27—62%. *Todesfälle an Hämolyse waren etwa 3%.* Ganz anders äußern sich über die Bluttransfusion der englische und amerikanische Sanitätsbericht. 1916 zögernd begonnen, hat sie allmählich eine allgemeine Anwendung erfahren. Zunächst nur in Feldlazaretten ausgeführt, wurde sie auch auf die vorderen Sanitätsformationen ausgedehnt, nach besonderen Instruktionskursen für Militärärzte, *in der richtigen Erkenntnis, daß die Bluttransfusion ihre glänzendsten Erfolge auf den Truppen- und Hauptverbandplätzen wird zeitigen müssen.* Allein die Erfahrung hat gelehrt, daß diese Methode gleich vielen anderen chirurgischen Maßnahmen abhängig ist von den besonderen Kriegsverhältnissen. Bei großem Verwundetenstrom und im Bewegungskrieg kann sie weniger häufig oder gar nicht angewandt werden. *Beachtenswert ist, daß die indirekte Bluttransfusionsmethode sich der direkten für den Krieg als praktisch überlegen gezeigt hat.* Denn erstens verlangt die direkte mehr Raum durch Nebeneinanderlagerung von Empfänger und Spender, was bei engen örtlichen Verhältnissen und Mangel an Operationstischen von Belang ist. Zweitens kann bei der indirekten die Blutentnahme in einem anderen Raum vorgenommen werden, was für den Spender angenehmer ist. Drittens ist die Apparatur viel einfacher[1]. Viertens — und das ist das wesentliche — konnte man sich eine gewisse *Vorratsmenge* herstellen, da sich das Blut 18 Stunden lang im kalten Raum hält. In den schweren Sommer- und Herbstschlachten 1918 ist hiervon ausgiebiger Gebrauch gemacht worden. Die Frage der *Spender* scheint — und das ist auffallend — im Gegensatz zu den Franzosen keine Schwierigkeit gemacht zu haben. Sie wurden entnommen den leicht verwundeten, marschkranken oder leicht gaskranken Soldaten, denen als Belohnung ein Urlaub in die Heimat gegeben wurde. Die Gruppenzugehörigkeit wurde meistens bestimmt durch die makroskopische Agglutinationsprobe. Von vorhandenen Testseren der Gruppe A und B wird je ein Tropfen auf einen Objektträger gebracht und in diesen $1/5$ oder $1/6$ der Größe des Tropfens Blut hineingebracht und verrührt. Tritt keine Zusammenballung ein, so bleibt der Tropfen undurchsichtig und gleichmäßig gefärbt. Von dem Universalspender 0 haben sie vielfach ohne Schaden Gebrauch gemacht. Es ist aber interessant, daß der deutsche Chirurg OEHLECKER während des I. Weltkrieges auch 216 Bluttransfusionen *ohne Bestimmung der Gruppenzugehörigkeit* gemacht hat und nur in 25% unangenehme Folgeerscheinungen, aber mit nur einem Todesfall sah. Dafür liegt die Erklärung darin, daß die häufigste Blutgruppe A ist. Infolgedessen hat man 80% Wahrscheinlichkeit, einen passenden Spender zu finden, d. h. entweder einen Spender der gleichen Gruppe A oder den Universalspender 0. Sein günstiges Resultat erreichte OEHLECKER durch seine *biologische Probe, die jetzt trotz der verlangten Vorherbestimmung der Blutgruppe überall eingeführt*

---

[1] Man kann auch mittels Infusion aus einem Irrigator unter Zusatz von 4% Natriumcitratlösung oder besser noch Vetren transfundieren.

worden ist und niemals auch bei konserviertem Blut verabsäumt werden darf.
Übrigens haben auch die Engländer in allen dringlichen Fällen, wo eine Prüfung
auf Blutgruppen nicht möglich war, schon im I. Weltkrieg eine biologische Vor-
prüfung vorgenommen. Die OEHLECKERsche *biologische Probe* besteht in folgendem: Es werden 5—10 ccm (!) Spenderblut langsam in die Vene des Empfängers
eingespritzt. Treten innerhalb von 2 Minuten (!) keine Erscheinungen auf, wie
Atembeklemmung, Unruhe, blasse, fahle Gesichtsfarbe, Schmerzen im Kreuz,
Erbrechen, Stuhl- und Harndrang, so spritzt man weiter 20—30 ccm ein, beobachtet wieder und kann bei ruhigem Verhalten größere Mengen geben. *Die
Unverträglichkeit des Blutes tritt nämlich sofort innerhalb von 2 Minuten ein.*
In jedem Fall muß dann die Transfusion unterbrochen und ein neuer Spender
herangezogen werden. Manche Autoren nehmen an, daß die anfänglichen
schnellen Schocksymptome nicht auf eine Hämolyse zu beziehen sind, wenn
später keine Hämoglobinurie auftritt. Dies ist aber nach OEHLECKER ein
Irrtum. Denn wenn nur kleine Blutmengen bis höchstens 70 ccm unverträg-
lichen Blutes eingespritzt werden, braucht eine Hämoglobinurie nicht einzutreten, weil diese kleinen Hämoglobinmengen von der Leber aufgefangen werden.
Von diesen *Sofortreaktionen* sind streng die *Nachreaktionen* zu unterscheiden,
die bald oder in den nächsten Stunden nach einer einwandfrei verlaufenen
Transfusion auftreten. Sie äußern sich in Schüttelfrost, Fieber, zuweilen auch
Kopfschmerzen, Erbrechen und Herzbeschwerden und sind wohl als Protein-
reaktionen aufzufassen. Sie sind ungefährlich. Wenn aber trotz *Sofortreaktionen*
noch weiter unverträgliches Blut eingespritzt wird, kann der Tod sofort eintreten
oder erst später infolge von Hämoglobinurie oder Anurie. Auch hiergegen
haben HESSE, OEHLECKER u. a. die Transfusion von wirklich verträglichem Blut
empfohlen. Zahlen über Todesfälle oder böse Folgen bringen weder die Engländer
noch die Amerikaner. Die übertragenen Blutmengen schwankten, doch wurden
1000 ccm meistens für notwendig gehalten. Die Erfolge waren besser bei großen
Gliedmaßenverletzungen, namentlich bei Frakturen, als bei Brust- und Bauch-
schußwunden mit Blutungen. Die *Reinfusion* von Blut aus Brust- und Bauchhöhle
kommt wegen der Infektionsgefahr nicht in Frage. Sie waren auch besser in den
vorderen Sanitätsformationen als in den hinteren, wobei die Vergesellschaftung
von Blutverlust mit beginnender Infektion eine Rolle spielen soll.

Diese Erfahrungen des I. Weltkrieges haben zur Folge gehabt, daß man dieser
wichtigen Frage besondere Aufmerksamkeit zugewandt hat. Manche Staaten
verlangen daher eine Blutbestimmung bei jedem Soldaten und diesbezügliche
Zeichen auf der Erkennungsmarke. *Da aber immer und namentlich bei Massen-
untersuchungen Fehler vorkommen, so wird man eine nochmalige Prüfung vor
der Bluttransfusion nicht umgehen können.* Schwierig ist die Frage der Beschaffung
zuverlässiger *Testsera,* die schon im Frieden hier und da beanstandet worden
sind. Die Herstellung in hygienischen Heereslaboratorien ist zu bevorzugen;
in ihnen ist auch ständige Prüfung der käuflichen notwendig. Bei Fehlen derselben, wie es namentlich im Anfang des Krieges der Fall sein wird, wird man
zu der *kreuzweisen* direkten Prüfung seine Zuflucht nehmen müssen.

Aus dem Ohrläppchen oder der Vene (vom Empfänger und Spender) werden einige
Tropfen Blut genommen und daraus Serum gewonnen, auf den Objektträger gebracht
und mit einem Tropfen Kochsalz vermengt. Darauf ein Tröpfchen Blut der anderen Person
zugesetzt. Tritt bei Schaukeln des Objektträgers Zusammenballung auf, ist das Blut
unbrauchbar.

Die Auswahl der *Spender* aus dem jeweiligen Leichtkrankenbestand scheint
keine Schwierigkeiten zu haben. Sanitätspersonal darf nur unter ganz besonderen
Umständen herangezogen werden, da ihre Dienstleistung selbst bei Entnahme
geringer Mengen leidet. Berufsmäßige Spender unter den Soldaten kommen
nicht in Betracht, da nach den Erfahrungen erst nach 6 Wochen eine zweite

Blutentnahme von 500 ccm gemacht werden darf, ihre Zahl also eine sehr große sein müßte. Universalspender (Blutgruppe 0) können im Krieg nicht abgelehnt werden, obwohl gerade bei stark Ausgebluteten ihr Blut gefährlich werden kann (s. S. 110). Während für die weiter zurückliegenden Sanitätseinrichtungen die Wahl von zweckmäßigen komplizierten Apparaten (OEHLECKER, BECK usw.) freisteht, wird für die vorderen die einfachste Methode und Apparatur gegeben sein. Rekordspritzen von 20 ccm Inhalt, mit innenpolierten, scharfen, rostfreien Ainitnadeln und ein Bernstein- oder Athrombitbecher von 100 ccm Inhalt oder an Stelle der Rekordspritze auch irgendeine andere Spritze mit Zweiwegehahn und Gummischläuchen. Erst nach dem I. Weltkrieg hat die Bluttransfusion in der ärztlichen Praxis eine allgemeine Verbreitung gefunden. Ihre wissenschaftlichen Grundlagen wurden weiter untersucht. Hierbei wurde auch der Frage des *konservierten Blutes* von Forschern, namentlich von russischen (HESSE, FILATOV u. a.), besondere Aufmerksamkeit zugewandt. Denn selbst in großen Krankenhäusern ist nicht immer ein gruppengleicher Spender zur Stelle. Dieser Faktor war natürlich für Massenunfälle und besonders für einen Krieg von besonderer Bedeutung. Die Blutgruppenbestimmung gestaltet sich dann schwierig, die Technik der direkten und indirekten Blutübertragung ist umständlich und zeitraubend, die äußeren Verhältnisse sichern keine Asepsis, es mangelt an kundigen Ärzten. Die vielfachen Laboratorium- und klinischen Untersuchungen hatten aber eines als sicher ergeben: *Das konservierte Blut ist zwar nicht vollkommen dem nativen gleich, aber kommt ihm zu praktischen Zwecken sehr nahe.* Dem *konservierten Blut* wird nach den günstigen russischen Erfahrungen eine besondere Aufmerksamkeit zugewandt werden müssen, zumal da es sogar längere Transporte verträgt.

Von den die Gerinnung hemmenden Mitteln nimmt das Natr. citr. tribasicum die erste Stelle ein. Das Vetren oder Heparin, das für die Frischbluttransfusion durchaus brauchbar ist, hat sich zur Konservierung weniger bewährt, weil bei ihm eher eine Hämolyse eintritt. Außerdem ist es sehr teuer. Glucosezusatz erhöht die Haltbarkeit der Konserve. In jedem konservierten Blut tritt Hämolyse auf, bei einigen Autoren nach 14, bei andern nach 20 Tagen. Sie ist makroskopisch daran erkennbar, daß das über den roten Blutkörperchen stehende Plasma sich rosa bis rot färbt. Die roten Blutkörperchen fangen schon nach 8 Tagen an, eine Stechapfelform zu zeigen. Sie nehmen noch 6—8 Tage lang Sauerstoff auf und geben ihn ab; ob sie aber wirklich funktionsfähig bleiben, ist nicht sicher (WILDEGANS). MAHLO berechnete die Funktion nur auf wenige Stunden; JEANNENEY andererseits stellte fest, daß der Respirationskoeffizient sich bis zum 20. Tag hält. Die weißen Blutkörperchen zerfallen sehr viel schneller. Die Thrombocyten fallen langsam ab und verklumpen nach 14 Tagen. Die chemischen Untersuchungen zeigten Abnahme des Zuckergehaltes, Ansteigen des Milchsäure- und Phosphorgehaltes. *Wichtig ist, daß das Kalium der roten Blutzellen in das Serum diffundiert.* Kalium ist aber giftig und amerikanische und deutsche Forscher sprechen die Vermutung aus, daß dieser Umstand für die schädlichen Folgen der Infusion von konserviertem Blut ebenso maßgebend sein kann wie die Hämolyse [1].

Das *konservierte Blut* muß bei Temperaturen von $+2$—6^0 C aufbewahrt werden. Vor dem Gebrauch darf es nur auf 38—40° C langsam erwärmt werden, weil höhere Temperaturen Reaktionen auslösen. Die Beschleunigung der Hämolyse durch Schütteln muß durch geeignete Apparatur vermieden werden. *Die biologische Probe nach* OEHLECKER *muß auch bei ihm gemacht werden.*

Schon im I. Weltkrieg hat das *konservierte* Blut eine, wenn auch kleine, Rolle gespielt. Die Engländer konservierten mit 3,8% Natriumcitrat + 5,4% Traubenzuckerlösung in einem einfachen Eisbehälter. Das Blut soll sich bis zu 26 Tagen gehalten haben. Organisatorisch wurde an diese Frage im großen Maßstabe zum erstenmal im Spanischen Bürgerkrieg herangegangen. Sowohl auf der nationalen

[1] HEIM hat jüngst zur Konservierung das Thiovetrin empfohlen. Es hat 2 Vorteile: 1. Die Citratglucoselösung muß jedesmal frisch hergestellt werden, das Thiovetren ist jedoch ständig griffbereit; 2. bei der Citratlösung ist die Mischung mit Blut 1 : 1, beim Thiovetren 12 : 100 Blut. HEIM empfiehlt als Abfallblut das Placentarblut.

als bolschewistischen Seite wurden im Hinterland große Blutspenderzentralen errichtet. Spender waren Zivilisten, besonders Frauen. Das Blut wurde in besonders hergerichteten, mit Kühlschränken versehenen Eisenbahnwagen, Loren für die Feldbahnen und Kraftwagen nach vorn gebracht. Benutzt wurden fast nur *Universalspender*. Das hatte den Vorteil, daß sich dadurch die Blutgruppenbestimmung beim Empfänger erübrigte. DURÀN-JORDA benutzte eine Natriumcitrat-Glucoselösung. 300 ccm der Blutmischung wurden durch Vakuum in eine Glasampulle eingesaugt, die dann mit filtrierter Luft unter einem Druck von 2 Atü gefüllt und versiegelt wurde. Beim Verfahren von OLOSÈGUI wurde Blut in gleicher Menge mit einer Natriumcitratlösung enthaltenden Salzlösung gemischt, die etwa der RINGER-LOCKEschen Lösung entspricht. Wenn auch von manchen spanischen Chirurgen dem Frischblut der Vorzug gegeben wurde, so haben doch die Erfahrungen mit dem konservierten Blut den *Vorteil desselben für die vordersten Sanitätsformationen* klar bewiesen, wie es auch der im spanischen Krieg tätige italienische Chirurg CHIURCO hervorhebt. Auch im Russisch-Finnischen Feldzug (1939/40) ist die Blutkonserve von den Russen viel und mit Nutzen verwandt. Zum Transport wurde hier besonders das Flugzeug benutzt. Was für Erfahrungen damit in dem *jetzt* herrschenden Krieg gemacht worden sind, wird sich erst nach dem Schluß desselben sagen lassen. Mir ist zur Zeit nicht bekannt, inwieweit bei den Feindmächten Deutschlands schon zu Beginn des Krieges eine Organisation zur Gewinnung und Heranschaffung von Blutkonserven bestand. In Deutschland bestand sie jedenfalls nicht. Der Hauptgrund lag wohl darin, daß die Urteile über die *Dauer der Haltbarkeit des konservierten* Blutes noch sehr geteilt waren. Die einen bemaßen die Grenze auf 5—14, die andern auf 20, einige wenige sogar auf 26—30 Tage. Für die Organisation bei Millionenheeren bedeutet es aber einen großen Unterschied, ob man nur mit einer kurzen oder mit einer längeren Haltbarkeit rechnen kann, ganz abgesehen davon, wie sich die Transportlängen und Transportschwierigkeiten als vorher nicht zu bestimmende Faktoren auswirken würden. Der jetzige Krieg zeigte anfangs das Bild des bisher unbekannten, ungeheuer schnell fortschreitenden Bewegungkrieges (,,Blitzfeldzüge"). Das ergab für die Organisation des Sanitätsdienstes ganz neue Aufgaben. Auf deutscher Seite wurde konserviertes Blut im Polenfeldzug kaum angewandt, dagegen bereits an einzelnen Stellen im französischen Feldzug. Von einer allgemeinen Einführung in die Sanitätsorganisation sah man aber wohl bisher aus einem anderen wichtigen Grunde ab. *Die Blutersatzfrage ist nämlich noch nicht endgültig geklärt; sie befindet sich im Fluß.* Sicher ist das eine, daß das Postulat für die absolute Blutgruppengleichheit nicht mehr als unbedingt notwendig erkannt wird, wenigstens für den Krieg, sofern man Blut der Gruppe 0 verwendet. Die Richtigkeit des Namens *Universalspender* ist gerade bisher durch den Krieg bewiesen. Die Gefährlichkeit seines Blutes besteht bei hohem Serumtiter und bei ausgebluteten Patienten zwar theoretisch. Denn das Plasma 0 enthält die Lysine Anti A und Anti B. Aber diese können auf die roten Blutkörperchen des Empfängers keine Wirkung ausüben, weil sie im fremden Kreislauf sofort so verdünnt werden, daß sie nicht schaden können (OEHLECKER). Praktisch hat sich die Ungefährlichkeit jedenfalls erwiesen. Will man bei stark Ausgebluteten ganz sicher gehen, so mische man das Spenderblut zur Hälfte mit physiologischer Kochsalzlösung. Zweckmäßig ist es natürlich bei berufsmäßigen Spendern, so auch in der Blutspenderzentrale, die mit hohem Serumtiter auszuschalten. DURÀN-JORDA ließ das Blut von 6 Spendern mischen, um Reaktionen zu vermeiden. Diese Erkenntnis von der praktischen Ungefährlichkeit des Blutes 0 ist gerade für den Krieg von hervorragender Bedeutung. Dadurch wird überflüssig 1. die Bestimmung der Blutgruppe eines jeden Soldaten *vor* dem Krieg; 2. ihre Bestimmung beim Empfänger und Spender unmittelbar vor der Bluttransfusion *im Krieg*. Denn Erkennungsmarke oder Soldbuch, in dem die Blutgruppe aufgezeichnet ist, kann verlorengehen, bei der Massenuntersuchung können Fehler unterlaufen, die Testsera können aus irgendwelchen Gründen unverläßlich sein. — Unsicherheit dagegen ist in die Frage des Ersatzes durch Blut, namentlich durch konserviertes Blut gebracht durch neuere Forschungen. Bis vor kurzem galt gerade die Übertragung der roten Blutkörperchen als ein wesentliches Moment der Bluttransfusion. Denn sie sind die Sauerstoffträger. Wie lange sie lebensfähig *bleiben, ist noch nicht sicher geklärt*. Darüber, wie lange sie funktionsfähig bleiben, sind die Ansichten ebenfalls verschieden. Nun hat aber neuerdings SCHOERCHER nachgewiesen, daß *die Anwesenheit von roten Blutkörperchen als Sauerstoffträger gar nicht notwendig ist, sondern daß die Verblutung infolge von zu geringer Füllung des Kreislaufs eintritt*. Wenn nämlich bei Tieren der akute Blutverlust bis zu 30% meistens, bis zu 50% immer den Tod herbeiführt, so vertragen die Tiere nach Auffüllung mit Serum oder Plasma einen Blutverlust auch dann, wenn sie nur 10—15% Hämoglobin haben, bei Tutofusin aber nur bei 35%. Letzterer Unterschied ist erklärlich. Denn das Plasma enthält sehr viele Nährstoffe, besonders Eiweißstoffe, die infolge ihrer kolloidalen Eigenschaften nicht so schnell diffundieren. Von Serumtransfusionen versprach man sich daher, ausgenommen von der Transfusion von Frischblut, mehr als vom konservierten Blut. Allerdings hat man mit Trockenseren bis zum jetzigen Krieg keine allseitig befriedigenden Erfahrungen gemacht, weil die Pulver nicht vollkommen löslich sind. In Deutschland haben LANG und SCHWIEGK nun ein *Serum* hergestellt, das auch diese Frage gelöst hat. Da das Serum Agglutinine enthalten kann, die auf die Erythrocyten des Empfängers wirken können, mischen sie Blut von A und B bzw. AB und 0 miteinander. Durch die Erythrocyten der einen Gruppe werden die Agglutinine des Serums der anderen Gruppe gebunden und umgekehrt. Schon nach erfolgter Gerinnung ist das Serum agglutininfrei. Das Serum wird dann durch ein bakteriendichtes Seitz-Filter filtriert. Infolgedessen ist auch eine WASSERMANN-Reaktion überflüssig. Das Serum wird aus dem gefrorenen Zustand im Hochvakuum unter Zusatz von Glucose eingetrocknet. Es läßt sich leicht in sterilisiertem Wasser lösen; das Wasser braucht nicht einmal destilliert zu sein. *Dieses Serum hat folgende Vorteile vor dem konservierten Blut: 1. Es ist monate-, wenn nicht jahrelang brauchbar. 2. Es braucht nicht im Kühlschrank bei 2—6⁰ C gelagert zu werden. Es ist selbst extremen Temperaturschwankungen gegenüber unempfindlich. 3. Es ist gegenüber mechanischen Einflüssen wie Schütteln, Stoß usw. widerstandsfähig. 4. Es fällt die Gefahr der Hämolyse fort. 5. Sein Transport ist denkbar einfach*. Es wird gut vertragen. Hin und wieder treten leichte Übelkeit und Temperatursteigerungen auf. Nach Vorarbeiten in verschiedenen Kliniken ist das Trockenserum (auch flüssig in Ampullen zu 200 ccm) im jetzigen Krieg oft und gerade in vorderen Sanitätsformationen benutzt worden und hat sich vorzüglich bewährt. Aber man muß es in großen Mengen von 600—1000 ccm geben. Wenn Anämie weiter bestehen bleibt, tut man gut, später noch eine Bluttransfusion zu machen. *Den momentanen Blutverlust überwindet es jedenfalls viel besser als jedes andere Blutersatzmittel*. Auch beim reinen traumatischen Schock ohne Blutverlust hat es sich bewährt. Vielleicht wirkt es hierbei sogar noch besser. Denn sicher ist die Transfusion von roten Blutkörperchen an sich gar nicht notwendig, und ein Überschuß von solchen könnte infolge des Flüssigkeitaustrittes in die Gewebe zu einer Polycythämie führen. Im Gegensatz dazu hat sich die Plasmakonserve an der Front nicht bewährt. Sie flockt zu schnell bei Lagerung. Übrigens hat auch der Schweizer LENGGERHAGER jüngst ein Trockenserum zunächst aus menschlichem, dann auch Tierblut hergestellt, das sich bewährt haben soll. Die

Frage, ob die Serumkonserve wirklich die Blutkonserve voll zu ersetzen vermag,
wird erst nach Abschluß des jetzigen Krieges endgültig geklärt werden können.
Blutersatz. Erst in zweiter Linie sind Kochsalzinfusionen 300—500 ccm mit
Adrenalinzusatz, 20 Tropfen einer 1°/$_{00}$-Lösung, nicht größere Mengen, *Tutofusin*einspritzungen und Exzitantien am Platz. Die Kochsalzinfusionen müssen
bei lebensbedrohenden Blutverlusten immer *intravenös* gemacht werden und
nur mit geringem Druck und langsam. Die Mengen dürfen nicht zu große
sein, damit das rechte Herz nicht überdehnt wird und es zu einem plötzlichen
Herzstillstand kommt. *Außerdem sind sie durch Einatmung von reinem Sauerstoff zu unterstützen.* Denn nach Versuchen von KÜTTNER sterben Tiere trotz
reichlicher Kochsalzinfusion, sobald sie mehr als 3% ihres Gesamtgewichtes
verloren haben, und man kann sie nur am Leben erhalten, wenn sie Sauerstoff
einzuatmen bekommen. „Denn der Verblutende gehe an einer Sauerstoff-
verarmung seines Blutes zugrunde." Die Kochsalzinfusionen haben die an
der Front im I. Weltkrieg arbeitenden Chirurgen häufig enttäuscht. Die Engländer und Amerikaner sahen bessere Erfolge von einer 7%-Akaziengummi-
lösung in 0,9%-Kochsalzlösung. Dadurch wird infolge Erhöhung des kolloid-
osmotischen Druckes eine längere Verweildauer bewirkt, aber der pflanzliche
Körper fremder Stoffe macht leicht Schock. LENGGENHAGER fand dabei eine
starke Agglutination der roten Blutkörperchen. Im *jetzigen* Krieg haben besonders zu Anfang die Infusionen von Blutersatzmitteln (das kolloidhaltige
Periston, Tutofusin, BRECKENFELDs 1,5 NaCl + 5% Traubenzuckerlösung, Kochsalzlösung) häufig sehr gute Dienste geleistet, so daß manche Chirurgen glaubten,
die Bluttransfusion in der vordersten Front entbehren zu können. Sehr bewährt
haben sich ebenso wie im Frieden die *intravenösen Dauertropfinfusionen nach*
FRIEDEMANN, und zwar nicht nur nach Blutverlusten, sondern auch während
und nach eingreifenden Operationen, bei Gasbrand und chronischer Sepsis.

Es ist klar, daß für die Größe des Blutverlustes die Größe der Hautöffnung
maßgebend ist. Aber nicht allein. Denn häufig tritt auch bei sehr großen
Artillerieverletzungen keine Verblutung auf. Der Grund liegt darin, daß, wenn
auch die Granat- oder Minensplitter scharfrandig sind, ihre Wirkung nicht nur
eine schneidende, sondern auch eine quetschende ist. Dadurch findet eine
ungleichmäßige Durchtrennung der Gefäßwände statt und die Intima findet
Zeit, sich aufzurollen und die Lichtung zu verschließen. Auch wo das nicht
der Fall ist, findet eher eine Thrombenbildung statt, weil die Intima unregelmäßig durchtrennt und auf weitere Strecken geschädigt wird. Arterienwunden
sind gefährlicher als Venenwunden gleichen Kalibers. Ob die Verletzung großer
Venenwunden häufig durch Luftembolie den Tod herbeiführt, darüber haben
wir bei dem Mangel an Sektionen keine Klarheit.

Die Angst vor der **Verblutung** ist bei Verwundeten eine sehr große. Viele
trugen zu dem Zweck Bindfaden mit sich, um eine Abschnürung vorzunehmen.
Viel ist dadurch geschadet worden. Denn je dünner das abschnürende Mittel
ist, um so gefährlicher ist seine Wirkung auf Gefäße, Nerven und andere Weichteile. Schwer heilbare Nervenlähmungen und Gangrän treten eher ein. Die
elastischen Binden und ESMARCHschen Schläuche, sowie die improvisierten
Knebeladerpressen haben sehr segensreich gewirkt, obwohl sie häufig angelegt
wurden, wo es unnötig war, weil auch ein Druckverband genügt hätte, und
obwohl sie häufig nicht fest genug angelegt waren. Der letztere Übelstand,
der dadurch vermieden wird, daß gerade die ersten zwei Touren am festesten
angelegt werden, machte sich bei den elastischen Binden eher bemerkbar als
bei den Schläuchen. Die Gefahr besteht darin, daß zwar die starke Blutung
verringert wird, aber nicht vollkommen steht. Diese Fälle sah ich seltener.
Meistens wurde beobachtet, daß auch bei gut sitzender Abschnürung noch eine

starke Blutung aus der Wunde statthat, und dies wurde oft falsch gedeutet. Es handelt sich da um venöses Blut im peripheren Gliedabschnitt, welches nicht zurückfließen konnte, weil das Gebiet vor Anlegung der Binde nicht lange genug hochgehoben wurde. Die Blutmenge, die der Patient daraus verliert, kann beträchtlich sein. Daher muß, und das wird meistens versäumt, auch bei Anlegung des Schlauches immer ein *Druckverband* auf die Wunde angelegt werden. Aber auf eines ist hinzuweisen: *Die Abschnürung muß dicht oberhalb der Verletzung angelegt werden und nicht, wie es immer noch in Lehr- und Samariterbüchern steht, hoch oben am Oberarm oder Oberschenkel, selbst wenn es sich um Unterarm- und Unterschenkelschüsse handelt.* Denn dadurch werden unnötig große Körperabschnitte von der Blutzufuhr ausgeschaltet und damit der Infektion und Gangrän auf weitere Strecken Vorschub geleistet. Die frühere Annahme, daß eine Abschnürung am Unterarm und Unterschenkel eine arterielle Blutung nicht zu stillen vermag, ist längst als falsch erkannt.

Ferner ist es während des Bewegungskrieges bei starkem Verwundetenzustrom und schnellen Abtransporten häufig vorgekommen, daß die *Abschnürungsmittel zu lange liegen* geblieben sind. Dadurch wird leicht Gangrän bedingt. Wie lange eine Binde ohne Schaden vertragen wird, ist nicht mit Sicherheit zu sagen. Das hängt auch von der Schwere der Verletzung ab. Durch Mitverletzung eines großen Röhrenknochens wird die Gefahr größer. 3 Stunden Liegedauer ist durchschnittlich die höchste Grenze. Aber Ausnahmen kommen vor. Die Prognose hinsichtlich der Erhaltung solcher Glieder kann nicht ernst genug gestellt werden. Es ist zu warnen, zu lange abzuwarten und sich durch wiederkehrende Wärme zu täuschen. *Nur wenn peripherer Puls und vor allem Bewegungen der Finger bzw. Zehen wiederkehren, erscheint die Gefahr behoben. Falsch ist es jedenfalls, die Demarkation abzuwarten.* Denn es ist, wenn Gangrän eintritt, wenig bekannt, daß es sich in diesen Fällen nicht um das Glied, sondern um das Leben handelt. Solche Patienten gehen rasch an fortschreitender Sepsis in 1—2 Tagen ein, und zwar um so eher, je näher am Rumpf die Abschnürung statthatte. Die Erklärung ist darin zu suchen, daß der Körper nach Lösung des Hindernisses für die Blutzufuhr plötzlich mit Bakterien und den Produkten des Eiweißzerfalles überschwemmt wird, während er sich sonst bei den Gangränen *ohne* Abschnürung allmählich daran gewöhnt. Es kommt zum Ausdruck in dem überaus raschen Verfall derartiger Patienten und dem hohen Fieberanstieg. Der Gefahr der zu langen Abschnürung hat man auf zwei Wegen vorzubeugen gesucht. Der eine ist, solche Verwundeten besonders kenntlich zu machen, so daß sie dem Auge sofort auffallen. Er ist meines Wissens zu keiner größeren Durchführung gekommen. Der andere geht dahin, daß die Kompression keine zirkuläre ist, sondern hauptsächlich die große Schlagader trifft, damit immer noch etwas Blut in das Glied hineinströmt. Hierhin gehören die SEHRTschen Metallklammern und das WIETINGsche Kompressorium. Erfahrungen darüber, ob, wenn sie länger liegenbleiben, Gangrän ausbleibt, liegen meines Wissens nicht vor. Beide Mittel sind groß und sperrig und eignen sich daher für die Mitgabe in den Krankentragetaschen nicht. Erwähnt muß ferner der MOMBURGsche Schlauch werden, der zur Kompression der Aorta bei Blutungen aus der Iliaca communis. externa, hypogastrica, glutaea und femoralis dient.

Seine Anlegung verlangt eigentlich zwecks Vermeidung von Schädigungen eine vorherige vollkommene Entleerung des Darmes. Diese ist natürlich bei plötzlichen Blutungen unmöglich. Daher beschränke man seine Anlegung auf möglichst kurze Zeit. Um eine längere Kompression zu vermeiden, hat HANS empfohlen, einen Stab mit einem zusammengerollten Bettlacken zu umgeben, ihn nun an einem Ende am Operationstisch festzubinden und das andere freie Ende von einem Assistenten nur so lange andrücken zu lassen, als die Gefahr der Blutung besteht. Im jetzigen Krieg hat man vom MOMBERGschen Schlauch vorn mehrfach *ohne* vorherige Darmentleerung Gebrauch gemacht und keinen Schaden gesehen. Ferner ist bei Anlegung noch auf etwas anderes aufmerksam zu machen, was von großer Bedeutung ist. Durch die MOMBURGsche Blutleere wird der Blutkreislauf auf etwa die Hälfte reduziert, weil die Zirkulation im unteren Bauchteil und den Beinen ausgeschaltet wird. Daher muß man vor seiner Anlegung die Beine möglichst lange senkrecht in die Höhe halten und ihr Blut mit Binden zentralwärts auswickeln. *Andererseits müssen auch nach Abnahme des Schlauches die Beine zunächst hochgehalten, und die Binden dürfen nicht sofort und nicht gleichzeitig von beiden Beinen abgewickelt werden.* Beobachtet man dieses nicht, dann kann bei Abnahme des Schlauches eine plötzliche Gehirnanämie und Herzschwäche eintreten, die besonders bei Ausgebluteten zum Tode führt. Denn in beiden Beinen und unterem Bauchteil befinden sich wohl 2—2^1/$_2$ l Blut, deren plötzlicher Zu- oder Abstrom für die Funktion beider Organe nicht gleichgültig ist. *Diese Überlegung ist auch bei der Autotransfusion zu machen.* Auch hier dürfen die Binden von den Extremitäten nie gleichzeitig abgewickelt werden, sondern nur nacheinander in Zwischenräumen von einigen Minuten. Über den Ersatz dieses Schlauches siehe auch S. 117.

Pflicht eines Arztes, der über ein größeres Besteck verfügt, ist in jedem Falle, den Schlauch abzunehmen und die Blutung endgültig zu stillen, es sei denn, daß ein Chirurg den Patienten innerhalb kürzester Zeit sieht. Dagegen ist oft verstoßen worden, weil die Ärzte sich das nicht zutrauten. Ich gebe zu, daß es durchaus nicht immer leicht ist, große Gefäße am Ort der Verletzung zu unterbinden. Aber die Kenntnis und technische Fertigkeit in diesen Dingen muß für alle im Kriege tätigen Ärzte angestrebt werden. Es ist zu wenig bekannt, aber von großer Wichtigkeit, *daß auch eine Blutung aus einer größeren Arterie nach Abnahme des Schlauches nicht gleich wieder von neuem auftreten muß.* Diese Tatsache wird begründet durch die voraufgehende Blutdrucksenkung und die Verlegung durch Blutgerinnsel. Die Entscheidung für den kontrollierenden Arzt, ob er die betreffende Arterie freilegen soll, ist daher nicht immer leicht. Denn außer der Blutung sind die anderen Symptome für eine große Arterienverletzung nicht einwandfrei. Ein pulsierendes Hämatom kann fehlen, wenn ein Gerinnsel die Öffnung verstopft, es fehlt fast immer, wenn die Wunde der Weichteile groß ist. Das früher untrügliche Zeichen, das Fehlen des peripheren Pulses, hat insofern sehr oft irregeführt, als bei vorhandenem Puls die Arterienverletzung ausgeschlossen wurde. *Das Vorhandensein des peripheren Pulses spricht nicht dagegen, da es nicht nur bei der partiellen, sondern auch bei der totalen vorkommen kann.* Bei der partiellen strömt sehr oft noch genügend Blut in die Peripherie, während der periphere Puls bei den totalen, „den Abschüssen" selten ist und nur dann eintritt, wenn der kollaterale Kreislauf an sich ein sehr starker ist. Hierbei mache ich auf zwei Dinge aufmerksam, 1. eine hohe Teilung der Arteria brachialis in die profunda und superficialis, an der Medianusgabel. Die Profunda kann dann wie die eigentliche Brachialis anatomisch verlaufen und sich in die Radialis und Ulnaris teilen, während die angebliche Brachialis noch oberflächlicher als der Medianus zu liegen kommt. In diesem Fall können also bei einer scheinbaren Verletzung der Brachialis die peripheren Pulse erhalten sein. 2. Es kommt häufig bei Verletzungen der Femoralis oder der Poplitea vor, daß der eine der beiden Fußpulse erhalten ist. *Man soll es sich daher zum Grundsatz machen, immer nach den Pulsen in der Dorsalis pedis und in der Malleolaris zu fühlen.* Ein sehr sicheres Symptom ist das mittels des Stethoskops wahrzunehmende WAHLsche kontinuierliche Geräusch bei gleichzeitiger Arterien- und Venenverletzung und das diskontinuierliche bei der Arterienverletzung. Aber dieses Geräusch fehlt bei *frischen* Verletzungen gerade sehr häufig und bei großen Weichteilwunden fast immer. Dasselbe gilt auch von dem mit dem Finger fühlbaren Schwirren. Praktisch führt manches Mal ein anderes Zeichen zur Diagnosenstellung. Wenn die Haut-Schußöffnungen die Kalibergröße überschreiten, dann sieht man nicht selten in den Gefäßöffnungen Blutgerinnsel, nach dessen Entfernung mittels Tupfer oder Pinzette die Blutung auftritt. Aber der Arzt muß beim Versagen aller dieser Symptome trotzdem die Revision vornehmen, wenn entweder der

Verwundete mit Sicherheit angibt, daß das Blut im Strahl hinausgeschossen ist oder wenn auf dem Wundtäfelchen ein ärztlicher Vermerk über eine größere arterielle Blutung steht, *es sei denn, daß die Haut-Wundöffnungen ganz klein und im Verkleben begriffen sind.* Falls er einen sofortigen Eingriff infolge von Zweifeln unterläßt, dann darf der Soldat nicht abtransportiert werden, muß unter Beobachtung bleiben und *grundsätzlich einen Schlauch an seine Lagerstätte* bekommen. Diese Vorsichtsmaßregel ist leider nicht überall eingeführt. Ich habe infolge dieses Umstandes in einem sehr gut geleiteten Lazarett bei einer Offensive von 14tägiger Dauer 2 Leute verbluten gesehen. Ihren Nutzen habe ich nur zu oft wahrnehmen können. Weil Hilfspersonal nicht immer zur Stelle ist, soll man es sich zur Pflicht machen, Patienten und Kameraden selbst auf die Gefahr der Beunruhigung hin, auf die Möglichkeit der Blutung hinzuweisen und sie die nötigen Handgriffe zu lehren.

Nachblutungen sind viel häufiger und kommen fast immer unerwarteter, als man gewöhnlich annimmt. Die ersten 2—3 Wochen nach der Verletzung stehen unter ihrem Zeichen. Und zwar scheint es nach meinen Erfahrungen bei Gewehrschußverletzungen mehr der Fall zu sein als nach Artillerieverletzungen. So erlebte ich in einem Kriegslazarett im Osten von etwa 1500 Betten mit ständigem Wechsel ihrer Beleger nach einer Offensive an einem Tage nicht weniger als 7 Nachblutungen aus großen Arterien, während ich vor Verdun bei einem fast ebenso großen frischen Verwundetenmaterial, aber fast ausschließlich Artillerieverletzten, so viele kaum in einer Woche sah. Das hängt meiner Meinung nach mit der quetschenden Verletzung der Granatsplitterverletzung und dadurch bedingten größeren Schädigung der Gefäßwände zusammen, jedenfalls mit Umständen, die eine schnellere Thrombenbildung zur Folge haben. Nachblutungen treten sehr häufig infolge körperlicher Anstrengungen, wie Bewegen des verletzten Gliedes, Niesen, Hustenstößen, namentlich Pressen beim Stuhlgang auf, aber sie kommen auch wie ein Dieb in der Nacht im Schlafe. In manchen Fällen künden sie sich indessen doch an, und zwar *durch plötzlichen Anstieg der Temperatur* und nicht nur in den Fällen, wo vorher Hämatome vorhanden waren[1]. Die verlorene Blutmenge ist — und das überrascht den Uneingeweihten — an sich meistens nicht groß. Allein hier liegt oft eine Täuschung vor. Denn die Blutmenge, die in dicke aufsaugende Verbände geht, ist schwer zu berechnen. Dazu kommt, daß bei kleinen Hautöffnungen viel Blut in das Gewebe tritt und auch dem Blutkreislauf verlorengeht. Häufig steht die Blutung von selbst infolge des Sinkens des Blutdrucks, das sich meistens in Ohnmacht ausdrückt. Gegenüber diesen *frühen* Nachblutungen, bei denen es sich darum handelt, daß durch irgendwelche Ursachen das verlegende Gerinnsel gelöst wird, treten die aus anderen Ursachen und die späten in den Hintergrund. Zu den ersteren gehören die seltenen Vorkommnisse, wo Knochensplitter die Gefäße infolge von Bewegungen anspießen. Sehr interessante Aufschlüsse über die frühen sog. spontanen Nachblutungen haben die operativen und pathologisch-anatomischen Beobachtungen von RÜCKERT im jetzigen Krieg gebracht. Er konnte Nachblutungen der I. Phase innerhalb von 3 Wochen und die späteren der II. Phase deutlich unterscheiden. Es ist nicht richtig, die der I. Phase auch als septische zu bezeichnen. Denn er fand sie etwa in der Hälfte seiner Fälle (im ganzen 26) auch bei ganz sauberen Wunden. Der Auffassung, daß es sich um die Lösung eines Thrombus durch irgendeine mechanische Ursache handele, widersprach schon die Erfahrung, daß derartige Blutungen in den ersten 5—6 Tagen, an denen doch die meisten Transporte vor sich gehen, zu fehlen pflegen, daß sie viel mehr am häufigsten vom 10.—15. Tage vorkommen. Die Ursache *dieser* Nachblutungen fand nun RÜCKERT in folgendem gleichbleibenden

---

[1] Die früher so betonten kleinen „Signalblutungen" habe ich selten gesehen.

Befund. Es handelte sich immer um nicht vollkommen durchtrennte Arterien. Zum mindesten war eine schmale Intimabrücke stehen geblieben. Auf der Verletzungsstelle saß mehr weniger festanhaftend ein Blutkörpergebilde, das geplatzt war. Dasselbe hatte eine Größe von einer Kirsche bis zum Hühnerei. Seine Farbe war weiß bis rot und glich einem Absetzungsthrombus. Und in diesem Gebilde fand sich immer eine Höhle, die zum Teil Gerinnsel, zum Teil zwiebelartige Schalen an den Wänden hatte. Der Vorgang ist nun so zu denken: Die Gefäßwunde wird zunächst durch einen Thrombus verschlossen. Entsprechend der erhaltenen Intimabrücke aber entwickelt sich nun ein, wenn auch zuerst dünner, Blutstrom zum peripheren Ende. Dieser höhlt allmählich den Thrombus aus; es kommt zu einer *Strömungshöhle*, die die Charakteristica eines in Bildung begriffenen falschen Aneurysma zeigt. Beim Platzen können die oben geschilderten mechanischen Momente wie Husten, Nießen, Pressen eine Rolle spielen, ebenso auch Eiterungen. Sie müssen es aber nicht. Sondern in den meisten Fällen ist es der arterielle Druck, der die Wand der Höhle ausbuchtet und schließlich zum Platzen bringt. Diese von RÜCKERT gewonnenen Erkenntnisse sind von ungemein praktischer Wichtigkeit. Noch heute stehen nicht wenige Chirurgen auf dem Standpunkt, bei Nachblutungen gleich die Amputation in Frage zu ziehen. Das ist sicher bei *diesen* Nachblutungen nicht richtig. Denn RÜCKERT konnte in allen seinen Fällen die Quelle der Nachblutung finden und sie entweder durch Naht oder Unterbindung schließen, *und erlebte nie eine Nachblutung.* Er fand den Weg zu diesen primären Gefäßverletzungen bei Durchschüssen an der Kreuzungsstelle einer Linie von Ein- und Ausschuß mit dem Verlauf des betreffenden Arterienstammes und bei Steckschüssen in der Verbindungslinie mit der Fraktur. Dagegen wird die Frage der Amputation bei den infektiösen Prozessen der II. Phase von der 4. Woche an, wenn die Unterbindung am Ort der Wahl eine Erhaltung des Lebens der Gliedmaße unwahrscheinlich macht, so besonders am Bein bei gleichzeitiger Fraktur, und bei Rezidivblutungen, akut. Die *späten Nachblutungen* sind fast ausnahmslos infektiöser Natur und entstehen dadurch, daß ein Thrombus entweder eitrig einschmilzt oder eine Eiterung von außen die Gefäßwände angreift. Daß einige Kriegschirurgen die *Arrosionsblutungen* leugnen, ist unverständlich, wenn man überlegt, daß Kontusionen der Arterien weite Zerreißungen der Intima und auch Media machen können, so daß nur die Adventitia das Objekt des Angriffs des Eiters ist. Unversehrte Wände großer Arterien werden allerdings wohl selten arrodiert, wenn nicht ein Druck durch ein Drain oder einen Knochensplitter ausgeübt wird. Eine Ursache, weshalb auch bei ihnen selbst bei ganz großen Gefäßen die Menge des verlorenen Blutes oft nur eine kleine ist, liegt in der *Granulationsbildung*, die das Blut nicht frei ausströmen läßt. Ich habe es bei späten Nachblutungen oft erlebt, daß bei der Operation die Blutung erst wieder auftrat, nachdem man die Granulationen kräftig mit dem Tupfer bearbeitet hatte. Im übrigen ist es selbstverständlich, daß Tiefe und Lage der Gefäßwunde zur Oberfläche dabei eine große Rolle spielen. *Mit Rücksicht auf die Gefahr der Nachblutungen haben die Engländer, wenn in einer offenen Wunde ein großes Gefäß kontundiert war und einen Thrombus enthielt, grundsätzlich ligiert.* Im jetzigen Krieg haben deutsche Chirurgen wegen der Gefahr der Nachblutung vorgeschlagen, bei Amputation frisch Verletzter, bei denen mit einer schweren Infektion zu rechnen ist, oder bei Amputation wegen Sepsis außer der Unterbindung am Stumpf noch die Unterbindung der großen Gefäße am Ort der Wahl dicht über dem Amputationsstumpf zu machen. Danach sahen sie keine Nachblutungen mehr; auch trat keine Störung im Heilverlauf auf. Andere Chirurgen bevorzugen bei Nachblutungen aus eitrigen Wunden grundsätzlich die Unterbindung am Ort der Wahl; eine Maßnahme, deren Zweckmäßigkeit ich nach meinen Erfahrungen bestreite. Besser erscheint es mir, die Blutung an ihrem Ort zu stillen und dann noch die Unterbindung am Ort der Wahl hinzuzufügen. Findet man die Quelle nicht, dann bleibt allerdings nichts anderes übrig, als das Gefäß an der Wahlstelle zu unterbinden, aber die Gefahr der Nachblutung ist damit nicht sicher vermieden. Von diesen Blutungen aus Gefäßen sind die *parenchymatösen* streng zu unterscheiden. Man sei aber mit dieser Annahme der Parenchymblutung vorsichtig. Denn gewöhnlich steckt doch eine Blutung aus einem Gefäß dahinter, wobei man an den oben erwähnten Einfluß der Granulationsbildung denken soll. Aufmerksam mache ich auf die Blutungen, die nicht selten beim Verbandwechsel von Resektionswunden auftreten. Sie treten besonders dann häufig auf, wenn, was an sich wünschenswert ist, die Verbandwechsel nach der Operation in längeren Zwischenräumen gemacht werden. Es blutet dann wie aus einem Schwamm zuweilen so stark, daß das Blut richtig abfließt. Derartige Blutungen sind mir oft fälschlich als septische gezeigt worden, die nach den Erfahrungen des I. Weltkrieges äußerst selten sind. Sie stehen immer auf Tamponade und leichtem Druckverband, sie sind zum Teil zu vermeiden durch vorsichtiges Abnehmen der Verbandstoffe unter Benutzung von H_2O_2*.

Solange primäre und sekundäre Blutungen die Gliedmaßen betreffen, haben wir in den Abschnürungen ein provisorisches Mittel der Blutstillung, das von jedermann leicht angewandt werden kann. Ausnahmen treten nur ein, wenn die Blutung aus einer Stelle dicht am Rumpf stattfindet, so daß die zirkuläre Abschnürung an gewöhnlicher Stelle nicht mehr möglich ist. Denn der Schlauch sitzt nur fest, wenn er senkrecht zur Längsachse des Gliedes angelegt wird. Das ist aber beim Ansatz der Gliedmaßen am Rumpf, an Schulter und Hüfte unmöglich und daher rutscht er bei Lageveränderungen leicht ab. Diesem Übelstande kann abgeholfen werden. Man stößt den TRENDELENBURGschen Spieß oder in seiner Ermangelung eine Kornzange durch die Weichteile der Schulter bzw. Gesäß und führt den Schlauch so herum, daß er jenseits dieser zu liegen kommt und an ihm einen Halt findet. Kann man diese Methode nicht anwenden, dann muß man durch einen unter dem Schlauch vor Abschnürung untergelegten Bindenzügel, der an einem festen Punkt verankert wird oder von einer Hilfsperson gehalten wird, das Abrutschen verhindern oder es bleibt nur derselbe Weg wie bei den Blutungen aus der Carotis und Subclavia. Sie sind bis zur endgültigen ärztlichen Versorgung durch die Fingerkompression zu stillen. Diese muß auch an den Gliedmaßen angewandt werden, wenn ein Abschnürungsmittel nicht gleich zur Hand ist. Die betreffende Schlagader wird gegen den Knochen gedrückt, und zwar die Carotis gegen die Halswirbelsäule, die Subclavia gegen die erste Rippe, die Axillaris bzw. Brachialis gegen den Oberarm-, die Femoralis gegen den Oberschenkelknochen. Hinzugefügt muß noch die Kompression der Aorta bei Blutungen von Beckenarterien werden. Für diese ist ein sehr einfacher Handgriff zu erwähnen, der trtoz seiner Brauchbarkeit wenig bekannt ist. Man umwickelt einen Besenstiel oder Stock in der Mitte mit einem Tuch, legt denselben in Nabelhöhle quer über den Bauch und drückt ihn an beiden Enden gegen die Lendenwirbelsäule. Es ist das ein sehr guter Ersatz für den sonst in Frage kommenden MOMBURGschen Schlauch.

Weitere provisorische Blutstillungsmittel sind das Fassen mit Klemmen, die liegen bleiben, und was aber nur im äußersten Notfalle angewandt werden darf und von der sofortigen Überweisung an einen Chirurgen gefolgt sein muß, ist die feste *Tamponade mit enger Naht der Hautwunde* und anschließendem Kompressionsverband. Leider nimmt der Arzt, wenn die Blutung steht, oft von

---

* Bluttransfusionen, Koagulen und Einspritzung von Diphtherieserum sind zu empfehlen.

der sofort nachfolgenden endgültigen Versorgung durch kundige Hand Abstand. Das ist zu verwerfen. Denn nur ausnahmsweise ist das Übel damit aus der Welt geschafft.

Die Feststellung, aus welchen Gefäßen die Blutung stammt, ist nicht immer ganz einfach. Zwar ist es leicht, die venöse von der arteriellen zu unterscheiden, aber welche Arterie blutet, ergibt sich häufig erst bei der Freilegung der Schußwunde. Schwierigkeiten bezüglich des Ortes treten auf an der Interossea antibrachii, an der Profunda femoris, an den Unterschenkelarterien, am Schultergürtel bezüglich der Subscapularis, der Circumflexa scapulae und der Circumflexa

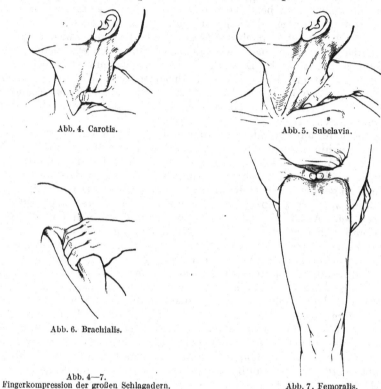

Abb. 4. Carotis.   Abb. 5. Subclavia.

Abb. 6. Brachialis.

Abb. 4—7.
Fingerkompression der großen Schlagadern.   Abb. 7. Femoralis.

humeri, am Beckengürtel bezüglich der Glutaeae, der Epigastrica inf., der Pudenda, der Obturatoria, am Halse bezüglich der Vertebralis, die fast immer zunächst als Blutung aus der Carotis oder aus ihrem Mutterstamm der Subclavia aufgefaßt wird. Bei den kleineren Gefäßen ist es häufig deswegen unmöglich, die Quelle festzustellen, weil selbst bei Verfolgung des Schußkanals und Wegräumens der Gerinnsel eine größere neue Blutung oft nicht erfolgt infolge des durch Blutverlust bedingten niedrigen Blutdrucks. Und doch kann eine der nächsten Nachblutungen aus ihnen eine tödliche sein. So kenne ich eine solche aus der Transversa colli scapulae, wo ich dem betreffenden Kollegen geraten hatte, bei der nächsten Nachblutung schon die Subclavia zu unterbinden. Er tat es nicht, sondern tamponierte, weil er kein besonderes blutendes Lumen mehr fand, die nächste Nachblutung war dann tödlich. Bei allen diesen Fällen ist aber wenigstens die Seite, auf der die Verletzung statthatte, klar. Das ist aber häufig nicht der Fall für die Blutungen bei Kieferfrakturen und bei extraduralen

Hirngefäßschüssen. Bei den Hirnschüssen wird man auf die verletzte Seite nur durch Herderscheinungen hingewiesen. Wo sie fehlen, steht man machtlos da, wenn man sich nicht entscheidet, auf beiden Seiten zu trepanieren.

Die Aufsuchung der Gefäße, deren Verletzung durch Druckverband endgültig zu stillen nicht möglich ist — und dahin gehören unter Umständen auch solche wie der Arcus volaris manus, die Dorsalis und Plantaris pedis — erfordert genaue anatomische Kenntnisse. Wenn man Gefäße aufsucht, so soll man sich immer wie zu einer großen Operation bezüglich der Instrumente und Assistenz richten. Denn man begegnet oft nicht geahnten Schwierigkeiten. Das ist namentlich bei den Gefäßen des Halses und der Schlüsselbeingegend der Fall. Bei der Versorgung der Gefäßwunden kommen die *Ligatur, die Naht, die Venentransplantation* und *Gefäßplastik* in Frage. Die *Naht* ist das Idealverfahren, aber sie ist doch nur da anzuwenden, wo reine Wundverhältnisse sie gestatten. *Die Ligatur ist wenn irgendmöglich nur am Orte der Verletzung zu machen, nicht am Ort der Wahl.* Denn oft führt das kollaterale Gefäßnetz so viel Blut zur Peripherie, daß die verletzte Stelle trotz der Unterbindung weiterblutet. Und wenn es wegen der Blutdrucksenkung nicht gleich erfolgt, dann tritt es nach einiger Zeit, sobald der Blutdruck sich gehoben hat, ein. Ferner bringt da, wo der Kollateralkreislauf nicht gut ist, die Ligatur am Ort der Wahl eher die Gefahr der Gangrän mit sich. Der Grundsatz, am Ort der Verletzung zu unterbinden, erleidet aber auch *Ausnahmen, in denen man am Ort der Wahl unterbinden muß,* so an der A. meningea media, wenn bei Blutungen aus ihren Ästen man an den Ort der Verletzung nicht ohne größere Knochenoperationen herankommt, bei Blutungen aus der Maxillaris interna, wo man die Carotis externa am Lig. stylomandibulare, bei Blutungen aus der Zunge, wo man die Lingualis unterbinden soll, wenn die Zungennaht nicht zum Ziele führt, bei der A. vertebralis, wenn sie im Knochenkanal verletzt ist. KÜTTNER hat sogar bei schwer infiziertem Hämatom der Poplitea die Unterbindung der Femoralis in der Mitte des Oberschenkels empfohlen, um auf diese Weise eher eine Gangrän zu vermeiden. Weil es sich nur um Ausnahmen handelt, könnte es vielleicht überflüssig erscheinen, wenn ich die Unterbindungsstellen der Wahl wieder beschreibe. Allein sie geben für die Erinnerung an den Verlauf der Arterien in den verschiedenen Körpergegenden gute Anhaltspunkte. Die Bilder zeigen ferner mehr die ganze Topographie des Verlaufs als des Ortes der Wahl. Die Ausführungen über Unterbindungen bringen ferner neben Bildern wichtige neue Fingerzeige auf Grund der Kriegserfahrungen. *Die Operationen sind, wo es geht, immer unter Blutleere, sei es durch Abschnürung, sei es durch Fingerkompression zu machen.* Man erleichtert sich dadurch die Operation ungemein und erspart dem Patienten jeden weiteren Blutverlust. Wenn es sich um Gliedmaßen handelt, so hebe man diese für 10 Minuten senkrecht in die Höhe und treibe durch Bindenwicklung bis zur Verletzungsstelle ihr Blut aus ihnen[1]. Die Operation geschieht besser unter Allgemeinnarkose, da durch die Infiltrationsanästhesie die anatomischen Verhältnisse unübersichtlicher werden. Hat der Verwundete vorher viel Blut verloren, so suche man mit einem Rausch von Chloräthyl oder Äther oder mit Skopolamin-Eukodal-Ephetonineinspritzung auszukommen. Ferner ist auf folgendes hinzuweisen. Die Verwundeten haben hie und da so viel Blut verloren, daß der Puls kaum fühlbar oder sehr schlecht ist. Wenn man diese *sofort* operiert, so sterben sie, auch wenn sie bei der Operation kaum Blut verlieren. Die wenigen Tropfen des Narkoticums genügen, um das Herz zum Stillstand zu bringen. Aber auch ohne dasselbe sterben sie entweder unter den Zeichen der Gehirnanämie, die Gefäß- und Atemzentrum

---

[1] KIRSCHNER legt nach Auswicklung distal einen ESMARCH-Schlauch an und erst dann zentral von der Verletzungsstelle (doppelter ESMARCH) (s. auch S. 138).

außer Funktion setzt oder bei bestehender Tätigkeit dieser Zentren an dem Fehlen des Ersatzes des Blutes, indem das Herz leer pumpt. *Wenn es sich um Gliedmaßen handelt, muß selbst die bei längerem Liegenlassen des Schlauches bestehende Sorge einer nachfolgenden Gangrän in den Kauf genommen werden.* Handelt es sich aber um Blutungen aus Hals oder Schlüsselbeingefäßen, so muß die Fingerkompression bzw. Tamponade mit einer Hautnaht angewandt werden. Hier muß zunächst die Herzkraft gehoben werden. Solche Verwundete lagere man mit dem Kopfe tief, wickle alle Extremitäten von ihren Enden ein, damit ihr Blut zum Herzen ströme, mache eine *Transfusion* von Blut- oder Blutersatzmitteln und gebe Exzitantien.

Die Freilegung der Gefäße ist nicht immer einfach und unterscheidet sich je nachdem, ob viel Blut in die Gewebe getreten ist. Das ist besonders der Fall, wenn bereits einige Tage verstrichen sind. Denn dadurch werden die Farbenunterschiede zwischen den einzelnen Geweben verwischt. Durchrissene infarzierte Nerven imponieren häufig zunächst als Arterienstümpfe. Schwierigkeiten in dieser Hinsicht ergeben sich besonders in der Achselhöhle und den oberen $^2/_3$ des Oberarms, ferner bei der Freilegung der Subclavia. Weitgehende Präparationen sind oft notwendig. Sobald die verletzte Stelle freigelegt ist, entsteht die Frage, ob man ligieren oder nähen soll. *Die Naht kommt nicht in Frage,* 1. wenn es sich um Gefäße handelt, deren Unterbindung erfahrungsgemäß einen dauernden Schaden nicht hervorruft. Dahin gehören die A. radialis, ulnaris, interossea, die A. profunda brachii, die Tibialis antica, postica, die A. profunda femoris, die A. hypogastrica, die A. glutaeae, die Carotis externa mit ihren Ästen, der A. maxillaris interna und meningea media. 2. Bei infiziertem Wundgebiet. BIER widerrät sie ebenfalls bei schweren Infektionen, lehnt sie aber bei leichten und bei guten Granulationen nicht ab. 3. Wenn es sich um einen Abschuß handelt, und die peripheren Gliedabschnitte nicht kalt, gefühllos und unbeweglich sind. Bei gleichzeitiger Knochenverletzung — es sei denn, daß es sich um glatte Durchschüsse der Epiphysen oder Metaphysen handelt — ist die Frage der Naht jedoch zu überlegen. 4. Wenn nach Zurechtschneiden für die Naht die Arterienenden trotz korrigierender Gelenkstellungen weiter als 4 cm voneinander klaffen. BIER hat sogar bei Distanzen bis zu 6 cm Gefäßnähte gemacht. Indessen was in der Hand eines besonders geschickten Operateurs glückt, dürfte nicht zur Allgemeinregel erhoben werden. 5. Auch bei einer kleineren Distanz, wenn wahrzunehmen ist, daß die Fäden beim Knüpfen in der Gefäßwand kleinste, durch den Zug bedingte Schlitze verursachen. Die *Ligatur* ist möglichst nahe der verletzten, aber an einer gesunden Stelle der Gefäßwand anzulegen. *Die Arterienenden sind etwa $^1/_2$ cm von der Ligatur abzuschneiden.* Letzteres ist, auch wenn noch verbindende Brücken zwischen den Enden stehen, auszuführen. Denn sie verfallen, wenn eine Eiterung eintritt, der Einschmelzung, und die Nekrose schreitet auf den Teil, an welchem die Ligatur angebracht ist, fort und gefährdet ihre Haltbarkeit, während die Arterienenden nach Durchtrennung zurückschlüpfen und so das Fortschreiten der Eiterung längs der Kontinuität des Arterienrohres unwahrscheinlich wird. Dagegen wird oft gesündigt, und es kommt manches Mal zu Nachblutungen, die vermeidbar sind. Zur Ligatur wird Catgut bevorzugt, weil dieses bei eintretender Infektion sich günstiger als die Seide verhält. *Es ist bei Catgut nie ein chirurgischer Knoten zu machen.* Schon mein Lehrer BERGMANN warnte davor, weil die Elastizität des Materials beim chirurgischen Knoten nicht ausgenützt werden kann und die Ligatur nicht fest genug wird. Es ist notwendig, jeden kleinen Seitenast zwecks schnellerer Ausbildung des Kollateralkreislaufes wenn möglich zu erhalten. Schwierigkeiten hinsichtlich der sicheren Anlegung der Ligatur habe ich nur hie und da bei der Unterbindung der Subclavia oberhalb des Schlüsselbeins gefunden, weil diese Arterie hier an sich nur in kleiner Ausdehnung freigelegt werden kann.

Außer den oben genannten im allgemeinen gültigen Ausnahmen gibt es Fälle, wo die Entscheidung, ob Naht oder Ligatur, nicht so einfach ist. Das tritt ein, wenn es sich um Arterien handelt, nach deren Unterbindung erfahrungsgemäß häufig schwere Zirkulationsstörungen auftreten. Es sind A. poplitea, Subclavia, Axillaris, Femoralis oberhalb des Abganges der Profunda und Carotis com. und int. Der Grund dafür liegt darin, daß diese Arterien an den betreffenden Stellen zu wenig Seitenäste haben, durch welche ein genügender Kollateralkreislauf gewährleistet wird. Wichtig in dieser Hinsicht ist der *Zeitpunkt*, wann man unterbinden muß und die Größe des Blutergusses in die Umgebung. Es erscheint verständlich, daß je größer letzterer ist, er um so mehr auf die Kollateralen drückt und die Ernährung des Gliedes beeinträchtigt. Aus diesem Grunde stehen viele Chirurgen auf dem Standpunkt, daß die ganz frühe Unterbindung der in Frage kommenden Arterie die wenigsten Ausfallserscheinungen mit sich bringt. Ich kann diese Ansicht nicht teilen. Denn nur einige wenige Ausnahmen zeigten unmittelbar nach Ausräumung der Koageln eine bessere Ernährung. Meistens verbessern schon einige Tage die Aussicht für bessere Ernährung des peripheren Abschnittes. Nur wenn das Hämatom ein enorm großes und pralles ist, so daß der dadurch bedingte Druck deutlich zutage tritt in brettharter Infiltration, Spannung der Haut, hochgradiger Zwangstellung der benachbarten Gelenke oder wenn eine Infektion vorliegt, die zu einer vermehrten Thrombenbildung führt, erscheint mir obige Meinung maßgebend. Solange ein peripherer Puls deutlich zu fühlen ist, sind auch selbst größere Hämatome an sich nicht beängstigend. Allerdings haben wir Methoden, um festzustellen, ob trotz der Unterbindung eine genügende Ernährung vorliegt. Absolut verläßlich sind sie alle nicht. Ihrer praktischen Brauchbarkeit nach rangieren sie in folgender Weise: das COENENsche Zeichen, die Methode von MOSKOWITZ und die von KOROTKOFF. HOTZ empfahl als einziges sicheres Mittel, nach Abklemmung der Gefäßenden tiefe Einschnitte in die Zehen oder Finger, um die Stärke der Blutung zu kontrollieren.

Das COENENsche Zeichen besteht darin, daß es nach Abklemmen des zentralen aus dem peripheren Ende der Arterie kräftig und stoßweise blutet. Auf die Art der Blutung ist aber Wert zu legen. Denn wenn Blut nur sickernd aus dem peripheren Ende herauskommt, so kann es sich um solches handeln, das aus ungenügenden Kollateralen in den peripheren Arterienschlauch hineinfließt. Auf nicht genügende Beobachtung dieses Umstandes wird die Diskreditierung dieses Symptoms zurückgeführt. Ich persönlich habe bei ihm nie einen Mißerfolg gesehen. Die Methode von MOSKOWITZ besteht in folgendem: Nach Hochheben der betreffenden Extremität wird sämtliches Blut mit einer elastischen Binde ausgewickelt, bis an die Gefäßverletzungsstelle heran. Diese selbst mit einzuwickeln, verbietet sich wegen der Gefahr, Thrombon in den Venenkreislauf zu treiben. Dann warte man 5 Minuten bei erhobenem Glied, bis auch aus dem Verletzungsgebiet das Blut abgeflossen ist, mache *unmittelbar darüber* die typische Fingerkompression der Arterie, nehme nun bei fortbestehender Kompression die elastische Binde ab und senke das Glied. Das nun in die Peripherie strömende Blut kann nur aus den Kollateralen stammen, und wenn sich das Glied annähernd ebenso rot färbt wie das gesunde, darf man auf eine genügende Ernährung schließen. Dieses Verfahren hat seine Mängel in der Technik. Denn die gleichmäßige langdauernde Fingerkompression ist nicht leicht. Andererseits kann durch die das Glied umspannende Hand nebenbei ein Druck auf die Kollateralen ausgeübt werden. Das Verfahren von KOROTKOFF ist dem von MOSKOWITZ mit Einwickelung und Fingerkompression gleich. Nur ist nach Abnahme der elastischen Binde nicht die Röte des Gliedes der Wertmesser, sondern es wird der Blutdruck gemessen und mit dem der anderen Seite verglichen.

Nach meinen Erfahrungen rangieren hinsichtlich der *Gangrän nach Unterbindungen unmittelbar oder wenige (24) Stunden nach der Verletzung die Gefäße folgendermaßen:* Nach 6 Unterbindungen der Poplitea immer Gangrän, nach 5 Unterbindungen der Femoralis dicht am Lig. Poupartii 3mal, nach 6 Unterbindungen der Subclavia oberhalb des Schlüsselbeins 2mal. KÜTTNER sah unter 8 Unterbindungen der Poplitea immer Gangrän, unter 4 Unterbindungen der Femoralis im oberen Drittel 3mal, unter 4 Unterbindungen der A. axillaris und subclavia 2mal, unter 5 Fällen der Brachialis 2mal. HOTZ sah unter 6 frischen Ligaturen der Femoralis, Poplitea und Axillaris 4mal, LIEK unter 14 Schußverletzungen der Femoralis und Poplitea 11mal Gangrän. Nach 4 Unterbindungen der Carotis communis sah ich keinmal Hirnstörungen. KROH unter 6 ebenfalls nicht. Letztere Beobachtung steht mit denen von HOTZ und MUTSCHENBACHER im Widerspruch, von denen jener unter 6 Ligaturen 5mal Hirnstörungen, dieser in 30% solche fand. Die von PERTHES angegebene Methode der allmählichen, innerhalb 15 Minuten fortschreitenden Zuschnürung der Carotis muß jedenfalls immer versucht werden, indem man *vor Ausräumung der Koagula* die Arterie weit zentral allmählich drosselt. Über Gangrän bzw. Nekrosen s. auch S. 142/143. Von besonderer Wichtigkeit, im Frieden kaum bekannt, ist der Umstand, *daß in den Fällen, wo trotz der Gefäßverletzung der periphere Puls erhalten ist, die Gangrängefahr nach Ligatur eine erhöhte sein kann.* Die Erklärung dafür ist einleuchtend. Da die Gefäßverletzung den Blutstrom nicht aufgehoben hat, so hat keine oder nur eine geringere Ausbildung von Kollateralen stattgefunden, als wenn er vollkommen unterbrochen wäre. Das wird natürlich nur der Fall sein, wenn die Arterie seitlich verletzt und dann verklebt ist, ohne daß die Lichtung durch einen Thrombus verschlossen ist. Ist die Kontinuität des Blutstroms aber vollkommen aufgehoben, spricht der periphere Puls gerade für genügende Kollateralen. Man wird also bei der Freilegung der Verletzungsstelle der Arterie darauf achten müssen. *Wo aber der periphere Puls fehlt und Anzeichen einer Gangrän nicht vorliegen, kann man die Ligatur ruhig machen,* weil man mit Recht genügende Kollateralen annehmen darf. Bei allen obengenannten Arterien ist aber die Naht, wenn irgend möglich, zu versuchen. Die Überlegenheit der Naht ist in letzter Zeit in Zweifel gestellt worden. Als Grund dafür wird angegeben, daß nach Gefäßnähten sehr häufig an der Nahtstelle Thrombosen auftreten, so daß die Durchgängigkeit des Gefäßrohres aufgehoben wird. Dies konnte, abgesehen vom Fehlen des peripheren Pulses in einigen Fällen, durch Wiederfreilegung des Gefäßes, in anderen durch Arteriographie festgestellt werden. Diese Beobachtungen sowie eine größere Statistik von SCHOERCHER über Nekrosen sollten den Vorzug der Unterbindung — ganz abgesehen von der technischen Einfachheit — beweisen. *Dieser Beweisführung kann wohl die Mehrzahl der Chirurgen nicht folgen. Denn erstens hat der I. Weltkrieg gezeigt, daß nach Unterbindungen mehr Nekrosen als nach Nähten auftreten. Zweitens aber steht fest, daß nach der Naht selbst dann, wenn bald oder später eine Thrombose aufgetreten ist, dennoch die ischämischen Erscheinungen in den Gliedmaßen geringer sind. Dadurch ist Zeit für die Ausbildung von Collateralen gewonnen*[1]. Zudem muß ein wesentlicher Unterschied gemacht werden zwischen einer seitlichen und einer zirkulären Naht. *Die Gefäßnaht ist und bleibt meines Erachtens auch im Krieg das Idealverfahren.* Voraussetzungen sind allerdings: 1. günstige äußere Operationsverhältnisse und Zeit; 2. vollkommene Beherrschung der nicht einfachen Technik und ein passendes Instrumentarium. Es ist sicher kein Zufall, wenn im I. Weltkrieg BIER unter 74 Nähten und v. HABERER bei 122 Nähten kein einziges Mal eine Nekrose erlebten. Beide Voraussetzungen zusammen sind natürlich vorn an der Front selten vorhanden, so daß hier bei den frischen Verletzungen die Unterbindung wohl annähernd die Regel sein wird. In den schnellen Bewegungskriegen des *jetzigen* Feldzuges war selbst nach den Erfahrungen der Nahtanhänger die Gelegenheit dazu in den vorderen Sanitätseinrichtungen nur ganz selten gegeben. Denn wenn man die Naht hätte machen können, bestand doch fast nie die

---

[1] KILLIAN sagt sogar: „Der Entschluß zu der Unterbindung eines größeren arteriellen Gefäßstammes ist viel verantwortungsvoller als derjenige zur Gefäßnaht und nicht umgekehrt.‟

Gewißheit, den Operierten noch 14 Tage unter eigener Kontrolle zu behalten. Aber bei pulsierenden Hämatomen bzw. Aneurysmen, die doch alle erst in rückwärtigen Lazaretten zur Beobachtung kommen, der Unterbindung den Vorzug zu geben mit der Begründung, daß man ja so lange warten kann, bis sich genügend Kollateralen gebildet haben, diesen Standpunkt halte ich für äußerst bedenklich. Denn tatsächlich findet man nach solchen Spätunterbindungen auch Nekrosen und ebenfalls gar nicht selten ischämische Minderwertigkeit der Glieder. Vor allem aber kann man durchaus nicht immer so lange warten wie man will. Manche pulsierenden Hämatome vergrößern sich so schnell, daß sie durch Druck auf die Nerven die heftigsten Schmerzen hervorrufen oder zu Zwangstellungen der Gelenke führen. Oder sie verlangen, wie z. B. bei Aneurysmen der Arteria subclavia, ein frühes Eingreifen, weil die Operation später technisch sehr schwer oder unmöglich wird. Vor allem aber kann man nicht zuwarten, wenn eine *Infektion* eintritt. Wenn sich somit meines Erachtens an den alten Grundsätzen nichts geändert hat, so haben wir doch zwei neue und beglückende Erkenntnisse hinzuzufügen. Erstens können wir durch *Arteriographie* uns einen fast sicheren Aufschluß über die Kollateralen verschaffen. LÖHR und WILDEGANS (43 Aneurysmen) und KILLIAN (16 Aneurysmen), HERLYN (82 Fälle) rühmen den Nutzen sehr. Die Arteriographie ermöglicht auch den genauen Sitz des Aneurysmas, d. h. den arteriellen Ursprungsort festzustellen, was sonst nicht immer leicht ist, und ferner zu ergründen, ob trophische Störungen auf dem Mangel an Kollateralen beruhen. Die Technik ist einfach. Die Arterie wird oberhalb der Verletzung freigelegt und Thorotrast, Jodsol oder Uroselektan B eingespritzt. Abrodil, Uroselektan und andere Kontrastmittel haben sich nicht bewährt, denn sie machen Gefäßreizungen und Kontraktion, wodurch falsche Bilder über die Kollateralen entstehen können, und Schmerzen. Arteriovenöse Aneurysmen und arteriovenöse Fisteln zeigen distal allerdings keine Füllung der Kollateralen, weil das Kontrastmittel zentralwärts durch die Vene abgeführt wird. Aber bei ihnen pflegt ja die Entwicklung der Kollateralen immer eine starke zu sein, so daß in dieser Hinsicht keine Furcht zu bestehen braucht. Auch zeigt der Aneurysmasack keine Füllung. Letzteres ist ebenfalls beim Aneurysma arteriosum der Fall, außer bei ganz kleinen, weil das Kontrastmittel mit dem Hauptblutstrom an ihm vorbei gleich in die distale Gefäßbahn geht. Dagegen werden bei ihm die Kollateralen sehr deutlich. So kann der Operateur aus dem arteriographischen Bild sich bei *älteren Gefäßverletzungen* vorstellen, ob eine Unterbindung ohne Schaden vertragen wird oder nicht. WILDEGANS, KILLIAN u. a. empfehlen neben dem Einspritzen stromwärts und retrograd vor allem die direkte Punktion, die ganz gefahrlos sein soll, wodurch man gut die Größe des Sackes und sein Verhältnis zu Arterie und Vene feststellen kann[1]. Aber man darf die Arteriographie auch nicht überschätzen. Auch sie kann über genügendes Funktionieren der Collateralen täuschen. Ebenso kann die Arteriographie intra operationem über die Durchgängigkeit der Naht irre führen. Zweitens aber besitzen wir dank den Forschungen von LERICHE, FONTAINE u. a. ein Mittel, um selbst bei Fällen, wo wir aus irgendwelchen Gründen unterbinden müssen — und das trifft sowohl auf *alte* als vor allem auf *frische* Gefäßverletzungen zu —, die Gefahr der Nekrose mit größerer Wahrscheinlichkeit abwenden zu können, und das sind Eingriffe am *Sympathicus*. Die französischen Forscher halten es für sicher, daß ähnlich wie im Carotissinus in der Arterienwand, namentlich in der Nähe der Bifurkationen, Reflexzentren sitzen, die mit dem Sympathicus in Verbindung stehen. Jede Verletzung, jeder Thrombus, jede Ligatur führt eine Reizung des Gefäßsympathicus und damit eine Kontraktion der Kollateralen sowohl central

---

[1] Um das Kontrastmittel festzuhalten, empfiehlt HERLYN die aufblasbare Abschnürungsbinde nach PERTHES oder KIRSCHNER, SCHRÖDER das Abdrücken der proximalen Vene.

als auch peripher, manches Mal auf weite Strecken herbei. Diese muß durch Eingriffe am Sympathicus behoben werden, durch Novocaininfiltration des Ganglion stellatum für die Armgefäße und des Lendensympathicus für die Beingefäße. Wenn diese bei den gefährlichen Unterbindungen wie der Subclavia, Axillaris, Iliaca, Femoralis, Poplitea nicht genügen, so soll man bei drohender Gangrän nach Ligatur die Durchschneidung am Ganglion stellatum, des Nervus vertebralis, bzw. des Lendenstranges zwischen 3 und 4 Ganglien machen. Zwei lehrreiche Beispiele seien angeführt.

1. Zerreißung der Poplitea. Naht unmöglich. Gleich nach Ligatur wird der Unterschenkel kalt, gefühllos, unbeweglich. Novocaininfiltration des Lendensympathicus. Bald darauf Erwärmung des Unterschenkels. Wiederkehr des Gefühls und der Beweglichkeit. Nach einigen Stunden zweite Einspritzung. Bein bleibt warm. Heilung ohne Nekrose (LÉRICHE). — 2. Aneurysma arteriosum der Femoralis oberhalb der Profunda. Bei versuchsweisem Abklemmen während der Operation wird Bein kalt. Abbrechen der Operation. Durchschneidung des Lendensympathicus. Operation des Aneurysmas mit doppelter Ligatur. Heilung ohne Nekrose (SCHÖNBAUR).

LÉRICHE verlangt daher, daß, wenn eine Naht nicht gemacht werden kann, man nach Unterbindung großer Arterien, bei denen die Möglichkeit der Nekrose besteht, *unmittelbar* darauf die Infiltration des zugehörigen Grenzstranges vornehmen und sich nicht erst mit Heißluft und anderen Maßnahmen aufhalten soll. Er betont aber auch, daß die Sympathicuseingriffe nur einen Erfolg haben, wenn der Blutdruck ein guter ist. Das ist aber meistens bei den Gefäßverletzten nicht der Fall. Deshalb soll man 400—500 ccm Blut transfundieren. Bei Schockierten, bei denen eine generalisierte periphere Vasokonstriktion vorliegt, gebe man außerdem Cortin.

Da, wo gleichzeitig eine *Fraktur* vorliegt, ist die Entscheidung besonders schwierig. Früher galt dieses Moment von vornherein als Indikation zur Amputation, da man eine Gangrän als sichere Folge annahm. Indessen hat sich doch gezeigt, daß eine Gangrän nicht immer eintreten muß. Hier scheint die Naht zweifelsohne angezeigt. Aber dieser Forderung steht die häufige Infektion der Fraktur hindernd im Wege. Für unser Verhalten wird die Überlegung maßgebend sein, ob es gelingt, die Infektion wenigstens für eine gewisse Zeit auszuschalten. Es wird also vornehmlich von der Größe und dem Charakter der begleitenden Weichteilwunde abhängig sein. *Wenn es sich um eine große Weichteilwunde, Verletzung der Hauptarterie und Fraktur handelt oder wenn bei einer Knochenfraktur eine Nachblutung der II. septischen Phase auftritt, dann soll man sofort amputieren.* Bei den sog. *Fensterschußfrakturen,* bei welchen so viel Knochensubstanz fehlt, daß man wie durch ein Fenster hindurchsehen kann, müssen die Gefäße immer freigelegt werden, auch wenn die Blutung scheinbar steht. Es sei denn, daß man die Verletzung der Arterie mit Sicherheit ausschließen kann. Denn fast immer kommt es infolge der unvermeidlichen Eiterung zu Nachblutungen.

Zu besprechen ist noch die *Mitverletzung der Vene.* Die Untersuchungen v. OPELS, M. VAN KENDS und HOOKERS scheinen im Gegensatz zu früher dieses Ereignis als günstiger für die Ernährung zu bewerten, während die RYSCHLICHschen Versuche dagegen sprechen. Nach SEHRT sinkt die Gangrängefahr bei der Ligatur der Femoralis von 20,4% auf 9%, die der Brachialis von 7,8% auf 0%, wenn die Vene gleichzeitig ligiert wird. Nach HEIDRICH ergab die Ligatur der Arterie allein in 995 Fällen 134mal = 13,4%, der Vene allein in 83 Fällen 2mal = 2,4%, der Arterie und Vene gleichzeitig in 198 Fällen aber nur 17mal = 8,5% Gangrän. Auch WEDENSKI und KORNEW empfehlen die gleichzeitige Unterbindung. Nach ihnen wird infolge der ansaugenden Kraft der erhaltenen Vene das nach Unterbindung der Arterie in verminderter Menge zuströmende Blut zu rasch aus dem Gliede entfernt, so daß eher eine Ischämie

eintritt, als wenn die Vene unterbunden oder verletzt ist. Der Gedanke hat
an sich etwas Bestechendes, daß analog der Verkleinerung des Querschnittes
des blutzuführenden Gefäßsystems auch der des blutabführenden verringert
werden muß. Er krankt aber daran, daß die Stärke des arteriellen Blutdrucks
nicht der Ansaugungskraft der Venen gleich ist. Die letztere macht sich nur
in den dem Brustkorb benachbarten großen Venenabschnitten besonders geltend.
Dafür ist beweisend, daß Luftaspirationen bei plötzlichen Eröffnungen eigentlich
nur an der Jugularis interna und Subclavia gefährlich sind. Bei den anderen
Venen ist die Gefahr des Absaugens des vermindert zuströmenden arteriellen
Blutes sehr gering. Hier ist es die Vis a tergo die das Blut durch die Venen

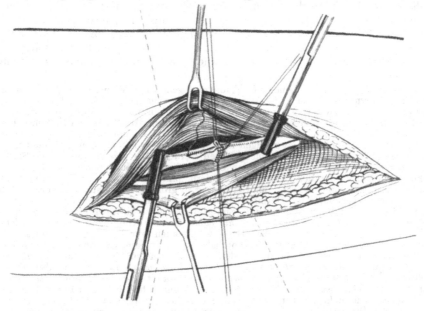

Abb. 8. Technik der Gefäßnaht nach CARREL aus BOCKENHEIMER.

weiterbefördert. Sie findet aber, wenn die Hauptvene mit unterbunden wird,
einen viel größeren Widerstand. Dieser kann meines Erachtens die arterielle
Zufuhr eher behindern, als wenn der venöse Abfluß normal vor sich geht.
Der englische Sanitätsbericht bestätigt allerdings das Urteil obengenannter
Chirurgen, daß die gleichzeitige Unterbindung auch der *unverletzten* Vene für die
Gangrängefahr günstigere Ergebnisse zeitigt. Er bringt folgende Statistik:

Tabelle 3.

Arterie	Ligatur der Arterie allein			Ligatur von Arterie und Vene		
	Zahl	Gutes Resultat	Gangrän	Zahl	Gutes Resultat	Gangrän
Subclavia	4	3	1	1	1	—
Axillaris	6	5	1	4	4	—
Brachialis	13	10	3	1	1	—
Femoralis	32	24	8	32	25	7
Poplitea	24	14	10	28	22	6
Tibialis	4	4	—	1	1	—
Carotis	18	12	6	4	3	1
Total	101	72	29 = 28,7%	71	57	14 = 19,7%

Auf der interalliierten Chirurgen-Konferenz 1917 wurde folgende Entschließung angenommen: „*Im Gegensatz zu dem, was bisher geglaubt wurde, steht, daß die gleichzeitige Ligatur von Arterie und Vene, wenn sie beide verletzt sind, nicht die Gefahr der Gangrän vermehrt, sondern vermindert. Die Tatsachen scheinen zu beweisen, daß selbst, wenn nur die Arterie betroffen ist, die gleichzeitige Unterbindung der unverletzten Vene zu empfehlen ist.*“ Somit scheint' diese Methode endgültig als die bessere erwiesen. Indessen sei darauf aufmerksam gemacht, daß namentlich bei frischen Verletzungen im Gegensatz zu Aneurysmen, wo bereits Kollateralen vorhanden sind, die Größe der Gesamtverletzung, z. B. einer gleichzeitigen Fraktur und großer Muskelzertrümmerung mit eine wichtige Rolle spielt. Ich kann daher, besonders an der unteren Extremität, auf Grund meiner eigenen und STICHs Erfahrungen nur empfehlen, *bevor man die unverletzte Vene endgültig unterbindet, sie versuchsweise zu drosseln, um festzustellen, welche Farbe das Glied annimmt.* Oft konnte ich Leichenfarbe feststellen, die nach Freigabe der Vene wieder verschwand (der Schlauch muß natürlich vorher gelöst sein)[1].

Die *Technik der Naht* ist keine einfache und muß geübt sein. Während des I. Weltkrieges wurden von STICH angegebene Gefäßbestecke zur Verfügung gestellt. Indessen braucht man diese nicht unbedingt. Es genügen die feinen Nadeln aus dem Augenbesteck, feinste paraffinierte Darmseide und die Augenpinzetten. Auch die HÖPFNERschen Klemmen kann man durch Darmklemmen, die mit Höschen aus Flanell oder Gummi bekleidet sind, ersetzen. Wenn man diese nicht hat, so genügen auch Drosselungen mit starken Seidenfäden, die durch eine Arterienklemme zusammengehalten werden. Die *Paraffinierung* der Seidenfäden kann man selbst in einem kleinen Gefäß auf einem Kochapparat vornehmen. Die Nahttechnik ähnelt der der Darmnähte, insofern man nur die Wundränder miteinander vereinigt, sondern Teile der Gefäßwand in größerer Ausdehnung aneinanderlegt. Der Unterschied gegenüber der Darmnaht besteht aber darin, daß man bei dieser die Außenflächen, bei der Gefäßnaht die *Innenflächen, also die Intima zu breiter Vereinigung bringt, und daß man einreihig und nicht mehrreihig näht.* Ob man Knopfnähte oder fortlaufende Naht anwendet, ist Geschmacksache. Dasselbe gilt auch von den krummen und geraden Nadeln. Ich persönlich bevorzuge die Knopfnaht, weil man dann von einer guten Assistenz, die bei der fortlaufenden Naht den Faden sorgsam gleichmäßig gespannt halten muß, unabhängig ist. *Seitliche, nicht zu lange Schlitze soll man quer vernähen,* d. h. also, daß die Richtung der Nähte *parallel zur Längsachse verlaufen,* damit keine Verengerung des Lumens eintritt. Aber leider ist diese seitliche Quernaht häufig nicht möglich. Kleine stehengebliebene Brücken sind vor der Ringnaht selbst, wenn sie noch Intima enthalten, zu durchtrennen, weil sonst leicht Zwickel entstehen, die für die Nahtsicherheit eine Gefahr bilden. Zum Gelingen der Naht ist eine gleiche Schnittfläche der Arterienenden notwendig. Überhängende Zipfel oder Bindegewebsmembranen müssen entfernt werden. Es ist auffallend, wie die Gefäßwand durch die Verletzung zerreißlich wird, so daß trotz scheinbar kleinen Defekts nach Fortschneiden bis ins Gesunde oft Distanzen von 4—5 cm herauskommen. Wenn die Enden nicht leicht aneinanderzubringen sind, dann müssen die Gefäßrohre weit freigemacht werden. Die früher angenommene Gefahr, daß sie dann in ihrer Ernährung geschädigt werden, besteht nicht. Unter diesen Umständen müssen sogar einmal auch hindernde *Seitenäste, die sonst peinlich erhalten werden müssen,* geopfert werden[2]. Falls die Gefäßlumina zu klein erscheinen, so kann man sie durch schräge Anfrischung, vorausgesetzt, daß dadurch nicht die Entfernung eine zu große wird, vergrößern. Bei der *zirkulären Naht* war das Verfahren von CARREL wohl meistens üblich, weil die Technik dadurch wesentlich leichter wird. Sie besteht darin, daß man sich in gleichmäßigen Abständen 3 Haltefäden anlegt, durch deren Anziehen gerade Linien, in denen Schnittrand an Schnittrand liegt, geschaffen werden. Die Nadel muß immer durch die ganze Wanddicke geführt werden. Während die Anlegung der Nähte an der vorderen Peripherie leicht gelingt, weil man die Arterienenden in situ liegenlassen kann, ist das an der hinteren, dorsalen nicht so einfach. Zu diesem Zweck muß man die Arterienenden mit Hilfe der HÖPFNERschen Klemmen oder der Haltefäden, in der Richtung der Längsachse mindestens um

---

[1] PUNIN hat 1921 auf Grund von 64 eigenen und 1057 gesammelten Fällen gemeint, daß die Gefahr der Gangrän durch gleichzeitige Unterbindungen nicht geringer wird. Derselben Ansicht ist auch BROOKSIN (1929). Dieser hält die gleichzeitige Unterbindung der Vena femoralis sogar für kontraindiziert.

[2] BIER glaubt das immer vermeiden zu können, wenn nur die Seitenäste weit freigelegt werden.

1 Rechten drehen. Bei großen Distanzen, wo schon an sich eine Spannung besteht, wird diese durch die Drehung vergrößert[1]. Für die Drehung und die Naht an der Hinterfläche sind nicht selten feinste Seitenästchen, die man erhalten wollte, hinderlich, so daß man sie manches Mal opfern muß. Wenn die Naht vollendet ist, löst man die Blutleere, dann die periphere, zuletzt die zentrale Klemme und übt nun mit einem Tupfer auf die Nahtstelle einen leichten Druck, doch so, daß noch ein gewisser Blutstrom hindurchgehen kann. Nach einer Kompression von 5—20 Minuten pflegt die Blutung zu stehen, weil sich in den Stichkanälen feinste Gerinnsel gebildet haben. Vor nachträglichen Nähten hüte man sich, soweit es irgend geht. Denn meistens finden dadurch Verengerungen statt, die leicht einen Lichtungsverschluß herbeiführen. *Da, wo es geht, zieht man Muskeln zum Schutze über die Naht. An die Nahtstelle gebe man nie einen Tampon, weil man bei einer Entfernung an der Nahtstelle zieht und ihre Festigkeit lockern kann. Einen vollkommenen Verschluß der Hautwunde mache man nicht.* Denn in dem Schußkanal können immer Keime sein, die die primäre Heilung hindern. Das betreffende Glied muß für etwa 14 Tage in mittlerer Beugestellung fixiert bleiben, um das Muskelspiel auszuschalten. Bei starker Spannung muß diese Stellung etappenweise in die Streckstellung überführt werden. Ob man es hochlagern soll, hängt von der venösen Stauung ab. Wo diese nicht vorliegt, ist eine mittlere Lage angezeigt. Von der Durchgängigkeit der Naht kann man sich intra operationem durch die Arteriographie überzeugen, obwohl auch da Täuschungen vorkommen können. Drescher hat bei scheinbarer Undurchgängigkeit ein beachtenswertes Vorgehen angewandt. Er führte von einer Stichincision peripher von der Naht eine Sonde ein und konnte die scheinbar undurchgängige Stelle passieren. Demnach konnte kein Thrombus vorliegen. Er erklärt das Nichtabfließen des Blutstromes durch rückfließende Wirbelbewegungen von der engeren Stelle, welche das Weiterströmen verhindern.

Zum Gelingen der Naht gehört aber nicht nur ihre Haltbarkeit, sondern vor allem die Wegsamkeit der Lichtung auf die Dauer. Zwar sieht man meistens nach der Operation die Blutwelle in das periphere Ende hinüberströmen und kann hier den Puls fühlen. Aber man erlebt es nicht selten, daß der anfängliche periphere Puls nach einigen Tagen verschwindet, um nicht wiederzukommen. Wie oft das vorkommt, ist mit Zahlen nicht belegt. Die spätere Arteriographie kann jetzt darüber Aufschluß geben. Jedenfalls konnte im jetzigen Krieg die Durchgängigkeit der Gefäßnähte wiederholt damit bewiesen werden, was gegen Schoerchers Ansicht spricht, daß meistens doch Thrombosen auftreten (s. S. 122)[2]. Allerdings ist arteriographisch auch festgestellt, daß die Nahtstelle zunächst durchgängig blieb, später aber in manchen Fällen doch thrombosierte. Allein es zeigte sich auch, daß ein vorher nur dürftig entwickeltes Kollateralnetz sich nun sehr gut ausgestaltet hatte. Daher trotz Thrombose in diesen Fällen gute Durchblutung des Gliedes und keine Ischämie. Augenscheinlich entwickelt sich die Thrombose der Nahtstelle allmählich und gibt so den Kollateralen die Zeit, sich zu bilden, was bei einer operativen Ligatur nicht möglich gewesen wäre.

Die Möglichkeit einer Gefäßnaht hat weiter zu *Venentransplantationen* in den Fällen geführt, in welchen die Distanzen zu groß sind. Durch Tierversuche von Fischer und Schmieden wurde das Einheilen festgestellt und es zeigte sich hierbei das Interessante, worauf Bier hinwies, daß die Vene das einzige Transplantat ist, welches nicht zugrunde geht, wohl weil es dauernd mit strömendem Blut in Verbindung bleibt. Notwendig ist es, daran zu denken, daß man das der Vene entnommene Stück umdreht, damit die Venenklappen nicht dem Blutstrom entgegengesetzt liegen und zu Gerinnselbildungen Anlaß geben. Die Transplantation kommt ferner nur in Frage bei Fällen, die einen aseptischen Eindruck machen, wo man also die Haut vollkommen schließen

---

[1] Bier legt nur in der Mitte der vorderen und hinteren Gefäßperipherie je einen Haltefaden, wodurch die Drehung vermieden und die Naht einfacher wird.

[2] Erwähnt müssen eigentümliche *Nachblutungen* werden. Hier ist es nicht die Naht, aus der es blutet, sondern an Stellen, wo die Höpfnersche Klemme gelegen hatte und die Gummiüberkleidung schlecht ist, besteht die Möglichkeit, daß die scharfe Kante eine Druckusur macht. Bei leichter Infektion wird im Zusammenhang mit der temporären Abklemmung die Widerstandsfähigkeit der Gefäßwand heruntergesetzt.

kann. Daß gerade nach diesen Operationen Gefäßgeräusche im Anfang auftreten und Pseudoaneurysmen vortäuschen, ist auf S. 129 genau auseinandergesetzt. Die Ansichten über die beim Menschen zu erzielenden Erfolge sind geteilt. BIER hält nicht viel davon. Indessen wird sie im jetzigen Krieg von RAHN jun. und STICH warm empfohlen. Die Frage nach dem Dauerresultat scheint nach Beobachtungen LEXERs im günstigen Sinne geklärt zu sein. Er konnte 5 Jahre nach Einpflanzung einer Vene in einen 16 cm langen Defekt der Arteria femoralis feststellen, daß die vorhandenen Fußpulse bei Druck auf die Stelle verschwanden, demnach also die sich als derber gleich einer Arterie anzufühlende Vene ihre Lichtung behalten hatte. Unter 46 Fällen bestand 14mal Durchgängigkeit. 2mal nur traten Blutungen oder Eiterungen ein.

Die von KÜTTNER empfohlenen *Gefäßplastiken* aus dem Aneurysmasack und die REHN-HOFFMANNschen *Implantationen* peripherer Arterien in den zentralen Arterienhauptstamm sind nur selten gemacht worden. Sie kommen besonders für die A. cubitalis, A. poplitea und die Carotis interna in Betracht.

Für den Entschluß, welche Methode man wählen soll, sind häufig praktische, nicht medizinische ausschlaggebend. *Nur wo man eine absolut sichere Asepsis garantieren kann, wird man die Naht machen und nur dann, wenn man nach der militärischen Lage den Operierten 14 Tage lang an demselben Platz behalten und gut beobachten kann.* Ferner darf eine *zirkuläre* Naht nicht bei sehr *ausgebluteten Patienten* ohne Möglichkeit einer vorherigen Bluttransfusion gemacht werden, weil diese immerhin viel Zeit in Anspruch nimmt, während die seitliche Naht meistens nicht länger als die Ligatur aufhält.

Aber nicht alle Schußverletzungen großer Gefäße rufen sofort eine starke Blutung nach außen hervor und bedürfen einer baldigen endgültigen Blutstillung. Wo es sich um kleine Schußwunden der Haut handelt, also namentlich bei dem Durchschnitt der Gewehrschüsse und den kleinen Geschoßsplittern, kann wohl im Augenblick der Verwundung eine starke Blutung erfolgen, sie steht aber dann und bedarf zunächst eines Eingriffs nicht. *Es kommt dann zum* **pulsierenden Hämatom** *und später zum* **Aneurysma.** Voraussetzung dafür sind kleine, sich schnell schließende Hautwunden. Sogar bei größeren ist diese Möglichkeit zuweilen gegeben, wenn sich Muskeln kulissenartig vor die Gefäßöffnung legen. Vielleicht spielt hierbei manches Mal auch die thrombokinetische Wirkung des Muskels an sich eine Rolle.

Die *Folgen* hängen zunächst von der Größe der Blutung in die umgebenden Gewebe ab. Diese muß nicht immer groß sein. Sie ist zuweilen so gering, daß sie überhaupt nicht nachweisbar ist. Das kommt bei einer großen Zahl der *arteriovenösen Fisteln* vor. Sonst schwankt die Größe des Hämatoms von kleinen bis zu solchen Dimensionen, daß das betreffende Glied im ganzen hochgradig geschwollen ist und die benachbarten Gelenke in Zwangstellungen gebracht werden. Die Blutergüsse können sich weit in alle Gewebeinterstitien erstrecken, und die Differenzierung der einzelnen Gewebe, nicht nur der Venen, Arterien und Nerven, sondern auch großer Muskeln wie des Sartorius, bereiten zuweilen dem Operateur Schwierigkeiten. Während wir den Bluterguß auch bei Verletzungen der Vene allein finden können, sind die nachfolgenden Zeichen immer an eine Arterienverletzung geknüpft. Da ist zunächst das *Pulsieren*, das man mit dem Auge und dem Gefühl wahrnehmen kann. Ein zweites nur mit dem Gefühl wahrnehmbares Symptom ist das *Schwirren*. Das dritte, das WAHLsche, ist ein mit dem Stethoskop zu konstatierendes Gefäßgeräusch, das systolisch-diskontinuierlich oder kontinuierlich ist. Hinzuzufügen ist noch ein Fernsymptom, das Verschwinden der peripheren Pulse. Da wo alle Symptome vorhanden sind, ist an der Diagnose einer Arterienverletzung mit ihren Folgezuständen kein Zweifel. Aber der I. Weltkrieg hat gelehrt, daß einzelne, früher als typisch bezeichnete Symptome nicht nur *vorübergehend, sondern auch dauernd* fehlen können, und daß man besonders bei der spezialisierten Diagnose, ob eine Arterienverletzung allein oder auch eine gleichzeitige der Vene vorliegt, Überraschungen erlebt.

Das *Pulsieren* ist das konstanteste Symptom. Man vermißt es zuweilen bei ganz kleinen Hämatomen, die infolge ihrer tiefen Lage besonders bei kleineren Arterien wie der Profunda femoris, der Tibialis postica ihre Pulsation durch die Muskelmassen nicht der Oberfläche mitteilen können. In solchen Fällen ist es nicht selten für das Auge leichter festzustellen als für die aufgelegte Hand. Andrerseits verhindert manches Mal gerade die derbe, weitgehende Infiltration mit Blutmassen seine Erkennbarkeit. Die Pulsation verschwindet natürlich, wenn man das Gefäß zentral von seiner Verletzungstelle abdrückt. Man darf diesen Handgriff bei den pulsierenden Hämatomen nie unterlassen, weil man der Lage nach fälschlicherweise die Pulsation auf ein Gefäß beziehen kann, das in der Tat gar nicht verletzt ist. Ich erinnere in dieser Beziehung an die Aneurysmen der Maxillaris int., die auf die Carotis, die der A. vertebralis,, die meistens für die der Carotis oder Subclavia superior angesprochen werden, an in der Achselhöhle zum Vorschein kommende Aneurysmen der Subscapularis, die auf die Brachialis, am Oberschenkel sich ausbreitende Aneurysmen der Obturatoria, die auf die Iliaca externa, an die der Profunda, die auf die Femoralis bezogen werden.

Während uns die Pulsation über die Beschaffenheit der Vene keinen Aufschluß gibt, können uns die *Geräusche* auch in dieser Hinsicht einen Anhalt geben, aber sie müssen es nicht. Schulgemäß soll das systolische Geräusch die Verletzung der Arterie allein, das kontinuierliche die von Arterie und Vene anzeigen. Meine und A. ISRAELs Untersuchungen haben Aufschluß über die Entstehung der Geräusche gebracht. Es sind „*Geschwindigkeitsgeräusche*" und entstehen durch Beschleunigung der Strömung. Sie finden sich entweder bei unveränderter Lichtung [Nonnensausen an den Venen Anämischer (SAHLI, WEBER)] oder bei Verengerung, und zwar bedingt nicht durch diese (früher als Stenosengeräusche aufgefaßt), sondern durch das schnellere Abströmen des Blutes in *die weitere Lichtung nach der Stenose.* Ich stellte nach Bildung von arteriovenösen Fisteln und Aneurysmensäcken am Tier folgendes fest[1]: Die Abbindung des peripheren Arterien- und Venenendes ändert an den kontinuierlichen Geräuschen nichts, sondern nur die des zentralen Venenendes. *Sie kamen nur zustande, wenn das Blut aus dem arteriellen Ende frei in das zentrale Venenende abfließen kann.* Damit war bewiesen, daß für dieses Geräusch die alte Annahme, daß es durch Aufprallen des arteriellen auf das venöse Blut entstände, falsch war. Andrerseits wird auch die Erklärung für das *Diskontinuierliche* bei *arteriellen Aneurysmen* klar. Denn der Sack stellt eben die Erweiterung der Lichtung dar und erlaubt die Geschwindigkeitsbeschleunigung. Auch die *pseudoaneurysmatischen* Geräusche sind damit geklärt. Man hörte nämlich in einigen Fällen Gefäßgeräusche, fühlte wohl auch ein Schwirren und war erstaunt, bei den unter der Annahme von bestehenden Aneurysmen vorgenommenen Operationen an Ort und Stelle keine zu finden. Besonders auch nach voraufgegangenen Gefäßnähten konnte man diese Geräusche hie und da hören und dachte infolgedessen sogar an die Bildung von wahren Aneurysmen an der Nahtstelle. Es unterliegt keinem Zweifel, daß in einem Teil dieser Beobachtungen der negative Befund dadurch bedingt war, daß an anderen Stellen tatsächlich doch Aneurysmen bestanden, die durch die Operation nicht zu Gesicht kamen. Die Geräusche waren nur weit fortgeleitet. Kleinere Aneurysmen der Arterien, namentlich wenn sie älter sind, sind nicht immer leicht zu finden. Da man aber auch dieses

---

[1] Arch. klin. Chir. **1904**, Kongreßbericht.

Gefäßsymptom in Fällen, wo das Bestehen eines Aneurysmas mit Sicherheit auszuschließen war, fand, so besonders nach Gefäßoperationen, so wäre die Erklärung schwierig, wenn sie nicht durch obige Versuche geklärt wäre. Diese Geräusche sind eben nichts als ebenfalls Geschwindigkeitsgeräusche nach Verengerungen der Lichtung, bedingt durch die Naht, wandständige Thromben, Narben, Verzerrungen der Lage des Gefäßes. *Man darf also aus einem Geräusch allein noch nicht auf eine Arterienverletzung oder ein Aneurysma schließen* und zur Operation schreiten, besonders wenn es sich um gefährliche Gegenden handelt.

Es ist leicht verständlich, daß die Fortpflanzung des kontinuierlichen Geräusches sich zentral viel weiter als peripher fortpflanzt. Sie kann bei arteriovenösen Fisteln und Aneurysmen eine sehr weite sein. So kann es bei arteriovenösen Aneurysmen der Poplitea bis zur Leistenbeuge und bei mageren Individuen in der Unterbauchgegend, bei Aneurysmen des Halses an der Vorderwand des Brustkorbes, denen der Axillaris ebenfalls dort und auch am Rücken zu hören sein. Die diskontinuierlichen, rein systolischen Geräusche pflegen sich nicht so weit fortzupflanzen, sondern sind gleichmäßig weit nach oben und unten von der Verletzungsstelle der Arterie zu hören. Unter Zugrundelegen obiger Tatsachen wird das häufige Fehlen bzw. die Änderung des Charakters des Geräusches verständlich. *Die Unregelmäßigkeiten sind häufiger, je frischer die Verletzung ist.* Bis der endgültige Zustand eintritt, vergeht eine gewisse Zeit. Bei ganz frischen Verletzungen vermißt man meistens die Geräusche, außer bei den arteriovenösen Fisteln, weil zerrissene Muskeln und Bindegewebe und Blutkoagula den freien Strom nicht gestatten, oder — und das ist in den ersten Stunden immer der Fall — eine gewisse Zeit vergehen muß, bis sich der Blutstrom eine Höhle, in die es abströmen kann, schafft. Bei rein arteriellen Verletzungen wird man das Geräusch in ganz frühem Stadium, also unmittelbar nach der Verwundung seltener hören als bei arteriell-venösen, bei denen das zentrale Venenende sofort den Abstrom erlaubt, wenn es nicht verlegt ist. Solange die Umbildung der äußersten Schichten in eine Sackwand vor sich geht, ist namentlich bei kleineren Gefäßverletzungen die Möglichkeit gegeben, daß sich Fibringerinnsel vor die Öffnung legen und den freien Abstrom des Blutes verhindern. So kann ein rein arterielles Aneurysma sein systolisches Geräusch vollkommen verlieren oder beim arteriell-venösen kann bei Verlegung des zentralen Venenendes das bisher kontinuierliche rein systolisch werden. Nicht nur in den Tierversuchen, sondern auch bei den Operationen am Menschen konnte ich dieses beobachten und fand damit die Erklärung für mit der Verletzungsart nicht übereinstimmende Geräusche bzw. für den vor der Operation eingetretenen Wechsel ihres Charakters.

Obige Versuche haben uns ebenfalls Aufschlüsse über das Symptom des *Schwirrens* gegeben. Dieses wird ebensowenig hervorgerufen durch den Aufprall des arteriellen auf das venöse Blut wie das kontinuierliche, systolisch verstärkte Geräusch. Denn es verschwindet, wenn man das zentrale Venenende und das periphere Arterienende abbindet. Es ist geknüpft an die freie Abflußmöglichkeit des Blutes und entsteht durch Oszillationen des *arteriellen* Blutes und ihre Übermittelung an die Gefäßwände. Denn man fühlt es auch an unverletzten Arterien. Man fühlt es bei der Operation ebenso über der Arterie wie über der Vene, am stärksten an der Kommunikationsstelle des Arterienrohres mit dem Sack oder der Vene. Dem Urteil einiger Autoren, daß es nur bei arteriell-venösen Aneurysmen vorhanden ist, kann ich nicht zustimmen. Nur ist es bei diesem wegen der freieren Abflußmöglichkeit des Blutes und der dünneren Venenwand besser zu fühlen. Je näher die Fistel oder der Sack der Oberfläche liegt, um so eher ist es fühlbar. Geräusche und Schwirren verschwinden natürlich ebenso wie der Puls bei Kompression der zugehörigen Arterie.

Das letzte Symptom ist das Verhalten des *peripheren Pulses*. Sein Vorhandensein sprach früher gegen die Verletzung einer großen Arterie. Dem ist nicht so. Denn auch bei ausgedehnten Wanddefekten der Arterie, ja sogar ausnahmsweise bei vollkommenem Abschuß kann der Blutstrom seinen Weg in das periphere Ende finden. Erwähnt sei hier noch eine andere Art des peripheren Pulses, welcher, nicht in den Arterien, sondern in den Venen zu fühlen ist. Er kann nur auftreten, wenn eine Kommunikation der Arterie mit der Vene stattgefunden hat und das arterielle Blut in die peripheren Venen

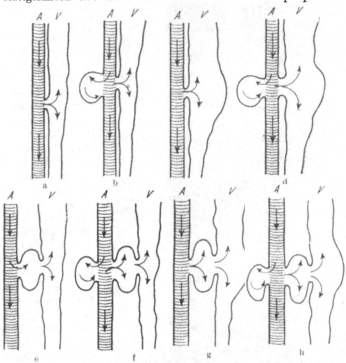

Abb. 9. a A. art.-ven. directum; b A. art.-ven. directum mit Aneurysma arteriale; c A. art.-ven. directum mit Varixbildung; d A. art.-ven. directum mit Aneurysma arteriale und Varixbildung; e A. art.-ven. indirectum; f A. art.-ven. indirectum mit Aneurysma arteriale; g A. art.-ven. indirectum mit Varixbildung; h A. art.-ven. indirectum mit Aneurysma arteriale und Varixbildung. (Nach STICH.)

einströmt. Dieses nicht häufige Symptom findet sich also nur bei arteriell-venösen Aneurysmen und Fisteln.

Die Schilderung der Symptome, die eben erfolgt ist, gilt nicht nur für den Zustand, den man als „pulsierendes Hämatom" bezeichnet, sondern auch für den Folgezustand, nämlich das Aneurysma, das nach dem englischen Sanitätsbericht in 54,5% der Gefäßschüsse auftritt[1]. *Praktisch wird ein Unterschied zwischen pulsierenden Hämatomen und Aneurysmen kaum gemacht.* Denn der Zeitpunkt, wann eine feste Sackwand sich gebildet hat, ist unbestimmbar. Das pulsierende Hämatom ist eben ein junges, in Bildung begriffenes Aneurysma. Die Bildung des Sackes kommt dadurch zustande, daß der Blutstrom sich an der Peripherie seines Benetzungsgebietes verlangsamt und daß es daher hier zur Ablagerung von Fibrin kommt, welches sich allmählich bindegewebig umwandelt und die Sackwand bildet. Diese Aneurysmen sind immer *falsche,*

---

[1] WEDENSKI (Russe) fand es in 53,5%.

denn die Sackwand wird nie durch die Arterienwand selbst gebildet (Aneurysma spurium). Auch die Verletzung der Vene gibt nie zur Bildung eines richtigen Varix Anlaß. Die *wirklichen* Aneurysmen durch Gefäßverletzungen sind Ausnahmen. Hier kann es sich aber nicht um Kontinuitätstrennungen gehandelt haben, sondern nur um Läsionen der Gefäßwand durch Quetschung derart, daß das Blut die geschädigte Arterienwand allmählich vorwölbt. Die Größe des Aneurysmas hängt nicht nur von der Größe des Gefäßes, dem Umfang

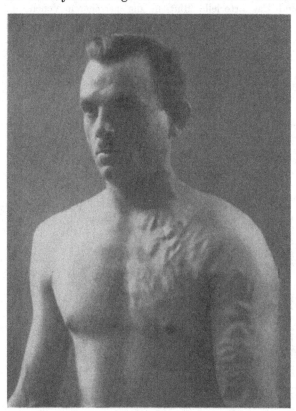

seiner Verletzung und dem Blutdruck, sondern auch vom Widerstand der umgebenden Gewebe ab. Der Sack bildet sich immer nach dem Ort des geringsten Widerstandes hin aus. Typische Lagerungen für ihn gibt es nicht. Auch muß es nicht immer nur *ein* Sack sein. Denn bei den häufigen Lochdurchschüssen der Arterien kann das Blut naturgemäß nach beiden Seiten abströmen. Hier findet man also fast immer zwei Säcke, die zu beiden Seiten des Gefäßrohres sich ausdehnen. Bei gleichzeitiger Verletzung von Arterie und Vene sprechen die alten Lehrbücher sehr häufig von einem *intermediären Sack* zwischen Arterie und Vene. Solche Aneurysmen sind meistens nicht häufig. Vielmehr handelt es sich um Säcke, die den Gefäßen an der Verletzungsstelle anliegen. Von Interesse ist,

Abb. 10. Seit 4 Jahren bestehendes arterio-venöses Aneurysma der Subclavia. Riesige Venenerweiterung an Thorax, Hals und Arm. (Nach Stich.)

daß sich neben einem Sack, in dem sich arterielles und venöses Blut mischt, auch Säcke mit rein arteriellem Blut bei demselben Gefäßpräparat finden. *Die arteriell-venösen Aneurysmen erreichen meistens nicht die Größe wie sie die rein arteriellen erreichen können.* Der Grund dafür liegt wohl darin, daß bei wegsam gebliebenem zentralen Venenende auch in dieses ein großer Teil des Blutes angesaugt wird. Andrerseits folgen hier auch bei kleinem Sack zuweilen kolossale Venenerweiterungen.

Einer besonderen Erwähnung bedürfen die *arteriovenösen Fisteln.* Bei ihnen ist es zu einer Sackbildung gar nicht gekommen, sondern die Ränder der Arterienverletzung sind so schnell mit denen der Vene verklebt, daß der arterielle Blutstrom direkt in die Vene hineinströmt. Und zwar geht er entgegengesetzt seiner bisherigen Richtung in der *Hauptsache* in das zentrale Venenende, weil hier die Saugkraft herzwärts wirkt, und weil der Widerstand geringer ist, auf den er beim Einströmen in das periphere Venenende stößt. Denn dieses empfängt aus seinem Capillarkreislauf doch nur das Blut, welches trotz der Verletzung der Arterie in das periphere Ende der letzteren hineinströmt. Durch den Zusammenprall von arteriellem und venösem Blut im peripheren Venenende kommt es hier natürlich zur Stauung und leicht zu Stauungsthrombosen. *Das periphere Venenende verödet daher gar nicht selten. Die arteriovenösen Fisteln werden, weil sie keinen pulsierenden Sack aufweisen, sehr leicht übersehen,* besonders dann, wenn die Verletzungsstelle der Gefäße von Muskeln überdeckt ist, wie z. B. an der Mitte des Oberschenkels, in der Wade. An den Stellen dagegen, wo die Gefäße dicht unter der Haut liegen, wie am Oberarm, im ersten Oberschenkeldrittel, an den Halsgefäßen, fühlt die aufgelegte Hand deutlich das Schwirren. Die Fisteln zeigen außerdem das Symptom des kontinuierlichen, systolischen Geräusches immer am schönsten, besonders auch hinsichtlich der zentralen Fortpflanzung in der Vene. *Auch weisen sie immer die peripheren Arterienpulse auf, ebenfalls ein Moment, das sie leicht übersehen läßt.* Das Vorkommen von arteriovenösen Fisteln war anfangs 1914/1915 wenig bekannt. Insbesondere ihre Sonderstellung bezüglich des weiteren Verlaufes und ihrer Erscheinungen hat erst allmählich eine Klärung gefunden. Daß sie sehr häufig vorkommen, ist nicht zu leugnen. Eine Abart von ihnen, oder besser gesagt, ihre häufige Folge ist der *Varix aneurysmaticus,* d. h. die Ausbildung einer Erweiterung oder Sackbildung der Venenwand infolge des Anpralles des arteriellen Blutes. Arterielle und arteriell-venöse Aneurysmen kommen ungefähr gleich häufig vor, auch nach dem englischen Sanitätsbericht. Die arteriell-venösen sind häufiger in Körpergegenden, wo Arterie und Vene eng zusammenliegen, so bei der Carotis communis und den Iliacal-, Femoral- und Poplitealgefäßen, an der Brachialis sind sie entschieden seltener. *Die arteriellen sind durchschnittlich die gefährlicheren.* Sie wachsen gewöhnlich schnell, erreichen größere Ausmaße (bis zu Kindskopfgröße) und neigen eher zu Blutungen infolge Berstens des Sackes. Es muß betont werden, daß auch zunächst kleine, ja sogar scheinbar geheilte, ganz plötzlich noch nach langer Zeit wachsen können. Der Häufigkeit nach stehen mit Schwankungen in den einzelnen Statistiken die Aneurysmen in der Reihenfolge Femoralis, Poplitea, Axillaris, Subclavia, Brachialis, Carotis communis, Profunda femoris, Tibialis antica und postica, Cubitalis, Carotis interna, Radialis, Ulnaris, Glutaea, Vertebralis.

Im Vordergrund der Folgen stehen die *Zirkulationsstörungen.* Sie sind um so stärker, je größer das Aneurysma ist. Schwellungen des peripheren Gliedabschnittes, arterielle Ischämie oder venöse Stase mit der Neigung zu Geschwüren und zur Gangrän, mangelhafte Gebrauchsfähigkeit treten meistens ein [1]. Dazu kommen in manchen Fällen schwere *Neuralgien,* veranlaßt durch Druck auf die benachbarten, oft verlagerten, zuweilen mit dem Sack verwachsenen Nerven. Auch Lähmungen sind nicht selten, besonders bei den Halsaneurysmen die des Nervus laryngeus inferior. Nicht unerwähnt seien die bei den Aneurysmen der Carotis communis oder interna den Patienten aufs höchste belästigenden Geräusche, die im Kopfe empfunden werden, während das Schwirren, die Pulsation und Geräusche an den Gliedmaßen den Trägern meistens keine Beschwerden machen. *Als lebensgefährliche Folgen kommen in Betracht das Bersten des Sackes und die Blutung nach außen sowie Embolien.* Diese beiden Gefahren sind besonders groß bei den Gefäßgeschwülsten der Carotis und der Subclavia.

---

[1] Wissenschaftlich interessant ist es, daß bei jugendlichen, noch im Wachstum stehenden Personen auch Verlängerungen der Gliedmaßen wahrscheinlich als Folge der venösen Hyperämie eintreten. Ich sah bei einem 12jährigen Knaben 18 Monate nach dem Messerstich, der ein Aneurysma arteriovenosum des Oberschenkels bedingte, eine Verlängerung des Beines um 3 cm.

Gegenüber diesen Zuständen stehen die Gefährlichkeit der Operation an sich und ihre Folgen, bestehend in einer noch schlechteren Ernährung des peripheren Abschnittes, deren höchster Grad die Gangrän ist. Auch im I. Weltkrieg ist das früher viel geübte Verfahren der methodischen Kompression mehrfach angewandt worden. Seinen sicheren Enderfolgen darf man aber nach wie vor sehr skeptisch gegenüberstehen.

Andrerseits ist der zu Beginn des I. Weltkrieges noch herrschende Standpunkt, daß jede Gefäßverletzung bzw. Aneurysma unbedingt operiert werden müßte, falsch. Hundertfache Erfahrungen haben gewisse Grundsätze gelehrt, nach denen man verfahren soll. 1. Zunächst unterliegt es keinem Zweifel, daß eine Zahl von Arterienverletzungen *spontan heilt.* Daß ersteres durchaus möglich ist und sich schnell vollziehen kann, habe ich durch Tierexperimente erhärtet. Ich nähte in einer Sitzung Arterie und Vene auf eine gewisse Strecke seitlich aneinander. In einer zweiten Sitzung machte ich von einem Venenschnitt aus mit einem kleinen Messer an der Verbindungsstelle einen Schlitz in Arterien- und Venenwand und nähte den Venenschnitt wieder zu. Teils konnte ich noch während der Operation die Verlegung, teils nach einigen Tagen die vollkommene Heilung feststellen. Die Spontanheilung ist aber schon dadurch bewiesen, daß man oft bei Verwundeten später zufällig bei Gelegenheit von Operationen, besonders bei Nervenoperationen, unzweifelhafte Beweise dafür erheben konnte. Zuweilen ist bei sonst normalem Verhalten der periphere Puls schwächer oder fehlt. Häufiger sieht man aber doch leichte Schädigungen, wie geringere Turgeszenz der Weichteile, Farbenveränderungen der Haut. Subjektiv haben die Verwundeten Empfindlichkeit gegen Temperatureinflüsse und ein Gefühl der Schwäche und geringeren Leistungsfähigkeit. Nicht selten werden einem derartige Patienten als Nervenverletzte zugeführt, während es sich tatsächlich um *ischämische* Störungen handelt. In selteneren Fällen sind die Funktionsstörungen lebhaftere. Ich habe solche Spontanheilungen wohl mindestens 30mal gesehen, GUNDERMANN unter 42 Gefäßschüssen 25mal. v. HABERER unter 172 6mal, FROMME 1mal unter 50, HOTZ 3mal, VEREBÉLY unter 626 Nervenoperationen 35mal. THÖLE sogar bei 65 Nervenoperationen 12mal. Auch BIER sah sie nicht selten. Was liegt nun hier vor? Das größte Kontingent stellen zweifelsohne jene Verletzungen der Arterien, bei welchen eine Eröffnung des Lumens nicht statthat, wo es sich also nur um *Quetschungen* des Gefäßrohres mit ihren Folgen der Intimaläsion und Thrombenbildung handelt. Bei ihnen verödet manches Mal das Gefäß und stellt einen soliden Strang dar. Sicher sind Heilungen sehr viel seltener bei *seitlichen Verletzungen.* Demnächst handelt es sich um *Abschüsse,* bei denen eine Verstopfung der Gefäßlumina durch Thromben eingetreten ist. Hier wird natürlich meistens ein Hämatom eintreten, aber dasselbe ist ein „*stilles*", es entbehrt der Geräusche und auch der Pulsation. Solange der Verschluß noch nicht eingetreten ist, imponiert es als pulsierendes Hämatom, bis es dann „still geworden ist". Diese Heilungen kommen aber nach meinen Beobachtungen nur in den ersten Tagen vor. Auffällig ist und bisher noch nicht erklärt, weshalb diese Spontanheilungen vorzugsweise an den Armgefäßen gefunden sind. Vielleicht ist das aber nur scheinbar, insofern am Arm sehr viel mehr Nerven verletzt werden und daher operative Erklärungen gegeben werden konnten. *Praktisch ist jedenfalls der Schluß zu ziehen, daß alle stillen oder stillgewordenen Gefäßverletzungen bzw. Hämatome, wenn nicht andere Momente in Frage kommen, kein Gegenstand der Operation sind.* Aber man sei bei diesen stillen Hämatomen bezüglich der endgültigen Heilung immer skeptisch. Denn es sind Fälle berichtet, wo infolge von Anstrengungen noch nach Monaten plötzlich wieder Blutungen aufgetreten sind. Derartige Verwundete dürften ihre Kriegsverwendungsfähigkeit erst nach späterer Zeit erreichen. *Spontan-*

heilungen kommen auch bei ausgesprochen. *arteriellen Aneurysmen,* wenn auch selten, vor.

2. *Die arteriell-venösen Fisteln müssen nicht operiert werden, solange sie keine subjektiven oder objektiven Beschwerden verursachen.* Denn es sind eine Anzahl von Fällen bekannt, wo Soldaten mit diesen ohne Behinderung selbst bei solchen der unteren Gliedmaßen die schwersten Strapazen durchgemacht haben. Es kommt bei diesen Fisteln sicher auf die Größe der Öffnung und die Lage sowie die Art des Gefäßes hinsichtlich unangenehmer Folgezustände an. An sich ist nicht recht einzusehen, daß dieser Zustand immer Nachteile haben muß. Denn wenn das arterielle Blut direkt in die Vene einströmt, so wird das in ihr zentrales Ende strömende infolge der Saugkraft des Brustkorbs schnell abgeführt. Das in das periphere Venenende fließende stößt natürlich auf das Venenblut und führt zu Stauungen. Diese sind aber an sich geringer, weil die Menge des aus dem Capillarnetz tretenden Blutes geringer sein muß, da ja das periphere Arterienende sehr viel weniger Blut empfängt. Glücklicher liegen die Verhältnisse sicher, wenn das periphere Venenende verlegt ist und dadurch der Grund für Stauungen fortgeschafft ist. Und es ist sehr wohl möglich, daß in den Fällen, wo sich gar keine Kreislaufstörungen finden, dieser Zustand eingetreten ist, der natürlich ohne Operation nicht nachweisbar ist. Denn der Charakter des kontinuierlichen, systolisch verstärkten Geräusches hat sich dadurch, wie oben mitgeteilt ist, nicht verändert, weil das Abströmen des arteriellen Blutes in den zentralen Venenabschnitt erhalten ist. Wodurch unterscheiden sich nun die arteriell-venösen Fisteln von den Aneurysmen mit kleinem Sack? Die Diagnose kann natürlich immer nur eine wahrscheinliche sein und beruht darauf, daß man trotz Pulsation, Schwirren, typischem Geräusch und erhaltenem peripheren Puls keine Geschwulst an der Verletzungsstelle fühlt. Selbst die Arteriographie versagt hier. Die Überzeugung, daß man bei den beschwerdelosen arteriovenösen Fisteln hinsichtlich der Operation zurückhaltend sein kann, halte ich für bedeutungsvoll, besonders mit Rücksicht auf die Subclavia, die Vertebralis, die Axillaris, die Iliaca externa, die Femoralis oberhalb des Abganges der Profunda femoris und die Poplitea. Denn die Gefahren der Operation an diesen Gefäßen und die möglichen Folgezustände sind nicht gering anzuschlagen. BIER operiert aus diesem Grunde sogar die arteriellen Aneurysmen nicht, wenn sie die Neigung zum Kleinerwerden, d. h. zur Spontanheilung haben. VON HABERER hat aber grundsätzlich auch die Operation der arteriovenösen Fisteln gefordert mit Rücksicht auf Spätfolgen. Die Nachkriegszeit hat in diese Frage Klärung gebracht. Es hat sich nämlich gezeigt, daß Leute mit arteriovenöser Fistel eventuell viele Jahre ohne Beschwerden selbst schweren körperlichen Berufen nachgehen können, um dann allmählich weniger Beschwerden an Ort und Stelle als vielmehr von seiten des Herzens mit nachweisbarer Erweiterung der rechten Kammer zu bekommen. Und diese Beschwerden sowie die Herzvergrößerung schwanden nach erfolgreicher Operation. Aber auffallend ist im Verhältnis zu den sicher nicht seltenen Fisteln die kleine Zahl derartiger Fälle bei den durch das Kriegsbeschädigtenfürsorgewesen gesicherten guten Beobachtungen. Daher glaube ich, daß der oben aufgestellte Grundsatz doch zu Recht besteht, aber nur für die Fisteln, nicht für die arteriell-venösen Aneurysmen.

3. *Überall da, wo ein aneurysmatischer Sack mit Sicherheit anzunehmen ist, muß die Operation gemacht werden.* Allerdings kann es sich ereignen, daß auch derartige Patienten lange Zeit schwere Strapazen mitmachen[1]. *Der Sack stellt*

---

[1] So erinnere ich mich mehrerer Fälle, die Monate bis 2 Jahre hindurch trotz Aneurysmen der Femoralis am Adduktorenschlitz Dienst im Felde mit großen Marschleistungen und Sturmangriffen versehen hatten, bis eine sehr starke ödematöse Schwellung des Unterschenkels vorlag und Geschwüre den Dienst unmöglich machten.

eben im Gegensatz zur arteriovenösen Fistel immer ein großes Kreislaufhindernis dar und birgt die Gefahren des Berstens und der Embolien in sich.

Über den *Zeitpunkt der Operation* ist jetzt wohl Einigkeit erzielt insofern, als der frühere Standpunkt, möglichst lange bis zur Entwicklung von Kollateralen zu warten, durchschnittlich verlassen ist. Dazu hat fraglos der technische Fortschritt der Gefäßnaht, durch den man in einer Anzahl von Fällen den natürlichen Zustand des Gefäßrohres wiederherzustellen imstande ist, viel beigetragen. Begünstigend wirkte der Umstand, daß die rein technische Seite der Freilegung und der Naht um so leichter ist, je früher die Fälle angegangen werden. Allein auch da, wo sich die Naht verbot und Ligaturen gemacht werden mußten, zeigte es sich, daß hinsichtlich der Gangrän die Gefahren einer frühzeitigen Operation geringer waren als man früher annahm. *Aber eins darf nicht außer acht gelassen werden, daß zwar eine Gangrän ausbleiben kann, die Blutversorgung aber keine genügende hinsichtlich der Funktion wird.* Von diesem Gesichtspunkt aus muß daher jeder Fall individuell betrachtet werden, da es nicht erlaubt ist, um der größeren Leichtigkeit der Operation wegen Schäden herbeizuführen, die durch eine spätere, allerdings schwerere Operation sich hätten vermeiden lassen. So ergibt sich denn als Richtlinie, daß der Reihenfolge nach bei Aneurysmen der Poplitea, Iliaca externa, Femoralis am POUPART-schen Band, Axillaris längere Zeit, 6 Wochen bis 3 Monate gewartet werden *kann, besonders dann, wenn die peripheren Pulse erhalten sind,* daß aber bei den anderen Arterien der Zeitraum von 21 Tagen im allgemeinen genügt. Das technische Moment ohne Rücksicht auf die späteren Gefahren spielt eine ausschlaggebende Rolle nach meinen Erfahrungen nur bei den Aneurysmen der Subclavia oberhalb des Schlüsselbeins, der Carotis communis und interna und der Vertebralis. Denn bei diesen kann die an sich schwere Operation durch längeres Zuwarten so schwierig werden, daß die Lebensgefahr eine größere wird. Dazu kommt, daß bei ihnen auch die Gefahren der Embolien und des Berstens des Sackes größer sind[1]. Das Bersten des Sackes bei ihnen ist gefährlicher, weil der dann eintretenden Blutung nicht durch Anlegen des Schlauches, sondern nur durch die viel schwerere, von einem anderen geübte Fingerkompression Abhilfe gebracht werden kann. Auch bei ihnen wird die Größe der Geschwulst bzw. ihre Zunahme der Wertmesser für den geeigneten Zeitpunkt darstellen[2].

Indessen, die allgemeinen Regeln über den Zeitpunkt haben eine Reihe beachtenswerter Ausnahmen. Die wichtigste ist die Blutung. *Sobald eine Blutung, und sei sie auch noch so klein, aus einer Wunde bei sicher oder wahrscheinlich diagnostizierter Gefäßverletzung auftritt, muß unverzüglich operiert werden.* Da kommen bezüglich der Folgen Bedenken nicht in Frage, weil das Leben auf dem Spiel steht. Dasselbe gilt auch von der noch nicht erfolgten, aber sich ankündigenden Blutung. Anzeichen hierfür sind schnelle, besonders schubweise Vergrößerung der Geschwulst, vermehrte Absonderung aus den Hautschußöffnungen, entzündliche Erscheinungen der Geschwulst und *Temperaturanstiege.* Letztere sind ein sehr wichtiger, leider zu wenig beachteter Indicator, wenn sie auch nicht immer vorhanden sein müssen. Leichte Fiebertemperaturen finden sich unmittelbar nach der Verletzung oft. Selbst hohe Temperaturen kommen bei Aneurysmen vor, ohne daß eine Eiterung eintritt. Wenn sie aber bestehen bleiben oder wenn sie nach normaler Temperatur plötzlich auftreten, sind sie nach meinen Erfahrungen häufig ein Fingerzeig, auch dann, wenn andere

---

[1] Ich kenne den Fall eines Kollegen, dem wegen der Größe eines Carotisaneurysmas von einer Operation abgeraten war und der nach Monaten plötzlich an einer Lungenembolie starb.

[2] KILLIAN empfiehlt auf Grund von 83 frischen Gefäßverletzungen und Aneurysmen mit 52 Gefäßnähten und 7 Venentransplantationen ein frühes Eingreifen. Für Aneurysmen gibt er an bei Gliedmaßenarterien den 10.—12. Tag, für die Carotis communis und Subclavia die 3.—4. Woche.

Symptome noch fehlen. Da die *Infektion* eines Aneurysmas immer Blutungen nach sich zieht, so zwingt der begründete Verdacht schon zur Operation. Dabei ist zu erwähnen, daß entzündliche Hauterscheinungen nicht selten fehlen und Fieber sowie vermehrte blutig-seröse Absonderung aus den Schußöffnungen die einzigen Symptome darstellen können. Eitrige Sekretion habe ich eigentlich nie gesehen, und man soll wegen der Gefahr der Nachblutung nicht darauf warten. Wenn sich aber entzündliche Erscheinungen der Haut einstellen, ist es natürlich, daß Fehldiagnosen und *Verwechslungen mit Abscessen* vorkommen. *Bei Geschwülsten nach Schußverletzungen denke man daher immer zunächst an Aneurysmen und erst in zweiter Linie an Abscesse.* Bei Hals- und Gesichtsschüssen denke man bei einer Vorwölbung in der Gegend der *Tonsillen* immer an ein Aneurysma der Carotis interna. *Punktion und in vielen Fällen das Stethoskop werden einen vor Irrtümern bewahren.* Hinsichtlich der Infektion ist zu erwähnen, daß sie häufig, eine schnelle Vereiterung aber selten ist. Das nimmt zunächst wunder: Denn Blutmassen sind doch der beste Nährboden für das Wachsen der Bakterien und bei jeder Operation bemüht man sich ängstlich, ausgetretenes Blut nicht im Operationsgebiet zurückzulassen. Tatsächlich ist die Erklärung aber leicht. *Denn es handelt sich beim Aneurysma um strömendes Blut* und dies ist ein schlechter Nährboden für Bakterien.

Eine weitere Indikation für frühe Operation sind ständig zunehmende *Zirkulationsstörungen* und *Schmerzen.* Hierher gehören die Fälle, wo bei großen Blutergüssen die zunächst vorhandenen peripheren Pulse verschwinden und die anfangs beweglichen Endglieder unbeweglich werden oder sich ihre Farbe merklich verändert.

Neuralgien an sich bedingen noch keine frühzeitige Operation. Durch Morphiumgaben und vor allem durch Leitungsanästhesien mittels Novocain gelingt es meistens, den Kranken so viel Linderung zu verschaffen, daß man den gewünschten Zeitpunkt der Operation abwarten kann[1].

Sehr große Blutergüsse bringen ferner eine Gefahr, die an sich zunächst unmöglich erscheint, die *innere Verblutung* in die Gliedmaßen, die aber häufiger ist als sie beschrieben wurde. Sehr oft bilden zunehmende Anämie, Schlechterwerden des Pulses und augenscheinlicher Verfall des Patienten die absolute Indikation zum frühen Eingriff (s. Oberschenkel-Weichteilschüsse).

Wie soll man sich bei der *Kombination von Aneurysmen mit Frakturen der langen Röhrenknochen* verhalten? Infolge von schlechten Erfahrungen stehen einige Chirurgen auf dem Standpunkt, grundsätzlich zu amputieren. Ich kann ihm nicht beitreten, da ich eine Anzahl ohne Gangrän und mit Heilung des Knochenbruches habe verlaufen sehen. Das ereignet sich besonders an den oberen Extremitäten. Aber es erscheint notwendig, diese Frage in jedem solchen Falle ernsthaft zu überlegen, besonders bei den Oberschenkelschußbrüchen und dann, wenn es sich um sehr große Hämatome bzw. Aneurysmen handelt. *Tritt eine Infektion hinzu, so ist die Absetzung, namentlich am Ober- und Unterschenkel angezeigt.* Auch bei plötzlich eintretender Blutung ist sie entschieden der sichere Weg, wenn man nicht eine Infektion mit Wahrscheinlichkeit ausschließen kann und wenn man nicht eine Naht oder eine die periphere Ernährung nicht schädigende Ligatur anzulegen imstande ist.

---

[1] In diese Kategorie fällt auch ein Erlebnis, das wegen der differentialdiagnostischen Schwierigkeit erwähnt sei:

Ein Verwundeter mit arteriell-venösem Aneurysma der Femoralis im unteren Viertel und einem sehr großen bis auf den Unterschenkel ausgedehnten Bluterguß hatte 3 Tage nach der Verletzung einen ausgesprochenen Spitzfuß mit dauernder Kontraktion der Wadenmuskulatur. Die Verbindung mit sehr heftigen Schmerzen in der Muskulatur legten den Gedanken an einen *lokalen Tetanus* nahe. Das Fehlen von klonischen Krämpfen sprach dagegen. Hier muß wohl durch das Hämatom ein Reiz auf den Nervus tibialis ausgeübt worden sein. Denn nach der Operation verschwand dieser eigentümliche Zustand.

Wie gestaltet sich nun die *Operation?* Sie ist zum Teil analog der bei der endgültigen Stillung frischer Blutungen. Auf einzelne Punkte muß indessen noch besonders hingewiesen werden. Zunächst ist zu erwähnen, daß es trotz genügend langem Hochhalten und Auswicklung des Gliedes häufig nicht gelingt, unter Blutleere zu arbeiten. Meistens liegt eine venöse Stase vor. Sie ist dadurch begründet, daß, weil das Aneurysma selbst wegen der Gefahr der Thrombenverschleppung nicht ausgewickelt werden darf, das Hochhalten allein wenigstens in der üblichen Zeit von 5—10 Minuten nicht genügt, um alles Blut zurückfließen zu lassen. Die venöse Blutung ist manches Mal so stark, daß es für die Orientierung besser ist, den zirkulären Schlauch temporär abzunehmen. Sehr praktisch ist der von KIRSCHNER empfohlene *doppelte Esmarch,* d. h. Auswickeln der Extremität bis zum Aneurysma, Anlegen des einen Schlauches distal von ihm und darauf erst nach weiterem Hochhalten zwecks Abfluß des Blutes aus dem Aneurysmasack den zweiten zentral von ihm. Da die Aneurysmaoperation immer eine langdauernde und meist sehr blutreiche ist, so soll man jeden unnötigen weiteren Blutverlust ersparen. Deshalb ist *Blutleere* dringend anzuraten. Die Operation gestaltet sich namentlich bei frischen Fällen sehr schwierig. Alles ist blutig infarziert. Differenzierung der Gewebe äußerst schwer. Namentlich am Oberschenkel ist man über die Ausdehnung und Größe des Hämatoms immer wieder erstaunt. Die Technik des weiteren Vorgehens wird verschieden geübt. Die einen legen die Gefäße oben und unten weit frei, schlingen sie an und arbeiten sich allmählich an den Sack heran. BIER und andere eröffnen ohne weitgehende vorherige Gefäßpräparation sofort den Sack sowohl beim arteriellen als auch arteriell-venösen Aneurysma und präparieren vorher nur dann, wenn Blutleere nicht angewandt werden kann[1]. Der englische Sanitätsbericht widerrät dieses Verfahren. Die Blutmenge ist meistens überraschend groß. Die Blutmassen werden schnell ausgeschöpft, die Verletzungsstelle aufgesucht. Und nun ist beachtenswert, daß es trotz HÖFFNER-Klemme nach Abnahme der Abschnürung oder Aufhören der Fingerkompression mit wenigen Ausnahmen sehr erheblich aus dem Orte der Gefäßverletzungen blutet, weil man von vornherein mit den Gefäßklemmen meistens nicht bis dicht an sie herangehen kann, sondern erst nach Ausräumung des Blutergusses. Der Schlauch ist daher erst nach Versorgung der Gefäßwunden durch Naht, oder durch Ligatur und Tamponade des Sackes zu lösen. Letzteres darf nicht versäumt werden, denn auch die Blutungen aus diesem sind zuweilen sehr stark. Zur Vermeidung von Blutverlusten in diesen Fällen oder wo eine Blutleere unmöglich ist, ist es am vorteilhaftetsn, zunächst die Gefäßwunden mit dem *Finger* oder kleinen *Stieltupfern,* nicht mit einem gewöhnlichen Tupfer zu verschließen. Denn der Tupfer saugt sich schnell voll und weil er immer erneuert werden muß, so wird von neuem Blut verloren. Dazu kommt, daß Tupfer und die ihn haltenden Finger zuviel Raum fortnehmen und das Gesichtsfeld verengern. Nun findet schnell eine weitere Isolierung der Gefäßstämme statt, damit man mit den Klemmen bis an die Löcher in den Gefäßen herangehen kann. KÜTTNER half sich einmal bei einem sehr stark blutenden Aneurysma der Vertebralis damit, daß er schnell aus der Umgebung herausgeschnittene Muskelstücke andrückte und zunächst zunähte. Bei den Säcken ist ihre Vielfältigkeit zu berücksichtigen. *Indessen spielt die Gestaltung des Sackes praktisch jetzt keine Rolle, seit wir,* im Gegensatz zu den Engländern[2], *den Sack nicht mehr grundsätzlich exstirpieren, sondern drinlassen.* Er enthält nämlich eine große Zahl von Kollateralen, die für die bessere Ernährung des peripheren Abschnittes von Bedeutung sind. Verkleinerungen des Sackes durch Raffung sind ebenfalls nicht nötig. Man kommt mit der einmaligen, später nicht erneuerten Jodoformgazetamponade aus. Die *Naht ist auch hier wie bei den frischen Gefäßverletzungen immer anzustreben.* Denn die Arterienwand ist sehr dehnbar. Daran hindern auch die Seitenäste nicht, die mit Rücksicht auf die Kollateralen sorgsam zu schonen sind. Die Arterienenden sind zu diesem Zweck sorgsam von den dicken schwieligen Verwachsungen, indem man am besten *von gesunden* Partien ausgeht, freizupräparieren. Eine verdickte Adventitia stört nicht, da ja Intima auf Intima bei der Naht kommt. *Sehr häufig kommt man mit den seitlichen Nähten aus.* Bei den arteriovenösen Fisteln sind sie das gegebene. Wenn eine Ligatur nicht zu umgehen ist, soll auch diese dicht oberhalb und unterhalb der Gefäßöffnungen gemacht werden, zwecks Erhaltung möglichst vieler Kollateralen, wenn auch die Gefahr der Gangrän namentlich bei älteren Aneurysmen geringer als bei frischen Gefäßverletzungen ist.

Bei den arteriovenösen Fisteln kommt nur ein sorgfältiges Heranarbeiten durch zentrales und peripheres Präparieren in Frage. Arterie und Vene müssen getrennt werden. Auffallend ist, daß die Engländer bei dem Varix aneurysmaticus — sie klassifizieren die Fisteln überhaupt nicht — als eine gute Methode mit guten Resultaten, *die einfache Ligatur*[3] an *der Verbindungsstelle* empfehlen, was auf deutscher Seite nach der Literatur nicht versucht

---

[1] BIER hält dieses zuerst von KIKUZI angegebene Verfahren für einen großen Fortschritt, weil es die Operation wesentlich vereinfacht.

[2] Und auch den Italienern (PASCALE, MOSTI).

[3] Auch an der Mayoklinik (Rochester) wird dieses Verfahren geübt.

worden zu sein scheint. Zu betonen ist, daß die *Wunde nach keiner Gefäßoperation vollkommen zu schließen ist, weil mit einer Infektion immer zu rechnen ist.* Nach Nähten ist Sorge zu tragen, daß das Gefäß nicht frei durch die große Wundhöhle zieht. Man sucht sie mit benachbarten, eventuell verlagerten Muskeln zu bedecken. Drains sind zu vermeiden wegen der Gefahr der Druckusuren, die Tamponade muß die Nahtstelle vermeiden.

Wenn demnach die Versorgung der Gefäßwunden mit Eröffnung des Sackes die Regel ist, so gibt es doch, allerdings seltene, Ausnahmen, wo dies unmöglich ist und wo wir zu den alten Verfahren der Unterbindung der zuführenden Gefäße nach HUNTER und ANEL oder abführenden Gefäße nach BRASDOR und WARDRUP *außerhalb des Sackes* zurückgreifen müssen. Das erste kommt in Frage bei den großen Aneurysmen der Carotis communis bzw. interna, die so hoch an die Schädelbasis herangehen, daß eine Ligatur jenseits nicht möglich ist. Das zweite bei denen der Anonyma und Subclavia, wenn der Sack sich soweit hinter das Brustbein begibt, daß man an das zentrale Ende nicht mehr herankommt (s. indes S. 151 f.). In einigen Fällen sind Heilungen, mindestens aber Stillstände erzielt worden. Bei pulsierenden Hämatomen, die durchzubrechen drohen oder Gelenkzwangsstellungen bzw. unerträgliche Schmerzen machen, hat FRÜND die Drosselung der zuführenden Arterie dicht oberhalb des Hämatoms mittels gedoppelten Fascienlappen mit Erfolg gemacht. Der Fascienlappen schrumpft und engt die Lichtung allmählich ein, so daß die Collateralen sich ausbilden können. Das Hämatom wird kleiner, die Pulsation verschwindet, Gangrän oder Funktionsstörung tritt nicht ein.

Die Schicksale der Gefäßverletzungen? Ein wahrheitsgetreues Bild haben wir darüber noch nicht, weil uns große Statistiken fehlen. Ein großer Teil der Verwundeten stirbt auf dem Schlachtfeld, ein zweiter erreicht zwar die nächsten Sanitätsformationen, stirbt aber infolge des Blutverlustes trotz geleisteter Hilfe. Ein dritter stirbt nach überstandener erster Blutung an einer Nachblutung entweder weil nicht Hilfe rechtzeitig da ist oder infolge Blutverlustes trotz operativer Hilfe. Auch dieser Teil ist nicht gering anzuschlagen. Ein vierter, geringerer Teil stirbt, wenn alle die ersten Gefahren überwunden sind, an der Operation selbst oder unmittelbar nach derselben am Blutverlust. Ein fünfter geht an einer Infektion im Anschluß an die Operation zugrunde.

Die bisher vorliegenden Statistiken sind zu bewerten je nachdem sie aus den näher oder weiter vom Kriegsschauplatz entfernten Lazaretten stammen. Die ersteren sind natürlich die ungünstigeren, die zweiten sind günstiger, weil sie in der Hauptsache nur die Spätoperationen mit ihren Erfolgen in Betracht ziehen.

Von Interesse ist daher die Zahlenreihe, die ich für einen bestimmten Zeitraum nur aus *vorderen* Lazaretten meines Tätigkeitsbereiches zusammenstellen konnte. Es handelte sich im ganzen um 77 Fälle. *Von ihnen starben 15 = 19,5%,* und zwar: A. ohne Operation 1. an Blutverlust außerhalb des Lazarettes 1 (A. poplitea), 2. an Nachblutung 2 (Radialis, Brachialis), B. mit Operation 1. an Blutverlust vor oder während der Operation 8 (1 Vertebralis, 1 Carotis externa, 2 Profunda femoris, 1 Brachialis, 3 Femoralis), 2. an Infektion 4. Von den 77 Fällen wurden *nicht* operiert 20 Fälle. Davon entfallen 6 auf stille Hämatome, 11 auf beschwerdelose arteriovenöse Fisteln (1 Carotis communis, 1 Axillaris, 5 Femoralis, davon 2 mit Schenkelhalsfraktur kompliziert, 2 Poplitea, 1 Brachialis, 1 Axillaris), 3 vor der Operation eingetretene tödliche Nachblutungen. Operiert wurden im ganzen 57 Fälle. Davon wurde wegen Verblutung in den Oberschenkel ohne Angehen der Gefäße eine Amputation mit Tod gemacht. Die anderen 56 Operationen waren *Gefäßoperationen,* und zwar 41 Ligaturen mit 7 Todesfällen (davon 5 auf dem Operationstisch, weil sie ausgeblutet ankamen) und 7 Gangränen sowie 4 ischämischen Störungen und 15 Nähte (11 zirkuläre, 4 seitliche) mit 2 Todesfällen (1 ausgeblutet, 1 an Infektion) und 2 Gangrän (Poplitea).

Der *französische* Sanitätsbericht gibt Aufschluß über die Gefäßschüsse der *Lazarette im Innern,* d. h. außerhalb des Bereichs der Front. Da diese zum Unterschied von uns Deutschen während des Stellungskrieges sehr nahe der Front lagen und alle Verwundeten

namentlich weiter verfolgt wurden, so sind, abgesehen von den auf vorderen Sanitätsformationen Gestorbenen, wohl alle Gefäßschüsse erfaßt (Tableau synoptique F. Bd. 2,
S. 397). Ich habe errechnet aus diesen Zahlen auf *5803 Gefäßschüsse 1293 Tote = 22,3%*.
Leider sind die Schüsse nach Gegenden und nicht nach Arterien erfaßt, so daß man beim Hals
nicht weiß, ob nur die Carotis und ob auch die Vertebralis mitferaßt ist, bei der Schulter,
ob nur die Subclavia oder auch die Axillaris erfaßt ist usw. Die Aufschlüsse sind trotzdem
interessant. Die Stufenleiter der Todesfälle konnte ich errechnen Hals mit 38,2%,
Hüfte und Leistenbeuge mit 36,9%, Oberschenkel mit 33%, Schulter mit 23,4%, Knie
mit 19,1%, Unterschenkel mit 15,6%, Oberarm mit 14,3%, Ellenbogen mit 5,2%, Vorderarm mit 3,65%. — Aus dem *amerikanischen* Sanitätsbericht konnte ich auf insgesamt
386 Gefäßschüsse eine Gesamtmortalität von 74 = 19,1% errechnen. Hier ist ein Unterschied von vorderen und hinteren Lazaretten nicht gemacht. Die Tödlichkeit nach einzelnen
Arterien errechnet der Bericht mit folgender Stufenleiter: Carotis 44,0%, Axillaris mit 40%,
Femoralis 33,3%, Tib. antica mit 22,2%, Tib. postica mit 15,38%, Brachialis mit 6,98%
und auffallenderweise Poplitea und Ulnaris mit je 3,7%. Die Mortalität bei der Vena
jugularis int. betrug 48,55% (!).

Der *französische* Sanitätsbericht gibt auch interessante Aufschlüsse darüber, wie viele
der Gefäßschüsse insgesamt mit Ligaturen, Nähten und Aneurysmaoperationen operiert
werden mußten. Leider trennt er die Operationen nicht, so daß wir nicht wissen, wieviel
Nähte und Ligaturen gemacht wurden, auch fehlt die Sterblichkeit nach den Operationen,
ebenso wie die nach Amputationen, deren Zahl angegeben wurde. Ich konnte errechnen,
daß von allen Gefäßschüssen nur 54,1% operiert wurden, und zwar von Vorderarmschüssen
70,2%, Schulter 63%, Ellenbogen 57%, Unterschenkel 56,5%, Oberarm 54,6%, Knie 53,5%,
Hüfte und Leiste 50,2%, Oberschenkel 48,7%, Hals 43,6%.

Aus deutschen und englischen Statistiken habe ich dann *1. die Sterblichkeit nach
Ligaturen und Nähten insgesamt und 2. nach Ligaturen und Nähten gesondert zusammengestellt.*

Tabelle 4. Todesfälle unter den operierten Fällen des I. Weltkrieges
bis März 1918.

Autor	Gesamtzahl	Gefäßnähte	Ligaturen	Todesfälle
BIER	102	74	28	8
BRUNZEL	8	0	8	2
FRANZ	56	15	41	9
FROMME	49	3	46	3
GRAF.	72	15	58	15
v. HABERER	172	122	50	10
KÜTTNER	93	24	67	1
LIEK	25	0	25	13
MÜLLER	17	0	17	8
MUTSCHENBACHER	68	1	67	4
MUTSCHENBACHER-BERBELY. .	40	keine Angaben	keine Angaben	3
SCHWIEKER	17	2	15	0
KNOLLE	6	6	—	0
ZUCKERKANDL-GLAS	102	12	90	34
GOLDAMMER	54	26	28	1
Summa	881	300	540	111

Das bedeutet etwa 12,7% *Todesfälle* und ist mehr als die Zahl von STICH, welcher auf
etwa 1000 Aneurysmaoperationen wenig über 7% herausgerechnet hat, weil ich auch frische
Verletzungen mitgerechnet habe. Wenn wir unter dem Gesichtspunkt, daß die Statistik
um so richtiger ist, je größer die Ausgangszahlen sind, auch Statistiken aus früheren Kriegen
in Betracht ziehen, so bekommen wir folgendes Ergebnis:

1. Statistik von FRANZ   mit 881 Operationen 111 Todesfälle
2.   „   „   SUBBOTISCH   „   105   „   12   „
3.   „   „   dem englischen
                  Sanitätsbericht „   533   „   77   „
                                 1519 Operationen 200 Todesfälle

Demnach besteht ein Prozentsatz von 13,2% Todesfällen nach Ligaturen und Nähten.

Tabelle 5. Art der Todesfälle.

Autor	Blutverlust vor oder während der Operation	Infektion	Infektion und Nachblutung	Andere Ursachen
BRUNZEL	—	1	—	1
FRANZ	6	3	—	—
FROMME	—	3	—	—
GRAF	6	7	—	2
v. HABERER	4	1	4	1
KÜTTNER	1	—	—	—
LIEK	—	13	—	—
MÜLLER	4	—	4	—
ZUCKERKANDL-GLAS	4	36		—
GOLDAMMER	1	—		—
Summa = 62	26	36		—

Aus dieser kleinen Zusammenstellung entnehmen wir, daß 58% der Infektion und 41,9% dem Blutverlust vor und während der Operation zum Opfer fielen.

Tabelle 6. Todesfälle bei Ligaturen.

Autor	Gesamt-summe	Todesfälle	Blutverlust vor und während der Operation	Infektion	Infektion und Blutverlust	Andere Ursachen
BIER	16	2	—	2	—	—
FRANZ	41	7	5	2	—	—
LIEK	25	13	—	13	—	—
MÜLLER	17	8	4	—	4	—
BRUNZEL	8	2	—	1	—	1
v. HABERER	50	8	2	1	4	1
MUTSCHENBACHER	67	3	—	3	—	—
FROMME	46	2	—	2	—	—
SUBBOTISCH	75	9	—	27	2	—
ZUCKERKANDL-GLAS	90	33	4	—	—	—
GOLDAMMER	28	1	—	—	—	—
	463	88	15	51	10	2

Demnach ist die Mortalität = 14,7%. An Infektion starben = 69,2%, an Blutverlust = 17%. Die *Engländer errechnen auf 489 Fälle 15,1% und bei Aneurysmen 14,4%.*

Tabelle 7. Todesfälle bei Nähten.

Autor	Gesamt-summe	Todesfälle	Blutverlust vor und während der Operation	Infektion	Infektion und Blutverlust	Andere Ursachen
BIER	30	—	—	—	—	—
FRANZ	15	2	1	1	—	—
v. HABERER	122	2	—	1	1	—
KÜTTNER	24	1	1	—	—	—
FROMME	3	1	—	—	1	—
KNOLLE	6	—	—	—	—	—
HOTZ	12	—	—	—	—	—
SUBBOTISCH	30	3	?	?	?	—
ZUCKERKANDL-GLAS	12	1	—	1	—	—
GOLDAMMER	26	—	—	—	—	—
	280	10	2	3	2	—

Demnach starben nach Nähten 3,2%, davon an Infektion 30%, an Blutverlust 20%[1].

Aus den Zahlenzusammenstellungen (Tab. 4—7) ist zu entnehmen 1. daß Operationen der Gefäßschüsse 13,2% Todesfälle zeigen, 2. daß die Todesfälle

[1] KILLIAN hatte im jetzigen Krieg bei 52 frühen Gefäßnähten nur 1 Todesfall.

nach Ligaturen etwa 5mal so groß als nach Nähten sind. Das ist natürlich, denn die Fälle zur Naht liegen günstiger. Dies bekundet sich auch darin, daß nach Ligaturen etwa $^4/_5$ der Todesfälle auf Infektion und nur $^1/_5$ auf Blutverlust entfallen.

Nähte sind, was ebenfalls erklärlich ist, seltener als Ligaturen gemacht im Verhältnis von 1:1,8 nach meiner Deutschen Sammelstatistik. Die Engländer halten die Naht auch für die Idealmethode, aber sie berichten nur über 44 Fälle mit 3 Todesfällen; tatsächlich sollen aber viel mehr gemacht sein. Die Hälfte hätte gute Resultate gezeitigt.

Nach der Sterblichkeit ist die nächste wichtige Frage das Schicksal der peripheren, vom verletzten Gefäß versorgten Gebiete, also des Gehirns und der Gliedmaßen. Das Schicksal der Gliedmaßen stellt sich entweder als totaler oder partieller Verlust oder als Beeinträchtigung der Funktion dar. Die Amputation wird bedingt entweder durch mangelhafte Ernährung — Nekrose bzw. Gangrän — oder durch Infektion.

Wir ersehen aus Tabelle 8: 1. daß Ligaturen in 63,3%, Nähte in 36,6% gemacht wurden, 2. daß die *Gangrän* nach Ligaturen und Nähten zusammen 7,7% betrug, und zwar nach Ligaturen 10,5%, nach Nähten aber nur 3%. *Daraus ergibt sich die dreifache Überlegenheit der Naht.*

Tabelle 8. Statistik der Gangränfälle nach Ligaturen und Nähten bei frischen und älteren Fällen.

Operateur bzw. Autor	Zahl der Ligaturen und Nähte	Zahl der Ligaturen	Zahl der Nähte	Zahl der Gangrän überhaupt	Zahl der Gangrän nach Ligaturen	Zahl der Gangrän nach Nähten
BIER	102	28	74	1	1	—
FRANZ	56	41	15	9	7	2
GOLDAMMER	54	26	28	5	5	—
GRAF	72	58	15	2	2	—
v. HABERER	172	50	122	—	—	—
KÜTTNER	93	67	24	1	—	1
LIEK	25	25	—	11	11	—
MUTSCHENBACHER . .	68	67	1	3	2	1
SCHWIEKER	17	15	2	2	1	1
ZUCKERKANDL . . .	102	90	12	27	23	4
FROMME	49	46	3	1	1	—
Summa	810	513 = 63,3%	296 = 36,6%	62 = 7,7%	53 = 10,5%	9 = 3%

Dieses Verhältnis deckt sich ungefähr mit den Angaben von ZAHRADITZKI, der 11,5% nach Ligaturen und 5,7% nach Nähten berechnet[1]. Der englische Sanitätsbericht bringt verschiedene Tabellen über die *Gangrän* an den Gliedmaßen nach Ligaturen, die in ihren Ergebnissen zwischen 13,3 und 27,7% schwanken[2]. Das ist meines Erachtens nur so zu erklären, daß die jeweiligen Ausgangszahlen und ebenso die Beteiligung der einzelnen Gefäße in den Tabellen eine verschiedene ist. *Denn die Ligatur gibt bei den einzelnen Gefäßen ganz unterschiedliche Resultate.*

Die Engländer fanden an den oberen Gliedmaßen in 4,2%, an den unteren aber in 24,3% Gangrän. Der Reihenfolge nach rangieren sie die Poplitea mit 34,7%, Femoralis

---

[1] Es ist auch ungefähr übereinstimmend mit der Zahl HEIDRICHs von 11,9% Gangrän bei 1276 Ligaturen und der Zahl des Russen KORNEW von 9,4% bei Ligaturen. Der Russe PUNIN gibt dagegen 7,2% bei 1093 Ligaturen und von 7,1% bei 154 Nähten an.

[2] Die Zahlen sind von mir modifiziert, da ich die Zahlen für die Gangrän, d. h. Hirnerscheinungen nach Carotisunterbindungen, die die Engländer einbezogen haben, wegen der Vergleichsmöglichkeit mit den deutschen Zahlen abgezogen habe.

mit 20,2%, Subclavia mit 8,8%, Brachialis mit 4,0%, Axillaris mit 2,7%. Diese Angabe unterscheidet sich sowohl in der Reihenfolge als auch in den Prozentzahlen von der deutschen Friedensstatistik WOLFFs. Sonstige Zahlen aus dem I. Weltkrieg haben wir nicht, aber meine Zusammenstellung auf S. 121 über Gangrän nach Ligatur bei frischen Verletzungen innerhalb von 24 Stunden zeigt dieselbe Reihenfolge wie die englische. Der *französische* Sanitätsbericht gibt zwar Aufschluß über die Zahl der *Amputationen* nach Gefäßschüssen, besagt aber nichts über den Grund, wenn man wohl auch die *Gangrän* als die Hauptursache annehmen kann. Es wurden bei 5803 Gefäßschüssen 561 Amputationen gemacht = 9,6%. Von diesen starben 31 = 5,5%. Die Stufenleiter war: Oberarm 13,4%, Knie 12,1%, Oberschenkel 11,9%, Unterschenkel 11,3%, Ellenbogen 10,5%, Schulter 6,4%, Vorderarm 3,5%, Hüfte und Leiste 1,1%.

Wie groß die Gefahren der Unterbindung in den ersten 24 Stunden sind, ergibt sich aus den Zahlen auf S. 121. Je später sie gemacht wird, um so geringer werden sie. *Doch spielen für die Gangrän nach Gefäßschüssen allgemeine Wundverhältnisse eine große Rolle, wie Zerquetschung der Weichteile, Frakturen und vor allem die Infektion.*

Die auf deutscher Seite noch offen gelassene Frage, *ob gleichzeitige Unterbindung der unverletzten Vene die Gefahr der Gangrän vermindert,* halten die interalliierten Chirurgen für im bejahenden Sinne entschieden (s. auch S. 125).

Die Gangrän muß nicht immer das ganze periphere Glied betreffen. Beachtenswert ist, daß Ligaturen der Brachialis meistens nur eine *Gangrän* einzelner Finger bzw. der Hand, und ebenso die der Femoralis eine solche der Zehen bzw. des Fußes zur Folge haben, während Ligaturen der Cubitalis fast immer den Verlust des Vorderarmes und die der Poplitea den des Unterschenkels bedingen.

Aufmerksam muß darauf gemacht werden, daß nach Ligaturen der Kreislauf sich häufig erst nach 2 Stunden und allmählich einstellt. Hochlagerung und Wärmeapplikation sowie Blutegel und Eingriffe am Sympathicus sind zu empfehlen (s. a. S. 124).

Die unmittelbaren Erfolge der Behandlung der Gefäßverletzungen decken sich nicht mit den späteren. Zum Teil verbessern, zum Teil verschlechtern sie sich. Zunächst ist zu betonen, daß *Gangränen* auch noch nach längerer Zeit auftreten können, wenn auch keine totalen, sondern nur umschriebene. Durchschnittlich wird zur Entscheidung ein Zeitraum von 6 Wochen genügen, wenn innerhalb desselben bereits aktive Bewegungen im gewöhnlichen Maß vorgenommen werden konnten. Doch sind gangränöse Veränderungen auch noch nach 4 Monaten beobachtet worden. Maßgebend in dieser Richtung ist vor allem die Infektion der Wunde. Wo sie fehlt, wird man bald mit einem bleibenden Zustand rechnen können.

Abgesehen von der Gangrän und der Neigung zu Geschwüren und zu Ödemen ist der Maßstab für die Folgen einer Gefäßverletzung die *Leistungsfähigkeit* eines Gliedes. Auch bei den ohne Operation geheilten Gefäßverletzungen habe ich nach Jahren gefunden: Kleinersein des betreffenden Gliedes infolge von mangelhafter Turgeszenz der Weichteile und Funktion der Muskeln, Livididät der Haut mit stärkerer Empfindlichkeit gegen Temperatureinflüsse und herabgesetzte Leistung. Diese *ischämischen* Erscheinungen sind häufig zu lähmungsartigen gesteigert. Die Muskeln funktionieren, aber langsam; es kostet den Patienten eine große Anstrengung und trotzdem ist die Bewegung keine vollständige. Das fällt besonders an den Fingern und Zehen auf, weniger am Vorderarm und am Unterschenkel. Die Differentialdiagnose gegenüber wirklichen Nervenlähmungen wird dadurch schwierig. Sie ist im allgemeinen dadurch zu stellen, daß Motilitäts- und Sensibilitätsausfall sich gleichmäßig auf alle Nervengebiete erstrecken. Zu betonen sind die namentlich anfangs häufig auftretenden schweren Schmerzen in den periphersten Teilen, welche ihrer Ursache nach denjenigen bei Endangiitis obliterans und Arteriosklerose gleichzusetzen sind. Vor aufgepfropften *hysterischen* Lähmungen muß man sich hüten. *Beweisend für letztere ist, daß die elektrische quantitative und qualitative Muskelerregung nicht herabgesetzt ist.* Bei den operierten Fällen sind Ischämien ebenfalls häufig. FRITSCH untersuchte 10 operierte Aneurysmen in einem Zeitraum von 1—8 Jahren und fand nur bei 4 vollkommen normale Verhältnisse. *Nach den Nähten sind die ischämischen Erscheinungen entschieden seltener oder wenn vorhanden, geringgradiger als nach den Unterbindungen. Das ist auch im jetzigen Krieg wieder festgestellt worden.* Aus dem *französischen* Sanitätsbericht konnte ich folgende interessante Aufschlüsse über die *Heilungen* ohne und mit funktionellen Störungen errechnen. Von 5803 Gefäßschüssen waren 2590 = 44,6% ohne Störungen und 1386 = 23,9% mit Störungen geheilt. Auf die einzelnen Körpergegenden berechnet ergaben sich folgende Stufenleitern: a) Geheilt ohne Störungen, Vorderarm 59,8%, Ellenbogen 49,1%, Unterschenkel 48,6%, Schulter 47,1%, Hüfte und Leiste 47,0%, Hals 45,6%, Knie 45,5%, Oberarm 42,8%, Oberschenkel 37,0%. b) Geheilt mit Störungen, Ellenbogen mit 35,1%, Vorderarm 33,7%, Oberarm 29,6%, Knie mit 26,8%, Unterschenkel mit 25,3%, Schulter mit 31,7%, Hals mit 15,8%, Hüfte und Leiste mit 14,9%, Oberschenkel mit 13%. *Man ersieht daraus die Verschiedenheit der Heilerfolge bei den einzelnen Körperteilen und daß die Gefäßschüsse am Arm mehr funktionelle Störungen als am Bein hinterlassen.* Daraus ergibt sich, daß die Dienst- und Erwerbsfähigkeit in vielen Fällen nur eine bedingte sein wird.

In einigen Fällen schlechter Ernährung kann man eventuell auch noch später Besserungen erzielen. Darauf deuten die Beobachtungen HIRSCHMANNs und LEXERs hin, welche bei Patienten längere Zeit nach der Verletzung eine Venenimplantation mit Erfolg ausführten. LERICHE hat die Resektion des obliterierten Gefäßes mit oder ohne folgende Naht mit Erfolg ausgeführt, den er auf die Sympathicusunterbrechung zurückführt. In anderen Fällen hat er nur die Begleitvene unterbunden.

VIII. Verletzungen der einzelnen Gefäße und ihre Unterbindungen bzw. Nähte unter besonderer Berücksichtigung der I. Weltkriegserfahrungen.

1. Unterbindung der Arteria meningea media.

Die Blutungen aus ihr treten bei Schußverletzungen oft nicht nach außen zutage, wenn es sich nicht um Schädelfrakturen handelt, die eine weite Kommunikation mit der Außenwelt haben. Aber selbst dann braucht es nicht der Fall zu sein, da das Gefäß nicht an der Stelle der Knochenwunde, sondern an einem anderen Ort durch Splitter der Lamina interna verletzt sein kann, und die Lücke durch das vordringende Gehirn abtamponiert wird. Obwohl das Gefäß auf der Außenfläche der Dura mater liegt, so ist es nicht richtig, zu glauben, daß die von ihm ausgehenden Blutungen bei verhindertem Ausfluß aus der Wunde sich immer zwischen Knochen und harter Hirnhaut ansammeln müßten. Sehr oft kann man beobachten, daß sie durch die Öffnung der Dura sich auch auf ihrer Innenfläche unmittelbar auf dem Gehirn in weiter Ausdehnung ausbreiten und Herderscheinungen machen können. *Die Diagnose einer Meningeablutung bei Schußverletzung ist deswegen so schwer, weil das sog. ,,freie Intervall'', d. h. eine Zeitspanne von Bewußtsein zwischen der Verletzung und der Bewußtlosigkeit meistens fehlt.* Ich habe es in diesem Kriege nicht ein einziges Mal typisch feststellen können. Allein es muß dahingestellt bleiben, ob der Grund nicht in dem Wechsel der Ärzte während des Transportes des Verwundeten liegt. Dazu kommt, daß bei Bewußtseinsstörungen der Schußverlauf gewöhnlich die Annahme rechtfertigt, daß nicht nur die Meningea, sondern auch intracerebrale Arterien verletzt sind. Andererseits ist man bei Sektionen oft über die Größe der supra- und intraduralen Hämatome überrascht, die das Großhirn wie einen Mantel umgeben und nur aus der Meningea media stammen, während der Lebende keine Bewußtseinsstörungen zeigte. Diese Erkenntnis im Zusammenhang mit der im Kriege gemachten Erfahrung, daß Unterbindungen der Meningea media an typischer Stelle nur sehr selten gemacht worden sind, sprechen dafür, daß man immer an ihre Verletzung und die Beseitigung ihrer Blutung denken soll, auch wenn keine ausgesprochenen Hirndrucksymptome vorliegen. In manchen Fällen wird die Lumbalpunktion darüber, ob überhaupt eine Blutung vorliegt, Aufschluß geben. Aber bekanntlich muß ja das Punktat nicht blutig sein. *Eine große Schwierigkeit liegt häufig in der Bestimmung der Seite der Blutung.* Denn selbst bei einseitiger Knochenverletzung kann die Blutung auf der anderen infolge von Contrecoup oder von weitgehenden Fissuren erfolgen. Darüber könnten nur doppelseitige probatorische Trepanationen Aufschluß geben. Denn auch die Stauungspapille pflegt meistens nicht einseitig zu sein, sondern doppelseitig. Allerdings pflegt sie auf der befallenen Seite stärker zu sein, aber der Gradunterschied ist gewöhnlich nicht ausgesprochen. Nach obigem hat gerade diese Arterie noch ein gewisses Anrecht auf die Unterbindung am Ort der Wahl, vorausgesetzt, daß die Seite richtig erkannt ist. Denn dadurch beherrscht man die Blutung auch aus allen Ästen, was bei Freilegung am Ort der Verletzung ohne ausgedehnte, für später schädliche Knocheneröffnungen nicht immer möglich ist. — Für ihre Unterbindung am Ort der Wahl ist zu merken: Sie verläuft an der Innenfläche der Schläfenschuppe in senkrechter Richtung nach oben in der Mitte einer Linie, welche den Porus acusticus externus und den Ansatz des Jochbeins mit dem Stirnbein verbindet. Welchen Schnitt man anlegt, ist ziemlich gleichgültig. Am besten ist die Kochersche Methode: 1. Dicht am lateralen Orbitalrand beginnender Schnitt parallel dem Jochbein 1 Querfinger breit darüber, welcher 2 Querfinger breit vor der äußeren Gehörgangöffnung bogenförmig nach rückaufwärts 5 cm geführt wird; 2. Durchtrennung der Temporalfascie; 3. Unterbindung der A. temporalis; 4. Ablösung des Muskels nach vorn; 5. Aufmeißelung der darunterliegenden dünnen Schläfenschuppe in einem Umfang von 3 cm oder Eröffnung mit dem Handtrepan. Nun zeigt aber diese Arterie viele Varietäten, so daß ihre Auffindung von der kleinen Knochenlücke aus Schwierigkeiten machen kann. Dazu kommt als besonders wichtiger, aber nicht sehr bekannter Umstand, daß die Dura mater in großem Ausmaß auch von der *Arteria maxillaris interna* versorgt wird, und daher die Blutung kommen kann. *Und deshalb ist, insbesondere von* Tandler, *mit Recht nicht die Unterbindung der A. meningea media, sondern ihres Mutterstammes, der Carotis externa, am Lig. stylomandibulare empfohlen.* Sie ist besonders angezeigt, wenn es sich um untere, nahe der Basis sitzende Schädelschüsse handelt, bei denen eine Mitverletzung der Maxillaris interna-Äste nicht auszuschließen ist. Sie ist bisher wenig geübt worden, erscheint aber sehr empfehlenswert (s. S. 146). Natürlich müßte ihr, wenn Herdsymptome bestehen, eine Trepanation an der Stelle des vermuteten Hämatoms zu seiner Entfernung folgen.

2. Unterbindung des Sinus longitudinalis und transversus und des Bulbus venae jugularis interna.

Die Blutungen aus ihnen sind sehr starke und überraschen Anfänger häufig, wenn sie in ihrer Verlaufsrichtung liegende Knochensplitter haben, die den Sinus angespießt haben. Der *Sinus longitudinalis* verläuft über die Konvexität des Schädels gerade in der Mittellinie. Man achte nicht nur auf seine Verletzung, sondern auch auf die der in ihn einmündenden großen Venen. Ich habe einmal aus einer solchen eine tödliche Nachblutung mit schweren Hirndruckerscheinungen gesehen. Zu empfehlen ist bei allen Verletzungen dieser Gegend das präliminare Verfahren seiner Aufsuchung. 1. Man macht genau in der Mittellinie vor und hinter dem Ort der Verletzung eine kleine Trepanöffnung. Man eröffnet den Sinus nicht, sondern komprimiert ihn, indem man von der Trepanöffnung aus unter den Knochen ordentlich Jodoformgaze schiebt. Übt man dann bei Freilegung der Verletzungsstelle an beiden Öffnungen eine Kompression aus, so erfolgt durchschnittlich eine ganz geringe, leicht zu beherrschende Blutung. Die untergeschobenen Tampons an den Trepanöffnungen läßt man gewöhnlich 5 Tage noch liegen. Man kommt mit diesem Verfahren fast immer zum Ziel. 2. Oder aber man unterbindet den Sinus von den Trepanöffnungen aus doppelt. Dazu schlitzt man in einer Entfernung von 4—5 mm jederseits von der Mittellinie je nach der Breite des Blutleiters die Dura in der Längsrichtung, hebt den Blutleiter in die Höhe, indem man die Schnittränder der Dura in eine Arterienklemme faßt und umsticht nun mit der Dechampsschen Nadel. Dann Durchschneidung. Die durch die Trepanation gewonnenen Knochenstücke setzt man sofort wieder ein und vernäht die Haut. *Seitliche* Risse verschließt man zweckmäßig durch Muskelstückchen, die mit Nähten befestigt werden. *Die Unterbindung im vorderen und mittleren Drittel vor der Einmündung der* Rolandischen *Venen ruft keine Zirkulationsstörungen hervor; nach der Einmündung besteht die Gefahr von beiderseitigen Gliedmaßenlähmungen.*

Der *Sinus transversus* wird häufig bei den Schüssen, die den Warzenfortsatz betreffen, verletzt. Er liegt im knöchernen Sulcus sigmoideus und zieht von der Gegend des oberen und hinteren Quadranten des Proc. mastoideus nach hinten und vorn. Seine Umstechung ist wegen des innigeren Anliegens an den Knochen schwierig; man entschließt sich daher

gewöhnlich zu seiner Tamponade, die auch meistens zum Ziel führt. Wenn sich eitrig-
thrombophlebitische Erscheinungen mit Schüttelfrösten entwickeln, so ist die Freilegung
der *Bulbus der Vena jugularis interna* und die Unterbindung angezeigt. Sie wird folgendermaßen ausgeführt:
1. Lagerung des Kopfes stark nach der gesunden Seite mit nach vorn und aufwärts
gezogenem Kinn. Der Kopf darf nur wenig höher als die durch eine untergeschobene Rolle
gelagerte Schultergegend liegen. 2. Schnitt in Höhe des Ohrläppchens, beginnend auf dem
vorderen Rand des M. sternocleidomastoideus bis zur Höhe des oberen Schildknorpelrandes
nach abwärts. 3. Durchtrennung des Platysma. 4. Unterbindung der Vena jugularis externa.
5. Der hintere Rand der Parotis ist scharf vom Sternocleidomastoideus zu trennen und
stumpf nach vorn zu ziehen. 6. Zwischen vorderem Rand des M. sternocleidomastoideus
und dem Unterkieferwinkel präsentiert sich 1 Querfinger breit unterhalb desselben die
die Carotis externa und interna meistens vollkommen verdeckende Vena jugularis communis
oder interna. In Höhe des Unterkieferwinkels läuft der Nervus accessorius Willisii schräg
von innen medianwärts nach unten außen, hinter dem vorderen Rand des M. sternocleidomastoideus zum Cucullaris. 7. Stumpfe Auffaserung der sie bedeckenden Fascia colli
profunda. Zu schonen ist der vor ihr liegende, senkrecht herunterlaufende Ramus descendens
nervi hypoglossi. 8. Isolierung der Vene möglichst weit schädelwärts, welche hinter dem
hinteren Bauch des M. biventer und mehr nach vorn medial vom M. sternocleidomastoideus liegt.

3. Unterbindung der Carotis externa
am Lig. stylomandibulare (Abb. 11).

Sie ist angezeigt: a) bei blutenden Wunden dieser Gegend, b) bei Blutungen, die auf
die harte Hirnhaut zu beziehen sind und nicht direkt angegriffen werden können. Denn
die Dura mater wird nicht nur von der A. meningea media, sondern auch von dem anderen
Endast der Carotis externa, nämlich der A. maxillaris interna versorgt (s. Abschnitt über
Unterbindung der Meningea media), c) bei Kieferschüssen. Die Blutungen werden viel zu
oft mit Tamponade behandelt, die nicht zum Ziele, sondern zu tödlichen Nachblutungen
führt. Die Unterbindungen unter b und c sind solche am Ort der Wahl, und bilden die
wenigen Ausnahmen von der Unterbindung am Ort der Verletzung. Aber sie sind notwendig, weil diese bei den Blutungen der harten Hirnhaut zwar möglich, aber umständlicher
und nicht so sicher blutstillend ist, und bei den Blutungen aus der Maxillaris interna gewöhnlich unmöglich ist.
1. Kopf wird stark nach der gesunden Seite gelagert und das Kinn nach aufwärts
gezogen. Unter die Schultergegend kommt eine Rolle. 2. Schnitt von der Spitze des
Proc. mastoideus am vorderen Rande des M. sternocleidomastoideus parallel dem aufsteigenden Kieferast und beim Kieferwinkel unter ihm nach 2 Querfinger breit bogenförmig nach vorn umbiegend. 3. Unterbindung der Vena facialis posterior. Geschont muß
werden der hinter ihr, aber parallel verlaufende Nervus auricularis magnus. 4. Scharfe
Abtrennung des oberen Lappens der Ohrspeicheldrüse an seiner hinteren Umrandung von
dem Musculus sternocleidomastoideus. 5. Der M. sternocleidomastoideus wird nach hinten,
die Ohrspeicheldrüse nach vorn gezogen. Dicht unter dem Warzenfortsatz tritt in sie
von linten in horizontaler Richtung der Nervus facialis. Für das Gefühl und Gesicht tritt
zutage der Proc. styloideus und das von ihm nach vorn innen zum Unterkieferwinkel
ziehende weiße Lig. stylomandibulare und nach hinten davon der hintere Bauch des
M. biventer und der Musculus stylohyoideus. 6. Oberhalb beider verläuft der Stamm der
A. carotis externa von unten hinten fast senkrecht nach vorn und innen. Die Vena jugularis
interna kommt meistens nicht zu Gesicht.

4. Unterbindung der Carotis interna an der Schädelbasis und
der Carotis externa und interna im Trigonum caroticum
(Abb. 12).

Die Verletzungen und Aneurysmen der *Carotis interna innerhalb* des Schädels sind seltener
Folgen von direkten Schußverletzungen als von Schädelbasisbrüchen nach Schußverletzungen und Unfällen. Die direkten Schußverletzungen sind wohl meistens tödlich[1].
Die topographische Lage zum Sinus cavernosus ergibt, daß es sich später immer um *arteriell-
venöse Aneurysmen handelt*. Ihre Beschwerden machen sich gewöhnlich erst einige Zeit

---

[1] TÖNNIS hat mehrfach intrakranielle Verletzungen der Carotis interna bzw. ihrer Äste
bei Gehirnschüssen in der Nähe des Opticus innerhalb weniger Stunden nach der Verwundung mit Erfolg durch Ligatur geheilt. Bei intrakraniellen, aber *extraduralen* Verletzungen muß man die Carotis int. sowohl am Hals als auch neben dem Opticus unterbinden.

nach der Verletzung geltend. Sie bestehen einmal in Ausfallserscheinungen von seiten der Nerven, die am Eintrittsort der Interna ins Schädelinnere innerhalb eines Raumes von kaum $1^1/_4$ cm liegen, nämlich dem Nervus oculomotorius, trochlearis, abducens und trigeminus. Sodann im *pulsierenden Exophthalmus* mit seinen Folgen: einem die Patienten ungemein belästigenden dauernden sausenden Geräusch im Kopf, einem allmählich stärker werdenden Heraustreten des pulsierenden Augapfels, einer Chemosis der Conjunctiva, Schwellungen mit stark pulsierenden Venen der den Augapfel umgebenden Weichteile und Herabsetzung der Sehschärfe bis zur Erblindung. Bis 1932 sind im ganzen 616 Fälle beschrieben, die zu 83% traumatisch entstanden waren. Ein direktes Angehen des Aneurysmas ist unmöglich. Unterbindungen der Carotis communis oder interna ergaben häufig Rezidive.

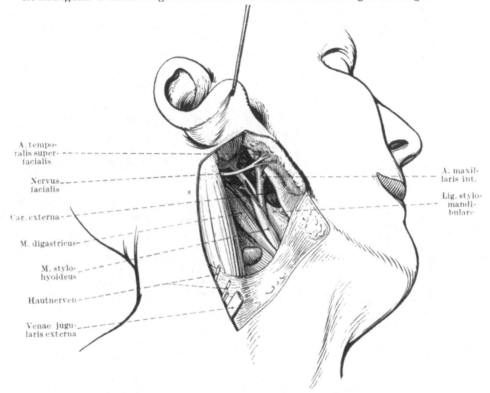

A. tempo-
ralis super-
ficialis

Nervus
facialis

Car. externa

M. digastricus

M. stylo-
hyoideus

Hautnerven

Venae jugu-
laris externa

A. maxil-
laris int.

Lig. stylo-
mandi-
bulare

Abb. 11. Topographische Anatomie der Carotis externa der Unterbindung am Lig. stylomandibulare nach TANDLER.

Die Unterbindung der Interna erzielte bessere Resultate. Die besten wurden erzielt mit der Unterbindung der Interna und der Venae orbitales. Neuerdings ist von CANCHOIX und REEGAN bei Rezidiven die Unterbindung der gesunden Carotis interna empfohlen worden.

Die Verletzungen und *Aneurysmen* der Carotis interna *außerhalb* des Schädels machen keinen Hirndruck, aber häufig Druckerscheinungen von seiten des N. glossopharyngeus. Vagus, Hypoglossus, N. recurrens vagi und am häufigsten des Halssympathicus (englischer Sanitätsbericht). Auch bei ihnen kann man meistens ein Gefäßgeräusch hinter dem Kieferwinkel oder auch am Oberkiefer hören. Für die Freilegung und Unterbindung der *Interna* an der Schädelbasis sind von RIESE und REHN jun. Operationswege angegeben. Der von REHN sei angeführt: Der Unterkiefer wird am Unterkieferwinkel temporär schräg durchsägt. der Musculus biventer und stylohyoideus durchgeschnitten; der Musc. styloglossus und stylopharyngeus werden nach Abkneifen des Proc. styloideus nach vorn umgeschlagen.

Wegen der Schwierigkeit, an die Carotis interna ohne Voroperation am verdeckenden Unterkiefer heranzukommen, war vorgeschlagen worden, immer die Carotis communis zu unterbinden. Aber sowohl nach der Unterbindung der Carotis communis als auch der Interna besteht die Gefahr vorübergehender oder dauernder Gehirnschädigungen, häufig vom Tod gefolgt. HOTZ sah z. B. unter 6 frischen Ligaturen der Carotis communis 5mal Hirnstörungen, ich unter 4 keine. Kleine Statistiken können aber täuschen. Der englische

Sanitätsbericht bringt genauen Bericht über diese Frage. *Weder die Unterbindung der Interna noch auch der Carotis communis muß Hirnschädigung setzen.* Die proximale Ligatur am Ort der Wahl ist zu vermeiden. Denn sie ergab in 33 Fällen 33,6% Hirnstörungen und 12,1% Todesfälle, während die doppelte Unterbindung am Ort der Verletzung in 27 Fällen nur 7,4% Hirnstörungen und allerdings 18,5% Todesfälle ergab. Indessen *beruhen die Todesfälle* nicht alle auf Encephalomalacie, sondern berechnet auf 128 Fälle, in denen auch die nicht Operierten einbegriffen sind, starben 21, d. h. 16,4% und von diesen nur 5, d. h. ¼ daran, während 9, d. h. etwa die Hälfte, an sekundärer Blutung und ¼ an anderen Komplikationen

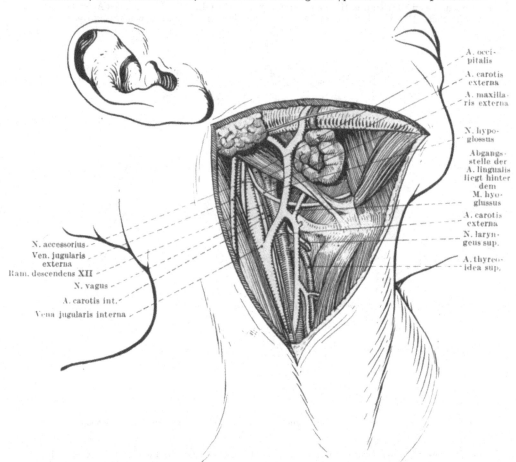

A. occipitalis

A. carotis externa

A. maxillaris externa

N. hypoglossus

Abgangsstelle der A. lingualis liegt hinter dem M. hyoglossus

A. carotis externa

N. laryngeus sup.

A. thyreoidea sup.

N. accessorius

Ven. jugularis externa

Ram. descendens XII

N. vagus

A. carotis int.

Vena jugularis interna

Abb. 12. Topographische Anatomie der Carotis externa und interna im Trigonum caroticum nach TANDLER.

starben. Die *Hirnstörungen* nahmen unter dieser Gesamtzahl zwar den großen Prozentsatz von 29,6% ein, aber von diesen entfiel nicht ganz die eine Hälfte auf die Ligaturen, die andere jedoch auf geringere Schädigung der Gefäße, die zu Embolien und Thrombosen führten. *Dazu kommt, daß die Hirnstörungen in ihrem Charakter ganz verschieden sind.* Sie können vorübergehend und leicht sein und das eher bei den Operierten als nach Embolien und Thrombosen bei den Nichtoperierten, da es bei jenen sich ja nur um plötzliche Gehirnanämien handelt, bei diesen aber am endgültige Verstopfungen. *Demnach scheint die Unterbindung der Carotis communis und Carotis interna hinsichtlich Zirkulationsstörung nicht gefährlicher zu sein als die der Poplitea und Femoralis oberhalb der Profunda.* Auch der *französische* Sanitätsbericht spricht dafür; denn ich konnte unter 392 Halsschüssen 179 = 45,6% ohne Störungen Geheilte und nur 15,8 mit funktionellen Störungen Geheilte feststellen. *Allerdings war die Mortalität die höchste, nämlich 38,2%, ebenso wie bei den Amerikanern, die 44% errechnen (25 Fälle).* Im Gegensatz dazu steht die geringe Mortalität bei den *Engländern* von 16,4% bei 128 Fällen, sie betonen aber ausdrücklich, daß die primären Blutungstodesfälle bis zu den Basislazaretten nicht mitgezählt sind. Die Engländer betonen auch hier die ausgezeichneten Erfolge bei *gleichzeitiger Arterien- und Venenunterbindung*, was bei der Nähe am Brustkorb und der dadurch bedingten besonderen Ansaugekraft der Vena jugularis interna leicht erklärlich ist (s. auch S. 125). Auch HEIDRICHS Statistik ergibt den auffälligen Unterschied: 53 Lig. der Carotis comm. bzw. interna mit 16 = 30% Gehirnstörungen, 23 Lig. mit gleichzeitiger Lig. der Vene nur 1 = 4,4%. Die ausgezeichneten Erfolge der *Nähte* der Carotis communis (Engländer 6 mit 1 Hirnstörung, v. HABERER 14, davon 6 zirkuläre, 8 laterale ohne Todesfall) räumen aber auch hier den ersten Platz ein. Die Gefahren der späteren Thrombosen und Embolien ins Gehirn und vor allem der Nachblutungen (Engländer hatten insgesamt 19,5%), ebenso wie die beim Wachsen des Aneurysmas auftretenden Störungen von seiten des Sympathicus drängen gebieterisch zur *Früh*operation spätestens nach 3 Wochen mit, wenn eine Naht nicht angängig, möglichster vorheriger Drosselung durch einen Fascienstreifen.

Unter Umständen ist der Vorschlag von REHN-HOFFMANN in Betracht zu ziehen, bei Unterbindungen der Carotis interna die Carotis externa peripher in die Carotis interna einzupflanzen.

Die Unterbindung der *Carotis externa* kommt in Frage, bei allen Blutungen die aus Ästen stammen, die in diesem Bezirk abgehen. Es sind das die Lingualis, Maxillaris externa mit ihrem bemerkenswerten Ast der Tonsillaris (Tonsillarblutungen!), Pharyngea ascendens, occipitalis und der A. thyreoidea superior. Sie sollte als Unterbindung am Orte der Wahl bei allen direkt schwer zugänglichen Blutungen aus dem Rachen viel öfter geübt werden.

Sonst sind sowohl bei Verletzungen der Carotis communis als auch der interna und externa Unterbindungen am Ort der Wahl möglichst zu unterlassen wegen der Gefahr der rückläufigen Blutung. Bei Unterbindungen der Externa oder Interna soll man den Faden möglichst einige Zentimeter von dem Abgang von der Communis anlegen, damit nicht bei eventueller Thrombose an der Ligaturstelle diese die Blutzufuhr von der Communis hemmt. Hierfür spricht noch ein anderer Grund mit: Im Anfangsteil der Carotis interna liegt der Sinus caroticus, das nervöse Zentrum für die Regulierung der Druckschwankungen im Gehirn. Die Untersuchungen D. SCHNEIDERs haben indes gezeigt, daß die Unterbindung der Carotis communis eine 70—100%ige Mehrdurchblutung in der gegenseitigen Carotis interna ergibt, die der Carotis interna aber nur eine 6—10%ige Steigerung. Auch er fand, daß eine Sympathicusdurchschneidung die arterielle Gehirndurchblutung um 82% erhöht. Demnach wäre jetzt bei Verletzungen und nicht arteriellen Aneurysmen der Carotis interna zu empfehlen, zunächst die Arteria communis durch langsames Schließen einer möglichst weit von der Carotisgabelung angelegten Klemme vorsichtig abzusperren, 5 Minuten zu warten, dann Umschlingung mit einem Fascienstreifen und über demselben eine weitere Unterbindung, ferner gleichzeitige Unterbindung der Vena jugularis interna und Durchschneidung des Sympathicus. Dadurch würden Gehirnstörungen am sichersten vermieden. Dies gilt aber nur, wenn die Unterbindung am Ort der Verletzung nicht ausführbar ist.

Die meisten Unterbindungen der Carotis communis, interna und externa werden im Trigonum caroticum ausgeführt. Das *Trigonum caroticum* wird begrenzt nach vorn und oben vom hinteren Bauch des M. biventer, nach vorn und unten von M. omohyoideus, nach hinten vom M. sternocleidomastoideus.

1. Unter der Schultergegend kommt eine Rolle. Der Kopf wird leicht nach der gesunden Seite mit etwas erhobenem Kinn gehalten. 2. Hautschnitt vom Kieferwinkel bis zum unteren Rand des Ringknorpels. 3. Durchschneidung des Platysmas. 4. Doppelte Unterbindung der Vena facialis communis, die auf der Fascia colli superficialis liegt. 5. Durchtrennung derselben. Über die Gefäßscheide ziehen vom oberen hinteren Rand des Digastricus kommend nach vorn der Schlinge des Nervus hypoglossus, nach hinten zum Sternocleidomastoideus der Nervus accessorius Willisii. 6. Der M. sternocleidomastoideus wird nach hinten gezogen. Die Gefäßscheide wird eröffnet. Die breite Vena jugularis interna oder communis liegt lateral; sie bedeckt meistens die mediale Carotis externa. Die Carotis interna liegt nach hinten und näher der Wirbelsäule. *Die Externa ist von der Interna dadurch zu unterscheiden, daß sie im Gegensatz zu letzterer Äste nach vorn abgibt.* Zwischen Vene und Arterie liegt der Nervus vagus.

5. Unterbindung der A. lingualis (Abb. 12).

Ihre Unterbindung kommt selten in Frage, *da die Blutungen aus der Zunge meistens durch Naht der Wundränder gestillt werden.* Leider wird dies häufig aus Angst vor einer Infektion oder weil die Wundränder zu uneben sind, versäumt. Und doch heilen selbst sehr verschmutzte Zungenwunden durchschnittlich durch Naht ausgezeichnet. Die Arterie ist ein Ast der Carotis externa und liegt bedeckt von der Submaxillaris oberhalb des

Zungenbeins in einem Dreieck, das hinten vom hinteren Bauch des Biventer, vorn vom M. mylohyoideus und oben von dem horizontal verlaufenden Nervus hypoglossus und der ihr parallel verlaufenden Vena lingualis liegt. Sie liegt von letzterer getrennt durch den sie bedeckenden M. hyoglossus.

1. Lagerung des Kopfes nach der gesunden Seite. Schultergegend durch Rolle gehoben. 2. Hautschnitt parallel dem horizontalen Unterkieferast in Höhe des Zungenbeins vom Unterkieferwinkel nach vorn ziehend. 3. Durchtrennung des Platysma und Unterbindung der Vena facialis communis. 4. Die hintere und untere Umrandung der Glandula submaxillaris wird scharf durchtrennt, die Drüse wird umgeklappt und stark nach vorn und oben über den Unterkieferrand gezogen. 5. Freilegung des Dreiecks, das oben beschrieben wurde. Der hintere Rand des M. mylohyoideus tritt gut zutage, wenn man ein scharfes Häkchen in das Zungenbein einsetzt und dieses nach unten zieht. 6. Stumpfe Auffaserung des M. hyoglossus dicht unter N. hypoglossus. Vena lingualis zieht in der Richtung von oben nach unten. Die Arterie liegt dahinter, und zwar horizontal.

6. Unterbindung der A. thyreoidea superior (Abb. 12).

Die Freilegung ist gleich der der A. carotis externa im Trigonum caroticum. Sie ist der Ast, welcher unmittelbar über der Teilungsstelle zur betreffenden Schilddrüsenhälfte abgeht.

7. Unterbindung der A. carotis communis[1] (s. auch S. 148/149).

Sie entspringt rechts aus der Anonyma, links aus dem Arcus aortae. Im unteren Drittel ist sie von der Sternalportion des M. sternocleidomastoideus bedeckt, in den beiden anderen liegt sie am Innenrande dieses Muskels. In der Höhe des oberen Schildknorpelrandes teilt sie sich in ihre Hauptäste. Am *Querfortsatz des 6. Halswirbels, dem Tuberculum Chassaignac,* liegt sie der Wirbelsäule am nächsten.

1. Unter die Schultergegend kommt eine Rolle. Der Kopf wird nach hinten und gerade nach aufwärts gelagert. 2. Hautschnitt vom oberen Schildknorpelrand bis zum Jugulum. 3. Durchtrennung des Platysma. 4. Starke Auswärtsziehung der M. sternocleidomastoideus. Eventuell muß sein sternaler Ansatz quer durchschnitten werden. 5. *Auf der Gefäßscheide liegt der Ramus descendens nervi hypoglossi, der geschont werden muß.* Durchtrennung der Gefäßscheide. 6. Die Vena jugularis communis liegt nach außen, die Arterie nach innen, zwischen beiden nur nach hinten der Nervus vagus.

Gibt dieser Schnitt bei Verletzung dicht am Ursprung nicht genügend Zugangsmöglichkeit, so kommen die Schnitte für die Anonyma und zuweilen den Arcus aortae in Frage. LERICHE macht bei großen Aneurysmen der linken Carotis communis, die die obere Schlüsselbeingrube ausfüllen, keine Knochenoperation, sondern empfiehlt, den Omohyoideus und eventuell den Ansatz des M. sternocleidomastoideus zu durchtrennen und die Carotis an der Innenseite bis ins Mediastinum zu verfolgen.

8. Operationen an der A. anonyma und am Arcus aortae
(Abb. 13).

Sie wird im Operationskurs nur wenig geübt, und trotzdem ist sie *wichtig*. Denn ihre Blutungen und Aneurysmen sind im I. Weltkrieg vorgekommen. SAUERBRUCH konnte z. B. einen Schlitz der Anonyma nach Resektion der Clavikel nähen. Ich selbst wurde zu einer Blutung angeblich aus der rechten Subclavia gerufen, die der betreffende Arzt nicht beherrschen konnte, deshalb tamponierte und darüber die Haut vernähte. In diesem Falle schien mir, um jeden weiteren Blutverlust zu vermeiden, der gewöhnliche Weg nicht brauchbar. Ich nahm daher die rechte Hälfte des Manubrium sterni fort, kam nach Resektion des sternalen Schlüsselbeinendes und nach Durchtrennung des tiefen Blattes der mittleren Halsfascie gut an die Arterie und legte ihre Teilungsstelle dann frei. Der *englische* Sanitätsbericht erwähnt 8 Fälle. 4 Ligaturen wegen Nachblutung starben, 2 Ligaturen wegen Aneurysma blieben leben, 1 starb unoperiert an Hämoptyse, 1 wurde unoperiert abtransportiert. Nach JUCKELSOHN sollen bis jetzt überhaupt 54 Fälle operiert sein. PARIN hatte 50 Fälle mit einer Mortalität von 74% zusammengestellt, indessen hatten die letzten 26 Fälle in der antiseptischen Zeit nur eine Mortalität von 32%. Die Unterbindung der Anonyma zieht immer schwerste Ernährungsstörungen des Arms nach sich.

---

[1] Keine Abbildung, weil die Lageverhältnisse zur Vena jugularis interna und zum Nervus vagus auch an dieser Stelle dieselben wie auf Abb. 12 sind.

Die Arterie steigt vor der Luftröhre auf, wird bedeckt von dem tiefen Blatt der mittleren Halsfascie, liegt im Mediastinum anticum dicht an der rechten Pleurakuppe, hinter der rechten Hälfte des Manubrium sterni und dem rechten Sternoclaviculargelenk; im Halsteil wird sie bedeckt von dem rechten Musculus sternothyreoideus, dem sternohyoideus und dem M. sternocleidomastoideus. Das Verhältnis zu den Venen ist folgendes: Die rechte *Vena anonyma* liegt nach außen und unten von der Arterie und behindert den Zugang wenig, die linke *Vena anonyma dagegen überkreuzt das Gefäßrohr an der Vorderfläche*, steigt höher hinauf und muß sorgsam beachtet werden. Sorgfältig unterbunden müssen alle

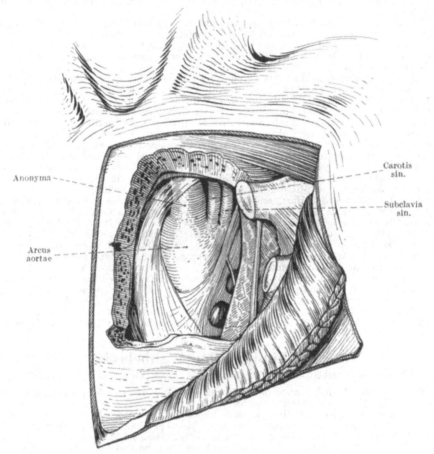

Abb. 13. Extrapleurale Freilegung der Anonyma und Arcus aortae nach KÜTTNER.

anderen Venen werden, die *vor* der Arterie liegen und zum Plexus thyreoideus impar hinstreben. Der rechte Nervus vagus liegt nach außen und hinter der Arterie.

Man kann die Arterie von einem Weichteilschnitt längs dem untersten Teil des rechten Sternocleidomastoideus und bogenförmig aufs Jugulum übergehend erreichen (s. Unterbindung der rechten Subclavia zentral von der Scalenuslücke). Aber da ihre Länge sehr variabel ist und die Teilung in Carotis und Subclavia schon hinter dem Sternoclaviculargelenk liegen kann, so ist das Verfahren von v. BERGMANN mit Resektion des sternalen Schlüsselbeinendes zu bevorzugen, gibt einen guten Überblick über einen größeren Teil des Verlaufes und gestattet möglichst zentral heranzukommen. Man kann es nötigenfalls erweitern, wie ich es gemacht habe, indem man noch die rechte Hälfte des Manubrium sterni mit dem Meißel fortschlägt.

1. Schultergegend wird durch Rolle erhöht, so daß der Kopf nach hinten überfällt.
2. T-förmiger Hautschnitt. Längsschnitt 5 cm lang oberhalb des Jugulum beginnend, entlang dem vorderen Rand des rechten M. sternocleidomastoideus, über das gleichseitige

Sternoclaviculargelenk nach unten noch 4—5 cm auf das Manubrium sterni weitergehend. 8 cm langer Querschnitt auf dem Schlüsselbein bis zum Schlüsselbeinbrustbeingelenk. 3. Durchtrennung des Periosts des Schlüsselbeins, Abhebeln desselben, Eröffnung des Gelenks, Resektion des sternalen Endes in 4 cm Länge. 4. Durchtrennung des rechten Musculus sternohyoideus und sternothyreoideus, welche an der Hinterfläche des Manubrium sterni ansetzen. 5. Das hintere Periost des Schlüsselbeins steht nach oben mit dem tiefen Blatt der mittleren Halsfascie, nach unten mit der derben Fascia clavipectoralis in Verbindung. Dieses derbe Blatt wird nach Unterbindung sämtlicher Venen vorsichtig auf der Hohlsonde etwas oberhalb und nach innen vom Gelenk durchtrennt. Unmittelbar darunter liegt die A. anonyma.

Bei *Aneurysmen* soll man sich trotzdem auf die zentrale Unterbindung nicht unter allen Umständen festlegen. Denn die Schwierigkeiten können ungeheuer große sein. Hier soll man es eventuell bei der peripheren Unterbindung nach BRASDOR-WARDRUP bewenden lassen. Konnte doch JORDAN bis 1892 schon bei 10 Aneurysmen nach dieser Unterbindung 8 Heilungen berichten.

Für die Aneurysmen, Hämatome und Nachblutungen der *Gegend des Arcus aortae* empfiehlt KÜTTNER folgende Methode (s. Abb. 13). 1. Längsschnitt in Mittellinie des Sternums, dicht unterhalb des Jugulum bzw. des Hämatoms beginnend bis zum Ansatz der IV. Rippe. 2. Am oberen Ende 5—6 cm langer Querschnitt nach links. Der dreieckige Lappen wird mitsamt dem Pectoralis major zurückpräpariert und angenäht. 3. Subperiostale Resektion des Knorpels der linken II. Rippe. Vorsichtige Durchtrennung des hinteren Periostes dieser Rippe in Längsrichtung neben dem Sternalrand. Der Finger dringt medianwärts unter das Sternum, dessen Hinterfläche dadurch frei wird, und löst die Pleura stumpf ab. Die an der Hinterfläche ebenfalls von Pleura befreite Intercostalmuskulatur des II. Zwischenrippenraumes wird senkrecht durchtrennt und die abgelöste Pleura nach außen zurückgehalten. 4. Mit der Hohlmeißelzange wird der linke Sternalrand bis zur Mitte des Brustbeins abgekniffen, und zwar vom Ansatz der III. bis zu dem der I. Rippe. 5. Von der Hinterfläche der I. Rippe werden mit Leichtigkeit die Weichteile abgeschoben und der Knorpel der I. Rippe reseziert, am besten wieder mit der Hohlmeißelzange. Nun ist der *Aortenbogen* nur von dünnen Gewebeschichten bedeckt, die stumpf eingerissen werden. Dann liegen auch die *Abgangsstellen der Anonyma, der A. carotis und subclavia* frei, und zwar die Anonyma am meisten nach vorne, weiter links und mehr nach hinten die Carotis und am weitesten links und nach hinten die Subclavia. Von großen Venenstämmen ist nur die Vena anonyma sin. zu beachten, von Nerven der linke Vagus, der oberhalb des Ursprungs der linken Subclavia nach abwärts zieht. Die periphere Unterbindung muß dann von einem neuen Schnitt parallel und oberhalb des linken Schlüsselbeins erfolgen. Der Perikardialsack braucht meistens nicht eröffnet zu werden. LEXER durchsägt zwecks Freilegung von Arcus aortae und Anonyma das Manubrium sterni quer und klappt es nach oben auf.

9. Unterbindung der A. subclavia.

(S. auch Schulterblattschüsse, Topographische Anatomie der Scapulargefäße.)

Die Verletzungen sind häufig mit Frakturen des Schlüsselbeins, der ersten Rippe und des Brustfells (Hämothorax) vergesellschaftet.

Die Unterbindungen der Subclavia sind gefährlich, insofern sie häufig Gangrän oder schwere ischämische Störungen nach sich ziehen. Gangrän trat nach bisheriger Statistik unter 72 Fällen in 9,7% auf (LANZ und WACHSMUTH), Handverlust bei 200 Fällen in 2% (holländische Statistik 1910)[1]. Die linke Subclavia kann bessere Collateralen haben als die rechte, ihre Unterbindung ist daher weniger gefährlich (ANDRÉE). Der *englische* Sanitätsbericht gibt 8,8% Gangrän (115 Fälle) an. Wenn wir den *französischen* Sanitätsbericht unter der Voraussetzung heranziehen, daß unter Gefäßschüssen der Schulter nur Subclaviaverletzungen zu verstehen sind und die dort aufgeführten Amputationen auf Gangrän allein zu beziehen sind, so würden bei 295 Fällen 19 Fälle = 6,4% Gangrän zu errechnen sein. Die Heilung ohne schwere Störungen würde 47,1%, mit schweren funktionellen Störungen 21,7% betragen, während die Engländer die Heilung insgesamt mit 80% berechnen. Die *Mortalität* beträgt bei den Franzosen 23,4%, bei den Engländern 20%. v. HABERER hatte unter 36 Fällen von Operationen an Subclaviaaneurysmen nur 4 Todesfälle = 11,1%. Beachtenswert ist, daß darunter nur 8 Unterbindungen und 28 Nähte (14 zirkuläre, 14 laterale) gemacht sind. Eine Gangrän sah er nie. Er hält die Gefäßoperationen der Subclavia mit Recht für die schwierigsten. *Jedenfalls ist nach den anatomischen Verhältnissen die Unterbindung vor Abgang der Arteria cerv. superf., transversa scapulae und transversa colli, wenn irgend möglich, zu vermeiden.* Die Naht ist sehr schwierig auszuführen, weil die Arterie so tief und, wenn man den Scalenus nicht durchschneidet, nur in geringer Aus-

---

[1] 9 Ligaturen der Vene allein ergaben keinmal Gangrän (HEIDRICH).

dehnung zutage liegt. Man hat zu unterscheiden je nachdem die Unterbindung *vor* oder *nach* dem Durchtritt des Gefäßes durch die Scalenuslücke ausgeführt wird. Die erstere, *mediale* ist schwieriger, namentlich links. In den bisherigen Operationslehren vor dem Kriege war immer nur die laterale Unterbindung diesseits des Scalenus anticus berücksichtigt worden. *Erst der I. Weltkrieg hat uns die Wichtigkeit und Schwierigkeit der medialen gelehrt.* Der Unterschied zwischen rechts und links liegt darin, daß die rechte Subclavia vor der Luftröhre aus der Anonyma entspringt, also oberflächlich liegt, während die linke als letzter Ast des von vorn rechts nach hinten links ziehenden Arcus aortae entspringt, also mehr *nach hinten nahe der Wirbelsäule und tiefer* liegt. Dazu kommt, daß auf der rechten Seite die großen Venen kaum hindernd in den Weg kommen, jedenfalls leicht geschont

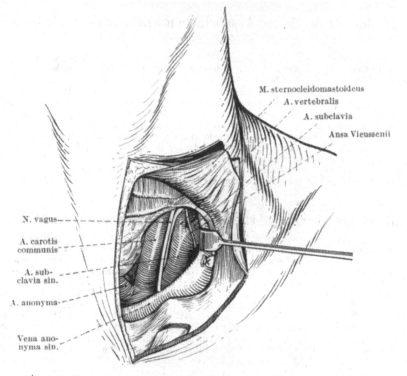

Abb. 14. Freilegung der A. subclavia sinistra in der oberen Thoraxapertur nach TANDLER.

werden können, während links die Vena anonyma und der Winkel, in den die Vena jugularis interna und die Vena subclavia zusammenfließen, hindernd vorliegt und ferner der Ductus thoracicus, der durch den Spalt zwischen Vena vertebralis und Vena jugularis interna an die laterale Seite der letzteren tritt, zwischen ihr und dem auf dem Scalenus liegenden N. phrenicus nach abwärts zieht, und quer über die A. subclavia verläuft, um in den Venenwinkel einzumünden[1].

a) Unterbindung der rechten A. subclavia medial von der Scalenuslücke.

1. Schultergegend wird durch Rolle erhöht, so daß der Kopf gleichmäßig in der Mittellinie nach hinten überfällt. Die gleichseitige Schulter wird stark nach oben gezogen, damit

---

[1] TRUKOFF schlägt für beide A. subclaviae medial von der Scalenuslücke die transthorakale und transpleurale Unterbindung vor. Schnitt im II. Intercostalraum, Durchtrennung des II. und III. Rippenknorpels. Eröffnung des Brustfells. Nach Zurücksinken der Lunge sieht man den Abgang der Subclavia von der Anonyma oder dem Arcus. Kurze vertikale Incisionen in die Pleura mediastinalis, die die Subclavia bedeckt. Dieser Schnitt wird später offen gelassen, während die anderen Schnitte schichtweise vernäht werden.

die Venen stark vortreten. *Sollte aber eine Verletzung einer großen Vene stattfinden, so muß die Schulter sofort nach unten gezogen werden, um einer Luftembolie vorzubeugen.* 2. Hautschnitt der Länge nach am vorderen Rand des M. sternocleidomastoideus seinem unteren Drittel entsprechend und noch etwas über das Sternoclaviculargelenk nach unten verlaufend. 3. Durchtrennung des Platysma der Länge nach und des Ansatzes des M. sternocleidomastoideus der Quere nach. 4. Durchtrennung des rechten Musculus sternohyoideus und sternothyreoideus, die von einer dünnen Fascie bekleidet sind, dicht über dem Gelenk. 5. Die Abgangsstelle der Subclavia von der Anonyma liegt nun nur von Bindegewebe- und Fettmassen bekleidet vor. Die Vena subclavia liegt mehr unterhalb, d. h. fußwärts, und kann bequem geschont werden.

b) Unterbindung der linken A. subclavia medial von der Scalenuslücke
(Abb. 14).

1. Lagerung wie bei a). 2. Winkliger Hautschnitt, dessen einer Schenkel am oberen Rand des linken Schlüsselbeins, dessen anderer am vorderen Rand des linken M. sternocleidomastoideus verläuft. Der Winkel liegt etwa in der Mitte des Jugulum. 3. Der Ansatz des linken M. sternocleidomastoideus wird quer durchtrennt und mit dem Hautlappen nach außen geschlagen. 4. Die an die hintere Fläche des Sternums ziehenden linken M. sternohyoideus und sternothyreoideus werden quer durchtrennt. 5. Speiseröhre und Luftröhre werden mit stumpfen Haken nach innen, die Vena jugularis interna sinistra nach außen gezogen. Im unteren Wundwinkel zieht nun schräg von unten medial nach oben lateral die *Vena anonyma sinistra.* Dicht oberhalb von ihr wird das gesamte Bindegewebe mit zwei anatomischen Pinzetten sehr vorsichtig nach aufwärts geschoben. Denn in ihr liegt der N. vagus und der Ductus thoracicus. Dann erscheint die Arteria subclavia, die bogenförmig zum M. scalenus strebt. *Medial von ihr steigt gerade in die Höhe die linke A. carotis communis.*

c) Unterbindung der A. subclavia lateral der Scalenuslücke (Abb. 15).

Hier besteht kein Unterschied zwischen links und rechts. Die Lageverhältnisse sind so, daß die *Vena subclavia der Hinterfläche des Schlüsselbeins eng anliegend vor dem Scalenus anticus, die Arterie hinter ihm liegt. Der Plexus brachialis liegt nach außen davon.* Die Richtschnur sind erstens der gerade nach unten zum fühlbaren Tuberculum Lisfranci der ersten Rippe verlaufende Musculus scalenus anticus medial und der derbe, weißglänzende Nervenstrang lateral. Varietäten kommen vor. Beide Gefäße können vor oder hinter dem Muskel liegen. Seltener tritt die Subclavia durch den Scalenus medius. Dann liegt dicht neben dem Rande des Anticus ein Strang des Plexus brachialis. Eventuell kann eine Durchtrennung des Scalenus anticus notwendig sein. Hierbei ist die Verletzung des gerade nach unten auf ihm verlaufenden *Nervus phrenicus* zu vermeiden. Man hüte sich ferner vor Verwechslungen der Nervi supraclaviculares mit dem Plexus brachialis, die von Anfängern häufig gemacht werden. Jene, größtenteils sensible Fasern können durchtrennt werden, sie liegen oberflächlich nach Durchtrennung der Platysma in der Fascia colli superficialis. Der Plexus dagegen kommt erst unterhalb dieser Fascie nach Forträumung des hier befindlichen Fett- und Lymphdrüsengewebes zutage. Ferner ist eine Verwechslung der manches Mal sehr dicken, auch annähernd horizontal verlaufenden, aus Zusammenfluß der Vena transversa scapulae und Vena jugularis externa entstehenden Vene mit der Vena subclavia zu erwähnen. Jene verläuft in dem Fett innerhalb der Fascia colli superficialis, liegt vor dem Plexus brachialis, liegt also oberflächlich und lateral vom Tuberculum Lisfranci. Diese dagegen befindet sich fußwärts und medial von ihm und in einer tieferen Schicht. *Die Abtastung des Tuberculum gibt also Aufschluß. Drittens ist von besonderer Wichtigkeit für die genügende Blutversorgung des Armes das Erhalten der für den Kollateralkreislauf notwendigen Äste, der A. transversa colli und der A. transversa scapulae.* Die A. transversa scapulae verläuft vor dem M. scalenus anticus und zieht quer nach außen und hinten. Ihr parallel und etwas höher verläuft die unwichtigere A. cervicalis superior. Ihre Verletzung geschieht leicht bei der Freipräparierung des Randes des M. scalenus. Die A. transversa colli entspringt tiefer und ist dadurch gekennzeichnet, daß sie bald nach ihrem Ursprung durch den Plexus brachialis tritt. *Man stößt zuerst auf die oberflächlichere A. transversa scapulae und dann erst auf die tiefere transversa colli.*

1. Schultergegend wird durch Rolle erhöht, Kopf nach der gesunden Seite gedreht, Schulter der kranken Seite stark nach unten gezogen. Nur wenn man zur besseren Orientierung über die Lage der Vena subclavia eine bessere Füllung derselben haben will, muß man die Schulter heben. 2. Schnitt querfingerbreit oberhalb und parallel dem Schlüsselbein vom Außenrand des M. sternocleidomastoideus bis zum lateralen Schlüsselbeinende. 3. Durchtrennung des Platysma, der Fascia colli superficialis, der Nervi supraclaviculares und doppelte

Unterbindung der hier vorliegenden Venen, Vena jugularis externa und ihrer Äste. 4. Das nun vorliegende mit Lymphdrüsen versehene Fettgewebe wird stumpf mit anatomischen Pinzetten entfernt, die vorkommenden Venen unterbunden, bis der von medial oben nach lateral unten ziehende Musculus omohyoideus zutage tritt. Quer verlaufende Arterien sind dabei zu schonen und sorgfältig herauszupräparieren, da es sich um die A. cervicalis superficialis und A. transversa scapulae handeln kann. 5. Tasten nach dem Höcker der ersten Rippe, dem Tuberculum Lisfranci. Von ihm aufwärts zieht der M. scalenus anticus, der unter sorgfältiger Schonung des auf ihm verlaufenden *Nervus phrenicus* freizulegen ist. 6. Tasten und Freilegen des in gleicher Ebene liegenden Plexus brachialis. Hierbei ist zu vermeiden die Durchreißung einer quer verlaufenden, in ihn eintretenden Arterie, der

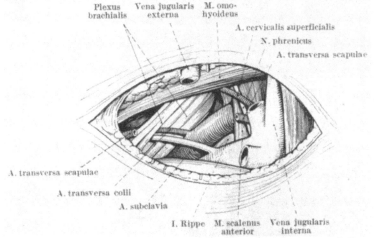

Abb. 15. Freilegung der A. subclavia dextra jenseits der Scalenuslücke nach TANDLER.

A. transversa colli. 7. Hart am lateralen Scalenusrand fühlt man nun die Arterie in ziemlicher Tiefe. Erst nach sorgfältiger Isolierung führe man die DESCHAMPSCHE Unterbindungsnadel herum. Letztere darf nicht spitz sein. Man stelle sich dazu so, daß man am Kopf steht und fußwärts sieht, wodurch die Herumführung erleichtert wird.

10. Unterbindung der A. vertebralis (Abb. 16 und 17).

Sie wird fast nie in Operationskursen geübt. Und doch ist sie praktisch wichtig. Allerdings sind ihre Verletzungen selten, denn KÜTTNER konnte bis 1917 nur 49 Fälle von Verletzungen und traumatischen Aneurysmen aus der Literatur feststellen, zu denen als 50. noch der Fall von LUTZ, 5 von HAERTEL und 3 Fälle von mir, die nicht veröffentlicht sind (einer starb nach Ligatur, bei einem war der Ausgang unbestimmt, einer wurde wegen Beschwerdefreiheit, da keine Geschwulst, nicht operiert), hinzukommen. Im I. Weltkriege sind davon allein 18, von denen 6 = 33,3% starben, dazu kommen noch 3 Fälle der Engländer ohne Todesfall, von denen nur einer operiert wurde[1]. Meines Erachtens sind aber Verletzungen viel häufiger; *sie werden meistens irrtümlich als eine Verletzung der Carotis oder der Subclavia diagnostiziert.* Das geht auch daraus hervor, daß nach MATAS unter den 35 operierten Fällen 16mal fälschlicherweise die Carotis communis unterbunden wurde. Der Irrtum in der Diagnose wird dadurch leicht verständlich, daß bei Kompression der Carotis communis gegen die Halswirbelsäule auch die Vertebralis leicht mitkomprimiert wird, namentlich dann, wenn sie nicht in das Foramen transversarium der 6., sondern in abnormer Weise in ein höher gelegenes eintritt. Deswegen ist der Vorschlag KOCHERS beachtenswert, daß man in zweifelhaften Fällen die Carotis nicht von vorn nach hinten, sondern seitlich von links nach rechts zwischen Daumen und Zeigefinger komprimieren soll. Die Schwierigkeit der Unterbindung soll einen überhaupt hinsichtlich der Aneurysmaoperation zurückhaltend machen und besser zu unterlassen, wenn alle Anzeichen dafür sprechen, daß es sich nur um eine arteriovenöse Fistel handelt. KÜTTNER und ich sind in je einem Fall so verfahren, ohne daß während einer mehrwöchigen Beobachtung ein Schaden entstanden ist.

[1] Hirnstörungen sind nach ihrer Unterbindung nicht beobachtet (18 Fälle HEIDRICH).

Wegen der Tiefe der Lage und des eigenartigen Verlaufes des Gefäßes gehört sie zu den schwierigsten Unterbindungen. Sie ist ein Ast der Arteria subclavia bald nach ihrem Ursprung, jedenfalls *vor* dem Durchtritt durch die Scalenuslücke. Von einem tiefen Hals-fascienblatt bedeckt steigt sie hinter der Vena jugularis interna nach außen vom Nervus vagus und damit auch der Carotis communis zum CHASSAIGNACschen Tuberculum, dem Querfortsatz des 6. Halswirbels in die Höhe, geht nun in dem von den Foramina trans-versaria gebildeten Knochenkanal bis zum Epistropheus, und zwar vor den Spinalnerven. verläßt diesen, um im Bogen zum Foramen transversarium des Atlas zu gehen, verläuft um den hinteren Umfang der Gelenkfläche dieses Wirbels, gelangt durch die Membrana atlantooccipitalis in den Wirbelkanal und von hier durch das Foramen occipitale magnum

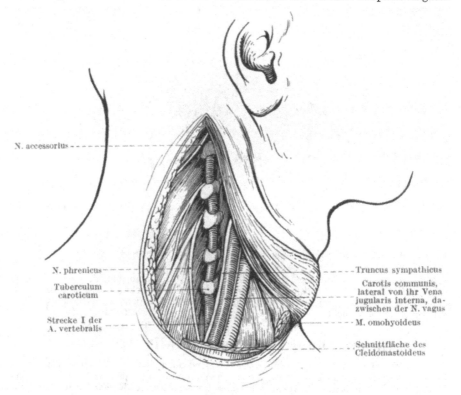

Abb. 16. Freilegung der A. vertebralis in Strecke II nach KÜTTNER.

in die Schädelhöhle. Beide Vertebrales vereinigen sich zur Basilaris, die nun durch den Circulus Willisii mit der Carotis interna in Verbindung steht. *Eine Unterbindung am Ort der Wahl etwa am Abgang von der Subclavia kommt wegen der starken Anastomosen kaum in Betracht, da es immer rückläufig bluten wird.* Die Unterbindung am Ort der Verletzung ist je nach ihrer Lage verschieden. Während ihres Verlaufs im Knochenkanal kann sie unmöglich sein, wenn man nicht schnell die Querfortsätze der betreffenden Halswirbel abkneift. Dabei ist die Gefahr der Verletzung der hinter dem Gefäß liegenden Cervical-nerven groß, ist aber *eine Sorge zweiter Ordnung.*

Nach der KÜTTNERschen Zusammenstellung hat die Verletzung im Wirbelkanal und in der Suboccipitalgegend am häufigsten, und zwar annähernd in gleicher Anzahl (29:19) stattgefunden, auf der ersten Strecke vom Ursprung bis zum Eintritt in den Canalis trans-versarius nur in 5 Fällen. Die Unterbindung ist demnach je nach den 3 Strecken ver-schieden. Die an ihrem Ursprung ist gleich der der Arteria subclavia medial von der Scalenuslücke. Auf den Unterschied zwischen links und rechts, wie er oben auf S. 153 genau dargelegt ist, wird noch einmal hingewiesen. Ebenso auf die Lage des Ductus thoracicus, der auf der linken Seite in Betracht kommt. Ferner wird darauf aufmerksam gemacht, daß die A. vertebralis in der ersten Strecke am besten daumenbreit unter dem

Tuberculum carotideum, nicht weiter zentral aufgesucht wird, da sie dort tiefer und verborgener liegt. Hier ist sie nur von einer dünnen Aponeurose bedeckt, welche sich zwischen dem M. longus colli lateral und dem M. scalenus anticus medial ausdehnt. Auf eine Anomalie, daß die Vertebralis manches Mal nicht in das Foramen des 6., sondern des 5. Halswirbels eintritt, wird aufmerksam gemacht. Die Durchtrennung der sternalen und clavicularen Ansätze des M. sternocleidomastoideus ist immer der besseren Übersicht wegen notwendig.

Für die Unterbindung der A. vertebralis in der Strecke II und III ist der von KÜTTNER angegebene Hautschnitt der beste. Er beginnt an der hinteren Umrandung des Proc. mastoideus, biegt nach hinten noch etwa 3—4 cm um und geht an dem hinteren Rand des M. sternocleidomastoideus nach unten, um dicht über dem Schlüsselbein einige Zentimeter nach vorn umzubiegen. Für die Strecke II wird er nun vertieft, wobei man den von hinten um den Muskel tretenden N. accessorius schonen muß, dann wird der Muskel

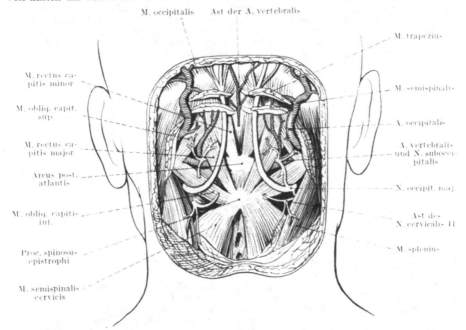

Abb. 17. Zur Unterbindung der Arteria vertebralis nach KÜTTNER in Strecke III aus CORNING.

und ebenso die Vena jugularis interna und die Carotis communis nach vorn gezogen. Nun tastet man das Tuberculum caroticum ab und verfolgt nach aufwärts die Vorderflächen der Querfortsätze. Sodann werden die Muskelansätze an diesen fortpräpariert, und man kommt zwischen den Querfortsätzen sofort auf die Arterie. Eventuell muß man die Knochen mit der Hohlmeißelzange fortkneifen. Für die Strecke III haben KÜTTNER und DRÜNER je ein Verfahren angegeben.

Beim Verfahren von KÜTTNER vertieft man die obere Hälfte des Hautschnittes und durchtrennt unter Schonung des N. accessorius dicht unterhalb des Warzenfortsatzes den M. trapezius, splenius und semispinalis capitis. Hier sind hinderlich die besonders stark entwickelten Venen des Plexus vertebralis posterior. Dann fühlt man etwa $1\frac{1}{2}$ cm oberhalb des Querfortsatzes des Epistropheus den Bogen des Atlas, an dessen oberen Rande gekreuzt vom N. suboccipitalis die Arterie verläuft.

Sehr beachtenswert ist der Hinweis KÜTTNERS, daß man, wenn es nicht gelingen sollte, beide Enden der Arterie am Ort der Verletzung sicher zu unterbinden, sich nicht mit einer zentralen Unterbindung begnügen soll, sondern immer mit Rücksicht auf die vielen Anastomosen die Unterbindung in der Suboccipitalgegend hinzufügen soll.

11. Unterbindung der A. axillaris (Abb. 18 und 19).

Der Begriff, was als Arterie axillaris zu rechnen ist, schwankte bei den Chirurgen sehr. Praktisch muß sie jetzt gerechnet werden im Verlauf vom lateralen Rand der I. Rippe bis zum caudalen Rand des M. pectoralis major. *In 77% besteht kein Kollateralkreislauf zwischen ihr und den Ästen der Brachialis* (LANZ-WACHSMUTH). Daher ist ihre Unterbindung vor Abgang ihrer Äste, der A. thoracalis suprema, A. thoracoacromialis, A. thoracalis lateralis, A. subscapularis, A. circumflexa humeri ant. und posterior, zu vermeiden, d. h. praktisch in *Höhe des Ansatzes der Sehnen der Latissimus dorsi und teres major an der Crista tuberculi minoris.* Bei Verletzungen an dieser Stelle soll man die Naht immer versuchen. Denn nach WOLFs Statistik rechnete man mit 15—16% Gangrän. HEIDRICH führt Gangrän unter 101 Unterbindungen der A. axillaris in 9,8%, unter 16 Fällen von Unterbindung der A. und V. axillaris in 6,2% auf[1]. Die Aufsuchung der Axillaris und eventuelle Unterbindung kommt auch bei Verletzungen der Aneurysmen der Schulterblattgefäße, namentlich der Subscapularis und Circumflexa scapulae in Betracht (s. Schulterblattschüsse).

Der *englische* Sanitätsbericht führt 108 Fälle mit nur 3 Gangränen = 2,8%, und zwar nach 52 Ligaturen nur 1 = 1,9% auf, sowie eine Sterblichkeit von insgesamt 12%. Der *französische* Sanitätsbericht ist nicht brauchbar, weil nicht ersichtlich, wo die Axillarisschüsse erfaßt sind, ob bei den Schulter- oder Armschüssen. Der amerikanische Bericht bringt nur 5 Fälle, von denen 2 gestorben sind. Von Interesse sind auch hier v. HABERER* Fälle. In 30 operierten Fällen, von denen 26 (17 zirkulär, 9 lateral) genäht und 4 unterbunden wurden, wurden alle ohne Gangrän geheilt. *Demnach müssen die Axillarisschüsse*

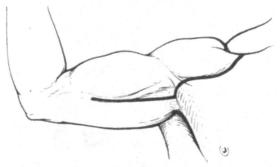

Abb. 18. Hautschnitt nach ISELIN.

jetzt als günstiger gegenüber den bisherigen Friedenserfahrungen bewertet werden, besonders wenn eine Naht möglich ist.

Ihre Verletzungen machen häufig eine starke Schwellung der Pectoralisgegend. Kindskopfgroße Geschwülste habe ich mehrfach beobachtet. Die Unterbindung geschieht hier in der MOHRENHEIMschen Grube, d. h. in einem Viereck, welches gebildet wird oben vom Schlüsselbein, medial vom M. pectoralis major, lateral vom M. deltoideus und unten vom M. pectoralis minor. Durch einen Längsschnitt entsprechend dem Spalt zwischen Deltoideus und Pectoralis schont man diesen Muskel, aber bei der Tiefe, in der man operieren muß, erscheint der Querschnitt mit Durchtrennung des M. pectoralis major praktischer. Diese beiden alten typischen Unterbindungen sind aber nach meiner Erfahrung im I. Weltkriege nicht viel angewandt worden. Denn die Schnitte geben nur über einen kurzen Abschnitt der Arterie einen Überblick. Ist die Arterie gerade in dieser Grube verletzt, dann empfindet man das Schlüsselbein als hinderlich. Wenn sie aber tiefer unten, also in dem hinter dem Pectoralis minor gelegenen Teil verletzt ist, dann empfindet man diese Muskelmassen als beengend.

a) Das Verfahren von LEXER. 1. Bogenförmiger Schnitt mit Basis nach außen parallel dem Schlüsselbein über das Sternoclaviculargelenk hinweg und zum unteren Rand des M. pectoralis major bis zur Achselhöhle. 2. Durchsägung des Schlüsselbeins zwischen äußerem und mittlerem Drittel, Luxation des med. Stückes am Brustbeingelenk. 3. Abpräparieren des M. pectoralis major. 4. Umschlagen dieses großen des Schlüsselbein mit enthaltenden Hautmuskellappens. 5. Nun liegen die Axillargefäße von oben bis zur Achselhöhle frei. 6. Nach Versorgung der Gefäßwunden Zurückschlagen des Lappens. Für das LEXERsche Verfahren ist eine Prima intentio oder wenigstens eine Heilung mit geringer Reaktion ein Erfordernis, das meistens nicht bei frischen Blutungen oder Hämatomen zu erfüllen ist.

b) Das Verfahren ohne Operation am Schlüsselbein (s. Abb. 15). 1. Freilegung und eventuell Drosselung der A. subclavia in gewöhnlicher Weise. 2. Umlagerung des Patienten, insofern der Arm abduziert wird in einem rechten Winkel vom Brustkorb. Die

---

[1] 11 Ligaturen der Vene allein führten keine Gangrän herbei (HEIDRICH).

Hand wird mit dem Daumen nach oben gehalten. 3. Hautschnitt an der Grenze zwischen äußerem und mittlerem Drittel des Schlüsselbeins nach oben bis in den zuerst gemachten Hautschnitt reichend, also das Schlüsselbein überquerend und nach unten entsprechend der Richtung des Trigonum deltoideopectorale quer über den Pectoralis major bis zur Achselhöhle verlaufend. 4. Durchtrennung des M. pectoralis major je nach dem Befund eventuell vollkommen bis zum äußeren Rand. 5. Nun kommt das Fett- und Lymphdrüsengewebe und der Rand des vom Coracocoideus herunter kommenden Pectoralis minor zutage.

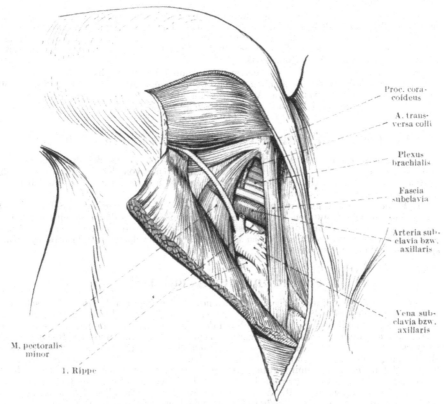

Abb. 19. A. subclavia bzw. axillaris[1] in der MOHRENHEIMschen Grube nach TANDLER. Schulter ist hinaufgestaucht. Verwachsung der Vene mit der Fascie des M. subclavus.

6. Durchtrennung der Fascia clavipectoralis etwa Querfinger breit unterhalb des Proc. coracoideus und Freilegung der Gefäße.

Findet sich, was sehr oft der Fall ist, die Verletzung noch peripherer, so wird auch der Pectoralis minor quer durchtrennt. Die Durchtrennung des M. pectoralis major und minor soll möglichst im sehnigen Teil erfolgen und wieder genäht werden, damit keine späteren Funktionsstörungen eintreten (Adduktionskontrakturen). Nur bei bereits sichtbarer Infektion kommt die Durchtrennung im muskulösen Teil in Frage.

12. Unterbindung der A. brachialis.

Die Unterbindung zwischen der A. circumflexa humeri posterior und der profunda brachii, welche etwas oberhalb des Ansatzes des Latissimus dorsi am Sulcus intertubercularis abgeht, ist gefährlich. Man soll sie vermeiden, indem man die Naht macht oder wenn irgend möglich die Brachialis unterhalb der Profunda brachii unterbindet. Allerdings ist mit Durchblutungsstörungen zu rechnen. LANZ-WACHSMUTH berichten über Gangrän bei 98 Fällen von Unterbindung in 3,1%, bei Unterbindung von A. und V. brachialis in 0%. Der *englische*

---

[1] Siehe S. 154: Begriff der Axillaris.

Sanitätsbericht berechnet auf 200 Fälle 4% Gangrän[1] und 2% Mortalität, während der *amerikanische* Sanitätsbericht auf 86 Fälle eine Sterblichkeit von 6,98% berechnet. Der *französische* ist nur bedingt zu gebrauchen, da es unbestimmt ist, ob die Axillaris mitgerechnet ist. Ich konnte aus ihm eine Mortalität von 159 = 14,5% auf 1109 Fälle berechnen. Operiert wurde in 54,6% der Fälle, amputiert (wegen Gangrän?) in 13,4%. Geheilt ohne ernste Störungen wurden 42,8%, mit Störungen 29,6%. von Haberer operierte 12 Fälle, darunter 5 Unterbindungen, 5 zirkuläre, 2 laterale Nähte, keine Gangrän, 1 Todesfall (Thymustod).

1. Haltung des Armes wie bei der Unterbindung der A. axillaris b). 2. Schnitt auf den untersten Teil des Wulstes des M. biceps von 10 cm Länge. 3. Schnitt durch die Fascie. 4. Der N. medianus wird nach oben gehalten, dann kommt man auf die Arterie, während der Ulnaris nach hinten liegt. Erst unterhalb der Mitte des Oberarms liegt der N. medianus nicht bicipital-, sondern tricipitalwärts.

Es ist aufmerksam auf die verschieden hohe Teilung der Brachialis zu machen, welche von der Achselhöhle bis zur Ellenbeuge vorkommen kann. An eine solche Teilung muß immer gedacht werden, wenn eine Arterie oberflächlich vom N. medianus liegt. Es muß dann die tiefe hinter ihm liegende auch aufgesucht werden (s. a. S. 114).

13. Unterbindung der A. profunda brachii (Abb. 20).

Ihre Verletzung und ihre Aneurysmen sind viel seltener als die der Profunda femoris. Die Arterie geht gleich unterhalb des Collum chirurgicum von der Arterie ab und geht zwischen dem langen und medialen Kopf des Triceps an die Hinterseite des Oberarms zusammen mit dem N. radialis.

1. Freilegung der A. axillaris in gewöhnlicher Weise. 2. Verlängerung des Schnittes nach unten, Verziehung des unteren Wundrandes nach hinten. 3. Etwa daumenbreit nach hinten unten liegt vor der Sehne des M. latissimus dorsi die A. profunda und der N. radialis. 4. Will man sie weiter verfolgen, so ist eine Durchtrennung des langen Tricepskopfes mit spiraligem Schnitt notwendig.

14. Unterbindung der A. cubitalis (Abb. 21).

Sie ist weniger gefährlich als die Unterbindung der Poplitea für den Unterschenkel, indessen gefährlicher als die der Brachialis unterhalb der Profunda[2]. Ihre Kollateralen sind die Profunda brachii und die beiden Collaterales ulnares aus der Brachialis, die A. recurrentes ulnaris anterior und posterior, die Recurrentes radialis und die Recurrens der Interossea posterior. Bei reaktionslosen Durchschießungen trifft man häufig ischämische Erscheinungen bis zur ausgebildeten Lähmung oder Kontraktur. Der *französische* Sanitätsbericht gibt in dieser Beziehung gute Aufschlüsse. Bei 114 Fällen wurde in 57% am Gefäß operiert, in 10,5% amputiert (wegen Gangrän?). 49,1% wurden ohne, aber 35% mit ernsten funktionellen Störungen geheilt. *Es ist bemerkenswert, daß von allen Gefäßschüssen diese bei den Geheilten die meisten ischämischen Schädigungen aufweisen.* Die Mortalität war gering = 5,2%. Der englische und der amerikanische Sanitätsbericht bringen hierüber keine Zahlen.

1. 6 cm langer Schnitt in der Ellenbeuge medial von der Bicepssehne. 2. Unterbindung der starken auf der Fascie gelegenen Vena mediana und ihrer Äste. 3. Durchtrennung der Fascie und des vom medialen Bicepssehnenrand nach innen verlaufenden Lacertus fibrosus. Stößt man zunächst auf den Medianus, so muß man sich von ihm radialwärts halten. Verband in starker Beugestellung des Gelenks.

15. Unterbindung der A. radialis und ulnaris (Abb. 21).

Isolierte Verletzungen bzw. Unterbindungen einer der beiden Vorderarmarterien machen, namentlich wenn sie hoch sitzen, zwar keine Gangrän, aber deutliche *ischämische* Erscheinungen. Sie sind ausgedrückt in Schmälerwerden der betreffenden Handteile, bei der Ulnaris sogar meistens der ganzen Hand, geringerer Fülle der Weichteile, anderer Färbung der Haut, Sensibilitätsstörungen und verringerter Leistungsfähigkeit. Nähte kommen bei der Ulnaris als der stärkeren eher in Betracht als der Radialis. Bei Verdacht der Verletzung bzw. Blutung einer dieser Arterien soll man ebenfalls freilegen, wenn die Wunde

---

[1] Was ungefähr der Wolffschen Statistik mit 4,8% gleichkommt.
[2] Interessant ist, daß Heidrich im Gegensatz dazu unter 15 Ligaturen keinmal Gangrän fand.

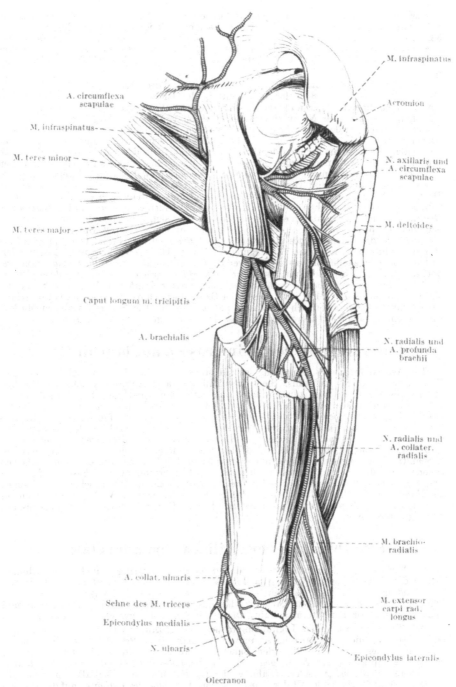

A. circumflexa
scapulae

M. infraspinatus

M. teres minor

M. teres major

Caput longum m. tricipitis

A. brachialis

A. collat. ulnaris

Sehne des M. triceps

Epicondylus medialis

N. ulnaris

Olecranon

M. infraspinatus

Acromion

N. axillaris und
A. circumflexa
scapulae

M. deltoides

N. radialis und
A. profunda
brachii

N. radialis und
A. collater.
radialis

M. brachio-
radialis

M. extensor
carpi rad.
longus

Epicondylus lateralis

Abb. 20. Topographische Anatomie der A. profunda brachii und des Nervus radialis nach CORNING.

nicht geschlossen ist, und sich nicht mit einem Druckverband begnügen. Ich habe einen
Patienten eines Kollegen sich infolge zweier Blutungen verbluten sehen, wenn er durch
seine sonstigen Verwundungen auch schon sehr geschwächt war, auch die Engländer sahen

das zweimal. Aus dem *französischen* Sanitätsbericht habe ich auf 575 Vorderarmgefäß-verletzungen 70,2% Operationen, 3,5% Amputationen (Gangrän?), 59,8% Heilungen ohne, 33,7% mit Störungen errechnet. *Nach den Cubitalisschüssen finden wir also hier die meisten ischämischen Störungen.* Die Mortalität betrug 3,65%; während sie bei den *Engländern* 2,4%, bei den *Amerikanern* 1,5% betrug. Für Gangrän finden wir bei beiden keine Zahlen.

a) Unterbindung der Radialis im oberen Drittel. 1. Vorderarm liegt in Supination mit Beugefläche nach oben. 8 cm langer Schnitt in der Richtung von Mitte der Ellenbeuge vom radialen Bicepssehnenrand gerade nach abwärts. 2. Vor der Fascie liegen häufig starke Venen, die, da sie vom N. musculocutaneus begleitet werden, häufig irrtümlich für die Arterie gehalten werden. Die Fascie wird zwischen Pronator teres und Supinator longus oder Brachioradialis durchtrennt. Die Trennungslinie wird durch einen oben breiteren und unten sich verschmälernden deutlich weißen Streifen in der Fascie bezeichnet. 3. M. supinator longus wird nach außen gezogen. Die Arterie liegt dann unter einem dünneren Fascienblatt, vom Pronator teres stammend, welches mit Pinzetten durchrissen wird. Der N. radialis liegt radial von der Arterie. *b) Unterbindung der A. radialis im unteren Drittel.* 1. Abtasten der Kante des Radius. Fingerbreit medianwärts von ihr 5 cm langer Schnitt. 2. Spaltung der Fascie auf der Hohlsonde. *c) Unterbindung der A. ulnaris im oberen Drittel.* 1. Schnitt 8 cm lang in einer Linie, welche man sich vom Condylus internus humeri nach dem Os pisiforme gezogen denkt bei supiniertem Vorderarm. 2. Spaltung der Fascie entsprechend der Trennung des M. flexor carpi ulnaris und dem radial von ihm gelegenen M. flexor digitorum communis. 3. Beugung der Hand. Die Arterie liegt nach Auseinander-halten obiger Muskelbäuche zwischen zwei Begleitvenen *auf dem M. flexor digitorum pro-fundus.* Der N. ulnaris liegt ulnarwärts. *d) Unterbindung der Ulnaris im unteren Drittel.* 1. Bei supiniertem Vorderarm verläuft der 5 cm lange Schnitt radial von der Sehne des M. flexor carpi ulnaris. Man fühlt diese vom Os pisiforme aufwärts, indem man die Hand beugen läßt. 2. Schnitt durch die Fascia antibrachii. 3. Die Sehne des obigen Muskels wird beiseite geschoben. Durch eine fibröse Decke dringt man auf die Arterie.

16. Unterbindung der A. interossea antibrachii (Abb. 21).

Die Arterie interossea communis ist ein starker Ast der Ulnaris dicht unter ihrer Ursprungstelle aus der Cubitalis. Sie teilt sich in die starke Anterior, welche auf dem Lig. interosseum bis nach unten zum Pronator quadratus läuft, und die schwächere Posterior, welche sofort das Ligamentum durchbohrt und auf seiner Rückseite verläuft. *Die Blutungen aus der Anterior sind gefährlich und häufig und verlangen viel eher Wundrevisionen als Ver-letzungen der A. radialis und ulnaris.* Sie sind wegen der tiefen Lage des Gefäßes sehr unangenehm. Findet man sie in den von Blut durchwühlten und eitrigen Geweben nicht, so muß der Stamm dicht unterhalb der Ellenbeuge aufgesucht und unterbunden werden. 1. Schnitt 10 cm lang auf Vorderseite des supinierten Vorderarms auf der Grenze zwischen äußeren und den beiden medialen Dritteln. 2. Durchtrennung der Fascie. Eingehen zwischen Supinator longus und den Flexoren bis auf die zweite Muskelschicht. 3. Beugen der Hand, um die Sehne des M. flexor pollicis longus zu tasten. Verfolgen derselben bis zum Bauch. 4. Eingehen zwischen ihm und dem M. flexor digitorum profundus bis auf das Lig. interosseum.

17. Unterbindung der A. iliaca communis (Abb. 22).

Die Verletzungen der Iliaca communis sind meistens entweder tödlich oder verbluten sich in die Bauchhöhle und gelten als Bauchschüsse. Thompson zählt nur 98 Fälle von Unterbindung auf. Wolff berechnete 50% Nekrosen. Im I. Weltkrieg sind nur wenige Fälle berichtet. Von Haberer hat ein artiovenöses Aneurysma der Iliaca communis und Vena cava inferior mit lateraler Naht, Orth mit Unterbindung ohne Nekrose geheilt[1].

Bei Blutungen ist neben Digitalkompression der Momburgsche Schlauch anzulegen. Ist ein solcher nicht vorhanden, so umwickelt man einen Besenstiel oder ein glattes Stück Holz, lege ihn quer über den Bauch in Nabelhöhe und wickle ihn so fest an, bis eine Kompression der Aorta gegen die Wirbelsäule statthat oder zwei Assistenten drücken ihn gleichmäßig nieder. Während der Operation ist nur Digitalkompression der Aorta gegen die Wirbelsäule mit der Faust möglich. Lagerung des Patienten auf die gesunde Seite auf eine dicke Querrolle wie bei Nierenoperationen. 1. Schnitt parallel den Lig. Poupartii bis zum Darmbeinstachel und von dort nach hinten bis zur 12. Rippe. 2. Durch-

---

[1] 4 Unterbindungen der Arterie allein ergaben immer Gangrän des Fußes oder Unter-schenkels (Heidrich).

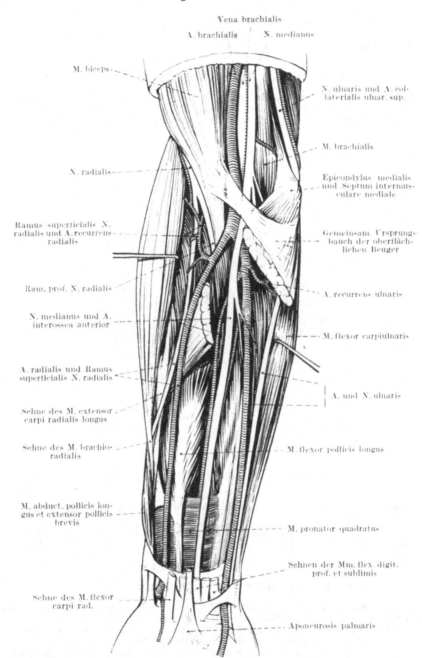

Vena brachialis

A. brachialis   N. medianus

M. biceps

N. ulnaris und A. collateralis ulnar. sup.

M. brachialis

N. radialis

Epicondylus medialis und Septum intermusculare mediale

Ramus superficialis N. radialis und A. recurrens radialis

Gemeinsam. Ursprungsbauch der oberflächlichen Beuger

Ram. prof. N. radialis

A. recurrens ulnaris

N. medianus und A. interossea anterior

M. flexor carpi ulnaris

A. radialis und Ramus superficialis N. radialis

A. und N. ulnaris

Sehne des M. extensor carpi radialis longus

Sehne des M. brachioradialis

M. flexor pollicis longus

M. abduct. pollicis longus et extensor pollicis brevis

M. pronator quadratus

Sehnen der Mm. flex. digit. prof. et sublimis

Sehne des M. flexor carpi rad.

Aponeurosis palmaris

Abb. 21. Topographische Anatomie der A. cubitalis, radialis, ulnaris und interossea anterior sowie der Nerven des Vorderarms nach CORNING. Die oberflächliche und die mittlere Schicht der Beuger ist abgetragen und der M. brachioradialis radialwärts abgezogen.

trennung der M. obliquus externus, internus und transversus. Bei letzterem sei man mit Rücksicht auf das Bauchfell vorsichtig. 3. Zwischen zwei anatomischen Pinzetten Durchtrennung der Fascia transversa. 4. Stumpfes Abschieben des Bauchfells mit den Fingern, bis der M. psoas zu sehen ist. Der Harnleiter kreuzt ihn von außen nach innen. 5. Links liegt die Arterie nach außen von der Vene, rechts liegt sie zuerst vor und dann medial von der Vene. *Man führe den Deschamps immer von der Vene fort.* Zuweilen ist der transperitoneale Weg vorzuziehen.

18. Unterbindung der A. hypogastrica (Abb. 22).

Sie kommt oft in Frage wegen der an Ort und Stelle sehr häufig nicht stillbaren Blutungen der Arteriae glutaeae. Das operative Vorgehen ist vollkommen gleich dem unter 17. Die A. hypogastrica steigt nach der Teilungsstelle senkrecht ins Becken hinab

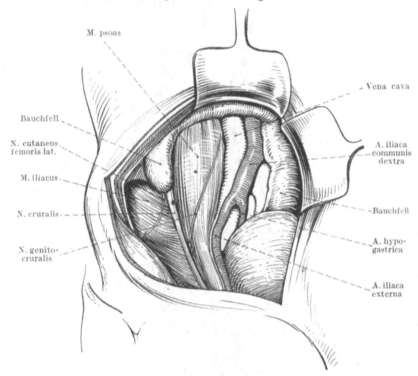

Abb. 22. Topographie der A. iliaca communis, iliaca externa und hypogastrica nach KLAPP.

medial vom Psoas. Ihre Unterbindung ist dicht unterhalb derselben zu machen, da sie sich bald in ihre Äste teilt. Die Vena hypogastrica liegt unmittelbar hinter oder neben der Arterie.

19. Unterbindung der A. glutaeae (Abb. 23).

Die Verletzung dieser Gefäße war im I. Weltkrieg gar nicht so selten. Ich habe aus dem *französischen* Sanitätsbericht 255 Fälle von Gefäßschüssen der Glutaeal- und Inguinalgegend feststellen können, wovon, da die letzteren nur selten noch in ärztliche Behandlung kommen, wohl die meisten auf Verletzung der Glutaealarterien zu beziehen sind. 50,2% wurden operiert. Geheilt ohne Störungen wurden 47,0%, mit ernsten Funktionsstörungen 14,9%. Gestorben sind 36,9%.

Eine Trennung der Schnitte für die Superior und Inferior ist anatomisch richtig, aber vom praktischen Standpunkte aus nicht empfehlenswert. Denn wenn bei Gesäßschüssen eine Blutung vorkommt, kann man vorher nie sagen, woher sie stammt. Die Unterbindung ist in jedem Fall schwierig, weil sich die Blutung in der Tiefe abspielt und *weil der Stamm beider Gefäße nach dem Austritt aus dem Becken sehr kurz ist.* Er ist daher schlecht zu fassen, so daß man oft zur Unterbindung der Hypogastria schreiten muß. 1. Patient liegt auf dem Bauch mit erhöhtem Becken und leicht abduziertem Bein der betroffenen Seite.

2. 12 cm langer Schnitt in der Richtung von Spina ossis ilei post. sup. zur Spitze des Trochanter major so, daß er die mittleren $^2/_4$ der ganzen Linie einnimmt. 3. Durchtrennung des Glutaeus maximus seinem Faserverlauf entsprechend. 4. Einsetzen von breiten Laparotomiehaken. Abtasten der höchsten Stelle der Incisura ischiadica major. Ihr entsprechend

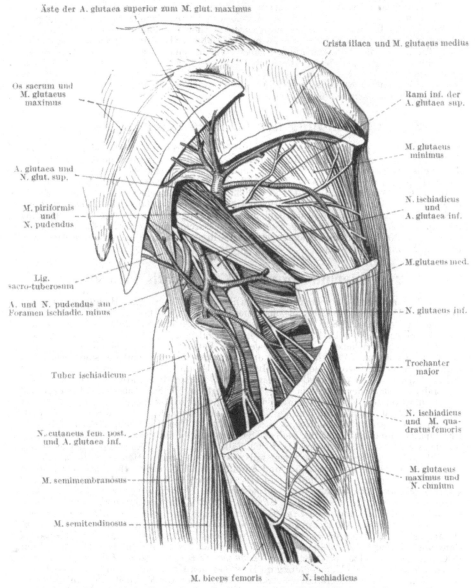

Äste der A. glutaea superior zum M. glut. maximus

Crista iliaca und M. glutaeus medius

Os sacrum und M. glutaeus maximus

Rami inf. der A. glutaea sup.

M. glutaeus minimus

A. glutaea und N. glut. sup.

N. ischiadicus und A. glutaea inf.

M. piriformis und N. pudendus

M. glutaeus med.

Lig. sacro-tuberosum

A. und N. pudendus am Foramen ischiadic. minus

N. glutaeus inf.

Tuber ischiadicum

Trochanter major

N. cutaneus fem. post. und A. glutaea inf.

N. ischiadicus und M. quadratus femoris

M. semimembranosus

M. glutaeus maximus und N. clunium

M. semitendinosus

M. biceps femoris   N. ischiadicus

Abb. 23. Topographische Anatomie der A. glutaeae und des N. ischiadicus nach CORNING.

wird stumpf der Spalt zwischen Pyriformis und Glutaeus medius auseinandergedrängt. Aus ihm treten die Vasa glutaea superiora hindurch. Der Nervus glutaeus superior tritt etwas unterhalb der Arterie über dem Pyriformis aus dem Becken. Die *Inferior* tritt *unterhalb* des Pyriformis zusammen mit der A. pudenda communis, dem N. ischiadicus und dem N. cutaneus femoris posterior heraus. Man taste sich den Ischiadicus und das Lig. tuberososacrum ab. Zwischen ihm und dem unteren Rand des Pyriformis kommt man auf die Arterie.

Auch in dem jetzigen Krieg hat sich die Notwendigkeit der Unterbindung der Glutaealarterien und ihre Schwierigkeit wieder gezeigt. Sie kommt in Frage nicht nur bei Becken-
knochenschüssen, sondern auch bei Weichteilschüssen der Gesäßgegend. Auch auf die nicht
seltene Verwechslung von Aneurysmen mit Abscessen sei hingewiesen. Um gut an den
Stamm der A. glutaea heranzukommen, empfiehlt REIMERS auf Grund seiner Erfahrung
den Beckenrandschnitt, den vorher schon die Franzosen LARGOT und FAVRE angegeben
haben. Von einem solchen bis auf den Knochen geführten Schnitt werden die Glutaeal-
muskeln bis zur Incisura ischiadica major zurückgeschoben. Kommt man auch dann noch
schlecht an den Stamm heran, so meißelt man den Rand der Incisur ab, nachdem man zuvor
einen Tampon in das Foramen hineingegeben und ihn mit einem schmalen Spatel gegen
die blutende Arterie gedrückt hat. Auch REIMERS ist gegen die grundsätzliche Unterbindung der Hypogastrica, nachdem er trotz derselben einen Verwundeten an Nachblutung
verloren hat (s. auch Beckenschüsse). Auf die Vorteile der MOMBURGschen Blutleere bei
derartigen Operationen sei hingewiesen.

20. Unterbindung der A. iliaca externa (Abb. 22).

Auch die Verletzung dieser Arterie kommt selten dem Arzt zu Gesicht, weil entweder eine
Verblutung nach außen oder in die Bauchhöhle erfolgt. Die Unterbindung macht nach
HEIDRICHs Statistik in 13,4% Gangrän[1]. Jedoch hat v. HABERER sie 8mal (6 zirkulär,
2 lateral) genäht und alle ohne Gangrän geheilt. Die Engländer hatten unter 12 Fällen
2mal = 16,6% Gangrän und 4mal Tod = 33,33%. MOMBURGscher Schlauch oder Ersatz
durch Besenstiel ist während der Operation nötig. 1. Lagerung auf den Rücken mit erhöhtem
Becken. 2. Schnitt vom Leistenring, doch ohne Freilegung des Samenstranges bis zur Spina
ant. sup. ossis ilei parallel dem Lig. Poupartii. 3. Durchtrennung der Muskeln genau wie
unter 17. 4. Nach stumpfer Abschiebung des Peritoneum kommt man auf die Arterie in
dem sog. BOGROSschen Raum.

21. Unterbindung der A. femoralis (Abb. 24).

Ihre Unterbindung ist verschieden gefährlich je nach dem Sitz. HEIDRICH berechnet
20,7% (256 Fälle) Gangrän, bei gleichzeitiger Lig. der Vene nur 9,4% (67 Fälle). Lig.
oberhalb der Profunda 21,8% (55 Fälle), unterhalb nur 10,7% (87 Fälle). Lig. mit gleichzeitiger Fraktur 93,3% (15 Fälle), Lig. der Vene allein 2,7% (36 Fälle). ZUCKERKANDL
berechnet nach sämtlichen Unterbindungen der Femoralis bei Weichteilschüssen 31%,
bei Frakturschüssen 76% Gangrän. VON HABERERs Aneurysmenfälle sind wegen der
Indikation zur Naht von besonderem Interesse. Er operierte im ganzen 61 Fälle mit
4 Todesfällen = 6,6% und 3mal Gangrän = 4,9%. Diese drei traten bei Operation der
Femoralis oberhalb der Profunda auf. Er operierte a) 21 Fälle oberhalb der Profunda
(14 zirkuläre, 6 laterale Nähte, 1 Unterbindung). Gestorben 1, 2 Amputationen. b) 35 unter
der Profunda (19 zirkuläre, 12 laterale Nähte, 4 Unterbindungen). 3 gestorben. c) 15 Fälle
im Adductorenkanal (11 zirkuläre, 3 laterale Nähte, 1 Unterbindung). Keiner gestorben,
1 Fall später amputiert. Auch der englische Sanitätsbericht gibt über diese Verletzungen sehr
genaue Aufschlüsse. Er errechnet auf 366 Fälle 72 = 19,6% Todesfälle. Jedoch waren
nur 70% operiert. Sekundärblutungen waren in 24%. Diese hatten eine Mortalität von
45,4%, zogen eine Gangrän in 23,5% und Amputation 35,5% nach sich. Auch hier betonen
die Engländer immer wieder, daß die Ligatur am Orte der Wahl mehr Gangränen und fast
das Dreifache an Amputationen zur Folge hatte als die Unterbindung am Ort der Verletzung.
Aneurysmen traten nur in 54,6% auf. Gangrän in 20,2%, Amputationen aber nur in 10,4%,
was beweist, daß die Nekrosen zum Teil nur geringfügig waren. Beachtenswert ist eine
Zusammenstellung von 180 Fällen von Ligaturen der verschiedenen Abschnitte der Femoralis.
Danach zeigten 27 Ligaturen oberhalb der Profunda 7 Todesfälle = 25,9% und ebensoviel
Gangrän, während auf 128 Fälle unterhalb der Profunda nur 26 Todesfälle = 20,5% und nur
18 Gangränfälle = 14% auftraten. Das bezeugt meines Erachtens deutlich die größere Gefährlichkeit der ersteren. Die Unterbindung im HUNTERschen Kanal ergab von 7 Fällen 3 Todesfälle = 42,9% und 2 Gangränfälle = 28,6%. Wegen der Ungleichheit der Zahlen ist ein
Vergleich mit obiger v. HABERERs Statistik nicht möglich, aber er beweist doch immerhin,
da diese nur ältere, jene aber auch viele frische Fälle umfaßt, daß die Gangrän und Todes-
gefahr bei Operationen des älteren Hämatoms bzw. Aneurysmas eine geringere ist, andererseits aber auch, daß man mit der Naht auch bei späteren Fällen viel bessere Erfolge erzielt.
Das geben auch die Engländer, die nur 10 Nähte machten, zu. — Der französische Sanitätsbericht ließ mich folgende Zahlen errechnen, die allerdings auch die Profundaschüsse
umfassen, denn eine Unterteilung in die einzelnen Gefäßabschnitte ist nicht gemacht.

---

[1] 97 Fälle.

Ich fand im ganzen 1774 Oberschenkelgefäßschüsse, von denen 48,7% operiert, 11,9% amputiert (Gangrän?) wurden, 33,0% starben, 37% ohne Störungen und 13,0% mit

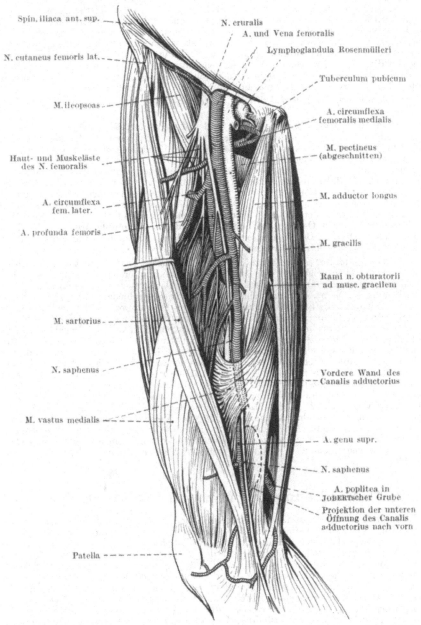

Spin. iliaca ant. sup.

N. cutaneus femoris lat.

M. ileopsoas

Haut- und Muskeläste des N. femoralis

A. circumflexa fem. later.

A. profunda femoris

M. sartorius

N. saphenus

M. vastus medialis

Patella

N. cruralis
A. und Vena femoralis
Lymphoglandula Rosenmülleri
Tuberculum pubicum
A. circumflexa femoralis medialis
M. pectineus (abgeschnitten)
M. adductor longus
M. gracilis
Rami n. obturatorii ad musc. gracilem
Vordere Wand des Canalis adductorius
A. genu supr.
N. saphenus
A. poplitea in JOBERTscher Grube
Projektion der unteren Öffnung des Canalis adductorius nach vorn

Abb. 24. Topographische Anatomie der A. femoralis und profunda femoris sowie des N. cruralis nach CORNING. Bein liegt nach außen rotiert.

Funktionsstörungen heilten. — Der *amerikanische* Sanitätsbericht gibt auf 78 Femoralisschüsse 26 = 33,33% Todesfälle an.

a) Unterbindung nach LARREY *und* HUNTER *im Trigonum Scarpae.* Das Trigonum Scarpae ist jenes Dreieck, welches lateral vom Sartorius, medial vom Adductor longus gebildet wird (Arteria femoralis communis der Engländer). 1. Längsschnitt 15 cm lang, in der Mitte des POUPARTschen Bandes fingerbreit über ihm beginnend, dasselbe aber nicht durchtrennend. 2. Vorsichtige Präparierung der Fossa ovalis, d. h. jener Lücke, welche sich in der Fascia lata befindet und lateralwärts von dem scharfen Processus falciformis begrenzt wird. In diese Lücke treten hinein die Vena saphena magna von innen und eine Anzahl anderer Venen, welche am besten doppelt unterbunden werden; aus ihr tritt die A. pudenda externa. Um sie herum liegen meistens eine Anzahl kleinerer und größerer Lymphdrüsen, welche man stumpf entfernt. 3. Spaltung der Fascia lata auf der Hohlsonde. Nun liegt die Vene, in welche die Vena saphena mündet, auf der Innenseite, lateral davon die Arterie. Der Nervus cruralis geht nicht durch diese Lacuna vasorum des Lig. Poupartii, sondern lateral davon, von ihr getrennt durch die Lacuna musculorum.

b) Unterbindung im 2. und 3. Viertel des Oberschenkels (Arteria femoralis superficialis der Engländer).

Sie ist die häufigste im Krieg. Für sie ist der M. sartorius der Anhaltspunkt. Das Bein liegt in einer nach außen rotierten Stellung, bei welcher der Verlauf des Muskels einer Linie entspricht, welche von der Spina anterior ossis ilei zum Condylus internus femoris zieht. Bei der Unterbindung im 2. Viertel wird an der *Innenseite* des Sartorius eingegangen, wonach man gleich nach Durchtrennung der Fascia lata die Arterie zu Gesicht bekommt. Die Unterbindung im 3. Viertel nach BERGMANN-HODGSON ist viel schwieriger. 1. Das Bein wird im Kniegelenk etwas gebeugt und in die Schneiderstellung gebracht. 2. Schnitt an der *Außenseite* des M. sartorius 15 cm lang. 3. Die Scheide des Muskels wird gespalten, wonach er nach unten sinkt. 4. Jetzt kommt ein derbes aponeurotisches Gebilde, die vordere Wand des *Adductorenkanals* zu Gesicht, welche von den Adductoren zum Quadriceps zieht. Dieses wird durchschnitten. 5. Der Wegweiser zur Arterie ist der N. saphenus magnus. Die Vene liegt hier unmittelbar hinter der Arterie.

c) Unterbindung der Arteria femoralis in der JOBERTschen Grube. Ein Teil der Anatomen bezeichnet die Arterie gleich nach dem Austritt aus dem Adductorenschlitz schon als Poplitea: die Chirurgen dagegen zählen meistens auch diesen Abschnitt zu der Femoralis. Von der Unklarheit in der Namennennung rührt wohl auch die verschiedene Auffassung über die Gefährlichkeit der *Poplitea*unterbindung. Diejenigen Operateure, welche auch diesen Teil mit einbegreifen, bekommen auffallend günstige Ergebnisse. Immerhin ist die Unterbindung hier viel gefährlicher als in den beiden mittleren Vierteln. Zahlen liegen darüber nicht vor. Die Freilegung an dieser Stelle ist auch sehr oft notwendig bei den Aneurysmen im Adductorenkanal, um den peripheren Gefäßabschnitt zu Gesicht zu bekommen. Die JOBERTsche Grube ist ein Raum, welcher sich bei nach außen rotiertem Oberschenkel und gebeugtem Kniegelenk sehr deutlich zwischen 'Adductor magnus nach oben und dem Sartorius und Gracilis nach unten abzeichnet. *Oft läßt sich eine quere Einkerbung oder auch Durchschneidung der Sehne des Adductor nicht umgehen, um bessere Übersicht zu gewinnen.* 1. Lagerung wie oben. 2. In der Mitte zwischen beiden Muskelgruppen wird ein 10 cm langer Längsschnitt gemacht. 3. Durchtrennung der Fascia lata, danach sinken Sartorius und Gracilis nach unten. 4. Durchtrennung einer fibrösen Scheide längs der Sehne des Adductor magnus, und Emporziehen derselben nach oben, eventuell quere Einkerbung. 5. Die Arterie liegt hier auf der hinteren Seite des Vastus internus. Oberflächlicher und mehr lateralwärts liegt die Vene.

22. Unterbindung der A. profunda femoris (Abb. 24).

Sie kann dicht unterhalb des Lig. Poupartii, aber auch 11 cm tiefer von der Femoralis entspringen. Gewöhnlich befindet sich ihr Abgangsort 4—6 cm tiefer. Bald geht sie vom medialen, bald vom lateralen Umfang ab. Die gewöhnlichen Äste sind die 3 Perforantes. Die A. perforans I geht zwischen der Insertion des M. pectineus und dem oberen Rand des Adductor longus nach hinten, die perforans II entlang dem unteren Rand des Adductor brevis und der Endast die perforans III, *die besonders wichtig wegen ihrer Verbindung mit der A. poplitea ist,* über oder unter den Ansatz des Adductor longus an der Linea aspera. *Dadurch, daß auch oft die beiden Circumflexae femoris von ihr abgehen, versorgt sie eigentlich die ganze Oberschenkelmuskulatur mit Blut.* Ihre Verletzung bzw. die ihrer Hauptäste ist sehr häufig. *Die Blutung oder das Aneurysma wird fast immer zunächst auf die Femoralis bezogen.* Eine Differentialdiagnose ist vorher nur durch Arteriographie möglich. Die Auffindung der Quelle der Blutung ist wegen ihres variablen Abganges sehr viel schwieriger als wenn die Femoralis selbst verletzt ist. Der Blutverlust ist daher ein viel größerer. Daher ist zu empfehlen, einen 15 cm langen Schnitt vom Lig. Poupartii an zu machen, die Femoralis oben und unten freizulegen und sofort mit HÖPFNERschen Klemmen abzuklemmen. Selbst dann pflegt wegen der starken Anastomosen die Blutung nicht aufzuhören, sondern nur verringert zu sein. Unter Digitalkompression der blutenden Stelle muß man sich dann den Abgang der Profunda freilegen und an diesen eine Klemme anlegen. Dann gelingt es leichter, die Verletzungsstelle zu finden. Auch die Engländer betonen die Schwierigkeit der Gefäßoperationen an der Profunda und vor allem, daß *eine Ligatur der Femoralis nicht genügt, um Blutungen aus ihr oder ihrer Hauptäste zu stillen.* Sie meinen, daß die Erfolge der Unterbindung ebenso schlecht wären wie die der Femoralis im Adductorenschlitz; aber sie haben nur wenige Fälle (6 mit 3 Todesfällen und 2 Gangränen)[1]. VON HABERER operierte 17 Fälle (davon 2mal zirkuläre, 1mal laterale Naht), 14 Unterbindungen mit 4 Todesfällen = 23,5%. Er, der begeisterte Verfechter der Naht, betont, *daß Aneurysmen dieser Arterie Unterbindungsfälle kat'exochen wären und die Naht* nur ganz ausnahmsweise in Frage käme. Eine Gangrän beobachtete er nicht. Ich mache darauf aufmerksam, daß diese Arterienverletzungen den Hauptanteil an den seltenen Fällen der Verblutung *in* den Oberschenkel tragen. Will man diese retten, so kommt wegen der dann noch vermehrten Schwierigkeit der Technik die Amputation in Frage.

23. Unterbindung der A. poplitea (Abb. 25).

Unter der Poplitea wird die Arterie verstanden, erst nachdem sie in die Kniekehle getreten ist, nicht also wie die Anatomen es tun, auch der Abschnitt in der JOBERTschen Grube vom Verlassen des Adductorenkanals an (s. auch Abschnitt 21). Ihre Verletzung und Unterbindung ist sehr gefährlich, namentlich bei frischen Fällen. Die Angaben über Gangrän schwanken sehr, von 15—80%. Die Anatomen, z. B. CORNING, behaupten zwar. daß der Kollateralkreislauf durch die im Adductorenkanal abgehende A. genu suprema. die Arteriae genu articulares superiores und inferiores sowie die A. recurrens tibialis sehr günstig ist. Das trifft aber praktisch nicht zu, wahrscheinlich weil diese Arterien hauptsächlich das Gelenk versorgen und in diesem straffen Gewebe die Neubildung von Kollateralen sich schlechter entwickelt als im muskulären Gewebe[2]. Auch die Verletzung der Vena poplitea allein kann, wie ich wiederholt gesehen habe, Gangrän bedingen. *Deshalb sei man hier gerade mit der prinzipiellen Mitunterbindung der Vene bei Verletzungen der Arterie, wie sie von v. OPEL und SEHRT und den Engländern empfohlen ist, sehr vorsichtig.*

FRANZ *hatte unter 6,* KÜTTNER *unter 8 Unterbindungen nach frischen Verletzungen immer Gangrän.* VON HABERER, der Hämatome und Aneurysmen vom 4.—17. Tage operierte, hatte bei 30 Fällen mit 19 zirkulären, 7 lateralen Nähte und 4 Ligaturen keine Gangrän und keinen Todesfall. — Der *englische* Sanitätsbericht erwähnt 144 Fälle mit 14 = 9% Mortalität. mit 23 = 15,9% Sekundärblutungen, mit 50 = 34,6% Gangrän, mit 48 = 33,3% Amputationen und 54 = 37,5% Aneurysmen. Die Gangrän erfolgte nach Unterbindung der unteren $^2/_3$ häufiger und betraf in 55,5% den ganzen Unterschenkel, in den anderen den Fuß, selten die Zehen allein. *Interessant ist, daß die Engländer in einer kleineren Zusammenstellung von 48 Fällen die Erfahrung machten, daß die gleichzeitige Unterbindung von Arterie und Vene (auch der unverletzten) erheblich weniger Gangrän bedingt als die der Arterie allein,* nämlich von 24 Fällen ersterer Art 16,6%, in 24 Fällen letzterer Art aber 45,8%[3]. Von 9 Nähten starben 2, 1 wurde später amputiert, 1 später ligiert. Die anderen heilten ohne Gangrän. Aus dem *französischen* Sanitätsbericht errechne ich 198 Fälle mit 19,1% Mortalität, 53,5% wurden an den Gefäßen operiert, 12,1% amputiert (Gangrän?), 45,8% wurden ohne Funktionsstörungen und 26,8% mit solchen geheilt. — Der *amerikanische* Sanitätsbericht berechnet auf 27 Fälle 1 Todesfall = 3,7%.

Eins ist sicher, daß *man gerade bei der Poplitea, wenn es irgend geht, die Gefäßoperation mit Rücksicht auf die Kollateralen nicht zu früh machen und immer die Naht versuchen soll.* STICH empfiehlt hier die Transplantation einer Vene oder die Umschlagung einer der Unterschenkelarterien. Die Engländer empfehlen daher in frischen Fällen, wo die Naht nicht ausführbar ist, die Verbindung der Gefäßlichtungen durch die TUFFIERsche *Röhre,* die hier wie bei der Femoralis die besten Erfolge zeitigt (6 Fälle, 4mal Erfolg).

1. Lagerung des Patienten auf den Bauch. 2. 10 cm langer vertikaler Schnitt durch das Planum popliteum, welches oben lateralwärts durch den Biceps, medial durch den Semimembranosus, unten durch die beiden Köpfe des Gastrocnemius begrenzt wird, etwas nach innen von der Mittellinie. 3. Schnitt durch die Fascia poplitea und das sehr starke Fettpolster. 4. Am oberflächlichsten und lateral liegt der Nerv, dann kommt die Vene und am tiefsten die Arterie. Sehr oft kommt man in die Lage, die Teilungsstelle der Poplitea freilegen zu müssen, weil oft hier die Verletzung liegt, dann muß man nicht nur den

---

[1] HEIDRICH berechnet 5% Gangrän (20 Fälle).

[2] LISSIZYN betont als Grund, daß die Kollateralen hauptsächlich im stumpfen Winkel oder retrograd abgehen.

[3] Auch HEIDRICH berechnet bei Ligatur der Arterie 37,2% (86 Fälle) Gangrän, bei gleichzeitiger Ligatur der Vene nur 15,4% (39 Fälle), der Vene allein keinmal (8 Fälle).

Gastrocnemius, sondern auch den Soleus scharf durchtrennen. *In diesen Fällen muß man immer die Naht versuchen, denn hier gibt die Unterbindung eine besonders ungünstige Prognose.* Verband in starker Beugung des Kniegelenks.

24. Unterbindung der A. tibialis postica (Abb. 25).

Ihre Verletzung bei Wadenschüssen ist sehr häufig· und bedeutungsvoll. Denn sie ist die Hauptarterie des Unterschenkels. Daß bei Schußfrakturen so oft Gangrän eintritt, hängt mit der nicht seltenen gleichzeitigen Verletzung der Peronea oder Tibialis antica zusammen. Wenn das der Fall ist, ist die Lebensfähigkeit des Gliedes immer aufgehoben. Das Glied bleibt noch erhalten bei Verletzung der Peronea oder der Tibialis antica allein. *Sind zwei Arterien durchschossen, dann bleibt die Gangrän gewöhnlich nur aus, wenn die Tibialis postica die erhaltene ist.* Aber auch nur, wenn keine Infektion hinzutritt. Sehr oft tritt die Schädigung einer zweiten Arterie nicht durch den Schuß ein, sondern es findet durch die Fraktur eine Quetschung mit nachfolgender Thrombose statt, die um so leichter bei einer Infektion eintritt. Bei frischen Verletzungen soll man daher immer die Naht versuchen. Bei älteren genügt die Unterbindung. von Haberer hat unter 12 Fällen nur einmal die Naht gemacht, wo es sich um beide Tibiales handelte. Alle Patienten wurden ohne Gangrän geheilt. Der *englische* Sanitätsbericht erwähnt 138 Fälle (die Arterien sind nicht gesondert) mit 14 = 10,1% Todesfällen, mit auffallend viel sekundären Blutungen, 75 = 54,3%, mit nur 37 = 26,8% Aneurysmen, 12 = 8,6% Gangrän und auffallenderweise keiner Amputation. Das hängt wohl damit zusammen, daß die Gefäßschüsse meistens mit Frakturen zusammenfielen und *daß die Engländer bei solchen, namentlich im unteren Drittel, sehr für primäre Amputation waren.* — Aus dem *französischen* Sanitätsbericht errechnete ich 1991 Unterschenkelgefäßschüsse mit 15,6% Toten, 56,3% Gefäßoperationen, 11,3% Amputierten, 48,6% ohne Störungen und 25,5% mit Störungen Geheilten. — Der *amerikanische* Sanitätsbericht berechnet auf 71 Fälle 14 Todesfälle = 19,8%.

a) Im oberen Drittel und der Mitte des Unterschenkels. 1. Das Bein wird nach außen rotiert und im Kniegelenk gebeugt. 2. Fingerbreit medialwärts von der inneren Schienbeinkante wird ein 12 cm langer Schnitt geführt. 3. Durch die Fascia surae wird nun der Rand des medialen Gastrocnemiusbauches freigelegt und mit Haken nach unten gehalten. 4. Scharfe Durchtrennung des Soleus in der Richtung gegen den hinteren Tibiarand, bis man auf ein gelblich-weißes Faserblatt stößt. Auch dieses wird scharf durchtrennt, bis man auf die schleierhaft dünne Fascie kommt, hinter welcher die vor dem Tibialis posterior liegende Arterie liegt, von zwei Venen begleitet. Der Nervus tibialis liegt nach außen davon. In vielen Fällen läßt sich eine quere Durchtrennung des Soleus dicht oberhalb der Schußstelle nicht umgehen, um bei den buchtigen Wunden einen Überblick zu bekommen.

b) Unterbindung am inneren Knöchel. 1. Lagerung wie vorher, Fuß in Dorsalflexion. 2. 5 cm langer Schnitt in der Richtungslinie, welche man sich von der Mitte der Fossa poplitea zur Mitte einer Linie zwischen der prominentesten Stelle des Malleolus internus und dem Rande der Achillessehne zieht. 3. Schnitt durch das derbe Lig. laciniatum internum. Unmittelbar darunter liegt die von zwei Venen begleitete Arterie. Der Nerv bleibt nach der Achillessehne zu im Bindegewebe liegen. Die Arterie liegt zwischen der Sehne des Flexor digitorum communis und Flexor hallucis longus.

25. Unterbindung der A. tibialis antica (Abb. 26).

a) Im oberen Drittel. Die Richtungslinie der Arterie verläuft zwischen den Halbierungspunkten einer Verbindungslinie des Capitulum fibulae und der Tuberositas tibiae und den vorderen Rändern beider Malleolen.

1. Unterschenkel wird möglichst nach innen rotiert und der Fuß plantarwärts flektiert. 2. 10 cm langer Schnitt in der Richtungslinie dicht unterhalb der Tuberositas beginnend. 3. Durchtrennung der Fascie, Eingehen zwischen dem Muskelbauch der M. tibialis anticus und dem Extensor digitorum communis, indem der Fuß *dorsalwärts* gestellt wird. Auf dem Lig. interosseum liegt die von zwei Venen begleitete Arterie, lateral von ihr der Nervus peroneus profundus.

b) Im unteren Drittel. 1. Dieselbe Lagerung wie bei a. 2. Nach Durchtrennung der Haut sieht man durch die Fascie deutlich die Furche zwischen Tibialis anticus und Extensor digitorum longus. Durchtrennung der Fascie. 3. Nun schiebt sich zwischen diese beiden Muskeln aus der Tiefe der Muskel und die prismatische Sehne des M. extensor hallucis longus. Zwischen dieser und der Sehne des Tibialis anticus geht man gegen die Tibia zu ein bis auf das Lig. interosseum. Der N. peroneus profundus liegt hier vor oder medial von der Arterie.

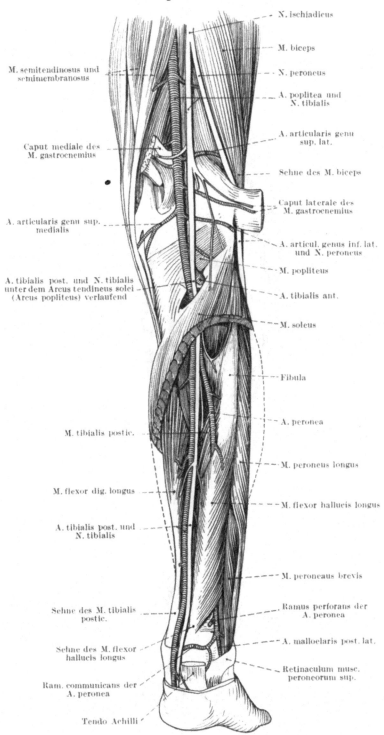

M. semitendinosus und semimembranosus

Caput mediale des M. gastrocnemius

A. articularis genu sup. medialis

A. tibialis post. und N. tibialis unter dem Arcus tendineus solei (Arcus popliteus) verlaufend

M. tibialis postic.

M. flexor dig. longus

A. tibialis post. und N. tibialis

Sehne des M. tibialis postic.

Sehne des M. flexor hallucis longus

Ram. communicans der A. peronea

Tendo Achilli

N. ischiadicus

M. biceps

N. peroneus

A. poplitea und N. tibialis

A. articularis genu sup. lat.

Sehne des M. biceps

Caput laterale des M. gastrocnemius

A. articul. genus inf. lat. und N. peroneus

M. popliteus

A. tibialis ant.

M. soleus

Fibula

A. peronea

M. peroneus longus

M. flexor hallucis longus

M. peroneaus brevis

Ramus perforans der A. peronea

A. malloelaris post. lat.

Retinaculum musc. peroneorum sup.

Abb. 25. Topographische Anatomie der Arterien und Nerven der Rückseite des Beines nach CORNING. Tiefe Gebilde des Unterschenkels und der Fossa poplitea nach Entfernung der Mm. gastrocnemius und soleus.

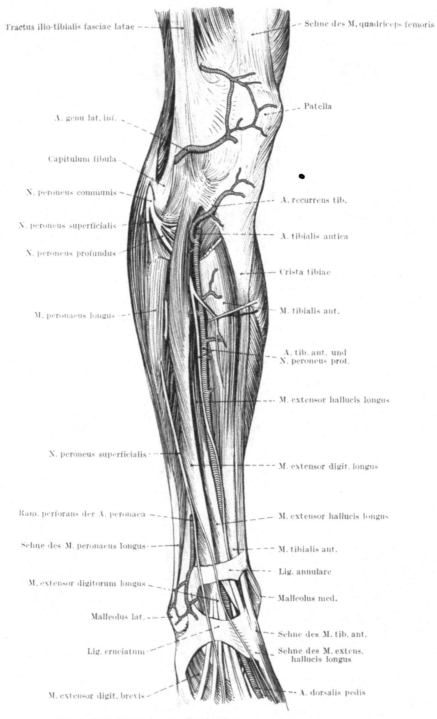

Tractus ilio-tibialis fasciae latae

Sehne des M. quadriceps femoris

Patella

A. genu lat. inf.

Capitulum fibula

N. peroneus communis

N. peroneus superficialis

N. peroneus profundus

A. recurrens tib.

A. tibialis antica

Crista tibiae

M. tibialis ant.

M. peronaeus longus

A. tib. ant. und
N. peroneus prof.

M. extensor hallucis longus

N. peroneus superficialis

M. extensor digit. longus

Ram. perforans der A. peronaea

M. extensor hallucis longus

Sehne des M. peronaeus longus

M. tibialis ant.

Lig. annulare

M. extensor digitorum longus

Malleolus med.

Malleolus lat.

Sehne des M. tib. ant.

Lig. cruciatum

Sehne des M. extens.
hallucis longus

M. extensor digit. brevis

A. dorsalis pedis

Abb. 26. Tiefe Gebilde der Streckseite des Unterschenkels nach CORNING.

IX. Schußverletzungen der peripheren Nerven.

Allgemeiner Teil.

Eine von mir 1898 aufgestellte Statistik über die Zeit von 1864—1895 ergab ein Schwanken von 0,29—10,9%, also im Mittel von 3,23%. Aus dem I. Weltkrieg liegen auf deutscher Seite nur Einzelstatistiken vor mit 1,5—4%. Der englische Sanitätsbericht schätzt sie auf 20% (!) aller ernsteren Schußverletzungen, der amerikanische gibt sie auf 2%, der französische Sanitätsbericht auf 1,2% an[1]. An 23882 Nervenschußverletzungen wurden 5549 = 23,2% Nervenoperationen gemacht. Die Art ist nicht angegeben. Von allen Nervenschüssen wurden 40,9% ohne schwere Störungen geheilt. Die Zahl der Geheilten zu der Zahl der Operierten ist nicht in Beziehung gesetzt, so daß man über den Erfolg der Nervenoperationen nichts erfährt.

Es ist zwischen *primären* und *sekundären* Nervenschädigungen zu unterscheiden. Die *primären* finden im Augenblick des Schusses statt durch direkte oder indirekte (d. h. mitgeschleuderte andere Fremdkörper) Projektile. Das Projektil kann den Nerven direkt treffen oder durch seine lebendige Kraft eine Fernwirkung hervorrufen, es kommt zu einer Seitenstoßwirkung, durch welche der Nerv aus seiner Lage kommt. Dadurch können Dehnungen mit Blutungen unter die Nervenscheide und zwischen die Nervenfibrillen eintreten. Darauf muß man wohl meistens die sog. „*Kommotionslähmungen*“ oder „Erschütterungserscheinungen“ zurückführen. Denn in diesen Fällen fand man bei operativer Freilegung den Nerven intakt, konnte aber die Residuen feinster Blutaustritte wahrnehmen. Andererseits können durch Zerrungen auch weitgehende Veränderungen im Nervengebiete selbst auftreten, welche namentlich im zentralen Teil bis zu den Ganglien reichen und für die Regeneration unheilvoll sein können. Die Widerstandskraft der Nerven hielt man früher für so groß, daß sie in noch höherem Maße als die Gefäße einem Geschoß ausweichen. Diese Annahme ist irrig, es sei denn, daß die lebendige Kraft des Geschosses dem Erlöschen nahe ist. Wenn das nicht der Fall ist, dann tritt bei dem Nerven, welcher sich in der Flugbahn des Projektils befindet, eine Kontinuitätstrennung ein. Nur ihn seitlich berührende Geschosse werden eine mehr minder große Quetschung hervorrufen. Genau wie bei den Gefäßen finden wir beim Nerven den „*Knopflochschuß*“, die *partielle* und die seltenere *totale* Kontinuitätstrennung („Abschuß“). Außerdem werden zuweilen Geschoßteile oder andere Fremdkörper, namentlich Knochensplitter in seine Substanz implantiert. Schon bei einer glatten Schnittwunde quellen die Nervenfibrillen über dem Querschnitt heraus; bei Schußverletzungen sehen wir meistens Auffaserungen des Nerven, so daß der Querschnitt pinselförmig ist. Die Nervenenden werden häufig disloziert und sehen nach einer anderen Richtung als es ihrer früheren Kontinuität entspricht. Wenn die Nervenenden nicht umgebogen sind und nur wenig voneinander klaffen, wäre eine spontane Vereinigung an sich nicht undenkbar. Tatsächlich sind auch aus früherer Zeit, wo man häufig wegen Tetanus einfache Nervendurchschneidungen machte, einige wenige Fälle berichtet, in denen Spontanheilungen vorzuliegen scheinen. Doch darf man bei Schußverletzungen nicht damit rechnen. Die Folge einer jeden gröberen Nervenschädigung, auch wenn es sich um eine Quetschung handelt, ist eine Narbe, welche jedoch nicht ein Regenerat von Nervenfasern, sondern nur Bindegewebe darstellt. Sie stellt sich als weiße spindelförmige Verdickung, nur selten als Verschmälerung des Nerven dar. Wenn es sich um einen Abschuß handelt, so

---

[1] Diese Zahl kommt dem Prozentsatz auf deutscher Seite 1870/71 gleich.

finden wir meistens voneinander getrennte kolbige Verdickungen an beiden Enden, namentlich am zentralen.

Nach dem WALLERschen Gesetz verfällt der periphere Teil einer jeden Nervenfaser der Degeneration, auch wenn eine sofortige Vereinigung der durchtrennten Enden stattfindet. Die peripheren Achsenzylinder zerfallen bis in ihre Endausläufer. Zugleich mit der Degeneration finden auch Regenerationsvorgänge statt, jedoch hinsichtlich der nervösen Substanz immer nur vom *zentralen* Ende aus. Wenigstens wird die von ZIEGLER, BETHE und LOBENHOFFER behauptete autogene Regeneration auch vom peripheren Ende, die bei jungen Tieren sicher statthat, beim Menschen noch von den meisten Nachuntersuchern bestritten. Dadurch wird es verständlich, daß die Heilungen von Nervenschädigungen trotz exakter operativer Vereinigung immer lange Zeit (Wochen bis Monate) und um so länger dauern, je mehr zentralwärts die Verletzung sitzt. Je näher dem Rumpf, um so eher kann es auch zu Veränderungen in den Ganglienzellen des Rückenmarks kommen. Andrerseits hat FOERSTER auf Grund von praktischen Erfahrungen und auf Grund der sonst nicht erklärbaren vereinzelten Mitteilungen die seltene Möglichkeit des aktiven Mitanteils peripher neugebildeter Nervenfibrillen zugegeben. 286 von amerikanischen Neurochirurgen im I. Weltkrieg angestellte Tierversuche haben in dieser Hinsicht keine Klärung gebracht[1].

Die *sekundären* Schädigungen der Nerven kommen durch Druck zustande. Die Nerven werden manches Mal auf längere Strecken durch Bindegewebenarben vollkommen eingescheidet. Diese „Scheidennarben" sind häufig durch lang dauernde Eiterungen hervorgerufen. Oft findet man in ihnen kleinste Abscesse. Die Narben können von knorpelharter Konsistenz sein. Vereinzelt fand man in ihnen Knochensubstanz, die von den einen auf eingesprengtes Periost, von anderen auf eine Metaplasie des Bindegewebes zurückgeführt wird. Auch Callusmassen können die Nerven so umgeben, daß man sie herausmeißeln muß. Wachsende Aneurysmen rufen nicht selten Verwachsungen hervor bzw. üben einen Druck aus. *Gegen Eiterungen ist der intakte Nerv sehr widerstandsfähig; nicht aber der verletzte.* Ob es eine richtige infektiöse Neuritis gibt, darüber wissen wir noch nichts. Doch wird behauptet, daß es von hohen Verletzungen des Ischiadicus, des Plexus lumbalis und des Plexus cervicalis bei Eiterungen zu einer Meningitis kommen kann. Die *sekundären* Einwirkungen sind im allgemeinen günstiger. Denn dem allmählich zunehmenden Druck gegenüber bleibt die intakte Nervensubstanz lange Zeit widerstandsfähig, und ihre Leistungsfähigkeit erholt sich schnell, nachdem die Substanz vom Druck befreit ist. Daher auch die schnelleren und günstigeren Resultate bei der äußeren Neurolyse.

Diagnose: Die Annahme, daß sich jede Nervenschußverletzung immer durch sofortigen *Schmerz* ankündigen müßte, ist falsch. Einige aber geben das Gefühl eines schmerzhaften, elektrischen Schlages an, andere das Gefühl, als wenn sie mit heißem Wasser verbrüht werden. Es ist Tatsache, daß Schmerzen, die sowohl bei Verletzungen der sensiblen als auch gemischten Nerven vorkommen, sich oft erst nach Tagen, in vielen Fällen erst nach Wochen (3—8) einstellen. Ganz besonders kommen hier Ischiadicus, Tibialis, Medianus und Plexus brachialis in Betracht. Unter den Nervenschmerzen sind die *Kausalgien*[2] etwas besonderes. Sie unterscheiden sich typisch von den Neuralgien und Neuritiden durch ihren Charakter als *brennender* Schmerz gegenüber dem „Kribbelschmerz" des sonstigen Nervenschußschmerzes, ihre Kontinuierlichkeit mit paroxysmalen Steigerungen und ihr Übergreifen auf andere Nervengebiete selbst nach akustischen, ophthalmischen

---

[1] Amerikanischer Sanitätsbericht.
[2] Das Wort stammt von dem griechischen „Kausis" = Brennen und wurde zuerst 1864 von W. MITCHELL bei kontinuierlichen, sehr heftigen Schmerzzuständen nach Nervenschußverletzungen geprägt.

und sogar psychischen Reizen. Ferner lassen sie im Gegensatz zu Neuralgien und Neuritiden bei Kälteanwendung nach, während diese Wärme erfordern. Interessant ist, daß sehr heftige schmerzhafte Parästhesien auch auf der korrespondierenden Körperseite auftreten können. Die Patienten leiden ungemein. Sie haben fast alle die *Hygromanie*, d. h. die Sucht, das verletzte oder korrespondierende Glied mit kaltem Wasser zu befeuchten, bloß um den Schmerz erträglich zu machen. Andere leiden wieder an der *Xerosalgie*, d. h. an einer Schmerzauslösung durch Berührung von rauhen Flächen. Sie versuchen sich davor durch Einfetten oder Gummihandschuhe zu schützen. Die Vielgestaltigkeit der Schmerzgebiete, unabhängig von der ursprünglichen Verletzungsstelle, sowie die Vielheit der Reize, die diese Schmerzen auslösen, bringen die Verwundeten oft in den Verdacht, Hysteriker zu sein. Das Merkwürdige ist nun, daß die Kausalgie durchaus nicht nur nach Verletzungen von Nerven, sondern auch von Gefäßen, ja selbst ohne Verletzung dieser Gebilde auftreten kann. Und doch handelt es sich um eine Schädigung von Nerven, und zwar der sympathischen Fasern in den großen gemischten Nerven oder den Gefäßen entweder direkt oder indirekt durch Seitenstoß des Geschosses mittels molekularer Erschütterung der Nervenfasern oder Schädigung der Blut- und Lymphgefäße im Endoneurium. Denn niemals finden sie sich nach den Untersuchungen von LERICHE in Nerven, welche keine marklosen Nervenfasern enthalten, z. B. dem Radialis. Ferner hören die Schmerzen sofort auf, wenn man den zugehörigen Sympathicus durchschneidet. Wie lange die Heilung dauert, wissen wir noch nicht. Immerhin sind schon jahrelange Heilungen beobachtet. Aber schon die Befreiung von den fürchterlichen Schmerzen für eine gewisse Zeit ist ein Segen. Am Arm entfernt man das Ganglion stellatum und die Brustganglien I und II, am Bein den Lendengrenzstrang mit den Ganglien I—V bis zu dem II. Kreuzbeinganglion. PHILIPPIDES hat Sympathicusinjektionen mit 80% Alkohol empfohlen[1]. Einzelne Chirurgen haben auch gute Erfolge mit der periarteriellen Sympathektomie erzielt; jedoch ist noch nicht bekannt, ob diese dieselben Dauererfolge ergibt. *Baldiges Eingreifen ist nicht nur wegen der Schmerzen, sondern auch wegen der schnell eintretenden Kontrakturen und Schonhaltungen notwendig.* Wie ist es nun zu erklären, daß nur wenige Verwundete diese Kausalgien bekommen, während sehr viele andere Verwundete mit denselben Verletzungen sie nicht aufweisen? Nach O. FOERSTER gibt es zwei Wege der Schmerzleitung durch den Sympathicus: 1. Durch die sympathischen Fasern in den peripheren Nerven, durch die Rami communicantes grisei in den Grenzstrang und durch die Rami communicantes albi in das Rückenmark; 2. durch die direkte kontinuierliche Gefäßstrangbahn. Jedoch der zweite Weg ist offenbar nur in einzelnen Fällen imstande, den Schmerz weiterzuleiten. Demnach handelt es sich um eine individuelle Disposition für die Kausalgie. Der Gedanke, daß es sich hier um besonders wehleidige Patienten handelt, ist irrig. Für das Merkwürdige, daß auch akustische und ophthalmische sowie psychische Reize die Schmerzen steigern können, kommt vielleicht die Annahme ASTVAZATUROWS als Erklärung in Betracht. Die Kausalgie entsteht durch Reizung peripherer sympathischer Geflechte. Aber der Sympathicus reagiert darauf als Ganzes. Die afferenten Schmerzbahnen enden im Grau des Thalamus opticus. Dieses ist das Sammelbecken für alle sensiblen und sensorischen Erregungen. Es stellt ein Funktionszentrum der eng miteinander verbundenen Schmerzen und Emotionen dar.

Das zweite Symptom sind *Ausfallserscheinungen in der Sensibilität und Motilität. Es ist wichtig, zu wissen, daß bei Durchschneidung sowohl von reinen*

---

[1] RUPP durchtrennt nur die präganglionären Fasern in Höhe des II. Brustwirbels und vermeidet dadurch die Miosis und Ptosis, die nach Zerstörung des Ganglion stellatum auftreten.

sensiblen als auch von gemischten Nerven die Sensibilitätsstörung eine geringere ist als dem anatomischen Ausbreitungsbezirk entspricht. Diese auffallende Tatsache ist nur dadurch zu erklären, daß die Hautfasern verschiedener sensibler Nerven häufig ineinander übergreifen und sich gegenseitig vertreten können. O. Foerster unterscheidet die autonome, die Misch- und die Subsidiärzone. In der ersten fehlt nach Totalverletzung des betreffenden Nerven die Sensibilität für alle Qualitäten; in der zweiten ist die Sensibilität nur partiell geschädigt, weil Nachbarnerven an ihr mitbeteiligt sind. Die dritte ist das Gebiet, in welchem der Nerv über sein Mischgebiet hinaus in die Mischgebiete seiner Nachbarnerven hineingreift. Diese Zone zeigt sich nur bei Unversehrtheit des Nerven selbst, aber bei Durchtrennung seines Nachbarnerven, weil in dessen Mischgebiet dann nur ein Teilausfall eintritt. *Aus dem Fehlen sensibler Störungen bestimmter Gebiete darf also nicht auf die Intaktheit des zugehörigen Nerven geschlossen werden.* — Die *motorischen* Ausfallserscheinungen sind augenfälliger und schärfer begrenzt. Der *Total*unterbrechung eines Nerven folgt die typische atrophische schlaffe Lähmung mit totaler Entartungsreaktion. Typische Stellungen der Gliedmaßen und Rumpfteile sind die Folgen. Unsere diesbezüglichen Kenntnisse sind durch den I. Weltkrieg bedeutend erweitert, weil die Verletzung mancher Nerven in der Friedenschirurgie selten oder überhaupt nicht vorgekommen war. Bei der Beurteilung des Funktionsausfalls sind aber auch Fehlerquellen möglich, die Schwerkraft, die Schwerpunktsbeschleunigung des gelähmten Gliedes durch stoßartige Bewegung proximaler Gliedabschnitte, die Auswirkung allgemeiner Muskelmechanik. Das sind die *Fonctions suppl*ées (Létiévant), d. h. Bewegungen, die von andern normal innervierten Muskeln herrühren und die ausfallenden vortäuschen oder ergänzen können (s. S 194/195). Totallähmungen gegenüber stehen die häufigeren *partiellen* oder *dissoziierten Lähmungen,* d. h. nur ein Teil der von einem Nerven versorgten Muskeln ist gelähmt, ein anderer ist intakt oder nur paretisch. Hierfür gibt es 4 Ursachen. 1. Die Muskeln, deren Äste oberhalb der Verletzungsstelle den Stamm verlassen, sind intakt. 2. Es handelt sich um eine umschriebene Stammläsion. Sie ist aber abgesehen vom Nervus ischiadicus, der scharf in einen tibialen und peronealen Teil gegliedert ist, selten. Die Ansicht Stoffels, daß auf dem Querschnitt eines Nerven die Bahnen für jedes Muskelgebiet ein bestimmtes isoliertes Areal haben, wird heute nicht mehr als richtig erkannt. Das kann höchstens der Fall sein bei einer umschriebenen Läsion dieses oberhalb des Astabgangs für einen bestimmten Muskel. Denn sonst sind die Nervenbahnen im Querschnitt diffus gelagert[1]. 3. Nur einzelne Muskeläste sind gelähmt; ein ebenfalls seltenes Vorkommnis. 4. Der Nervenstamm ist diffus verletzt, aber die *Vulnerabilität* der einzelnen Muskelnervenbahnen verschieden groß. Dieser Vorgang ist der häufigste. Im Gegensatz zu Auerbach u. a., die den Grund in der verschiedenen Kraft und dem Volumen der Muskeln suchen, hat O. Foerster meines Erachtens den Beweis für die Richtigkeit obiger Tatsache erbracht, wenn er auch eine Erklärung dafür nicht bringen kann. Nach ihm bleiben „*die resistenteren Nervenbahnen unversehrt, die vulnerableren werden gelähmt, und zwar steht der Grad der Vulnerabilität in direkter Abhängigkeit von der Länge der Nervenbahn vom Rückenmark bis zum Eintritt in den Muskel gerechnet: kurz gesagt, die Bahnen der proximalen Muskeln sind resistenter, die der distalen Muskeln vulnerabler. Die Vulnerabilität der einzelnen Muskelbahnen jedes Nervenstamms steht zur Restitution derselben in engster Beziehung. Je vulnerabler eine bestimmte Muskelbahn ist, desto später restituiert sich dieselbe, je resistenter sie ist, desto eher unterliegt sie der Wiederherstellung“.* 5. Abnorme Innervationen einzelner Muskeln durch andere Nerven.

---

[1] Untersuchungen Peronottos.

Ein unerläßliches Hilfsmittel zur Diagnose ist die *elektrische Prüfung*. Beim normal innervierten Muskel kann man sowohl vom Nerven aus als auch bei direkter Muskelreizung mit dem faradischen Strom Zuckungen auslösen. Untersucht man mit dem galvanischen Strom, so zeigt sich das bekannte Zuckungsgesetz, nach welchem bei schwachen Strömen die ersten Zuckungen bei der Kathodenschließung auftreten. Bei der *partiellen Entartungsreaktion* sinkt die faradische und galvanische Erregbarkeit im Nerven, die faradische Erregbarkeit im Muskel nimmt *ab,* während die galvanische direkte Muskelreizung eine erhöhte Erregbarkeit, ein Überwiegen der Anodenschließungszuckungen, aber langsame Zuckungen aufweist. Die *totale Entartungsreaktion* besteht darin, daß nicht nur die Erregbarkeit vom Nerven, sondern auch die faradische des Muskels erlischt und ein allmähliches Sinken der galvanischen Muskelerregbarkeit auftritt, so daß man bei den stärksten Strömen nur noch ganz träge kleine Anodenschließungszuckungen hervorrufen kann. Vielfache Untersuchungen haben aber gezeigt, daß auf eine Umkehr des Zuckungsgesetzes, weniger zu geben ist als auf den Charakter und Zeitablauf der Muskelzuckung. Zunächst ist nach O. FOERSTER die Zuckung in der Weise verlangsamt, daß zwar noch eine rasche Zusammenziehung erfolgt, aber die Erschlaffung langsamer ist. Später erst folgt die ausgesprochen *wurmförmige* Zuckung. Die *Chronaxie* steigt mehr und mehr an und kann das 200—300fache des Normalwertes erreichen. Innerhalb de· partiellen Entartungsreaktion kommen viele Abstufungen vor. Verläuft die Zuckung träge, dann ist die Innervation des Muskels immer gestört. Die Entartungsreaktion tritt nicht gleich, sondern gewöhnlich erst 2—3 Wochen nach der Verletzung, manchmal aber auch viel später auf. Von Interesse ist es, daß der gelähmte Muskel lange Zeit bis über 1 Jahr seine Kontraktilität bei direkter galvanischer Reizung behält. Wahrscheinlich bleibt sie noch länger erhalten. Denn sonst könnten nicht Nervennähte, welche nach mehreren Jahren vorgenommen wurden, noch von Erfolg begleitet sein. Gänzliches Erlöschen der direkten galvanischen Erregbarkeit ist Ausnahme. *Es besteht ferner, was praktisch von Wichtigkeit ist, ein Unterschied im Ansprechen auf elektrische Reize zwischen dem von Haut bedeckten Nerven und Muskel und dem operativ freigelegten.* Sie reagieren oft auch dann noch, wenn die Erregbarkeit sonst bereits erloschen schien. Wichtig ist, namentlich für Frühoperationen, daß die elektrische Erregbarkeit auch im *distalen* Abschnitt des verletzten Nerven anfangs noch erhalten bleibt; sie erlischt erst nach 2—3 Wochen, manchmal aber auch erst nach 6 Wochen. Das ist ein Grund, wegen der Fehlurteile und dadurch bedingter unrichtiger Wahl der Operationsmethode, vor den namentlich in letzter Zeit von italienischen Chirurgen empfohlenen frühen operativen Eingriffen zu warnen. *Die elektrische Prüfung nur ermöglicht ein Urteil über die Leitungsfähigkeit, nicht jedoch die Erhaltung der Kontinuität.* Die Kontinuität kann äußerlich erhalten sein, und trotzdem finden wir totale Entartungsreaktion, weil die Schäden ebenso schwere sind, als wenn eine Totaldurchtrennung stattgefunden hätte. Wir können jedoch sagen, daß wenn die partielle Entartungsreaktion dauernd in demselben Maße erhalten bleibt, dann eine totale Kontinuitätsunterbrechung nicht vorliegen kann.

Das dritte Symptom einer peripheren Nervenverletzung ist das Fehlen der *Sehnenreflexe* der von ihm innervierten Muskeln und der *Periostreflexe*.

Das vierte Symptom der Nervenverletzung sind vasomotorische, trophoneurotische und sekretorische Störungen. Die vasomotorischen und trophoneurotischen Störungen erstrecken sich auf die Haut, das Bindegewebe, die Muskeln, die Gelenke und das Knochensystem. Der befallene Körperteil verändert sein Aussehen und seinen Umfang. Die Haut wird bläulich und glänzend (Glanzhaut) und neigt zu Geschwüren infolge von Verletzungen, Druck oder thermischen

Einflüssen (Ulcera anaesthetica, trophoneurotica). Bemerkenswert ist, daß in derselben spontan sehr heftige Schmerzen auftreten können. Im Röntgenbild zeigt sich an den Knochen auffallend schnell die Aufhellung des Schattens mit scharfem Hervortreten der Konturlinien, während die feine Knochenbälkchen-struktur verwaschen ist. Diese Störungen kommen immer nur vor, wenn der Nerv schwere Schädigungen erlitten hat. Sie sind wesentlich durch *reflektorische* Veränderungen des Vasotonus verursacht. Die Inaktivität kann keine besondere Rolle dabei spielen, weil sie zu rasch auftreten. Sie sind am stärksten der Reihenfolge nach bei Medianus, Tibialis, Ulnarisschüssen, am geringsten beim Peroneus und Radialis. Sie werden häufig durch ischämische Vorgänge kompliziert. Denn namentlich an der oberen Extremität sind Nerven- und Gefäßstörungen häufig miteinander vergesellschaftet. Zuweilen kommen *reflektorische Kontrakturen* bedingt durch den Schmerz vor. Zum Beispiel Ab-duktionskontraktur des Daumens durch Schädigung des N. volaris pollicis, Adduktionskontraktur des Oberarms durch Verletzung des N. cutaneus humeri int., Beugekontraktur des Beines durch Schädigung des N. surae medialis, Beugekontraktur durch Schädigung des Ischiadicus. Bestehen in der Diagnose Zweifel gegenüber Kontrakturen infolge von Nervenlähmungen, so sind sie leicht durch Novocaininfiltration der Nervennarbe oder des Grenzstranges zu beheben; denn die Kontrakturen verschwinden danach. Endgültige Heilung erfolgt durch Operation am Nerven. Hinsichtlich der *Schweißsekretion* finden wir bei ihnen entweder vermehrte oder verminderte Produktion. Differential-diagnostisch kommen die *ischämischen Lähmungen* bzw. Kontrakturen und die *psychogenen* Lähmungen in Betracht. Erstere unterscheiden sich durch ihre Neigung zur Kontraktion und dadurch, daß nicht ein, sondern gewöhnlich *alle* Nervengebiete durch Ausfall betroffen sind. Die Farbe der Gliedmaßen ist eine anämische, keine bläulich verfärbte. Der Puls ist an ihnen überhaupt nicht oder in geringerer Stärke vorhanden. Die *psychogenen* Lähmungen können allein vorkommen oder sich auf organische aufpfropfen. Ihr Bild kann zu-weilen das typische einer bestimmten Nervenläsion sein. Die elektrische Unter-suchung gibt hier Aufschluß durch normale Reizerfolge.

1. Konservative Behandlung.

Meistens besteht nach Schußverletzungen zunächst eine totale Lähmung. Nur ein kleinerer Teil zeigt dissoziierte Lähmungen schon im Anfang. *Die Anzahl spontaner Restitution ist viel größer als man früher annahm.* O. FOERSTER berechnet 1939 auf 2915 von ihm beobachtete Nervenschußverletzungen 45% [1] vollkommene Heilungen und 22% Besserungen, während er früher auf 2160 Fälle sogar 60% vollkommene Heilungen und 30% Besserungen angab. Im jetzigen Krieg berichtet STROTZKA über 400 Fälle mit 58,5% Spontanheilungen und betont, daß die Zahl sicher an sich sehr viel größer ist, weil seine Fälle erst spät, nach 6 Wochen, eingeliefert waren. TÖNNIS sah unter 370 Fällen in 67% Spontanheilungen. Den *schnellsten Restitutionstyp* zeigen die *Erschütterungen* im eigentlichen Sinne, in denen schon nach Stunden oder wenigen Tagen Wiederkehr zur Norm eintritt (normale elektrische Erregbarkeit unterhalb der Verletzungsstelle). Den *schnellen Restitutionstyp* zeigen die Fälle, in denen die Wiederherstellung nur Wochen in Anspruch nimmt. Sie haben meistens nur partielle Entartungsreaktion, oder die totale geht bald in diese über. Der *langsame Restitutionstyp* hat stets totale Entartungsreaktion, beginnt erst nach vielen Wochen, Monaten, manchmal erst nach 1 Jahr und darüber und

---

[1] Dieser Prozentsatz entspricht auch ungefähr den Angaben des französischen Sanitäts-berichtes mit 40,9%.

ist nach weiteren Monaten bzw. 1—3 Jahren abgeschlossen. Die Wiederherstellung ist mehr oder weniger unvollkommen. Charakteristisch ist die *konstante Gesetzmäßigkeit der Reihenfolge der Wiederherstellung der einzelnen Muskeln*, entsprechend der Wegstrecke der von dem zentralen Teil auswachsenden Neurofibrillen bis zu dem Erfolgorgan. Je distaler der betreffende Muskelast vom Stamm abgeht, um so später erholt sich der Muskel. *Mit Rücksicht auf Spontanheilung wird also zunächst immer eine konservative Behandlung einsetzen müssen.* Hier steht an erster Stelle die *Elektrotherapie*, und zwar die Faradisation, wo die faradische Erregbarkeit erhalten ist, in den anderen Fällen die direkte galvanische Schließzuckungsreizung in Form der Längsdurchströmung oder der labilen Streichung. Die Erfahrungen über die elektrische Therapie sind im jetzigen Krieg geteilt. Einige Autoren fanden, daß kein wesentlicher Unterschied zwischen den elektrisch behandelten und den unbehandelten Fällen besteht, abgesehen von der schnelleren Wiederherstellung. Jedenfalls kommt bei schweren Störungen mit totaler Entartungsreaktion keine Elektrogymnastik, sondern eine Schonungstherapie mit dem konstanten, nicht unterbrochenen galvanischen Strom in Frage (KOWARSCHIK). Der *Atrophie* der Muskulatur beugt man durch Massage, am besten der Klopfmassage vor. Eine sehr große Wichtigkeit hat die *Lagerung* der Gliedmaßen, um die Überdehnung der gelähmten Muskeln, die Schrumpfkontrakturen der Antagonisten und eine Versteifung der Gelenke zu verhüten. Es wäre aber falsch, eine bestimmte Dauerstellung einnehmen zu lassen. Aktive Bewegungen des Individuums, passive Bewegungen und Pendelapparate müssen neben der Lagerung in Aktion treten. Weil man über die Restitution anfangs nichts sagen kann, sind die Lagerungsapparate nur provisorische (s. besonderen Teil). Besondere orthopädische Schienen sind im allgemeinen nicht notwendig. CRAMER-Schienen und QuengelMethoden genügen gewöhnlich. Auch die *sensiblen Reizerscheinungen* sind in zahlreichen Fällen einer Behandlung zugänglich. Oft lassen sie in 5—6 Monaten nach. *Antineuralgica und Narkotica haben keinen Dauererfolg und sind wegen der „Sucht" (Morphium) zu vermeiden. Kobratoxin wird neuerdings empfohlen. Zu warnen ist ferner vor heißen Voll- oder Wechselbädern, Fangopackungen, vor allem aber vor Heißluft, weil sie sehr oft katastrophale Verschlimmerung machen.* Bei relativ frischen Verletzungen erzielt man zuweilen Besserungen mit Röntgentiefenbestrahlung. Wirksamer sind *perineurale Novocain-Suprarenininjektionen* in die Verletzungsstelle oder zentral davon, allerdings nur vorübergehend. LERICHE betont, daß die Intensität der weiteren Anfälle nachläßt und die Zwischenräume größer werden; seine Angaben beziehen sich aber hauptsächlich auf die Kausalgien Amputierter. O. FOERSTER empfiehlt als viel wirksamer und andauernder *percutane perineurale Alkoholinjektionen.*

2. Operative Behandlung der motorischen und sensiblen Ausfallserscheinungen.

Ihr Zweck ist die *Leitungsfähigkeit* des Nerven wiederherzustellen. Zur Erreichung des Zieles *muß* das extra- und intraneurale Narbengewebe entfernt werden. Frische Verletzungen sind nicht anzugehen. Denn erstens weiß man nicht, wie weit sich die Schädigung wieder von selbst repariert, und zweitens *ist das A und O jeder Nervenoperation, daß die Wundheilung abgeschlossen sein muß.*

Nur wenn man bei primärer Wundrevision eine totale oder teilweise Kontinuitätstrennung vorfindet, und wenn die Wunde primär oder verzögert primär genäht werden kann, soll man die Naht machen. Muß man mit Eiterung rechnen, so fixiere man wenigstens die Nervenenden entsprechend ihrem Verlauf an Muskeln, damit sie sich nicht zu weit zurückziehen. Wie lange soll man nun später mit der Operation warten? Solange eine Eiterung besteht, ist die Beantwortung leicht. Denn der früheste Termin sind dann 8 Wochen nach Schluß der Hautwunde. In den anderen Fällen sind die Ansichten geteilt. Die Frühoperation hat allerdings den Vorteil, daß die degenerativen Veränderungen in den Muskeln und anderen Geweben noch keinen großen Umfang angenommen haben und die nach der Operation einsetzende Neurotisation für die vollkommene Wiederherstellung günstigere Bedingungen vorfindet. Dazu kommt der Vorzug der leichteren Technik bei Freilegung des Nerven. *Die Spätoperation hut aber den Vorteil der sicheren Diagnose, ob der Nerv wirklich so weit verletzt ist, daß sich seine Leistungsfähigkeit nicht mehr spontan wiederherstellt, und ist daher unbedingt zu bevorzugen.* Die Operation ist angezeigt: 1. Bei Ausfall sämtlicher Funktionen der Nerven, starker Atrophie der Muskeln, vegetativen Störungen und kompletter Entartungsreaktion der Muskeln. *Wenn sich ausnahmsweise in den Muskeln überhaupt keine galvanische Erregbarkeit mehr findet, so darf das keine Gegenanzeige gegen eine Operation sein.* 2. Bei partieller Entartungsreaktion dann, wenn eine Verschlechterung, oder abgesehen bei 4. und 5., wo sie unter Umständen früher gemacht werden muß, keine weitere Besserung eintritt. 3. Bei dissoziierten Restlähmungen, d. h. in den Fällen, in welchen die spontane Wiederherstellung haltmacht. Sie geht in Etappen vor sich und ist für die einzelnen Muskeln verschieden. Hierfür hat der Krieg Durchschnittswerte ergeben, die zu kennen wichtig sind (s. die einzelnen Nerven). Die gesetzmäßige aufeinanderfolgende Wiederherstellung hängt mit der oben erwähnten verschiedenen Vulnerabilität einzelner Nervenbahnen zusammen. 4. Bei starken Schmerzzuständen nach Erschöpfung der konservativen Behandlung ohne Rücksicht auf Vorhandensein oder Abwesenheit gleichzeitiger Lähmungen oder Paresen. 5. Bei starken mit sensiblen Reizerscheinungen gepaarten vegetativen Störungen. Hierhin gehört auch das Ulcus trophicum. 6. Bei reflektorisch bedingten Haltungsanomalien, Kontrakturen und zentripetalen Innervationshemmungen. Das HOFFMANN-TINELsche Zeichen [1] für zu erwartende Wiederherstellung hat sich als nicht absolut zuverlässig gezeigt. Selbstverständlich wird man bei dissoziierten Residuallähmungen nicht operieren, wenn die Funktion für den Beruf genügt.

Als Termin kommen nach FOERSTER *in Frage 5—6 Monate nach der Verwundung.* TÖNNIS bestimmt den Zeitpunkt der Operation nach dem *mittleren Restitutionsbeginn,* den er bei aseptisch geheilten Nervenschußverletzungen feststellte. Dieser lag beim Plexus brachialis bei 10 Monaten, beim N. radialis am Oberarm bei 6 Monaten, am Unterarm bei 3 Monaten, beim Medianus am Oberarm bei 7 Monaten, am Unterarm bei 3 Monaten, beim Ulnaris am Oberarm bei 6 Monaten, am Unterarm bei 4 Monaten, beim Ischiadicus im Glutaealbereich bei 12 Monaten, im oberen Oberschenkeldrittel bei 10 Monaten, im mittleren bei 8 Monaten, im unteren bei 6 Monaten, im Kniebereich bei 5 Monaten, im Unterschenkelbereich bei 4 Monaten. Er hält diese Methode für sicherer als den elektrischen Befund. Kehrt die motorische Funktion bis zu diesen Zeitpunkten nicht zurück, so ist eben eine Spontanrestitution nicht mehr zu erwarten. Doch muß er häufig bei bestehenden Eiterungen viel länger hinausgeschoben werden. Selbst nach Jahren können Operationen noch Erfolg haben, sogar nach 9, 10 und 14 Jahren sind Erfolge erzielt. Über die Ausnahmestellung des Plexus brachialis s. diesen. Als Operation kommt in Frage die Nervennaht, die Neurolyse und die Methoden bei Defekten.

---

[1] Beklopft man ein oder mehrere Male mit dem Finger distal von der Verletzungsstelle einen *regenerierenden* gemischten Nerven, so tritt eine prickelnde Empfindung im Projektionsgebiet des Nerven auf, um so stärker, je mehr sensible Fasern der Nerv enthält. Indessen sagt dieses Zeichen nichts sicheres bezüglich der Wiederkehr der motorischen Funktionen aus.

a) Die Nervennaht.

Wenn auch die Lokalanästhesie, besonders von amerikanischen Kriegschirurgen aufs wärmste empfohlen, den Vorteil hat, daß man den Charakter fraglicher Gebilde durch Bewegungen und Angaben des Patienten feststellen kann, so ist Allgemeinnarkose dennoch gemeinhin vorzuziehen. *Blutleere ist zu widerraten.* Die reaktive Hyperämie nach Abnahme des Schlauches führt zu Blutungen um und in den Nerven. Die Hämatombildung zwischen den Nervenenden ist besonders schädlich hinsichtlich einer neuen Narbenbildung. Außerdem kann die Umschnürung den zentralen Teil noch weiter schädigen und die elektrische Reizbarkeit des freigelegten Nerven beeinflussen. Der Schnitt muß lang sein, damit man größere Strecken des Nerven zentral und peripher sowie die Gefäße, Muskeln und Sehnen übersehen kann. Häufig muß man die Muskeln durchtrennen oder man macht *Desinsertionen*, d. h. man schneidet ihre Sehnen oder Ansätze in einiger Entfernung vom Knochen ab, klappt den ganzen Muskel zurück und näht ihn nach vollendeter Operation. Beim Plexus cervicalis ist unter Umständen die temporäre Resektion des Schlüsselbeins notwendig. So arbeitet man sich allmählich an die Narben heran. Durch feinste, der Länge nach geführte Messerschnitte ist der Nerv aus seiner ihn von außen umgebenden Narbe zu befreien. *Dabei ist sorgfältig jeder seitlich abgehende Muskelast zu schonen.* Denn die beste Naht des Stammes kann diese verlorengegangenen Äste nicht ersetzen. Wenn sie aus Versehen durchgeschnitten sind, ist der periphere Stumpf in den Stamm zu pfropfen (s. unten) oder das zentrale Ende muß direkt in den Muskel implantiert werden. Um diese Äste festzustellen, ist eine fleißige Benutzung der bipolaren Elektrode notwendig. Man muß sehr vorsichtig vorgehen unter Anspannung bald des zentralen, bald des peripheren Endes, um allmählich eine Auslösung aus der Narbe zu erreichen. Hinsichtlich des *anatomischen* und *elektrischen* Verhaltens ist folgendes festzuhalten: 1. Das Aussehen eines Nerven allein darf keine Anzeige für Resektion abgeben. Denn es erlaubt keinen Schluß auf seine Funktion. Wenn in einem Nerven prompte Funktion durch aktiven Willensimpuls vorhanden ist, bildet er für das Messer ein noli me tangere. 2. Bis zum 5.—6. Monat kann auch die *intraoperative* elektrische Erregbarkeit eines Nerven fehlen, ohne daß er endgültig geschädigt ist. Wenn also nicht einwandfrei für *Gefühl* und *Gesicht* eine derbe anatomische Narbe vorliegt, soll man abwarten. 3. Jenseits des 6. Monats ist — doch klammere man sich nicht ängstlich daran — *es von Wichtigkeit, ob die intraoperative elektrische Erregbarkeit zentral von der Narbe erhalten ist.* Die zentrale Reizung darf nicht unmittelbar über der Verletzungsstelle, sondern 5—6 cm proximal davon erfolgen. Auffallend ist, daß zuweilen Muskelzuckungen von dem Nerven *nur unterhalb* der Narbe auszulösen sind. Eine bündige Erklärung gibt es dafür nicht. Diese erhaltene Leitungsfähigkeit im peripheren, vollkommen abgetrennten Stumpf scheint mit dem WALLERschen Gesetz von der peripheren Degeneration nicht im Einklang zu stehen und ist dann durch autogene Degeneration zu erklären. Da indessen die peripheren neugebildeten Neurofibrillen mit dem zentralen Teil nie in nervösen Kontakt kommen können, so ist auch in diesem Falle die Resektion zu machen. 4. Aber selbst bei Erfolg mit zentraler Reizung muß die Resektion nicht abgelehnt werden. Denn es kommt darauf an, wie viele und ob die praktisch wichtigen Muskeln reagieren. Voraussetzung ist aber auch hier, daß 5—6 Monate seit Verletzung verstrichen sind. Bei geringerem Ausfall ist die *endoneurale Neurolyse* in Betracht zu ziehen. Wenn sich nach Präparation die Enden des Nerven deutlich ohne Zusammenhang zeigen, so ist die Frage der Naht von selbst gegeben. Selten liegen die Verhältnisse so einfach. Meistens findet man eine spindelförmige Verdickung von verschieden harter Konsistenz. Diese muß nicht immer durch intraneurale Veränderungen bedingt sein; sie

kann auch das Perineurium allein betreffen. Eine vom Gesunden ausgehende
Spaltung der Nervenscheide gibt darüber Aufschluß. Handelt es sich um eine im
Nerven gelegene Narbe und fehlt die elektrische Reaktion vollkommen, so sind
proximal- und distalwärts Parallelquerschnitte so lange anzulegen, bis die Nervenkabel zum Vorschein kommen, die sich nach oben Gesagtem naturgemäß zentral
besser markieren. Vor der Naht sorgsamste Blutstillung besonders aus den
Nervenquerschnitten. Gelingt sie durch feuchte heiße Kompressen nicht, so sind
kleine Muskelstückchen für 10—15 Minuten daraufzulegen. Die Enden werden
durch zahlreiche feinste Seiden-, Frauenhaar- oder Catgutknopfnähte vereinigt.
Der *paraneurotischen Naht*, d. h. der Naht allein durch das Perineurium ist der
Vorzug zu geben, weil dadurch ein Zusammenpressen von Nervenfibrillen vermieden wird. Doch lassen sich bei Spannung manchmal einige direkte Nähte
nicht vermeiden. Bei Nähten durch die Nervensubstanz selbst ist Catgut zu
nehmen. Denn es ruft der durch den Nerven gelegte Seidenfaden nach meinen
Untersuchungen (1898) stärkere Wucherungsvorgänge als der Catgutfaden
hervor. *Soviel als möglich soll jede Spannung unterbleiben.* Praktisch ist es
unmöglich, jedes einzelne Nervenkabel mit dem anderen zu verbinden wie es
Stoffel empfiehlt. Immerhin soll man sich vor Verdrehungen der Nervenenden hüten und sie möglichst in ihrer alten Lage miteinander vereinigen.
Hierfür sind praktisch, zentral und peripher je zwei feine epineurotische
Haltenähte zu machen. Häufig sind längsverlaufende Gefäße ein guter Wegweiser. Während der Operation hüte man sich vor unnötigen Berührungen
und vor allem vor Quetschungen. Am besten eignen sich die Instrumente
aus dem Gefäßbesteck. Nach vollendeter Naht ist es notwendig, die Nerven
vor neuen Verwachsungen zu behüten. Eine Umscheidung des Nerven ist
da, wo die Umgebung frei von Narbenbildung war und einen normalen Eindruck machte, nicht notwendig. Das ist jedoch selten der Fall. *Vor der sonst
so brauchbaren Fascie ist dringend zu warnen.* Die Foramittischen formalini-
sierten und dann sterilisierten Kalbsarterienröhren sowie Umschneidungen mit
cargiler Membran haben sich meistens nicht bewährt. Am besten ist eine Verlagerung des Nerven zwischen normale Muskelbäuche. Die Entfernung von
Muskelnarben, das Wegmeißeln und Glätten von vorstehenden Knochenenden
ist außerdem vorzunehmen. *Eine Fixation des Körperteils in entspannter Stellung
für 6 Wochen ist nötig. Kontraindikationen* gegen Vornahme der Nervennaht
sind: 1. nicht abgeschlossene Wundheilung, 2. umfangreiche Haut- und Weichteilnarben an der Verletzungsstelle der Nerven, 3. Ankylosen und nicht zu
beeinflussende Kontrakturen, 4. umfangreiche Muskel- und Sehnendefekte im
Nervenversorgungsgebiet.

b) Die Neurolyse.

Unter Neurolyse versteht man nicht nur die Lösung des ganzen Nerven
(äußere), sondern auch die seiner einzelnen Nervenbündel *(innere)* aus umgebenden Narben. Die *äußere* Neurolyse ist zunächst der Vorläufer fast jeder
Nervenoperation, weil der Nerv eigentlich immer in Narbenmassen eingebettet
ist. Wichtig ist die nicht seltene Verwachsung mit normalen oder verletzten
Gefäßen. Jedenfalls sind Höpfnersche Klemmen und Gefäßbesteck immer
bereit zu halten. Liegt ein Aneurysma vor, muß dieses zuerst versorgt werden.
Zuweilen ist der Nerv auch fest mit dem Knochen verwachsen, so daß eine
Herausmeißelung nicht zu umgehen ist. Ist der Nerv befreit, so soll man
sich durch sein äußeres Aussehen über seine Funktion nicht täuschen lassen.
Sonst gibt es viele Mißerfolge. O. Foerster berechnet auf von ihm nach-
untersuchte, von Anderen operierte Fälle von äußerer Neurolyse 63,5% Mißerfolge und nur 19,4% wirkliche Heilungen. Einen guten Maßstab dafür,
ob der Nerv in sich narbig verändert ist, gibt die Lupenbetrachtung und das

Verfahren nach HOFMEISTER, bei welchem er mit einer Novocain-Suprarenin-lösung (1 Tropfen Suprarenin auf 10 ccm $^1/_2$%ige Novocainlösung) aufgeschwemmt wird. Hierbei erkennt man nicht nur die Gefäße, die bei Störungen der Nerven-struktur ganz verschwinden, sondern auch die feine fibrilläre Struktur des Nervengewebes, selbst wenn Narben vorliegen. Je leichter sich die Flüssigkeit einspritzen läßt, um so weniger verändert ist der Nerv. Noch besser ist das von HANS LEHMANN ausgearbeitete Diaphanoskopieverfahren, bei dem das Lämpchen eines auskochbaren Cystoskops unter den Nerven geschoben wird. Hiebei nimmt man nicht nur die Gefäße, die bei Störungen der Nervenstruktur ganz verschwinden, sondern auch die feine fibrilläre Struktur des Nervengewebes wahr, selbst wenn Narben vorliegen. Ist das nicht zur Hand, empfiehlt SCHÖN-BAUER die Lupenbetrachtung. *Maßgebend bleibt aber trotzdem der elektrische Reizerfolg.* Falls er verändert ist, so spalte man die Nervenscheide durch einen Längsschnitt, fasere unter Benutzung der bipolaren Elektrode die verdickten Teile des Nerven auf und reseziere sie, wenn notwendig. So kann es neben der inneren Neurolyse zur teilweisen Nervennaht kommen. Die intakten Nerventeile legen sich danach schleifenförmig zusammen, was keine Störung der Nerven-leitung bedingt. Die Neurolysen sind im Anfang des Krieges zahlreicher als zum Schluß gemacht worden. Einmal, weil man sich häufig durch das an-scheinend normale Aussehen des aus seinen Narben gelösten Nerven täuschte, sodann auch wohl, weil man intraoperativ von der elektrischen Reizung weniger ausgiebigen Gebrauch machte. Hauptsächlich aber, weil man sich vor der Naht scheute, solange bei zentraler Reizung wenigstens einige Nervenbahnen an-sprachen. *Die wachsende Erfahrung lehrte aber, daß die Technik der endoneuralen Neurolyse und die Naht der einzelnen Faszikel sehr viel schwerer war und daß andererseits die Wiederherstellung auch der trotz erhaltener Leitungsfähigkeit durch-trennten Faszikel nichts zu wünschen übrig ließ.* Tatsache ist, daß jedenfalls nicht selten ergebnislose Neurolysen durch spätere Resektionen mit Naht zur Heilung gebracht werden. *Wichtig ist die Läsionsstelle am Nerven.* Bei hohem Sitz und Ansprechen nur der nächsten proximal abgehenden Äste wird man sich eher zur Resektion und Naht des ganzen Nerven entschließen als bei tiefen. Ferner ist wichtig der Umfang der Nervenbahnen, die elektrisch ansprechen. *Sprechen alle nur mit Ausnahme der distalen an, so wird man weder eine Neurolyse noch eine Naht machen, weil man mit einer Restitution auch dieser rechnen kann.* Und nur, wenn die übliche Restitutionszeit auch für diese verstrichen ist und der Ausfall für den Beruf von Wichtigkeit ist, wird man auch diese Bahnen ope-rativ angehen.

c) Operative Methoden bei Nervendefekten.

Häufig bleibt zwischen den angefrischten Nervenenden eine so große Ent-fernung, daß eine direkte Naht zunächst nicht möglich ist. Es kommt dann die *Dehnung* der Nerven in Frage, durch welche man 2—5 cm Verlängerung erreichen kann. Man nimmt sie bei fehlender direkter elektrischer Reizung am besten vor, ehe man die Narbe *ganz* ausgeschnitten hat, indem man an dieser nach einfacher Querdurchtrennung in zentraler und peripherer Richtung einen starken Zug ausübt. Wenn sich erst nach Entfernung der Narbe eine große Distanz zeigt, so dehne man das periphere Ende allein, weil man dort eine Schädigung nervöser Substanz nicht zu fürchten braucht. Am zentralen Stumpf vermeide man besser dieses Vorgehen. Zweckmäßig ist ferner ein weites Frei-legen und Herausheben der Nerven nach beiden Richtungen auf je 10—15 cm. Sodann wird eine Näherung der Nervenenden durch *entspannende* Gelenk-stellungen erreicht. TÖNNIS legt grundsätzlich Entspannungsnähte zwischen Neurilemm und Fascie an. Außerdem kommt die *Verlagerung* des Nerven in

Frage (namentlich des Ulnaris und Radialis). Mit diesen Verfahren gelingt es meistens, auch größere Distanzen aufzuheben und eine direkte Naht zu ermöglichen. O. FOERSTER konnte einmal dadurch sogar bei 14 cm Distanz eine Ischiadicusnaht machen. Französische Chirurgen (LERICHE, FONTAINE u. a.) warnen wohl mit einem gewissen Recht vor extremen Entspannungsstellungen der Gelenke zwecks Annäherung der Nervenstümpfe, weil sie bei der Rückführung der Gelenke in die durchschnittlich gebräuchliche Stellung übermäßige Dehnung des Nerven mit Ernährungsstörungen desselben fürchten. Auch die weite operative Auslösung des Nerven aus seiner Umgebung schädigt ihrer Ansicht nach die an sich schon schlechte Gefäßversorgung desselben. Eingreifender ist das Verfahren von LÖBKER, nach welchem die Nervendistanz durch eine blutige Knochenkürzung behoben wird. Das letzte Verfahren ist wenig angewandt. Gelingt die Aufhebung der Distanz auf diese Weise nicht, so kommen *die Überbrückungsmethoden,* d. h. die *freie Nerventransplantation, die Lappenplastik* und *die Tubulisation* in Frage. Bei der freien Nerventransplantation ist die *Autoplastik* von demselben Individuum (O. FOERSTER) zu empfehlen. Man nimmt dazu sensible Eigennerven (Cutaneus antebrachii medialis, lateralis oder dorsalis, Cutaneus humeri posterior, Radialis superficialis, Cutaneus femoris posterior, Cutaneus surae medialis oder lateralis, Saphenus, Suralis). Je nach der Dicke des zu überbrückenden Nerven müssen ein oder mehrere gleich lange Stücke durch Hilfsnerven in den Defekt geschaltet und mit den Stümpfen durch Nähte vereinigt werden. Mit dieser Operation sind praktisch brauchbare Erfolge erzielt worden. Auch der Weg der Heteroplastik ist beschritten worden. LERICHE empfahl menschliche Nerven, die bei Amputationen gewonnen und in Alkohol konserviert wurden, NAGEOTTE ebenfalls konservierte tierische Nerven, GOSSET frisch entnommenes Rückenmark junger Kaninchen oder Katzen, FONTAINE frische Hundenerven. Hie und da sind Erfolge berichtet. Die Zukunft muß lehren, ob die Erfolge besser sind als die mit der FOERSTERschen Autoplastik frischer sensibler Menschennerven. Alle konservierten Nerven schrumpfen durch den Alkohol und bieten der jungen auswachsenden Nervenfaser Widerstände. Gegen die Heteroplastiken bestehen von vornherein nach sonstigen Erfahrungen zum Ersatz anderer menschlicher Gebilde berechtigte Zweifel. Wenn das heteroplastische Transplantat auch nur als Leitorgan gedacht wird, so scheint das bindegewebearme Rückenmark noch die besten Aussichten zu bieten. Bei der *Lappenplastik* werden gestielte Lappen aus dem zentralen und peripheren Nervenstumpf umgeklappt und miteinander vernäht. Bei der *Tubulisation* sollen durch ein Schaltstück aus verschiedenstem Material die auswachsenden zentralen Neurofibrillen die Richtung auf den peripheren Stumpf erhalten. — Erfolge gibt auch die *direkte Nervenimplantation* in den Muskel nach HEINECKE-ERLACHER. Sie kommt nur für einzelne Muskeläste in Frage, wenn der periphere Teil unauffindbar ist oder direkt am Muskel abgeschossen ist. Der angefrischte Muskelast wird in einen Spalt des Muskels fixiert und durch Bildung einer Muskelfalte versenkt.

Wenn auch diese Verfahren nicht in Betracht kommen, muß man zu *Ersatzoperationen* greifen. Diese sind die *Nervenpfropfung, die Einpflanzung eines fremden Nerven in den gelähmten Muskel,* der *Muskelanschluß* nach ERLACHER-GERSUNY und die *orthopädischen* Operationen.

Die *Pfropfung* ist nur möglich, wenn in der Nähe ein Parallelnerv verläuft, und beruht darauf, daß ein gesunder Nerv der Neurotisator für das periphere Ende des gelähmten wird. Dabei ist die Schädigung des Kraftspenders möglichst zu vermeiden, es sei denn, daß sein Ausfall belanglos ist bzw. nicht schwer ins Gewicht fällt. Das geschieht am besten dadurch, daß man den Querschnitt des peripheren gelähmten Stumpfes mittels Okularschnitt in den Kraftspender einpfropft (aufsteigende Implantation). Oder man durchschneidet eine hinsichtlich der Funktion nicht besonders wichtige motorische Bahn des Kraftspenders und vernäht sie mit dem Querschnitt des gelähmten peripheren Stumpfes bzw. pflanzt sie in ihn hinein (absteigende Implantation). Den zentralen Stumpf des gelähmten Nerven läßt man dabei entweder unberücksichtigt oder pfropft ihn in einen anderen Nerv ein. Das letztere Vorgehen nähert sich bereits der Methode der *Doppel-* oder *Mehrfachpfropfung* nach HOFMEISTER. Es ist nicht neu, sondern nach dem Vorbild von LÉTIÉVANT und TILLMANNS in folgender Weise vorgeschlagen. Wenn 2 Nerven in verschiedener Höhe durchtrennt sind, so liegt es nahe, den zentralen Stumpf von a mit dem peripheren von b zu verbinden (Nervenkreuzung) und nun die übrigbleibenden Nervenstümpfe in diesen neugeschaffenen Stamm zu verpflanzen. HOFMEISTER benutzt einen gesunden Nerv als Brückennerv, indem er die beiden Enden des verletzten und direkt nicht mehr vereinbaren Nerven in diesen durch feinen Längsschnitt, ohne seine Nervensubstanz zu verletzen, einschiebt. Die Technik der Einpflanzung eines *fremden* Nerven in den gelähmten Muskel ist die der direkten Implantation nach HEINECKE-ERLACHER. Sowohl bei den Überbrückungs- als auch den Ersatzoperationen ist eine sechswöchige Fixierung in entspannter Stellung notwendig (s. die betreffenden Nerven).

Die *orthopädischen Operationen* sind Muskel- und Sehnenverpflanzungen. Sehnenverlängerungen, Fascienplastik, freie Sehnen- und freie Muskelplastik, Tenodesen und Arthrodesen. Sie kommen nur in Frage nach *ganz erfolglosen* Nervenoperationen und sind nach 1 Jahr seit diesen berechtigt, wenn auch PERTHES, STOFFEL u. a. im Gegensatz zu O. FOERSTER mindestens 2 Jahre verlangen.

d) Die operative Behandlung der motorischen und sensiblen Reizerscheinungen.

Sie können durch eingepreßte Knochensplitter, Geschoßsplitter, Holzsplitter. drückende Geschosse, Aneurysmen hervorgerufen werden oder es handelt sich um Neurome. Entfernung der Fremdkörper hebt meistens den Reizzustand auf. Liegen solche Gründe nicht vor, so kommt bei rein sensiblen Nerven *Neurexhairese* in Frage. Bei gemischten Nerven feiert nach O. FOERSTER die *innere Neurolyse* ihre schönsten Triumphe. Nur in seltenen Fällen kommt man damit nicht zum Ziel, dann müssen zentral von der Läsion 5% Formalin oder Alkoholinjektionen gemacht werden. Erfrierungen sind in ihren Erfolgen zweifelhaft. Die von NUTT und HARTERT empfohlene Methode, den Nerv weit zentral zu durchschneiden und dann wieder zu nähen, ohne die Narbe zu resezieren, schaltet nach Wiederherstellung der Leitung die Möglichkeit des Weiterleitens der ursprünglichen Reize nicht aus. Sitzt die Läsion der Nerven sehr zentral, so kommen Durchschneidungen der hinteren und eventuell auch der vorderen Wurzeln, wenn die Erhaltung der Motilität nicht notwendig ist, wie z. B. bei hohen Amputationen, sowie des gekreuzten Vorderseitenstranges des Rückenmarkes in Betracht.

e) Erfolge der Nervenoperationen.

Sie sind nicht leicht zu beurteilen. Denn sie zeigen sich wegen der langsamen Regeneration durch Auswachsen der zentralen Achsenzylinder erst spät und verlangen gewisse spezialistische Kenntnisse des Beobachters. Die Wertigkeit der Statistiken ist daher verschieden. In den meisten werden nur Erfolge und Mißerfolge gegenübergestellt. Auch die Begriffe der Erfolge und Mißerfolge werden nicht eindeutig gefaßt. Unter *Heilung der gemischten Nerven* versteht FOERSTER willkürliche Funktion aller Muskeln, nur auf die M. interossei pedis ist wegen ihrer praktischen Belanglosigkeit nicht Bezug zu nehmen. TÖNNIS faßt den Begriff der Heilung strenger. Er versteht darunter auch die sensible und trophische Restitution. *Die elektrische Reizbarkeit ist nicht maßgebend,* weil auch schon gut funktionierende Muskeln noch nicht oder träge ansprechen können, ja selbst totale Entartungsreaktion kann noch bestehen. Die motorische Kraft der gelähmt gewesenen Muskeln pflegt nicht vollständig zur Norm zurückzukehren. Sensibilität, deren Wiederherstellung in allen Eigenschaften zur Ausnahme gehört, sowie vasomotorische Störungen gelten weniger beim Begriff der „Heilung". *Das sicherste Zeichen ist die Wiederkehr der willkürlichen Motilität,* die oft auffallend plötzlich erscheint. Ihr geht meistens eine Wiederkehr der Empfindung für Schmerz und hohe Temperaturgrade vorauf. Die epikritische Sensibilität, d. h. die feine Oberflächenempfindung, kommt erst viel später, meistens nach 1—2 Jahren. Dagegen bleiben fast immer Störungen der Raumwahrnehmungen sowohl im Gebiet der Haut- als auch Tiefenempfindung zurück. *Rückgang von vasomotorischen und vasotrophischen Störungen spricht für voraussichtlichen Erfolg.* Für den Operateur sind Kenntnisse über den durchschnittlichen Beginn und Ablauf der Restitution (Ausreifungsperiode) für die Kritik des Erfolgs und den Zeitpunkt eventueller erneuter Maßnahmen wichtig.

α) Erfolge der Nervennaht.

1898 konnte ich aus der *Frieden*schirurgie 614 Nervennähte mit 460 Erfolgen = 75% zusammenstellen. Interessant war, daß der Erfolg bei den primären in ebenso großem Prozentsatz wie bei den sekundären eintrat. Unter den letzteren befanden sich 3 Fälle, wo 9, 10 und 14 Jahre seit der Verletzung lagen. Eine neuere Friedensstatistik von SCHÖNBAUER ergibt sogar 83,4% Erfolge. Aus dem I. Weltkrieg haben wir im englischen Sanitätsbericht die allgemeine Angabe, daß die guten Resultate der Nähte zwischen $^1/_3$ und $^2/_3$ liegen. Nur wenig Einzelzahlen liegen vor. Bessere Auskunft gibt der amerikanische Sanitätsbericht (FRAZIER). Die Fälle sind durchschnittlich lange beobachtet, aber sie fassen die Naht, Neurolyse und Transplantationen zusammen. Sie ergeben bei 470 Operationen 34% gute, 36% mittelmäßige und 30% Mißerfolge. Die Erfolge der einzelnen Operationen sind bei den einzelnen Nerven aufgeführt und werden daher immer im besonderen Teil zum Vergleich herangezogen werden (s. Kapitel X). Vergleicht man diese Statistik mit der besten und maßgeblichsten deutschen Statistik von O. FOERSTER — denn alle Fälle sind von ihm operiert und nachuntersucht —, so zeigt diese bei Zusammenfassung obengenannter 3 Operationsarten bei 579 Fällen 60,6% Heilungen, 35,9% Besserungen, d. h. 96,5% Erfolge und 3,1% Mißerfolge[1]. Vergleicht man die amerikanische Statistik mit einer deutschen Sammelstatistik von 17 Neurochirurgen, so betragen die deutschen Erfolge 72,4%, während die erstere 70,0% aufweist, also ungefähr dasselbe Ergebnis. — Die deutschen Statistiken über die Erfolge der *Nervennaht* allein schwanken zwischen 12,7% und 97%[2], was nicht nur mit der Indikation, der Technik und Beobachtungszeit zusammenhängt. O. FOERSTER mit seinen glänzenden Erfolgen führt diese auf seine Indikation, auf die sehr ausgedehnte Ausschneidung alles Nervennarbengewebes, auf die lange Fixierung von 6 Wochen und vor allem auf die jahrelang dauernde elektrische Nachbehandlung zurück. FOERSTER rubriziert folgendermaßen: Während er unter Heilung nur Fälle

---

[1] Der Wert dieser Angaben wird in neuerer Zeit vielfach bestritten. TÖNNIS hält sie für zutreffend. Der jetzige Krieg wird darüber Klärung bringen.

[2] SCHÖNBAUER bringt eine Sammelstatistik von 1873 Nervennähten mit 60% Erfolgen. TÖNNIS eine solche von 1878 ebenfalls mit 60% Erfolgen.

mit Wiederkehr einer kräftigen Funktion *aller* Muskeln mit Ausnahme der Interossei pedis versteht, rechnet er unter *Besserung* die Fälle, bei denen mindestens 1 Muskel seine Funktion wieder aufgenommen hat, andererseits aber auch Fälle, bei denen nur 1 Muskel nicht funktioniert. Seine Statistik umfaßt Fälle vom 5. Monat an bis 1 Jahr nach der Operation. Er machte 370 Nähte mit 201 Heilungen = 55%, 157 Besserungen = 42%, 12 Mißerfolgen = 3%. TÖNNIS faßt den Begriff der Heilung strenger. Er versteht darunter nicht nur die vollkommene Wiederherstellung der Motilität, sondern berücksichtigt auch die sensible und trophische Restitution. Er machte 60 Nervennähte mit 57% vollkommner Heilung, 5% mit weitgehender 70% Besserung, 26% mit mäßiger 50% Besserung, 7% mit Besserung unter 50%, 5% Versager. Die *Restitution* beginnt im Durchschnitt nach 5 Monaten, jedoch kommen auch vereinzelte spätere Zeiten vor, so z. B. $3^3/_4$ Jahre (SUDECK, Radialisnaht). Ihr Anfang sowie die Ausreifungszeit ist bei den einzelnen Nerven verschieden. Einzelne Fälle von *Schnell*heilungen sind berichtet, doch müssen sie Zweifeln begegnen mit Rücksicht auf die Fonctions supplées, auf Fehldiagnosen bei der Naht, z. B. Verwechslung der N. cutaneus dorsalis antebrachii mit dem Radialis und auf abnorme Muskelinnervationen. *Je höher die Stammläsion, um so später der Restitutionsbeginn. Von dem Intervall zwischen Verletzung und Operation ist er unabhängig.* Aber hinsichtlich der *vollkommenen* Restitution besteht doch eine Abhängigkeit. Nach 6 Monaten sinkt die Heilziffer und fällt nach 10 Monaten beträchtlich. *Je früher ferner die Restitution beginnt, um so mehr Heilungen.* Die höchste Heilziffer finden wir bei einem Beginn zwischen 4—6 Monaten. Später finden wir mehr gebesserte Fälle. Die *Ausreifungsperiode,* d. h. die Zeit bis zur vollkommenen Wiederherstellung, hängt von verschiedenen Umständen ab. Sie beträgt nach FOERSTER durchschnittlich 26 Monate, nach PERTHES für die oberen Gliedmaßen 2—3, für die unteren 3—4 Jahre. Sie ist für die einzelnen Nerven nicht nur, sondern auch für die einzelnen Nervenmuskeläste verschieden. Sie vollzieht sich in Etappen und hat durchschnittlich einen zeitlich gesetzmäßigen Ablauf (s. die einzelnen Nerven). *Auch für die Länge der Ausreifungsperiode ist die Höhe der Läsion im allgemeinen maßgebend.* Je länger die Wegstrecke, um so größer die Zeit. Auffallend ist allerdings, daß manche distale Verletzungen z. B. der Nerven für die Hand- und Fußmuskeln ebenso lange oder sogar längere Zeit brauchen als proximalere. Das ist nur dadurch zu erklären, daß die Regenerationskraft geringer ist, weil die Strecke zum trophischen Rückenmarkzentrum länger ist. Daß aber diese distalen Verletzungen an sich eine ungünstigere Aussicht auf Heilung geben, wie manche meinen, trifft nicht zu.

Hinsichtlich der einzelnen Nerven ergibt die deutsche Sammelstatistik folgende Stufenfolge der Erfolge (Heilungen und Besserungen): Musculocutaneus 82%, Axillaris 78,6%, Radialis 72%, Ischiadicus 70%, Medianus 69%, Ulnaris 57%, Tibialis 46%, Peroneus 38%. Bei Differenzierung in Heilung und Besserung hatte O. FOERSTER Musculocutaneus 86,4% H., 13,6% B.; Axillaris 81,2% H., 8,8% B.; Peroneus 62,5% H., 31,3% B.; Tibialis 60% H.. 40% B.; Radialis 56% H., 39,4% B.; Ulnaris 43,9% H., 54,9% B.; Medianus 41% H., 56,6% B.. TÖNNIS hatte im jetzigen Krieg unter 60 Nervennähten 34 = 57% Heilungen (s. über seinen Begriff der Heilung oben), 3 = 5% weitgehende Besserung (70% der Funktionen), 16 = 26% mäßige Besserung (50% der Funktionen), 4 = 7% geringfügige Besserung (unter 50%), 3 = 5% Versager. Der *amerikanische* Sanitätsbericht zeigt: Medianus 12% H., 56% B.; Radialis 11% H., 66% B.; Ulnaris 5% H., 72% B.; Ischiadicus 1% H., 60% B.; Plexus brachialis 0% H., 100% B.; Tibialis 0% H., 50% B.; Peroneus 0% B. Allerdings sind die amerikanischen Fälle meistens nicht von Neurochirurgen nachkontrolliert.

Die *partielle* Naht spielt eine Rolle bei Ischiadicus- und Plexusverletzungen sowie als Anschlußoperation bei einer endoneuralen Neurolyse, welche Zerreißung mehrerer Faszikel aufdeckt. Sie ergibt im letzteren Fall schlechtere

Aussichten. Denn im ersteren ergibt sie sich gewöhnlich als Folge der Durchtrennung eines an sich selbständigen, mit dem Gesamtnerven nur gekoppelten
Stammnerven. FOERSTER hat bei 27 partiellen Nähten ohne die Fälle bei Neurolyse 59,3% Heilungen, 36,9% Besserungen und 3,8% Mißerfolge. *Die Erfolg-
losigkeit der Nervennaht beruht meistens auf technischen Fehlern oder ungenü-
gender Nachbehandlung* (s. auch S. 179). Entweder war die Ausschneidung der
Nervennarbe nicht bis ins Gesunde erfolgt, oder die Naht war zum Teil auf-
gegangen oder ganz ausgerissen. Die Frage über den Zeitpunkt einer neuen Naht
wird nicht gleichmäßig behandelt. Die meisten Chirurgen verlangen 5—6 Monate.
Ich pflichte TÖNNIS bei, welcher den Zeitpunkt verschieden wählt je nach den
betreffenden Nerven und als Maßstab den von ihm festgestellten *mittleren
Restitutionsbeginn* nimmt.

β) Erfolge der Neurolyse.

Auch hierfür gilt wie für die Naht, daß man vor 4—6 Monaten nicht operieren
soll, weil wir bis dahin mit einer spontanen Restitution rechnen können. Daß
sensible Reizerscheinungen eine Ausnahme bilden·können, ist oben erwähnt.
Viele Erfolge der Neurolyse innerhalb von 5—6 Monaten sind sicher auf Spontanheilung zurückzuführen. Das *Intervall* zwischen Verletzung und Operation
nach obiger Zeit übt einen, wenn auch geringeren Einfluß ebenso wie bei der
Nervennaht aus. Die durchschnittliche *Heilungsdauer* bei der äußeren Neurolyse beträgt 9,4 Monate, bei der inneren und der mit fasciculärer Naht verbundenen 18 Monate. Der *Restitutionsbeginn* schwankt besonders bei der äußeren
Neurolyse. Da wo er schon nach Stunden oder Tagen auftritt, kann es sich
nur um Drucklähmungen durch die perineurale Narbe handeln. Bei innerer
Neurolyse setzt er später ein. Die Erfolge ohne Rücksicht auf Differenzierung
zwischen Heilung und Besserung liegen nach deutschen Statistiken zwischen 37,2
und 100%. O. FOERSTER machte 188 Neurolysen mit 145 = 77,2% Heilungen,
39 = 20,7% Besserungen und 4 = 2,1% Mißerfolgen. Davon hatte die äußere
Neurolyse in 127 Fällen 92% H., 9 = 7% B., die innere in 52 Fällen in 19 = 35% H.,
in 31 = 59,6% B., in 2 = 5,5% Mißerfolge. Innere Neurolyse mit fasciculärer
Naht ergab 66,6% H. und 33,4% B. Der *amerikanische* Sanitätsbericht führt
gute Erfolge in 7%, mittelmäßige in 57,7% und Mißerfolge in 54,3% auf.
O. FOERSTER, BORCHARDT *und* STRACKER *sind infolge der schlechten Erfolge
und der Schwierigkeit der inneren Neurolyse mehr und mehr von ihr zugunsten
der Naht abgekommen.* Es ist interessant, daß die Franzosen, Engländer und
Amerikaner sich auf denselben Standpunkt gestellt haben. Bei den letzteren
beträgt das Verhältnis zwischen Neurolysen und Nervennähten (abgesehen vom
Plexus brachialis und Tibialis) 22—34 : 65—75. *Die innere Neurolyse bleibt aber
trotzdem zur Beseitigung sensibler Reizerscheinungen bei gemischten Nerven mit
fehlenden oder nur geringen Lähmungserscheinungen zunächst die Methode der
Wahl.* O. FOERSTER sah unter diesen 42 Fällen 32mal Heilungen und 5mal
Besserungen bei gemischten Nerven. Auch mit der Naht erzielte er immer gute
Erfolge, wenn er bei der Resektion der zentralen Narbe nur hoch genug hinauf-
ging. *Bei rein sensiblen Nerven ist die Neurexhairese die Methode der Wahl.*

γ) Erfolge der Überbrückungsmethode.

Die *Autoplastik,* die nur für Defekte von 3—6 cm in Betracht kommt, hat
nicht sehr günstige Erfolge gezeitigt. Greifbare Erfolge hatten nur O. FOERSTER,
SWAN, JOYCE, GOSSET und STOKEY; Besserungen erzielten SENCERT und MAC-
LEAN. O. FOERSTER hatte unter 21 Fällen 5 Heilungen, 12 Besserungen und
2 Mißerfolge. Die Erfolge der *Homoioplastik* (Material von anderen Menschen)
und der *Heteroplastik* sind ganz zweifelhaft. Die Lappenplastik, die allerdings

auch nur wenig angewandt wurde, darf wegen einiger guter Ergebnisse bei kleinen Defekten bis 4 cm nicht ganz abgelehnt werden. Bei der *Tubulisation,* die bei Defekten von 2—3, höchstens 4 cm anzuwenden ist, sind zwar einige Besserungen, aber nur in einem Fall eine wirkliche Heilung erfolgt. Die EDINGER-Röhre ist zu verwerfen. *Die direkte Nerveneinpflanzung in den Muskel* ergab O. FOERSTER beachtenswerte Erfolge, nämlich unter 21 Fällen 12mal Heilung, die 8mal innerhalb von 3—6 Monaten eintrat, und 2mal Besserungen.

d) Erfolge der Ersatzoperationen.

Die *Nervenpfropfungen* können entweder in der *Kopulation* oder der *Inokulation* bestehen. O. FOERSTER hatte mit der ersteren unter 17 Fällen 2mal Heilungen, 8 sehr gute, 7 mäßige Erfolge, mit der letzteren 6 Fälle mit 2 Heilungen und 4 Besserungen. Von anderen Chirurgen sind mit der Inokulation noch 9mal Erfolge erzielt, während sonst Mißerfolge berichtet werden. Die *Doppelpfropfung, nach* HOFMEISTER *ohne Anfrischung* ist im ganzen 46mal ausgeführt. 24mal von HOFMEISTER[1]. Die mit dem *Muskelanschluß* erreichten Erfolge sind ebenfalls gering. Nur ROSENTHAL hat bei Facialislähmungen gute Erfolge erzielt, indem er abgespaltene Muskellappen des Masseter und Temporalis mit Schnittflächen des gelähmten Orbicularis oculi, Levator labii sup. und Depressor lab. inf. vernähte. Zum Teil handelt es sich dabei um einen rein mechanischen Muskelanschluß, zum Teil findet aber auch eine Neurotisation von den Nervenfasern der gesunden Muskeln aus statt. — Die *orthopädischen* Methoden sind nach den Unterlagen in ihren Erfolgen schwer zu bewerten. Nur die PERTHESsche Radialisersatzoperation ist erfolgreich (s. S. 196). Die Knochenverkürzung am Oberarm zieht PERTHES den zweifelhaften Überbrückungsoperationen vor.

Bezüglich der *Nachbehandlung* aller Nervenoperationen gilt das über die konservative Behandlung Gesagte. Auf die konsequente, über Monate und Jahre hinaus geübte elektrische Behandlung[2] sei noch einmal besonders hingewiesen sowie auf die frühzeitige Anwendung von zweckmäßigen Lagerungsschienen sowie aktiven und passiven Bewegungen nach der ersten sechswöchigen postoperativen Ruhelage. Abnehmbare Gipsschienen und Gipshülsen sowie CRAMER-Schienen müssen bis zur Anfertigung von endgültigen Apparaten helfen. *Vor Heißluft und heißen Bädern sei nochmals gewarnt.*

X. Schußverletzungen der einzelnen peripheren Nerven.

1. Die Schußverletzungen der Nerven der oberen Extremität.

Nervenschußverletzungen der oberen Extremität sind viel häufiger als die der unteren, weil sie viel exponierter liegen, und weil sie im Verhältnis zur an sich geringeren Trefffläche eine größere Ausdehnung haben. Nach einer Sammelstatistik von M. BORCHARDT entfallen von 3872 Fällen 73,4% auf die oberen und 25,5% auf die unteren Gliedmaßen, die anderen auf Gehirn- und Rumpfnerven. Am häufigsten waren betroffen in folgender Reihe: Radialis, Ischiadicus, Ulnaris, Medianus, Plexus brachialis. — Kombinierte Armnervenverletzungen bestanden in etwa 10% der Nervenverletzungen der oberen Extremität. Der *englische* Sanitätsbericht gibt bei 1328 Fällen ungefähr dieselbe prozentuale Verteilung an, nämlich 73,0% obere, 27% untere Extremität. Die Häufigkeitsskala ist in ihm Radialis, Ulnaris, Ischiadicus, Medianus, Plexus brachialis, Tibialis. Aus dem *französischen* Sanitätsbericht errechnete ich auf 23519 Nervenschüsse der Gliedmaßen 61,6% auf die oberen und 38,4% auf die unteren; aus dem *amerikanischen* von 1670 Gliedmaßennervenschüssen 78,8% auf

---

[1] Einzelne Erfolge sind einwandfrei.
[2] Von einigen Chirurgen wird ihr Einfluß bestritten.

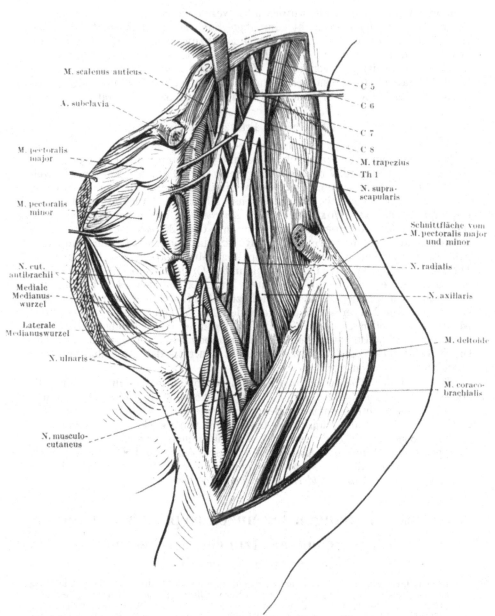

Abb. 27. Normale Lage nach Freilegung des ganzen Plexus oberhalb und unterhalb des Schlüsselbeins nach
M. BORCHARDT.
Laterale Medianuswurzel ist nach median verzogen und durch eine Nadel fixiert. Der N. axillaris, von dem
man 2 Äste sieht, läuft normal stark lateral und nach hinten, was in diesem Bilde bei dem stark adduzierten
Vorderarm nicht sehr deutlich ist. Links oben setzt an die Clavicula der M. scalenus anticus an, rechts neben
C 5 zieht annähernd senkrecht der M. scalenus medius von oben nach unten, der breite Muskel daneben bis zum
Hautrand ist der M. trapezius. Rechts vom Nervengeflecht liegt unterhalb der Clavikel der Haut zunächst der
M. deltoides, medial davon der M. coracobrachialis. Das Mittelstück des Schlüsselbeins ist reseziert. Die
Vena axillaris liegt medial von der Arterie.

die oberen und 21,3% auf die unteren. Die Nerven der oberen Extremität kommen alle
aus dem Plexus brachialis. Nur die Sensibilität des Schultergürtels wird von den aus
dem Plexus cervicalis kommenden Nervi supraclaviculares besorgt.

a) Plexus brachialis (Abb. 27).

Der Plexus entsteht aus der 5., 6., 7., 8. Cervical- und der 1. Thorakalwurzel. Diese vereinigen sich gewöhnlich zu drei Strängen, einem lateralen, medialen und hinteren, mit welchen der Plexus hinter der Clavicula hinweg in die Achselhöhle geht. Die kürzeren, für Rumpf und Schulter bestimmten Äste gehen größtenteils schon oberhalb des Schlüsselbeins, die zur Extremität ziehenden erst in der Achselhöhle als Endäste ab. Durch die Untersuchungen M. BORCHARDTs ist festgestellt worden, daß hier mehrfache Varietäten vorkommen. Für gewöhnlich kommen die 5. und 6. Wurzel isoliert aus dem Wirbelkanal und vereinigen sich zu einem dicken Strang, aus welchem drei weitere Äste abgehen: nach rückwärts der Suprascapularis, in der Mitte hinter der A. subclavia ein Ast zum Radialis, nach vorn vor der Subclavia einer zur lateralen Medianuswurzel und der Musculocutaneus. Die 7. Cervicalwurzel läuft isoliert bis zu ihrer Teilung in zwei Äste: in einen hinteren kurzen zum Radialis und einen vorderen zur lateralen Medianuswurzel. Die 8. Cervicalwurzel und die 1. Thorakalwurzel vereinigen sich zu einem gemeinsamen Stamm. Dieser gibt einen Ast zum Radialis ab, während der Hauptanteil zur medialen Medianuswurzel und zum Ulnaris und Cutaneus antebrachii wird. Demnach setzt sich zusammen der Radialis aus $c5$, $c7$, $c8$ und $th1$, der Ulnaris aus $c8$ und $th1$, die laterale Medianuswurzel aus $c5$, $c6$ und $c7$, die mediale aus $c8$ und $th1$. Verschiedene Formen der Abweichungen zeigen die nebenstehenden schematischen Zeichnungen. Von Wichtigkeit ist, daß die Medianusgabel bald hoch, bald tief liegt und daß mitunter sehr dicke Verbindungsstränge vorkommen können. Dadurch wird einmal klar, wie verschieden bei gleicher Schußhöhe die Ausfallserscheinungen sein können und sodann, daß partielle Störungen mehrerer Nerven gleichzeitig vorkommen. Die Kenntnis dieser anatomischen Verhältnisse ist für den Operateur ungemein wichtig, da er sonst leicht wichtige Verbindungsäste durchschneiden kann. Der Plexus kann bei Hals-, bei Brust- und bei Achselschüssen verletzt werden. Bei den gewöhnlichen Friedenslähmungen werden gewöhnlich der obere und untere Typ beobachtet. Der obere, der ERB-DUCHENNEsche, umfaßt die Lähmung des M. rhomboideus. supraspinatus, infraspinatus, teres minor, deltoideus, coracobrachialis, biceps, supinator longus und brachialis internus. Bei ihm ist die 5. und 6. Cervicalwurzel betroffen. Die untere oder KLUMPKEsche Lähmung (betrifft $c8$ und $th1$) umfaßt gewöhnlich die kleinen Handmuskeln und einzelnen Beuger am Vorderarm. Mit ihr ist manches Mal die okuläre Trias, Miosis, Zurücksinken des Auges und Verengerung der Lidspalten kombiniert, veranlaßt durch Schädigung von Sympathicusfasern, welche eine Anastomose mit der 1. Thorakalwurzel haben (HORNERscher Symptomenkomplex). Bei den Schußverletzungen sind obige Typen weniger ausgeprägt oder häufig kombiniert. Der ERBsche Typus pflegt häufiger zu sein als der KLUMPKEsche, wohl weil die 8. Hals- und 1. Brustwurzel geschützt liegen. Isolierte Verletzung des hinteren Plexusstranges, Axillaris und Radialis ist häufig, ebenso Verletzung des lateralen Musculocutaneus und Medianus mit Aussparung der Opposition. Ebenso sind isolierte Lähmungen einzelner Nerven häufig. *Dauernde Totallähmungen des ganzen Plexus sind selten.* Erstaunlich ist die in einzelnen Fällen erhaltene Sensibilität bei starkem Kneifen trotz vollkommener motorischer Lähmung. *Bei der Beurteilung von Plexuslähmungen ist festzustellen, daß der Ausfall mit wenigen Ausnahmen bald oder im Laufe der Zeit kleiner wird, als er anfangs war.* Das ist dadurch zu erklären, daß bei dem engen Zusammenliegen der Wurzeln und Stämme durch den Seitenstoß der Geschosse mehr Nervensubstanz indirekt betroffen wird, ohne schwerer geschädigt zu sein. Diese Beobachtung trifft auch noch für die Armnerven in der oberen Hälfte des Sulcus bicipitalis internus zu. wo die Verhältnisse ähnlich liegen. Nur darf man sich nicht verführen lassen, aus der allmählich eintretenden Besserung der Leitung in einzelnen Nerven auf eine Herstellung bei allen mit Sicherheit zu rechnen. Sobald bei partieller Entartungsreaktion keine Besserung mehr oder eine Verschlechterung eintritt, oder komplette Entartungsreaktion vorhanden ist, *kann am Plexus früher als sonst operativ eingegriffen werden*, damit nicht bei dem nahen Aneinanderliegen der Stränge noch leitungsfähige Nerven in eine schnürende Narbe einbezogen werden. Außerdem wird die Technik immer schwerer. Und das ist von Bedeutung. Denn Operationen am Plexus stellen besonders, da mit gleichzeitigen Gefäßverletzungen zu rechnen ist, an das chirurgische Können des Operateurs große Anforderungen. Im jetzigen Krieg spielen auch die Plexusschädigungen durch Motorradunfälle eine Rolle, für die die Friedenserfahrungen zu verwerten sind. Die dadurch hervorgerufenen Plexuslähmungen sind nur selten Zerrungen durch die Schleudergewalt. Bei der Mehrzahl handelt es sich um direkte Quetschungen an den Querfortsätzen der Wirbelsäule. Die anfängliche totale Lähmung geht meistens schnell zurück. Aber dann tritt ein Beharrungszustand ein. Man soll früh eingreifen und nicht erst die Entartungsreaktion abwarten. *Auch bei den Schußverletzungen des Plexus neigt man im Gegensatz zu den anderen peripheren Nervenverletzungen jetzt mehr zum frühzeitigen Eingriff vor dem Auftreten der Entartungsreaktion wegen der technischen Schwierigkeit eines späteren*[1].

---

[1] TÖNNIS rät aber auch hier im Gegensatz zu den Motorradunfällen zum längeren Zuwarten bis 10 Monate.

Den Zugang zum Plexus schafft man sich oberhalb des Schlüsselbeins durch einen langen Schnitt am vorderen Rande des M. cucullaris unterhalb von ihm durch einen Schnitt von seiner Mitte bis in die Achselhöhle. Im letzteren Fall muß man entweder den M. pectoralis major quer durchtrennen oder man macht eine Durchtrennung seiner und eventuell der Sehne des M. pectoralis minor, welche man später wieder näht. Wenn die Verletzung dicht oberhalb oder unterhalb des Schlüsselbeins sitzt, kann man die temporäre Resektion des Knochens schwer umgehen. REICH hat vorgeschlagen, das Mittelstück zu resezieren, es im Zusammenhang mit Pectoralisfasern zu lassen und nach unten zu klappen. Die Naht wird schwierig, ja unmöglich, wenn das zentrale Ende nahe am Wirbelkanal ist. Dehnungen kann man in dieser Lage nicht vornehmen, weil sonst nach den Untersuchungen

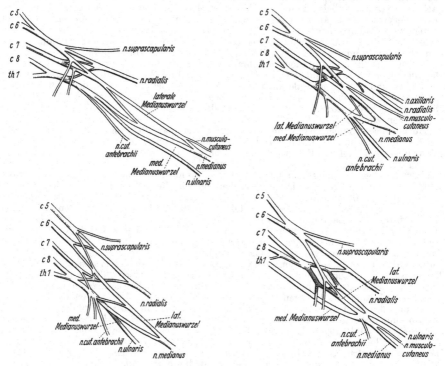

Abb. 28. Varietäten des Plexus brachialis nach M. BORCHARDT.

NISSLS Veränderungen in den Ganglienzellen der Vorder- und Hinterhörner des Rückenmarks eintreten. Es muß daher der periphere Stumpf weit gelöst und gedehnt werden und *durch extreme Adduktion und Elevation des Oberarms bis zur Horizontalen eine weitere Entspannung vorgenommen werden.* Die Verbindungsstränge zwischen den Hauptsträngen sind sorgsamst zu schonen. Pfropfungen in Form der aufsteigenden Implantation und Zwischenschaltungen von sensiblen Nervenfasern (N. cutaneus humeri medialis oder andern) sind oft nicht zu umgehen. Bei dem langen Weg, welchen die auswachsenden zentralen Nervenfasern vor sich haben, ist ein Erfolg erst nach vielen Monaten zu erwarten. Sie sind aber gute. Bei 16 Nähten verschiedener deutscher Chirurgen 13 Besserungen, bei 29 Neurolysen 22 Besserungen. O. FOERSTER hat bei 39 Plexusoperationen 101 Nervennähte gemacht mit 62 Heilungen, 27 Besserungen, 3 Mißerfolgen, 8 unbestimmt wegen zu kurzer Beobachtungszeit und 66 Neurolysen mit 48 Heilungen, 13 Besserungen, 1 Mißerfolg und 4 unbestimmt. Er weist auf die relativ schlechten Ergebnisse beim Radialis, Ulnaris und Medianus hin, betont aber im Gegensatz zu anderen, *daß gerade die Naht ganzer Stränge ausgezeichnete Erfolge ergibt*[1]. *Der amerikanische Sanitätsbericht gibt die Erfolge ebenfalls nicht ungünstig an.* 33% gute, 37% mittelmäßige, 29% schlechte. —

---

[1] Im jetzigen Krieg hat TÖNNIS 12 Operationen am Plexus gemacht, davon 4mal Neurolysen, 8mal Nähte. Von letzteren wurden 2mal 100%ige Heilungen, 2mal weitgehende Besserungen (70%), 2mal mäßige Besserungen (50%) beobachtet.

Der Restitutionsbeginn schwankt. Die Restitutionsfolge geht parallel der Reihenfolge der Eintrittspunkte der einzelnen Nervenäste des Stammes in die Muskeln und pflegt in den einzelnen Zeitabständen gesetzmäßige Durchschnittswerte zu haben. O. FOERSTER gibt bei Naht der 3 Teilstränge des *hinteren* Stranges an: Deltoideus 6, Triceps 8, Sup. longus 13, Ext. carpi rad. long. 15, Sup. brev. 18, Ext. carp. rad. brev. 18, Ext. dig. com. 19 Monate. Bei Naht des *seitlichen* Stranges und der *medialen Medianwurzel* Biceps 2. Brach. int. 3, Pronator teres 6, Flex. carp. rad. 6, Palmaris long. 7, Flexor dig. subl. 7, Flex. dig. prof. 12, Flex. poll. long. 12, Daumenballen 20 Monate. Die entspannende Gliedstellung wird erreicht durch starke Adduktion des Oberarms, Ellbogengelenk vor der Brust wie beim VELPEAU-Verband, wodurch auch Distanzen von 5 cm ausgeglichen werden können. 6 Wochen Ruhigstellung.

b) Die Äste des Plexus brachialis[1].

Die Äste des Plexus brachialis sind mit Ausnahme des N. cutaneus brachii medialis und des N. cutaneus antibrachii medialis, welche rein sensibel sind, gemischte Nerven,

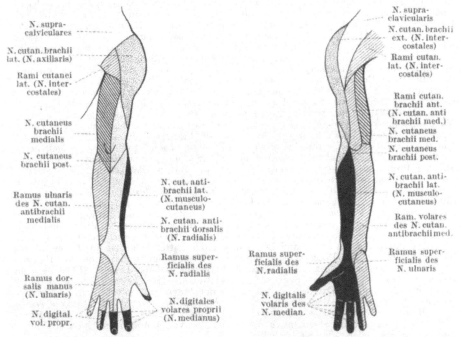

Abb. 29. Bild der Sensibilität der oberen Extremität nach TREVES-KEITH. Dorsale Fläche.

Abb. 30. Bild der Sensibilität der oberen Extremität nach TREVES-KEITH. Volare Fläche.

d. h. sie enthalten motorische und sensible Fasern. Die *Sensibilität* der oberen Extremität geht deutlich aus beifolgendem Schema hervor. *Dabei ist festzuhalten, daß weitgehende Anastomosen oder Überkreuzungen zwischen den einzelnen Nerven statthaben können, so daß aus dem Sensibilitätsausfall allein ein Schluß auf den verletzten Nerven nicht möglich ist.*
Die *Motilität* der einzelnen Nerven ist folgende: *Nervus suprascapularis* versorgt den M. supraspinatus und infraspinatus. *N. subscapularis* versorgt die M. subscapularis, Teres major und Latissimus dorsi. *N. thoracici* anteriores versorgen den M. pectoralis major und minor. *N. axillaris* den Deltoideus und den Teres minor. *N. musculocutaneus* den Biceps, coracobrachialis und brachialis internus. *N. radialis* den Triceps brachii, den brachioradialis (oder Supinator longus), Supinator brevis (Ramus profundus) und sämtliche Muskeln der Streckseite des Unterarmes. *N. medianus* versorgt am Oberarm nichts, am Unterarm den Pronator teres, Pronator quadratus, Flexor carpi radialis, Palmaris longus, Flexor digitorum sublimis, den radialen Teil des Flexor digitorum profundus, den Flexor pollicis longus, Abductor pollicis brevis, den oberflächlichen Bauch des Flexor pollicis brevis, den Opponens pollicis und die Lumbricales I und II. *N. ulnaris* versorgt

---

[1] Wegen der Topographie siehe Abb. 15, 19, 20, 21.

am Oberarm nichts, am Unterarm den M. flexor carpi ulnaris, den ulnaren Teil des Flexor digitorum profundus, an der Hand den tiefen Bauch des Flexor pollicis brevis, Adductor pollicis, die Muskeln des Kleinfingerballens, die Interossei und die Lumbricales III und IV.

Aus dieser Übersicht geht der Funktionsausfall der einzelnen Nerven hervor. Doch wolle man sich erinnern, daß es vorkommt, daß der Medianus an Stelle des Ulnaris den gesamten Flexor digitorum profundus und sämtliche Interossei und Lumbricales versorgen kann, daß der Biceps und Brachioradialis außer vom Musculocutaneus auch noch vom Medianus, der Triceps neben dem Radialis auch vom Ulnaris versorgt werden kann. Ferner ist in jedem einzelnen Fall zu bedenken, daß die einzelnen Bewegungen nicht durch die Wirkung einzelner Muskeln, sondern durch gemeinsame Arbeit verschiedener Muskeln zustande kommen. Nur wenn man dieses sich vor Augen hält, kann man die unten genauer angeführten „Ersatzbewegungen" verstehen und sich vor Fehldiagnosen hüten. Folgende Übersicht über normale Bewegungen mag zum Verständnis dienen: Die *Abduktion* des Armes geschieht durch M. deltoideus und Supraspinatus. *Erhebung* nach vorn wird bewirkt durch Deltoides, Biceps, Carocabrachialis und oberen Teil des Pectoralis major. *Erhebung* nach hinten durch Deltoides und langen Tricepskopf. *Einwärtsrotation* wird bewirkt durch Subscapularis, Pectoralis major und den vorderen Teil des Deltoides, sowie durch Latissimus dorsi und Teres major. *Auswärtsrotation* durch Infraspinatus und den hinteren Teil des Deltoides. Dadurch wird es verständlich, daß Läsion der N. subscapulares, thoracici und N. supra- und infraspinatus keinen besonderen Ausfall zu machen brauchen, wenn der N. axillaris erhalten ist und andererseits der Ausfall einzelner Axillarisfasern noch nicht die Bewegungen des Armes im Schulterblatt unmöglich zu machen braucht. Die *Beugung* des Vorderarmes im Ellbogengelenk wird besorgt vom Biceps und Brachialis internus, aber auch vom Pronator teres und dem Brachioradialis. Hiernach ist einzusehen, daß Verletzung des N. musculocutaneus noch nicht die Beugung unmöglich machen muß. Die *Streckung* des Vorderarmes kann bei waagerechter Haltung durch die Schwere bedingt sein. Daher prüfe man sie nur bei herunterhängendem, im Ellenbogengelenk gebeugtem Arm. Die *Supination und Pronation* der beiden Vorderarmknochen erfolgt durch die danach benannten Muskeln. Aber auch der *Biceps* ist ein kräftiger Supinator. Ferner kommt dem Brachioradialis nicht nur eine supinierende, sondern auch pronierende Komponente zu. Dadurch ist erklärt, daß bei Radialislähmung Supination des Vorderarmes, bei Medianuslähmung Pronation in gewisser Weise möglich ist. Die *Bewegungen* des Handgelenkes werden nicht nur von seinen Beugern und Streckern, sondern auch von den Bewegungen der Finger mit beeinflußt. Am sinnfälligsten ist die Dorsalflexion der herabhängenden Mittelhand bei kräftigem Faustschluß. Dadurch wird man oft bei *Radialislähmung* getäuscht. Die *Extension* und *Flexion* des 2.—5. Fingers stehen unter denselben Bedingungen. Denn die Streckung erfolgt in den Grundphalangen durch die Extensoren, in Mittel- und Endphalangen durch die Interossei und Lumbricales. Die Beugung geschieht in den Grundphalangen durch die Interossei und Lumbricales, der Mittelphalangen durch den Flexor digitorum sublimis, der Endphalangen durch den Flexor digitorum profundus. Die Bewegungen des *Daumens* sind komplizierter wie die der anderen Finger. Mit Ausnahme des tiefen Bauches des kurzen Beugers und des Adductor, welche vom Ulnaris, und des Abductor pollicis longus, Extensor pollicis longus und brevis, welche vom Radialis versorgt werden, werden sie vom Medianus innerviert. *Beachtenswert ist, daß der Greifakt erfolgt bei im Handgelenk leicht extendierter und ulnar abduzierter Stellung.* Jedoch kann die Hohlhand kleine Gegenstände allein durch die Opposition von Daumen und kleinem Finger ohne Zutun der anderen Finger festhalten.

Nach RANSCHBURG kommen für den Arm folgende *Ersatz-* und *Schein*bewegungen in Frage: 1: Hebung des Armes im Schultergelenk kann bei Axillarisausfall durch Trapezius, Supraspinatus, Serrat. ant. major und Pectoralis major erfolgen. 2. Bei Ausfall des N. musculocutaneus kann der Unterarm gebeugt werden: a) durch Brachioradialis bei pronierter oder halbpronierter Lage des Vorderarmes; b) Vorderarmbeugung wird durch Biceps und Brachioradialis gemacht, aber diese werden nicht vom Musculocutaneus, sondern durch einen anormalen Ast des Medianus innerviert, welcher an der oberen Grenze des unteren Oberarmdrittels abgeht, oder durch ziemlich konstante Äste des N. radialis zum lateralen Anteil des M. brachialis. 3. Beugung der Hand im Handgelenk gegen die Schwere und Widerstand ist möglich trotz gleichzeitiger Lähmung von Medianus und Ulnaris durch den M. extensor pollicis longus und brevis. 4. Die ulnare Seitenflexion der Hand kann durch den M. extensor carpi ulnaris unter Mitwirkung des M. palmaris longus gemacht werden. 5. Funktion des Adductor pollicis kann vorhanden sein trotz Läsion des N. ulnaris: a) meistens Ersatzbewegung durch den vom Medianus innervierten M. flexor pollicis longus, b) durch den M. extensor pollicis longus, c) durch Versorgung vom Medianus oder Anastomose mit diesem. 6. Funktion der Daumenopposition kann bestehen trotz Medianusverletzung: a) durch Versorgung vom Ulnaris, der auch den Pronator teres innervieren kann, b) durch Ersatzbewegung des Flexor pollicis brevis. 7. Die distalen Phalangen II—V können nicht selten trotz Ulnarislähmung gestreckt werden. Ersatzbewegung durch den Extensor dig. communis. Kontrolle: Streckbarkeit der distalen Phalangen bei passiv gänzlich volar gebeugter erster Phalanx. 8. Bei Medianusverletzung sind zuweilen auch die Mittelphalangen II—V beugbar, obwohl doch der M. flexor digitorum sublimis, der an ihnen ansetzt, gelähmt ist. Tatsächlich macht es der M. flexor dig. profundus, und zwar mit Hilfe der Vincula tendinum triangularia. 9. Trotz Radialislähmung findet sich eine Streckung des zweiten Daumengliedes. Ersatzbewegung durch den M. abductor brevis, der vom Medianus versorgt wird. 10. Bei Lähmung des N. medianus, N. ulnaris oder beider Nerven findet eine Beugung der Finger in den basalen und mittleren Gelenken statt. Es ist aber nur eine Scheinbewegung, die durch aktive dorsale Streckung des Extensor carpi statthat, namentlich bei Überstreckung im Handgelenk. 11. Gegenstück dazu ist die Streckbarkeit der Grundphalangen bei Radialislähmung, sobald der Carpus gebeugt wird. Aber auch wenn die Hand bis zur Vorderarmebene gehoben wird, tritt eine Hebung der basalen Fingerphalangen dadurch ein, daß die Lumbricales und Interossei die distalen Phalangen heben. 12. Spreizung der Finger kann durch Aktion des Extensor digitorum communis, dessen Sehnen fächerförmig auseinanderstrahlen, die Adduktion der Finger kann durch die nachfolgende Entspannung vorgetäuscht werden.

Der Funktionsausfall des N. radialis pflegt das durch untenstehende Zeichnung typische Bild hervorzurufen. Die Funktion der Tricepsäste ist meistens erhalten außer bei hohen Verletzungen in der Achselhöhle. Die Hand hängt im Handgelenk schlaff herunter und kann aktiv nicht gestreckt werden, der Daumen kann nicht abduziert werden. Eine leichte Streckung im Handgelenk kann durch starken Faustschluß vorgetäuscht werden. *In zweifelhaften Fällen ist der Funktionsausfall des Daumens von besonderer Bedeutung.* Die Supination des Vorderarmes kann aufgehoben sein. Der Sensibilitätsausfall kann vollkommen fehlen oder beschränkt sich nur auf das Spatium I am Handrücken. Der Nervus radialis ist der am häufigsten betroffene Nerv, was mit seinem spiraligen Verlauf um den Oberarmknochen zusammenhängt. Wir müssen also bei jeder Schußfraktur des Oberarmes an seine Mitbeteiligung denken (s. Abb. 20). Am schwierigsten ist seine Aufsuchung in der Achselhöhle und im oberen Oberarmdrittel. Er liegt hier fingerbreit hinter, d. h. tricipitalwärts dem Sulcus bicipitalis internus zusammen mit der A. profunda brachii zwischen Anconaeus longus und medialis. Zur ersteren muß man den Pectoralis major durchtrennen, zur zweiten dringt man von einem Schnitt am hinteren Rand des Deltoides in den Spalt zwischen ihm und langem Tricepskopf. In der Mitte des Oberarmes muß der lange Tricepskopf schräg von oben innen nach unten außen durchtrennt werden. Hier verläuft er zusammen mit dem Cutaneus antebrachii dorsalis und ist, wenn dieser stark ist, zuweilen mit ihm verwechselt. Der Cutaneus verläßt aber den Sulcus spiralis humeri bald, um den lateralen Tricepskopf und die Fascie zu durchbohren. Im weiteren Verlauf ist er in der Rinne zwischen Sup. long. und Brach. int. leicht auffindbar. Im Canalis supinatorius muß das Sehnenblatt zwischen Ext. carp. rad. brev. und Sup. brev. und dann dieser Muskel gespalten werden. Aus dem Kanal tritt der Nerv 5—6 cm unterhalb des Speichenköpfchens am unteren Rand des Sup. brevis heraus. Hier findet man ihn durch einen Dorsalschnitt zwischen Ext. carp. rad. und Ext. dig. communis (s. Abb. 21).

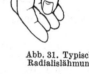

Abb. 31. Typische Radialislähmung.

Da der Radialis am häufigsten betroffen ist, so sind an ihm auch die meisten operativen Maßnahmen gemacht mit guten Erfolgen. O. FOERSTERs Sammelstatistik ergibt bei 397 *Nervennähten* 72% Erfolge, 28% Mißerfolge. Er selbst erzielte bei 109 Nähten 95,4% Erfolge, und zwar 56% Heilungen, 39,4% Besserungen, 4,6% Mißerfolge. Die Neurolyse ergab in 68,2% Erfolge im Durchschnitt. O. FOERSTER hatte in 31 Fällen 30 Erfolge, 24 Heilungen und 6 Besserungen. *Die Resultate im amerikanischen Sanitätsbericht sind weniger gut:* Bei Nervennähten 11% gut, 66% mittelmäßige und 22% Mißerfolge. Bei Nähten, Neurolysen und Transplantationen zusammen: 23% gute, 30% mittelmäßige und 46% Mißerfolge. Der *Restitutionsbeginn* schwankt zwischen 6 Wochen und 11 Monaten und ist im Durchschnitt 4,2 Monate (O. FOERSTER). Die Ausreifungsperiode und die Restitutionsfolge der einzelnen Muskeln sind bei Naht in der Achselhöhle Triceps cap. long. 3, Cap. lat. et med. 4, Sup. long. 6, Ext. carp. rad. long. 8, Sup. brevis 13, Ext. carp. rad. brev. 13, Ext. dig. comm. 14, Abductor pollic. long. 15, Ext. carp. ulnar. 16, Ext. poll. long. 17, Ext. poll. brev. 19, Ext. ind. proprius 19 Monate. Der Heileffekt ist gewöhnlich ein sehr guter, indem sich fast alle Funktionen wiederherstellen. Bei ihm kommt bei größeren Defekten die mehrmals mit Erfolg ausgeführte Verlagerung in den Sulcus bicipitalis internus in Frage. Dadurch kann man auch, wenn die direkte Naht nicht gelingt, die aufsteigende Pfropfung in den Medianus ermöglichen. Defekte von 5 cm sind durch entspannende Gelenkstellung und Dehnung aufzuheben. *Die vorteilhafteste Gelenkstellung ist Adduktion des Oberarmes, Elevation nach vorn um 45° und spitzwinkelige Beugung im Ellen-*

bogengelenk. Perthes hat sich besonders für die Verkürzung des Oberarmes, namentlich bei gleichzeitiger Pseudarthrose eingesetzt und zieht sie eventuellen Überbrückungs- oder Ersatzoperationen vor. Unter 13 Fällen hatte er 2 Mißerfolge, 4 Heilungen, 4 Besserungen bei absoluter Konsolidation der Pseudarthrose.

Um der passiven Dehnung der gelähmten Muskeln vorzubeugen, muß, sobald die Diagnose feststeht, gleichgültig, ob noch eine Operation geplant ist oder nicht, dem Patienten eine *Schiene* gegeben werden. Sie muß die Mittelhand und die 2—5 Grundphalangen in Überstreckstellung und den Daumen in Abduktionsstellung bringen. Solcher Schienen gibt es über 50 Modelle. Diejenigen, welche eine starre Pelotte in der Hohlhand haben, sind unpraktisch, weil sie ein Zugreifen und Festhalten durchschnittlich erlauben. Pronation und Supination ist mit ihnen meistens nicht möglich. Sehr bewährt hat sich die Bungesche Manschette, weil mit ihr auch eine Pronation möglich ist[1].

Radialisschienen sind aber leicht zu improvisieren. Entweder macht man eine dorsale, von der Mitte des Unterarmes bis zu den Köpfchen der Metacarpi reichende Gipsschiene, welche angewickelt wird. Die Abduktion des Daumens wird durch ein in richtiger Haltung eingegipstes dünnes Bandeisenstück oder Holzstück erreicht, gegen welches der Daumen befestigt wird. Oder man biegt eine schmale Cramersche Schiene aufwärts, legt sie ebenfalls von der Mitte des Vorderarmes, bis zur Mitte der Grundphalangen auf die Dorsalseite. Aus vier abgeschnittenen Handschuhfingerlingen werden 4 Höschen verfertigt, die an der Schiene mit Bindfaden befestigt werden; durch sie werden 2—5 Finger gesteckt. Das 5. Höschen kommt um die Grundphalange des Daumens. An ihm wird mittels Bindfaden auf dem Dorsum ein Drainschlauch befestigt, welcher unter einer, die Abduktion sichernden Spannung

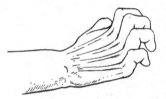 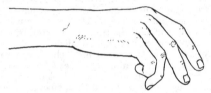

Abb. 32. Typische Ulnarislähmung (Greifenklaue).   Abb. 33. Gewöhnliche Haltung bei Ulnarislähmung.

an den radialen Seitenrand der Cramerschen Schiene geknüpft wird. Dadurch ist die Wirkung des Opponens, Flexor und Adductor pollicis nicht aufgehoben.

Um den Patienten von der Schiene zu befreien, sind die *Sehnen*operationen in allen Fällen, wo eine Wiederherstellung der Leitung mit Sicherheit auszuschließen ist, sehr dankbar. Einfache Tenodesen durch Raffung und Verkürzung der Strecksehnen für Hand und Finger haben sich als unpraktisch erwiesen. Die besten Erfolge ergibt die Perthessche Plastik, durch die eine Behinderung des Faustschlusses nicht eintritt.

Die Sehne des Extensor carpi radialis brevis wird möglichst proximal abgetrennt, durch ein Bohrloch in der Speiche durchgezogen und schlingenartig mit sich selbst vernäht. Die Sehnen des Extensor carpi radialis longus und Extensor carpi ulnaris werden seitlich auf das Periost von Radius und Ulna aufgenäht. Die Streckstellung der Hand wird in einem Winkel von 20⁰ fixiert. Für die Finger und den Daumen wird eine aktive Streckung durch Überpflanzung der Sehnen des Flexor carpi radialis und Flexor carpi ulnaris erzielt. Sie werden auf der Volarseite in einer Ausdehnung von 10—14 cm ausgelöst und von ihren Ansatzpunkten vom Handgelenk abgetrennt, 8—10 cm oberhalb des Handgelenks, um die Fascie durch einen subcutanen Tunnel auf die Dorsalseite geleitet. Die hoch am Muskelbauch abgetrennten Sehnen des Extensor digitorum communis werden mit der Sehne des Flexor carpi ulnaris verbunden. Dann werden ebenfalls am Muskelbauch die Sehnen des Extensor pollicis longus und brevis sowie des Abductor pollicis longus durchtrennt. Die Sehne des ersten wird nun in einem Knopfloch der Sehne des Flexor carpi radialis fixiert, während die beiden anderen Sehnen spiralig um dieselbe Sehne herumgelegt und fixiert werden, und zwar in einem mäßigen Spannungsgrad bei Streckstellung der Hand von 30⁰ und vollkommener Streckung der Finger und gleichzeitiger Abduktion des Daumens.

Foerster, Hohmann und Stoffel durchtrennen die Sehnen der Extensoren nicht, sondern pflanzen in sie die Sehnen der Kraftspender hinein, folgen sonst aber dem Perthesschen Vorgehen.

Der Funktionsausfall des **N. ulnaris**[2] verleiht der Hand ebenfalls eine typische Stellung, nämlich die Krallstellung (s. Abb. 32 und 33). Sie kommt durch die Wirkung der erhalten gebliebenen Antagonisten zustande, nachdem die Beugung der Grundphalangen und die Streckung der Mittel- und Endphalangen durch Fortfall der Interossei und Lumbricales

---

[1] Im jetzigen Krieg hat sich die Schneidersche Manschette mit Einzelzug für jeden Finger bewährt.
[2] Siehe Abb. 21.

unmöglich geworden ist. Die Intermetakarpalräume und der kleine Fingerballen sind vollkommen atrophisch, die ulnare Handbeugung ist nicht möglich, die Adduktion des Daumens sowie die Spreizung der Finger ist aufgehoben. Die typische Greifenklaue tritt aber erst nach langer Zeit und nicht in allen Fällen ein. Das letztere hängt wohl mit dem häufigen vikariierenden Eintreten des Medianus zusammen. Ich habe sie wenigstens im I. Weltkrieg ebenso wie THÖLE sehr viel seltener zu sehen bekommen als das folgende Bild. Bei ihm stehen nur der 4. und 5. Finger — der letztere immer in stärkerem Maße — in beginnender Krallenstellung, während dem 2. und 3. Finger wenig anzumerken ist. Selbst die Adduktion des Daumens ist häufig erhalten; die Atrophie des Kleinfingerballens aber immer vorhanden. Da dieser Zustand oft nach langer Zeit, selbst nach Jahresfrist, ohne weitere Verschlechterung derselbe bleibt und in den operierten Fällen eine totale Kontinuitätstrennung des Nerven gefunden wurde, so ist das nur dadurch zu erklären, daß der Nervus ulnaris sich tatsächlich auf die Innervation des III. und IV. Lumbricalis und III. und IV. Flexor digitorum profundus in der Mehrzahl der Fälle beschränkt. Die leichten Fälle dieser Störung können so wenig auffallen, daß sie nicht nur vom nichtwissenden Arzt übersehen, sondern auch vom Patienten als nicht besonders störend empfunden werden. *Auch die Sensiblitätsstörungen sind durchaus nicht immer typisch, sind aber immer viel stärker als bei Verletzungen des Nervus radialis.* Während wir beim Radialis nie vasomotorische und trophoneurotische Störungen sehen, begegnet man ihnen hierbei manchmal. Die *operativen* Resultate sind weniger günstig als beim Radialis. Die *Nervennähte* am *Ulnaris* ergaben bei 228 Fällen einer Sammelstatistik 57% Erfolge, 43% Mißerfolge. O. FOERSTER hatte bei 64 Fällen 43,9% Heilungen, 54,9% Besserungen, 0,8% Mißerfolge, bei 24 Neurolysen 16 Heilungen, 8 Besserungen, *Der amerikanische Sanitätsbericht führt bei der Nervennaht bessere Erfolge als unsere Sammelstatistik, nämlich 5% gute, 72% mittelmäßige und 22% Mißerfolge auf.* Unter Operationen, die Neurolysen und Transplantationen umfassen, waren die Gesamterfolge in 12% gut, 55% mittelmäßig und in 31% negativ. — Der durchschnittliche Restitutionsbeginn ist kürzer wie beim Radialis = 3,5 Monate und schwankt zwischen 2 Wochen und 9 Monaten. Die *Restitutionsfolge* und die Zeiten sind bei einer Naht im unteren Drittel des Oberarms: Flexor carp. ulnar. 3, Flexor dig. prof. 5, Adductor pollicis 13, Interossei 16, Interossei und Adductor dig. V. 18 Monate. — Bei *Ulnarisdefekten* hat PERTHES bei Leichenversuchen erzielt: 1. Bei Ulnarisläsion in der Achselhöhle Ausgleich von 7 cm durch Adduktion, Elevation des Oberarms nach vorn, Ellbogenstreckung. 2. Bei Verletzung unmittelbar oberhalb der Kondylen 3—3,5 cm, durch Streckung im Ellbogen, Adduktion des Oberarms. 3. Verletzung am Vorderarm durch Vorderarmstreckung, starke Volarflexion der Hand. Supination. Gerade für den Ulnaris ist die Möglichkeit der *Verlagerung* nach vorn vor den Epicondylus medialis von großer Bedeutung, besonders bei gleichzeitiger Verletzung mit dem Medianus und dem Radialis, denn die Naht dieser beiden Nerven verlangt eine Beugestellung im Ellenbogengelenk, der Ulnaris umgekehrt die Streckstellung. Durch die Verlagerung können 5—8 cm gewonnen werden, die die spitzwinklige Beugestellung erlauben. Die *Freilegung* des Ulnaris ist am Oberarm im Sulcus bicipitalis internus einfach. Unterhalb des Epicondylus medialis findet man ihn nach Durchschneidung des Flexor carpinularis auf dem Flexor dig. prof., wobei auf die Schonung des Astes für obigen Muskel geachtet werden muß. Gedacht muß ferner an die mögliche Anastomose mit dem Medianus werden, die sich etwas in der Mitte des Vorderarms befindet.

Wichtig ist, daß die Erfolge der Naht des N. ulnaris bei veralteten Lähmungen, bei denen bereits starker Muskelschwund, Beugestarren da sind, praktisch gleich Null sind, weil diese Muskel- und Gelenkveränderungen selbst durch die besten orthopädischen Maßnahmen nicht beseitigt werden können. Selbst da, wo die Motilität dieser kleinen Fingerstreckmuskeln (2—5) wiederkehrt, ist bei erhaltenem Medianus das Übergewicht der Beuger so stark, daß die Motilität zu keinem praktischen Erfolg kommt. *Einen ganz anderen Erfolg dagegen hat die Naht, wenn auch der Medianus am Oberarm verletzt ist.* Denn dann ist diese Beugekontraktur noch nicht eingetreten. Die Gefahr in dieser Richtung besteht aber auch nach Naht, sobald sich die Funktion des N. medianus eher einstellt, denn die Restitution der Interossei und Lumbricales hält sich immer in mäßigen Grenzen. Man muß dann täglich mehrere Stunden und während der Nacht Holzzylinder von 3—5 cm Durchmesser in die Faust stecken, um die zu starke Beugung zu verhindern.

Die schnelle Ausbildung von Gelenkkontrakturen und Ankylosen in den Fingergelenken beeinträchtigt stark die *Sehnenoperationen* bei unheilbaren Ulnarisverletzungen. Besonders sind es die Lig. collateralia der Grundgelenke, die SCHEDE daher mit einem feinen Tenotom durchschneidet. Zum Ersatz der Interossei benutzt NUSSBAUM die beiden Ansatzzipfel der Sehnen des Flexor dig. sublimis, welche er von der Mittelphalanx löst und sie nach weiterer Spaltung der Sehne radial und ulnar in die Streckaponeurose verflicht. LEXER benutzt dagegen einen frei transplantierten Fascienlappen, den er in der Mitte des Handtellers auf die Sehne des Flex. dig. sublimis aufsteppt, sein distales Ende in zwei Zügel spaltet und diese radial und ulnar durch einen subcutanen Tunnel auf das Dorsum der Grundphalanx führt, die nach Lösung der Strecksehne vom Knochen durch einen Schlitz in dieser von volarwärts nach dorsalwärts durchläuft, sie hier umschlägt und auf ihr in Höhe der Mittelphalanx aufsteppt. Damit erreicht er eine bessere Streckung der Endglieder. Den Adductor ersetzt er ebenfalls durch einen Fascienzügel von einer Beugesehne des 3. oder 4. Fingers, der an dem Periost der Außenseite des Metacarpus I festgenäht wird.

Mit Rücksicht auf die sehr starken nachfolgenden Kontrakturstellungen ist bei *Ulnarisverletzungen* die Schienenbehandlung ein noch dringenderes Bedürfnis als beim Radialis. Die ERLACHERsche Spange und die Ulnarisstütze nach SCHEDE sind sehr empfehlenswert. Als improvisierte Schiene ist am praktischsten eine dorsale vom Handgelenk bis über die Fingerspitzen reichende CRAMERsche Schiene oder Gipshülse, gegen welche die Hand und die Finger angewickelt werden. Um der Schrumpfung der Interossei vorzubeugen, gibt man zwischen die Finger dicke Wattebäusche, welche eine Spreizung unterhalten.

Der Funktionsausfall des **N. medianus**[1] gibt der Hand eine viel weniger typische Stellung als die Verletzung des N. radialis oder ulnaris. Oft entsprechen die Erscheinungen nicht dem erwarteten Bild, weil der N. ulnaris vikariierend eintritt. *Am auffallendsten ist die Streckstellung des 2. Fingers.* Die Störung der Flexion und Opposition des Daumens, der Flexion der Mittelphalangen des 2.—5. Fingers und des Handgelenks ist viel weniger in die Augen springend, *so daß häufig nur eine geringe Störung angenommen wird, während es sich um eine totale Durchtrennung handelt.* Denn die Beugung des Handgelenks geschieht durch den vom Ulnaris versorgten Flexor carpiulnaris und den vom Radialis versorgten *Abductor pollicis longus, der überhaupt ein starker Handbeuger ist.* Die 3.—5. Finger können durch den vom Ulnaris innervierten Teil des Flexor digitorum profundus gebeugt werden. Die Opposition wird vorgetäuscht durch den vom Ulnaris versorgten tiefen Bauch des Flexus pollicis brevis. Die Patienten lernen, wenn die Lähmung rechts ist, ganz gut

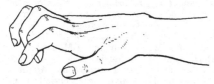

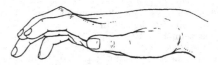

Abb. 34. Kombinierte Medianus-Ulnarislähmung. Ulnaris stärker befallen nach MILKO.

Abb. 35. Kombinierte Medianus-Ulnarislähmung. Medianus stärker befallen nach MILKO.

schreiben; sie werden aber abgesehen von der Streckstellung des Zeigefingers besonders dadurch gestört, daß sie nicht ordentlich abspreizen können, weil die Funktion des Abductor pollicis brevis fehlt, der an der radialen Seite der ersten Phalange des Daumens ansetzt. *Am Vorderarm ist typisch der Mangel der Pronation. Indessen kommt es bei der Medianuslähmung nicht zu einer schweren Kontraktur. Dagegen sind die Sensibilitätsstörungen die stärksten von allen Nerven.* Hier finden wir am häufigsten schwere vasomotorische, trophoneurotische und sekretorische Veränderungen. *Von Wichtigkeit ist, daß diese schweren Gefühlsstörungen auch bei guter Erhaltung der Motilität vorhanden sein können.* Auch Neuralgien sind bei seinen Verletzungen nicht selten. Die *operativen* Heilungsmaßnahmen haben ungefähr die gleichen Resultate wie beim N. ulnaris. Die operativen Resultate sind folgende: Nach O. FOERSTERs Sammelstatistik unter 198 Fällen 69% Erfolge, 31% Mißerfolge bei der *Nervennaht.* O. FOERSTER hatte bei 83 Nähten 41% Heilungen, 56,6% Besserungen und 2,4% Mißerfolge, bei 31 Neurolysen 26 Heilungen, 5 Besserungen, 1 Mißerfolg. Der amerikanische Sanitätsbericht führt bei Nervennähten, Neurolysen und Transplantationen zusammen für den *Medianus* 58% gute Erfolge, 28% mittelmäßige und 14% Mißerfolge auf. — Der durchschnittliche *Restitutionsbeginn* ist 3,2 Monate, indem er zwischen 3 Wochen und 9 Monaten schwankt. Die durchschnittliche Restitutionsfolge und Zeit der einzelnen Muskeln ist bei Verletzung in der Mitte des Oberarmes: Pronator teres 4, Flex. carp. rad. 6, Palmaris long. 6, Flex. dig. subl. 10, Flex. dig. prof. 10, Flex. poll. long. 12, Opponens poll. 18, Flex. poll. brev. caput. rad. 18, Abd. poll. brev. 22 Monate. — Die besten Gelenkstellungen zur *Entspannung* und zum Ausgleich von *Nervendefekten* sind bei Verletzungen in der Achselhöhle: Adduktion im Schultergelenk, Erhebung des Oberarms nach vorn, Ellenbeugung (7—7,5 cm), an der Grenze des mittleren und unteren Oberarmdrittels Adduktion, spitzwinklige Ellenbeugung (5,5—6 cm), am Vorderarm starke Volarflexion der Hand, Supination, Vorderarmbeugung. Außerdem kommen beim Medianus ebenso wie beim Ulnaris Pfropfungen in Frage wegen des auf eine lange Strecke nahen und parallelen Verlaufs. *Die Größe der Heilerfolge ist in motorischer Hinsicht eine ausgezeichnete. Die Muskeln erreichen auch bei alten Fällen im Gegensatz zum Ulnaris fast immer ihre volle Funktion.* Bei unheilbarer Medianuslähmung empfiehlt SPITZY den Flexor carp. uln. auf den Flex. dig. sublimis zu pflanzen, während O. FOERSTER das einfachere Verfahren bevorzugt, die Sehne des tiefen Beugers des Daumens, Zeige- und Mittelfingers mit den Sehnen des tiefen Beugers des 4. und 5. Fingers, die vom Ulnaris versorgt werden,

---

[1] Siehe Abb. 21.

zu einer Sehnenplatte zu vereinigen. Als Ersatz der Daumenballenmuskulatur nimmt er den Flex. carpi ulnaris, den er vom Erbsenbein abtrennt und durch ein frei transplantiertes Stück des Palmaris longus so weit verlängert, daß er ihn an der Basis der Grundphalanx des Daumens inserieren kann an den Ansatzpunkten des Abd. poll. brevis und Flexor poll. brevis.

Eine Schienenbehandlung kommt bei den Medianusverletzungen nicht in Betracht, weil Kontrakturen nicht zu befürchten sind.

Bei der nahe Lage von Medianus und Ulnaris sind Schädigungen beider Nerven etwas sehr häufiges. Die Kontinuitätstrennung beider ist seltener als die Kombination der Durchtrennung des einen mit einer partiellen Schädigung des anderen. Häufig finden wir auch einen bestimmten Typ der Fingerhaltung, der nachstehend abgebildet ist. *Man kann sagen, daß Patienten mit Medianus- und Ulnarislähmung häufig besser daran sind als die mit der typischen durch reine Ulnarislähmung entstehenden Krallenhand, vorausgesetzt, daß keine schweren Sensibilitätsstörungen in Form von Ulcera dabei sind.* Innerhin kann der fehlende Faustschluß operativ beseitigt werden, wenn der Flex. carp. rad. vollkräftig erhalten ist. Dann kann man dessen distales Sehnenende ablösen und auf die zu einer Sehnenplatte durch Naht vereinigten Flex. dig. prof. und Ext. pollicis longus aufsteppen und außerdem die zu einer Platte vereinigten Sehnen des Flexor dig. sublim. mit obiger Sehnenplatte vernähen.

Hinsichtlich des Funktionsausfalles des **N. musculocutaneus** und **axillaris** ist nichts hinzuzufügen zu dem auf S. 193 Gesagten. Ihre isolierten Verletzungen sind sehr viel seltener. Die *Nervennaht* gibt bei ihnen sehr gute Erfolge. 38 Fälle der Sammelstatistik ergaben 82% Erfolge, 18% Mißerfolge beim Nervus musculocutaneus. O. Foerster hatte unter 22 sogar 100% Erfolg, davon 86,4% Heilungen und 13,6% Besserungen. Die Nervennaht des *Axillaris* ergab bei 18 Fällen der Sammelstatistik 78,6% Erfolge und 21,4% Mißerfolge, während Foerster bei 16 Fällen keinen Mißerfolg, 81,2% Heilungen und 18,8% Besserungen hatte. Die Freilegung des Ursprungs und Verlaufs beider Nerven erfolgt durch Spaltung des Pectoralis maj. Ebenso konnte Foerster auch den *Suprascapularis*, den *Thoracodorsalis*, den *Subscapularis*, den *Thoracicus longus* mit 100% Erfolg und fast immer mit Heilung nähen. Im amerikanischen Sanitätsbericht finden wir über Nähte aller dieser Nerven nichts. Dauernde Axillarislähmung bedingt eine Senkung und Lockerung des Humeruskopfes, so daß es zu Subluxationsstellungen kommen kann. Wegen der Unsicherheit von Muskeltransplantationen wird, wenn die Drehmuskeln des Schulterblattes der Serratus und Trapezius erhalten sind, für vorteilhafter die Arthrodese des Schultergelenks in einer Abduktion von 70—80° gehalten. Immerhin hat Lexer durch Verpflanzung des akromialen Teiles des Trapezius und Hinzufügen der Hildebrandschen Pectoralisplastik gute Erfolge gezeitigt. Ferner ist bei Ausfall des Musculocutaneus von Schulze-Berger der Pectoralis major auch zum Ersatz der Bicepsfunktion ausgenutzt worden. Er trennte die untere Hälfte der Sehne des Pectoralis major ab, zog sie nach unten und vereinigte sie mit der heraufgeschlagenen halben Bicepssehne, welche von der Tuberositas radii abgelöst war, durch Naht, wonach ein vorzüglicher Erfolg eintrat. Ferner sind mehrfach Tricepsköpfe auf den Biceps und umgekehrt mit gutem Resultat transplantiert.

2. Die Schußverletzungen der Nerven der unteren Extremität.

Sie sind weniger häufig als an der oberen Extremität, weil die Nerven im Verhältnis zur Trefffläche der unteren Extremität einen geringeren Platz einnehmen.

Die Nerven kommen aus dem Plexus lumbalis und Plexus sacralis. Der **Plexus lumbalis** liegt am Musculus psoas major. Seine Verletzung, die gewöhnlich bei Bauch- oder Lendenschüssen eintritt, wird häufig zunächst als Rückenmarkverletzung angesprochen. Sie bedingt das Fehlen der Beugung im Hüftgelenk und der Streckung des Unterschenkels (N. cruralis). Der Ausfall der anderen Äste außer dem des N. cruralis wird gewöhnlich übersehen. Der Ausfall des N. ileohypogastricus betrifft die Bauchwandmuskulatur und bedingt *Ventralhernien*, der des N. obturatorius betrifft außer dem Obturator externus die Adductoren und den Gracilis, während Ileoinguinalis, Genitocruralis und Cutaneus femoris lateralis sensible Funktionen haben. Der **Nervus cruralis**, der im Bauch zwischen Psoas und Iliacus liegt und durch die Lacuna musculorum unter dem Lig. Poupartii hervorkommt, zerfällt bald danach in seine motorischen und sensiblen Äste. Die motorischen versorgen den M. sartorius, den Rectus femoris und die Vasti. Unter den sensiblen ist der wichtigste Ast des N. saphenus major, der bis zum Adductorenschlitz mit den Oberschenkelgefäßen verläuft und sich dann von ihnen trennt, um die Innenseite des Unterschenkels zu versorgen.

Der *Funktionsausfall des Cruralis* ist das Fehlen der Streckung des Unterschenkels, sobald der Stamm getroffen ist. *Dieser Ausfall ist zwar unangenehm, aber nicht tragisch einzuschätzen, so daß man, auch wenn eine Nervennaht unmöglich ist, zu keiner Quadricepssehnenplastik zu greifen braucht.* Denn die Erfahrungen an den Kinderlähmungen haben gelehrt, daß solche Personen dann, wenn sie über einen kräftig arbeitenden Gastrocnemius und Glutaeus maximus verfügen, den gewöhnlichen Anforderungen des täglichen Lebens nach Übung entsprechen können. Sie können gehen Treppen steigen, sich hinsetzen, aufstehen, sich bücken, tanzen. Wenn berufliche Gründe für die Wiederherstellung der Extension durch den Versuch der Naht sprechen sollten, so ist die Auffindung in der lateral von den Gefäßen gelegenen Lacuna musculorum eventuell unter Durchschneidung des Lig. Poupartii leicht. Sie sind nur selten ausgeführt,·man griff dann eher zu einer der zahlreichen Methoden der Sehnenplastik.

Der **Plexus sacralis,** der sich aus 7 Lumbal- und Sacralnerven zusammensetzt, bildet ein großes starkes Geflecht auf der Vorderseite des M. pyriformis, also im kleinen Becken. Seine Verletzung ist scheinbar selten. Doch kann es sein, daß die wohl immer begleitende Bauchverletzung infolge ihrer größeren praktischen Wichtigkeit sie verdeckt. Seine Äste sind Beckenäste und Beinnerven. Erstere sind der aus dem Foramen suprapiriforme heraustretende *Glutaeus superior,* welcher den M. glutaeus medius und minimus innerviert. Der *N. glutaeus inferior* kommt aus dem Foramen infrapyriforme und versorgt den M. glutaeus maximus. Der Hauptstamm, der **Plexus ischiadicus,** kommt durch das Foramen ischiadicum majus, und zwar unterhalb des M. pyriformis aus dem Becken an die Hinterfläche des Beines. Dem M. quadratus femoris anliegend und von den Glutäen bedeckt, zieht er in der Mitte zwischen Tuberossis ischii und dem Trochanter major abwärts und liegt in der Tiefe zwischen M. biceps und semimembranosus. Etwa in der Mitte des Oberschenkels gehen die vorher schon nur locker miteinander verbundenen Teile auseinander. Der **Nervus tibialis** behält die Richtung bei, zieht oberflächlicher als Vena und Arteria poplitea durch die Kniekehle, dringt mit der A. tibialis postica unter den Sehnenbogen des Soleus in die Tiefe, liegt zwischen oberflächlichen und tiefen Muskeln und geht unter dem inneren Knöchel in die Planta pedis. Er versorgt am Oberschenkel den Biceps, Semitendinosus und Semimembranosus, ferner sämtliche Beuger für den Fuß und die Zehen. Außerdem gibt er noch den starken, oberflächlich zwischen den Gastrocnemiusköpfen verlaufenden N. suralis oder communicans tibialis ab, der sich mit Ästen des Peroneus in verschiedener Ausdehnung verbindet und den lateralen Teil der Hinterfläche, die Außenseite des Unterschenkels, Fußes und die 4. und 5. Zehe auf dem Fußrücken *sensibel* versorgt. Der **Nervus peroneus** ist der *laterale* Ast, geht zum Köpfchen der Fibula, um das er sich nach vorn herumschlingt, und tritt an ihrem Halse in den M. peroneus longus; wo er sich in den Peroneus superficialis und profundus teilt. Der Peroneus *superficialis* steigt in den M. peronei abwärts, um am Anfang des unteren Drittels die Fascie zu durchbohren und den Fußrücken sowie das Dorsum der 1.—3. Zehe sensibel zu innervieren. Der Peroneus *profundus* zieht medianwärts in die Tiefe zur Arteria tibialis antica, vor dem Lig. interosseum abwärts, wo er mit einem Ast die Muskeln des Fußrückens innerviert, während der andere sensible Ast die zugewandten Ränder der 1. und 2. Zehe versorgt. Er versorgt also sämtliche Extensoren für den Fuß und die Zehen. Die Verteilung der Sensibilität der unteren Extremität ist ersichtlich aus den Abb. 35 und 36. Der Funktionsausfall des *Nervus ischiadicus* zieht also eine vollkommene motorische und sensible Lähmung des Beines nach sich. Nur die Funktionen des aus dem Plexus lumbalis kommenden N. cruralis, saphenus major und cutaneus femoris lateralis sind erhalten. *Bei einseitiger Ischiadicuslähmung ist das Gehen trotzdem noch möglich, indem das im Knie durch den Extensor cruris festgestellte Bein wie eine Stelze benutzt wird.* Indessen sind die Sensibilitätsstörungen mit vasomotorischen und trophoneurotischen Störungen meistens sehr hochgradig. Bei der Verletzung am Oberschenkel sind die Ausfallserscheinungen günstiger. Denn die Äste für die Flexoren des Unterschenkels (M. biceps, semitendinosus, semimembranosus und gracilis) gehen meistens bereits höher ab. Außerdem zeigt sich, daß gewöhnlich nicht beide Teilhaber des Nerven gleichmäßig betroffen werden. Es wird durch die Breite des Gebildes erklärt, so daß ein Geschoß, besonders das Infanteriegeschoß sehr wohl den Peroneus durchtrennen kann, ohne im Tibialis eine ernstere Schädigung hervorzurufen oder umgekehrt. Doch ist es natürlich, daß infolge von Seitenstoßwirkung auch im nicht direkt betroffenen Nerven Leitungsstörungen eintreten, die sich allmählich zurückbilden. Wir haben also eine vollkommene Analogie mit den Schußverletzungen des Plexus brachialis. Daß die Ausfallserscheinungen auch bei hohem Sitz der Verletzung oft nur einen Nerven betreffen, findet seinen Grund darin, daß Peroneus und Tibialis zwar gemeinsam umhüllt, aber schon an sich streng voneinander geschieden im Ischiadicus verlaufen. Tatsache ist ferner, daß der Peroneus am Oberschenkel häufiger verletzt wird als der Nervus tibialis, was wahrscheinlich mit der häufigen hohen Abspaltung vom Stamm und der lateralen oberflächlicheren Lage, nicht aber mit einer, wie einige wollen, größeren Empfindlichkeit zusammenhängt. Seine häufigere Läsion am Unterschenkel ist durch die exponierte Lage erklärlich. Bei der *Peroneus*lähmung ist die Dorsalflexion des Fußes unmöglich. Schlaff hängt der Fuß herab und ist außerdem leicht adduziert (Equino-Varusstellung). Beim Gehen schleift die Fußspitze infolgedessen am Erdboden und die Patienten heben das Bein mit der Hüfte höher, um es durchziehen zu können. Bei der Lähmung des *N. tibialis* fällt die Wadenmuskulatur aus; es kann daher zum Pes calcaneus kommen. Solche Patienten können nicht auf den Zehen stehen und es fällt ihnen das Indiehöhesteigen schwer. Es kann infolge des Ausfalls der Interossei zu einer Krallenstellung der Zehen kommen.

Ersatzbewegungen sind an der unteren Extremität sehr viel seltener, dagegen ist auf folgende Scheinbewegungen zu achten: Wenn der Oberschenkel im Hüftgelenk angezogen wird, so tritt eine automatische Beugung im Kniegelenk ein, die als aktive Beugung imponieren kann. Andrerseits wird trotz Lähmung der N. cruralis der Unterschenkel bei Vorwärtstreckung des Oberschenkels mechanisch mitgestreckt ohne Mitwirkung des Quadriceps.

Die Nervennaht des **Ischiadicus** ergibt viel bessere Resultate wie allgemein angenommen wird. Eine deutsche Sammelstatistik ergibt auf 121 Fälle 70% Erfolge, 30% Mißerfolge, die amerikanische 1% gute, 60% mittelmäßige, 38% Mißerfolge. O. FOERSTER

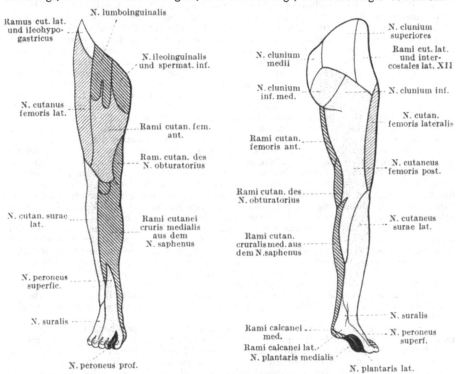

Abb. 36. Bild der Sensibilität der unteren Extremität nach TREVES-KEITH. Dorsale Fläche.

Abb. 37. Bild der Sensibilität der unteren Extremität nach TREVES-KEITH. Volare Fläche.

hatte dagegen bei 44 Fällen 34% Heilungen, 60% Besserungen, 6% Mißerfolge. TÖNNIS bei 21 Fällen in 95% Erfolgen. Die Freilegung[1] macht nur im oberen Teil Schwierigkeiten. Hier muß man unter sorgfältiger Schonung des Nervus glut. inf. den Glutaeus maximus dicht am Trochanteransatz und eventuell sogar den M. pyriformis spalten. *Zur Entspannung, wodurch Distanzen von 7—8 cm ausgeglichen werden können, ist Streckung im Hüftgelenk, spitzwinkelige Beugung im Kniegelenk und Plantarflexion des Fußes notwendig. Lagerung des Patienten nur auf die Seite möglich.* Der *Restitutionsbeginn* ist durchschnittlich 7 Monate und schwankt zwischen 2 und 16 Monaten. Die *Restitutionsfolge* und *-zeit*

---

[1] Die Methoden von FRITZ KÖNIG (Abtrennung des M. glutaeus maximus vom Trochanter major und Umschlagen nach abwärts) und von GULEKE und ISELIN (Umschlagen des Muskels nach aufwärts) gestatteten nur die Freilegung des Ischiadicus bis zur Austrittsstelle aus dem Foramen infrapiriforme. In diesem Krieg hat TÖNNIES zum erstenmal auch die Naht des Ischiadicus innerhalb des Beckens gleich nach seinem Ursprung aus dem Plexus lumbosacralis mit Erfolg ausgeführt. Seine Methode ist: Hautschnitt bei Bauchlage mit gespreizten Beinen von der Spina post. iliaca sup. um die mediale und untere Begrenzung des M. gluteaus maximus. Steißbein und unterster Kreuzbeinwirbel werden entfernt. Glutaeus maximus wird weiter nach oben parasacral abgetrennt. Durchtrennung des Lig. sacrotuberale. Querdurchtrennung des M. piriformis querfingerbreit von seinem Ansatz. Dann liegen Ischiadicus und Plexus frei. Siehe Abb. 23.

sind bei Verletzung am Tuber ischii: Kniebeuger 5, Gastrocnemius 8, Soleus 8, Per. long. 9, Per. brev. 11, Tib. post. 11, Ext. dig. long. 12, Tib. ant. 14, Flex. dig. long. 17, Flex. hall. long 17, Ext. hall. long. 22, Sohlenmuskeln 28 Monate, während sich der für den Gehakt belanglose Pediacus selten wieder herstellt. Bei unheilbarer Lähmung kommt der Ersatz der Kniebeuger seltener in Betracht. Denn diese Beugung kann noch durch den M. sartorius und gracilis besorgt werden. Störend ist, daß sich allmählich ein Genu recurvatum ausbildet. Dem kann durch Verkürzung der Sehnen des Biceps, Semitendinosus und Semimembranosus in leichter Beugestellung vorgebeugt werden. Der Fuß muß durch einen orthopädischen Stiefel gut seitwärts und dorsalwärts fixiert werden oder man muß eine Arthrodese beider Sprunggelenke vornehmen.

Die Erfolge bei der **Tibialisnaht** sind nach einer deutschen Sammelstatistik bei 167 Fällen nicht gute, nämlich nur 46% positiv und 54% negativ, nach der amerikanischen sind sie etwas besser, 0% gute, 50% mittelmäßige und 50% schlechte Erfolge. O. FOERSTER hat dagegen auch hier 60% Heilungen, 40% Besserungen, keinen Mißerfolg. Der durchschnittliche *Restitutionsbeginn* ist 4,1 Monate und schwankt zwischen 2 und 8 Monaten. *Restitutionsfolgen und -zeiten* sind bei Verletzung etwas oberhalb der Kniekehle: Gastrocnemius 5, Soleus 5, Tib. post. 8, Flex. dig. long. 15, Flex. hallucis long. 15, Sohlenmuskeln 24 Monate. Die Größe des Heilerfolges bei den Tibialisnähten ist manches Mal nicht sehr groß, weil die Zehenbeugung sich nur schlecht wiederherstellt. Praktisch aber ist der Erfolg trotzdem ganz gut, weil die Beugung des Fußes meistens total wiederkehrt und das zum gewöhnlichen Gang genügt. Bei unheilbarer Tibialislähmung ist der Ersatz des Triceps surae von Wichtigkeit. Er erfolgt am besten nach BIESALSKI durch Verpflanzung der Sehne des Peroneus longus auf die Außenseite des Achillesansatzes am Fersenbein und des Extens. hall. long. auf den Innenrand des Achillesansatzes. Eine sehr unangenehme Folgeerscheinung kann der Pes calcaneus oder Hohlfuß sein, der zu Veränderungen des knöchernen Fußgewölbes führt. Entfernung des Os naviculare nach vorheriger Durchtrennung der Plantarfascie schafft Abhilfe. Isolierter Ausfall der Sohlenmuskulatur, besonders des Interossei, führt zum Klauenfuß mit sehr starken Beschwerden. Hier sind angebracht subcutane Durchschneidung der Sehnen der Zehenbeuger an den Mittelfußköpfchen und subcutane teilweise Einkerbung der Extensorensehnen mit nachfolgender Dehnung.

Leichtere Grade von Tibialislähmung können leicht übersehen werden. Denn die Verletzten können mit Stiefeln ganz gut gehen. Allein ihnen fehlt die Festigkeit beim Auftreten, die Abwicklung des Fußes, auch können sie sich nicht auf die Zehen stellen. Sie ermüden leicht.

Die Freilegung des *Nervus tibialis* unterhalb der Kniekehle kann von dem gewöhnlichen Schnitt zur Aufsuchung der A. tibialis postica Schwierigkeiten machen[1]. Deshalb wird besser der mediale Gastrocnemiuskopf sowie der Soleus durchtrennt. Die *entspannende Gelenkstellung* und der Längengewinn sind die nämlichen wie beim Ischiadicus, während beim Peroneus neben Hüftstreckung Kniebeugung mit Dorsalflexion des Fußes in Betracht kommt (6—6,5 cm).

Die Freilegung des **N. peroneus**[2] am Oberschenkel, wo er zwischen Biceps einerseits und Semitendinosus und Semimembranosus andererseits liegt, ebenso wie am Wadenbeinköpfchen ist leicht. Um den Ramus profundus freizulegen, muß man den Peroneus long. dicht unterhalb seines proximalen Ansatzes quer durchschneiden. *Die Erfolge der Nervennaht sind nach einer deutschen Sammelstatistik die schlechtesten von allen Nervennähten,* nämlich unter 152 Fällen nur 38% positiv, 62% negativ; während der amerikanische Sanitätsbericht 0% gute, 50% mittelmäßige und 50% negative Erfolge angibt. O. FOERSTER hat auch hier viel bessere Ergebnisse, nämlich 62,5% Heilungen, 31,5% Besserungen und 6,2% Mißerfolge. — Die totale *Peroneuslähmung* ergibt das typische Bild des Pes varoequinus, zu dem später starke Kontrakturen hinzutreten können. Fasciodesen und Tenodesen sind am Platze, haben aber den Nachteil der späteren Nachgiebigkeit. Auch die Verpflanzung der gespaltenen Achillessehne auf den Peroneus longus oder ihre Fixation am Periost des äußeren Fußrandes hat keine sicheren Erfolge. *Wegen der Schwierigkeit, die Dorsalflexoren zu ersetzen, ist im allgemeinen ein guter Peroneusschuh nach Beseitigung der Kontrakturen vorzuziehen.* Der von HAGEMANN angegebene Stiefel ist sowohl für die Peroneus- als auch Tibialislähmung zu empfehlen. Er ist an der Außenseite zu verschnüren; vorn wird eine einfache Stahlschiene eingearbeitet, welche bis zum Mittelfuß reicht. Sie verhindert einerseits ein Herunterrücken sowie eine Hyperdorsalflexion des Fußes. *Die Prophylaxe ist bei der Peroneuslähmung wichtiger als bei der Tibialislähmung und muß durch improvisierte Schienen so frühzeitig wie möglich schon gleich nach der Verletzung einsetzen. — Im Gegensatz zu den sehr mäßigen Erfolgen der orthopädischen Operationen bei der totalen Peroneuslähmung stehen die ausgezeichneten bei der partiellen Peroneuslähmung.* Ist nur der Peroneus prof. (Tib. ant., Ext. dig., Ext. halluc.) gelähmt, so wird der Per. long. als Kraftspender an die Dorsalflexoren angeschlossen. *Der Per. brevis soll nicht*

---

[1] Siehe Abb. 25.
[2] Siehe Abb. 25 und 26.

verwandt werden, weil er bei der Verhütung des Umknickens des Fußes die wichtigste Rolle spielt. Wenn nur der Peroneus superf. gelähmt ist, so wird die seitliche Fixation des Fußes am besten durch Tenodese der Sehne der Per. brevis in einem Knochenkanal des Wadenbeins erreicht. Sind nur ein oder zwei Dorsalflexoren gelähmt, so kommt die mustergültige *Sehnenscheidenauswechslung von* BIESALSKI allein in Betracht.

XI. Schußverletzungen der Gliedmaßenknochen im allgemeinen.

Schußfrakturen.

Der deutsche Sanitätsbericht berechnet auf 2019101 genauer erfaßte Verwundete 63,6% Gliedmaßenverletzungen. Unter diesen beträgt das Verhältnis von Knochenschüssen zu reinen Weichteilschüssen an den oberen Gliedmaßen 1:1,7, an den unteren 1:2,5. Interessant ist die Übersicht 72 des Berichtes, wonach die Ursachen nach Waffenarten zusammengestellt sind. Danach entfallen auf 10 Weichteilschüsse 2,3 Frakturen bei blanken Waffen, 5,7 auf kleine, aber 19,5 auf große Granatsplitter, 6,7 auf Handgranaten, 6,1 auf Schrapnellkugeln, 6,8 auf Gewehrschüsse. Im ganzen stellen die Schußfrakturen der Gliedmaßen nicht weniger als 18,9% aller Verletzungen dar. Sie übertreffen damit die Kopfverletzungen von 14,4% und die Rumpfverletzungen von 14,6%; Verhältniszahlen, die im allgemeinen mit den Angaben der Franzosen, Engländer und Amerikaner übereinstimmen. Wenn man aber unter den Kopf- und Rumpfschüssen nur diejenigen in Betracht zieht, bei denen das Hirn und die Innenorgane von Brust und Bauch verletzt waren, so stehen 18,9% Schußfrakturen 4,33% derartigen Verletzungen insgesamt gegenüber, d. h. sie betragen das vierfache. Bedenkt man ferner, daß ihre Heilungsaussichten bedeutend günstiger, sind — denn ihre Sterblichkeit beträgt nur 12,3% gegenüber 36,7 und 63,6% bei Kopf- und Bauchschüssen und 47,7% bei Brustschüssen trotz Operation[1] — so wird klar, daß nicht diese, wie es meistens in den Lehrbüchern geschieht, in den Vordergrund gestellt werden müssen, sondern sie, weil die Kenntnis von ihrem Verlauf und ihrer Behandlung dem Heer und Volk mehr Leben erhält. KIRSCHNER hat berechnet, daß 85% aller Schwerverletzten Schußverletzungen der Knochen und Gelenke sind und von den überlebenden Schußverletzten sind es sogar 92%.

Lochschüsse an Knochen kommen nur an Epiphysen und Metaphysen vor. Sie werden gewöhnlich durch Infanteriegeschosse, seltener durch Artilleriegeschosse bedingt. Sie finden sich in der Mitte der Epiphysen häufiger als an den Rändern. Die frühere Annahme, daß es sich dabei immer nur um Geschosse aus weiterer Entfernung handelt, ist nicht zutreffend. Lochschüsse der Diaphysen sind Seltenheiten und dann häufiger durch kleine Granatsplitter bedingt. Die Lochschüsse sind nicht immer reine Löcher, sondern es finden sich häufig kleine oder größere Absplitterungen am Knocheneinschuß und -ausschuß, und es gehen in der Regel von dem Loch Fissuren in den Knochen mehr oder minder weit hinein. Durch letzteren Umstand werden diese Knochenverletzungen nicht selten zu Gelenkverletzungen, insofern eine solche Spaltbildung bis an die Oberfläche des artikulierenden Knochenendes reichen kann. *Selbst das in mehreren Ebenen aufgenommene Röntgenbild gibt in manchen Fällen darüber keinen Aufschluß.* Daher soll man bei allen Epiphysenschüssen an die Mitbeteiligung der benachbarten Gelenke denken. Epiphysenschüsse sind immer Gelenkschüsse, sobald derjenige Teil der Epiphyse getroffen ist, der innerhalb der Gelenkkapsel liegt.

---

[1] Amtliche Zahlen des amerikanischen Sanitätsberichtes (Tabelle 20).

Den Lochschüssen verwandt sind die *Ausfräsungen*. Denn auch sie stellen keine richtigen Knochenbrüche dar, da die Kontinuität des Knochens nicht aufgehoben ist. Ebenfalls gehen von ihnen fast regelmäßig Spaltbildungen im Knochen aus. Ausfräsungen kommen im ganzen Verlauf der Knochen vor: Man ist manches Mal erstaunt, wie selbst große Defekte ausgeschlagen werden können, ohne daß der Knochen seine Festigkeit verliert.

Das Bild der eigentlichen *Schußbrüche* ist bedeutend vielgestaltiger als bei den Friedensbrüchen. Man kann sagen, daß alle nur denkbaren Formen der Knochentrennung vorkommen; Querbrüche, Schrägbrüche, Brüche mit treppenförmigen oder schnabelartigen Fortsätzen, Spiralbrüche und Brüche mit großen und kleinen Splittern und die sog. Fensterschüsse, bei welchen ganze Teile des Knochens und der Weichteile so weit fortgerissen sind, daß man durch die Extremität wie durch ein Fenster sehen kann. Das hängt abgesehen von der lebendigen Kraft des Geschosses und seiner Form vornehmlich davon ab, an welcher

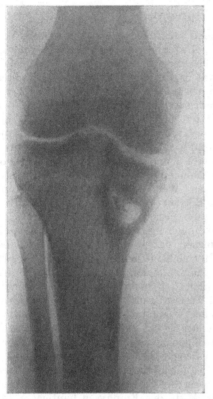

Abb. 38. Lochschuß des rechten Tibiakopfes.
[Aus LANDOIS: Erg. Chir. **13** (1921).]

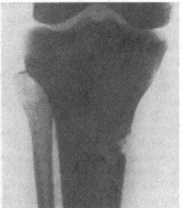

Abb. 39. Ausfräsung nach GULEKE-DIETLEN.
(Kriegschirurgischer Röntgenatlas 1917.)

Stelle der Knochen getroffen wird, und in welchem Winkel das Geschoß auf den Knochen aufschlägt. Ganz allgemein kann man den Grundsatz aufstellen, daß die den Knochen tangential berührenden Geschosse Schrägbrüche, Querbrüche, Spiralbrüche und Ausfräsungen hervorrufen, während die in mehr oder weniger stumpfem Winkel auf die Fläche treffenden Splitterbrüche machen. Die Splitterbrüche sind meistens unregelmäßiger Natur. Typisch sind die Bilder eigentlich nur dann, wenn die Geschosse, insbesondere die Infanteriegeschosse senkrecht auf die Mitte eines annähernd zylindrischen Knochens gelangen. Dann entstehen die sog. *Schmetterling*brüche, die gekennzeichnet sind durch vorhandene oder durch Zusammensetzung der Splitter wieder konstruierbare Ein- und Ausschußlöcher und 2 seitliche Knochensplitter, die Schmetterlingflügeln ähneln. Die Größe der Splitter hängt ab von den Abweichungen der Knochenform von dem Zylinder und den an der Bruchstelle ansetzenden Muskeln und Sehnen, Schmetterlingbrüche finden sich, wenn auch viel seltener, auch bei unregelmäßig gestalteten Granatsplittern usw. Als zweiter Grundsatz ist fest-zustellen, daß größere Splitter sich finden bei Geschossen mit weniger lebendiger Kraft, kleinere bei solchen mit gro-ßer lebendiger Kraft. Die Aus-dehnung, welche eine Splitte-rungsfraktur zeigt, nennt man die *Zertrümmerungszone.*

Von ihr gilt ein bei den Schießversuchen der Medi-zinalabteilung des Preuß. KM. durch C. FRANZ festgelegtes Gesetz, *daß die Ausdehnung der Zertrümmerungszone bei den Infanteriegeschossen un-abhängig ist von den Ent-fernungen, aus welchen das Geschoß kommt,* solange sie zwischen 50 und 2000 m sich befinden. *Sie ist im allge-*

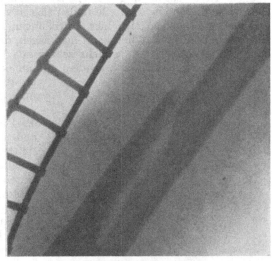

Abb. 40. Längsfraktur des Oberarmes.
[Aus SEIDEL: Erg. Chir. 10 (1918).]

meinen also gleich und beträgt für den Oberarm 8—9 cm, für den Vorderarmknochen und das Wadenbein 4—6 cm, für den Oberschenkel 11—13 cm, für das Schienbein 10—11,5 cm. Demnach muß betont werden, daß die so häufigen Angaben vieler Ärzte während des Krieges, daß das Geschoß aus nächster Nähe gekommen sein muß, weil die Zertrümmerungszone eine so große ist, auf Unkenntnis wissenschaft-licher Tatsachen beruht. Ebendahin gehören die nicht seltenen Annahmen, daß es sich um ein Explosiv- oder Dumdumgeschoß gehandelt haben muß, weil die Zersplitterung für ein Infanteriegeschoß zu groß sei. Wohl-gemerkt handelt es sich bei der Splitterzone nur um Splitter, nicht um *Spaltbildungen.* Für diese gibt es keine Regel über ihre Länge. Sie hängen ab von der Architektur der betreffenden Stelle und von der Festigkeit der Knochen.

Die Splitterbildung führt uns hin-über zur Frage der Mitbeteiligung des *Periosts.* Seine Weichheit und sein festes Anliegen auf dem Knochen bringen es mit sich, daß es sich nur um örtliche Zerstörungen infolge der

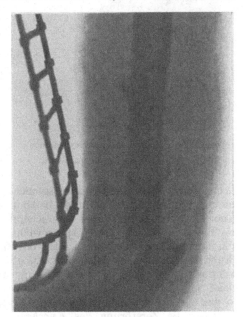

Abb. 41. Querfraktur des Oberarmes.
[Aus SEIDEL: Erg. Chir. 10 (1918).]

Geschoßwirkung selbst handeln kann. Diese sind in der Hauptsache bedingt *durch die Einwirkung der von innen nach außen aufbrechenden Knochensplitter.*

Sie sind bei den Splitterbrüchen meistens sehr umfangreich. Das Periost ist nicht nur häufig vollkommen bis auf kleine auf den losgelösten Splittern befindliche Reste zugrunde gegangen, sondern auch die jenseits der Splitterungszone befindlichen Knochenteile finden sich in verschiedenem Umfange entblößt, und nur selten zeigen sich hier Aufrollungen, die für eine Regeneration von Nutzen sind. Grundsätzlich kann man sagen, daß die Zerstörung der Knochenhaut um so geringer ist, je mehr schützende Muskelmassen den Knochen umgeben. Das erkennt man besonders gut an dem Unterschied des Verhaltens an der Vorderseite des Schienbeins und seiner hinteren Fläche. Andererseits kommen häufig Fälle vor, wo das Periost im allgemeinen erhalten ist und sogar imstande ist, die Knochensplitter im großen so gut zusammenzuhalten, daß sowohl die klinische Untersuchung als auch die Röntgenphotographie keinen Aufschluß über die Splitterung geben, die erst durch Skeletierung des Knochens möglich wird. Über die Rolle, die man den abgerissenen zwischen den Splittern befindlichen Perioststückchen zuschreibt, werden wir später bei der Besprechung der Heilung der Knochenbrüche etwas erfahren.

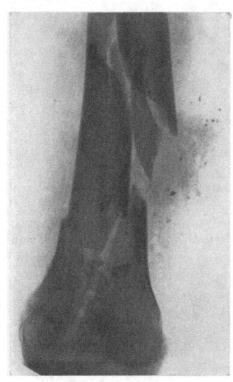

Abb. 42. Grobsplitterige Fraktur des Oberarmes nach GULEKE-DIETLEN.
(Kriegschirurgischer Röntgenatlas 1917.)

Von besonderem Interesse sind die sog. „*indirekten Frakturen*", d. h. solche, welche nicht in unmittelbarer Beziehung zum Schußkanal stehen. Bei der Musterung vieler Röntgenplatten fallen als Vorläufer dieser Brüche Fissuren auf, die isoliert in weiterer Entfernung von der Fraktur sich finden. Man sieht sie bei den Doppelknochen des Vorderarms und Unterschenkels an dem anderen sonst unbeteiligten Knochen. Die Ursache für diese Fissuren und Frakturen ist eine Biegung des Knochens durch den Geschoßstoß über die Festigkeitsgrenze hinaus. Die im Augenblick der Verletzung bestehende Anspannung bestimmter Muskelgruppen an umschriebenen Knochenstellen spielt dabei wahrscheinlich eine Rolle. In anderen Fällen ist die Belastung durch das Körpergewicht, die nach Bruch des einen Knochens von dem anderen zu tragen ist, von Einfluß, so z. B. beim Wadenbein bei Bruch des Schienbeins. Eine dritte Möglichkeit ist durch Fall infolge der Verwundung gegeben. Die vierte darf nie außer acht gelassen werden, daß zugleich mit der Verwundung auch eine Verschüttung stattgefunden haben kann, so daß eigentlich doch eine direkte Fraktur vorliegt.

Über die Zerstörung des *Knochenmarks* ist nichts Besonderes zu sagen. *Wichtig ist es hervorzuheben, daß dasselbe für die Entstehung der Splitterung im Sinne einer hydrodynamischen Druckwirkung keine Rolle spielt.* Früher nahm man das analog der Wirkung des Gehirns bei Schädelschüssen an; aber diese Annahme ist irrig. Denn erstens hatten schon frühere Schießversuche gezeigt, daß ein Unterschied in der Schußwirkung auf frisch dem Tier entnommene Knochen und alte mit eingetrocknetem Mark nicht bestand; zweitens haben uns die Untersuchungen von CRANZFELDER-SCHWINNING mit der Mehrfachfunkenphotographie gezeigt, daß der entmarkte Röhrenknochen in demselben radiären Hauptsystem springt wie der markgefüllte, nur daß dieses nicht ganz so weit reicht und nicht ganz so durchgreifend ist. Die vorliegende Besprechung begreift alle langen und kurzen Röhrenknochen ein. Sie gilt aber auch für die platten Knochen nur mit dem einen Unterschied, daß wir bei ihnen typische Schmetterlingfrakturen nicht finden. Die *Schädelschußbrüche* nehmen eine besondere Stellung ein. Denn bei ihnen beruht das Resultat nicht nur auf der Einwirkung

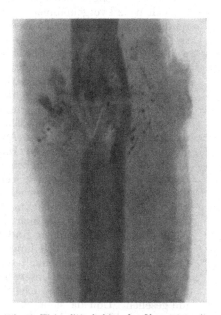

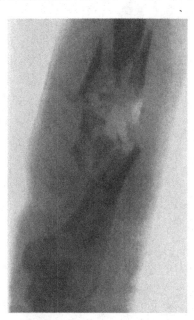

Abb. 43. Kleinsplitterfraktur des Oberarmes mit Bleispritzern nach GULEKE-DIETLEN.

Abb. 44. Unvollkommene Schmetterlingfraktur mit exogener Luft nach GULEKE-DIETLEN [1].

des Geschosses auf den Knochen, sondern es kommt die hydrodynamische Wirkung des Gehirns auf die Schädelkapsel von innen heraus als wichtige Komponente hinzu. Auf diese Art der Schußbrüche wird bei den Kopfverletzungen als etwas Besonderes genauer eingegangen werden.

Der wichtigste Umstand für den Verlauf ist die **Infektion.** Jede Schußfraktur ist eine komplizierte Fraktur, d. h. eine Fraktur, bei welcher eine Verbindung des Knochenbruches mit der Außenwelt stattgefunden hat. Die Zeitdauer und Größe dieser Kommunikation entscheidet fast regelmäßig den Verlauf. Der durch das Geschoß gesetzte primäre Infekt tritt in seiner Bedeutung nicht selten hinter dem sekundären zurück. Diese vom Frieden bekannte Tatsache hat auch durch die modernen Kriege keine Änderung erfahren. Je kleiner die Haut- und Weichteilschußöffnungen sind, und je schneller diese verkleben, um so eher gleicht die Fraktur einem unkomplizierten oder subcutanen Knochenbruch. Bei den glatten Infanteriegeschossen, den Schrapnellkugeln, aber auch zuweilen bei kleinen Artilleriegeschossen finden wir derartige Verhältnisse. *Es*

---

[1] In Abb. 43 und 44 sieht man Luft. Kein Gasödem!

ist ein Verdienst v. BERGMANNs, *darauf hingewiesen zu haben, daß diese Brüche trotz der schwersten Splitterungen in einer großen Zahl wie subcutane Brüche heilen können.* Die Unkenntnis dieser Tatsache hat namentlich im Beginn des I. Weltkrieges Ärzte dazu verführt, unnötige Amputationen zu machen. Ich gebe zu, daß für den Nichtwissenden die Verführung nahelag. Denn wer diese Splitterfrakturen der langen Röhrenknochen untersucht, die sich wie „ein Sack voll Nüsse anfassen" kann leicht das Urteil haben, daß diese Brüche nie und nimmer fest werden können. Und doch ist es der Fall; ja man erlebt oft die überraschende Tatsache, daß sie schneller als Friedensknochen-

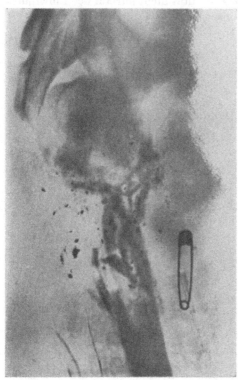

Abb. 45. Zertrümmerungsfraktur des Oberarmes.
[Aus SEIDEL: Erg. Chir. **10** (1918).]

brüche heilen. Heilungen von Oberschenkelschußbrüchen in 4 bis 5 Wochen sind vorgekommen, während man sonst 4—5 Monate in Anrechnung setzen muß. Eine einwandfreie Erklärung dafür haben wir bisher nicht. Die Meinung, daß es der größere Reiz durch die starke Splitterung, vielleicht auch der immer stattfindende, aber geringe Infekt ist, ist nicht bewiesen. Eher diskutierbar ist die andere Ansicht, daß es die vielfache Implantation von kleinen Stückchen des zerrissenen Periostes ist, von denen eine vermehrte Calluswucherung ausgeht; aber sie bedarf noch des klärenden Tierexperimentes. Nach meinen Erfahrungen findet man derartig schnelle Heilungen fast immer am Oberschenkel, seltener am Oberarm; am Unterarm und Unterschenkel habe ich sie nie gesehen. Und da sie auch am Oberschenkel hauptsächlich in den oberen zwei Dritteln vorkommen, so kommen als Grund die mächtigen Muskelmassen und die dadurch bedingte bessere Blutversorgung in Frage.

Wenn die Ein- oder Ausschußwunden größer als das Kaliber sind, so ist innerhalb der ersten 24 Stunden folgendes festzuhalten: Wenn man sofort oder nach Einsetzen von Haken den Knochenbruch zu Gesicht bekommt, d. h. also, wenn eine weit offene komplizierte Fraktur vorliegt, so sind nach Umschneidung der Hautwunden die Weichteilfetzen zu entfernen und der ganze Weichteilwundkanal blutig glatt zu gestalten, die *vom Periost vollkommen gelösten Splitter, aber nur diese zu entfernen*[1], die Abflußverhältnisse günstig nach dem Gesetz der

---

[1] Die Franzosen haben zu Beginn des I. Weltkrieges alle auch die noch mit dem Periost zusammenhängenden Knochensplitter entfernt, um ganz reine Wundverhältnisse zu schaffen. Sie gingen von der Meinung aus, daß auch diese zum größten Teil der Nekrose anheimfallen und die Wundeiterung weiter unterhalten. Die Erfahrungen waren aber schlechte. Vielleicht klang die Wundeiterung früher ab, aber es gab so große Defekte, daß häufig Pseudarthrosen auftraten. Der französische Sanitätsbericht erwähnt, daß von den 37746 Oberschenkelbrüchen 10908 = 28,9% nachträglich amputiert werden mußten, weil sie wegen zu großer Knochendefekte unbrauchbar geworden waren.

Schwere durch große Schnitte, nicht durch kleine Drainlöcher zu formen. Nach sorgfältiger Blutstillung folgt zunächst die Spülung zwecks mechanischer Entfernung von Blutkoagulis, von Knochengrus usw., dann das Hineinbringen eines Dauerdesinfiziens, z. B. Jodtinktur, Jodalkohol, Jodoformäther und Jodoform und zuletzt die schichtweise Jodoformgazetamponade. Der auf die Frakturstelle aufgelegte Tampon wird äußerlich durch Knoten kenntlich gemacht. Findet diese erste Wundversorgung innerhalb der ersten 8 Stunden statt, und sind die Wundverhältnisse an sich gute, so können, vorausgesetzt, daß nicht mit einem Abtransport in den nächsten Tagen zu rechnen ist, die benachbarten Weichteile durch einige tiefe versenkte Muskelcatgutnähte über der Frakturstelle genähert werden. Die andere Weichteilwunde wird nur locker tamponiert und gegebenenfalls drainiert. In der weiteren Nachbehandlung ist als Prinzip festzuhalten, daß, wenn es irgend geht, der Tampon auf dem Knochen möglichst lange, 8—10 Tage liegenbleibt, während die oberflächlichen Tampons nach den gewöhnlichen Grundsätzen gewechselt werden. Dabei ist im Auge zu behalten, daß man den Knochentampon in nicht seltenen Fällen nicht mehr zu erneuern braucht und daß man auch die Weichteilwunde unter Umständen schrittweise sekundär nähen kann.

Es ist zu erwähnen, daß bei den Feinden im I. Weltkrieg auch bei Frakturen nach frühzeitiger primärer Wundexcision die *primäre Naht* der Weichteile angewandt worden ist und augenscheinlich bei richtiger Auswahl mit günstigen Erfolgen. So hatte PICOT unter 30 Fällen 28mal, THEVENOT und TUFFIER unter 88 Fällen 52mal, d. h. in 59% einen günstigen Erfolg. Andere bevorzugten die verzögerte etappenweise Weichteilnaht, wie z. B. LERICHE, der auf diese Weise unter 68 schweren Frakturen 47 heilen konnte. Aber er hielt von den Frakturen nur 60—65% für dieses Vorgehen für geeignet. Auch die Engländer und Amerikaner berichten von günstigen Erfolgen.

Meines Erachtens sind *primäre Hautnähte auch dann abzulehnen*, wenn die operative Wundversorgung innerhalb von 8 Stunden erfolgt und eine 14tägige Beobachtung durch den Operateur gewährleistet ist. Dagegen sei auch hier noch einmal betont, daß man frühzeitig bei milder oder abgeklungener Infektion von der etappenweisen sekundären Naht Gebrauch machen soll um die Heildauer abzukürzen. — Im Anfang des I. Weltkrieges ist namentlich auf französischer Seite die Osteosynthese angewandt worden. Dieses Verfahren wurde sehr bald wegen der schlechten Erfolge verlassen[1].

Wie soll man sich nun aber verhalten, wenn der Wundtrichter die Frakturstelle nicht mit den Augen wahrnehmen läßt? Da soll man schrittweise von der Haut in die Tiefe gehen und das weitere Vordringen abhängig machen von der Größe der Weichteilzerstörung und der Unreinheit des Wundbettes. Und zwar das vom Ein- und Ausschuß gesondert. Es ist Sache der Erfahrung, wie weit man zu gehen hat. *Jedenfalls muß die Frakturstelle nicht unbedingt freigelegt werden.* Verunreinigungen durch Kleiderfetzen usw. kann man häufig durch Spülungen entfernen. Auch das Austasten mit den Fingern ist in manchen Fällen nicht nötig. Man wird einwenden, daß dann aber die vollkommen gelösten Splitter nicht entfernt werden können. Das ist aber in den Fällen, die ich im Auge habe, auch nicht nötig. Denn sie vermögen bei blander Infektion ebenso einzuheilen wie bei dem geschlossenen Bruch. Man gießt etwas Jodtinktur oder Jodoformäther (1:10) hinein und legt locker einen Jodoformgazetampon in die Weichteilwunde. Ein Drain oder einen Tampon in den ganzen Kanal bis an den Knochen zu führen, wäre unzweckmäßig, weil dadurch der Sekundärinfektion das Tor gelassen würde. Ja selbst bei einem Steckschuß braucht man von diesem Verfahren durchaus nicht immer abzuweichen. Finden sich aber die Muskelmassen weit zertrümmert, ist der Schußkanal bis in die Tiefe

---

[1] Auch im jetzigen Krieg haben namhafte französische Chirurgen *nach totaler Entsplitterung* die Osteosynthese angewandt. Die Erfolge müssen abgewartet werden.

mit Schmutz austapeziert, dann muß man sich meistens den Weg bis zum Knochen bahnen unter Austasten mit dem Finger und sich weiter so benehmen, wie es für die Fälle beschrieben ist, in denen von vornherein eine breite Kommunikation besteht. Wohlgemerkt, das ist das Vorgehen, wenn man die Frakturen frisch innerhalb der ersten 24 Stunden zu Gesicht bekommt. Wenn diese Zeitspanne verstrichen ist, dann kann man von einer primären Wundexcision zwecks Ausschaltung des Infekts nichts mehr erwarten. Dann kommt nur die *Wundtoilette* in Frage, d. h. die Entfernung von nekrotischen, zerrissenen Weichteilfetzen, aber keine blutige Anfrischung des *ganzen* Wundtrichters.

Bei Frakturen, die noch nicht chirurgisch richtig versorgt waren, muß bei sonst gutem Allgemeinzustand und *gutem Wundaussehen* das Fieber der ersten Tage keine Anzeige für ein operatives Vorgehen sein. Denn SUTER hat nachgewiesen, daß auch bei geschlossenen Knochenbrüchen fast regelmäßig Temperatursteigerungen vorkommen, die allmählich ansteigen und bei Oberschenkelfrakturen bis zu 39° gehen können. Sie können 6 Tage anhalten. Sodann pflegen die Schußbrüche nach einem Transport fast ausnahmslos einige Tage auch evtl. hoch zu fiebern. Über den Grund dieser *Transporttemperaturen* darf man sagen, daß die mehr oder minder großen Bewegungen die Reaktion des Körpers auf den durch die Verletzung gesetzten Reiz, gleichgültig, ob er rein traumatischer Natur ist oder einen blanden Infekt mit einbegreift, erhöhen. Wenn aber das Fieber intermittierend ist oder aber länger als 3—5 Tage bestehen bleibt, dann säume man nicht mit einer schrittweisen Wundrevision, wie sie oben beschrieben ist, der wenn möglich eine Röntgenaufnahme vorauszugehen hat. Nur bei bereits verklebten Hautschußöffnungen kann man noch etwas warten, vorausgesetzt, daß keine großen Hämatome oder andere Anzeichen auf eine große Weichteilzertrümmerung schließen lassen. Es ist selbstverständlich, daß diese Zeitspanne nicht eingehalten zu werden braucht, wenn Allgemeinbefinden und Wundbeschaffenheit sofort Bedenken erregen. Vollkommene Freilegung der Fraktur, große Einschnitte entsprechend dem Gesetz der Schwere müssen für guten Abfluß sorgen. Mit den kleinen Gegenincisionen, wie sie meistens gemacht werden, kommt man nicht zum Ziel. Denn es handelt sich um richtige eingehende Revisionen einer infizierten komplizierten Fraktur. Sobald die gründliche Wundrevision reine Verhältnisse geschafft hat, entfiebern die Patienten nicht gleich, aber innerhalb 2—3 Wochen unter allmählichem Abfall des Fiebers. *Es ist selbstverständlich, daß man, solange eine Infektion vorliegt, eine vollständige Richtigstellung der Fragmente unterlassen muß.* Die Bekämpfung der Infektion steht im Vordergrund. Doch soll man ohne Anwendung grober Gewalt Achsenverbiegungen und Verkürzungen auszugleichen versuchen. Denn diese leisten durch Verschiebungen der Muskulatur und Bildung von Buchten dem Fortschreiten der Infektion ebenfalls Vorschub (Drahtextension mit geringen Gewichten oder allmählicher Zug auf dem Extensionstisch). Die weitere *Nachbehandlung* erfordert sehr viel Sorgfalt und wird um so schwieriger sein, je stärker die Infektion, je ausgedehnter der Knochenbruch und vor allem je umfangreicher die Muskelmassen sind. Handelt es sich besonders um eine Infektion der Knochenzertrümmerungshöhle, so muß man unter Umständen auch von dem konservativen Verhalten den Knochensplittern gegenüber abgehen, gleichgültig, ob es infolge dieser „Entsplitterung" zu einer Pseudarthrose kommen wird oder nicht. *Eine Osteomyelitis der Knochenenden ist selten.* Aber wo sie vorliegt, muß man zu einer Aufmeißelung schreiten, die aber sparsam sein kann, da der infektiöse Prozeß erfahrungsgemäß nur wenige Zentimeter nach oben und unten zu reichen pflegt. Schwere ausgedehnte Osteomyeliten kommen kaum vor. Doch sei man mit diesen radikalen Maßnahmen nicht schnell bei der Hand, sondern nur da, wo auch der Allgemeinzustand auf eine schwere

Infektion des Knochenmarks unter Ausschluß anderer Infektionsquellen hinweist. Fieber allein, selbst längerdauerndes, gibt noch nicht die Indikation dazu ab. Denn kleinste Nekrosen und nicht erreichbare kleine Eiterdepots bedingen es. Bei der profusen Eiterung, die gewöhnlich vorhanden ist, wird Sekretionsbeschränkung und Besserung des Allgemeinbefindens, nicht zum kleinsten Teil wegen des Ausfalls der durch Verbandwechsel erzeugten Schmerzen am schnellsten durch die *ganz offene, verbandlose* oder die *halb offene feuchte Wundbehandlung* erreicht. Tamponaden und Drainagen an bestimmten Stellen, welche zur schnellen Verklebung neigen, werden dadurch nicht ausgeschlossen. Diese Art der Behandlung entbindet den Arzt nicht etwa der täglichen Kontrolle, denn Retentionen kommen trotzdem vor und werden schwerer erkannt, weil die entzündlichen Hautreaktionen meistens fehlen. Es sind die Oberschenkelschüsse am schwierigsten zu behandeln. Trotz sachgemäßer Behandlung ist die Infektion häufig so schwer, daß die Amputation nicht zu umgehen ist (s. dieses Kapitel).

Ebenso wichtig wie die Wundbehandlung ist bei Frakturen die *Fixation.* Die einzelnen Arten derselben werden bei den verschiedenen Frakturen besprochen, hier sei nur Allgemeines gesagt. Die ihr dienenden Verbände sind in *Transport-* und *stationäre* Verbände zu trennen. Jedem richtigen Transportverband geht der *Notverband* voraus, d. h. der Verband, den der Verwundete am Ort der Verwundung bekommt. Er sei mit oder wenn nicht möglich auch ohne erste, vorläufige Wundversorgung so einfach wie möglich, d. h. am Arm Mitella, worüber bei Oberarmschußfrakturen noch Kreistouren um Oberarm und Brustkorb kommen, am Bein Anbandagieren des gebrochenen an das gesunde Glied, Zusammenbinden der Füße, Lagerung und Fixierung auf Trage. — Unter den *Transport*verbänden bedeutet der *Gipsverband* an sich das Ideal. Aber die Erfahrung hat gelehrt, daß er seinen Wert behalten hat, verhältnismäßig selten für die allerersten, sondern für spätere Transporte und für stationäre Behandlung namentlich in Form von Brückenverbänden. Denn vorn mangelte es meistens an Wasser (so jetzt häufig in Afrika und in Rußland), Material und Zeit zu seiner Anlegung und vor allem muß er zu oft zwecks Wundversorgung und Wundbeobachtung (Gasödem, akute Infektion) nach wenigen Tagen oder Stunden gewechselt werden. *Schienenverbände* treten an seine Stelle. Starre, präformierte Schienen streiten mit den biegsamen anzupassenden Leiterschienen um den Vorrang. In der Biegsamkeit liegt jedoch ein großer Nachteil, nämlich der der geringeren Fixation. Um eine gute Dauerfixation zu erreichen, müssen mehr Bindetouren und zweckmäßig auch noch Stärkegaze- oder Gipsbinden darum gelegt werden. In dem jetzigen Krieg sind auf deutscher Seite sowie auch schon im Spanischen und im Finnisch-Russischen Krieg die *Gips*verbände auch für die *Frühtransporte* wieder mehr in den Vordergrund getreten; aber weniger in Form des geschlossenen zirkulären Gipsverbandes. Wenn ein solcher gemacht wird, so wird verlangt, daß er zu beiden Seiten aufgeschnitten wird, einmal um Zirkulationsstörungen zu verhindern, sodann um schneller eine Revision der Wunden zu ermöglichen. *Ungepolsterte Gipsverbände,* wie sie sich in der Friedenschirurgie wieder mehr einbürgern, *werden einstimmung auf Grund von Erfahrungen mit Gangrän für den Krieg abgelehnt.* Häufiger werden *Gipsschienen* angewandt, namentlich für den Arm, aber auch für das Bein. Dieser Wandel ist meines Erachtens darauf zurückzuführen, daß wir jetzt im Cellonagips ein ausgezeichnetes Material haben, das auch ohne warmes Wasser und ohne Alaunzusatz schnell erstarrt. Aber trotzdem gehört dazu immerhin eine gewisse Technik, die zunächst nur der Chirurg hat. Der praktische Arzt wird sich wohl meistens anfangs der Schienen in irgendeiner Form bedienen. Dabei sei darauf hingewiesen, daß Verbände mit angefeuchteten, annähernd zirkulären Pappschienen sich zur Fixation gut bewährt haben. *Aber alle Schienenverbände, wie auch Gipsschienenverbände, gestatten meistens keinen Verbandwechsel der Wunde ohne Störung der Fixation*, wofern nicht durch Pappe-, Schusterspan- oder Aluminiummarken gekennzeichnete Fenster ausgeschnitten werden können.

Das Ideal ist ein Schienentyp für jede Fraktur mit der Möglichkeit, jederzeit einen Verbandwechsel ohne Aufhebung der Fixation machen zu können, d. h. die Transportfixation zugleich auch zu der stationären endgültigen zu machen. Dies Ideal ist im I. Weltkrieg nicht erreicht worden trotz aller Bemühungen und wird auch nie erreicht werden. Aber — und das ist ein großer Fortschritt — die Interalliierten, insbesondere die Engländer, sind ihm doch insofern schon nahegekommen, als sie Schienen gefunden haben, die sowohl zum Frühtransport wie auch wenigstens zur *anfänglichen* stationären Behandlung dienen.

Und nun etwas sehr Wichtiges. Es ist ein alter Erfahrungsgrundsatz, daß die beste Behandlung für die Frakturen die *Extension und Kontraextension* ist. *Ihn auch während der Verbandwechsel durchzuführen aber ist nur möglich bei Leer-(Skelet-)Schienen, d. h. bei Schienen aus metallenen Rahmen, zwischen denen quergespannte handbreite Leinwand- oder Flanellstreifen, jederzeit einzeln lösbar, als Unterlage dienen.* Wenn man zwecks Unterlage für die Gliedmaße das Rahmengestell mit fortlaufenden Bindentouren umwickelt, wie man es meistens leider sieht, dann begibt man sich gerade des Vorteils der Leerschienen, den Verbandwechsel an jeder Stelle der Rückseite des Gliedes vornehmen zu können, ohne den sonstigen das Glied an die Schiene fesselnden Verband zu lösen. Derartige Modelle bestanden schon früher in der englischen HODGE- und SMITH-*Schiene*, sie hatten sich in früheren Kriegen bewährt, in Deutschland aber fanden sie erst Eingang durch die BRAUNsche Leerschiene, nachdem sie einen Vorläufer, allerdings von anderen Gedankengängen diktiert, in der BRUNSschen Gehschiene gefunden hatte, welche der THOMAS-Schiene gleicht. Der I. Weltkrieg zeigte einen Unterschied zwischen den interalliierten und den deutschen Chirurgen. Nicht nur die Benutzung der Leerschienen hat bei jenen früher allgemeinen Eingang gefunden, sondern auch das Prinzip der Anwendung von *Extension* und *Kontraextension* nicht nur für das Bein, sondern auch für den Arm. Die guten Erfahrungen mit der permanenten Extension in den Feld- und Basislazaretten führten bei den Feinden dazu, diese Apparate auch für die ersten Transporte zu verlangen und die vordersten Sanitätsformationen damit in genügender Menge auszustatten. Das war auf deutscher Seite nicht so. Der Gedanke der Extension fand in den Lazaretten zwar überall Beachtung, wenn auch im Frontgebiet nicht in dem Maße, wie es hätte gewünscht werden müssen. *Aber die Ausdehnung auf den Transport fand keinen allgemeinen Anklang.* Die Methoden von PORZELT, TÖPFER, BORCHERS, BURK, STUBENRAUCH, v. HACKER, WEISSGERBER, DREYER, KOHLHARDT u. a. wurden nicht Allgemeingut. Man kann ruhig sagen: Die Extension mit Kontraextension hat auf deutscher und österreichischer Seite bei den *Frühtransporten* so gut wie keine Rolle gespielt. Dieser Unterschied zwischen unserem und dem interalliierten Vorgehen zwingt zu folgenden Überlegungen: Das Unterlassen der Extension schadet um so weniger, je kürzer die Transporte zur stationären Behandlung sind. Es hat für den Arm eine weit geringere Bedeutung als für das Bein. Extension und Kontraextension müssen so wirksam sein, daß eine Ruhigstellung des Bruches wirklich gewährleistet ist. Kann mit Hilfe von Flügelschrauben und Gummizügen oder der Quengelmethode namentlich bei Oberschenkelschüssen tatsächlich eine genügende Zugwirkung ausgeübt werden? Da bei den Engländern und Amerikanern es Vorschrift war, wie ich es ebenfalls für richtig halte, *alle ersten Transportverbände über den Kleidern (und Stiefeln!) anzulegen*, so mußte ferner, wo die endgültige Wundversorgung stattfand, dennoch, wenn auch für kurze Zeit, die Extension unterbrochen werden, um sie nach Entkleidung auf der Haut anzubringen. Diesen Einwänden gegenüber steht aber die Tatsache fest, daß das übereinstimmende Urteil der Engländer und Franzosen dahin ging, daß seit der grundsätzlichen Behandlung (1915) der Ober-schenkelschußfrakturen mit der THOMAS-Schiene als Trans-

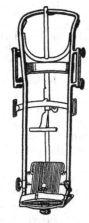

portschiene die Verletzten in einem besseren Zustand in den rückwärtigen Lazaretten ankamen und einen besseren Heilverlauf zeigten. Daher wurde dieses Prinzip auch auf die Armfrakturen mit gutem Erfolg übertragen. Und auf Grund dieser Erfahrungen nahmen die amerikanischen Chirurgen dieses Verfahren an, und sind davon auch nicht

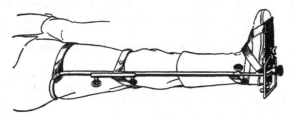

Abb. 46. Beinschiene leer.   Abb. 47. Beinschiene angelegt bei Unterschenkelschußbruch.

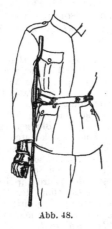

Abb. 48.

Abb. 48. Armschiene angelegt bei Oberarmschußbruch.

Abb. 49. Bein- und Armschiene in gemeinsamer Verwendung für den Oberschenkelschußbruch.

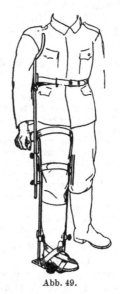

Abb. 49.

(Abb. 46—49 aus KÄFER: Feldchirurgie, 2. Aufl.)

abgegangen, ja haben es im Frieden bei der Organisation des Frühtransportes der Frakturen durch das Frakturenkomitee allgemein eingeführt. Die inter-alliierten Chirurgen hatten demnach ein großes Vergleichsmaterial, das wir Deutschen entbehren. Daran durften die obersten Militärsanitätsbehörden nicht achtlos vorübergehen. Um so weniger, als jede typische Frühbehandlungs-methode bei den Massenverletzungen des Krieges, wenn sie nur im allgemeinen brauchbar ist, den Vorzug hat vor in das Belieben der Krankenträger und Ärzte gelegten Methoden. So entstanden in allen zivilisierten Ländern Schienenmodelle für den Frühtransport, welche als *Leerschienen* zugleich Extension, Fixation und Möglichkeit des Wundverbandwechsels gewährleisteten. Bei uns entstand die sog. *Feldtransportschiene* nach WACHSMUTH (s. Abb. 45—48).

Die Armschiene besteht aus einem Stab mit Achselstütze und Gurten zur Extension des Armes an der Hand in Streckstellung beim liegenden Verwundeten. Die Beinschiene ist eine Rahmenextensionsschiene. Nach dem ersten Wundverband wird das mit Hose und Stiefel bekleidete Bein in der Schiene befestigt. Das Anziehen des obersten Oberschenkelgurtes ist von besonderer Wichtigkeit, damit der hintere Schienenbogen sich gut unterhalb des Sitzbeinhöckers als Widerlager anlegt. Nach Befestigung des Beines tritt der Helfende an das Fußende und führt die Extension durch Anstemmen seines Fußes gegen den oberen Schienenbogen vorsichtig aus. Für Unterschenkel- und Knieschüsse genügt im allgemeinen die Beinschiene. *Dagegen ist für Oberschenkel- und Hüftgelenkschüsse die Verbindung mit der Armschiene unbedingt notwendig.*

Die Urteile über die Brauchbarkeit der verschiedenen Modelle der einzelnen im jetzigen Kriege befindlichen Länder müssen abgewartet werden. Bis jetzt gehen sie im allgemeinen dahin, daß man sie für längere Transporte nicht verwenden soll, sondern nur bis zu dem Ort der chirurgischen Wundversorgung.

Bis hierher wurden nur die *Transportverbände* besprochen. Hier ist der Ort, um eine im Spanischen Bürgerkrieg aufgekommene Methode zu erwähnen, die zugleich Transportverband und Verband für die stationäre Behandlung einschließlich der Wundbehandlung darstellt. Es ist das die der *Occlusivverbände.* OLLIER hatte sie bereits als Generalmethode für Kriegsschußbrüche empfohlen. Sie gleicht sehr der Methode von WINNET ORR und in gewisser Hinsicht auch der von LÖHR. Im Krieg propagierten sie besonders die spanischen Chirurgen BASTO und TRUETA. *Voraussetzung ist eine gute primäre chirurgische Wundversorgung.*

Ausfüllung der Wunde mit sterilisierter Gaze. Dann wird ein Gipsverband direkt auf die Haut gelegt, nur die Knochenvorsprünge werden gepolstert. Die beiden benachbarten Gelenke werden auch bei reinen Weichteilwunden mit eingegipst. Der Verband bleibt 3—6 Wochen *ohne* Fenster liegen, es sei denn, daß Störungen eintreten. Patient muß genau auf Schmerzen, örtliches Hitzegefühl und Allgemeinerscheinungen beobachtet werden. Die Temperatur pflegt nach Anlegen des Gipsverbandes zu steigen, dann aber nach 4 bis 5 Tagen zu fallen. Späteres Fieber spricht für Komplikationen. Die Blutsenkung ist immer erhöht, auch bei normalem Wundverlauf. Die anfangs erhöhte Leukocytenzahl fällt zur Norm, solange keine Wundstörung vorliegt. Interessant sind die Untersuchungen des Wundsekretes, die HARCOURT, FOLCH und ORIOL gemacht haben. Zu diesem Zwecke machten sie Löcher in den Gipsverband und saugten die Flüssigkeit unter dem Schutz von Paraffinwachs an. Zu ihrer Überraschung fanden sie einen Anstieg in der Säure (p_H-Konzentration durchschnittlich 6), keine Alkalescenz. Auffallend war eine Abnahme der Bakterien bei der Zählung. Staphylokokken und Streptokokken verloren ihren grampositiven Charakter; der Pyocyaneus erschien nicht mehr in den Ausstrichen, sondern nur noch in Kulturen, aber in degenerierter Form. *Zuweilen war der Eiter vollkommen steril.*

Die Lobredner dieser Methode sehen die Vorteile der *Occlusiv*-Methode 1. in einer schnelleren Heilung, 2. in einer geringeren Zahl von Amputationen, 3. in seltener verzögerter Callusbildung und seltenen Pseudarthrosen, 4. in der Schmerzlosigkeit, bedingt durch den Mangel an Verbandwechseln, der jede neue Schädigung der Wunde und Bewegungen der Fragmente ausschaltet, 5. in der Verhinderung der Eintrocknung der Oberfläche und Entwässerung, zwei sehr wichtigen Faktoren für den Allgemeinstoffwechsel. — Diese „*physiologische*" Methode kann angewandt werden 1. bei Schußbrüchen, die innerhalb von 6 Stunden chirurgisch revidiert werden können, 2. bei Schußbrüchen im späteren Stadium. *Aber infizierte Wunden oder solche mit Nekrosen dürfen erst geschlossen behandelt werden, wenn sie ausgiebig revidiert und drainiert sind.* Die Methode eignet sich mehr für die oberen als unteren Gliedmaßen. Beim Oberschenkel muß vorher durch Extension eine gute Stellung erreicht sein und die Wunde gute Granulationen zeigen. Gegenindikationen sind Verdacht auf Verletzung eines größeren Gefäßes, Verdacht auf Gasödem und sehr starke Quetschung[1]. Ein Nachteil der Methode ist der abstoßende säuerliche und ranzige Gestank. Dieser unterscheidet sich von dem charakteristischen unverkennbaren Geruch der Fäulnis, der zur Abnahme des Verbandes zwingt.

Es läßt sich nicht leugnen, daß die Erfolge, die damit im Spanischen Bürgerkrieg erreicht wurden, überraschende waren. TRUETA hatte unter 1000 Schußbrüchen 90% gute Resultate und nur 0,5% Sterblichkeit, MATAS berichtet unter 6000 Frakturen, davon 500 Oberschenkelschußbrüchen nur 3,2% Sterblichkeit, HARCOURT, FOLCH und ORIOL beobachteten im VALLORCA-Lazarett in Barcelona 5000 Fälle, fast ausschließlich Frakturen. Hier mußten 0,72% sekundär amputiert werden und es starben nur 0,74%. Diesen guten Erfahrungen gegenüber stehen die schlechten, welche die Franzosen an den spanischen Flüchtlingen machten, die nach den großen katalonischen Niederlagen über die französische Grenze kamen. Aber bei diesen war nur teilweise eine chirurgische Wundrevision gemacht. Die Occlusivverbände hatten zum Teil nicht nur Wochen, sondern Monate ohne jede Kontrolle gelegen. Dazu kamen die ungeheuren körperlichen Strapazen. In einem stimmen die französischen Ärzte überein, daß die Verwundeten trotz großer Abscesse, eitriger Infiltrationen, Gelenkeiterungen keine Schmerzen und kaum Fieber hatten. Gewiß lag darin ein gewisser Segen für den Transport an sich. Aber darin, daß die Indicatoren für den Verbandwechsel fortfielen, lag auch eine große Gefahr. Wie viele Verwundete daher auf dem Transport starben, wissen wir nicht.

Aus allem ist jedenfalls zu ersehen, daß auch diese Methode eine dauernde ärztliche Kontrolle verlangt. Und es bleibt zu entscheiden, ob die Heilergebnisse in *jeder* Beziehung z. B. hinsichtlich der Stellung der Fragmente und Verkürzungen denen gleichkommen, welche mit der Skeletextension zu erreichen sind. Jedenfalls hat der spanische Chirurg JIMENO VIDAL mit der Behandlung nach BÖHLER ebenfalls hervorragende Resultate erzielt, wenn er unter 600 Oberschenkelschußfrakturen nur 3,6% Sterblichkeit hatte und nur sehr geringe Verkürzungen und Fragmentdeviationen sah. Er räumt der Occlusivmethode nur einen Platz ein bei aseptischem Verlauf und im späteren Verlauf, wenn die Wundinfektion abgeklungen ist. Im jetzigen Krieg hört man von dieser Methode jedenfalls sehr wenig. Bei den Franzosen scheint sie an einzelnen Stellen häufiger angewandt zu sein. Dagegen scheinen die Engländer sie jetzt vor den sonstigen Methoden zu bevorzugen. Ein Urteil wird aber erst nach dem Krieg erbracht werden können.

Hinsichtlich der *Fixationsverbände für die stationäre Behandlung* läßt sich sagen, daß man hier allen Arten begegnete. Obwohl die überlegene Wirkung der Extensionsverbände zur Heilung von Knochenbrüchen im Frieden allgemein anerkannt war, so fanden sie doch im I. Weltkrieg nicht in dem Umfange statt, wie man es hätte annehmen sollen. Der Grund dafür lag in den komplizierten Wundverhältnissen und darin, daß man oft mit unvorhergesehenem Abtransport rechnen mußte. Dazu kommt, daß Extensionsverbände viel Korrektur und viel Sorgfalt vom behandelnden Arzt erfordern. In den Lazaretten mußte die Extension häufig unterbleiben, weil entweder gar keine oder nur für die Anbringung von Rollen ungeeignete Betten zur Verfügung standen. Eins muß jedenfalls vermieden werden, was ich hie und da in Feldlazaretten fand. Man hatte zunächst Extensionsverbände angelegt in der Hoffnung, die zur Vervollständigung notwendigen Rollen anbringen zu können. Im Drang der Geschäfte war dann aber keine Zeit dazu, und nun lagen die Verwundeten 24—48 Stunden vollkommen unfixiert in den Betten. Kann man den Zugverband nicht sofort in Tätigkeit setzen, dann muß man das verletzte Glied irgendwie fixieren. Man richtet sonst durch den Mangel an Feststellung großen Schaden hinsichtlich der Infektion an. Aber auch in den Kriegslazaretten sah man in den ersten 14 Tagen nach ihrer Einrichtung nur selten solche Verbände; denn die Schreiner

---

[1] Ich bin in der Beschreibung der *Occlusiv*-Methode den Arbeiten von HARCOURT, FOLCH und ORIOL gefolgt.

hatten anfangs gewöhnlich keine Zeit dafür, Gleitbretter, Holzgestelle usw. zu machen. Daher ist es gekommen, daß so häufig die Frakturen mit großen Verkürzungen trotz guter Wundverhältnisse heilten, weil die beste Zeit für die Extension verstrichen war. Werden schon als Transportverbände Zugverbände mit Leerschienen eingeführt, so werden diese Mißstände vermieden. Tatsächlich erfahren wir aus dem jetzigen Krieg, daß die Franzosen in dieser Weise auch für die anfängliche stationäre Behandlung so lange von den THOMAS-*Schienen* oder ihren Modifikationen Gebrauch machten, bis sie in der Lage waren, Skeletextension anzulegen. Die Art der Anlegung der Extension wurde im I. Weltkrieg sehr bald eine von dem Friedensgebrauch verschiedene. Wegen des Mangels an gutem starkem Heftpflaster bürgerte sich bald der Zugverband mit Mastisol oder seinen Ersatzpräparaten ein[1].

Unterschiedlich gegenüber früheren Kriegen trat im I. Weltkrieg die STEIN-MANNsche Nagelextension (s. Oberschenkel) auf mit ihrer Abänderung in Form der SCHMERZschen, MÜNNICHschen und REHschen Klammer, sowie die KLAPP-KIRSCHNERschen Drahtextension. Das Prinzip aller dieser Instrumente besteht darin, wenn irgend möglich an dem distalen Ende des verletzten Knochens selbst einen direkten Zug an einem durch den Knochen geschlagenen Nagel anzubringen. Diesem Verfahren sind eine große Zahl guter Erfolge zuzuschreiben, die sonst unmöglich gewesen wären. Denn abgesehen von der geringeren Zugwirkung sind die Kriegswunden sehr häufig so umfangreich, daß sich eine gewöhnliche Heftpflaster- oder Köperstreifenextension nicht anbringen läßt. Im Kriege wird man dem BÖHLERschen Nagel mit dem drehbaren Bügel oft den Vorzug geben. Das Instrumentarium ist einfacher. Auch der Ungeübte lernt die Technik leichter beherrschen. Die technischen Überlegungen über den Spannbügel für die Drahtextension fallen fort. Knochenfisteln sah BÖHLER nach seiner Methode auch nicht häufiger als bei der Drahtextension. Jedenfalls hat sich seine Methode im abessinischen und spanischen Krieg bewährt.

KIRSCHNERs Technik: Weichteile sollen vor dem Durchbohren nicht mit dem Messer eingeschnitten werden. Ein kreisförmiges durch den Draht gestochenes Mastisolläppchen aus Barchent dichtet die Hautstichstelle ab. 1,5 mm dicker vernickelter oder verchromter Klaviersaitendraht besser als V$_2$A-Stahl. Spitze darf nicht dicker als Draht selbst sein, weil sonst leicht Verrutschen möglich ist. Im Felde Einbohren mittels Handbohrapparat nach STILLE. Schwache federnde oder den Draht nicht festhaltende Bügel sind abzulehnen. Spannvorrichtungen sind überflüssig. Im Felde braucht man nur einen Schraubenschlüssel für die Sechskantmuttern. Oder man benutzt den KIRSCHNERschen Drahtnagler, der mit einem Hammer in den Knochen getrieben wird und den neuen Drahtextensionsbügel mit gestielten Metallpelotten. Diese beiden neuen Einführungen sind von besonderem Wert für die vorderen Feldlazarette. Lochstabgerät der Heeres-Sanitäts-Ausrüstung. *Nie darf man durch ein Frakturhämatom bohren.* Bohrstellen sind Fersenbein, supramalleolär Waden- und Schienbein, Tibiakondylen unterhalb der Tuberositas. Im Krieg ist Drahtextension an den Oberschenkeln zu unterlassen wegen der Gefahr der Kniegelenkverletzung; für den Unterarm Endphalange eines Fingers in dorsoventraler Richtung oder durch das distale Ende des II. Mittelhandknochens oder durch die Speiche in der Gegend des Pulses, für den Oberarm durch das proximale Ende der Ellenkante. Der Gegenzug wird am Arm durch ein Brustmieder, am Bein durch den Körper bei Hochstellung des Fußendes des Bettes ausgeübt.

Mit Recht hat KIRSCHNER darauf hingewiesen, daß die *Skeletextension* von großem Nutzen schon zur Zeit der Infektion ist. Denn die sehr großen sowie die vielfachen Verwundungen eines Gliedes machen häufig eine Fixation durch einen gefensterten oder Bügelgipsverband unmöglich. *Aber in diesem Stadium der Knochenbruchbehandlung soll die Knochenextension die Fragmente nur in einer annähernd richtigen Stellung ruhig-, nicht aber sie endgültig anatomisch*

---

[1] Sehr gut ist HEUSNERs Klebemasse: Kolophonium, Benzol anä 50,0, Adde Terebenth. ven. 1,0 und FINKS Terebenth. ven. 15,0, Mastix 12,0, Kolophon 25,0, Resin. alb. 8,0, Spir. vin. (90%) 180,0, Filtr. D. S. Letztere ist $^1/_4$ so teuer wie Mastisol.

richtigstellen. Von vielen Chirurgen wird betont, daß man bei Infektionen nicht mit dem Zugverband auskommt, sondern noch Gips- oder andere Schienen hinzufügen muß. *Denn darüber muß man sich klar sein, daß die Dauerextension keine absolute Fixation gewährt. Und es ist Tatsache, daß Verwundete, die trotz derselben bei einwandfreien Wundverhältnissen hoch fiebern, nach Anlegen eines Gipsverbandes rasch entfiebern.* Wichtig erscheint der Hiweis auf KLAPPs *Knochen-schwebelagerung* gerade bei schweren Infektionen, d. h. Aufhängung des Gliedes an 2 oder 3 durch den Knochen geführten Drähten, um jeden Druck auf schwer infizierte große Weichteilmassen an der Rückseite des Beines auszuschalten.

In diesem Krieg spielt auch die *Distraktion* bzw. *Transfixation* nach erfolgter Reposition bei Unterschenkel- und Unterarmbrüchen mittelst zweier endständiger Drähte eine Rolle. Von einigen Chirurgen wird sie auch zum Transport empfohlen, wobei durch Aufsetzung von Muffen auf die Drahtenden nach Herausnahme des Spannbügels diese im Gipsverband fixiert werden. Bezüglich der Drahtextension ist gegenüber dem I. Weltkrieg ein bedeutender Fortschritt zu verzeichnen. Sie war damals noch kein Allgemeingut der Chirurgen. Sie fand ihren Platz nur in einzelnen Kriegs-, Etappen- und Heimatlazaretten. Auch im Anfang dieses Krieges während der schnellen Bewegungskriege fand sie ihre Anwendung ebenda. Erst der Russenfeldzug mit seinen schwierigen Transport-verhältnissen brachte es mit sich, daß Schußbrüche oft wochenlang in Feldlazaretten lagen. Diese Zeit durfte nicht ungenutzt verstreichen. Um nun aber auch gegen einen plötzlichen Abtransport gewaffnet zu sein, bürgerte sich der *kombinierte Drahtzuggipsverband* (WACHSMUTH) ein. Mittels des in die Sanitäts-ausrüstung eingeführten Extensionsgerätes wurde gleich der Drahtzug und nach genügender Extension ein Gipsverband angelegt. Bei notwendigem Abtransport wird dann der Spannbügel entweder miteingegipst oder nach seiner Abnahme werden die Drahtenden nach Aufsetzen von Metallscheiben miteingegipst. Der *Distraktionsverband* KILLIANs, der sich bereits in Hunderten von Fällen bewährt hat und von KILLIAN als die Methode der Wahl an der Front hingestellt wird, unterscheidet sich von dem *Drahtzuggipsverband nach* WACHSMUTH nur dadurch, daß er grundsätzlich auf das Eingipsen des Bügels verzichtet und die Drahtenden durch aufgesetzte Schraubenmuttern nach Abnahme des Spannbügels im Gips verankert. Die Ersparnis an Bügeln ist natürlich für die vorderen Sanitätseinheiten von großer praktischer Bedeutung[1]. Einen Nachteil haben beide Verbandmethoden: Die Unübersichtlichkeit über die ganze Gliedmaße und den Zugang zu den Wunden durch die Fenster. Um wenigstens sicher gegen die Gasödeminfektion zu sein, die sich gewöhnlich bis zum 4. Tage einstellt, sollten diese Verbände nicht früher angelegt werden. In starker Konkurrenz mit ihnen steht der ebenfalls hundertfach erprobte RÜCKERTsche *Draht-zugschienengipsverband.* Bei ihm bleibt die ganze verletzte Gliedmaße frei. Sie wird geschient durch 3 Eisenstangen von 8 mm Dicke, die in einer Entfernung von mehreren Zentimetern von der Oberfläche des Gliedes in dem Gipsverband verankert werden. Die KÜNTSCHERsche *Marknagelung,* die sich auch bei offenen Friedensbrüchen bewährt hat, ist bei Schußbrüchen vorläufig noch nicht zu empfehlen.

Die ZUPPINGERsche Methode, durch bestimmte Lagerung der Gliedmaßen in Semiflexion eine selbsttätige Extension herbeizuführen, ist in den verschiedensten Weisen vielfach, wenn auch nicht in typischen Apparaten mit gutem Erfolg angewandt worden (z. B. die VULPIUS-Leerschiene für den Arm, die BRAUNsche, BÖHLERsche, KIRSCHNERsche Leerschiene für das Bein)[2].

---

[1] WACHSMUTH hat jetzt eine Drahtspannplatte angegeben, durch die der Spannbügel entbehrlich wird.

[2] Siehe jedoch über die Nachteile der BRAUNschen Schiene S. 320 f.

Trotz dieser verschiedenen Fixationsmethoden kommen oft infolge der Kriegsverhältnisse *schiefe Heilungen oder Verkürzungen* vor. Beachtenswert ist, daß nicht selten das Resultat bei der Konsolidation ein gutes war, daß aber dann bei zu frühem Gebrauch namentlich an den unteren Extremitäten allmählich eine Verkrümmung eintrat. Auch die Neigung zu *Refrakturen* ist größer als bei Friedensfrakturen. Man sei daher mit dem zu frühen Aufstehen nach Oberschenkel- und Unterschenkelfrakturen vorsichtig. Liegt nun eine störende Verkrümmung vor, so müßte mit Rücksicht auf die Gefahr des Aufflackerns der latenten Infektion eigentlich 1 Jahr gewartet werden, allein in dieser langen Zeit findet eine Verkürzung der Weichteile statt, die nicht oder schwer zu reparieren ist. BOEMINGHAUS hat es daher in diesem Krieg gewagt, trotz noch bestehender Eiterung da, wo durch Drahtextension eine Verlängerung bzw. Geraderichtung nicht mehr zu erzielen war — er beobachtete zuweilen schon nach 4 Wochen einen starken Callus —, die Fragmente von einem neuen, im Gesunden liegenden Weichteilschnitt anzugehen und richtigzustellen, und hatte keine Mißerfolge[1]. KIRSCHNER dagegen hat erst nach vollkommener Heilung der Weichteilwunden die *paracallöse Osteotomie* empfohlen, bei welcher die Geraderichtung oder Verlängerung oberhalb oder unterhalb des Callus statthat. Die Z-förmige Knochenanfrischung ist der schrägen vorzuziehen. Im übrigen sei man auch schon während des Heilungverlaufes mit dem unblutigen Redressement bei bestehender Eiterung nicht zu ängstlich, vorausgesetzt, daß die akute Infektion abgeklungen ist. Zwar flackert die Infektion zunächst etwas auf, beruhigt sich aber im Gipsverband oder bei der Nagelextension schnell.

Andererseits kommen zuweilen *Pseudarthrosen* vor, die wohl von verlangsamter Konsolidierung unterschieden werden müssen. Gerade bei Schußfrakturen finden wir die Extreme des sehr raschen und des verzögerten Festwerdens nicht selten. Erstere nur bei aseptischer oder reaktionsloser Heilung, letztere fast ausnahmslos nach voraufgegangener Eiterung. So z. B. können Oberschenkel- und Unterschenkelschußbrüche $^3/_4$—1 Jahr brauchen, bis sie belastungsfähig sind. Gründe sind dafür häufig nicht erfindlich. Die Differentialdiagnose zwischen beginnender Pseudarthrose und verlangsamter Konsolidation ist meistens nur durch wiederholte Röntgenaufnahmen zu stellen. Atrophie der Fragmentenden, Abrundung der Ecken und Kanten, Fehlen von Callusmassen sprechen für Pseudarthrose. Doch kann auch ausnahmsweise durch wolkige Callusmassen ein feiner Pseudarthrosenspalt gehen, der sich nicht ausfüllt. Klinisch spricht Schmerzlosigkeit eher für Pseudarthrosen. Doch ist es eine auffällige Tatsache, daß *Schußfrakturen im weiteren Verlauf weniger empfindlich gegen Bewegungen sind als Friedensfrakturen.* Die Pseudarthrosen nach Schußfrakturen scheinen nie auf einer allgemeinen Dyskrasie zu beruhen, sondern nur auf lokalen Störungen. *Denn operativ richtig behandelt, heilen sie fast ausnahmslos.* Für die verzögerte Konsolidation kommen Allgemeinzustände dagegen häufig ursächlich in Betracht. Pseudarthrosen entstehen 1. bei zu ausgedehnter Knochenzertrümmerung, z. B. den sog. „Fensterschüssen", aber zuweilen auch bei geringen Frakturen mit kleinem Ein- und Ausschuß; 2. bei schweren Eiterungen, bei welchen Abstoßung von Splittern und Neuaufbau von Knochensubstanz nicht gleichen Schritt halten; 3. durch zu frühe Bewegungen und Belastungen, namentlich am Vorderarm und Unterschenkel; 4. durch operative Maßnahmen. Hier ist zunächst die zu gründliche frühzeitige „Entsplitterung" zu nennen. Diese Fälle stellen ein sehr großes Kontingent. Daher kann vor dieser Maßnahme nicht dringend genug gewarnt werden. So verlockend auch die Schaffung von reinen Wundverhältnissen ist, so wenig darf vergessen werden, daß

---

[1] Auch einige italienische Chirurgen empfehlen diese Methode.

jeder Splitter, selbst der vollkommen aus dem Zusammenhang gelöste, zum Neuaufbau des Knochens helfen kann. Diese Erfahrung ist namentlich an den Unterkieferfrakturen gemacht worden. Muskelinterpositionen sind im Gegensatz zu den Friedenspseudarthrosen selten die Ursache.

Pseudarthrosen bedürfen der Operation. Denn selbst in den Fällen, wo sich zunächst kein großer Ausfall bemerkbar macht, pflegt die Beweglichkeit allmählich immer größer und störender zu werden. Doch muß natürlich individualisiert werden. So machen Pseudarthrosen des *Wadenbeins* in der Mitte und oberem Drittel und der *Speiche* im oberen, der Elle im unteren Drittel erfahrungsgemäß nicht große Beschwerden. Die unblutigen Mittel, wie Reiben der Fragmente, Hyperämie, Einspritzung von Blut, von Fibrin, versagen bei wirklichen Pseudarthrosen, während sie bei verzögerter Callusbildung gute Dienste leisten. Unter den Operationen führen, gute Technik vorausgesetzt, zwei Wege fast immer zum Ziel: Die direkte Vereinigung mit nachfolgender Naht oder Klammerung bei kleinen, die Autotransplantation bei großen Defekten. Ob die guten Erfahrungen mit der BECKschen Knochenbohrung oder die KIRSCHNERsche Knochenaufsplitterung im Frieden auch bei Pseudarthrosen von Schußfrakturen angezeigt ist, ist noch nicht zu entscheiden. Die direkte Vereinigung hat den Vorteil, daß sie unter Umständen bei noch bestehender Fistel, wenn die Sekretion gering ist, gemacht werden kann, während die Plastik nur 4—6 Monate nach vollkommenem Hautschluß auszuführen empfohlen wird. Findet man bei letzterer einen Sequester oder eitrige Granulationen, so höre man sofort auf. Andererseits ist die *ruhende Infektion* bei Knochentransplantationen weniger als bei anderen Gewebeverpflanzungen zu fürchten. Selbst bei nachfolgender Eiterung braucht das Resultat nicht schlecht zu sein. Die direkte Vereinigung verlangt schräge An-

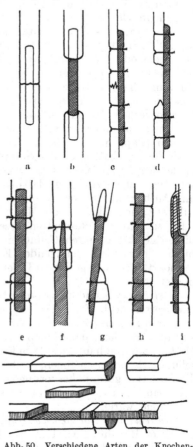

Abb. 50. Verschiedene Arten der Knochentransplantation nach LEXER. (v. SCHJERNING-Werk.)

frischung der Knochenfragmente, bis vollkommen normaler gesunder, blutender Knochen und Knochenmark zutage liegt (ohne Blutleere operieren!). Zwecks Fixation kann man Drahtschlingen nehmen, deren Enden man durch die Hautwunde hindurchleitet, um sie nach 3—4 Wochen bequem entfernen zu können, oder Klammern verschiedener Herkunft. Zur *Plastik* nehme man am besten breite Schienbeinstücke oder querresezierte Stücke des ganzen Wadenbeins.

Bogenförmiger Hautschnitt über Tibia. Zwei gemeißelte Querrinnen bezeichnen oberes und unteres Ende des Transplantates. Entsprechend seiner Breite wird eine Längsfurche auf der medialen Fläche der Tibia von einer der zukünftigen Dicke entsprechenden Tiefe gemeißelt und zum Schluß von der lateralen Fläche hinter der Crista ebenfalls mit dem Meißel der ganze Span mit Periost abgehoben. Schienbeinfrakturen sind, wenn man die Patienten 6 Wochen liegen läßt, nicht zu befürchten; die Wundhöhle läßt man vollbluten, näht vollkommen zu; dann regeneriert sich selbst die Form der Crista.

Das Transplantat kann man nun entweder „bolzen", d. h. man spitzt es an den Enden zu und fügt die Enden weit in den Knochenmarkkanal der beiden Fragmente. Das ist nicht immer technisch einfach. Außerdem wird mit Recht angeführt, daß dieser Bolzen *vom Periost befreit*, weil das Periost die innige Verwachsung hindert, den Kanal verschließt und daher die Bildung des Markcallus verhindert. Trotzdem sind die Erfolge mit diesem Verfahren nicht schlecht. Empfehlenswerter, weil sicherer, ist die seitliche Apposition; doch müssen die Fragmentenden dazu ordentlich, bis zur Eröffnung der Markhöhle angefrischt werden; und das Transplantat jederseits mindestens 3—6 cm in Berührung sein. Die Fixation wird durch Drahtschlingen herbeigeführt. Durchbohrung des Knochens oder Anwendung von Schrauben und Platten ist wegen Begünstigung von Nekrosen zu verwerfen. Wichtig für die Einheilung ist, daß das Periost im Zusammenhang mit den darüberliegenden Weichteilen abgehebelt wird, so daß das Transplantat in diese Tasche hineingeschoben wird. Peinlichste Blutstillung ist erforderlich. Wenn die Haut über der Pseudarthrosenstelle narbig verändert ist, muß in einer voraufgehenden Operation normale Haut herangebracht werden (Lappenverschiebung). Die Art der Transplantation ist verschieden je nach der Beschaffenheit der Stumpfenden. Zuweilen ist es vorteilhaft, das eine Ende des Transplantates anzulagern, das andere aber einzubolzen. Wissenschaftlich ist festzuhalten, daß das Transplantat, abgesehen von seinem Periost, am Aufbau des neuen Knochens nicht teilnimmt, sondern nur als Stützsubstanz dient. BIER und MARTIN haben häufig erneute Pseudarthrosen infolge zu schneller Resorption gesehen. LEXER sah sie selten und meint, daß diese Refrakturen ihren Grund entweder in zu dünner und wenig breiter Spanbildung oder nicht genügender Entfernung von Weichteilnarben haben. Für Pseudarthrosen mit geringem Defekt kommt auch die KÜNTSCHER-Marknagelung in Betracht.

Verkürzungen sind häufig vorgekommen. Sie sind am Oberarm belangloser als am Oberschenkel. Fast alle nicht mit Extension behandelten Oberschenkelschußfrakturen zeigten solche von 4—8 cm im großen Maße, auch bei reaktionslosem Verlauf. Bei lang dauerndem Verlauf sahen wir sogar solche von 10—20 cm. Doch sind daran häufig große Splitterausstoßungen oder operative Entfernungen schuld. Es ist zu betonen, daß in *Lazaretten, die nur Frakturen behandelten*, die Resultate gute, ja hervorragende waren mit Verkürzungen von durchschnittlich 1 cm, obwohl darunter auch alte Fälle mit anfänglichen Verkürzungen von 14—19 cm waren.

Gewarnt muß vor den zu frühen und zu häufigen Sequestrotomien werden. In dieser Beziehung wird in den Heimatlazaretten viel gesündigt. Nicht jede Fistel, nicht jeder gefühlte „rauhe Knochen" darf das Angriffsobjekt vielgeschäftiger Operateure werden. Es ist immer im Auge zu behalten, daß es sich bei diesen Zuständen nicht um eine akute, sondern um eine chronische Osteomyelitis handelt und daß die Bildung einer ordentlichen Knochentotenlade Zeit in Anspruch nimmt, und zwar Monate. Deshalb dürften Operationen vor Ablauf von 3 Monaten durchschnittlich nicht erfolgen. Auch ist zu bedenken, daß Knochenfisteln an sich zu ihrer Ausheilung Monate bis Jahresfrist brauchen. Das wußten wir aus unseren klinischen Erfahrungen längst, aber diese Lehre wird im Kriege nur zu oft vernachlässigt. Ein schwerer Fehler ist ferner häufig damit gemacht worden, daß man Verwundete mit wenig absondernden Fisteln unnütz lange in den Lazaretten behielt, sie indikationslos alle paar Wochen auskratzte und so lange von sozialer Arbeit fernhielt, bis sie ganz geheilt waren. Darüber vergingen eventuell Jahre. Viele dieser Verwundeten können ohne Gefahr, da sie die Wunden selbst mit einem Salbenlappen verbinden können, als arbeitsfähig in der Heimat oder Etappe oder mit einer kleinen Rente für $^1/_2$—1 Jahr vollkommen aus dem Militärdienst entlassen werden. Bei der Indikation für die Nekrotomie wird von der Röntgenphotographie viel zu wenig Gebrauch gemacht. Vielfach spielt die Sonde den einzigen Indicator. *Die Überlegung, daß jede unnütze Sondierung eine neue Infektion mit sich bringen kann und daß ein Fühlen von rauhem Knochen noch keinen Sequester bedeutet, darf dem behandelnden Arzt nie abhanden kommen.* Es ist zuzugeben, daß man auf dem Röntgenbild durchaus nicht immer einwandfrei Sequester feststellen kann. Aber wir haben auch klinische Merkmale, die uns leiten können, wie vermehrte oder dauernd sehr starke Absonderung sowie häufig wiederkehrende Entzündungen der umgebenden Weichteile. — Der alte Streit über die beste Behandlung der Knocheneiterung wurde wieder lebendig. Die erste Nekrotomie muß eine ausgiebige sein. Unnütze weite Abhebelung des Periostes ist dabei zu vermeiden. Auch muß es möglichst mit den Weichteilen im Zusammenhang bleiben. Der alte NEUBERsche Grundsatz, keine tiefen Knochenhöhlen, sondern möglichst flache Knochenmulden zu schaffen, hat sich bewährt. Scharfe Knochen- ränder sollen nicht stehenbleiben. Über die Ränder sind möglichst die Weich- teile herüberzuziehen. Das Vollblutenlassen der Knochenhöhlen mit Nahtver- schluß der Ränder führt zu schnellerer Heilung, wenn auch die Nähte meistens wieder aufgehen. Sehr praktisch ist es, die Hautränder durch Entspannungs- schnitte zu mobilisieren, um die so gewonnenen Hautlappen auf die Knochen- wundflächen zu lagern. Auch kommen gestielte Weichteil- oder Muskellappen in Frage. Auf das Vorgehen BIERs des Nichttamponierens und Zuklebens oder die Anfüllung der Höhle mit steriler Vaseline nach ORR oder mit Lebertranpaste nach LÖHR, weitem Zunähen und Gipsverband sei hingewiesen. Neu und von besonderer Wichtigkeit bei den alten Knochenfisteln sind die Erfahrungen CARLS, ELS', KLAPPs u. a. Sie setzen voraus, daß sich der Sequester möglichst gelöst hat, und basieren darauf, daß man Periost, Knochensubstanz der Um- gebung und vor allem die die Höhle auskleidende innere *Granulationsmembran* möglichst schonen soll, um keine neuen Infektionen des frischgemeißelten Knochenbettes zu setzen und gute Ernährungsbedingungen zu erhalten. Es wird nur der Sequester aus seinem Bett durch die alte oder nur wenig erweiterte Knochenfistel herausgeholt. Als ein weiterer Vorteil kommt hinzu, daß man die Hautwunde nach derartigen vorsichtigen Eingriffen ganz oder teilweise schließen und die Heildauer abkürzen kann. Man muß sich darüber klar sein, daß diese scheinbar kleine Abänderung ein vollkommen neues Verfahren gegenüber dem alten ist, bei dem man das Periost in größerer Ausdehnung durchschnitt, abhebelte und vom Knochen nach Auslöffelung der Granulationen alles bis ins Gesunde abmeißelte und trotzdem so oft wieder Fisteln bekam. Jedenfalls sind mit diesem neuen Verfahren sehr günstige Erfolge zu erzielen, vorausgesetzt, daß die Ver- hältnisse so einfach liegen, daß man es anwenden kann.

Hinsichtlich der Endergebnisse geheilter Schußfrakturen spielt die Beschaf- fenheit der Nachbargelenke eine wichtige Rolle. *Steifigkeiten* bzw. *Ankylosen* beeinträchtigen namentlich, wenn in schlechter Stellung erfolgt, das Resultat sehr stark. Schon während der Behandlung die Beweglicherhaltung der Gelenke zu fördern, ist tägliche Pflicht des Chirurgen, nicht erst später des Orthopäden.

Hinsichtlich der *Wiederverwendung für den Krieg* sind die Zahlen von PERTHES von Interesse, wenn sie auch wegen ihrer Kleinheit keinen Anspruch auf all- gemeine Gültigkeit machen können, zumal da sie auch die Gelenkschüsse ein- begreifen und aus dem Jahre 1916 stammen, also aus einer Zeit, wo das Übergewicht der Granatsplitterverletzungen nicht so groß war.

Oberarm: Drei Fünftel wieder dienstfähig, davon 30,4% kv[1], 29% g.u.a.f. auf 649 Fälle.
Vorderarm sieben Zehntel wieder dienstfähig, davon 34,4% kv, 35,9% g.u.a.f. auf 474 Fälle.

---

[1] kv = kriegsverwendungsfähig, g.u.a.f. = garnison- und arbeitdienstfähig.

Hand vier Fünftel wieder dienstfähig, davon 42,6% kv, 37,2% g.u.a.f. auf 1168 Fälle. *Oberschenkel:* Über ein Drittel wieder dienstfähig, davon 20,7% kv, 38,1% g.u.a.f. auf 619 Fälle. *Unterschenkel* zwei Drittel wieder dienstfähig, davon 30,5% kv, 35,6% g.u.a.f. auf 505 Fälle. *Fuß:* Vier Fünftel wieder dienstfähig, davon 43,7% kv, 37,2% g.u.a.f. auf 366 Fälle.

Für die *Erwerbbeschränkung* nach der Entlassung und im späteren Verlauf von Jahren haben die deutschen Versorgungsämter leider bisher keine zusammenfassenden Zahlen veröffentlicht.

Der amerikanische Sanitätsbericht bringt zwar sehr instruktive Tabellen, aber sie betreffen nicht die Schußfrakturen allein, und da er an einer anderen Stelle im ganzen 16 339 Battle-Frakturen 15 367 Non battle-Frakturen gegenüberstellt, so sind auch diese Tabellen für die Beantwortung unserer Frage nicht stichhaltig. Immerhin zeigen sie eine bedeutende Besserung der Erwerbfähigkeit in der Periode vom Januar 1920 bis 1926. Über die Endergebnisse konnte ich aus dem *französischen* Sanitätsbericht folgende interessante Aufschlüsse errechnen: 1. *Oberarm:* Von 50 997 Fällen starben 4,6%, wurden operiert 39,5%, wurden amputiert 15,6%, wovon 0,7% an der Operation starben, wurden ohne schwere Störung 42,6%, mit schweren funktionellen Störungen geheilt 37,8%. 2. *Vorderarm:* Von 40 167 Fällen starben 1,9%, wurden operiert 36,4%, wurden amputiert 7,9% mit 0,8 Todesfällen, wurden ohne schwere Störungen 57,8%, mit schweren funktionellen Störungen geheilt 32,4%. 3. *Oberschenkel:* Von 37 746 Fällen starben 13,3%, wurden operiert 36,0%, wurden amputiert 28,9%! wovon 13,1% nach der Operation starben, wurden ohne schwere Störungen 28,2%, mit schweren Störungen geheilt 31,4%. 4. *Unterschenkel:* Von 54 911 Fällen starben 6,5%, wurden operiert 49,9%, wurden amputiert 11,0%, wovon 0,8% starben, wurden ohne schwere Störungen 46,6%, mit schweren Störungen geheilt 31,3%. Aus diesen nur für die Etappen- und Heimatlazarette gültigen Zahlen geht deutlich folgende Stufenleiter bezüglich der Gefährlichkeit hervor: Oberschenkel, Unterschenkel, Oberarm, Unterarm.

Mortalität. Der deutsche und der englische Sanitätsbericht bringen darüber keine Zahlen.

Aus dem *französischen* Sanitätsbericht, der allerdings nur die Lazarette des Innern umfaßt, konnte ich folgende Zahlen zusammenstellen: Im ganzen waren es 337 967 Schußfrakturen der Gliedmaßen = 16,5% aller Verletzungen überhaupt. Die Mortalität derselben betrug nur 15 704 = 4,6% (aber ohne die an der Front gestorbenen). Zum Vergleich mit der nachfolgenden *amerikanischen* Statistik, die nur die Frakturen der langen Knochen in Betracht zieht, kommen aber nur 183 821 mit 11 650 = 6,3% in Frage. Die Amerikaner berechnen die Sterblichkeit der Schußfrakturen (,,Battle"-Frakturen) bei 16 339 Fällen auf 12,3% (2019), während die der ,,Non battle"-Frakturen des I. Weltkrieges (15 367) nur 1,2% (191) betrug (Tabelle 31).

Sie verfolgten ferner an 2757 gestorbenen Schußfrakturen die Tage, an welchen der Tod eintrat. Es starben 28,0% innerhalb des ersten, 39,6% innerhalb der ersten zwei, 49,1% innerhalb der ersten vier und 66,9% in den ersten zwölf Tagen. Dann fallen die Zahlen erheblich ab. Hieraus kann ersehen werden, ein wie falsches Bild die Zahlen aus rückwärtigen Front- und Etappenlazaretten geben (Statistik der Franzosen). Man wird nicht fehlgehen, wenn diese Frühtodesfälle auf das Konto des Schocks, der Blutung, des Gasödems und der akutesten Sepsis gerechnet werden. Wie oft eine *Fettembolie* dabei mitspielt, wissen wir leider nicht. Denn Sektionen sind vorn meistens nicht möglich. Aus Friedenserfahrungen ist bekannt, daß diese Gefahr bei offenen Knochenbrüchen eine geringere als bei geschlossenen ist, wo das Fettmark unter dem Druck des Bruchhämatoms steht. Demnach wird sie bei Schußbrüchen mit kleinem Ein- und Ausschuß und bei Steckschüssen eher eine Rolle spielen. Kurze blutreiche Knochen wie Rippen, Wirbel, Becken stehen an erster Stelle. Lufthunger, Schmerzen auf der Brust, blutiger Auswurf, Lungenödem sind die Zeichen bei einer Fettembolie in den kleinen Kreislauf, punktförmige Blutungen an Hals, Schultern, Brust, Bewußtseinsstörungen solche der Embolie in den großen Kreislauf. Die Diagnose ist schwierig; Wechsel der Erscheinungen stützt sie. Prüfungen mit dem Augenspiegel, Fettbestimmungen in Blut und Harn können Aufschluß geben. Von einzelnen Autoren ist ein kausaler Zusammenhang mit dem Schock behauptet worden. Daß in manchen Fällen von anscheinendem reinem Schocktod tatsächlich die Fettembolie die Todesursache ist, dafür sprechen einige Sektionen dieses Krieges. Nun seien einige Zahlen für die einzelnen langen Knochen angeführt:

Oberarm: Deutschland: a) im Feld 11,25% auf 80 Fälle (SEIDEL), b) in der Heimat 4,41% auf 194 Fälle (PERTHES), 3,01% auf 64 Fälle (MARWEDEL), a) + b) 5,9% auf 151 Fälle (PARTSCH). *Frankreich* (Etappenbez.): 4,6% auf 50997. *Amerika:* a) + b) 8,5% auf 3549 Fälle, während die „Non battle"-Frakturen nur 1% bei 1242 Fällen zeigten. — *Unterarm: Deutschland:* a) im Feld 4,35% unter 46 Fällen (SEIDEL), b) in der Heimat 4,87% unter 123 (PERTHES), 5% schätzungsweise für Feld und Heimat (FRANZ). *Frankreich* (Etappenlazarett): 1,9% auf 40167 Fälle. *Amerika:* a) + b) 3,1% auf 3471 Fälle, während die Sterblichkeit bei 5789 = 0,5% „Non battle"-Frakturen war. *Speiche allein* 3,2% auf 1492 Fälle, bei „Non battle"-Frakturen 0,3% auf 4669 Fälle. *Elle allein* 2,1% auf 1237 Fälle, „Non battle"-Frakturen 0,19% auf 1092 Fälle (Tabelle 31). *Oberschenkel: Deutschland:* a) an der Front 42,5% auf 711 Fälle (FRANZ), b) in Kriegs- und Heimatlazaretten 9,0% auf 964 Fälle (Sammelstatistik FRANZ), a) + b) also = 23,3%[1]. *Frankreich:* 13,3% auf 37746 Fälle (Etappenlazarett). *England:* 1914/15 40—50% (BOWLBY), 90% (GREY), 1918 a) im Feld 17,5% auf 3141 Fälle, b) in den Basishospitälern 10,8% auf 5025 Fälle, c) in der Heimat 1—2%. BOWLBY, der diese Statistik aufstellt, nimmt also ungefähr 30% Todesfälle insgesamt an, betont aber, daß darunter auch Komplikationen mit anderen schweren Schüssen waren. Die Mortalität der Oberschenkelfrakturen allein schätzt er auf nur 15%. *Amerika:* 24,4% auf 3296 Fälle, während die „Non battle"-Frakturen 8,1% auf 1091 Fälle zeigen (Tabelle 31 d. amtl. San.-Ber.), 8% auf 1700 Fälle (CRILE). — *Unterschenkel: Deutschland:* a) + b) 12% schätzungsweise (MARTENS). *Frankreich* (Etappenlazarett): 6,5% auf 54911 Fälle. *Amerika:* a) + b) 11,5% bei 5084 Fällen, „Non battle"-Frakturen 1% unter 7091 Fällen (Tabelle 31). *Schienbein allein: Amerika:* 10,2% auf 2471 Fälle, „Non battle"-Fraktur 1,2% auf 3381 Fälle. *Wadenbein: Amerika:* 5,4% auf 1013 Fälle, „Non battle"-Frakturen 0,6% auf 3666 Fälle (Tabelle 31).

Diese Prozentzahlen sind nicht gleichwertig, weil die Ausgangszahlen nicht gleich sind, Halten kann man sich eigentlich nur an die amtlichen Zahlen des amerikanischen und französischen Sanitätsberichtes. Der Vergleich beider zeigt die gleiche Todesstufenleiter und dokumentiert zugleich den fast um das doppelte höheren Prozentsatz, wenn alle Fälle umfaßt werden und nicht nur wie bei den Franzosen die der Etappen- und Heimatlazarette:

	Amerika	Frankreich
Oberschenkel	24,4%	13,3%
Unterschenkel	11,5%	6,5%
Oberarm	8,5%	4,6%
Unterarm	3,1%	1,9%

Und ferner interessant ist die Gegenüberstellung, die die Amerikaner zwischen den Todesfällen nach Schußfrakturen und den anderen Kriegsfrakturen machen:

	Battle-Frakturen	Non battle-Frakturen
Oberschenkel	24,4%	8,1%
Unterschenkel	11,5%	1,0%
Oberarm	8,5%	1,0%
Unterarm	3,1%	0,5%

Wie leicht aber Einzelstatistiken irreführen können, beweisen die Zahlen bei Oberschenkelschußfrakturen bei den Amerikanern: 24,4% Mortalität (amtlich) und 8% (CRILE). Es darf jedoch die Zahl von 23,3% von FRANZ eher maßgebend für Deutschland sein, weil sie den ganzen Zeitraum des Krieges aus den verschiedensten Frontlazaretten betrifft, während die englischen Einzelstatistiken mit günstigeren Erfolgen, ebenso wie die der Amerikaner das Jahr 1918 betreffen, als Wundbehandlung, Schienung und Transport viel besser waren als im Anfang des Krieges, wo viele englische und französische Chirurgen infolge der hohen

---

[1] Die früher von mir angegebene Gesamtmortalität von 51,5% ist falsch. Sie war zustande gekommen durch Zusammenzählung der Prozentziffern, nicht der nackten Zahlen; ein Irrtum, der leider häufig in Statistiken gemacht wird.

Mortalität, bis zu 90% (s. oben), auf dem Standpunkt standen, alle schweren Oberschenkelschußfrakturen primär zu amputieren. Alle in den vorhergehenden Seiten aufgeführten Momente weisen auf die Schwierigkeiten bei der Behandlung der Knochenschußbrüche hin. Sie verlangen Sonderkenntnisse, die nicht jeder Chirurg hat. *Sie zeigen gebieterisch die Einrichtung von Sonderlazaretten als Notwendigkeit. Dadurch werden nicht nur die Zahlen der Amputationen, sondern auch der Todesfälle heruntergedrückt.* Folgende Tabellen sind ein Beweis dafür.

Tabelle 9.

	Zahl der Fälle	Sterblichkeit %	Amputation %	Überlebende und nicht Amputierte %
Oberarmschußbrüche				
Amerikanischer Sanitätsbericht . . .	3549	8,5	14,3	77,2
Französischer Sanitätsbericht (Etappen- und Heimatlazarette) .	50097	4,6	15,6	79,8
Deutsche Einzelstatistiken	504	5,5	11,0	83,5
Sonderlazarette				
Böhler (Weltkrieg)	197	2,0	—	98
Arguelles (Span. Krieg 1936—1939)	214	2,3	0,9	96,8
Jimeno Vidal (Spanischer Krieg) . .	963	0,6	0,2	99,2
Wustmann (jetziger Krieg)	627	0,32	0,637	99,0
Oberschenkelschüsse				
Amerikanischer Sanitätsbericht . . .	3296	24,4	36,7	38,9
Französischer Sanitätsbericht	37746	13,7	28,9	57,4
Deutsche Einzelstatistiken	1675	23,3	12,5	64,2
Sonderlazarette				
Böhler (Weltkrieg 1914—1918) . .	111	10,8	2,7	86,5
Arguelles (Spanischer Krieg) . . .	316	8,9	7,2	83,9
Jimeno Vidal (Spanischer Krieg) . .	600	3,6	1,6	94,8
Wachsmuth (jetziger Krieg)	—	7,4	6,7	85,9
Wustmann (jetziger Krieg)	418	5,39	5,147	89,4

Tabelle 10. Vergleich der Schußfrakturen von Jimeno Vidal im Spanischen Bürgerkrieg (1936—1939) und denen von Wustmann im zweiten Weltkrieg (Sonderlazarette).

Jimono Vidal		Sterblichkeit	Amputation	Wustmann		Sterblichkeit	Amputation
1. Oberarm	683	6	3	Oberarm	627	2	4
2. Unterarm . . .	556	0	0	Unterarm . . .	231	0	0
3. Oberschenkel . .	600	22=3,6%	10	Oberschenkel . .	408	22=5,39%	21
4. Unterschenkel .	777	12=1,5%	4	Unterschenkel . .	365	1 (Lungengangrän)	4
	2616	40=1,5%	17 = 0,6%		1631	25=1,5%	25 = 1,5%

Zwei Fragen erheben sich da, *wann* soll man die Schußfrakturen abtransportieren und *wo* sind die Sonderlazarette einzurichten? Zur ersten sei folgendes gesagt: Der alte frühere Grundsatz, daß Schußfrakturen, gut fixiert, sofort und auch jederzeit später zurücktransportiert werden können, ist unrichtig. Das hat sowohl der I. Weltkrieg als auch die späteren, namentlich aber der jetzige Krieg bewiesen. Viele Schußfrakturen, namentlich die der untern Gließmaßen, sterben auf dem Transport oder unmittelbar danach. Ein Transport nach der ersten chirurgischen Wundversorgung wird sich nur selten vermeiden lassen.

Aber er sei nur ganz kurz, einige wenige Stunden. Am besten Flugzeugtransporte, sehr viel schlechter der im Sanka-Wagen. *Ganz falsch aber ist es, den Verwundeten von Sanitätsformation zu Sanitätsformation abzuschieben, bis er endlich das Sonderlazarett erreicht, seien die Zwischentransporte auch noch so kurz.* Wenn es die kriegerischen Umstände irgend erlauben, lasse man den Verwundeten mindestens 8—12 Tage (siehe die von den Amerikanern errechneten Todestermine auf S. 222) ruhig vorn liegen und befördere ihn dann, wenn der Transport auch länger dauert, *direkt* in das Sonderlazarett. In dieser Zeit entscheidet sich, ob eine schwere Infektion, namentlich Gasödem, vorliegt, und der Patient kann sich von seinem Schock erholen. Wenn eine schwere Infektion vorliegt, darf er auch dann nicht transportiert werden. Es empfiehlt sich nach den Erfahrungen des jetzigen Russenfeldzuges, in dieser Warteperiode bis zum endgültigen Abtransport schon Skeletextension anzuwenden. Die dagegen sprechenden Gründe sind Möglichkeit des unvorhergesehenen Abtransportes und Fliegergefahr. Verwundete mit Extensionen, die am Bett oder Galgen angebracht werden, können nicht schnell in den Luftschutzraum gebracht werden. Die Drahtzuggipsverbände (s. S. 217) sind in dieser Hinsicht ein Fortschritt. Wo das Sonderlazarett zu errichten ist, wird sich nach der Art des Krieges richten. Im allgemeinen werden 200—300 km Entfernung von der Front angegeben. Auch hier ist auf die Fliegergefahr zu achten. Städte mit Industrieanlagen oder an wichtigen Eisenbahnstationen sind nicht zu empfehlen.

XII. Schußverletzungen der Gelenke im allgemeinen.

Die stumpfen Verletzungen der Gelenke und die durch blanke Waffen unterscheiden sich in nichts von den Friedensverletzungen und bedürfen daher hier keiner besonderen Erörterung.

Über die Häufigkeit haben wir nur folgende genaue Zahlen, im deutschen Sanitätsbericht 6,7% auf 2019101 genauer erfaßte Verwundete, wobei es fraglich ist, ob alle Gelenkfrakturen miterfaßt sind, im amerikanischen Sanitätsbericht 13,3% auf 174296 Verwundete, wobei aber die Gelenkfrakturen miterfaßt sind. Die Engländer schätzen die Häufigkeit auf nur 4%. Von Interesse ist, daß HALPERN von 20 russischen Hauptverbandplätzen unter 65312 Extremitätenschüssen 6495 Gelenkschüsse = 9,94% herausrechnet.

Die Schußverletzungen müssen unterschieden werden einmal nach Tangentialschüssen. Durchschüssen und Steckschüssen, zweitens nach Schüssen mit Eröffnung allein der Gelenkhöhle und Schüssen mit Knochenverletzungen. — *Tangentialschüsse* können zu einer verschieden großen Eröffnung des Gelenkes führen, die entweder direkt mit der Außenwelt in Berührung ist, weil Haut- und Gelenkwunde übereinanderliegen oder indirekt, weil die Hautöffnung entfernt von dem Gelenk ist. Im letzteren Fall ist ihre Diagnose oft schwer, wenn nicht Austritt von Synovia darauf hindeutet, der durch Bewegungen häufig zu erzielen ist. *Man prüfe daher bei allen Schüssen in der Nähe eines Gelenkes die Möglichkeit seiner Verletzung und behandle so, als wenn sie stattgefunden hätte, falls eine Entscheidung nicht möglich ist.* Breite „Aufpflügungen" des Gelenkes sind sehr häufig. Schwere Zertrümmerungen der Knochenenden sind meistens dabei vorhanden. Tangentialschüsse machen andrerseits nicht selten reine Kapselwunden. — *Durchschüsse* können beide Hautöffnungen auch außerhalb der Gelenkgegend haben. Reine Kapselschüsse kommen bei kleinen Geschossen an den Gelenken vor, deren Kapsel nicht überall straff dem Knochen anliegt, also am Schulter-, Hüft-, Knie- und oberem Sprunggelenk. Am Handgelenk z. B. wurden sie nicht beobachtet. Mehr minder blutige Ergüsse sind gewöhnlich die Folge. *Die intraartikulären Knochenverletzungen zeigen häufig die Eigentümlichkeit der Lochschüsse*, weil die Epiphysen sich aus spongiösen

Knochen zusammensetzen, welche zur Splitterbildung im Gegensatz zu den kompakten Röhrenknochen weniger neigen. Wir finden als ihre Ursache nicht nur die Infanteriegeschosse, sondern auch kleine Granatsplitter. Bei Schrapnell-kugeln ist dieses Ereignis seltener, weil ihr Kaliber schon zu groß und ihre lebendige Kraft zu klein ist. *Typische Lochschüsse müssen auf dem Röntgenbild nicht immer sichtbar sein, besonders wenn man nur ein Bild in einer Ebene macht.* Sie finden sich am ehesten da, wo das Geschoß mitten durch die spongiöse Substanz durchgeht. Je näher der Schußkanal der dünnen Rindensubstanz verläuft, um so eher macht sich die Seitenstoßwirkung in Fissuren und Ab-splitterungen geltend. Da Fissuren feiner Art auf dem Röntgenbild oft nicht sichtbar sind, so läßt sich nicht sagen, ob bei extraartikulärer Lage des Knochen-schusses auch die Gelenkhöhle eröffnet ist. Diesen anatomisch günstigen Vor-gängen stehen die mehr oder minder großen Frakturen gegenüber. *Den Typ des Schmetterlingbruches finden wir hier nicht.* Tiefgehende Fissuren spalten das artikulierende Gelenkende in zwei oder mehrere große Bruchstücke, ein Vorgang, den wir besonders gern an der unteren Oberarm- und Oberschenkel-epiphyse und am Schienbeinkopf finden. Bei den mit Kopf versehenen Gelenken, dem Schulter- und Hüftgelenk wird dieser nicht selten vollkommen getrennt oder er sitzt pilzförmig auf dem unteren Fragment auf (s. Schultergelenk-schüsse). In anderen Fällen hat das Geschoß eine Rille am knöchernen Gelenk-teil ausgefräst. — *Steckschüsse* spielen eine große Rolle. Weil bei ihnen die lebendige Kraft der Projektile durchschnittlich eine geringe gewesen sein muß, so ist die Wirkung auf den Knochen keine große. Reine Knorpelverletzungen oder Beschädigungen der oberflächlichsten Knochenschicht kommen viel öfter vor als bei den beiden vorigen Kategorien der Gelenkschüsse. Oft handelt es sich um reine Kapselverletzungen; das Projektil bleibt in der freien Innenhöhle oder in einer Synovialfalte bzw. dem subsynovialen Fett stecken. Bemerkens-wert sind die Fälle, bei denen nicht ein Splitter, sondern unzählig viele die ganze Gelenkgegend betreffen, die zum Teil in umgebenden Weichteilen, zum Teil in der Gelenkkapsel und im Gelenkinnern sitzen. — Neben diesen direkten Gelenkverletzungen sind noch die *indirekten* zu erwähnen, d. h. solche, die da-durch entstehen, daß infolge von Diaphysenschußfrakturen entweder Sprünge bis ins Gelenk gehen oder durch Fragmentverschiebungen Anspießungen der Gelenkkapsel erfolgen. Das letztere finden wir namentlich bei suprakondylären Oberschenkelfrakturen am Kniegelenk.

Die *Symptome* einer Gelenkverletzung sind verschiedene. Obwohl das Ge-lenk zu den empfindlichsten Körperteilen gehört, fehlt der Schmerz im Augen-blick der Verwundung wegen der Schnelligkeit der Gewalteinwirkung oft voll-kommen. Nur der sofortige Funktionsausfall deutet gewöhnlich auf das Ge-schehnis. Doch tritt andrerseits oft die Funktion noch für einen gewissen kurzen Zeitraum ein, bis sie, meist infolge eines Blutergusses, nachläßt. Glatte Lochschüsse der Epiphysen beeinträchtigen sogar an den unteren Extremitäten die Soldaten zunächst manches Mal auffallend wenig. Ich habe Fälle gesehen, wo Verwundete selbst mit ausgedehnten Tibiakopffissuren kilometerweit zum Hauptverbandplatz gehumpelt sind. Natürlich sind das Ausnahmen. Denn in der Regel stellen sich bald starke Schmerzen ein. Die Diagnose ist leicht überall da, wo eine offensichtliche Gelenkwunde vorhanden ist. Sie ist auch leicht bei kleineren Hautöffnungen, bei intraartikulären Frakturen, selbst wenn eine Crepitation und abnorme Beweglichkeit nicht zu fühlen ist. Denn die Schwel-lung und Verbreiterung des Gelenks, seine Druck- und Bewegungsempfindlich-keit, ein meistens praller Bluterguß und die Unmöglichkeit, aktiv zu bewegen, sind typische Symptome. Die Diagnose auf Lochschüsse dagegen ist, außer wenn der Schußkanal einwandfrei dafür spricht, nicht leicht zu stellen oder unmöglich.

Selbst Stauchungsschmerz kann fehlen. Dasselbe gilt auch von den reinen Kapselschüssen oder den kleineren Steckgeschossen. Große Projektile können zuweilen Zwangstellungen des Gelenks machen. Bei den Steckschüssen, aber auch manchen anderen Schüssen ist die Entscheidung, ob eine Eröffnung des Gelenks stattgefunden hat, selbst wenn die Hautöffnung dafür sprechen würde, nicht immer sicher. Hier kann nur das Auseinanderhalten der Wundränder und die chirurgische Verfolgung mit dem Messer (nicht mit der Sonde!), sowie das Röntgenbild Aufschluß geben.

Die Behandlung der Gelenkverletzungen hat im I. Weltkrieg eine große Änderung erfahren, die in der Richtung der primären Behandlung aller Wunden liegt. Sie ist einer der großen Fortschritte, die die Kriegschirurgie der Friedenschirurgie gebracht hat. Gerade bei den Gelenken war das Bestreben, eine eventuelle neue durch Operation gesetzte Infektion zu verhüten, verständlich. Bedeutete sie doch mit ihren Folgen hier nicht nur den Verlust der Funktion, sondern bedrohte meistens das Glied und oft das Leben! Der Konservatismus des Arztes war dem Gelenk gegenüber viel festgewurzelter als anderen Körperteilen gegenüber, z. B. der Bauchhöhle. Denn die Probelaparotomie war gebräuchlicher als die Probeeröffnung des Gelenkes. Ein treffendes Bild von dem Wandel der Erfolge, herbeigeführt durch den Wandel der Maßnahmen, gibt der *englische* Sanitätsbericht. In der ersten Etappe behandelte man auch dort mit Drainagen, Spülungen, Aufklappungen. Die Erfolge waren miserabel. Beim Kniegelenk mußten 60%, wenn keine Knochenverletzung vorlag, sonst 80% amputiert werden. Im Jahr 1915 wurde dann durch GRAY der Grundsatz der primären Excision und vollkommener Kapselverschluß eingeführt, 1916 wurde die CARREL-DAKIN-Methode benutzt bei infektionsverdächtigen und infizierten Gelenken, wodurch die verzögerte und die sekundäre Naht möglich wurde. Infolgedessen fiel die Amputationsrate, die 1916 noch 25% betragen hatte, auf 7% im Jahre 1917 und die Mortalität von 15 auf 8%. Auch hinsichtlich der Endresultate bezüglich der Beweglichkeit trat eine erhebliche Besserung ein. — Bei den *Franzosen* trat der Wandel bereits 1915 ein und ist an die Namen SENCERT und DUVAL geknüpft. Letzterer konnte von 64 frischen Verletzungen großer Gelenke 60 primär durch Kapselnaht heilen. Und doch amputierten noch bis 1916 die Ambulanzchirurgen alle ernsteren Kniegelenkschüsse (DELORME). Bei uns *Deutschen* ist der Umschwung an die Namen GARRÈ und vor allem PAYR geknüpft, aber fast alle führenden Chirurgen waren nach den ersten Monaten des Krieges schon zu dieser Einsicht gekommen. Wir müssen die *Früh-* und *Spätbehandlung* unterscheiden.

Die Behandlung der glatten Durchschüsse der Kapsel und der Epiphysenlochschüsse mit kalibergroßen, punktförmigen Öffnungen ist eine konservative. Nur ein bestehender *Bluterguß* muß mittels Trokart von einer gesunden Hautstelle, nicht durch Schußöffnungen abgelassen und eine Spülung mit einem Desinficiens gemacht werden. Auch bei *intraartikulären Frakturen* wird man sich ebenso verhalten, sofern die Schußöffnungen klein und bereits verklebt sind. Das gilt auch für die Verletzungen durch kleinste Granat- oder Minensplitter.

Sind die Öffnungen nur etwas größer, aber bereits verklebt, so wird man individualisieren und sich auch danach richten müssen, ob ein Rauhgeschoß die Verletzung gemacht hat. Ist das der Fall, wird man eher aktiv sein, d. h. die Wunde umschneiden, lose Splitter entfernen bzw. die Resektion machen, während man sich beim Infanteriedurchschuß auch dann eher konservativ verhalten darf. *Wenn aber eine auch selbst kleine Schußöffnung nicht verklebt ist, wenn Synovia herauskommt, wenn also eine Kommunikation zwischen eröffnetem Gelenk und Außenwelt besteht, oder wahrscheinlich ist, tritt die chirurgische primäre Wundbehandlung in ihr Recht. Sie ist dringlich und muß sofort* vorgenommen werden, sobald der Verwundete in die Behandlung des Arztes kommt. Die Maßnahmen der *Früh*behandlung liegen am klarsten in den Fällen der *breiten Eröffnung der Gelenke.* Wenn hierbei keine Knochen- oder Knorpelverletzung vorliegt, so schneide man *mit dem hier besonders notwendigen Wechsel der Instrumente* Haut, Weichteil-, Kapsel-Synovialiswunde im Gesunden aus und vereinige sie durch Nähte miteinander, nachdem man das Gelenkinnere mit 3% Carbolsäurelösung oder $2^0/_{00}$ Rivanollösung[1] gespült und etwa 5—15 ccm dringelassen hat, je nach dem Fassungsvermögen des Gelenks. Andere ziehen die CHLUMSKYsche Phenolcampherlösung, welche von PAYR wieder eingeführt worden ist, vor (Acid. carbol. liquefact. 30,0, Camphor 60,0, Alkohol absolut 10,0). Schäden sind nicht beobachtet. Allein man hüte sich vor Einspritzungen in die Weichteile, wie sie aus Versehen am Handgelenk und Fußgelenk, kurz überall da vorkommen können, wo der Kapselhohlraum an sich ein kleiner ist! Bevor man nicht sicher im Gelenkinnern ist, spritze man nicht ein. Einige Male ist ausgedehnte Gangrän beobachtet worden, weil diese Vorsicht nicht beobachtet worden ist. Auch Vuzinlösung (1:10000) ist im letzten Teil des I. Weltkrieges viel verwandt worden. Im jetzigen Krieg haben namentlich bei den Franzosen die Sulfamide eine große und anscheinend erfolgreiche Rolle gespielt. Entweder wurde das flüssige Septoplix gegeben oder das Gelenkinnere mit Dagénan bestäubt. Aus der Schweiz wurde besonders empfohlen 2—5% Natrium-Cibazollösung zum Spülen und nachheriges Einpudern mit 20% Cibazolborsäurepulver (W. BRUNNER). Außerdem gaben die Franzosen gewissermaßen prophylaktisch vom Eintritt in die Behandlung oral *Dagénan,* an den ersten beiden Tagen je 6 g, an den beiden folgenden 4 g, an den beiden nächsten 2 g. Läßt man ein Desinfiziens in der Gelenkhöhle, so nähe man die Gelenkkapsel bis auf ein Glasdrain zu und verstopfe dieses. Nach 1 Tag (!) läßt man die Flüssigkeit heraus und entfernt das Drain. *Die Hautwunde nähe man weit oder gar nicht, die Gelenkkapsel eng.* Denn die Hautinfektion ist früher zu fürchten als die der Kapsel. Wenn der Defekt so groß ist, daß eine direkte Vereinigung der Kapselränder nicht möglich ist, so werden am besten durch 2 seitliche lange Entspannungsschnitte 2 Brückenlappen gebildet, die von der Unterlage abpräpariert und in der Mitte vereinigt werden, damit der Gelenkkapseldefekt sicher gedeckt ist. Die neu entstandenen Weichteildefekte können dann per granulationem heilen oder später mit THIERSCH- oder REVERDIN-Läppchen gedeckt werden. Ein primärer Gelenkkapselverschluß kommt natürlich nur bei den Gelenken in Frage, wo eine weite Gelenkkapsel einen größeren Gelenkraum umschließt, wie am Schulter-, Ellenbogen-, Hüft-, Knie- und oberen Sprunggelenk. Beim Schulter- und Hüftgelenk gewöhnlich auch nur bei Eröffnung an der Vorderseite. Denn sonst verhindern die dicken Muskelschichten den Austritt von Synovia und lassen daher die Gelenkeröffnung nicht erkennen. Da wo der Gelenkraum klein ist und die Gelenkkapsel straff über den Gelenkspalt zieht, ist er nicht möglich. Hier ist nur ein Verschluß mit Haut möglich.

Wenn zugleich eine *Fraktur* des Knochens vorliegt, so muß bei kleinem Ausmaß eine Splitterentfernung, sonst eine *Resektion* gemacht werden. Ob atypisch oder typisch, hängt von dem Gelenk und der Größe der Fraktur ab. Diejenigen Gelenke, welche später belastet werden müssen, wie Kniegelenk, Fußgelenk, vertragen naturgemäß größere atypische Resektionen schlecht. Denn die Inkongruenz der Gelenkfläche verhindert die erstrebenswerte Ankylose in guter Stellung (im übrigen s. Kapitel Resektionen). Dann fülle man das Gelenk mit Jodoformgaze, nähe es teilweise zu' und mache, wenn es irgend möglich ist, beim nächsten Verbandwechsel nach 4—5 Tagen eine enge Kapselnaht und

---

[1] So banal es erscheinen mag, so sei doch darauf hingewiesen, daß das Antisepticum in destilliertem oder abgekochtem Wasser in sterilisiertem Irrigator gelöst werden muß.

breite *Sekundärnaht* der übrigen Weichteile. *Diese Art der Behandlung wird von der Erfahrung diktiert, daß bei allen breiten Öffnungen sowie bei längerer Drainage ein Gelenk in jedem Fall der sekundären Infektion verfällt.* Die primäre durch das Geschoß im Augenblick der Verwundung bedingte Infektion sucht man durch die Wundrandexcision zu bekämpfen, die sekundäre kann man nur durch einen vollkommenen Abschluß der Kapsel und, wo es nicht geht, der Haut verhindern. *Drainagen sollen nicht länger als 24 Stunden, Jodoformgazetamponaden höchstens bis zum 4. oder 5. Tag liegenbleiben. Eine erneute Tamponade muß unterbleiben, wenn die Wunde nicht infiziert erscheint.*

Bei sehr weitgehenden Knochenzertrümmerungen und Hautdefekten ziehe man namentlich an den unteren Extremitäten die sofortige *Amputation* in Erwägung. So geben z. B. Resektionen mit einer Distanz von über 4—6 cm keine günstige Prognose. Sie heilen meistens mit Schlottergelenken. Doch besteht hier ein Unterschied zwischen Arm und Bein. Am Arm wird man, um das Spiel der Hand zu erhalten, auch Schlottergelenke in den Kauf nehmen. Am Schultergelenk kann man sogar durch späteres Einpflanzen eines Wadenbeinteils das Schlottergelenk aufheben.

Bei *Steckschüssen* wird durchschnittlich das Bestreben sein, das Projektil herauszunehmen, weil es die Quelle der Infektion sein kann. *Allein das darf nur nach vorheriger Röntgendurchleuchtung oder -photographie gemacht werden und auch dann nur von Chirurgen, die in der Gelenkchirurgie bewandert sind, nicht von jedem Feldarzt.* Der von PAYR zuerst aufgestellte Grundsatz, jedes Geschoß in oder in der Nähe des Gelenks zu entfernen, hat leider in praxi deswegen viele unangenehme Folgen gehabt, weil nun jeder Arzt glaubte, an das Steckgeschoß herangehen zu müssen. Oft wurde schon auf Hauptverbandplätzen danach vergeblich gesucht, und die Patienten wurden erst dann an Lazarette mit Röntgenstation geschickt. *Aber was noch schlimmer wirkte, war, daß das Gelenk nach dem Eingriff häufig nicht zugenäht, sondern tamponiert oder drainiert wurde, womit sein Schicksal besiegelt war, weil die Sekundärinfektion mit Sicherheit einsetzte.* Der Standpunkt den Steckgeschossen gegenüber ist verschieden: 1. den Infanteriegeschossen gegenüber kann man eher zuwarten, 2. im Knochen eingekeilte Geschosse ohne Fraktur oder stärkere Fissuren sind harmloser als solche mit Frakturen oder die in der freien Gelenkhöhle liegenden. Die Entfernung der Geschosse ist häufig schwierig. Manches Mal kommt man mit kleinen Schnitten aus, welche sich an den Einschuß anlehnen. Im anderen tut man gut, typische Resektionsschnitte anzulegen, um das Gelenkinnere übersehen zu können. Doch vermeide man Durchschneidung von Haltebändern, wie des Lig. ileofemorale, der Lig. collateralia genus, der Lig. cruciata. Nachher erfolgt immer ein vollkommener Kapselschluß durch Naht oder mit Glasröhrendrainage nach PAYR mit Phenolcampherfüllung für 24 Stunden. Eine längere Drainage ist zu verwerfen wegen Gefahr der Sekundärinfektion. Eine konservative Behandlung ergibt sich bei jenen vielfachen Geschoßteilen, wie sie bei Handgranaten- und Minenverletzungen vorzukommen pflegen, aus dem einfachen Grunde, weil eine Entfernung sämtlicher unmöglich ist und gerade an den zurückgelassenen die Infektionsträger sitzen könnten. Sie ist aber auch im allgemeinen angebracht bei kleinen Granatsplittern trotz ihrer größeren Infektiosität, weil erfahrungsgemäß ihr Auffinden trotz Röntgenlokalisation schwierig ist und durchaus nicht alle eine Gelenkeiterung bedingen müssen (s. a. S. 269f.).

Für die eben gekennzeichneten Maßnahmen der *Früh*behandlung sind 3 Bedingungen maßgebend: 1. die Sicherheit, aseptisch arbeiten zu können, 2. die Zeit, die diese Behandlung erfordert, 3. der Zeitpunkt nach der Verwundung, nämlich die ersten 24—48 Stunden. *Der Termin von 48 Stunden für die Frühbehandlung basiert auf bakteriologischen Untersuchungen, welche gezeigt haben,* *daß die Ergüsse in den Gelenken nach Schußverletzungen bis zu diesem Termin sich gewöhnlich steril oder keimarm erwiesen, selbst wenn sie bereits serofibrinös eitrig waren.* Auch die Franzosen, die sogar bis 60 Stunden gehen, fanden diese überraschende Tatsache. Indessen wäre es unrichtig, daraus den Schluß ziehen zu wollen, daß man jedes eröffnete Gelenk noch bis zu 48 Stunden ohne Schaden zunähen kann. Je größer und je verschmutzter die Weichteilwunde ist, und je weiter das Gelenk eröffnet ist, um so geringer sind natürlich die Aussichten, das Gelenk durch eine primäre Naht vor der Sekundärinfektion zu bewahren. *Aber die Tatsache ist durch viele Erfahrungen erhärtet, daß die Inkubationsdauer der Infektion eines Gelenks etwa 2—3mal so lang ist als die der Weichteile,* die ja nach FRIEDRICHs Untersuchungen nur 6—7 Stunden dauert. Deshalb stehe ich im Gegensatz zu andern auf dem Standpunkt, daß man die Haut gar nicht oder nur weit nähen darf im Gegensatz zur Kapselnaht, die, wenn sie ihren Zweck erfüllen soll, eng sein muß. *Der primäre Gelenkkapselverschluß ist eine Dringlichkeitsoperation. Ihn mit Rücksicht auf die verlängerte Inkubationszeit hinaus zuschieben, ist falsch.* Es ist natürlich, daß durchschnittlich auf Truppenverbandplätzen und auch auf Hauptverbandplätzen zu Zeiten großer Offensiven keine Gelegenheit hierfür ist. Daher hat man versucht, der Infektion durch prophylaktische Anwendung von Antiseptica, welche man in die Gelenke einspritzte, vorzubeugen. Aber es ist hervorzuheben, daß *ohne* chirurgische Maßnahmen ihr prophylaktischer Wert nicht erwiesen ist. Da wo die obige Versorgung nicht möglich ist, kommt der antiseptische Okklusionsverband mit Jodoformgaze, aber keiner Tamponade in Betracht. Ein wichtiges Moment für die Hintanhaltung der Infektion ist ferner die absolute *Fixation* des Gliedes. *Dieselbe wird nur durch Feststellung der beiden benachbarten Gelenke erreicht.* Mit Gipsbinden angewickelte Schienenverbände unter Aussparung der betreffenden verletzten Gelenkpartie sind den zirkulären, gefensterten Gipsverbänden wegen der plötzlichen Möglichkeit auftretender Schwellungen vorzuziehen; Engländer und Amerikaner bevorzugten die Extensionsleerschienen.

Die *Spätbehandlung,* welche nach diesem Termin einsetzt, ist entweder die eines reaktionslosen Verlaufes oder die einer Infektion. Bekommt man nach dieser Zeit eine Gelenkverletzung in Behandlung, die einen reaktionslosen Eindruck bei gutem Allgemeinbefinden macht — Transporttemperatur muß in Betracht gezogen werden — so macht man nichts. *Vor allem dürfen Gazetampons, welche auf der Kapselöffnung liegen, nicht entfernt werden.* Man läßt solche Tampons, wenn sie fest anhaften, 14 Tage bis 3 Wochen darauf liegen. Denn nach ihrer zu frühen Entfernung tritt erfahrungsgemäß leicht eine Sekundärinfektion ein. Auch *Steckgeschosse rühre man dann nicht mehr an. Sie müssen nicht alle vereitern.* Ich konnte z. B. unter 47 primär nicht operierten Steckschüssen nur 3mal später eintretende Vereiterungen feststellen. Dabei waren mehr als die Hälfte Artillerieverletzungen. Man verschiebe ihre Herausnahme, *bis sie Beschwerden machen,* und es ist scharf zu betonen, daß sie das auch im späteren Verlauf in sehr vielen Fällen nicht tun. Selbst bei den breit offenen Gelenkwunden, welche mit Knochenfrakturen — bei Zertrümmerungen trifft das nicht zu — kombiniert sind, kommt, *wenn sie reaktionslos sind,* die Resektion jetzt nicht in Betracht. Denn die Erfahrung hat gelehrt, daß eine Eiterung bei ihnen natürlich nicht ausbleibt, daß aber, wenn man eine Resektion in diesem sog. intermediären Stadium der alten Kriegschirurgen macht, eine latente blande Infektion zu einer akuten schweren werden kann. Der Grund dafür liegt darin, daß sich bereits gewisse Schutzwälle durch Granulationsgewebe gebildet haben, welche nun durchbrochen werden.

Besteht aber bei örtlicher Infektion *allgemeine Reaktion,* dann kommt nur eine gründliche Wundrevision mit Umschneidung des Kanals bis zum Gelenk, eine Splitterentfernung bzw. atypische oder typische Resektion in Frage. Am Kniegelenk ist schon jetzt die Amputation in Erwägung zu ziehen, beim Hüftgelenk die Resektion.

In den Fällen der *Infektion* müssen wir nach PAYR verschiedene Formen unterscheiden, die des *Empyems* und die der *Kapselphlegmone*. Das Empyem, d. h. der eitrige Gelenkerguß in einer gewöhnlich nur mäßig veränderten Gelenkkapsel hat als Vorläufer die Veränderung des serösen in den serös eitrigen oder des rein blutigen in den blutigen zersetzten Erguß. Beim *Empyem* sind die Formen des Gelenks erhalten bis auf die Vorwölbungen der angefüllten Kapsel. Die Haut zeigt zunächst keine Rötung und kein Ödem. Das Gelenk wird leicht gebeugt gehalten. Aktive Beweglichkeit zunächst nicht aufgehoben. Selbst passive nicht besonders schmerzhaft. Besondere spontane Schmerzen pflegen nicht zu bestehen, Druckschmerzhaftigkeit zeigt sich nur an den gespannten Kapselteilen. Die Probepunktion ergibt reichlichen dünnflüssigen Eiter. Das Allgemeinbefinden ist weniger gestört; die Temperatur hält sich mit Schwankungen unter 39,0⁰. Im Gegensatz dazu zeigt die *Kapselphlegmone* eine diffuse Schwellung der ganzen Gelenkgegend infolge von Entzündung der paraartikulären Weichteile, mit teigigem Ödem. Sie zeigt, wenn sie nicht mit Empyem kombiniert ist, meistens nur geringen eitrigen Erguß bei schmierig belegter hochroter, geschwollener Synovialis, in welcher Eiterpröpfe sitzen können wie bei der Angina oder Wurmfortsatzentzündung. Auch das subsynoviale Binde- und Fettgewebe ist sulzig ödematös oder eitrig infiltriert. Aktive Bewegungen sind unmöglich, passive sehr schmerzhaft. *Das ganze Gelenk ist auf Druck in allen Partien und spontan sehr schmerzhaft, so daß der Patient es ohne fixierenden Verband nicht aushalten kann.* Das Allgemeinbefinden ist schwer gestört, das Fieber, oft mit Schüttelfrost beginnend, ist nicht selten von septischem Charakter. *Diese scharfe Trennung PAYRs läßt sich gewöhnlich nicht machen.* Denn meistens finden wir eine Kombination beider Bilder. Der Beginn der Infektion kann ein allmählicher sein. Die Temperatur steigt staffelförmig wie beim Typhus an. Oder der Verlauf ist 8—9 Tage ein reaktionsloser und plötzlich beginnt, nicht selten mit Schüttelfrost, das Bild auch der örtlichen Infektion. Letzteres ist bei Steckschüssen und intraartikulären Frakturen häufig der Fall. Daß schon am Tage nach der Verwundung das ausgesprochene Bild einer schweren Gelenkinfektion vorliegt, ist selten der Fall. 2—4 Tage pflegen gewöhnlich darüber zu vergehen. Es muß betont werden, daß diese, bald nach der Verwundung stürmisch beginnenden Gelenkinfekte, wie wir sie im Frieden zu sehen gewohnt sind, im Kriege an Zahl zurücktreten. Damit soll aber nicht gesagt sein, daß auch der weitere Verlauf ein leichterer ist. Derselbe kann im Gegenteil nicht ernst genug aufgefaßt werden. Unterschiede kommen nicht nur infolge der Schwere des Infektes, sondern auch je nach den Gelenken vor. Wenn 21 Tage reaktionslos vorübergegangen sind, braucht man eine Infektion im allgemeinen außer beim Hüftgelenk nicht mehr zu fürchten. Die entzündlichen Hauterscheinungen sind oft auffallend gering. Jede Rötung kann fehlen, auch die Schwellung ist namentlich bei den schleichenden Formen häufig ganz gering. Man versäume bei Verdacht einer Gelenkinfektion nie mit der Hand die Temperaturen der beiderseitigen Gelenke zu vergleichen! Denn selbst die spontane Schmerzhaftigkeit braucht sich, da ja das Glied meistens schon geschient ist, nicht besonders bemerkbar zu machen. Es ist auffallend, wie in einigen Fällen selbst bei bipolarem Druck kein Stauchungsschmerz im Gelenk auftritt und sogar Bewegungen geringeren Ausmaßes keine besondere Empfindung hervorrufen müssen. Dagegen ist auf die *Druckempfindlichkeit namentlich in den Gelenkspalten* viel zu geben. Nach vollkommen reaktionslosem Verlauf kann dieses Ereignis noch nach 14 Tagen eintreten. Besonders aufmerksam zu machen ist auf die *schleichenden Infektionen* der Gelenke bei infizierten Schußbrüchen in ihrer Nähe oder auch entfernt davon. Denn oft gehen feine Fissuren, die vom Röntgenbild nicht zu erfassen sind, bis ins Gelenk und geben den Weg für die Infektion ab. Auffällig ist dabei, daß man meistens die äußeren Anzeichen für das Befallensein des Gelenks vermißt. Die Verwundeten kommen herunter, obwohl man an der Frakturstelle selbst keinen Anhalt dafür findet. Die Punktion ist gewöhnlich negativ, weil in diesen Gelenken nur wenig Eiter ist. Erst die von GULEKE im jetzigen Krieg wieder empfohlene *Probearthrotomie* mit kleinem Schnitt deckt das Bild auf. Die hochrot geschwollene Synovialis ist schmierig belegt, zeigt Eiterpfröpfchen und oft Perforationen, die manches Mal zu großen Röhrenabscessen führen, die vorher nicht zu diagnostizieren waren.

Die Günstigkeitsskala hinsichtlich der Prognose ist aus beifolgender Tabelle zu ersehen:

Tabelle 11. I. Weltkrieg[1].

Gelenk	Amerikanischer Sanitätsbericht[2]		Französischer Sanitätsbericht, nur die Lazarettkranken der Etappe und Heimat umfassend. Zahlen von mir errechnet						
	Zahl der Fälle	Zahl der Toten	Zahl der Fälle	Zahl der Toten	Zahl der Operierten	Zahl der Amputierten	Zahl der gestorbenen Amputierten	Geheilt ohne Störung	Geheilt mit schweren funktionellen Störungen ohne die Amputierten
1. Handgelenk	1850	28 =1,51%	—	—	—	—	—	—	—
2. Fußgelenk	2311	47 =2,03%	—	—	—	—	—	—	—
3. Ellenbogengelenk	1522	39 =2,56%	8012	241 =3%	3452 =43,1%	259 =3,2%	4 =1,5%	3325 =41,5%	4191 =52,5%
4. Kniegelenk	5096	223 =4,38%	10794	804 =7,5%	5837 =54%	768 =7,1%	56 =7,3%	4241 =39,3%	5037 =46,7%
5. Schultergelenk	9297	472 =5,08%	21920	884 =4,0%	10141 =46,2%	703 =3,2%	46 =6,5%	9947 =45,4%	10440 =47,6%
6. Hüftgelenk	3118	302 =9,69%	7219	924 =12,8%	4283 =59,5%	208 =2,88%	73 =35,1%	2414 =33,4%	3746 =51,9%
Summa	23194	1111 =4,6%	47945	2853 =5,9%					

Aus den Tabellen 11 und 12 ist zu ersehen, daß die *Schußverletzungen des Hüftgelenks hinsichtlich des Lebens, der Erhaltung des Gliedes und der endgültigen Heilung die ungünstigste Prognose geben.* Auffällig ist, daß das Schultergelenk bei den Amerikanern am zweitungünstigsten fortkommt, während bis dahin immer, wie es auch bei den Franzosen der Fall ist, das Kniegelenk an zweiter Stelle stehend angenommen wurde.

Durch diese Erfahrungstatsache wird unser Verhalten gegenüber den Infektionen der verschiedenen Gelenke beeinflußt. Wir können am Ellenbogengelenk viel konservativer bei der Bekämpfung vorgehen als z. B. am Kniegelenk. Bei reinen Empyemen ohne Kapselphlegmone kommt zunächst wiederholte Punktion mit Auswaschung des Gelenks mit $^2/_{1000}$ Rivanol, 3% Carbolsäure oder einem anderen Desinfiziens (Sulfanilamidpräparat) in Frage oder das namentlich

---

[1] Im jetzigen Krieg hatte das Sonderlazarett des Oberkommandos des Heeres eine Sterblichkeit von 3,4%; sekundär reseziert wurde in 6,8%, sekundär amputiert 10,3%. Absolute Zahlen sind nicht angegeben.

[2] Bd. 11, Part. I Tabelle 20 auf S. 65.

Tabelle 12. Vergleich der Gelenkschüsse von JIMENO VIDAL im Spanischen Bürgerkrieg und denen von WUSTMANN im zweiten Weltkrieg (Sonderlzarette).

JIMENO VIDAL		Sterblichkeit	Amputation	WUSTMANN		Sterblichkeit	Amputation
1. Schultergelenk .	67		0	Schultergelenk .	222	0	0
2. Ellenbogengelenk	290	0	0	Ellenbogengelenk	183	1	3
3. Handgelenk . .	199	0	0	Handgelenk . . .	126	0	0
4. Sprunggelenk .	238	0	0	Sprunggelenk . .	109	1 Pneum.	0
5. Hüftgelenk . . .	55	8 = 14,6%	0	Hüftgelenk . . .	38	8 = 21%	0
6. Kniegelenk[1] . .	433	30 = 6,9%	?	Kniegelenk . . .	288	8 = 2,78%	12
	1282	38 = 2,2%	?		966	18 = 1,8%	15

von PAYR empfohlene Verfahren der Behandlung mit Phenolcampher. Dieser wirkt antiseptisch, hyperämisierend, schmerzstillend und mechanisch durch die angeregte Exsudation den Kapselschlauch entfaltend.

Man macht an einer vom Einschuß entfernten Stelle des betreffenden Gelenks eine kleine Incision, läßt den eitrigen Erguß ab, führt ein Glasdrain ein, spült und füllt nun etwas Phenolcampher hinein. Die Menge schwankt je nach dem Gelenk zwischen 3—15 ccm; für das Ellenbogengelenk z. B. 3 ccm, für das Kniegelenk 10—15 ccm. Das Glasdrain wird dann zugestopft, damit das Gelenk völlig verschlossen ist. Den Wattepfropfen entfernt man nach 24 Stunden. An Stelle des Eiters pflegt nun meistens eine bräunlich-rote Flüssigkeit, welche mit Fibrinflocken untermischt ist, herauszufließen. Wenn das Gelenk noch druckempfindlich und geschwollen ist, wird die Füllung noch 1—2mal wiederholt. Sobald die Temperatur heruntergegangen und das Gelenk schmerzlos geworden ist, läßt man das Drain noch 1—2 Tage zur Vorsicht darin. Dann aber entferne man es. Die kleine Öffnung schließt sich schnell von selbst.

Nach 14—21 Tagen können dann Bewegungsübungen gemacht werden. Zuweilen werden gut bewegliche Gelenke erzielt. Leider sind diese Heilerfolge nicht zahlreich. Man findet sie nur bei *blanden Infektionen* und vorzugsweise dann, wenn es sich noch nicht um ein rein eitriges, sondern mehr um ein serofibrinöses Exsudat, handelt. Der Grenzen dieser Behandlungsmethode muß sich der Arzt bewußt bleiben. Zu verwerfen ist es, wenn die Phenolcampherfüllung länger als eine Woche angewandt wird. *Ist bis dahin die Temperatur nicht zur Norm gesunken und zeigt das Gelenk keine entschiedene Besserung, so ist die Bekämpfung der Gelenkinfektion bei geschlossenem Kapselraum nicht mehr möglich.* Dann muß dem Sekret Abfluß gegönnt werden. Hier scheiden sich nun die Meinungen der Chirurgen. Die einen stehen auf einem *konservativen* Standpunkt. Sie machen nur kleine Incisionen und drainieren, wenden essigsaure Tonerdenumschläge, Heißluft und Kataplasmen an, spalten parartikuläre Abscesse, hüten sich aber vor großen Einschnitten und Resektionen. Auch die Stauungshyperämie, namentlich in der Form der rhythmischen Stauung, wird empfohlen, jedoch eignen sich hierfür nur leichte Infektionen und glatte Durchschüsse ohne Knochenverletzungen[2]. *Indessen sei ausdrücklich darauf hingewiesen, daß leichte Infektionen im Beginn häufig durch absolute Ruhigstellung im Gipsverband mit gleichzeitiger Feststellung der beiden benachbarten Gelenke zu beeinflussen sind.* Die anderen stehen auf dem *aktiven* Standpunkt. Sie machen frühzeitig große Gelenkincisionen (Arthrotomien) und resezieren bald. Nach meinen Erfahrungen retten die ersten mehr Glieder, verlieren aber mehr Patienten, die zweiten retten sicher mehr Leben; ob sie wirklich mehr Glieder opfern, bleibt noch dahingestellt. Genau wie ein Absceß am schnellsten heilt, wenn man ihn der ganzen Länge nach spaltet, so heilt auch ein vereitertes Gelenk um so schneller aus. Rücksicht auf eine Wiederkehr

---

[1] Aber von seinen 102 Kapselphlegmonen starben allein trotz Amputation 27 = 26,4%.

[2] SCHMIEDEN sah bei leichten beginnenden Infektionen namentlich des Hand- und Fußgelenks beachtliche Erfolge.

der Funktion zu nehmen, ist nach einmal eingetretener Eiterung nicht mehr notwendig. Denn in der Regel versteifen solche Gelenke bei beiden Arten der Behandlung. Für die breite Arthrotomie spricht ferner bei Gelenken mit mehreren Abschnitten der Umstand, daß es dadurch oft gelingt, die Eiterung auf einen Abschnitt zu beschränken. Das tritt besonders deutlich zutage bei den Erkrankungen des vorderen Recessus des Kniegelenks.

Zu erwähnen ist hier das Verfahren von WILLEMS. Nach langen Arthrotomien werden unter Fortlassen jeder Immobilisation aktive Bewegungen gemacht, nachdem für die ersten 48—72 Stunden 2stündlich gewechselte heiße Umschläge gemacht worden sind. Sie müssen am Tag jede Stunde, in der Nacht mindestens 2—3mal gemacht werden. Es ist überraschend, daß diese Bewegungen nur anfangs schmerzhaft, ja daß Verwundete mit Kniegelenkeiterung sogar trotz profuser Absonderung bald aus dem Bett und umhergehen können. Diese Behandlung soll sich am besten für das Ellenbogen- und Kniegelenk, weniger für Hand- und Fußgelenk eignen. Durch extreme Beugungen und Streckungen wird der Eiter am besten aus dem Gelenk herausgepreßt. Die Absonderung, zunächst sehr stark, nimmt bald ab, man kann zur allmählichen Verkleinerung der Gelenköffnung durch Sekundärnaht schreiten. Die Beweglichkeit soll in einigen Fällen eine vollkommene, in den anderen eine gute geworden sein. Voraussetzung ist, daß der Muskelbandapparat nicht wesentlich gestört ist und keine oder nur geringe Knochenverletzungen vorliegen, und wie mir scheinen will, eine nur milde Infektion besteht, so daß diese Methode in den gleichen Fällen Erfolge verspricht, wie die Phenolcampherbehandlung PAYRs, d. h. bei den reinen Empyemen. WILLEMS soll (nach HOHLWEG) bei 100 Kniegelenkschüssen nur 2 Versteifungen und 1 Resektion gehabt haben. WILLEMS kann sich nicht vieler Befolger seiner Methode rühmen. Die wenigen günstigen Resultate beziehen sich meistens auf Empyeme nach Infektionskrankheiten bei Kindern, welche an sich eine bessere Prognose haben, ebenso wie die reinen metastatischen Empyeme.

Wenn es zu einer *totalen Vereiterung* gekommen ist, welche sich durch eine gleichmäßige Schwellung, Druckempfindlichkeit und spontane Schmerzen des ganzen Gelenks kundtut, so ist diese beim Hüftgelenk und Kniegelenk *sofort* mit Resektion zu bekämpfen. *Ich betone ausdrücklich, auch bei primärer reiner Weichteilverletzung* (s. den Abschnitt über Resektionen). Denn der Knochen ist hier das Hindernis für den guten Eiterabfluß und muß daher entfernt werden. Bei intraartikulärer Fraktur — nicht bei Lochschüssen — und eingetretener Eiterung ist ja die Resektion selbstverständlich. Nur beim Schulter-, Ellenbogen-, Hand- und oberen Sprunggelenk kann man auch bei Totalvereiterung die Arthrotomie zunächst versuchen. Die Fälle der sog. *Spätresektionen* bei Eiterung sind während des Krieges sehr oft schon Amputationsfälle gewesen. Denn bei ihnen lagen gewöhnlich schon *parartikuläre Abscesse,* häufig in Form von Röhrenabscessen oder Sehnenscheidenphlegmonen z. B. am Knie-, Hand- und Fußgelenk vor, die infolge Durchbruchs der Kapsel entstanden waren. Die Ursachen dieser Durchbrüche sind meines Erachtens zum größeren Teil nicht der Druck des unter Spannung stehenden Eiters, sondern lokale Abscedierungen der Kapselwand. Denn sie treten ebenso auch dann auf, wenn dem Eiter durch Incisionen bereits Abfluß verschafft ist. Oft bilden sich die Röhrenabscesse infolge von Infektion von ausgedehnten Hämatomen in den präformierten Hohlräumen zwischen den Muskeln. Die Diagnose dieser Eiterungen macht Schwierigkeiten, weil sie häufig, von Muskeln bedeckt, weiterkriechen und entzündliche Erscheinungen an der Haut vermissen lassen. *Wenn eine Resektion nicht innerhalb von 14 Tagen zum Fieberabfall und Besserung des Allgemeinbefindens führt, dann muß eine Amputation angeschlossen werden. Irrig ist es ferner, in denjenigen Fällen noch eine Resektion machen zu wollen, wo bereits deutliche Zeichen einer Allgemeininfektion vorliegen. Hier kommt nur die Amputation in Frage.* Bei einigen Gelenken, besonders am Kniegelenk, hat man an Stelle der Resektion die *Aufklappung* mit Durchschneidung sämtlicher äußerer und innerer Gelenkbänder empfohlen unter Hinweis darauf, daß die Gliedmaßen dadurch keine Verkürzung erleiden[1]. Dieser Vorteil wird aber durch den Nachteil des schlechteren Eiterabflusses wettgemacht. Es kommt daher viel eher zu Retentionen und die Nachbehandlung ist schwieriger. Über Einzelheiten, Nachbehandlung und Erfolge der Resektionen s. das betreffende Kapitel, indem auch Stellung zu den Resektionsgegnern genommen ist. Die Behandlung der infizierten Gelenke verlangt dauernde Aufmerksamkeit des Chirurgen auf Komplikationen, den Allgemeinzustand und zweckmäßige Fixation. Die Feindmächte rühmen auch hierfür die CARREL-DAKIN-Behandlung als die zweckmäßigste neben Extension. Sie legen ferner einen besonderen Wert darauf, die Drains nicht durch die Gelenke, sondern nur bis eben in die Gelenke zu bringen; denn sie fürchten sonst Granulationsbildungen und Bildung von trennenden Wänden. Die Lagerung muß so sein, daß wenn eine Ankylose eintreten sollte, diese in der für den Gebrauch besten Stellung erfolgt (s. unter Resektionen).

Die *Prognose* ist sehr verschieden. Viele glatte Durchschüsse durch die Kapsel und Epiphysenlochschüsse heilen in kürzester Zeit mit Beweglichkeit. Volle Beweglichkeit kommt nach meinen Erfahrungen nur bei aseptischen Fällen vor. Gelenkknorpeldefekte erhalten keinen vollwertigen Ersatz. Meistens bildet sich an diesen Stellen nur ein glattes derbes Bindegewebe, in seltenen Fällen Faserstoffknorpel. Knochendefekte von kleinerem Umfang scheinen sich zuweilen vollkommen auszugleichen, was deswegen auffallend ist, weil die spongiöse Knochensubstanz im allgemeinen nur eine geringe ossifizierende Eigenschaft hat. Vollkommen verlorengegangene fibröse Gelenkkapsel kann sich wieder bilden. Gute Nearthrosen finden sich zuweilen am Hüft-, oberen Sprung- und Ellenbogengelenk. Um *Versteifungen*[2] vorzubeugen, sind frühzeitige Bewegungen nach Abklingen der Infektion von seiten des behandelnden Arztes auszuführen. Sie sollen nicht eine Domäne von Orthopäden, Masseuren oder medicomechanischen Instituten sein, weil mit dem Warten auf diese die beste Zeit verstreicht. Bestehende Wunden dürfen nicht abhalten. Zur passiven Mobilisierung sind die billigen SCHEDEschen Schienen und der ENGELHARDTsche Pendeltisch zu empfehlen, welch letzterer einen großen orthopädischen Instrumentensaal ersetzt. Die Behandlung arthrogener und myogener Kontrakturen ist zu unterstützen durch prolongierte warme Bäder, durch Heißluftbehandlung und Kataplasmen oder gewöhnliche feuchte PRIESSNITZsche Umschläge. Will der Arzt stärkere Bewegungen machen, so empfiehlt sich entweder die Anwendung der Blutleere nach LANGE oder eine Stauung, die 40 bis 50 Minuten vorher beginnt. Beide machen das Vorgehen leichter und schmerzloser. Intramuskuläre bzw. parartikuläre Novocaininjektionen sind empfohlen. Im jetzigen Krieg werden besonders Novocaininfiltrationen des zugehörigen Sympathicus gerühmt. Als Maßstab für die gewöhnlichen passiven Bewegungen kann man durchschnittlich festhalten, daß die Schmerzen nach ihnen nicht länger als $1/2$ Stunde anhalten dürfen. Förderlich ist es, auch das neuerrungene Ausmaß durch stundenlange Fixierung an federnde Schienen, z. B. CRAMERsche Schienen, zu erhalten. Oder man verwende die von KAUSCH angegebenen Handtuchschwebeverbände, bei welchen das Glied durch das Gesetz der Schwere gezwungen wird, in Beugung oder Streckung zu gehen. Sie sind besonders praktisch für Kontrakturen des Kniegelenks. Trotz aller Mühen kommt man jedoch manches Mal über einen gewissen Punkt nicht hinweg. Dann muß man in Narkose das Brisement forcé machen und, kommt man damit nicht zum Ziel, die blutige Durchtrennung von Muskeln, Sehnen oder der Kapsel. In manchen Fällen kommen später plastische Gelenkmobilisationen nach PAYR und LEXER in Frage,

---

[1] LÄWEN hat beim Kniegelenk an Stelle der Resektion die frontale Abmeißelung der Femurkondylen empfohlen (s. Kniegelenk).

[2] Über die günstigsten Stellungen bei Versteifung siehe die einzelnen Gelenke und S. 260.

deren Erfolge sehr vom guten Willen des Patienten abhängen und nicht immer sicher sind. Über die *Endresultate* bei Geheilten hat ERLACHER eine umfassende Statistik gebracht.

Unter *284 Schultergelenkschüssen* fand er in 5 Fällen = 1,7% normale, in 147 = 51,7% stark oder mäßig eingeschränkte Beweglichkeit, in 46 Fällen = 16,2% Schlottergelenke, in 86 Fällen = 30,3% Ankylosen. Unter diesen 284 Fällen waren 20 Resektionen ausgeführt und 22mal hatten schwerste Zertrümmerungen vorgelegen. Unter *530 Ellenbogengelenkschüssen* waren 47 Resektionen und 15 schwerste Gelenkzertrümmerungen. Hier bestand in 4 Fällen = 0,7% normale, in 212 Fällen = 40,0% mäßig beschränkte, in 37 Fällen = 6,9% stark beschränkte Beweglichkeit, in 43 = 8,1% Schlottergelenk, in 234 = 44,2% Ankylose. Unter *123 Handgelenkschüssen* mit 4 Resektionen waren in 4 Fällen = 3,2% normale, in 27 = 22,2% mäßig, in 19 = 15,4% stark eingeschränkte Beweglichkeit, 1mal = 0,8% ein Schlottergelenk, in 72 = 58,5% Ankylosen. Unter *110 Hüftgelenkschüssen* mit 9 Resektionen und 19 Fällen schwerster Gelenkzertrümmerungen fand sich in 2 = 1,8% normale, in 17 = 15,5% mäßig, in 12 = 10,9% stark eingeschränkte Beweglichkeit, in 14 = 12,7% Schlottergelenke, in 65 = 59,1% Ankylosen. Von *260 Kniegelenkschüssen,* bei denen häufig Aufklappen und in 14 Fällen Gelenkresektionen gemacht waren, waren 3 = 1,1% normal beweglich, 36 = 13,9% mäßig, 74 = 28,4% stark eingeschränkt beweglich, 8 = 3,1% Schlottergelenke, 139 = 53,5% Ankylosen. Von *232 Sprunggelenkverletzten,* bei denen 12mal Resektion und 10mal der Talus entfernt war, hatten 4 = 1,6% normale, 56 = 24,1% mäßig, 27 = 11,6% stark eingeschränkte Beweglichkeit, 4 = 1,7% Schlottergelenke, 141 = 60,8% Ankylosen. Hinsichtlich der *Kniegelenke* sei aber noch die THÖLEsche Statistik erwähnt, bei der unter 121 geheilten Schüssen nicht weniger als 43 = 35,5% eine normale Beweglichkeit hatten, wovon 36 = 29,7% sogar kv[1] wurden, 17 = 14% wurden gv, 7 = 5,8% av und 40 = 33% ku. Und AXHAUSEN erzielte unter 32 primär operativ angegangenen Gelenken sogar 23 = 65,5% ein bewegliches Gelenk. Über die Erfolge der Franzosen s. S. 232. Über die Erfolge der Resektionen s. dieses Kapitel.

Von Interesse ist, daß im jetzigen Krieg die Gelenkschußverletzungen, im Flugzeug erworben, hinsichtlich der Infektion eine viel bessere Prognose ergeben. KIMBACTER teilte mit, daß von 128 Gelenkschüssen 69,6% mit voller Beweglichkeit ausheilten.

Über die *Sterblichkeit* sei folgendes angeführt:

Im Deutsch-Französischen Krieg 1870/71 starben von 5551 Gelenkverwundeten 1993 = 35,9%, im Russisch-Japanischen Krieg nach BORNHAUPT von 157 Verwundeten 7 = 4,4%, im Balkankriege (VOLLBRECHT-WIETING, EXNER und POHL) von 356 Gelenkschüssen 14 = 3,9%, im Amerikanisch-Spanischen Krieg 1898/99 3,74%, im I. Weltkriege (ZAHRADNITZKI, GUNDERMANN, KAEHLER, PETERMANN-HANCKEN, KÖNNECKE, LINSMANN) von 538 Gelenkschüssen 37 = 6,8%. PERTHES errechnete aus 148 Fällen der Heimatlazarette 1916, also zu einer Zeit, wo die aktive primäre Behandlung noch nicht Allgemeingut war, 7,7% Mortalität, und zwar die der Kniegelenke mit 14,6%, der Hüftgelenkschüsse nur mit 8,3%, wohl weil die Mehrzahl dieser letzteren schon an der Front gestorben waren. Diese im Verhältnis zur amerikanischen und französischen Statistik ungünstigen Erfahrungen datieren aber aus den ersten Kriegsjahren[2]. Von besonderem Interesse ist eine Statistik SCHENKs, welcher auf dem Standpunkt der Frühoperation und Frühresektion steht: Sie hat unter 134 Verletzungen großer Gelenke, und zwar überwiegend durch Granatsplitter nur 3 Todesfälle = 2,2%, und zwar allein beim Kniegelenk (darunter 1 Gasbrand).

Die Fortschritte der Kriegschirurgie sind durch Vergleich dieser Zahlen und der Tabelle mit den Mortalitätszahlen von 1870/71 zu ersehen: Hüftgelenk 79,7%, Kniegelenk 50,7%, Schulter 34,6%, Fußgelenk 30,2%, Ellbogengelenk 20,8%, Handgelenk 18,2%.

Wichtig ist die Frage des *Transports* bei den Gelenkschüssen. Solche Verwundete dürfen nicht eher abgeschoben werden, bevor nicht die Frage der Infektion geklärt ist, es sei denn, daß der Transport nur wenige Stunden dauert. *Die Entscheidung darüber kann nicht vor 21 Tagen abgegeben werden, da sog. Spätinfektionen gerade bei Gelenken nicht selten eintreten.* Infizierte Gelenke sollen nicht transportiert werden. Auch nach abgeklungenem Infekt

---

[1] kv = kriegsverwendungsfähig, gv = garnisonsverwendungsfähig, av = arbeitsverwendungsfähig, ku = kriegsunbrauchbar.
[2] Siehe Tabelle 11 auf S. 232.

Tabelle 13. Vergleich der Behandlungsergebnisse von Schußfrakturen und Gelenkschüssen mit früheren Kriegen. Sterblichkeit.

| | 1870/71 | I. Weltkrieg 1914/1918 | | Spanischer Bürgerkrieg 1936/1939 J. VIDAL | II. Weltkrieg Einzelstatistiken |
		Amerikan. S.-B.	Französ. S.-B.[1]		
Schußfrakturen . .	39,9%	12,3%	6,3%	1,5%	WUSTMANN 1,5%
Gelenkschüsse . . .	35,9%	4,6%	5,9%	2,2%	WUSTMANN 1,8% HUNDEMER 2,8%

warte man noch mindestens 14 Tage damit. Als Spättransportverband kommt nur der gefensterte Gipsverband in Frage. Bei großen Fenstern muß die Fixation durch starre besonders angewickelte Schienen gesichert werden. Da Gelenke besonders leicht mit Transporttemperaturen reagieren, so sei man mit der Beurteilung des Fiebers bei Verwundeten mit Gelenkschüssen unmittelbar nach Transporten vorsichtig und lasse sich nicht zu voreiligen Eingriffen verleiten.

XIII. Amputationen.

Sehr gute Zahlen konnte ich errechnen aus dem *französischen* Sanitätsbericht, der allerdings nur die Etappen- und Heimatlazarette umfaßt. Es wurden von 1485359 Gliedmaßenschußverletzungen (Weichteile und Knochen) 54808 = 3,7% amputiert. Bei Frakturen der 6 langen Röhrenknochen allein wurden von 183821 Fällen 30203 amputiert = 16,4%, wovon 0,9% starben. Es wurden infolge von Frakturen der oberen Gliedmaßen 12,2% mit 0,8% Sterblichkeit, von denen der unteren Gliedmaßen aber 20,6% mit 1,1% Sterblichkeit amputiert. Und zwar wurden von Schußfrakturen des Oberarms 15,6% mit 0,7%, des Vorderarms 7,9% mit 0,8%, vom Oberschenkel 28,9% mit 1,3% und vom Unterschenkel 11,0% mit 0,8% Todesfällen amputiert. — Da die Gesamtzahl der Amputationen im Bereich der *langen Röhrenknochen* 35793 beträgt, so waren die überschießenden 5590 Amputationen wahrscheinlich bedingt durch schwere Verletzung und Infektion von reinen Weichteil- und von Gelenkschüssen. Ergänzend füge ich hinzu, daß CLAVELIN die Sterblichkeit bei primären Amputationen auf 6—10%, bei sekundären auf 12—15% und bei Gasödem auf 35—45% schätzt. Sehr aufschlußreich sind auch die amtlichen Zahlen der *Amerikaner*. Sie bringen auf Tabelle 38[2] die Zahlen der Amputationen für die einzelnen Frakturen der langen Knochen. Leider setzen sie diese Zahlen nicht in Beziehung zu den Zahlen der Frakturen. Da es sich aber um Gesamtzahlen der Amputationen handelt, so erscheint es mir erlaubt, sie zu den Gesamtzahlen der Frakturen in Tabelle 31[3] in Beziehung zu setzen, wenn in dieser allerdings auch die fast ebenso zahlreichen „Non battle"-Frakturen eingeschlossen sind. Die Prozentzahlen der Amputationen zu den Schußfrakturen allein können also nur höher sein, nicht aber niedriger, da bei den „Non battle"-Frakturen nur etwa ein Fünftel komplizierte sind (Tabelle 30). Es ergibt sich folgendes Resultat: Amputiert wurden unter sämtlichen Frakturen der 6 langen Knochen 13,2%, und zwar an den oberen Gliedmaßen 8,2% mit 5,3% Sterblichkeit, an den unteren 17,5% mit 4,1% Sterblichkeit. Im einzelnen waren entsprechend der Zahl der Frakturen jedes einzelnen Knochens: Oberarmamputationen 14,3%, Unterarm 4,8%, Oberschenkel 36,7% (!), Unterschenkel 9,8%.

Diese Zahlen im Vergleich mit obigen französischen Zahlen ergeben die Häufigkeit der Amputationen bei Schußfrakturen der langen Röhrenknochen in der Stufenleiter: Oberschenkel, Oberarm, Unterschenkel, Unterarm. Sehr interessant ist der Vergleich der Todeszahlen nach Amputationen beider Statistiken. *Die auffallend geringe Sterblichkeit bei den Franzosen ist nur dadurch zu erklären, daß es sich bei ihnen um Fälle der Etappen- und Heimatlazarette handelt, während die Amerikaner auch die Frontlazarette umfassen.* Die Todeszahlen *nach Amputationen* wegen Schußfrakturen der langen Röhrenknochen betragen bei den Amerikanern insgesamt 4,5%, für den Oberarm 5,3%, Vorderarm 5,2%, Oberschenkel 4,2%, Unterschenkel 4,1%. Und die Tabelle 38 gibt uns weiter einen wichtigen Aufschluß darüber, *wann* die Amputationen gemacht sind.

---

[1] Der französische Sanitätsbericht umfaßt nur die Etappen- und Heimatlazarette.
[2] Bd. 11, Part I, S. 505.   [3] Bd. 11, Part I, S. 493.

Tabelle 14.

Glied	Gesamtzahl der Amputationen	Amputationen v. 1.—3. T.	%	Amputationen v. 4.—7. T.	%	Amputationen v. 1.—7. T.	%
Oberarm	727	557	76,7	42	5,7	599	82,5
Unterarm	444	355	79,9	14	3,1	369	83,0
Oberschenkel	1817	1020	56,1	142	7,8	1162	63,9
Unterschenkel	1190	700	58,8	53	4,4	753	63,5

Auffällt in diesen Zahlen, daß die Prozentzahl der Amputationen an der unteren Extremität soweit hinter der der oberen zurücksteht. Das ist meines Erachtens nur dadurch zu erklären, daß die Sterblichkeit der Schußbrüche der unteren Gliedmaßen bald nach der Verwundung eine größere ist, und somit die Amputation gar nicht in Frage kam. Und nun ist von bedeutsamer Wichtigkeit, daß hier die Zahlen in den Zeiten der fortschreitenden Infektion im Gegensatz zu den oberen Extremitäten bedeutend zunehmen, um dann stark abzufallen und sich auf derselben Höhe in den weiteren 6 Monatszeiten zu halten. So beträgt die Amputationszahl für den Oberschenkel vom 16.—31. Tag 7,1%, vom 2.—6. Monat 10,9% aller Oberschenkelamputierten, Unterschenkel vom 16.—31. Tag 5,3%, vom 2.—6. Monat 7,1%, während die Oberarmamputationen in der Zeit vom 16.—31. Tag 2,4%, vom 2.—6. Monat 2,2%, die Unterarmamputationen vom 16.—31. Tag 2,5%, vom 2.—6. Monat 2,5% der Amputationen betrugen. Beim Vergleich aller amerikanischen Zahlen darf entnommen werden, daß 1. die oberen Extremitäten zunächst mehr primäre Amputationen wegen der Verletzung an sich, d. h. häufigeres Mitbefallensein von großen Arterien und Nerven wegen der geringen Weichteilmasse verlangen, und daß 2. die Infektionen an den unteren Extremitäten schwerer verlaufen und häufiger zu Spätamputationen Anlaß geben. Ein Vergleich zwischen den Statistiken der Feindmächte und den deutschen Einzelzahlen ist nicht möglich. Ein Schluß kann nur bedingt gezogen werden für die Amputationen der *Oberschenkelschußfrakturen*, die die bedeutungsvollsten wegen ihrer Gefährlichkeit sind. Wenn FRANZ angibt, daß von 711 Oberschenkelschußfrakturen der Front nur 12,5% amputiert wurden, aber mit einer Mortalität von 69,2% (!), die Engländer dagegen 21% Amputationen mit 33% Sterblichkeit an der Front, nur 10,8% mit 33% Sterblichkeit in den Basislazaretten, die Franzosen in den Etappenlazaretten 28,9% Amputationen mit 1,3% und die Amerikaner insgesamt sogar 36,7% Amputationen mit 4,2% Sterblichkeit hatten, so gibt das doch· sehr zu denken. *Die Feinde haben eben viel mehr wie wir amputiert, aber mehr Leben gerettet.* Denn FRANZ errechnet allein aus den Frontlazaretten 42,5% *Mortalität*[1] *aller Oberschenkelschußfrakturen* bei 12,5% Amputationen, BOWLBY aber nur 17,5% Mortalität bei 21% Amputationen, die Franzosen nur 13,7% bei 28,9% Amputationen und die Amerikaner nur 24% Mortalität bei 36,7% Amputationen[1]. Die Fortschritte in der Wundbehandlung, in der Gefäßnaht und Nervennahttechnik führten den Friedenschirurgen nicht selten zu einem zu großen Optimismus betreffs der Erhaltung des Gliedes. *Aber wir waren nicht nur zu konservativ zuungunsten der Lebensrettung, sondern auch der sozialen Leistungsfähigkeit.* Denn wie oft konnte man sich bei Begutachtung von Invaliden dem Schluß nicht entziehen, daß das mit Mühe und einem sehr langen Krankenlager erhaltene Glied dem Träger mehr eine Last als ein Nutzen war, und daß eine Amputation ihn im Erwerbsleben besser gestellt hätte. Das gilt natürlich in der Hauptsache für die unteren Extremi-

---

[1] Im Gegensatz zu BOWLBYs Mortalität an der Front betrifft die der Amerikaner alle Lazarette und die der Franzosen nur die Etappen- und Heimatlazarette.

täten, denn an den oberen soll man im allgemeinen so konservativ wie möglich sein, sofern das Leben nicht dadurch bedroht ist. Daß meine Ansicht richtig ist, wird belegt durch folgende Zahlen des deutschen Sanitätsberichtes: Invalidenrenten als Verstümmelte bekamen 15 503 Amputierte der oberen und 24 155 der unteren Extremitäten und außerdem 26 845 Verletzte der oberen und 8127 der unteren Extremitäten, bei denen die Störung der Gebrauchsfähigkeit des Gliedes so hochgradig war, daß sie dem Verlust gleich zu erachten war. Das bedeutet, daß eigentlich ein Drittel mehr Beinverletzte und vielleicht fast doppelt soviel Armverletzte hätten amputiert werden müssen als tatsächlich amputiert worden waren. Und dabei sind nicht berechnet die Vielen, die bei dem Versuch, ihnen das Glied zu erhalten, das Leben verloren hatten: Die viel größere Zahl der Armverletzten mit erhaltenem, aber verstümmeltem Glied gegenüber Beinverletzten beweist das Irrtümliche der Auffassung, daß man am Arm um jeden Preis konservativ sein muß, wenn allerdings auch anzunehmen ist, daß sich unter dieser Zahl wohl viele mit Verletzungen der großen Nervenstämme befunden haben werden, bei denen man sich von der Naht mehr versprochen hat als sie tatsächlich gehalten hat. Diese Kritik an den deutschen Ärzten kann deswegen um so ruhiger ausgesprochen werden, als nach dem deutschen Sanitätsbericht unsere deutschen Heilerfolge insgesamt besser waren als die der anderen Mächte, indem von den in ärztliche Behandlung gekommenen Verwundeten nur 6% starben und 94% geheilt wurden (gegenüber dem Durchschnitt von 7% Toten und 93% Geheilten bei den Feinden (Tabelle 1 auf S. 3).

1. Indikationen.

Die *Indikationen* für die Amputationen nach Schußverletzungen sind: A. *primäre*, d. h. durch die Verletzung an sich bedingte, 1. die Unmöglichkeit der Lebensfähigkeit des Gliedes; B. *sekundäre*, d. h. durch die Folgen bedingte, 2. mit Sicherheit zu erwartende oder bestehende schwere Wundinfektionen, durch die das Leben des Verwundeten bedroht wird, 3. Nachblutungen aus Hauptarterien bei gleichzeitiger Verletzung der Knochen, 4. die Unmöglichkeit der Gebrauchsfähigkeit des Gliedes.

Die *Unmöglichkeit der Lebensfähigkeit* eines Gliedes ist im Kriege oft gegeben infolge der schweren Verletzungen, bei welchen das Glied vollkommen zermalmt ist oder nur noch durch eine Haut- bzw. dünne Weichteilbrücke mit dem Körper zusammenhängt. Hier erhebt sich kein Zweifel hinsichtlich der Notwendigkeit einer *primären* Amputation. *Wichtig ist, daß dieselbe aber nicht sofort vorgenommen werden darf, wenn der Verwundete auf einen Verbandplatz oder ins Feldlazarett kommt.* Denn solche Verwundete befinden sich in einem derartigen Schock, daß sie eine Operation, auch ohne irgendwelches Narkoticum, nicht aushalten. Die Nichtbefolgung dieser Maßregel kostet vielen Soldaten das Leben. Liegen die zerrissenen großen Gefäße frei zutage oder kann man sie leicht freilegen, so lege man an sie Klemmen an, mache einen Verband und bekämpfe den Schock mit Tieflagerung des Kopfes, Erwärmung, Bluttransfusion, Analepticis, sonst muß man einen EsMARCHschen Schlauch anlegen, wenn infolge äußerer Verhältnisse der sonst zu vermeidende Transport nicht zu umgehen ist. *Er soll nur handbreit oberhalb der Wunde liegen, damit nicht eventuell längere Zeit zu viel Blut vom Amputationsglied abgehalten wird.* Sein Abrutschen kann durch einen unter ihm durchgezogenen und oberhalb irgendwie befestigten Bindenzügel verhindert werden. Von Interesse sind betreffend Schock die Untersuchungen SANTYS. Er fand, daß die Sterblichkeit der primären Amputation von 10% in der 1. Stunde stieg auf 41% in der 6. und 70% in der 8. Stunde und schob diese rapide Zunahme auf den toxischen Schock.

Daraus folgt, 1. daß man der Erholung vom traumatischen Schock nur kurze
Zeit lassen solle und 2. daß man einen Schlauch dicht über der Wunde in jedem
Fall, auch wenn keine Blutungsgefahr besteht, liegenlassen oder anlegen muß,
um der Resorption der histiogenen Gifte vor der Operation vorzubeugen. Mit
Rücksicht auf die erste Folgerung sind im jetzigen Krieg Stimmen laut geworden,
daß man das Abklingen des Schocks nicht abwarten dürfe. Gegen diese muß
energisch Einspruch erhoben werden. Auch jetzt hat sich immer wieder gezeigt,
daß ein Schockierter die Amputation nicht aushält. Die Rücksicht auf die zweite
Folgerung hat die schon zur sekundären Indikation gehörende Erfahrung gezeitigt, *daß man, wenn ein Verwundeter mit liegendem Schlauch bereits mit einer
Gangrän oder einem Gasödem eingeliefert wird, nicht unterhalb, sondern oberhalb
des Schlauches amputieren muß. Der Schlauch darf keinesfalls vorher abgenommen
werden.* Beim Gasödem ist damit auch die Grenze für die Amputation angegeben. Denn die Erfahrung scheint bisher die Tatsache zu erhärten, daß das
Gasödem an der Abschnürbinde haltzumachen pflegt. Da bei Gasödem eine
Blutleere unangebracht ist, so erübrigt sich die Anlegung einer zweiten Abschnürbinde oberhalb der ersten liegenbleibenden. Dagegen ist das nicht der
Fall bei einer gewöhnlichen Gangrän. Eine Schwierigkeit entsteht hierbei nur
dann, wenn die Binde zu weit proximal von der Verletzungsstelle angelegt ist;
z. B. am Oberschenkel statt am Unterschenkel und die Gangrän an der Verletzungsstelle aufhört bzw. sie nicht einmal erreicht. Hier wird man *unterhalb*
des liegenden Schlauches amputieren· müssen.

Da, wo die Indikation durch die fast vollkommene, selbst für den Laien
klare Abtrennung des Gliedes nicht gegeben ist, sind die Verhältnisse gegen
frühere Zeiten verändert. Früher galt ein Glied für nicht mehr lebensfähig,
wenn der Knochen und die Hauptarterie, oder wenn ohne Knochenverletzung
Hauptarterie und mehrere wichtige Nerven durchtrennt waren. Dank den Fort-
schritten der Gefäß- und Nervenchirurgie ist das jetzt nicht mehr immer der
Fall. Sondern man kann in einer Reihe von Fällen nach der unter den jeweiligen
Verhältnissen möglichen Versorgung der Wunden abwarten, wie das Resultat
ist. Von diesen Verwundeten kommt tatsächlich in den nächsten Tagen ein
großer Teil noch zur Amputation. Aber nicht alle. *Maßgebend hierfür ist die
Größe der Außenwunden.* Und damit berühren wir schon die zweite Indikation.

Je größer die Außenwunde ist, um so schwerer wird — von der primären
ganz abgesehen — der Grad der sekundären Wundinfektion, je stärker diese
ist, um so schneller verfällt ein Körperteil der Gangrän. Wenn wir bei einem
Schuß mit kleinen, kalibergroßen oder nur wenig größeren Hautwunden eine
Fraktur eines langen Röhrenknochens mit Läsion der Hauptarterie feststellen,
ist für eine primäre Absetzung keine Anzeige gegeben. Hier sei betont, daß
die Art der Fraktur, ob einfache Schräg- oder Quer- oder· eine vielfache
Splitterfraktur zwar eine Rolle hinsichtlich der größeren Wahrscheinlichkeit
der Gliederhaltung spielt, aber bei der ersten Versorgung nicht ausschlaggebend sein darf. Leider haben manche Ärzte sogar glatte Infanterieschüsse
mit Splitterfrakturen *ohne* Gefäßverletzung amputiert, weil ihnen die diesbezüglichen Lehren BERGMANNs und die Erfahrungen moderner Kriege nicht
bekannt waren. Wenn wir aber dieselbe Verletzung kompliziert mit großen
Haut- und Muskelwunden finden, so ist die primäre Amputation nicht nur berechtigt, sondern zu fordern. Die Ausnahmen, in denen trotz der sicher eintretenden Eiterung das Glied erhalten bleibt, sind große Seltenheiten. Wenn
auch die BERGMANNsche Forderung, jede Schußfraktur mit großem Ausschuß
zu amputieren, zu weit geht, so enthält sie doch eine Warnung vor zu großem
Optimismus, die besonders berechtigt ist, je näher die Fraktur dem Rumpf sitzt.
Anders liegt die Frage, wenn Arterie und Hauptnerven *ohne* Knochenverletzung

durchtrennt sind. Dabei kann man häufig ruhig abwarten. Allein auch da kommt es auf das Verhältnis der Größe und Tiefe der Weichteilwunde zur Größe und dem Umfang des Gliedes an. Das allzu konservative Moment der Friedenschirurgie paßt für die Kriegschirurgie nur unter den Umständen, daß der Verwundete nicht bald abtransportiert werden muß. Im Stellungskrieg wird man im allgemeinen konservativer als im Bewegungskrieg sein dürfen. In ihm bekommt der Chirurg auch häufig die Verwundeten so früh, daß er unter Umständen bei diesen schweren Verletzungen hoffen kann, durch primäre Wundrevision so günstige Verhältnisse zu schaffen, daß er von obigen Regeln abweichen darf.

Während das Urteil über eine primäre Amputation meistens einfach zu fällen ist, kann man das von der *sekundären* nicht sagen. Klar ist die Anzeige, wenn die Gangrän eine schnell fortschreitende, ausgesprochene ist. Dann zögere man nicht, auch nicht um Stunden. Denn die Resorption der durch den Gewebezerfall entstehenden histiogenen Gifte zusammen mit den Giften der Bakterien, die sich in nekrotischen Geweben schnell vermehren, kann eine sehr schnelle sein. Sie ist bei der feuchten Gangrän, und um diese handelt es sich fast immer, so gefährlich, daß die Patienten die spät einsetzende Amputation zwar noch erleben, dann aber der Allgemeinintoxikation rasch erliegen. Mir ist das häufig in den Fällen offenbar geworden, in denen durch zu langes Liegenlassen einer Abschnürung ein Brand eingetreten war (s. Kapitel über Gefäßverletzungen S. 113). *Auf keinen Fall darf man bei bestehender offensichtlicher feuchter Gangrän mit typischen Hauterscheinungen die Demarkation abwarten,* wenn Zeichen ernster Infektion vorliegen. Schwierig ist die Frage der Gangrän in den Fällen, wo Hauterscheinungen fehlen. Sie ist wichtig bei Durchschießungen von Hauptgefäßen bei kleinen Hautwunden und aseptischem Verlauf. *Kälte, vollkommene Bewegungs- und Gefühllosigkeit sind ein sicheres Anzeichen für die gänzliche Aufhebung der Zirkulation,* vorausgesetzt natürlich, daß kein Gefäßspasmus vorliegt, der dieselben Symptome machen kann. In diesen Fällen soll man so lange warten, bis entweder die ersten Hauterscheinungen auftreten oder sich höheres Fieber einstellt. Fehlt letzteres und bleibt der Allgemeinzustand gut, so kann gegebenenfalls auch die Demarkation abgewartet werden. Über die Grenze, an welcher die Amputation in den nicht demarkierten Fällen zu machen ist, wird weiter unten gesprochen werden.

Das bei weitem größte Kontingent der *sekundären* Amputationen stellen die Eiterungen der Schußfrakturen und Gelenkschüsse, welche das Leben bedrohen, und das Gasödem. Auf die Schwierigkeit der Beurteilung derartiger chronischer Fälle von Eiterung ist in den betreffenden Kapiteln hingewiesen worden[1]. Neu sind im I. Weltkrieg die Amputationen wegen *Gasödem* hinzugekommen, deren Zahl eine beträchtliche ist. Da, wo diese Erkrankung sich mit einer Fraktur eines langen Röhrenknochens vergesellschaftet, besteht die absolute Indikation. Aber auch bei den reinen Weichteilverletzungen ist sie, sobald es sich um die typische, in Stunden fortschreitende und mit schwerem Allgemeinzustand verknüpfte Form handelt, das einzige Heilmittel, sofern nicht nur ein oder wenige Muskeln befallen sind, die in toto ausgeschnitten werden können.

Wichtig ist als dritte Indikation *Nachblutung* aus A. brachialis, cubitalis, femoralis bei gleichzeitiger Schußfraktur wegen der Gefahr der Gangrän, die am Oberschenkel und Unterschenkel fast ausnahmslos, am Oberarm nicht selten auftritt. Und selbst, wenn das nicht der Fall ist, werden die Ernährungsverhältnisse so schlecht, daß die Konsolidation gar nicht oder erst nach einem langen Krankenlager eintritt, das der Verwundete nicht aushält. Die meisten Chirurgen plädieren daher mit einem gewissen Recht dafür, schon

---

[1] Starke Linksverschiebung und toxische Granulationen im weißen Blutbild sind eine Indikation für die Amputation.

bei der ersten die Absetzung vorzunehmen, andere wollen die zweite und dritte abgewartet wissen. Doch daran sei erinnert, daß man auch in diesen Fällen gut daran tut, die Blutung provisorisch durch Schlauch oder Tamponade zu stillen und erst, wenn der Kollaps vorüber ist, die Operation nach Bluttransfusion vorzunehmen. Allein man soll nach den interessanten Erfahrungen RÜCKERTs in diesem Krieg unterscheiden zwischen den Nachblutungen der I. Phase (1.—3. Woche) und denen der II., ferner zwischen nicht bzw. milde und den schwer infibierten Fällen. Erstere können durch Unterbindungen oder Naht am Ort der Verletzung endgültig gestillt werden und können nicht mehr zweifelsfrei als Indikation für Amputation gelten.

Die vierte Indikation, die Unmöglichkeit der späteren Gebrauchsfähigkeit des Gliedes, spielt für die primäre Amputation eine geringe Rolle. Dagegen tritt sie im späteren Wundverlauf, namentlich an den unteren Extremitäten, in ihr Recht. Die Entscheidung ist an den oberen Gliedmaßen schwerer als an den unteren zu treffen.

2. Technik und Resultate.

Die Amputationen im Kriege sind, wenn möglich, im Chloräthyl- oder Ätherrausch nach vorheriger Morphium- (0,02 cg) oder intravenöser Scopolamin-Eukodal-Ephetonineinspritzung vorzunehmen. Denn man braucht die Anästhesie nur bis zum Zurichten der Knochenhaut einschließlich, zum Vorziehen und Durchschneiden der Nerven genügen dann noch einige besondere Tropfen des Narkoticums. Bei heruntergekommenen Patienten soll man grundsätzlich vorher schon, wenn möglich, eine Blut- bzw. Serumtransfusion machen oder Periston bzw. Tutofusin mit Herzmitteln geben. Sehr wichtg ist ferner, daß das betreffende Glied 10—15 Minuten vor Anlegung des Schlauches hochgehalten wird, damit das Blut aus ihm zurückströmt und nicht dem Körper verlorengeht. Das Hochhalten genügt aber meistens zur Blutleere nicht. Daher hat KIRSCHNER den *doppelten Esmarch* empfohlen. Auswickeln der Extremität, wenn irgend möglich bis zur Verletzungsstelle oder ·dem Infektionsherd. Unmittelbar proximal über diesem Gebiet wird dann eine Abschnürbinde oder Schlauch angelegt, dann der Gliedmaßenteil darüber ausgewickelt bis zu der Stelle, wo der rumpfnahe Esmarch angelegt werden soll: *Beim Gasödem keine Blutleere!* Wenn die Operation besonders schnell gehen muß, wie z. B. häufig beim Gasödem und der Sepsis, dann unterbinde man nur die Hauptgefäße, durchschneide die Nerven[1] und lege an die anderen Gefäßlumina nur Klemmen, die man 5—6 Tage liegen läßt.

Die beiden Amputationsmethoden, welche im I. Weltkrieg auf deutscher Seite fast ausschließlich angewandt wurden, waren der Zirkel- und der Lappenschnitt. Beim *einzeitigen* Zirkelschnitt, auch Guillotineschnitt genannt, werden Haut, Muskulatur und Knochen in einer Ebene durchtrennt, beim zweizeitigen der Knochen nach Zurückziehen der Weichteile etwas höher abgesägt. Beim Lappenschnitt werden Haut, Muskulatur und Knochen in drei verschiedenen Zeiträumen in drei verschiedenen Ebenen durchtrennt. Man kann abgerundete oder viereckige Hautlappen nehmen. Den letzteren gebe ich deswegen den Vorzug, weil dabei weniger Haut verlorengeht. Der eine Lappen muß länger als der andere sein, damit die Hautnarbe nicht gerade auf den Knochenstumpf zu liegen kommt. Wie die Lappen gebildet werden, ob zwei seitliche oder ein vorderer und hinterer, ist an sich gleichgültig und hängt bei den primären Amputationen von den erhaltenen Weichteilen ab. Bei 2 Lappen sollen beide zusammen die Länge den·vollen Durchmesser des Gliedes an der Amputationsstelle, bei einem

---

[1] Siehe auch S. 251, Amputationsneurome.

Lappen mindestens die Länge von $^2/_3$ des Durchmessers haben. Doch sind auch kürzere Lappen für die spätere Knochenstumpfdeckung immerhin vom Vorteil. Zu lange Lappen sterben ab. Um dem vorzubeugen, läßt man die Haut im Zusammenhang mit der Muskulatur. Jedoch kann ich die Bildung von Hautmuskelamputationen bei Kriegsamputationen nicht empfehlen. Denn die Muskeln sind die Infektionsträger. Von ihnen gehen die gefürchteten Stumpfphlegmomen aus. Die von einigen Chirurgen jetzt wieder propagierte Lappenbildung mittels Durchstichmethode kann ich für Kriegsamputationen nicht gutheißen. Die Muskelwundflächen sind wegen des schrägen Schnittes größer und bieten der Infektion ein größeres Angriffsfeld. Ferner sind die schräg durchschnittenen Gefäßlumina schwerer zu fassen und neigen eher zu Nachblutungen. Die Markhöhle wird am besten durch den WULLSTEINschen Periostlappen abgeschlossen. Auslöffelung des Marks nach BUNGE ist zu widerraten.

Der *einzeitige Zirkelschnitt* ist wohl vornehmlich wegen seiner Einfachheit in Mode gekommen, weil viele Ärzte im Kriege amputieren müssen, denen chirurgische Schulung fehlt. Seine *Vorteile* bestehen in der Schnelligkeit der Ausführung, der weit offenen glatten Schnittfläche und der Unmöglichkeit, die Amputationswunde primär durch Naht zu schließen[1]. Seine Nachteile sind, daß trotz schnell einsetzender Weichteilextension es meistens nicht gelingt, die Haut über den Knochenstumpf zu ziehen und nun jene bekannten kegelförmigen Stümpfe mit Hervorragen des Knochens entstehen, die eine Reamputation verlangen. Und selbst, wenn es gelingt, die Haut durch Extension über den Knochen zu ziehen, pflegt sie mit ihm zu verwachsen. Die Gefahr der größeren Möglichkeit der Nachblutung besteht nach meinen Erfahrungen nicht. Der *zwei-* oder *dreizeitige Zirkelschnitt* ist für die Stumpfdeckung günstiger, birgt aber eine Gefahr in sich. Es entsteht eine überragende Hautmanschette, deren Flächen sich beim Verband trotz lockerer Tamponade leicht aneinanderlegen und den Abfluß des Sekrets stören. Wegen der danach beobachteten Stumpfphlegmonen warnen viele Chirurgen vor ihm. Der Zeitgewinn der Zirkelschnitte gegenüber dem Lappenschnitt ist äußerst gering. Der *Lappenschnitt* hat den Vorteil, daß genügend Material vorhanden ist, um eine Bedeckung des Knochenstumpfes mit Haut zu ermöglichen. Seine Nachteile bestehen einmal darin, daß sie den Operateur verführen, Hautnähte zu machen und zweitens, daß besonders bei einem längeren hinteren Lappen Sekretstauungen auch ohne Naht eintreten können. Durch ein besonderes Drainloch an dem hinteren Lappen ist hier Abhilfe zu schaffen. Jedoch soll man bei Unterschenkelamputationen den hinteren Lappen grundsätzlich vermeiden. *Wenn sich zeigt, daß das Venenlumen der Hauptvene Eiter enthält, so darf diese nicht ligiert werden,* sondern muß offen bleiben, damit der Eiter abfließen kann. In diesen Fällen ist die Vene höher oben erneut freizulegen und an gesunder Stelle zu unterbinden, um einer Verschleppung von Keimen vorzubeugen. Es ist bedauerlich, daß noch immer hier und da *primär genähte Amputationsstümpfe* zu sehen sind. *Eine schwere Stumpfphlegmone ist die unvermeidbare Folge.* Denn in den Lymphspalten eines im Kriege der Amputation verfallenen Gliedes kreisen immer so viele Eiterreger, daß bei jeder Sekretstauung, wie sie auch durch eine nur teilweise Naht hervorgerufen wird, eine Phlegmone die Folge sein muß. Daran ändert auch nichts eine Absetzung im scheinbar gesunden Gewebe. Die schwersten Folgen sieht man dann, wenn nach dem NEUBERschen Vorschlag versucht wird, Muskeln oder

---

[1] WACHSMUTH betont auf Grund seiner Erfahrungen im jetzigen Krieg die Vorteile des Zirkelschnittes bei Notamputationen aus vitaler Indikation in den vorderen Sanitätsformationen. Sein Vorteil gegenüber dem Lappenschnitt beruhe neben anderem vor allem auch in der Sparsamkeit bezüglich der Knochenlänge. Tatsächlich wurde er vorwiegend vorn an der Front angewandt, weil Nachamputationen auch trotz Lappenschnitt im Krieg fast die Regel seien.

Sehnen über dem Knochenende zusammenziehen, damit der Stumpf gut tragfähig wird. *Es muß daher als ein Kunstfehler betrachtet werden, nach einer Amputation die Weichteilwunde durch irgendeine Naht und sei es auch nur eine Situationsnaht schließen zu wollen.* Wenn er gemacht war, so löse man sofort alle Nähte, verbinde täglich und achte sorgfältig auf eventuelle Abscesse in den Muskelinterstitien und längs den Gefäßen und Nerven!. Vor weiten Spaltungen darf man sich nicht scheuen. Um auch ohne Naht auftretenden Sekretstauungen vorzubeugen, kann man die Hauptlappen für einige Tage nach außen umschlagen. Eine *Hochlagerung des Stumpfes* muß beim Bein zwecks Vermeidung von Kontrakturen vermieden werden.

Man hat berechnet, daß 75—90% der Amputationen des I. Weltkrieges der Nachoperation bedurften. DOLLINGER hat den Ärzten die Schuld daran beigemessen. Gewiß ist das zum Teil richtig. Aber in dieser Hinsicht tragen vielleicht weniger die Ärzte, als vor allem die Kriegsverhältnisse Schuld. Denn gerade während der ersten 14 Tage werden die Amputierten gewöhnlich am häufigsten transportiert und wechseln ihre Ärzte. Und so geht die beste Zeit für die Verwundeten verloren. Oft wird darin meines Erachtens ein Fehler gemacht, daß der richtige Zeitpunkt für die *Sekundärnaht* versäumt wurde. *So falsch es ist, die Wunde primär zu verschließen, so richtig ist es, in jedem möglichen Falle bald die Sekundärnaht zu versuchen, selbst nach Amputationen bei Gasödem.* Wenn man während der ersten 8 Tage verbinden muß, so soll man — nur bei Gasödem muß anfangs wegen der Stumpfrezidive jeden Tag verbunden und die Schnittfläche vollkommen freigemacht werden — allein die oberflächliche Gaze entfernen, während die auf der Wundfläche selbst noch liegenbleibt. Nach dieser Zeit fängt man dann am besten von den Rändern an die Hautwunde etappenweise zu verschließen, während man sie in der Mitte durch Silberdrähte oder Heftpflasterstreifen einander nähert. So gelingt es in vielen Fällen in 4 Wochen eine Heilung per secundam zu erreichen. Nachoperationen bedeuten nicht immer Reamputationen. Eine Statistik von W. WOLF ergibt z. B., daß von 654 Amputationen des Oberarms und Oberschenkels nur 140 = 21,4% reamputiert werden mußten. Man sagt, daß beim einzeitigen Zirkelschnitt der konische Stumpf mit dem Ulcus promineus die Regel zu sein pflegt. Aber er muß es nicht. Wir haben in diesem Krieg eine Reihe von Stümpfen nach einzeitigem Zirkelschnitt gesehen, die bei frühzeitiger Extension an den Weichteilen gut waren. Es waren dies vornehmlich Unterarm- und Unterschenkelstümpfe im distalen Drittel. Man kann dies eher erwarten, wenn der Assistent vor dem Zirkelschnitt die Weichteile stark proximalwärts zieht. Ferner, wenn im späteren Verlauf die Extension der Weichteile nicht ausgiebig genug ist, dadurch, daß man frühzeitig die Haut an der Grenze des Ulcus promineus umschneidet und sie durch flächenhafte Schnitte zwischen Haut und Fascie mobilisiert und dann extendiert. Aber auch bei den Lappenstümpfen waren die Resultate im I. Weltkrieg häufig nicht gut. Zwar fehlt hier gewöhnlich das typisch Kegelförmige, allein auch hier besteht häufig ein Defizit der Weichteile.

Weil nun nach beiden Verfahren Reamputationen und Nachoperationen an der Tagesordnung sind, so sagen jetzt viele Operateure scheinbar mit einem gewissen Recht, daß unter diesen Umständen doch dem Zirkelschnitt wegen seiner einfachen Technik und vor allem wegen des Vorteils des längeren Stumpfes der Vorzug zu geben sei. Ich sage, scheinbar mit Recht, denn tatsächlich trifft dieser Einwand nicht zu, weil man bei den Nachoperationen nach den Lappenmethoden häufiger mit reinen Weichteiloperationen auskommt und man, wenn reamputiert werden muß, weniger vom Knochen fortzunehmen braucht als beim typischen kegelförmigen Stumpf. Mir will es nicht angebracht erscheinen, den Kriegschirurgen den Zirkelschnitt oder den Lappenschnitt grundsätzlich vorzuschreiben. Weshalb soll man z. B. bei Zerschmetterung oder Abreißen eines Gliedmaßenteils, wo noch Partien der Weichteile gut erhalten sind, grundsätzlich den Zirkelschnitt verlangen? Aus diesem Grund hat WACHSMUTH jetzt auch den *Sparschnitt* empfohlen, bei dem von den Weichteilen erhalten wird, was nicht nekrosenverdächtig ist. Das setzt natürlich eine größere Erfahrung des Operateurs voraus, gereicht aber dem Amputierten zum Vorteil.

Damit komme ich zu den Grenzen, an welchen die Amputationen vorgenommen werden sollen. Oberster Grundsatz muß sein, das Leben zu retten, dann erst kommt die Sorge für einen brauchbaren Stumpf. Der zweite ist, so sparsam wie möglich zu amputieren. Bei frischen Schußfrakturen wird man in Höhe derselben den Knochen absetzen. Bei Splitterfrakturen ist das nicht möglich. Man wird oft etwas opfern müssen, was man im Interesse eines langen Stumpfes gern erhalten hätte. Höher hinaufreichende Fissuren können gewöhnlich vernachlässigt werden. Von manchen Autoren ist empfohlen worden, die Amputation gerade noch im Kranken in der Nähe der Grenze vorzunehmen. Das ist meines Erachtens zu verwerfen: Die Amputation soll möglichst im Gesunden vorgenommen werden. Das schließt natürlich nicht aus, daß hier und da noch ein Eitergang oder kleiner Absceß zwischen die Muskeln hinaufgeht. Allein bei geschwächten Individuen soll man keine Experimente mehr machen. Besonders gilt das vom Gasödem. Hier halte ich es für notwendig, sogar weit im Gesunden abzusetzen. *Gewöhnlich ist es der Weichteil- und nicht der Knochenprozeß, welcher die Höhe bestimmt.* Oft kann man bei Eiterungen die Grenze nicht von außen bestimmen. Erst nach Durchschneidung der Weichteile sieht man, ob man hoch genug gegangen ist. Wenn es nicht der Fall ist, muß man sich vor *etappenweisem* Vorgehen und einer höheren Amputation nicht scheuen. Dasselbe trifft für die Amputationen zu, bei welchen wegen Gangrän ohne Demarkation operiert wird. Gerade bei Gangrän nach Gefäßschüssen ist die Grenze schwer zu bestimmen. Hier kann die Arteriographie ausgenützt werden. So erlebt man oft bei Läsion der Cubitalis oder Poplitea, daß zwar die Hand oder der Fuß vollkommen bewegungslos und gefühllos ist, daß aber bis zur Grenze zwischen mittlerem und unterem Drittel des Vorderarms und des Unterschenkels nicht nur eine gewisse Hautwärme, sondern auch Tastgefühl da ist. Das nimmt wunder, denn an sich müßte man annehmen, daß unterhalb des Ellenbogens oder Kniegelenks bei den schlechten Kollateralen alles Leben erloschen ist. Da nun die Patienten so weit nach unten ein gewisses Gefühl haben, so willigen sie auch nicht gern in eine höhere Amputation ein. Tatsächlich ist sie auch nicht immer nötig. Man kann sich hier nur dadurch helfen, daß man zunächst in der Höhe schneidet, wo noch Gefühl vorhanden ist. Man wird dann zuweilen davon überrascht, daß die Muskelpartien vollkommen ischämisch, blutleer sind. In diesen Fällen muß *ohne Blutleere* unter Digitalkompression so weit etappenweise vorgegangen werden, bis die Muskeln ordentlich zu bluten anfangen. Dabei hat sich mir die Erfahrungstatsache ergeben, *daß sich gewöhnlich das obere Drittel des Vorderarms und des Unterschenkels erhalten läßt*, was für das Tragen einer Prothese ungemein wichtig ist.

Die Erfahrungen an Amputierten haben nach dem I. Weltkrieg dazu geführt, daß es bezüglich einer guten Prothesierung nicht gleichgültig ist, in welcher Höhe ein Glied amputiert worden ist. Es ist zu betonen, daß diese in vieler Hinsicht eine Revolutionierung unserer bisherigen Anschauungen über bestimmte Amputationen und Exartikulationen gebracht haben. *Das wichtigste ist die Tatsache, daß die Bemühungen, an den unteren Gliedmaßen belastungsfähige Knochenstümpfe zu erzielen, unnötig sind.* Denn tatsächlich belastet der Beinamputierte dieselben nicht. Die Prothese findet ihre Stützpunkte am Weichteilstumpf und an Knochenvorsprüngen. Der Amputationsstumpf ist ein *Hängestumpf*. Damit entfällt die Indikation für die aperiostale BUNGEsche Unterschenkelamputation

sowie die osteoplastischen Methoden nach BIER, nach PIROGOFF, nach GRITTI.
Die letzteren eignen an sich nicht für Kriegsamputationen. Denn da die
größere Hälfte der Absetzungen wegen Infektion gemacht wird, so ist ein baldiges
Heraufklappen des Knochendeckels meistens nicht möglich, es tritt eine Schrumpfung der Weichteile ein, die, wenn der Zeitpunkt zur Fixierung gekommen ist,
eine erneute Anfrischung und Kürzung des Knochenstumpfes verlangt. ZUR
VERTH fordert daher, daß nur der hohe Gritti und Pirogoff gemacht werden
sollen, und zwar nicht nur aus diesem Grund, sondern auch wegen der zweck-
mäßigeren Prothesierung. Denn beim normalen Verfahren stehen die Gelenke
der Prothese nicht im Niveau des anderen gesunden Knie- und Fußgelenkes.
Und noch ein anderes hat die Erfahrung gelehrt, was gegen diese Operationen spricht. Wenn auch die Belastungsfähigkeit keine Rolle mehr spielt, so
glaubte man bisher, daß diese Stümpfe das Ideal wegen ihrer Unempfindlichkeit
darstellen. Indessen hat sich gezeigt, daß auch diese aus bisher ungeklärten
Gründen nach Jahren meistens empfindlich werden (ZUR VERTH). Aus den
Erfahrungen entwickelten sich für Arm und Bein gewisse Grundsätze, die
ZUR VERTH in bestimmten Schemata zur Anschauung brachte. Diese haben
eine sehr große Verbreitung im Frieden gefunden, wenn sie auch von manchen
Chirurgen und Orthopäden nicht in jeder Beziehung Anerkennung gefunden
haben. Sie sollten den Zweck haben, daß der amputierende Chirurg hinsichtlich
der Höhe der Absetzung an einen prothesengerechten Stumpf denken sollte.
Der jetzige Krieg hat nun folgende Erkenntnis gebracht: Das ZUR VERTH*sche
Schema eignet sich nur für Amputationen, bei denen mit Sicherheit zu erwarten
ist, daß eine Nachamputation nicht in Frage kommt.* Das ist aber, wie auch der
jetzige Krieg leider gezeigt hat, nur ausnahmsweise der Fall. Hatte man im
I. Weltkrieg die Schuld an den häufigen Nachamputationen zum Teil noch den
Ärzten zugeschoben, so ist jetzt bewiesen, daß nicht nur die einzeitigen Zirkel-
schnitte daran schuld sind, sondern vor allem die Infektion. Es kann im
Kriege der vorschriftsmäßig offengelassene Amputationsstumpf nicht oft verzögert oder sekundär genäht werden, sei es infolge der Kriegsverhältnisse, sei es
infolge der Infektion. *Man muß leider sagen, daß man im Kriege immer mit einer
Nachamputation als wahrscheinlich rechnen muß.* Und hier zeigt sich die Gefahr dieses Schemas. Ist nämlich bei der Erstamputation die prothesengerechte
Höhe gewählt, dann trifft häufig bei der Nachamputation die Kürzung des
Gliedes eine Stelle, die nicht mehr prothesengerecht ist. Ja es sind Fälle vorgekommen, wo nach weit hinaufreichender Infektion am Unterschenkel später
das Kniegelenk und am Unterarm das Ellenbogengelenk geopfert werden mußte.
Es ist einzusehen, daß der dem Verwundeten dadurch erwachsene Schaden ein
sehr großer ist. *Und es muß auf Grund dieser bösen Erfahrungen gefolgert werden,
daß die grundsätzliche Anwendung des* ZUR VERTH*schen Schemas im Kriege bei
Erstamputationen falsch ist*[1]. *Damit tritt der alte Grundsatz wieder in sein Recht,
daß im Kriege bei der Erstamputation so sparsam wie möglich abgesetzt werden soll.
Trotzdem behält das Schema seinen Wert für die Nachamputationen, bei denen
man mit einer endgültigen Stumpfbildung rechnen kann.* Aber auch hier soll
es kein kategorischer Imperativ sein. Der denkende, in der Prothesierung
bewanderte Chirurg wird in manchen Fällen mit Erfolg davon abweichen
können, für den in dieser Hinsicht nicht erfahrenen Arzt bildet es einen guten
Anhalt. Und es ist interessant, daß auch führende französische Chirurgen im
allgemeinen zu denselben Grundsätzen gekommen sind. Aus diesem Grund sei
hier das Schema ZUR VERTHs angeführt. Auch in den sonstigen Empfehlungen
bin ich in der Hauptsache ihm gefolgt.

---

[1] ZUR VERTH hat diesen Kriegserfahrungen auch durch eine neue Beschriftung seiner
Tafeln Rechnung getragen.

Vorausgeschickt sei, daß die Weichteile des Amputationsstumpfes frei von schmerzhaften, stoßempfindlichen und zum Zerfall neigenden Narben sein müssen. Es gelten für die oberen Gliedmaßen je nach dem Beruf und ob der Betreffende Prothesenträger ist oder nicht, andere Grundsätze. Hier muß der Operateur individuell vorgehen, während er am Bein schematischer handeln kann. Für den Handarbeiter gilt für den ganzen Arm das Gesetz der Sparsamkeit.

1. *Oberarm.* Das oberste Ende, selbst der Kopf sind wertvoll wegen Erhaltung der Schulterwölbung, namentlich aber wegen der Möglichkeit, Gegenstände anzuklemmen. *An den oberen* ²/₃ *des Oberarms muß jeder Zoll gespart werden, um einen möglichst langen Hebelarm zu haben.* Der Kondylenteil ist hinderlich, weil das künstliche Ellenbogengelenk tiefer steht als das normale der anderen Seite. Es verlängert den Arm um 6 bis 8 cm. Dagegen kann er für den Handarbeiter von Wichtigkeit sein. Bei ihm kann man selbst gegen die Auslösung im Ellenbogengelenk nichts einwenden. Die Ausladung der Humeruskondylen erlaubt zuweilen eine einfache Befestigung der Oberarmhülse.

2. *Vorderarm.* Die oberen ²/₃ sind für Beugung, Streckung und Pronation der Hand notwendig. Für die Pronation ist die Erhaltung des Ansatzpunktes des Pronator teres wichtig. Bei Versorgung mit einer gelenklosen Walklederhand einteilig mit Walklederhülse für den Unterarm wird das distale, etwas verbreiterte und verdickte Unterarmende ein kosmetischer Nachteil, der sich durch operative Resektion des Speichendorns unter Verschmälerung der distalen Speichenepiphyse ausschalten läßt. Das untere Drittel braucht der Amputierte, wenn eine bewegliche Kunsthand angebracht werden soll. Soll aber ein kombinierter Arbeitsschönheitsarm angebracht werden, dann müssen die distalen Enden fort. Auch die kurzen Unterarmstummel, die früher als minder wertvoll galten und daher oft geopfert wurden, können von einem geschickten Mechaniker, wenn auch nicht leicht, gefaßt werden. *Wichtig ist, daß durch* SAUERBRUCHS *sinnreiche Operationen es auch gelingt, kurze Oberarm- und Unterarmstümpfe, ja selbst Exartikulierte mit willkürlich bewegbaren Prothesen zu versehen, so daß der Chirurg selbst kurze Stümpfe erhalten soll.*

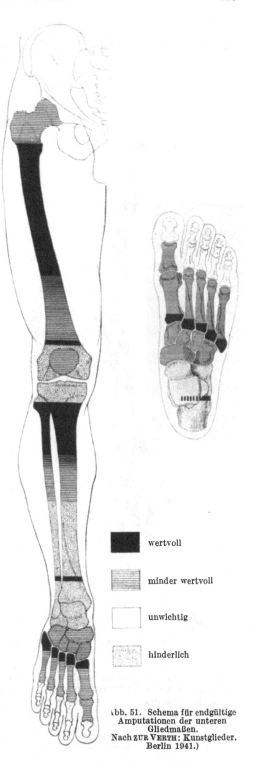

wertvoll

minder wertvoll

unwichtig

hinderlich

Abb. 51. Schema für endgültige Amputationen der unteren Gliedmaßen. Nach ZUR VERTH: Kunstglieder. Berlin 1941.)

3. *Handwurzel.* Sie ist für den Handarbeiter von hohem Wert. Wenn man nicht die ganze erhalten kann, so soll man wenigstens die proximale Handwurzelreihe erhalten. Allerdings schafft die distal konkave Form kein äußerlich günstiges Stumpfende. Wenn

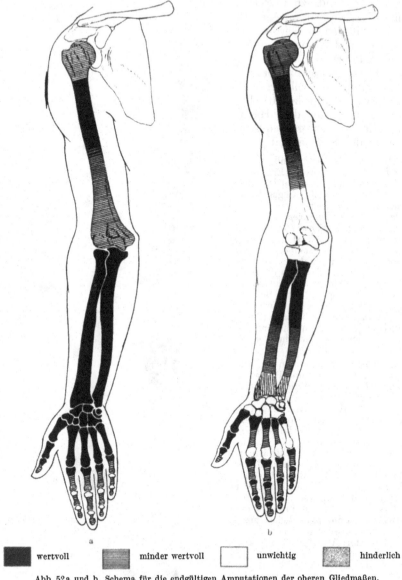

■ wertvoll	▨ minder wertvoll	□ unwichtig	▧ hinderlich

Abb 52a und b. Schema für die endgültigen Amputationen der oberen Gliedmaßen.
a Handarbeiter, b Kopfarbeiter. (Nach zur VERTH.)

möglich, kann man sie durch Absetzung im Haken und Kopfbein bessern. Für die Ver-sorgung mit einer gelenkig verbundenen Hand sind Handwurzelstümpfe allerdings hinderlich.

4. *Mittelhandknochen* sind für den Arbeiter alle wertvoll. Das ADELMANNsche Verfahren der Entfernung der Köpfchen des Mittelhand- und Ringfingers mag ein besseres kosmetisches Resultat geben, für den Handarbeiter ist sie vom Übel, weil dadurch seine Greiffähigkeit leidet. Im übrigen ist kosmetisch besser als der Adelmann die Entfernung von ganzen Mittelhandknochen nach OEHLECKER.

5. *Finger*. Wegen der Greiffähigkeit soll man versuchen, den Daumen immer zu erhalten. Der Ringfinger ist wichtig wegen seiner gemeinschaftlichen Strecksehnen mit Mittel- und kleinem Finger. Der kleine Finger ohne Rinfinger ist fast wertlos. Auslösung der Finger in den Metakarpophalangealgelenken ist ungünstig. Wenn es geht, soll man mindestens $^1/_2$, besser $^2/_3$ der Grundphalanx wegen des Ansatzes der Muskeln erhalten, aber nur wenn das Gelenk erhalten ist. Dasselbe gilt für das Mittelglied. Endglieder bei verkümmertem Nagel oder Endgliederstümpfe stören eher als sie nützen. — Ablederung der Weichteile von den Fingern bedingt, soweit die Gelenke und Sehnen intakt sind, keine Entfernung. Muffplastiken aus der Brust-, Bauch- oder Hodensackhaut geben schöne Resultate.

6. *Oberschenkel*. Vom oberen Ende müssen mindestens 30 cm erhalten sein, um Einfluß auf die Prothese zu bekommen. *Sonst muß an den oberen $^2/_3$ mit jedem Zentimeter gespart werden*. Aber selbst Stümpfe in Höhe und oberhalb des Trochanter minor sind für die Prothesen brauchbarer als Exartikulationen im Hüftgelenk, vorausgesetzt, daß die Narben nicht unglücklich sitzen. Am unteren Drittel müssen mindestens 4 cm fehlen, um für das künstliche Kniegelenk Platz zu schaffen. Deswegen sind auch der gewöhnliche Gritti und die namentlich von Engländern und Amerikanern empfohlene transkondyläre Amputation nach CARDEN nicht zu empfehlen. Selbst der höhere Gritti ist bei Amputation wegen Infektion nach den Erfahrungen ZUR VERTHS besser durch eine höhere Amputation zu ersetzen.

7. *Unterschenkel*. Stümpfe von 8, ja selbst 7 cm hat man nutzbar gemacht. Wichtig ist, daß die hintere Länge bei gebeugtem Knie mindestens 4 cm betragen muß, und der Stumpf hier glatt sein muß, um Riemendruck und Prothesendruck zu vermeiden. Schwierig ist gewöhnlich die Überhäutung dieser kurzen Stümpfe. Da auch Lappen vom anderen Bein gewöhnlich schlecht anheilen, so suche man die Haut durch Extension und dadurch ausgiebiger zu gestalten, daß man das Wadenbein mit Peronei und hinten die Gastrocnomii fortnimmt, so daß nur der Soleus bestehenbleibt. Indessen hat sich gezeigt, daß dieser Stumpf zu dürftig ausfällt. Besser bewährt sich zur Raumgewinnung für die Haut die flache Abmeißelung des Wadenbeinköpfchens nach ZUR VERTH. Stummel oberhalb der Tuberositas tibiae sind wertlos und können geopfert werden. — Bis zur Grenze von unterem und mittlerem Drittel kommt dann die wertvollste Zone. Hier soll man amputieren, nicht im unteren Drittel, da erfahrungsgemäß diese Stümpfe schlecht ernährt sind und zu Geschwürbildungen neigen. Hier sei noch einmal darauf hingewiesen, daß man im Unterschenkel wie auch am Oberschenkel vermeiden soll, einen *hinteren* Hautlappen zu bilden. Die unteren 6 cm müssen auch fort, damit man ein starkes künstliches Gelenk anbringen kann. Aus diesen Gründen sind auch der gewöhnliche Pirogoff, der Syme und der Malgaigne abzulehnen. Der lange Pirogoffstumpf ist funktionell nur gut, wenn auf Ersatz der Abwicklungsfunktion verzichtet wird, und wenn der Calcaneusdeckel sowohl frontal als sagittal achsengerecht am Unterschenkelstumpf anheilt. Bei allen Unterschenkelamputationen ist das Wadenbein 4 cm höher abzusetzen.

8. *Fuß*. Der *Chopart* kann gute Stümpfe geben, aber sie sind selten. Meistens kommt es zur Spitzfußstellung und zu Geschwürsneigung. Auch Varusneigung kommt vor. Daher ist er im Krieg nicht sehr zu empfehlen. Auch auf den an sich besseren *Lisfranc* trifft das in gewissem Sinne zu. Da der vordere Hebelarm des Fußes reichlich kurz ist, geht der Exartikulierte in leichter Spitzfuß- und meistens in Außenkantenstellung, weil die Peronei gewöhnlich verlorengehen, während die Ansätze des Tibialis größtenteils erhalten bleiben. Dazu kommt die Neigung zu Geschwürsbildung und die Empfindlichkeit wegen der dünnen Hautbedeckung. Immerhin hat CORSI in diesem Krieg bei 174 Fällen von Erfrierung mit Abstoßung der Zehen mit dieser Methode ausgezeichnete Erfolge erzielt. Er machte, um den Übelständen vorzubeugen, eine Transposition des distalen Ansatzes der Sehnen des M. hallucis longus und des M. tibialis anticus auf die Vorderseite des III. Keilbeins und des M. peronaeus longus auf das II. Keilbein. Er resezierte ferner das Capitulum des I. Keilbeins und stumpfte die scharfen Ränder der Keilbeine und des Würfelbeins ab. Viel besser, ja gut ist die Amputatio metatarsea nach SHARP. Sie erhält die Muskelansätze an dem proximalen Teil der Metatarsi und damit die Fußabwicklung. *Voraussetzung sind natürlich für alle Fußamputationen bzw. Exartikulationen genügend lange plantare Weichteillappen, damit die Hautnarbe auf den Fußrücken kommt.* — Auslösung oder Absetzung einzelner *Mittelfußknochen* ist immer störend, insbesondere des ersten. Bleiben nur ein oder zwei der letzten Mittelfußknochen erhalten, dann ist ihre Fortnahme anzuraten, da der Fuß zu wenig Halt hat. Der erste Mittelfußknochen allein oder mit seinem Nachbarn kann beim Handarbeiter erhalten werden, beim Fußarbeiter nützt er kaum etwas. Der Verlust der Zehen ist im allgemeinen belanglos. *Gerade am Fuß sei man mit dem konservativen Verfahren sehr zurückhaltend.* Denn zum Unterschied vom Hängestumpf der Ober- und Unterschenkels müssen hier die Amputationsstümpfe belastungsfähig sein; stehen sie doch mit der Prothese in dauernder Berührung. Begleitende starke Narben verschlechtern die Prognose in jedem Fall. Und wenn man bedenkt, daß im mittleren Unterschenkel Amputierte nicht nur eine gute Standfestigkeit haben, sondern erwiesenermaßen bis zu 40 Kilometer laufen können, so wird der aktive Standpunkt verständlich.

3: Nachoperationen.

Für Nachoperationen kommen zunächst in Frage die mit schlechter Narbe geheilten Stümpfe, die entweder schmerzhaft oder so dünn ist, daß sie leicht wund wird. Das tritt namentlich ein, wenn die Narbe direkt auf dem Knochen liegt. Wir finden diese Zustände also besonders häufig bei den Amputationen mit einzeitigem Zirkelschnitt. Hier gilt es die Narbe loszulösen und gute widerstandsfähige Haut hinzubringen. Durch Umschneidungen und weites Ablösen der Haut von der Fascie mit nachfolgender Extension oder Lappenverschiebungen kommt man häufig zum Ziel. Die Hautverlängerung wird häufig durch bindegewebige Narbenstränge zwischen Haut· und Subcutis behindert. Diese kann man, soweit sie fühlbar sind, von kleinen Hautschnitten zu durchtrennen versuchen. In anderen Fällen ist die Narbe gut bis auf eine *Fistel,* welche sich nicht schließen will. Seltener führt diese in eine kleine Granulationshöhle in den Weichteilen oder beruht auf einer Fadeneiterung. Man vermeide daher Unterbindungen mit Seide oder Zwirn. Meistens liegt der Grund in einem Sequester des Knochenstumpfendes. Dieses Ereignis ist seit der Einführung der BUNGEschen aperiostalen Amputation häufiger geworden. Zum Teil liegt es daran, daß die Periostentfernung und namentlich die Markausslöffelung zu gründlich gemacht worden ist. Aber auch bei richtiger Ausführung ist bei langandauernder Eiterung dieses Knochenstück leichter einer Sequestration ausgesetzt, weil es der ernährenden Gefäße entbehrt. Der Umstand, daß es so häufig Ringsequester sind, spricht für diese Ursache. Bei den Fisteln soll man sich nicht monatelang mit kleinen Auskratzungen aufhalten, sondern bald zur gründlichen Operation, eventuell Reamputation schreiten.

Eine weitere, sehr umfangreiche Gruppe von Nachoperationen stellen jene Fälle, bei welchen die Haut zur Bedeckung nicht ausreicht (Ulcus prominens). Früher verfielen sie fast alle der Reamputation. Heutzutage ist das nicht immer nötig. Reamputiert muß nur dasjenige Stück des Knochens werden, welches vollkommen von Knochenhaut entblößt ist. In den anderen ist eine Bedeckung vorher zu versuchen. Diese Versuche müssen aber früh einsetzen. Meistens wird zu lange gewartet. Zunächst ist es notwendig, durch Extension mittels Mastisolstreifen, die am besten an einem in den Verband eingewickelten Metallbügel befestigt werden, die Haut und Weichteile möglichst herunterzuziehen. Sodann ist die Haut, welche die Neigung hat, sich einzukrempeln und mit ihrer Unterlage zu verwachsen, loszulösen, und zwar auf weite Strecken hin und durch einen Zug, am besten mittels mehrfacher Drahtfäden weiter herunterzuziehen. Dadurch werden auch die ihrer unteren Insertion beraubten Muskeln, welche infolgedessen die Neigung haben, sich zentralwärts zurückzuziehen, mehr nach unten gebracht und die konische Stumpfbildung verhindert. Nachdem auf diese Weise der Substanzverlust der Haut erheblich verkleinert ist, bleibt dann in einer weiteren Sitzung die endgültige Bedeckung zu machen übrig. Diese geschieht am einfachsten durch REVERDINsche Läppchen, die eine gute Widerstandsfähigkeit abgeben, oder da, wo eine einfache Lappenverschiebung nicht zum Ziele führt, nach der Methode der Visierlappenplastik.

Das frisch gebildete Narbengewebe der Haut wird umschnitten und nun ein dem einen queren Wundrande paralleler und ebenso langer Schnitt zentralwärts in einer Entfernung von ihm durch die Haut gelegt, so daß die Brücke bequem nicht nur den Knochenstumpf bedeckt, sondern ihn beiderseits um mehrere Zentimeter überragt. Dieser Brückenlappen, der beiderseits eine breite Basis hat, wird von der Fascie gelöst und eventuell unter weiterer Verlängerung seiner Basen auf den Stumpf geschoben und, wenn es geht, mit dem anderen angefrischten alten Wundrand vereinigt. Der entstandene Defekt wird durch Nähte, *deren Zugrichtung keine Spannung am Lappen ausüben darf,* soviel als möglich verkleinert und gleich oder später mit THIERSCH- oder REVERDIN-Transplantationen gedeckt. Da wo eine solche Plastik nicht möglich ist, nimmt man das Material aus anderen Körpergegenden, für die obere Extremität aus der Brust- und Bauchhaut in Form der *Muff*plastik, bei kurzen Oberschenkelstümpfen auch aus der Bauchhaut, sonst, besonders am Unterschenkel, vom anderen Bein.

Bei allen Plastiken muß man sich Zeit lassen und nicht zuviel auf einmal erreichen wollen, vor allem muß man die Drehung des Lappens und die Durchtrennung seiner Basis nicht auf einmal, sondern etappenweise vornehmen. Es ist selbstverständlich, daß derartigen Operationen eine längere Vorbehandlung der Granulationsflächen und der umgebenden Haut vorangehen muß.

Wenn man trotz allem um eine Reamputation[1] des Knochens nicht herumkommt, so ist sie am einfachsten von zwei seitlichen Schnitten durch die Weichteile zu machen. Jedoch vernähe man nicht gleich, sondern lasse offen

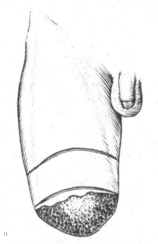 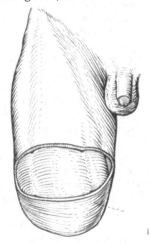

Abb. 53a und b. Visierlappen nach PAYR zur Deckung des Amputationsstumpfes.
(Nach RITTER: Erg. Chir. 12.)

und lege nach 4—5 Tagen die verzögerte Naht an! Denn diese alten Granulationsflächen und ihre Umgebung enthalten zuviel Keime. Bei den Reamputationen denke man an die neu gewonnenen Richtlinien für die Grenzen mit Rücksicht auf beste Prothesierung.

Weitere Nachoperationen erfordern ferner die *Amputationsneurome*. Man kann sie meistens nicht fühlen, sondern dadurch feststellen, daß die Schmerzen des Patienten von bestimmten Punkten, die der Lage der Nerven entsprechen, spontan oder auf Druck ausgehen. Indessen geben manche Verwundete auch eine Überempfindlichkeit der Haut des ganzen Stumpfes an. Sie werden leicht zu Unrecht als überempfindlich oder hysterisch hingestellt. Weitvorziehen der Nerven, hohe Durchtrennung und 5% Formalininjektion oberhalb davon ist die Behandlung, wie es auch die Prophylaxe ist (s. auch Nerven S. 185). Die Schmerzen im Amputationsstumpf sind zuweilen so unerträglich, daß den Patienten das Leben zur Qual wird. Vielfach sind deswegen *höhere Amputationen* gemacht worden. *Sie sind vollkommen zwecklos.* Abhilfe kann nur durch Eingriffe am Sympathicus geschafft werden. Sie sind erstens Novocaininfiltrationen des Ganglion stellatum und der beiden obersten Brustganglien für den Arm und der oberen Lendenganglien für das Bein. Die stellare Infiltration wird von vorn und außen gemacht, die der Brustganglien in Höhe vom 2. Brustwirbel neben der Wirbelsäule (10—20 ccm 1%-Lösung ohne Adrenalin). Diese Einspritzungen helfen manches Mal nur stundenlang, zuweilen aber auch Wochen. Man will beobachtet haben, daß die Schmerzanfälle nach wiederholten

---

[1] Die meisten Chirurgen verlangen heute vor der Reamputation die Überhäutung der Wunde.

Einspritzungen allmählich geringer werden. Kommt man damit nicht zum
Ziel, so ist die Entfernung des Ganglion stellatum und der beiden oberen Brust-
ganglien vorzunehmen. LERICHE zieht jetzt an Stelle der Stellektomie, weil
diese manches Mal Schmerzen, allerdings nur flüchtige, im Arm, Hals und Kopf
zurückläßt, die Durchtrennung der Rami communicantes von vorn und des
N. vertebralis vor. Für das untere Glied genügt meistens die subperitoneale
Entfernung des 1. und 2. Lendenganglions. Die technisch schwierigere hohe
Lendenoperation ist allerdings wirksamer. Manches Mal werden heftige
Schmerzen durch kleine losgesprengte Knochenstückchen bedingt, die durch
das Röntgenbild festgestellt und entfernt werden müssen. Hypertrophische
Callusmassen am Stumpf können ebenfalls schuld sein.

Zuweilen müssen auch *Kontrakturen* und *Ankylosen* in den Stümpfen behoben
werden. Sie sind fast ausschließlich die Folge von fehlerhafter Fixation nach
der Amputation. *Zu verwerfen ist die früher so beliebte Hochlagerung des Stumpfes.*
Denn erstens ist sie die häufigste Mitursache für die späteren Kontrakturen,
zweitens ist sie ungünstig für den Abfluß der Wundsekrete. Die Kontrakturen
findet man besonders an den kurzen Stümpfen. Sie werden am Oberarm durch
die Adductoren und Rotatoren, den Pectoralis major, Supra- und Infraspinatus,
Subscapularis und Teres major und minor (typische Adduktionskontraktur),
am Vorderarm durch die Beuger Biceps und Brachialis internus, am Oberschenkel durch den Ileopsoas (typische Beugekontraktur), am Unterschenkel
durch den Biceps, Semimembranosus und Semitendinosus hervorgerufen. Man
beugt ihnen vor durch starke Polsterung der Achselhöhle oder Lagerung in
abduzierter Haltung auf Triangel (vor allem ist das Überknöpfen des Rockes
über den Stumpf zu vermeiden!) durch starre Schienen auf der Beugeseite des
Ellenbogengelenkes, des Hüftgelenkes und des Kniegelenkes. Diese müssen lange
Zeit angelegt werden. Bei Vorderarmstümpfen, gleichgültig von welcher Länge
sie sind, muß durch wechselnde Pronations- und Supinationslagerung der beiden
Knochen einer Kontraktur der Pronatoren oder Supinatoren sowie einem
Brückencallus vorgebeugt werden. *Auch ist bei der Amputation das Hinauf-
schieben des Lig. interosseum zu vermeiden.* Dasselbe muß bis zur Sägefläche
heranreichen. Der Verband geschehe bei Vorderarmamputationen zunächst in
Supinationsstellung. Die fixierenden Schienen werden später am besten zur
Nacht angelegt, während das Glied am Tag fleißig bewegt wird, damit seine
Muskeln sich wieder kontrahieren lernen und ihren Tonus bekommen. Wenn
nun aber Kontrakturen eingetreten sind, und ihr Grad nicht stark ist, so kann
man durch zweckmäßige Belastung und Anwickeln des Stumpfes an CRAMERsche
Schienen, welche vermöge ihrer Elastizität einen Zug ausüben, noch viel erreichen.
Gelingt es hiermit nicht, so kommen Sehnenverkürzungen in Z-Form oder
Sehnendurchschneidungen in Frage. So kann man beim schlechtstehenden
Chopart die Verlängerung der Achillessehne und Anheftung der Sehne des
M. tibialis und der Extensoren am Talus mit Vorteil ausführen. Falls die Kon-
trakturen bereits die Gelenke versteift haben, sind Gelenksresektionen in Keil-
form in Betracht zu ziehen. Um beim supiniert versteiften Radioulnargelnk
die Pronation wiederherzustellen, ist die Resektion des Radiusköpfchens mit
Fettzwischenlagerung zu empfehlen. Doch kommt es ganz auf den Ort und die
Länge der Stümpfe an. So hat es sich gezeigt, daß kurze, in leichter Beuge-
und Abduktionskontraktur stehende, im Hüftgelenk ankylosierte Stümpfe eine
so gute Unterlage für die Prothese geben, daß z. B. GOCHT bei längeren Oberschenkelstümpfen, welche durch ihre Ankylose das Sitzen sehr stören und beim
Geh- und Stehakt keinen Vorteil bieten, eine operative Verkürzung rät. Bei
Oberschenkelstümpfen darf die Beugekontraktur 160° nicht überschreiten; sonst
muß man eine subtrochantere Osteotomie machen.

Hinsichtlich der *Unterschenkelstümpfe* ist folgendes festzuhalten:

1. Lange und mittellange Unterschenkelstümpfe sind bei gleichzeitiger Kontraktur oder Ankylose im Kniegelenk a) in Streckstellung brauchbar, b) in Beugestellung bis 160° brauchbar (besser aber eine Osteotomie), c) in Beugestellung von weniger als 160° unbrauchbar. Osteotomie notwendig. Die Osteotomie wird am besten in Form einer suprakondylären Oberschenkelosteotomie gemacht. 2. Ein kurzer Unterschenkelstumpf von etwa 10 cm Länge und gleichzeitiger Kniegelenkankylose ist a) in Streckstellung schlecht brauchbar, denn der Patient muß beim Sitzen das Bein vorstrecken und die Tragfähigkeit ist schlechter als bei einer rechtwinkligen oder geringeren Beugestellung, bei welcher der Amputierte auf seiner Tuberositas tibiae geht, b) in Beugestellung bis zu 45° gut brauchbar, besonders wenn im Kniegelenk noch eine gewisse Beugung und Streckung möglich ist, so daß die Prothese bewegt werden kann. 3. Ganz kurze Unterschenkelstümpfe von weniger als 10 cm Länge sind bei gleichzeitiger Kniegelenkkontraktur a) in Streckstellung schlecht brauchbar aus demselben Grunde wie bei 2a; dagegen b) in Beugestellung von weniger als einem rechten Winkel oder einem Rechten sehr gut brauchbar.

Zum Schluß seien diejenigen Nachoperationen erwähnt, bei welchen das Bestreben dahin geht, den Stumpf für bestimmte Zwecke brauchbar zu machen oder dem Stumpf selbst ein Gelenk als Ersatz für verlorengegangene zu geben oder die in seinen Muskeln ruhende Kraft zum Zweck der Bewegung von Prothesenteilen auszunützen.

Richtige Stumpfverlängerungen sind nach dem Vorgang von NICOLADONI besonders an den Fingern gemacht worden und hier zur Nachahmung dringend zu empfehlen, namentlich am Daumen und Zeigefinger. Ersterer ist verschiedentlich mit Erfolg durch die mit Weichteilen transplantierte große Zehe ersetzt worden. NOESSKE und SPITZY ziehen die Stiellappenfernplastik vor, indem sie aus der Haut und dem Fettgewebe der Brust eine Weichteilrolle bilden, nach deren Fertigstellung ein mit Periost umkleidetes Tibiastück, die Grundphalanx der 4. Zehe oder die 12. Rippe in den trichterartig ausgehöhlten Stumpf des Metacarpus eingeräumt wurde. Sie betonen mit Recht, daß der Verlust der großen Zehe für den Gehakt nicht ganz belanglos ist. KLAPP hat bei verlorengegangenem Daumen aus dem ersten Metacarpus dadurch ein Greiforgan hergestellt, daß er das erste Spatium intermetacarpeum teilte und einen Hautlappen dazwischen pflanzte. ESSER hat sogar die verlorengegangenen 2—5 Finger der rechten Hand durch die 2.—5. Zehe des rechten Fußes mitsamt den Streck- und Beugesehnen ersetzt und einen hervorragenden Erfolg erzielt. Auf der Idee KLAPPs beruht das Verfahren von KRUKENBERG für Vorderarmstümpfe. Es eignet sich allerdings nur für längere Stümpfe von $^2/_3$—$^1/_2$ der Gliedlänge. Durch Trennung der Weichteile und Muskulatur zwischen Radius und Ulna wird ein zangenförmiges Greiforgan geschaffen, das selbst dem Feinmechaniker ein ausgezeichnetes Arbeiten ermöglicht (KREUZ). Die WALCHERsche Operation schafft ein neues Gelenk im Radius, nachdem das distale Ulnaende in einer Ausdehnung von 7 cm entfernt ist.

SAUERBRUCH hat im I. Weltkrieg eine Idee VANGHETTIs aufgenommen und sie chirurgisch praktisch endgültig gelöst, nämlich die vorhandene Muskelkraft des Armstumpfes zur Bewegung der Handprothese auszunutzen, d. h. also dem Patienten eine *willkürlich bewegbare künstliche* Hand zu verleihen. Stümpfe mit weit ausgedehnter narbiger Veränderung der Muskulatur eignen sich nicht. Zunächst ist die Übung der Muskulatur des Stumpfes notwendig. Beuge- und Streckmuskulatur arbeiten synergistisch. Der Hauptanteil fällt immer den Beugern zu. Die Streckmuskulatur darf man nur dann als Kraftquelle nehmen, wenn diese sich besonders gut selbständig kontrahiert. ANSCHÜTZ lehrte dazu, daß eine künstliche *Muskeldissoziation* vorgenommen werden kann, indem ein Muskel durch Erziehung zu einer anderen als der ursprünglichen Funktion erzogen werden kann. Die Übertragung der Muskelkraft geschieht durch in den Muskel eingefügte Elfenbeinstifte, die mit der Prothese in Verbindung durch

Schnüre stehen. Sie liegen in Hautkanälen, die quer zur Kontraktionsrichtung entweder durch den in natürlicher Lage belassenen oder zu einem Kraftwulst künstlich umgebildeten Muskel gehen. *Die Kraftwulstbildung ist überall da notwendig, wo der Stumpfmuskulatur die freie Beweglichkeit fehlt und durch*

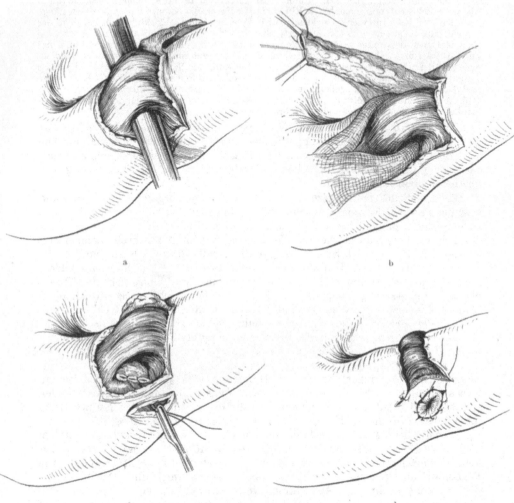

Abb. 54 a—d. a Tunnelierung des Biceps durch den Dilatator. Oben sieht man den zurückgeschlagenen Stiellappen. b Durch den Muskeltunnel ist ein Mullstreifen gezogen. Der Stiellappen ist zu einem Hautkanal durch
Catgutnähte zusammengenäht. c Der Hautkanal wird durch den Tunnel gezogen. d Und am freien Ende
in die Haut eingenäht. (Nach SAUERBRUCH.)

sachgemäße Vorbehandlung nicht erzielt werden kann. Sie kommt bei Oberarm-stümpfen selten, bei Unterarmstümpfen häufig in Betracht, weil hier die Musku-latur namentlich auf der Streckseite wenig umfangreich ist. Hier ist auch gewöhnlich eine Verkürzung der infolge der Kraftwulstbildung notwendigen Skeletierung der Knochen um 2—4 cm notwendig. Die Tunnelierung durch den Muskel oder Muskelkraftwulst erfolgt durch besondere Dilatatoren. Durch den Tunnel wird ein Hautkanal hindurchgezogen. Das Normalverfahren zu seiner Gewinnung ist der U-förmige, 5 cm breite Stiellappen, wenn die Haut schlecht ernährt ist, der Fernstiellappen aus der Brust- oder Bauchhaut. In besonderen Fällen ist der Brückenlappen nach ANSCHÜTZ anzuwenden. Bildung

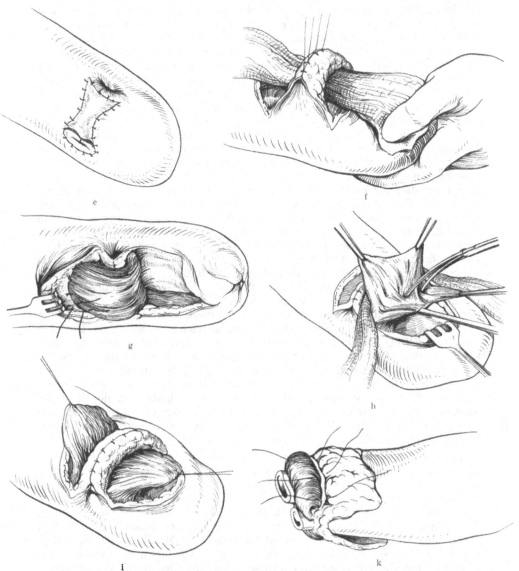

Abb. 55e—k. e Hautkanal nach Stieldurchtrennung auch auf der anderen Seite in die Haut eingenäht. Hautdefekt gedeckt. f Bildung eines Hautkanals durch Brückenlappen. g Verfahren SAUERBRUCHs: Abpräparieren des Muskels von der Unterlage, Zurückschlagen über den Hautkanal und Befestigung an der Fascie. h Verfahren von ANSCHÜTZ: Spaltung des abgetrennten Muskellappens in zwei Platten. i Die oberflächliche Muskelplatte ist unter dem Hautkanal durchgezogen. Oberflächliche und untere Muskelplatte werden dann über dem Hautkanal später vereinigt. k Bildung eines Kraftwulstes am Unterarm. Die vorstehenden Knochenenden werden dann amputiert. Der Kraftwulst wird nach 3 Wochen tunneliert und mit einem Hautkanal versehen. (Nach SAUERBRUCH.)

des Hautkanals und der Tunnelierung des normalen Muskels finden in einem Akt statt. Bei Kraftwulstbildung erfolgt dessen Tunnelierung und seine Auskleidung mit dem Hautkanal in einem zweiten Akt nach 3—6 Wochen. Der

Hautkanal (Catgutnähte) muß eine Lichtung von 1,2 cm haben. Da wo es nicht
möglich ist, eine Tunnelierung vorzunehmen, wird die vom Knochen losgelöste
Muskulatur entweder nach SAUERBRUCH (bei Muskeln von geringerem Querschnitt an längeren Unterarmstümpfen) über dem Kanal in Form einer Schlinge
zurückgeschlagen und an der Fascie befestigt oder nach ANSCHÜTZ dicht unterhalb des Kanals quer durchtrennt und von der Schnittfläche in der Längsrichtung in 2 Platten gespalten; der obere Teil wird über den Kanal geschlagen
und unterhalb mit der anderen festen Platte vereint (nur möglich bei gut
beweglichen kräftigen Muskeln wie Biceps, Triceps, Pectoralis major). Der
Gang der verschiedenen Operationen ist aus den Abbildungen ersichtlich. Um
komplizierte Bewegungen zu ermöglichen, hat sich SAUERBRUCH nicht gescheut,
auch mehrere Kraftwülste anzubringen. SAUERBRUCH ist dann noch weitergegangen, indem er auch kurze Unterarm- und Oberarmstümpfe (8—10 cm
Länge), an denen eine Prothese nicht oder schlecht anzubringen ist, ausnützte.
Zu diesem Zweck machte er ebenfalls im Stumpf *Haltekanäle* (die aber mindestens
eine Lichtung von 1,5 cm haben müssen), damit an den in ihnen befestigten
Elfenbeinstiften die Prothese einen unverrückbaren Halt fand. Auf diese Weise
konnte die Eigenbewegung dieser sonst nutzlosen kurzen Stümpfe ausgenützt
werden. Durch Hinzufügen von Muskeltunnelierungen am Oberarm oder im
Pectoralis major wurden auch kompliziertere Bewegungen der Prothese möglich.
Ja selbst bei Schultergelenkexartikulierten gelingt so eine willkürlich bewegbare
Hand. Je nach den Kraftquellen müssen die Prothesen verschieden konstruiert
werden. Die SAUERBRUCH-Operation ist namentlich für die doppelten Ohnhänder
ein Segen. Denn sie macht ihn bei den notwendigsten Bedürfnissen des täglichen
Lebens von der Hilfe anderer unabhängig. Diese sinnreichen Operationen
SAUERBRUCHS sind von manchen als zu schwierig und unsicher im Erfolg
zugunsten des amerikanischen CARNES-Arms abgelehnt worden. Zu Unrecht;
denn die Erfolge SAUERBRUCHS sprechen eine zu deutliche Sprache. Nur
muß, wer diese Operationen machen will, genau sein Buch studieren. Schon
bis 1923 haben SAUERBRUCH und seine Schüler 1600 derartige Operationen
ausgeführt. Von ihnen trugen 74% die Prothesen dauernd, 18% teilweise
und nur 8% tragen sie überhaupt nicht, ein im Verhältnis zu der Zahl der
sonstigen Prothesenträger und ihre Prothesen nichttragenden Armamputierten
ausgezeichneter Erfolg. Nur in 4% traten Beschwerden im Hautkanal auf.
Die Kraftentwicklung kann eine sehr große sein (30—60 kgcm).

Auch SPITZY hat die Ausnützung der Muskelkraft für bestimmte Prothesen-
bewegungen durch operatives Vorgehen erreicht. Er schaffte keine Muskeltunnel, sondern *unterfüttert* die betreffenden Muskeln mit Haut. Dadurch entsteht ein breiter Spalt, der weniger leicht zum Wundwerden und zu Schmerzen
neigen soll. Bei langen Vorderarmstümpfen kommt ferner die Schlingenbildung
der Sehnen nach VANGHETTI in Betracht, aber nur bei Reamputationen, weil
bei frischen Amputationen die Eiterung hinderlich ist. Man bildet die Schlingen
aus den Sehnen der Strecker einerseits und aus den Beugern andererseits, umkleidet sie mit Haut und gibt durch diese hufeisenförmige Bügel aus Elfenbein.

XIV. Exartikulationen.

Sie sind eigentlich schon unter den Amputationen mit abgehandelt. Die
große Weichteilbedeckung und die schlechte Eignung für die Prothesen haben
sie zugunsten der Amputation trotz des günstigeren Knochenstumpfes bezüglich
der Infektionsgefahr, der Tragfähigkeit und Unempfindlichkeit verdrängt. Denn
selbst kurze Stümpfe können dank dem Fortschritt des Prothesenbaus und dank

der SAUERBRUCHschen Operation für die oberen Gliedmaßen noch von Nutzen sein. Die Exartikulationen behalten ihr Recht am Schulter- und Hüftgelenk, sowie am Hand- und Ellenbogengelenk. Aber sie sind im jetzigen Krieg auch für das Kniegelenk bei Gasödem des Unterschenkels und schwere Eiterungen des oberen Unterschenkelendes mit sekundärer Vereiterung des Kniegelenks, soweit nicht parartikuläre Abscesse bereits am Oberschenkel vorlagen, als Notoperation wieder mit Nutzen verwandt worden. Die Durchschneidung der wenig voluminösen Muskelansätze an dieser Stelle bietet fraglos Vorteile gegenüber der Oberschenkelamputation. Mit Rücksicht auf eine gute Prothesierung wird allerdings eine spätere Nachamputation folgen müssen. Hinsichtlich der Technik haben die vielfachen Erkrankungen an *Gasödem* zu der wichtigen Abweichung gezwungen, daß die Exartikulation häufig in der Weise ausgeführt werden muß, daß auf eine Weichteilbedeckung verzichtet wird. Denn die Muskeln müssen bis zu ihren Ansätzen abgeschnitten werden. Das Glied wird dann wie eine Geschwulst ausgeschält. Das gilt auch für das Schulter- und Hüftgelenk. An letzterem erlebt man von diesem Vorgehen wohl selten Erfolge. Denn der Prozeß ist gewöhnlich im Ileopsoas und den kleinen Beckenmuskeln ins Innere des Beckens fortgeschritten. Am Schultergelenk liegen die Verhältnisse günstiger. Hier sind selbst verzweifelte Fälle, wo der Prozeß schon auf den Rumpf übergegriffen hatte, zuweilen gerettet worden. Die Deckung des riesigen Defektes gelingt durch Transplantationen und große Lappenverschiebungen. Hinsichtlich der Technik des Haut- und Muskelschnittes treten der rackettförmige und ovaläre Schnitt in ihr Recht. Am Schulter- und Hüftgelenk kann die vorausgeschickte hohe Oberarm- bzw. Oberschenkelamputation wegen der einfacheren Blutstillung von Vorteil sein.

XV. Resektionen.

Man unterscheidet genau wie bei den Amputationen *primäre* und *sekundäre*. Unter den ersteren verstehen wir diejenigen, welche bei der ersten richtigen Wundversorgung gemacht werden. Die primären werden von der Beschaffenheit der Wunde an sich, die sekundären fast ausschließlich von eingetretenen Wundinfektionen diktiert.

1. Indikationen.

Nach früher Gesagtem ist die Rücksicht auf die sekundäre Wundinfektion von ausschlaggebender Bedeutung auch für unser anfängliches Verhalten gegenüber den Gelenkschüssen. Bei kleinen bereits geschlossenen Ein- und Ausschußwunden werden wir uns beim Infanteriegeschoß immer, bei den anderen häufig, auch bei starker Splitterung der Gelenkenden, abwartend verhalten. Nur bei Steckschüssen können unter bestimmten Verhältnissen (s. dieses Kapitel) Ausnahmen gemacht werden. Da, wo die Hautschußöffnungen nicht geschlossen sind, sondern eine Verbindung des Gelenks mit der Außenwelt besteht oder zu befürchten ist, wo also eine primäre Wundversorgung gemacht werden muß, entsteht bei gleichzeitiger Knochenverletzung die Frage nach dem besten Vorgehen. Epi- oder Metaphysenlochschüsse werden ausgekratzt und mit Jodoformpaste ausgefüllt. Fissuren läßt man in Ruhe. Lose Splitter werden entfernt, die rauhen Knochenflächen geglättet. Ob eine *typische Resektion* gemacht werden muß, hängt von der Größe des Verlustes des artikulierenden Anteils und der Funktionsbeanspruchung des Gelenks ab. Generell besteht in dieser Hinsicht ein Unterschied zwischen der oberen und unteren Extremität. Inkongruente Gelenkflächen, die zu nachträglichen Abweichungen führen, werden am Knie- und Fußgelenk wegen der statischen Beanspruchung notwendigerweise die typische

Resektion bedingen. So z. B. wenn am Kniegelenk eine Niveaudifferenz in horizontaler Richtung zwischen den beiden Kondylen des Oberschenkels oder des Schienbeins vorliegt, oder am Fußgelenk die Malleolengabel verletzt ist. Bei Verletzung des Talus allein genügt seine Entfernung. Für *partielle primäre Resektionen* sind geeignet das Schulter-, Ellenbogen- und Handgelenk. Im Ellenbogengelenk können z. B. der Speichenkopf und der laterale Oberarmkondylus wohl entfernt werden, nicht aber die Trochlea. Am Handgelenk Kahn- und Mondbein eher als die anderen. Über die Versorgung der primären Resektionswunden s. das Kapitel über Gelenkverletzungen S. 227 f.

Für die *sekundären*, durch Eiterung bedingten Resektionen ist folgendes zu beachten. Es unterliegt keinem Zweifel, daß die artikulierenden Knochenenden bei einer Gelenkeiterung für den freien Abfluß des Eiters und die Behandlung der Gelenkhöhle das größte Hindernis bieten. *Deshalb ist die Resektion die beste Drainage eines Gelenkes, auch wenn keine Fraktur vorliegt.* Wenn trotzdem diese Operation von vielen Operateuren nicht geschätzt wird, so liegt das nicht nur an der Überlegung, daß die neu gesetzten Knochenwundflächen den Bakterien ein willkommenes Angriffsfeld bieten, sondern an den schlechten Erfahrungen, die vielfach damit gemacht sind. Die Stufenleiter: Arthrotomie, Resektion, Amputation, Tod schreckte ab. Aber es darf nicht verschwiegen werden, daß die Resektion häufig zu spät gemacht wurde, d. h. bei Fällen, die eigentlich der Amputation gehörten. Es muß zugegeben werden, daß die Entscheidung Resektion oder Amputation eine sehr schwierige ist. Der Operationsschock ist wohl bei beiden Operationen der gleiche. Indessen die Resektion erfordert ein langes Krankenlager, und die Widerstandskraft eines Menschen ist eine inkommensurable Größe. Dazu kommt, daß die Resektion gewöhnlich bewertet wird nach den Erfolgen beim *Kniegelenk*. Die hierbei gemachten Erfahrungen dürfen nicht auf alle Gelenke übertragen werden. Die Resektionen wegen Eiterungen im Bausch und Bogen abzulehnen, wie es manche tun, halte ich mit Rücksicht auf viele gute Erfolge für falsch. *Aber eins sei betont, man mache sie früh*, dann kann man selbst an Kniegelenken recht erfreuliche Resultate erzielen. Wenn nach großen Arthrotomien nicht innerhalb von 8 Tagen eine deutliche Wendung zum Bessern eintritt, zögere man nicht, und wenn nach weiteren 8 bis höchstens 14 Tagen nach der Resektion diese nicht eintritt, muß man die Amputation machen. Diese Zeiträume gelten unbedingt für das Kniegelenk. Einen noch aktiveren Standpunkt nehme ich nach meinen Erfahrungen beim *Hüftgelenk* ein. *Hier empfehle ich bei Vereiterung sogar an Stelle der Arthrotomie von vornherein die Resektion zu machen, und zwar bei schwerer Infektion mit Einbeziehung des großen Rollhügels.* Die Gründe dafür sind einmal die schlechten Abflußverhältnisse nach hinten, zweitens die das Leben noch mehr bedrohende Gefährlichkeit als beim Kniegelenk und drittens die günstigen funktionellen Erfolge, selbst wenn es nicht zur knöchernen Ankylose kommt. Geht man so von vornherein vor, so wird die Frage der Exartikulation, die hier viel schwerer wiegt als die der Amputation in der Kontinuität, meines Erachtens seltener an den Chirurgen herantreten. *Bei allen anderen großen Gelenken dagegen wird man viel eher zunächst eine abwartende Stellung einnehmen können, bevor man sich zur Resektion entschließt.* Selbst bei dem rumpfnahen *Schultergelenk* ist die Gefahr der Allgemeininfektion sehr viel geringer als beim Hüft- und Kniegelenk. Breite Arthrotomie allein führen hier viel häufiger zum Ziel. Die Resektion des Kopfes soll, wenn es geht, auch eine möglichst sparsame sein, damit die erstrebenswerte Ankylose mit dem Schulterblatt nicht vereitelt wird. Rechtzeitig ausgeführt, wird sie manchen Arm vor der Exartikulation bewahren. Die jüngst von WÜTHERICH vorgeschlagene Abmeißlung der unteren Oberarmkopfkalotte halte ich für

weniger sicher für die Beherrschung der Eiterung. Noch länger kann man beim
Ellenbogen- und *Handgelenk* warten. Obwohl das Ellenbogengelenk ein kompliziertes Scharniergelenk ist, so ist doch die Prognose seiner Eiterung in der
Mehrzahl der Fälle günstig. Selbst eine breite Arthrotomie genügt in vielen Fällen.
Ich habe gute Erfahrungen mit der Aufklappung nach PAYR gemacht: Längsschnitt über die Tricepssehne bis zum Oberarm 6 cm lang. Tricepssehne
und Muskelfleisch werden Z-förmig in 4—5 cm Länge gespalten. Nach Auseinanderziehen der Sehnenlappen quere Eröffnung des Gelenks. Spitzwinklige
Fixation. Bei im humeroradialen Gelenk lokalisierten Eiterungen genügt
gewöhnlich die Resektion des Speichenköpfchens. Beim *Handgelenk* mit seinen
mehrfachen Synarthrosen in querer Richtung schafft die Arthrotomie keinen
Nutzen. Partielle Resektionen sind hier am Platz; entweder die Auslösung
einzelner Knochen oder die einer ganzen Handwurzelreihe. Auch bei der Totalresektion soll man Os multangulum majus und Os pisiforme möglichst erhalten. Beim *Fußgelenk* kann man mit der Resektion im allgemeinen zurückhaltend sein. Wenn sie notwendig wird — und auch hier sind es ebenso wie
am Handgelenk sehr häufig die begleitenden Sehnenscheidenentzündungen,
die die Indikation dafür abgeben — kommen am unteren Sprunggelenk dieselben partiellen Resektionen wie am Handgelenk in Frage, am oberen dagegen
zunächst die Talektomie und erst bei Frakturen der Malleolen die typische
Resektion. Der Resektion wegen Eiterung muß meines Erachtens ihr Platz
in der Kriegschirurgie gewahrt bleiben, wenn ich auch zugestehen will, daß
bei Knie- und Fußgelenk wegen der Schwierigkeit der Indikation in Zweifelsfällen der Amputation als dem sicheren Verfahren häufig der Vorzug gegeben
werden wird. Und dies um so eher, wenn der Beruf eine besondere Standfestigkeit verlangt. Resektionen von über 6 cm am Kniegelenk und 4 cm am
Fußgelenk lassen eine knöcherne Ankylose nicht erwarten. *Mehrfache und
ausgedehnte Röhrenabscesse am Kniegelenk, Sehnenscheideneiterungen am Fuß sind
Kontraindikationen gegen eine Resektion und verlangen die Amputation.* Auch
in diesem jetzigen Krieg haben sich mehrere führende deutsche Chirurgen wieder
erneut für die *frühzeitige* Resektion bei Gelenkeiterungen eingesetzt und betont,
daß sie die von den Resektionsgegnern immer wieder angeführten Komplikationen wie von den frischen Resektionsflächen ausgehenden Osteomyeliten
mit Neigung zur Allgemeininfektion nicht gesehen hätten. Einige stehen sogar
auf dem Standpunkt, daß man beim Kniegelenk mit Punktionen, Spülungen
und Arthrotomien nicht unnütz Zeit vertun, sondern gleich zur sparsamen
Resektion schreiten soll (s. auch S. 335). Hoffentlich bringt dieser Krieg auch
in dieser alten Streitfrage eine endgültige Klärung. Denn die Erfahrungen
v. HABERERs[1], BÖHLERs u. a. im I. Weltkrieg, namentlich aber die von JIMENO
VIDAL im Spanischen Bürgerkrieg, die abgesagte Feinde jeder Resektion als
einer unphysiologischen Maßnahme sind, dürfen meines Erachtens wegen ihrer
zum Teil sehr guten Ergebnisse nicht einfach beiseite geschoben werden. *Zur
Zeit will mir scheinen, daß eine kritische Nachprüfung dieser Frage wahrscheinlich die Richtung nehmen wird, daß die Resektion beim Hüftgelenk, Kniegelenk
und vielleicht auch beim Schultergelenk ihre alte Berechtigung behalten wird, während
sie bei den anderen Gelenken seltener in Frage kommen dürfte.* Interessant ist
die Einstellung der Feindmächte im I. Weltkrieg. Die *Engländer* hielten von
der bakteriologischen Kontrolle sehr viel. Sie bezweifeln, daß ein mit Streptococcus haemolyticus infiziertes Gelenk überhaupt genesen kann. Sie machen
in solchen Fällen eine breite Arthrotomie, behandeln nach CARREL-DAKIN und
wenn nach 36 Stunden keine Besserung eintritt, amputieren sie. Auch sonst sind

---

[1] v. HABERER soll übrigens jetzt seinen vollkommen ablehnenden Standpunkt aufgegeben haben.

sie keine Freunde der Resektion und wollen sie nur für blande, aber chronische
Eiterungen bei intraartikulären Frakturen reservieren. Bei den *Franzosen* waren
die Meinungen zwar auch geteilt, aber besonders LERICHE und die Lyoner Schule
traten warm für die typische frühzeitige subperiostale Resektion ein als der
besten Drainage. Auch die *Amerikaner* ließen ihr durchaus ihr Feld, betonten aber
mit Recht die Schwere der Entscheidung zwischen Resektion und Amputation.

Eine umstrittene Frage ist die, ob die erkrankte und häufig von multiplen
Abscessen durchsetzte Synovialis mitentfernt, d. h. also eine *Arthrektomie*
gemacht werden soll. Ich halte sie für ratsam, denn man entfernt damit einen
Hauptinfektionsherd.

Bezüglich des *ersten Verbandes* nach Resektionen wegen Eiterung ist zu
betonen, daß die Knochenenden durch gesonderte Jodoform- oder Vioform-
gazetampons zu versorgen sind, die möglichst lange auf ihnen gelassen werden
sollen bis zur Granulationsbildung, um ihrer Infektion möglichst vorzubeugen.
Sonst zunächst verbandlose Wundbehandlung. Daß anfangs eine Distraktion der
Gelenkenden bei der Fixation im gefensterten zirkulären Gipsverband stattfinden muß, ist klar. Später ist eine Lagerung dem Glied zu geben, die bei
eintretender Ankylose die beste Funktion erlaubt.

Schultergelenk: Abduktion des Oberarms in 30—40⁰, Ellenbogen steht etwa nach vorn,
Ellenbogengelenk: Auf Fixation in halbpronierter Vorderarmstellung ist mehr als auf Beu-
gungswinkel zu achten, welcher je nach Beschäftigungsart recht- oder stumpfwinklig sein
muß. Patienten mit in Supinationsstellung geheiltem Ellenbogengelenk können ihre Hand
praktisch wenig brauchen. *Handgelenk:* Dorsalflexion bis zu den Mittelhandköpfchen,
halbe Pronation des Vorderarms. *Hüftgelenk:* Leichte Abduktion von 10—20⁰, Flexion
von 20⁰. *Kniegelenk:* Geringe Flexion von 10—20⁰. *Fußgelenk* rechtwinklig.

2. Technik.

Für die typischen Resektionen kommen die alten Methoden in Betracht,
die sich auch im Krieg bewährt haben, die alte LANGENBECKsche Methode
für das Schulter-, Ellenbogen-, Hand- und Hüftgelenk, der TEXTORsche Schnitt
für das Kniegelenk. Die KOCHERsche Methode für die Schultergelenkresektion
eignet sich vorzüglich da, wo das Akromion, die Gelenkpfanne oder Teile der
Spina oder des Corpus scapulae verletzt sind und es zur Eiterung im Gelenk
gekommen ist. Für das Fußgelenk hat sich die KOCHERsche Methode mit
Durchtrennung der Peronealsehnen und dem Umklappen des Fußes nach innen
nicht bewährt. Da die Eiterungen häufig sehr lange dauern, so muß zwecks
guter Abflußverhältnisse der Fuß lange in dieser abnormen Stellung bleiben,
so daß seine richtige Stellung später Schwierigkeiten macht. Die durchtrennten
Peronealsehnen verfallen immer der Eiterung. Wenn man aber den Fuß gleich
wieder in die richtige Lage bringt, so kommt es leicht zu Sekretstauungen.
Die typische Resektion nach LANGENBECK mit zwei seitlichen Längsschnitten
auf Fibula und Tibia mit Wegnahme der Malleolen mittels Drahtsäge gibt
nach meinen Erfahrungen bessere Übersichts- und Abflußverhältnisse und
günstigere Endresultate. Doch tut man auch hierbei gut, neben der Achillessehne nach hinten Gegenincisionen[1] zwecks besseren Abflusses zu machen.
Indessen ist die typische Resektion bei Eiterungen im oberen Fußgelenk meistens
nicht nötig. *Es genügt die Entfernung des Talus.*

Bei stark plantarflektiertem und adduziertem Fuß wird ein bogenförmiger Schnitt
handbreit über dem Fußgelenk beginnend längs der *Vorderfläche* der Fibula gemacht;
er geht an der lateralen Seite der Strecksehnen über den lateralen Rand der Talusrolle bis
gegen die Tuberositas metatarsi quinti und dringt sofort auf Talusrolle und Taluskopf ein.
Auch bei dieser Operation ist eine hintere Gegenincision notwendig.

---

[1] Jedoch nur laterale. Mediale sind wegen der Lage der A. tibialis postica gefährlich.

Für die partielle Resektion des *Humeroradialgelenks* ist der Kochersche Schnitt sehr zu empfehlen.

Ein bogenförmiger Schnitt auf der Kante der Außenfläche des unteren Humerusendes beginnt 5 cm über dem Gelenk, geht bis'zum Radiuskopf parallel dem Oberarm, läuft dann entsprechend dem lateralen Rand des Anconaeus quartus bis zur medialen Kante der Ulna 4—6 cm unter dem Olecranon. Er dringt zwischen Triceps und Supinator longus (brachioradialis) in die Tiefe auf das Gelenk ein.

Die *atypischen* Resektionen können zuweilen von den vorhandenen Schuß-öffnungen aus gemacht werden.

3. Prognose und Resultate.

Es unterliegt keinem Zweifel, daß die *Frühresektionen* sowohl hinsichtlich des Lebens als auch des Heilungsverlaufes die besseren Resultate ergeben.

Bei den *primär* resezierten war die Behandlung die einfachste. Häufig waren wir überrascht, wie diese Gelenke schnell und vollkommen reaktionslos heilten. Nicht selten konnten verzögerte oder Sekundärnähte gemacht oder die Enden beim Kniegelenk durch Knochennagelung zur schnellen Synostose gebracht werden. Nur muß die Fixation gerade bei den primär resezierten eine sehr lange *auch nach Wundheilung* sein, weil diese erfahrungsgemäß zu Schlotter-gelenken besonders neigen. Fixationen von 3—6 Monaten sind notwendig, auch an den oberen Extremitäten. Nur das Hüftgelenk macht eine Aus-nahme davon, wohl weil es von sehr starken Muskelmassen umgeben ist. Ganz anders liegen die Verhältnisse bei den *sekundär* Resezierten. Hier bedarf es einer sorgfältigen Behandlung, die jedes Weiterkriechen der Infektion in den Sehnenscheiden (beim Hand- und Fußgelenk) oder zwischen die Muskeln (Röhren-abscesse beim Kniegelenk, Senkungsabscesse an der vorderen und hinteren Achselfalte beim Schultergelenk) im Entstehen beobachtet und operativ angeht. Monatelanges Bemühen gilt es da, um die Heilung herbeizuführen. Und leider muß es ausgesprochen werden, daß nicht selten dann Fälle, die man in den Lazaretten vorn endlich der Heilung fast zugeführt hatte, zu Hause ohne beson-dere Indikation dennoch amputiert wurden, bloß weil die Erfahrung über der-artige Resektionsfälle fehlte. Der Wechsel der Ärzte ist für diese Verwundeten besonders zu beklagen.

Der Endausgang sind Ankylosen, straffe Weichteilverbindungen oder Schlottergelenke. *Ankylosen sind unser Ziel beim Schultergelenk, Kniegelenk und Fußgelenk*. Die Amerikaner ziehen sie auch am Hüftgelenk vor. Bei den anderen Gelenken wollen wir straffe gelenkartige Verbindungen, aber keine Schlottergelenke. Je nach dem Ziel richtet sich die sorgsame Nachbehandlung. Frühzeitiger Beginn von gewissen Bewegungen einerseits, langdauernde, wenn auch nur teilweise Fixation in verschiedenen Gelenkstellungen andrerseits führen oft zu einer gewissen Beweglichkeit. Da allerdings, wo die Zer-trümmerung der Knochen die Resektion großer Stücke notwendig machte, ist ein Schlottergelenk nicht zu vermeiden. Eine Ankylose stellt sich um so eher ein, je länger ein schwerer Eiterungsprozeß anhält und Bewegungen unmöglich macht. Wenn das Resultat ein ungünstiges geworden ist, dann kann noch oft durch Nachoperationen eine Besserung erzielt werden. Arthro-desen und Knocheneinpflanzungen einerseits, Resektionen mit Zwischenlagerung von Fett- oder Fascienlappen andererseits kommen in Frage und erzielen oft noch schöne Erfolge.

Über die *Enderfolge* der Resektionen haben wir kein amtliches Zahlenmaterial. Auch größere Einzelstatistiken über die nach Resektionen erfolgten Amputa-tionen und Todesfälle fehlen. Dagegen wissen wir aus der Zusammenstellung Tuffiers von 1810 Fällen von Resektionen etwas über die Beweglichkeit.

Von *330 Schultergelenk*resektionen waren 45% straff mit verschiedener Beweglichkeit, 38% Schlottergelenke, 17% ankylosiert. Von *630 Ellenbogengelenk*resektionen waren 49% straff mit verschiedener Beweglichkeit, 30% Schlottergelenke, 20% ankylosiert. Von *152 Handgelenken* 64% straff mit verschiedener Beweglichkeit, 36% ankylosiert. Von *122 Hüftgelenken* 30% straff mit beschränkter Beweglichkeit, 48% ankylosiert, 22% Schlottergelenke. Von *282 Kniegelenken* 85% ankylosiert, 15% Schlottergelenke. Von *29 Fußgelenk*resektionen mit Talusentfernungen waren 20% straff mit etwas Beweglichkeit, 70% ankylosiert.

Diese Zahlen zeigen einmal, daß auch die Kniegelenkresektionen in einem hohen Prozentsatz von 85% zu einem guten Resultat geführt haben, daß also die prinzipiellen Gegner der Resektion am Kniegelenk mit der Behauptung, daß selbst bei Heilung doch nur Wackelknie die Folge seien, nicht Recht haben. Sie zeigen ferner, daß das Handgelenk überhaupt nicht zu Schlottergelenken nach Resektionen neigt, und daß die Talusentfernung am Fußgelenk gute Resultate ergibt. Die Zahlen sind um so bedeutungsvoller, als sie primäre und sekundäre Resektionen umfassen.

XVI. Kunstglieder und Arbeitshilfen.

Sie kommen in Betracht 1. bei vollkommenem Verlust, 2. bei teilweisem Verlust von Gliedern, 3. bei Funktionsausfall von Muskeln, sei es infolge ihrer direkten Schädigung, sei es infolge von Schädigung ihrer Innervation. Der Prothesenbau hat in Deutschland während des I. Weltkrieges durch das Zusammenarbeiten von Ärzten und Ingenieuren eine bedeutsame Förderung erhalten.

1. Kunstglieder.

Welche Rolle die Prothesenfrage spielt, mag aus folgenden amtlichen Zahlen des Sanitätsdepartements des Kriegsministeriums hervorgehen. Bis einschließlich September 1918 wurden beim gesamten deutschen Heer gezählt: Von lebenden Amputierten waren an den oberen Gliedmaßen amputiert rechts 9740, links 10366, beidseitig 531, an den unteren Gliedmaßen einseitig amputiert 34595 und beidseitig 1350 = 56582 zusammen[1].

Pflicht des Arztes ist, die Stümpfe für die Prothese vorzubereiten und den Zeitpunkt für die Anfertigung zu bestimmen. Noch während der Wundheilung ist Sorge für die Haut und die Muskulatur des Gliedes zu tragen. Die Muskeln müssen frühzeitig durch aktiven Willensimpuls, Schwimmen, Massage und Elektrizität zu ihrem normalen Tonus gebracht werden. Dadurch wird auch endgültigen Gelenksteifigkeiten am besten vorgebeugt. Bei Armstümpfen besonders kommt dazu die Kräftigung der am Stumpfe selbst erhaltenen Muskeln, um die Möglichkeit, sie für Muskeltunnelierungen benutzbar zu machen, nicht aus der Hand zu geben. Beinamputierte müssen frühzeitig in Gehschulen zur Kräftigung des Selbstvertrauens. Hier sind sogar Sportleistungen erzielt worden. Die Stümpfe der Gliedmaßen müssen außerdem bald *gewickelt* werden, damit das Ödem schwindet und sie eine gute feste Form bekommen. Die Dauer, bis ein Stumpf die endgültige Form für eine Prothese bekommt, ist bei den einzelnen Gliedern und Individiduen verschieden. Die Form verändert sich immer auch anfangs noch während des Tragens einer Prothese. Aus diesen Erfahrungen ergibt sich die Notwendigkeit, mit den endgültigen Prothesen lange Zeit zu warten, damit Veränderungen nach kurzer Zeit vermieden werden. Ein Zeitraum von 7—8 Monaten dürfte bei den unteren Extremitäten fast immer notwendig sein. Um nun diese Zeit nicht unnütz verstreichen zu lassen, gibt man den

---

[1] Die Franzosen führen 63401 lebende Amputierte, davon 33195 an oberen, 30206 an unteren Gliedmaßen, die Engländer 115280, davon 20079 Arm-, 95201 Beinamputierte auf.

Verletzten zweckmäßig *Behelfsprothesen*. Hiervon ist durchweg zu wenig Gebrauch gemacht worden, weil die Ärzte nicht darin geübt waren und den größeren Lazaretten keine einfachen Werkstätten für diesen Bedarf angegliedert waren. Ein großer Vorteil ist es ferner, wenn sowohl für die Behelfs- als auch die endgültigen Prothesen bestimmte Teile der Ersatzglieder als Normalien maschinenmäßig gleichmäßig für das ganze Reich hergestellt werden können, damit die Verletzten bei eintretender Unbrauchbarkeit nicht immer auf die ursprüngliche Werkstätte, aus welcher die Glieder hervorgegangen sind, angewiesen bleiben. Im übrigen hat der Krieg gezeigt, mit wie einfachen Mitteln man imstande ist, die Patienten früh zu einer Werktätigkeit zu erziehen. Aus Pappe und Heftpflaster oder gelenkig hergestellten Gipshülsen mit Drähten kann man Armamputierten die Möglichkeit des Schreibens und Essens geben. Für gröbere Arbeiten braucht man Unterarmamputierten mit einem langen guten Stumpf zunächst überhaupt keine Prothese zu geben, sondern es genügt, wenn man den Stumpf mit einem Lederüberzug bekleidet, an welchen mittels Riemen Werkzeuge angeschnallt werden („sensible Prothese" nach SPITZY). Wo man damit nicht auskommt, und für Oberarmamputierte macht man Behelfsprothesen aus Gips, Celluloid und Filz. Alle diese haben den Nachteil, daß sie bei schnell schrumpfendem Stumpf nicht nachgeben und locker werden, so daß dann neue Hülsen angefertigt werden müssen.

Noch vorteilhafter ist es, *Gipsleimverbände* zu machen, weil sie elastischer und haltbarer sind.

Diese Binden stellt man sich dadurch her, daß man die Gipsbinden anstatt in heißem Wasser in einer dünnen heißen Leimlösung einweicht, welche man durch Aufkochen von 300 g Tischlerleim und 100 g weißem Leim in einem Liter Wasser auflöst. Man kann diese Hülsen auch unten offen gestalten, so daß eine Wundbehandlung möglich ist.

An diese Behelfsprothesen kommen nun die notwendigen Ansatzstücke wie ein Haken, federnder Ring, Pflughalter, Werkzeughalter usw. Man kommt mit den Gips- und Gipsleimprothesen am weitesten auch in kleineren Lazarettbetrieben.

Auch für das *Bein* kommen Hülsen aus demselben Material zuvörderst in Frage. Doch wird hier auch viel Filz benutzt, der auf einem Gipsabguß verarbeitet wird.

Ein $4^1/_2$ mm dicker guter Walkfilz wird eine Stunde lang in lauwarmem Wasser geweicht, dann über dem Modell gespannt, so daß er die Form genau wiedergibt. Dieser wird mit einer 40^0 warmen Schellackspirituslösung (1 Pfund Schellack in 1 Liter Alkohol 3—4mal überstrichen, indem man den Filz 10 Minuten trocknen läßt und ihn dann wieder überstreicht. Die Form des Filzes wird durch Stahlschienen erhalten.

An diese Hülse kommt nun entweder eine gewöhnliche Stelze in Form eines drehrunden Holzes (Besenstiel) oder eine Bambusstange. Oder man bringt Stahlschienen mit einer Sohlenplatte an. Landleuten gibt man zweckmäßig immer eine Sohlenplatte, damit sie bei weichem Boden nicht zu tief einsinken und auf unebenem Boden (z. B. auf dem schrägen Brett einer Dunggrube) gehen können. Von diesen Gerüstbeinen sind zahlreiche Modelle angegeben. Aber sie haben Nachteile: Der Aufbau ist ungenügend, so daß der Amputierte sich schwer an das endgültige Kunstbein gewöhnt. Wenn in dasselbe ein Kniegelenk eingebaut ist, so ist zur Kniesicherung eine erhebliche unphysiologische und störende Rückwärtsverlagerung desselben erforderlich. Deswegen ist als Interimbein besser die BRUNsche Gehschiene mit Sohlenplatte zu verwenden. Für den Oberschenkelstumpf hat sich nach v. BAEYER das KROLL-*Bein* bewährt, das vom Sitzstock abgeleitet ist. Es ist ein in Beinform gebrachter Stelzfuß ohne Knie- und Knöchelgelenke. Beim Gehen rollt es über den vorderen Ballen des Kunstfußteiles. Es hat den Vorteil der Rotationsfähigkeit. ZUR VERTH empfiehlt für Oberschenkelamputierte das BRANDENBURG-Bein. Erwähnt muß werden, daß der Beinamputierte zunächst eine *Krücke* nicht entbehren kann. Aber ihr Gebrauch muß mit Rücksicht auf die Krückenschädigungen (Armlähmungen, Endangiitis obliterans, Aneurysmabildung, Fingergangrän) und auf die Entwöhnung des Gebrauchs der Gleichgewichts- und verbliebenen Beinmuskulatur so kurz wie irgend möglich sein. Sie muß als Gabelkrücke gebaut sein. Das Körpergewicht soll in der Hauptsache auf den Quergriffen für die Hände ruhen. Um diese Nachteile zu vermeiden, ist die *Stockstütze* eingeführt, bei der

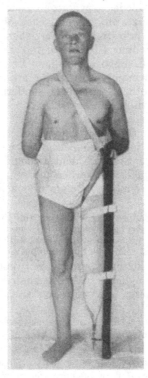
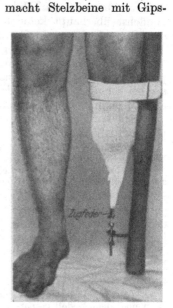

das Körpergewicht auf dem Unterarm und einem Handgriff ruht (s. Abb. 56). Sehr brauchbar ist der v. BAEYERsche *Sitzstock* (s. Abb. 57). Er macht Stelzbeine mit Gips-

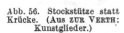

Abb. 56. Stockstütze statt Krücke. (Aus ZUR VERTH: Kunstglieder.)   Abb. 57. Sitzstock nach v. BAEYER (phot. WATERMANN). (Aus ZUR VERTH.)   Abb. 58. Zugvorrichtung nach WATERMANN am Sitzstock nach v. BAEYER (phot. WATERMANN). (Aus ZUR VERTH.)

köchern überflüssig und wird sogar von vielen Arbeitern als Dauerprothese vorgezogen. Der Vorteil des Sitzstockes besteht darin, daß Patient schon 8—10 Tage nach der Amputation das Bett verlassen und umhergehen kann. Sehr vorteilhaft ist die Anbringung einer Zugfeder am unteren Ende des Sitzstockes nach WATERMANN. Durch diese wird an einem mit Mastisol am Stumpf festgeklebten Trikotschlauch ein Zug an der Weichteilbedeckung in *distaler* Richtung ausgeübt. Das bedeutet einen großen Vorteil gegenüber dem Köcher des Lazarettbeins, der die Weichteile gerade proximalwärts verschiebt, was namentlich bei nicht reichlicher Hautbedeckung von Nachteil ist.

Der Ersatz der oberen Gliedmaßen ist viel schwieriger als der der unteren. Denn bei den letzteren kommt es in der Hauptsache auf Standfestigkeit an, während die Anforderungen an die oberen komplizierter Natur sind. Der Ersatz eines Fingers wird sehr gut durch die Hohllederfinger nach HAERTEL hergestellt. Das gilt auch für den Daumen. Derartige Patienten können damit schreiben und kleinere Gegenstände halten. Die Erfahrung hat gelehrt, daß die künst-

lichen Arme und Hände fast immer nur Schmuckarme bleiben und von den
Trägern zur Arbeit nicht verwandt werden. Man gibt daher besser Arbeitsansätze, welche allen Berufen gemeinsam sind oder je nach dem Berufe geformt
werden müssen. Gemeinsame Ansatzstücke sind 1. der *Haken,* 2. der *Ring,*
der bei vielen Gegenständen, wie den Stielen von Besen, Spaten, Hacken, Griffen
von Karren notwendig ist. 3. die einfache *Gebrauchshand,* die für zahlreiche
leichtere Vorrichtungen wie Festhalten von Stoffen, dünnen Platten, leichten
Werkzeugen, von Zeichen- und Schreibgegenständen beansprucht wird und auch
als Sonntagshand benutzt werden kann. Sie besitzt 4 feste Finger und einen
beweglichen federnden Daumen in Gegenstellung. Durch eine Feder wird dieser
Daumen stets in die Lücke zwischen Mittel- und Zeigefinger hineingezogen.
Entweder durch die gesunde Hand oder durch einen einfachen Schnurzug, der
von der Schulter betätigt wird, geschieht die Abspreizung des Daumens. Die
nach dem Daumen am meisten beanspruchten Finger (der Zeige- und kleine
Finger) sind durch Stahllamellen verstärkt, so daß sie 20 kg tragen können; der

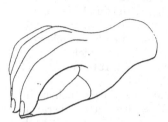
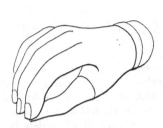
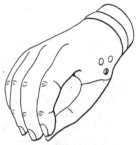

Abb. 59. Holzhand mit federndem   Abb. 60. Holzhand mit federndem   Abb. 61. Lederhand mit
Daumen.   Daumen und Handkugelgelenk.   federndem Daumen.
(Aus ZUR VERTH.)   (Aus ZUR VERTH.)   (Aus ZUR VERTH.)

kleine Finger ist zum besseren Tragen hakenförmig gekrümmt. Eine solche
Holzhand wiegt 150—300 g. 4. Da, wo es sich um kräftigere Hantierungen
handelt, namentlich bei Landwirten, hat sich die KELLER-*Hand* gut bewährt. Sie
besteht aus einem Eisengerippe, welches die Handfläche und Handwurzel nach-
ahmt. Von ihm gehen 3 eiserne, fingerartige Krallen aus, die nebeneinander
parallel verlaufen. Eine doppelte Lederschlaufe zieht den betreffenden Stil fest
gegen den Handteller und verhindert das Herausfallen. 5. Die ROSSETsche Klaue,
welche sich namentlich im Rohrleger- und Grabschlosserberuf bewährt hat.
Die verschiedenen Ansatzstücke für die verschiedenen gewerblichen Arbeiten
können hier nur berührt werden. Die Kompliziertheit der Arbeitsvorrichtung
erfordert meistens mehrere verschiedene Ansatzstücke für jeden Beruf. Die
Hantierungen des landwirtschaftlichen Berufs sind sehr viel einfacher. Im allgemeinen handelt es sich um „Stielarbeit". Notwendig ist der Hinweis darauf,
daß die Arbeitsansätze möglichst dicht am Stumpf angebracht werden und nicht
etwa an einem künstlichen Arm von annähernd normaler Länge, damit nicht
die Arbeitsleistung des Stumpfes durch einen längeren toten Hebelarm herab-
gemindert wird. Beachtenswert sind ferner die mannigfachen praktischen Bestrebungen, durch Vorkehrungen an Maschinen, Werkzeugen und Arbeitsgeräten
die Handhabung auch ohne Benutzung von Ersatzgliedern zu ermöglichen und
zu erleichtern.
    Für die Hantierungen des gewöhnlichen Lebens bedeutet die Einführung
des amerikanischen CARNES-Arms einen bedeutenden Fortschritt. Denn er ist der
erste wirklich brauchbare *willkürlich* steuerbare Arm, aber wohlgemerkt nicht
durch Muskeln des Armstumpfes, sondern durch akzessorische anderer Körperteile.

Der CARNES-Arm kommt sowohl für im Schultergelenk Exartikulierte als Oberarm- und Unterarmamputierte in Frage. Doch muß bei dem Ersteren zum Öffnen und Schließen der Finger noch eine andere Kraftquelle, z. B. ein Muskeltunnel im Pectoralis nach SAUERBRUCH herangezogen werden. Beim Oberarm-

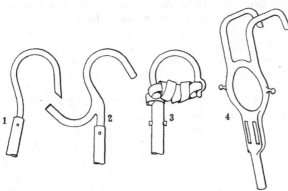

und Unterarmamputierten kann der CARNES-Arm sehr komplizierte Bewegungen machen. Es kann der Unterarm gebeugt, die Hand um die Achse des Unterarmes gedreht werden, die Finger geöffnet und geschlossen werden und die Hand dorsal und volar flektiert werden. Allein diese Einstellbewegungen sind alle kompliziert und man kann durch die SAUERBRUCHsche Operation mit seinen Prothesen schönere Resultate erzielen. Aber

Abb. 62. *1* Einfacher Haken; *2* Doppelhaken; *3* Haken mit Lederschlaufe; *4* doppelte Ringklaue mit Vorrichtung zum Anbringen einer Lederschlaufe nach SCHEDE.

auch für andere Arm- und Handmodelle können die von SAUERBRUCH und SPITZY geschaffenen Kraftquellen nutzbar gemacht werden.

Alle Hülsenapparate müssen fest am Stumpf sitzen. Sie dürfen sich nicht verschieben. Daher kommt man selbst bei langen Unterarm- und Oberarmstümpfen nicht mit einer am Stumpf sitzenden Hülse aus, sondern muß noch eine andere Befestigung dazu nehmen (methodische Schnürung, Riemen). Noch

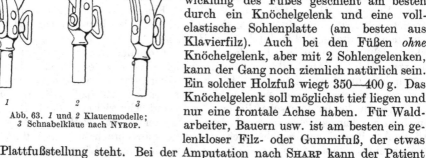

besser geschieht das aber durch die in „*Haltekanäle*" eingeführten Elfenbeinstifte (SAUERBRUCH).

Der Ersatz des *Fußes* macht viel weniger Schwierigkeiten als der der Hand. Die Abwicklung des Fußes geschieht am besten durch ein Knöchelgelenk und eine vollelastische Sohlenplatte (am besten aus Klavierfilz). Auch bei den Füßen *ohne* Knöchelgelenk, aber mit 2 Sohlengelenken, kann der Gang noch ziemlich natürlich sein. Ein solcher Holzfuß wiegt 350—400 g. Das Knöchelgelenk soll möglichst tief liegen und nur eine frontale Achse haben. Für Wald-

Abb. 63. *1* und *2* Klauenmodelle; *3* Schnabelklaue nach NYROP.

arbeiter, Bauern usw. ist am besten ein gelenkloser Filz- oder Gummifuß, der etwas in Plattfußstellung steht. Bei der Amputation nach SHARP kann der Patient mit seinem gewöhnlichen Schuh, der vorn mit Watte oder anderem Material ausgefüllt ist, gut gehen.

Hinsichtlich der Oberschenkel- und Unterschenkelprothesen sei nur erwähnt, daß die Lederhülse fast ganz durch das Holzbein verdrängt ist und daß in letzter Zeit in Deutschland auch das Duraluminium verwandt wird. Hingewiesen sei darauf, daß es einer sehr engen Zusammenarbeit zwischen Arzt und Mechaniker bedarf, um dem Amputierten ein wirklich gutes künstliches Glied zu geben. Auf eine genauere Angabe der verschiedenen Prothesen verzichte ich, weil sie den Chirurgen erst in zweiter Linie interessiert und die

Prothesentechnik immer weitere Fortschritte macht. Aufmerksam ist darauf zu machen, daß alle endgültigen Prothesen immer auf einem Gipsabguß angefertigt werden müssen, wogegen immer noch häufig von Bandagisten gefehlt wird.

2. und 3. Kunstglieder und Apparate bei teilweisem Verlust der Glieder oder Ausfall von Muskelbetätigung.

Hier kommen in Frage die Verkürzungen und die Pseudarthrosen. Verkürzungen der oberen Extremität infolge von Frakturen oder Operationen (Resektionen) sind praktisch belanglos, solange der Gebrauch der Finger und Gelenke nicht eingeschränkt ist. Anders steht es mit den unteren Extremitäten. Hier können allerdings erfahrungsgemäß Längenunterschiede bis zu 5 cm durch Beckensenkung und eine erhöhte Sohle gut ausgeglichen werden. Allein nur zu oft heilen die Frakturen mit Verkürzungen von 8—15 cm und darüber. Hier muß abgeholfen werden. Gewöhnlich stellen die Patienten selbst ihren Fuß, um den Boden zu erreichen, in Spitzfußhaltung, indem sie mit den Köpfchen der Mittelfußknochen auftreten. Dieser Vorgang ist außer da, wo man mit einer nur wenig erhöhten Sohle von 2—3 cm auskommt, zu unterstützen. Das ist bis zu 8 cm möglich (d. h. nach bereits eingetretener Beckensenkung, also eigentlich bei Verkürzungen bis zu 13 cm), durch einen guten hohen Schnürschuh, in welchem die *Hacke* durch eine schräg verlaufende Erhöhung von Kork oder künstlichem Kork (Suderit) unterbaut wird. Bei noch größeren Längen muß der *ganze* Fuß so unterbaut werden. Je höher der Fuß zu stehen kommt, um so unsicherer wird der Gang und daher wird man bei Verkürzungen von 15—25 cm einen in den Schuh hineingearbeiteten Schienenhülsenapparat, welcher bis zum Unterschenkel hinaufreicht, nicht entbehren können.

Apparate sind aber auch notwendig für *Pseudarthrosen*, sei es, daß es sich um nicht konsolidierte Frakturen, sei es, daß es sich um Gelenk- oder Schaftresektionen handelt. In beiden Fällen sind es Stützapparate, bestehend aus Lederhülsen, welche durch Schienen verstärkt sind. Da ferner mit nur wenigen Ausnahmen immer Gelenke überbrückt oder ersetzt werden müssen, so müssen auch künstliche Gelenke eingebaut werden. So fallen diese Apparate häufig ebenso umfangreich und nicht viel weniger leicht als vollkommene künstliche Glieder aus. Auch sie müssen immer nach einem Gipsmodell gearbeitet werden. Unterschiede zwischen oberen und unteren Gliedmaßen bestehen auch hier. Es verbinden sich an der oberen Extremität diese Zustände sehr häufig mit Lähmungen. Für Radialis- und Ulnarislähmungen sind die betreffenden Schienen bereits auf S. 196—198 besprochen worden. Wenn es sich aber um Lähmungen des Plexus oder N. musculocutaneus handelt, dann verbindet man zweckmäßig obige Schienenhülsenapparate praktisch mit der Aufhängungsbandage und den Zugschnüren des CARNES-Arms.

An der unteren Extremität kommen Schienenhülsenapparate aus Lederhülsen mit 2 seitlichen Schienen zur Anwendung, welche die Last des Gliedes nicht der natürlichen Hacke, sondern dem Schuh oder einem Eisenbügel übermitteln. Bei Unterschenkelpseudarthrose und Schlottergelenken des Fußes genügt es im allgemeinen, dem Apparat den oberen Stützpunkt an den Tibiakondylen und dem Wadenbeinköpfchen zu geben, bei Oberschenkel- und Kniegelenkfehlern dagegen muß man den üblichen Sitzring am Tuber ischii einfügen. Bei den üblichen Wackelknien nach Oberschenkel- und Schienbeinkopffrakturen ist das jedoch nicht notwendig. Gewöhnlich genügt bei leichten Fällen ein Kniestrumpf aus Gummi. Für Fußlähmungen ist der HESSINGsche Schienenhülsenapparat mit vorne gekreuzten Gummizügen das Gegebene.

Bei reiner Peroneuslähmung kommt man mit einem Peroneusstiefel aus, von dem es viele Konstruktionen gibt. Sehr gut hat sich der HAGEMANNsche Stiefel bewährt (s. Schußverletzungen der Unterschenkel). Es sei darauf hingewiesen, daß man nach Ellenbogengelenk-, Handgelenk-, Hüftgelenk- und Fußgelenkresektionen derartige Apparate frühzeitig noch während der Wundheilung geben muß, um die Ausbildung von Schlottergelenken zu vermeiden, während beim Schulter- und Kniegelenk, bei welchen es auf die Bildung einer Synostose ankommt, einfache fixierende Verbände ohne gelenkige Verbindung notwendig sind.

XVII. Steckschüsse.

Als Steckschüsse kommen Projektile und indirekte Projektile, d. h. Fremdkörper in Betracht, die durch das Geschoß in den Körper mitgerissen oder ohne dasselbe hineingeschleudert sind. Über die Ursachen des Steckenbleibens s. S. 24 und folgende.

Die Reihenfolge: Granat- und Minensplitter, Infanteriegeschosse, Schrapnells gibt den Gradmesser für die Häufigkeit im großen an. Die Häufigkeit von steckengebliebenen *Infanteriegeschoßteilen* bei Frakturen überrascht den Nichtkenner immer wieder von neuem und läßt ihn an Dumdumgeschosse denken (s. a. S. 23 f.). Hinsichtlich der Granaten- und Minensplitter sei als wichtig erwähnt, daß es sich nur in seltenen Fällen um *einen* Steckschuß handelt, sondern daß der betreffende Körperteil oder Körper des Verwundeten neben einigen tiefen zahlreiche oberflächliche Steckschüsse aufweist, die zum Teil in der zum Teil unter der Haut in den oberflächlichen Muskelschichten sitzen. Dieselben können ganz harmlos sein. Aber andererseits sind auch Gasödeminfektionen danach beobachtet worden. Ferner können sie durch Zerreißung von großen Muskelarterien zu schweren Hämatomen unter der straff gespannten, nur lochförmig durchschlagenen Fascie führen, die Ischämien, ja Gangrän des Gliedes zur Folge haben können. *Multiple Granat- und Minensplitterverletzungen dürfen daher, wenn sie zuerst auch noch so harmlos aussehen, nicht auf längere Transporte geschickt werden.*

Beachtenswert ist, daß wir nur bei den bleihaltigen Geschossen, den Infanteriekugeln und Schrapnellfüllkugeln die feinsten Bleiabsprengungen (Bleispritzer) finden, daß sie aber bei den Granatverletzungen fehlen. Diese Spritzer sind bei den Schrapnells feiner als beim Infanteriegeschoß und erscheinen häufig staubförmig. Auch bei den Dumdumgeschossen, den russischen Explosivinfanteriegeschossen, findet sich außer größeren Partikeln regelmäßig diese feinste Verteilung. Die aus Messing bestehende französische Dballe zeigt nur ausnahmsweise kleine Partikelchen.

Die klinische Diagnose wird zunächst aus dem Fehlen des Ausschusses gestellt. Das Vorhandensein eines Ausschusses spricht andrerseits nicht dagegen, daß im Körper Geschoßteile zurückgeblieben sind. Ein Einschuß bei fehlendem Ausschuß darf auch nicht dazu verleiten, nur *ein* Steckgeschoß anzunehmen. Denn das Infanteriegeschoß ebenso wie ein Granatsplitter kann sich infolge von Widerständen noch innerhalb des Körpers zerteilen. Hie und da imponieren Steckschüsse als gewöhnliche Prellschüsse. Die Sonde kommt als diagnostisches Hilfsmittel auch in zweifelhaften Fällen für den modernen Arzt nicht mehr in Frage, sondern allein die Röntgendurchleuchtung und Photographie. *Interessant ist, daß Infanteriegeschosse sich häufig so vollkommen umdrehen, daß ihre Spitze dem Einschuß abgekehrt ist.* Von großer Wichtigkeit ist, daß sich auf dem Röntgenbild häufig um die Steckgeschosse eine Luftansammlung findet. *Diese darf nicht als Gasödem gedeutet werden.*

Bedingt nun die Anwesenheit von Geschossen oder Geschoßteilen für das Individuum einen Schaden? Früher beantwortete man diese Frage mit Ja, und suchte daher jede Kugel möglichst schnell zu extrahieren. Die Kugelentfernung gehörte zu den häufigsten Operationen eines jeden Kriegschirurgen. *Sie war in der vorantiseptischen Zeit die Ursache für die meisten tertiären Wundinfektionen, sofern man unter sekundären die spontan bei jeder größeren Wunde eintretenden versteht, und für die Allgemeininfektion.* Nachdem schon PIROGOFF in dieser Hinsicht einen zurückhaltenderen Standpunkt eingenommen hatte, war es vor allem v. BERGMANN, der davor warnte. Diesem Grundsatz war man auch in den modernen Kriegen treu geblieben. Die vorzüglichen Fremdkörperlokalisationen und die gute Asepsis führten dazu, Geschosse häufiger zu entfernen, vor allem aber war es die Furcht vor der von dem Geschoß drohenden *primären Wundinfektion,* welche für viele Ärzte die Kugelextraktion als etwas unbedingt Notwendiges erscheinen ließ. Dadurch ist auch oft Schaden angerichtet worden. *Die Manie des Kugelsuchens feierte wieder ihre deletären Triumphe!* Es war eine weise Einrichtung des Chefs des deutschen Feldsanitätswesens, VON SCHJERNING, daß er sogenannte „*Steckschußstationen*" einrichtete, in welchen nur nach bestimmten Indikationen und unter Ausnutzung der modernsten Einrichtungen operiert wurde[1]. *Ist wirklich jedes steckengebliebene Geschoß der Träger von virulenten Bakterien, d. h. von Keimen, welche eine klinische Eiterung hervorrufen? Diese Frage ist zu verneinen.* Denn erstens haben uns viele tausende Erfahrungen an Verwundeten gezeigt, daß Steckgeschosse anstandslos einheilen ohne Schaden für das Individuum, und zwar kommt das auch vor, selbst wenn in der Nähe lange Zeit eiternde Wunden vorliegen. Zweitens zeigten uns zahlreiche Sektionen, daß der Sitz von vielen Steckgeschossen frei von Eiterung war. Auch selbst, wenn um die Geschosse Flüssigkeit oder Eiterung ist, kann die betreffende Flüssigkeit doch frei von Keimen sein. In anderen Fällen konnte man allerdings in der Bindegewebekapsel Bakterien, so z. B. Tetanus- und Gasödembacillen nachweisen. Hinsichtlich der *Geschosse* selbst sind im I. Weltkrieg mehrfach bakteriologische Untersuchungen gemacht worden. Sie zeigten zu einem großen Teil Keimbeladung. Diese bakteriologischen Befunde sind meines Erachtens nicht beweisend. Denn erstens sind ihre Zahlen viel zu klein (im ganzen 94) im Verhältnis zu den tausenden aseptisch eingeheilten Steckgeschossen. Zweitens sind sie nicht einmal in der Hinsicht eindeutig, daß sie die größere Keimbeladung der Granatsplitter beweisen. Sie sind aber in mehrfacher Hinsicht interessant. Zunächst insofern, als sie gezeigt haben, daß innerhalb der ersten 15 Stunden (LÄWEN) nach der Verwundung die Geschosse steril waren und dann erst Keime zeigten, also ein auffälliges Analogon zu der Wundinfektion des Gewebes. Ferner, weil nach den Untersuchungen von MESSERSCHMIDT und UHLENHUTH die verschiedenen Metalle einen verschiedenen Grad der Verhinderung des Auskeimens aufweisen, und zwar war das Messing der Dballe am günstigsten, dann folgte der Nickelmantel und das Blei, während Eisen sich ohne Einfluß zeigte. Drittens weil auch hinsichtlich der ruhenden Infektion durch die Untersuchungen WETZELs Aufschlüsse gewonnen wurden, denn seine Geschosse hatten eine Verweildauer von 1 Monat bis $2^3/_4$ Jahren. *Vom klinischen Standpunkt muß man jedenfalls sagen, daß es nicht statistisch bewiesen ist, daß die größere Anzahl von Steckschüssen zu Eiterungen führt.* Sie treten am ehesten bei Granat- und Minensplittern, dann bei Schrapnellkugeln und am wenigsten bei den undeformierten Gewehrgeschossen auf. Ferner ist hervorzuheben, daß, wenn es infolge eines Steckschusses zur Infektion kommt, diese durchaus nicht immer schwerer Natur zu sein braucht. Meistens kommt es zu einer harmlosen Absceßbildung. Damit soll natürlich nicht geleugnet werden, daß von Steckgeschossen

---

[1] Auch im jetzigen Krieg sind diese Anweisungen richtunggebend.

schwere, das Leben bedrohende Infektionen ausgehen können, auch noch nach Jahren, wie Gasödem oder Tetanus. *Nach diesen praktischen Erfahrungen ist es falsch, eine prinzipielle primäre Entfernung der Geschosse zu verlangen.* Sie ist aber auch gar nicht möglich, da meistens kein Röntgenapparat zur Verfügung steht. *Ohne denselben ist es ein unverantwortlicher Fehler, auf Suche nach einem Geschoß zu gehen, es sei denn, daß man sie sieht oder fühlt. Aber auch mit demselben ist es nicht zu verantworten, wenn ein Arzt ohne entsprechende Erfahrungen und Kenntnisse in der Lokalisation und Technik an die Entfernung geht.* Folgendes sind die Richtlinien: 1. Da, wo eine primäre Wundrevision aus den im Kapitel Wundbehandlung angegebenen Gründen notwendig ist, fahnde man auch nach dem Geschoß, ohne aber viel danach zu suchen oder die Wunde deswegen größer zu gestalten. Wenn ihre Freilegung nicht durch den Charakter der Wunde geboten ist, so darf sie nicht allein um des Geschosses willen gemacht werden. 2. Eine *primäre* Geschoßentfernung ist empfehlenswert aus den Gelenken, vorausgesetzt, daß es innerhalb von längstens 48 Stunden und durch einen wirklich erfahrenen Chirurgen geschieht. Zum Allgemeingut aller Feldärzte darf diese Maßnahme nicht werden. Größere Granatsplitter und Schrapnellkugeln verlangen eher ein aktives Vorgehen als Infanteriegeschosse.

Daß die Gelenke beim Unterlassen dieses Eingriffes durchaus nicht in der Mehrzahl zu vereitern brauchen, dafür ist beweisend, daß ich unter 47 Steckgeschossen großer Gelenke bei konservativer Behandlung nur 3 Vereiterungen hatte, womit bewiesen ist, daß die von einigen Chirurgen aufgestellte apodiktische Forderung, jedes Steckgeschoß in oder in der Nähe der Gelenke als Infektionsträger zu betrachten und möglichst rasch zu entfernen, zu weit geht. Und dazu handelte es sich in meinen Fällen in der Mehrzahl um Granatsplitter und Schrapnellkugeln, nicht um Infanteriegeschosse! Das Kniegelenk war 26mal, das Fußgelenk 7mal, das Ellenbogengelenk 5mal, Hüftgelenk 3mal, Handgelenk 2mal, Metatarsophalangealgelenk 1mal betroffen. Auch ZIEGNER sah in 51 Fällen reaktionsloses Einheilen von Geschoßsplittern, darunter im Kniegelenk 19mal, Ellenbogengelenk 10mal, Sprunggelenk 9mal, Handgelenk 7mal, Schultergelenk 5mal, Hüftgelenk 1mal.

3. Eine *primäre* Geschoßentfernung ist empfehlenswert aus dem Gehirn, es sei denn, daß es so tief sitzt, daß die Extraktion nicht ohne Schaden oder nur von einer neuen Trepanationsöffnung möglich ist. 4. Bei Halsschüssen wie auch Gliedmaßenschüssen ist die *primäre* Entfernung notwendig, wenn das Geschoß in einem großen Gefäß steckt. 5. Bei Lungen- und Herzschüssen kommt eine *primäre* Entfernung nicht in Frage. 6. Bei Bauchschüssen fahnde man bei Gelegenheit der Laparotomie nach dem Geschoß, aber suche es nicht. Im Vordergrund steht die Versorgung der Wunden des Magendarmkanals und der parenchymatösen Organe. 7. *Primär entfernt werden müssen alle Steckgeschosse der Leuchtspurmunition.* Auf der Haut entstehen meist nur Verätzungen und Verbrennungen. Aber der Phosphor dieser Munition löst sich im Fettgewebe des Körpers und führt zu Vergiftungserscheinungen, die auch tödlich verlaufen können (akute gelbe Leberatrophie).

Die *sekundäre* Entfernung kommt in Frage: 1. wo der berechtigte Verdacht besteht, daß eine Eiterung durch das Geschoß bedingt ist. Aber auch in dieser Beziehung erlebt man oft Überraschungen. Das Röntgenbild ergibt z. B. einen Granatsplitter, man operiert und kommt auf einen abgekapselten Eiterherd oder einen Sequester, nicht jedoch auf das Geschoß, sucht man nach diesem weiter, so findet man ihn nicht mehr im Zusammenhang mit dem Fistelgang, sondern vollkommen reaktionslos in Narben eingebettet. Also auch in diesen Fällen lasse man sich durch den pathologisch-anatomischen Befund der Gewebe leiten. *Vor allem erstrecke man seine Arbeit nicht auf kleine und kleinste Partikelchen, die meistens reaktionslos einheilen.* 2. Wo das Geschoß nachweisbare erhebliche Störungen veranlaßt. Das gilt: a) für Geschosse im Zentralnervensystem, durch die Ausfallserscheinungen bedingt sein können, b) für Geschosse im Herzbeutel, Herzmuskel, Lungen, c) für Geschosse in der Blase, den Nieren, in der Harnröhre, welche zu Steinbildungen Anlaß geben, d) für Geschosse in oder in unmittelbarer Nähe von peripheren Nerven, wenn Lähmungen oder Neuralgien auftreten, e) für Geschosse in Gelenken, wenn sie die alleinigen Ursachen von Bewegungsstörungen sind, f) für Geschosse im Auge wegen Gefahr des Erblindens und der sympathischen Ophthalmie, g) für Geschosse im Ohr, die erfahrungsgemäß nie reaktionslos einheilen, h) für Geschosse bei geschlossenen Pseudarthrosen, wenn ihre Lage zwischen den Fragmenten für die Möglichkeit spricht, daß sie die Ursache dieses Zustandes sind, i) wenn zweifellose Erscheinungen von Bleivergiftung auftreten; diagnostisch wichtig sind hierfür beim Fehlen augenfälliger Symptome basophil punktierte rote Blutkörperchen, k) wenn nervöse Beschwerden durch die Patienten mit der Anwesenheit des Geschosses in Verbindung gebracht werden, und die Entfernung des Geschosses ohne Schaden möglich ist. Doch sei man gerade in diesem Punkte sehr zurückhaltend und versuche den Patienten durch Aufklärung zu belehren! Andrerseits ist es aber auch Tatsache, daß Steckgeschosse schwere Neuralgien machen können (Trigeminusneuralgie), und zwar nicht nur durch Kontakt mit Nerven, sondern auch, wenn dieser nicht besteht, durch Narbenzug. Es sind Fälle bekannt, wo die Entfernung des Geschosses Patienten, die jahrelang an schwersten Neuralgien litten, endgültige Heilung brachte.

Hinsichtlich der *Bleivergiftung* durch steckengebliebene Infanteriegeschosse und Schrapnellkugeln sind im I. Weltkriege mehrere interessante Mitteilungen gemacht, welche beachtenswert sind. DENNIG und NEU fanden unter 96 Steckschüssen in 11% Blei im Speichel und Harn. LEWIN, NEISSER und DISSELHORST haben darauf hingewiesen, daß manche Fälle von Neurasthenie damit zusammenhängen können. MEDINGER stellte fest, daß Blei- und Mantelgeschosse sich verschieden verhalten, und zwar auffälligerweise die Mantelgeschosse ungünstiger. In Flüssigkeiten nämlich werden bei diesen die Metalle des Mantels und Kerns zu einem galvanischen Element und das Blei wird gelöst. *Bleiintoxikationen nach Steckschüssen sind immerhin selten.* Wenn die Entfernung des Geschosses nicht möglich ist, so gebe man bei diesen Patienten mit Bleischaden purinfreie Kost. Die sog. *Duralvergiftungen* durch Leichtmetallsplitter sind keine Vergiftungen, sondern Infektionen.

Die *Geschoßlokalisation* ist nicht einfach. Eine einfache Röntgendurchleuchtung oder Photographie in einer Ebene genügt nicht. Für die Lokalisation sind nicht weniger als 260 Methoden angegeben worden, ein Beweis dafür, daß die meisten ihre Mängel haben. Drei Verfahren kommen besonders in Frage: 1. die Durchleuchtung, 2. das Zweiplattenverfahren, 3. das stereoskopische Verfahren. Alle drei können mit einer Tiefenmessung nach irgendeiner Methode verknüpft werden. *Im allgemeinen ist die Tiefenbestimmung nicht notwendig, sondern es genügt eine approximative Bestimmung der Lage.* Am gebräuchlichsten war im Felde das Zweiplattenverfahren, weil es ohne besondere Apparate überall angewandt werden konnte.

Das *Durchleuchtungsverfahren* wurde vom *Chirurgen* seltener benutzt, weil es zu viel Zeit von ihm fordert, und seine Resultate von dem jeweiligen persönlichen Eindruck abhängig sind. Dabei ist das Durchleuchtungsverfahren bei Übung sehr gut brauchbar und genügt in vielen Fällen besonders an den Extremitäten, wenn man in verschiedenen, namentlich in zwei aufeinander senkrechten Ebenen durchleuchtet. Es gibt dem Chirurgen eine gute topographisch-anatomische Orientierung, die er wegen der Lage des Fremdkörpers zu den Gefäßen, Nerven und zum Knochen ebenso braucht als die zu bestimmten Punkten der Hautoberfläche. Da, wo Fisteln bestehen, ist es gut, sie mit Bariumsulfat, Jodipin oder Thorotrast zu füllen. Je näher ein Körper der Platte liegt, um so kleiner und schärfer ist sein Schatten. Durchleuchtet man den Körperteil von zwei sich gegenüberliegenden Seiten und erscheint das Geschoß von beiden gleich scharf und gleich groß, dann liegt es annähernd in der Mitte des Gliedes. Über die Lage in einem Muskel oder einer Sehne bekommt man durch die Beobachtung Aufschluß, ob sich der Schatten erheblich (1—2 cm) bei aktiven oder passiven Bewegungen der Extremität mitbewegt. Kleinere Bewegungen können bei oberflächlich gelegenen Fremdkörpern auch durch Verziehungen der Haut und Bewegungen eines benachbarten Gelenkes erzeugt werden. An Hand, Fingern und Zehen ist das Punktionsverfahren von PERTHES praktisch, bei dem man unter dem Schirm eine Nadel durch die Haut einsticht und liegen läßt. Eine sehr gute, ziemlich genaue Ortsbestimmung bekommt man durch die *Vierpunktmethode von* LEVY DORN. Sie beruht darauf, daß ein bestimmter Punkt in einer bestimmten Ebene immer in dem Schnittpunkt zweier Geraden liegen muß, welche in einem beliebigen Winkel durch ihn gehen und in ihr liegen. Man durchleuchte z. B. zunächst einen Unterschenkel von vorn nach hinten und markiere den Schnittpunkt einer durch den Fremdkörper gehenden Geraden mit der Haut durch Metallmarken, die mit Heftpflaster aufgeklebt werden. Die hintere muß größer gewählt werden. Dann wird die Röntgenröhre seitlich so verschoben, daß sie möglichst in derselben Horizontalebene mit dem Geschoß bleibt, und man markiert wiederum durch zwei Marken den vorderen und hinteren Schnittpunkt einer durch dasselbe gehenden Geraden an der Haut. Entsprechend den Hautmarken wird um das Glied ein in zwei Hälften geteilter Bleidraht (Kyrtometer) den Konturen genau angepaßt herumgelegt und an ihm die Stellen der vier Bleimarken fixiert. Abnahme des Drahtes und Auflegen auf ein Blatt Papier, auf dem man sich durch den Schnittpunkt beider Geraden die Lage und die Entfernungen von vorn und seitlich durch einfaches Abmessen berechnen kann. Die Durchleuchtung von Brust und Bauch hat ihre Schwierigkeiten wegen des ebenso wie am Schädel dicken Durchmessers. Je kleiner ein Fremdkörper ist, um so schwerer wird man ihn bei Durchleuchtung feststellen können.

In allen diesen Fällen muß man oft, um Sicherheit zu erhalten, zum *photographischen Zweiplattenverfahren* greifen, bei welchem der betreffende Körperteil am besten in zwei aufeinander senkrechten Ebenen aufgenommen wird. Aber auch dieses genügt, wenn man die Lagerung des Objekts nur mit dem Augenmaß vornimmt; höchstens für Extremitäten. Am Schädel, Brustkorb, sowie allen *gewölbten* Flächen, wie Becken usw. bekommt man leicht falsche Schattenwürfe, wenn man sie nicht ruhig liegen lassen und trotzdem von zwei Seiten photographieren kann. Deshalb legt man häufig kleine Drahtgitter oder Metallmarken an den verschiedensten Punkten auf, um eine Orientierung zu ermöglichen. *Um aber sicher bei nahe von gewölbten Flächen liegenden Steckgeschossen feststellen zu können, ob sie innerhalb oder außerhalb liegen, muß die Durchleuchtung zu Hilfe genommen werden. Infolge dieses Versäumnisses sind nur zu oft unnütze Schädeltrepanationen, Eröffnung von Brust- und Bauchhöhlen, sowie falsche Rentenbegutachtungen gemacht worden.* Berechnen kann man die Lage gut aus der *Verschiebungsgröße* (Parallaxe) eines Körpers. Durch Röhrenverschiebung stellt man auf der Platte zwei Bilder des Geschosses dar und berechnet nun die Tiefenlage aus ihrem Lageverhältnis, der Größe der Röhrenverschiebung und dem Abstand des Fokus von dem Objekt. Es gibt eine große Zahl von Meßverfahren. Sehr bewährt hat sich das von FÜRSTENAU. Bei diesem ist der Fokusplattenabstand immer 60 cm, die Röhrenverschiebung 65 mm. Mit Durchleuchtung wird festgestellt, wo das Geschoß liegt, dann wählt man irgendeinen in der Nähe liegenden Hautpunkt als *Orientierungspunkt* (Fixpunkt), markiert ihn, macht die Aufnahme und bestimmt durch Ausmessung einen zweiten, den *Fremdkörperpunkt*, welcher senkrecht über dem Geschoß liegt. Mit einem Meßzirkel kann man die Tiefenlage einfach und die seitliche Entfernung des Fremdkörperpunktes vom Fixpunkt mittels einer gewöhnlichen Multiplikation ebenfalls ablesen. Diese Methode ist durch WESKI verfeinert worden. Sie ging von der Schwierigkeit aus, welche dem Chirurgen auch dann noch bleibt, das Geschoß zu finden, wenn er seine Lage rechnerisch genau kennt. Denn die Verhältnisse verschieben sich leicht bei der Durchtrennung der verschiedenen Gewebe. Mittels der WESKIschen Lokalisationskanüle kann man nun vom Fremdkörperpunkt Pyoktanin (Methylviolett) bis zum Geschoß einspritzen und sich auf diese Weise den Weg farbig gestalten oder man kann einen Leitdraht mit einer kleinen Harpune am Fremdkörperbett deponieren.

Der Vorteil des *stereoskopischen* Verfahrens liegt darin, daß man das Geschoß und die Körpergebilde auch wirklich körperlich sieht. Da wo Geschosse in der Umgebung von tiefliegenden oder komplizierten Skeletteilen liegen, wie z. B. dem Schädelinnern, der Brust- und Lendenwirbelsäule, Kreuzbein und Beckengegend, Hüft- und Schultergegend, ist es empfehlenswert. Denn hierbei kommt man mit den anderen Verfahren häufig nicht zur Beantwortung der Frage, ob das Geschoß dorsal oder ventral oder im Knochen liegt, was für den Entschluß zur Operation und für den operativen Weg von großer praktischer Bedeutung ist. *Aber auch hier sind Täuschungen möglich. Denn es ist eine Erfahrungstatsache, daß Objekte mit starkem Schatten, wie es das Steckgeschoß ist, immer dem Betrachter näher zu liegen scheinen. Man wird hierbei gewöhnlich das Meßverfahren entbehren können.* Nur in wenigen Fällen wird man dieses außerdem zu Hilfe nehmen müssen. Das ist der Fall bei ganz kleinen Fremdkörpern in dicken Weichteilmassen, wo eine Orientierung an Skeletteilen nicht möglich ist, ferner, wenn das Geschoß an dünnen Knochen, wie dem Schulterblatt dicht anliegt, oder dann, wenn durch den dicken Geschoßschatten die

Knochenstruktur verdeckt ist. Hier hat sich die Stereoröntgenogrammetrie nach HASSELWANDER besonders bewährt, bei welcher eine anatomische Rekonstruktion des Bildes möglich ist und dem Operateur übergeben werden kann, ohne daß er das stereoskopische Bild zu sehen braucht. *Wichtig aber für alle Durchleuchtungen und Aufnahmen in verschiedenen Ebenen ist, daß der betreffende Körperteil des Patienten unverändert liegenbleiben muß, nur die Röhre darf verschoben werden.* Notwendig ist es ferner, daß der Körperteil in eine Lage gebracht wird, die er bei der Operation einnehmen wird. Läßt sich diese vorher nicht bestimmen. so muß nach Feststellung des Fremdkörpers der Operateur eine nochmalige Aufnahme in der Operationsstellung verlangen.

Trotz der guten Lokalisationsmethoden ist es häufig für den Operateur nicht leicht. das Projektil zu finden bei in der Tiefe sitzenden kleinen Geschossen. Richtpunkte oder Richtmarken sind notwendig. Beim Zielverfahren liegt die Schwierigkeit darin, die vom Zentralstrahl bei der Durchleuchtung oder Aufnahme erzielte Richtung auch bei der Operation festzuhalten. Sicherer ist es, den Fremdkörper vor der Operation unter Leitung des Auges anzuspießen. KIRSCHNER hat dafür besondere Nadeln mit einem Zielkranz angegeben. die mit einer Holzfassung eingeführt werden, wobei die Hände außerhalb der Röntgenstrahlen bleiben. Für kleine Geschosse ist ein gutes Mittel das Ausspritzen von Methylenblau in die Umgebung. Der Wunsch, auch während der Operation mittels Röntgenstrahlen den Körper durchleuchten zu können, hat zu dem *Trochoskopverfahren* von GRASHEY und HOLZKNECHT geführt. Bei diesem ist die Röntgenröhre unter dem Tisch angebracht und der Chirurg bewaffnet nun das eine Auge mit dem Kryptoskopschirm (einen brillenglasähnlichen kleinen Röntgenschirm), während er mit dem unbewaffneten die Operation leitet. Eine Gewöhnung an das gesonderte Sehen beider Augen wie beim Mikroskopieren ist notwendig oder aber der Chirurg arbeitet mit einem Röntgenologen zusammen, der mit einem binokularen Kryptoskop bewaffnet ist. *Das Operieren im Röntgenbild birgt allerdings für den Patienten und die Ärzte eine gewisse Gefahr insofern, als die Grenzen der Belichtungszeit leicht überschritten werden.*

Im jetzigen Krieg ist mit großem Vorteil das Gerät von PLAATS (Roloskop) benutzt worden. Das Prinzip desselben ist, mittels zweier bekannter feststehender Röntgenfixpunkte im Raum den dritten Punkt, nämlich den Fremdkörper, röntgenologisch zu bestimmen und durch den Kreuzungspunkt zweier Lichtstrahlen für den Operateur zu markieren.

Neu und gut ist auch der *Siemens*sche akustische Metallsucher, bei dem ein in einem Lautsprecher hörbaren Ton um so höher wird, je näher man sich dem Geschoß befindet. Die Wundhaken müssen dabei aus einem nichtmetallischen Material (Novotex) bestehen. Seine Vorteile sind: Fortfall der Gefahren des Röntgenlichtes, Fortfall eines besonderen Röntgentisches, Erkennen auch von Leichtmetallsplittern. *Hoffentlich führen das Boloskop und der Metallsucher nicht wieder zu unnötigen Geschoßentfernungen!*

Zu beachten ist, daß die Zeit zwischen Ortsbestimmung und Operation eine möglichst kurze ist; denn an eine nachträgliche Lageveränderung ist zu denken. Zwar hat auch dieser Krieg gezeigt, daß ein eigentliches „*Wandern von Geschossen*" ein seltenes Ding ist. Verschiebungen durch Muskelbewegungen kommen zwar anfangs bald nach der Verletzung hie und da vor, aber ein richtiges Wandern durch unverletzte Gebilde hindurch ist selten beobachtet. In diesen Fällen nimmt man eine milde Infektion als Wegbahner an. Nur im *Gehirn* senkt sich das Geschoß manches Mal der Schwere nach; aber wohl auch nur dann, wenn encephalomalacische Vorgänge mit im Spiele sind. Ferner ist es natürlich, daß in mit Flüssigkeiten erfüllten Höhlen Lageveränderungen vorkommen z. B. im Hämothorax, im Hämoperikard. Auch in Gelenken kann das infolge von Bewegungen statthaben, ebenso wie in Blutgefäßen infolge des Blutstroms.

Die operative Entfernung der Geschoßsplitter kann leicht, aber auch trotz aller Erleichterungen technisch sehr schwer sein, so daß gute chirurgische Schulung notwendig ist. Man vermeide sie ferner als sekundäre Operation überall da, wo *die Wunde* nicht geschlossen ist, wenn nicht dringliche Indikationen vorliegen. Denn die Gefahr des Weckens einer schlummernden oder der Weiterverbreitung einer noch bestehenden Infektion ist groß. HERTEL sah noch bei Entfernung eines Granatsplitters nach 18 Jahren ein Gasödem auftreten. Jedenfalls soll man unter diesen Umständen prophylaktisch *Tetanusantitoxin* und *Gasödemserum* einspritzen. Weil die Keime erfahrungsgemäß häufig in der Kapsel sitzen, so soll man diese oder wenn sie nicht vorhanden ist, das unmittelbar anliegende Gewebe möglichst exstirpieren. In Kombination mit diesen rein chirurgischen Vorgehen ist während des I. Weltkrieges die *Magnetextraktion* mehr und mehr in Anwendung gekommen. Aus der Augenpraxis übernommen hat sie namentlich am Gehirn Erfolge zu verzeichnen. Jedoch kommt sie nur zur Geltung bei eisenhaltigen Fremdkörpern. In fraglichen Fällen ist es daher notwendig, mittels des Sideroskopes die Natur vorher festzustellen. WIETING hat sehr handliche Ansätze an den Magneten, PAYR einen Handmagneten für diese Therapie konstruiert.

Hinsichtlich der *indirekten Projektile,* d. h. der anderen Fremdkörper, gilt im allgemeinen das nämliche wie bei den Projektilen. Ihre Eindringungstiefe ist gewöhnlich keine große. Auch sind sie meistens mit großen zerrissenen Wunden kombiniert, so daß eine primäre Wundrevision angezeigt ist, bei welcher sie dann meistens zu Gesicht kommen. Bei den nicht metallhaltigen Gegenständen ist ihre Feststellung mit dem Röntgenverfahren nur möglich, wenn Stein- oder Sandpartikelchen ihnen anhaften. Auf die Entfernung von indirekten Projektilen ist durchschnittlich größeres Gewicht zu legen als von Geschossen, weil sie erfahrungsgemäß mehr mit Keimen beladen sind. In dieser Beziehung sind am gefährlichsten die mitgerissenen Tuch- und Kleiderfetzen.

XVIII. Schußverletzungen der Gliedmaßen.

Die Schußverletzungen der Gliedmaßen sind bedeutend zahlreicher als die des Rumpfes und daher von großer praktischer Bedeutung.

Im Deutsch-Französischen Kriege waren sie 72,4% sämtlicher Verwundungen mit 7,9% Mortalität. Das Verhältnis der Toten zu sämtlichen damals an Wunden Gestorbenen betrug 52,15%. Auch in den letzten modernen Kriegen schwanken die Zahlen der einzelnen Berichterstatter zwischen der Hälfte und $^3/_4$ der Gesamtverwundungen. Die Zahlen aus dem I. Weltkrieg sind: Deutsche 63,6%, davon 34,6% der oberen und 29,0% der unteren Gliedmaßen, Franzosen 67,4%, davon 31,6% der oberen und 35,8% der unteren, Engländer 69,7%, davon 29,9% der oberen, 39,8% der unteren, Amerikaner 71,7%, davon 31,8% der oberen und 39,9% der unteren Gliedmaßen. Im Gegensatz zu den Feindmächten überwogen bei uns unerklärlicherweise die oberen Gliedmaßen. Über die Russen haben wir nur die Angabe von HALPERN, der unter 73600 Verwundeten russischer Hauptverbandplätze 65312 Extremitätenschüsse = 86,9% mit 4,5% Mortalität errechnete. Dagegen konnte ich unter 38155 Gesamtverwundeten der Hauptverbandplätze und Feldlazaretts meines Korps nur 1,6% Todesfälle bei Gliedmaßenverletzungen feststellen, während sie von der Gesamtzahl der Toten auf den Hauptverbandplätzen (556 : 69) 12,4% und in den Feldlazaretten (559 : 113) 20,2% betrugen. Unter den Gefallenen errechnet der deutsche Sanitätsbericht (Teilstatistik) auf die Gliedmaßen 10,9%. Bei ihnen sind sie mit 5,6% durch Gewehrschüsse am geringsten, mit 20,4% durch Handgranatenverletzungen am höchsten und auch mit 15,2% Artilleriegeschossen sehr hoch. In allen diesen Fällen wird es sich wohl fast ausschließlich um Verblutungen gehandelt haben. Im jetzigen Krieg haben wir aus einem Sonderlazarett (WUSTMANN) über die Schußfrakturen der Gliedmaßen eine interessante Statistik: Von 2817 Fällen starben nur 43 = 1,52%, wurden amputiert 42 = 1,45%.

Infolge der modernen Waffen ist die Zahl der Weichteilverletzungen im Verhältnis zu den Knochenbrüchen bedeutend gestiegen. Denn viele solcher Verwundungen stellen ein Vielfaches dar. Am ausgesprochensten ist dies bei den Handgranaten-, Minen- und denjenigen Granat- und Schrapnellverletzungen, bei welchen die Sprengung in unmittelbarer Nähe statthat. Doch kommen auch bei Infanterieschüssen mehrere Verletzungen vor, nämlich dann, wenn bei einer besonderen Körperhaltung dasselbe Geschoß beide Gliedmaßen trifft. Gewöhnlich pflegen Ein- und Ausschuß im ersten Glied normal, im zweiten aber auffallend groß und zerfetzt zu sein. Die Begründung liegt darin, daß das Geschoß in diesem bereits als Querschläger einschlägt und wirkt. Das Verhältnis der reinen Weichteilschüsse zu den Frakturen betrug 2,1:1, zu den Gelenken 5,1:1 nach dem deutschen Sanitätsbericht.

Der Charakter der Gliedmaßenverletzungen hat sich im I. Weltkrieg vollkommen gegenüber den anderen modernen Kriegen geändert, weil die Infanterieverletzungen (etwa 30—35%) in den Hintergrund traten. Dadurch wurden die Wunden durchschnittlich größer, buchtiger, zerrissener. *Abreißungen ganzer Gliedmaßen* fanden häufig statt. Ein Teil verblutete sich auffälligerweise nicht, starb aber häufig im Schock oder an Fettembolie.

Die schlechtere Wundbeschaffenheit der Rauhgeschoßwunden begünstigt die Infektion. Dieser Umstand ist sowohl für die Weichteil- als besonders für die Schußfrakturen von Bedeutung. Von letzteren verliefen nach den Zusammenstellungen von PERTHES über etwa 1000 Frakturen nur etwa 30,0% aseptisch, die anderen waren infiziert, und zwar etwa 45% schwer infiziert. Auffallend ist, daß auch unter den durch das Infanteriegeschoß bedingten Schußbrüchen die größere Mehrzahl, nämlich 70%, infiziert waren. Jedoch waren die Verhältnisse bei den anderen Projektilen noch ungünstiger. Denn von den durch Schrapnellkugeln hervorgerufenen waren 82,4 und von den durch Granatsplitter 87% infiziert. Bemerkenswert ist, daß die Infektion bei denjenigen Fällen, welche wegen Blutung eine Abschnürung bekommen hatten, häufiger und schwerer eintrat; besonders das Gasödem liebt solche Fälle. Die vorübergehende vollkommene Blutabsperrung schafft für die Bakterienanreicherung bzw. die Vermehrung ihrer Virulenz günstigere Bedingungen. Die Prognose der Extremitätenverletzungen verschlechtert sich, ganz allgemein gesagt, je näher dem Rumpf die Verletzungsstelle sitzt; sie ist an den oberen günstiger als an den unteren.

1. Verletzungen der oberen Extremität.

Die Verletzungen der oberen Extremitäten betrafen im I. Weltkrieg nach einer 65 312 Gliedmaßenschüsse umfassenden Statistik HALPERNS $1/3$, während $2/3$ auf die unteren entfallen. Der deutsche Sanitätsbericht errechnet für die Schußverletzungen der oberen Gliedmaßen mehr als der unteren, nämlich 34,6% gegenüber 29%, während sie bei den Engländern, Franzosen und Amerikanern geringer an Zahl als die der unteren sind. Franzosen 31,6%: 35,8%, Engländer 29,9%:39,8%, Amerikaner 31,8%:39,9%. Hinsichtlich der Schußfrakturen einschließlich der bei Gelenkverletzungen hatte WUSTMANN (Sonderlazarett) im jetzigen Krieg unter 1504 Fällen 3 Todesfälle = 0,199%, 7 = 0,465% wurden amputiert.

a) Die Verletzungen der Schultergegend.

Es sind die Verletzungen der eigentlichen Schultergegend, einschließlich des Gelenks, die der Schulterblattgegend und des Schlüsselbeins zu unterscheiden. Schüsse der Schulterwölbung sind sehr häufig. Die Dicke des Musculus deltoides erlaubt trotz der nicht planen Lage reine Weichteilschädigungen, besonders wenn der Arm in eine gehobene Stellung gebracht wird. Um Gelenkverletzungen ausschließen zu können, ist die Rekonstruktion der Haltung notwendig. Gelenkkapselstreifungen und Eröffnungen müssen oft in Betracht gezogen werden. Der Blutreichtum dieser Gegend macht starke Ergüsse und Schwellungen verständlich, so daß die Diagnose zuweilen erschwert wird. Infektionen dieser Gegend sind prognostisch vorsichtig zu beurteilen. *Gasödem* findet sich hier oft und nicht selten gerade in der Form des prallen Ödems mit Spannung der Haut ohne fühlbares Luftknistern. Die Schulterblattgegend neigt wegen des Druckes des liegenden Verwundeten sehr dazu. Seitenlage daher immer erforderlich.

α) Verletzungen des Schultergelenks.

Die Schußverletzungen des *Schultergelenks* sind häufiger als sie diagnostiziert werden. Denn ähnlich dem Hüftgelenk werden sie infolge der starken Umlagerung mit Muskeln leicht übersehen. Austritt von Synovia wird aus demselben

Grunde selten beobachtet. Die glatten Infanteriedurchschüsse durch den Ober-
armkopf rufen oft so wenig Beschwerden gleich nach der Verwundung hervor,
daß man an einer Gelenkverletzung zweifeln könnte, wenn nicht Richtung des
Schußkanals und Röntgenbild auf die Diagnose hinweisen. Doch muß ein
Epiphysenlochschuß auf der Röntgenplatte nicht sichtbar sein. Selbst die Bildung
eines Hämarthros kann ausbleiben, und erst spätere Beschwerden bei Bewegungen
machen auf den wirklichen Charakter dieser Verletzung aufmerksam. Häufiger
sind Frakturen in allen Formen, Lochschuß mit Absplitterung kleinerer oder
größerer Kopffragmente, Abtrennung des ganzen Kopfes oder seiner vollkommenen Zertrümmerung. Einen typischen Schuß zeigt das untenstehende

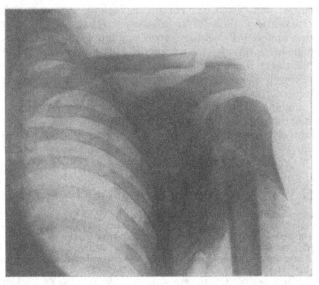

Abb. 64. Extrakapsulärer Schußbruch im Collum chirurgicum mit Fissuren im Gelenk und starker Dislokation
(Breslauer Klinik). [Aus LANDOIS: Erg. Chir. 13 (1921).]

Bild, auf welchem der Kopf pilzförmig auf dem Humerusstumpf sitzt. Diese
Fraktur ist oft intra- und extrakapsulär. Die Pfanne — Cavitas gelnoidalis —
des Schulterblattes kann mitbetroffen oder isoliert verletzt sein. Abtren-
nungen des Collum scapulae können Gelenkverletzungen vortäuschen. Wichtig
für ihre Differentialdiagnose ohne Röntgenbild ist die scheinbare Verlängerung
des Oberarms. Die Untersuchung von der Achselhöhle aus ist für schwierige
Diagnosen bei Frakturen von Wichtigkeit. Andrerseits täuschen diejenigen
Schüsse, welche dicht unterhalb des Akromions in horizontaler Richtung verlaufen, leicht einen Gelenkschuß vor. Denn unter dem vom Akromion, Proc.
coracoideus und Ligamentum coracoacromiale gebildeten Schultergewölbe ist
so viel Raum, daß ein Infanteriegeschoß oder kleinerer Granatsplitter, ohne die
Gelenkkapsel zu eröffnen, hindurchgehen kann.

Die *Behandlung* richtet sich nach der Größe der Hautschußöffnungen, nach
der Beteiligung der Knochen und nach der Infektion (s. allgemeines Kapitel
über die Gelenkverletzungen).

Für die *Steckgeschosse* gelten die allgemeinen Regeln; doch gehe man hier,
wenn sie nicht sicher im Kopf sitzen, nur nach genauer Lokalisation heran.
Das gilt besonders für die nach innen vom Kopf liegenden, weil der Zugang
zu ihnen schwierig ist und ausgedehnte Freilegung erfordern kann. Man stelle

sich daher bei diesem Gelenk ähnlich dem Hüftgelenk zunächst auf einen konservativen Standpunkt. Die leichte Zugänglichkeit zum Kopf verführt zu *späterer* Herausnahme von in ihm sitzenden Geschossen. Davon ist bei reaktionslosem Verlauf durchaus abzuraten; denn nicht selten tritt unmittelbar danach eine akute Vereiterung des Gelenkes auf.

Bildet sich nach der Verletzung ein *Bluterguß* aus, so kann er, weil die Kapsel ziemlich weit ist, große Dimensionen annehmen und erhebliche Schwellungen der Schulter hervorrufen. Da mit ihm hohes Fieber verknüpft sein kann, so liegt der Verdacht eines Infektes häufig nahe. Die Probepunktion sichert die Diagnose. Man sticht dicht unter dem Akromion von vorn bis auf den Knochen und zieht dann die Kanüle etwas zurück. Die sehr empfehlenswerten Punktionen des Hämarthros wurden im allgemeinen wenig gemacht, weil infolge der darübergelagerten Deltoidesmuskulatur die Diagnose schwerer zu stellen ist als z. B. beim Kniegelenk.

Die *Infektion* im Schultergelenk macht sich häufig aus demselben Grunde später bemerkbar, besonders wenn sie subakut auftritt. Emypeme ohne Kapselphlegmone sind hier nicht selten. Doch kommen auch exsudatarme Gelenkentzündungen vor, bei welchen die Synovialis graurötliche, schmierige Granulationen zeigt, ohne daß die sonstige Kapsel besondere entzündliche Erscheinungen aufweist. *Parartikuläre Abscesse* finden sich gern am vorderen und hinteren Rand des M. deltoides, am ersteren häufiger und haben die Neigung, in der vorderen Achselfalte häufig an ihrem Übergang auf den Brustkorb da, wo Deltoides und Pectoralis major sich schneiden, durchzubrechen; auch Subpectoralabscesse und solche unter dem M. subscapularis sind beobachtet worden. Bei Verdacht darauf punktiere man von diesen Stellen aus den hinter dem Muskel gelegenen Raum. Die *Phenolcampherbehandlung* der leichten Infekte hat sich nach meinen Erfahrungen am Schultergelenk viel weniger eingebürgert als am Kniegelenk. Meistens wurde ein vorderer Schnitt entsprechend dem LANGENBECKschen Resektionsschnitt vom Akromion senkrecht abwärts gemacht. Allerdings durchtrennt man dabei den M. deltoides, allein man dringt schnell auf den Kopf ein und kann bei einer Gegenincision an der hinteren Achselfalte auch durchschnittlich guten Abfluß erreichen. Hinsichtlich des Abflusses nach dem Gesetz der Schwere gibt der PAYRsche Schnitt sehr gute Verhältnisse und schont vor allem den Deltoides.

Von der Spina abwärts längs des hinteren Randes des M. deltoideus 12—15 cm langer Hautschnitt, Freilegen des Muskels, Verziehen desselben nach außen und oben, erst scharfes und dann stumpfes Eingehen zwischen den Fasern des M. infraspinatus, dessen Sehne mit der sehr dünnen Gelenkkapsel verwachsen ist. Spaltung der hinteren Gelenkkapsel von der Cavitas glenoidalis bis zum chirurgischen Hals.

Allein der Umstand, daß der N. axillaris und die A. und V. circumflexa humeri posterior, welche sich um den Humerus in der Gegend des chirurgischen Halses herumschlingen, dabei verletzt bzw. später durch das Drain arrodiert werden können, sowie daß der Deltoides, wenn er nicht nach außen genäht wird, sich darüber legt, haben wohl diesen hinteren Schrägschnitt ebensowenig wie den am vorderen Deltoidesrand nach OLLIER sich einbürgern lassen. Man trachte, wenn irgendmöglich, alle Incisionen bei liegendem Fixationsverband zu machen.

Sobald Knochenfrakturen dabei sind, kommt die atypische oder typische Resektion in Betracht. Es sei aber darauf hingewiesen, daß obwohl man beim Schultergelenk konservativer als beim Kniegelenk und Hüftgelenk sein kann, doch die *sparsame* (mit Rücksicht auf die erstrebenswerte Ankylose) Entfernung des Kopfes viel besseren Abfluß gibt und daher auch bei reinen Gelenkeiterungen ohne Frakturen dann angewandt werden sollte, wenn nach der Arthrotomie nicht eine baldige Besserung des Allgemeinbefindens und des örtlichen Befundes eintritt. Die Konsolidierung von Frakturen der Cavitas glenoidalis ist bei Eiterung meistens sehr zweifelhaft, so daß die Fortnahme zuweilen angezeigt ist. Die Nachbehandlung ist die halboffene feuchte. Gegenincision an der hinteren Achselfalte ist immer notwendig. Jedoch sei ausdrücklich hingewiesen auf die überraschend guten Resultate, die BÖHLER und JIMENO VIDAL in Sonderlazaretten *ohne Resektion* gemacht haben (s. S. 281). Man wird also auch bei den Schultergelenken mit der Resektion zurückhaltender sein können als früher, sachgemäße Behandlung vorausgesetzt.

Als Resektionsmethode eignet sich am besten die LANGENBECKsche Methode und ist im I. Weltkrieg auch am meisten angewandt. Die Resektion gestaltet sich häufig durch das Vorhandensein der Schußöffnungen sehr einfach, nötigt aber infolgedessen zuweilen zu Modifikationen der Schnittführung. Bei Schüssen in der Gegend des Sulcus intertubercularis und bei Frakturen des Kopfes ist die lange Bicepssehne gewöhnlich schon zerrissen, so daß ihre sorgfältige Schonung nicht in Frage kommt. Die KOCHERsche Methode der Resektion mit osteoplastischer Durchmeißelung der Spina scapulae kommt bei Schußverletzungen selten in Frage. Nur da, wo durch das Geschoß das Gelenk von hinten eröffnet ist unter Frakturierung des Akromion oder anderer Teile der Scapula ist sie die gegebene und muß unter entsprechender Modifikation angewandt werden. Der Durchmeißelung bedarf es dabei meistens gar nicht mehr, sondern nur der Glättung der frakturierten Spina oder des Einsetzens von scharfen Haken in die Fragmente, um genügenden Überblick zu bekommen. Unter Umständen ist mit Vorteil von der oben beschriebenen PAYRschen Methode Gebrauch zu machen.

Die *Fixation* der Schultergelenkschüsse ist anfangs eine andere als später. Für den *ersten* Transportverband genügt auch bei Gelenkfrakturen die Lagerung in einer Mitella über einem kleinen Achselkissen und die Fixation an den Brustkorb durch mehrere über die Mitella gelegte Zirkeltouren einer breiten Binde. Noch besser fixieren DESAULTsche Touren. *Sobald der Verwundete aber in eine, wenn auch nur vorübergehende stationäre Behandlung kommt, muß der Oberarm in einem rechten Winkel abduziert und um etwa 30—40° von der Frontalebene nach vorn gebracht werden.* Diese Stellung wird wohl heute allgemein als die beste Mittelstellung anerkannt. Läßt man den Arm herunterhängen und fixiert ihn, wie das früher häufig der Fall war, dauernd am Brustkorb, so wirkt doch die Schwere des Gliedes und die Muskeln werden passiv gedehnt Die Folgen für die spätere Funktion sind sehr große. Sie machen sich vornehmlich am Deltoides in einer Atrophie bemerkbar, die später die Unmöglichkeit, den Arm in die Höhe zu heben, bedingt. Diese Stellung ist auch bei Infektion und beginnender Exsudatbildung ungünstig. Denn dieser passiv gespannte Muskel erlaubt anfangs bis zum Eintritt seiner Atrophie, die allerdings sehr schnell erfolgt, ebensowenig wie der Quadriceps bei gebeugtem Kniegelenk, der Flüssigkeit eine Ausdehnung, so daß sie an den vorderen und hinteren Muskelrand und brustkorb- bzw. achselhöhlenwärts gepreßt wird. Hier kommen auch meistens die parartikulären Abscesse zum Durchbruch. Über die Art der Abduktionsverbände (Abduktionsschiene oder Abduktions-Brust-Armgips) findet der Leser Genaueres im Kapitel der Oberarmbrüche. Jedoch ist der typische Brustarmgips über die kranke Schulter für die ersten 8 Tage nicht zu empfehlen. Denn er erlaubt nicht die Beobachtung des Schultergelenks und den eventuellen Eintritt einer Infektion. Er kommt erst in Frage, wenn der aseptische Verlauf geklärt ist. Während dieser Zeit und bei Infektion ist die Abduktionsschiene am Platz, deren fixierende Gipsbinden über die gesunde Schulter gehen und das verwundete Schultergelenk freilassen müssen. Hier sei darauf hingewiesen, daß es gerade bei den Schultergelenkschüssen notwendig ist, das aus CRAMERschen Schienen gemachte Gestell mittels einiger Gipsbinden am Brustkorb und Arm so zu befestigen, daß es ein starres Ganzes ist. Auch wird auf eine gute Festlegung des Vorderarms bis zum Handgelenk hingewiesen, durch welche jede Rotation der Vorderarmknochen und die dadurch eintretende Bewegung der Oberarmmuskeln vermieden wird.

Die *Prognose* ist von der Infektion und Behandlung abhängig. In der *Mortalität* stand die Schultergelenkverletzung im I. Weltkrieg hinter dem Hüftgelenk zurück.

ZAHRADNITZKY berechnete aus den letzten Kriegen nur 0,7% Mortalität bei 132 Schultergelenkschüssen. PERTHES berechnet bei 42 Schüssen 4,7% Mortalität. 76 Fälle von TAPPEINER, SCHENK, ZIEGNER, KÖNNECKE hatten 3,9%. Der amtliche amerikanische Sanitätsbericht errechnet unter 9297 Fällen 5,08% Mortalität. Dort ist sie sogar höher als die der Kniegelenke. In dem französischen Sanitätsbericht steht sie niedriger, nämlich auf 21920 Fälle 884 tot = 4,0%. JIMENO VIDAL hatte bei 81 Fällen in einem Sonderlazarett im Spanischen Bürgerkrieg keinen Todesfall; ebenso wie BOEHLER bei 28 Fällen in einem Sonderlazarett im I. Weltkrieg. Im jetzigen Krieg hatte WUSTMANN (Sonderlazarett) bei 222 Fällen ebenfalls keinen Todesfall.

Jedenfalls kann man sagen, daß die Todesziffer gegenüber der vorantiseptischen Zeit — 1870/71 starben noch 34,6% — bedeutend zurückgegangen ist. Akute Allgemeininfektion ist selten von ihnen ausgegangen.

Funktionell sind die Resultate weniger günstig gewesen, weil die Ruhigstellung im I. Weltkrieg häufig eine fehlerhafte oder eine zu lang dauernde war. Wenn der Arm nicht abduziert wird, so tritt schnell eine hochgradige Atrophie des Deltoides und eine starke Schrumpfung der Rotatoren und Adduktoren ein. Bei aseptischem Verlauf soll man schon nach 3 Wochen vorsichtig mit Bewegungen beginnen. Stabübungen, bei welchen der gesunde den kranken Arm mithebt, einfache Gewichtszüge über einer Rolle, Aufmachen von Türen und Schwingen mit dem Türflügel, Drehen an einem Schwungrad kommen in Frage. Die Erfolge nach der typischen Resektion scheinen nicht sehr ermutigend, weil viel Schlottergelenke entstanden sind, namentlich nach den Frühresektionen. Oft war die ausgedehnte Zertrümmerung (s. Abb. 65 und 73) daran schuld. In andern bleibt zu entscheiden, ob es darauf zurückgeführt werden muß, daß die Weichteilwundheilung gewöhnlich schnell erfolgte und von der Fixation zu früh Abstand genommen wurde. Der verkürzende, narbenbildende Reiz der chronischen Eiterung, wie sie bei den atypischen Operationen lange anzuhalten pflegt, fällt fort und da der Arm bald schmerzfrei wird, so wird er schon nach kurzer Zeit in der Mitella getragen. Man fixiere daher den Arm nach der typischen Resektion noch für 3 Monate in Abduktion und gebe erst dann vorsichtig die Bewegungen im Schultergelenk frei, während diejenigen im Ellenbogen- und Handgelenk schon nach 1 Monat bei normalem Wundverlauf aufgenommen werden können. Außerdem stelle man den Oberarmstumpf sobald als möglich in die Pfanne. Bei diesem Vorgehen bekommt man zuweilen ausgezeichnete brauchbare *Nearthrosen*, mit welchen die Patienten den Arm seitlich fast bis zur Horizontalen bringen können, während die Erhebung nach vorn gewöhnlich schlechter ist. Meistens entstehen Schlottergelenke. *Unser heutiges Streben geht dahin, in allen Fällen ohne aseptischen Verlauf oder mit Knochensplitterungen eine Ankylose in guter Stellung zu erreichen.* Man trage in solchen Fällen dafür Sorge, daß diese im richtigen Winkel, d. h. in einer Abduktion von 30—40° und geringer Hebung nach vorn eintritt. Denn durch eine zu starke Abduktion würde der Patient im praktischen Leben behindert sein. Man muß daher allmählich von der Fixation in 90° zu einer geringeren übergehen. Die fehlende Beweglichkeit im Schultergelenk wird ersetzt durch Bewegungen des Schulterblattes und der Schlüsselbeingelenke, die durch Übungen sehr ausgiebig gestaltet werden können, so daß z. B. die seitliche Abduktion des Armes und Schulterblattes bis zu 80° gebracht wird. Solche Patienten sind tatsächlich

besser daran als diejenigen mit Schlottergelenken, die einen schweren Schienenhülsenapparat tragen müssen. Daher kommt als Nachoperation bei letzteren
die künstliche Ankylosierung in Frage. Meistens wurde so vorgegangen, daß
der Humerus zugespitzt und mit seiner Spitze in das durchbohrte Akromion
gesteckt wurde und daß er außerdem am ausgehöhlten oberen Pfannenrande
durch Drahtnähte oder Knochenklammern fixiert wurde. Andere Chirurgen
haben Muskeloperationen empfohlen. Es ist aber darauf aufmerksam zu
machen, daß das abduzierte ankylosierte Schultergelenk für den Patienten nur
dann von Vorteil ist, wenn das Schulterblatt frei beweglich ist, d. h. also, wenn

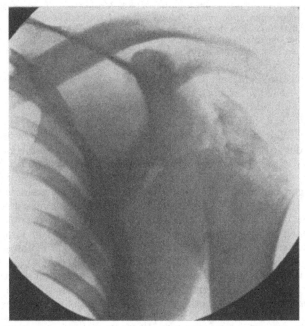

Abb. 65. Zertrümmerungsfraktur des Schultergelenks. [Aus SEIDEL: Erg. Chir. 10 (1918).]

keine Verwachsungen desselben mit dem Brustkorb vorliegen. In diesem Fall
muß eine subkapitale Osteotomie des Oberarms gemacht werden.

Von Interesse ist, daß wir nach nicht typischen Resektionen oder Gelenk-
schnitten zuweilen den Rest des Kopfes nicht in der Pfanne, sondern präglenoidal
in Subluxationsstellung finden. Auch nach sonst gut geheilten typischen Resektionen habe ich diese Stellung gesehen. Es handelt sich hier um sekundäre
Fehlstellungen, welche infolge des fehlenden Widerhaltes der vorderen Kapsel —
denn es handelte sich immer um vordere Schnitte — allmählich während der
Heilung durch Muskelzug entstanden sind. Falsche Fixation spielt dabei eine
begünstigende Rolle.

TUFFIER fand bei 330 primären und sekundären Resektionen 45% straffe Gelenke mit
verschiedener Beweglichkeit, 38% Schlottergelenke und 17% Ankylosen. — Hinsichtlich
der Kriegsbrauchbarkeit konnte PERTHES bei 281 Schultergelenkverletzungen 40,2%
Kriegsverwendungsfähige, 31,7% Garnison- und Arbeitsverwendungsfähige und 27,9%
vollkommen Dienstunbrauchbare feststellen. ERLACHER fand bei 284 geheilten Schultergelenkverletzungen mit 20 Resektionen und 22 schwersten Zerstörungen, 86 Ankylosen,
46 Schlottergelenke, 40 stark, 107 mäßig beschränkte Beweglichkeit und 5 normale Beweglichkeit. Aus dem französischen Sanitätsbericht errechnete ich auf 21 920 Fälle 3,2%
Exartikulierte (nur 6,5% Sterblichkeit), 45,4% ohne besondere, 47,6% mit schweren

Störungen Geheilte. JIMENO VIDAL erzielte (1936—1939) in 36% eine normale, in 30% eine geringe Beweglichkeit; jedoch konnte der Arm immer über die Horizontale erhoben werden. Ankylosen in guter Stellung bekam er in 34%. Schlottergelenke hatte er keine. Er ist ein Feind jeder primären oder sekundären Resektion ebenso wie sein Lehrer BÖHLER. Auch dieser erzielte in einem Sonderlazarett im I. Weltkrieg gute funktionelle Ergebnisse, nämlich: Von 28 Fällen normale Beweglichkeit in 5 = 18,5%, Beweglichkeit mehr als 90° in 11 Fällen, = 39,5%, Beweglichkeit weniger als 90° in keinem Fall, Abduktionsankylose in 11 Fällen = 39%, keine Adduktionsankylose und nur 1 mal ein Schlottergelenk nach Nekrose des Kopfes.

β) Verletzungen des Schulterblattes und des Schlüsselbeins.

Die dicke Bedeckung des *Schulterblattes* mit Muskeln (Trapezius und Supraspinatus, Deltoides, Infraspinatus, Teres minor und Latissimus dorsi, welcher den unteren Winkel teilweise bedeckt) gestattet reine Weichteilschüsse ohne Verletzung des Knochens. Ernstere Blutungen dieser Gegend kommen vor.

Denn sie ist reich mit starken Blutgefäßen versorgt, zunächst durch die aus der Subclavia kommende Cervicalis superficialis (M. cucullaris und M. levator anguli scapulae), Transversa scapulae (von der Incisura scapulae zur Fossa supraspinata, um das Collum scapulae in die Fossa infraspinata, also am lateralen Schulterblattrand) und die Transversa colli (M. supraspinatus und Levator anguli scapulae geht am medialen Rand als Dorsalis scapulae herunter), sodann durch die aus der Axillaris stammende A. thoracicodorsalis neben den lateralen Rand und der Circumflexa scapulae, welche um die Mitte des lateralen Randes auf die Scapulae sich herumschlägt. Dazu kommt die ebenfalls aus der Axillaris stammende, an die Vorderfläche des Schulterblattes gehende Subscapularis. Sodann ist beachtenswert ein anderer Ast der Axillaris, die Arteria circumflexa humeri posterior, welche zusammen mit dem N. axillaris am unteren Rande des M. teres minor um die hintere Seite des chirurgischen Oberarmhalses in den M. deltoides geht.

Die Kenntnis dieser Gefäße ist notwendig, um Hilfe bringen zu können sowohl bei primären Blutungen, welche wegen der vielen Anastomosen sehr heftig sein können, als auch wegen sekundären Blutungen aus Aneurysmen bzw. eitrigen Gefäßarrosionen. Ich sah einmal auf dem Sektionstisch einen Soldaten, der sich aus einem Aneurysma der Circumflexa scapulae verblutet hatte. *Beachtenswert hinsichtlich der Retention von Blutergüssen und Eiterungen ist der präskapulare Raum.* Als ihre Folge kommen Schwellungen und Ödeme in der Achselhöhle häufiger vor als am medialen Schulterblattrand. Von hier sind auch Probepunktionen möglich.

Der Knochen selbst kann im Körper Lochschüsse aufweisen; doch handelt es sich meistens um mehr oder weniger große Splitterungen. Die Verletzungen des Collum pflegen auch Schultergelenkverletzungen zu sein. Bei durchgehender Halsfraktur sind die Symptome denen einer Schulterluxation ähnlich: Tiefstand des Kopfes; Verlängerung des Armes. Doch verschwindet die Dislokation, sobald man den Oberarm nach oben schiebt, um sofort wiederzukehren. Meistens werden diese Verletzungen erst durch das Röntgenbild differentialdiagnostisch erkannt. Gröbere Frakturen des Körpers sind zu erkennen, wenn man die untere Spitze zwischen Daumen und Zeigefinger anfaßt und nun Bewegungen des Armes machen läßt. Geringere können sich der Diagnose vollkommen entziehen.

Schulterblattverletzungen kommen sowohl bei Schultergelenkschüssen als auch bei reinen Rückenverletzungen und Brustschüssen vor; sie sind dann häufig mit Lungen- oder Rückenmarkverletzungen kombiniert.

Die Behandlung ist eine konservative, wenn man einen aseptischen Verlauf erwarten kann. Sobald aber eine Infektion eintritt, zögere man nicht mit Freilegung der Frakturstelle und Entfernung der Splitter. Man kann in dieser Hinsicht ganz radikal sein zum Unterschied von den langen Röhrenknochen. Denn erstens kann bei erhaltenem Periost eine sehr weitgehende Regeneration stattfinden, und zweitens ist die Funktion auch trotz Verlust des ganzen Körpers eine gute. Die Fossa supraspinata, die Spina und vor allem den Hals mit der Cavitas glenoidalis und Proc. coracoideus suche man zu erhalten. Wenn Schuß-öffnungen den Weg zeigen, benutze man sie zur Schnittführung; doch sei sie lang, weil die dicken Muskeln den Einblick sonst verwehren. Wo das nicht der Fall ist, ist der typische ⊢-Schnitt entlang der Spina und am medialen Rand, wie bei der Totalresektion praktisch. Die Blutung ist immer eine starke

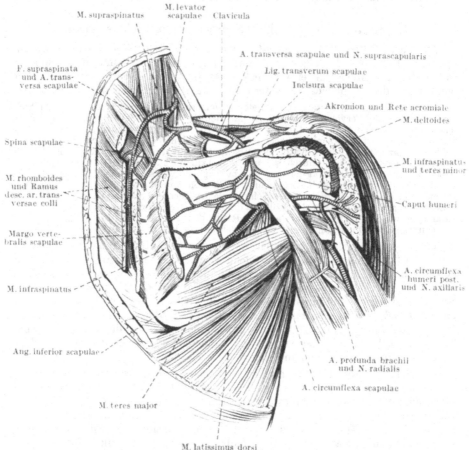

Abb. 66. Topographische Anatomie der Scapulargefäße nach CORNING.

und muß durch Ligieren der Gefäße, nicht durch Tamponade gestillt werden. Zuweilen kann man erst nach der Resektion des Schulterblattes die Rippen-verletzungen übersehen.

Die *Fixation* des Schulterblattes wird auch bei festgestellter Fraktur häufig versäumt. Und doch ist sie notwendig. Für den ersten Transport genügt ein Anwickeln des zugehörigen Armes an den Brustkorb. Für die Dauerbehandlung ist eine Fixation des Armes in typischer Abduktions- und Anteversionsstellung auf Schiene oder im Brustarmgips notwendig. Notwendig ist es, die Wunde durch einen Luftring hohl zu legen, damit kein Druck beim Liegen auf sie ausgeübt wird. Unter Umständen ist Seitenlage angezeigt.

Die *Prognose* der Schulterblattschüsse ist nicht schlecht. Aseptische Frak-turen können gut konsolidieren. Größere Verluste regenerieren oft oder machen

kaum einen funktionellen Ausfall. Bei nicht eröffneten Eiterungen im prä-
scapularen Raum können schwere septische Zustände eintreten.
Schlüsselbeinfrakturen kommen isoliert nicht oft vor. Sie sind häufig mit
Hals- oder Brustschüssen kombiniert. Oft sind die großen Gefäße und Nerven
mitverletzt. Zuweilen fällt die Unversehrtheit dieser trotz der großen Splitterung auf. Bei Eiterungen schneide man frühzeitig wegen der Gefahr der Thrombophlebitis der Vena subclavia und ihrer Äste bzw. einer Mediastinites ant. ein
und entschließe sich unter Umständen schnell zur Totalentfernung des Schlüsselbeins. Zur Fixation dient die BÖHLERsche
Schlüsselbeinschiene oder die Abduktionsschiene.

b) Schußverletzungen des Oberarms.

Das Verhältnis der Weichteil- zu den
Knochenschüssen ist am Oberarm ungünstiger als am Oberschenkel, weil die
Weichteilmenge geringer und ungleichmä-
ßiger verteilt ist. Die Gegend des M. biceps
ist die Domäne für die reinen Weichteilschüsse. Die weniger muskelreiche Hinter-
oder Streckseite zeigt sehr oft Verletzungen
des N. radialis. Besonders gefährdet ist die
Innenseite, deren Verletzungen mit seltener
Ausnahme Gefäße und Nerven mitbetreffen.
Mangel an Muskeln und das enge Neben-
einanderliegen der Nerven bedingen, daß
am Oberarm am häufigsten von allen Gliedmaßen Nervenschüsse als Komplikationen
auftreten. Die Kombination der Radialislähmung hat die Schußfraktur mit der
Friedensfraktur gemein. Über die Nerven-
und Gefäßverletzungen s. die besonderen
Kapitel.

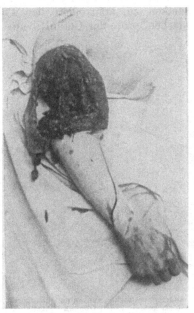

Abb. 67. Fensterlochschuß des Oberarms
durch Granatsplitter. (Aus SEIDEL.)

Die Schaftfrakturen des Oberarmknochens sind verschieden nach Art, Größe
und der lebendigen Kraft des Geschosses. Tangentiale Projektile machen oft
Frakturen, welche ihrer Form nach denen des Friedens vollkommen gleichen;
glatte Quer- und Spiralbrüche. Auf die Mitte der Fläche treffende rufen fast
immer Splitterfrakturen hervor, deren Splitter um so kleiner sind, je größer
die lebendige Kraft war. Die Splitterungszone ist verschieden lang, pflegt
aber bei Infanterieschüssen durchschnittlich 8—10 cm zu sein. Von ihr gehen
regelmäßig nach oben und unten Fissuren aus, die je nach Lage sich bis in
die benachbarten Gelenke erstrecken können. Abb. 68 und 73 [1] geben Aufschluß über verschiedene Formen der Brüche. Typische kalibergroße Lochschüsse durch Infanteriegeschoß in der Diaphyse sind einige wenige Male beobachtet worden. Sie bedeuten Ausnahmen. Kleine Granatsplitter machen
häufiger Lochschüsse. Atypische große Lochschüsse, sog. „*Fenster*"schüsse,
kommen gerade am Oberarm häufiger vor, weil auf Innen- und Außenseite
zu wenig Weichteile vorhanden sind, um die ausgesprengten Splitter aufhalten
zu können, die vielmehr als indirekte Projektile noch die primären Weichteilschußöffnungen vergrößern. Manches Mal ist die Arterie erhalten, indessen
öfters zerrissen, und es ist erstaunlich, daß der Arm trotz Knochen-, Gefäß- und

---

[1] Siehe auch Abb. 40—45 auf S. 205f.

Nervenverletzung zuweilen der Gangrän entgeht. Als eine typische, nicht durch Schuß veranlaßte Oberarmfraktur des Krieges ist die durch Wurf von Handgranaten entstandene Spiralfraktur beobachtet worden.

Die *primäre* Wundbehandlung bei Oberarmschüssen richtet sich nach den allgemeinen Grundsätzen. Alle kalibergroßen Infanterieschußöffnungen oder dem ähnliche Rauhgeschoßwunden, sofern sie einen reaktionslosen Verlauf versprechen und keine große Weichteilzertrümmerungszone vermuten lassen, bleiben unberührt.

Den Verletzungen an der Innenseite wende man seine besondere Aufmerksamkeit zu, kontrolliere den Puls, lasse Finger- und Vorderarmbewegungen machen, prüfe das Gefühl! Selbst bei Fehlen des Pulses, aber kleiner verklebter Hautöffnung und nicht großer Geschwulst warte man zu, vermeide aber den Transport. Wenn jedoch die Wunde größer ist, dann lege man auch auf dem Hauptverbandplatz die Arterie frei, damit der Mann sich nicht auf dem Transport verblutet. Vor allem tue man es bei den Fensterschüssen. Verwechslungen der Brachialis mit blutig imbibierten Nerven kommen oft vor. Finden sich zerrissene Nerven, so ist der Versuch der Naht zu machen. Denn wenn sie auch meistens nicht primär verheilen, so können sie sich dann nicht so weit zurückziehen. *Doch ist zu verbieten allein zum Zweck der Nervennaht, die Wunde zu vergrößern.* Eventuell fixiere man die Nervenenden an Muskeln. Hinsichtlich der Freilegung und Entsplitterung der Fraktur sei man am Oberarm besonders zurückhaltend. Die leichte Zugänglichkeit wirkt ver-

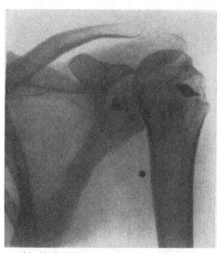

Abb. 68. Ausfräsung am Collum chirurgicum mit Steckgeschoß. (Nach GULEKE-DIETLEN: Kriegschirurgischer Röntgenatlas. Berlin 1917.)

führerisch. Vielleicht hängt hiermit die große Anzahl von Oberarmpseudoarthrosen zusammen, wenn auch nicht übersehen werden darf, daß schon durch den Schuß bei großem Ausschuß zahlreiche Splitter herausfliegen können. Bei Entsplitterungen und den zu machenden Hautschnitten denke der Arzt an den Nervus radialis, welcher den Knochen spiralig von oben innen nach unten außen an der Hinterfläche umläuft. Man kann am Oberarm, abgesehen von der Revision der Weichteilwunde deswegen ruhig konservativ sein, weil bei den dürftigen Weichteilen sich der Infekt schnell kundgibt und einfach zugänglich ist. Hinzuweisen ist differentialdiagnostisch auf das häufige sehr starke kollaterale Ödem bei Oberarmschußfrakturen, das zu einer so prallen Schwellung sogar mit großen, blutiges Serum enthaltenden, Epidermisblasen führen kann, daß der Verdacht des Gasödems berechtigt erscheinen kann. Zweistündliche Beobachtung der Patienten namentlich bezüglich des Allgemeinbefindens ist dann notwendig.

Von besonderer Wichtigkeit ist die *Fixation*, welche auch bei großen Weichteilwunden allein notwendig ist.

Als ersten Notverband bis zum Hauptverbandplatz bzw. zum Feldlazarett, d. h. also für wenige Stunden ist die Anbandagierung des Armes an den Brustkorb mit einer Papp- oder Schusterspan- oder CRAMERschen Schiene an der Außenseite die einfachste Fixierung. Doch dürfen die Bindentouren um die

Ellenbogengegend nicht zu fest angezogen werden. Die Hand wird in eine Mitella gelegt. JIMENO VIDAL empfiehlt als besten *Transportverband* nach der primären Wundversorgung den *Brustarmgips in Abduktion von 35—40⁰* und lehnt die Abduktionsschiene dafür ab[1]. Bei der *Dauerbehandlung* ist dem Arm diejenige Stellung zu geben, bei welchem die beste spätere Funktion gewährleistet wird. Volle freie Beweglichkeit der benachbarten Gelenke und ideale Adaption der Fragmente ist erstrebenswert. Letztere ist zum Unterschied gegenüber dem Bein von geringerer Bedeutung als erstere. Ein etwas schiefer und um 1—3 cm verkürzter Oberarm, welcher frei beweglich ist, stört die Erwerbsfähigkeit kaum. Daher tritt das Moment der Extension am Arm bei der Behandlung zurück und die gute Stellung im Schulter- und Ellenbogengelenk in den Vordergrund. Denn ein gut geheilter, aber in der Schulter in Adduktionsstellung versteifter Oberarm ist praktisch so gut wie unbrauchbar. Aber auch, wenn das Schultergelenk beweglich bleibt, hat die Fixation in Abduktion den Vorteil, daß der Deltoides, weil nicht passiv gedehnt, weniger atrophiert und später schnell seine Funktion wieder aufnimmt. Das Herunterhängenlassen des Armes und die dadurch bedingte Selbstextension ist aus dem Grunde unpraktisch, weil Stauungen auftreten und die Wundheilung verschlechtern. Auch geben sie zu Senkungs- abscessen Anlaß. Bei den Frakturen oberhalb des Deltoidesansatzes finden wir meistens den Abduktionstyp des oberen Fragments, aber auch durch die Wirkung des Pectoralis major, Latissimus dorsi und den Teres major den Adduktionstyp. Eigentlich dürfte man die sog. *Adduktionsfrakturen* nicht in Abduktionsstellung verbinden, wenn nach allgemeinem Grundsatz das untere Fragment in die Richtung des oberen gebracht werden soll. Aber praktisch heilen auch diese in Abduktions- und Anteversionsstellung gut. Dauernde Röntgenkontrollen sind notwendig. Sowohl im oberen als auch mittleren Drittel kommen leicht Verschiebungen im Sinne einer Antekurvation vor, im unteren im Sinne einer Varusstellung.

Die MIDDELDORPFsche Triangel, trägt der Abduktion mittleren Grades Rechnung und übt durch die Ellenbogengelenkbeugung über einem Hypo- mochlion — vorausgesetzt, daß der obere Schenkel des Dreiecks der Länge des gesunden Oberarms gleichgemacht ist — auch eine gewisse Extension aus. Allein das untere Oberarmfragment erleidet leicht eine Dislocatio ad peripheriam und die herunterhängende Hand bekommt immer sehr unan- genehme Stauungsödeme. Von CHRISTIAN-ZUPPINGER ist daher die „Doppel- rechtwinkelstellung" eingeführt. Die Anzahl der Modifikationen der CHRISTEN- schen Schiene ist sehr groß und kann hier nicht beschrieben werden. Sie waren meistens mit einer Extension verbunden entweder durch Flügelschraube oder Federwaage oder durch einen Gummischlauch, der in die Schnur eingefügt wurde. Die Amerikaner, weniger die Engländer, haben auf das Prinzip der Ex- tension und Kontraextension in Leerschienen selbst bei den späteren Transport- verbänden großen Wert gelegt (THOMAS-Armschiene mit Haspen). Zum Unter- schied gegenüber den Oberschenkelschußbrüchen und Kniegelenkverletzungen spielt die *Extension*, wie schon oben gesagt, bei den Oberarmschußbrüchen weder beim Transport noch bei der Dauerbehandlung eine wichtige Rolle. Wenn Extension notwendig ist, soll das Gewicht nur 2—3 kg betragen. *In- des hat die Erfahrung gelehrt, daß eine Extension am Oberarm gewöhnlich nicht nötig, ja bei größeren Splitterbrüchen oder Defektschüssen wegen der Gefahr*

---

[1] Die Erfahrungen BÖHLERs und JIMENO VIDALS, daß die vorn an der Front als Trans- portverband angelegten Abduktionsschienen den Zweck der Fixation nicht erfüllten, kann ich nur bestätigen. Für den Transport-Brustarmgips ist eine rechtwinklige Abduktion unpraktisch. Ein solcher Verband ist ein Verkehrshindernis. Patient stößt oft mit ihm an und bekommt Schmerzen.

der Pseudarthrosenbildung schädlich ist. Ein Teil dieser Schienen mußte vorrätig gehalten werden; darin lagen ihre Nachteile. Einer war der, daß die Länge des Brustkorbs variiert. War der vertikale, der Außenseite des Brustkorbs anliegende Teil zu lang, so drückte er auf den Beckenkamm. Sodann variiert die Länge des Oberarms, so daß die horizontale Schiene für den Unterarm je nachdem an verschiedenen Stellen des Oberarmteiles sich vom Oberarmteil abzweigen muß. Daher wurden die Abduktionsschienen für jeden Fall improvisiert, was auch im jetzigen Krieg meistens der Fall ist. *Seit dem I. Weltkrieg ist aber für die Konstruktion ein neues, sehr wichtiges Moment hinzugetreten.* Es hat sich nämlich gezeigt, daß die rechtwinklige Abduktion des Armes in frontaler Richtung nicht die beste Mittelstellung ist, sondern, daß eine *Anteversion* von etwa 30—40° dazu notwendig ist. Nur dadurch kann eine Entspannung des M. pectoralis eintreten. Unter Umständen muß dieselbe bei Brüchen im oberen Drittel zwecks achsengerechter Stellung der Fragmente, so weit getrieben werden, daß der Oberarm fast in sagittaler Richtung steht. Diese Stellung, die übrigens auch bei Schultergelenkschüssen notwendig ist, kann entweder durch den Brustarmgips oder durch die Abduktionsschiene festgehalten werden oder durch eine Kombination von beiden. Beide müssen am sitzenden Patienten angelegt werden. Bei der *Abduktionsschiene* ist wichtig, daß eine oder zwei Halbringe den Brustkorb umschließen. Nimmt man nur eine vertikale, der Außenseite des Brustkorbs anliegende Schiene, so verschiebt sich dieselbe im Laufe der Zeit fast immer, selbst wenn ein Teil der Bindetouren in Achterform um das obere und untere Ende herumgeführt wird. Vor allem ist notwendig, daß der rechte Winkel der Schiene hoch in die Achselhöhle zu liegen kommt. Sämtliche aus Leiterschienen gemachten Verbände haben einen Nachteil. Sie federn und geben leicht der Schwere nach, auch wenn sie durch seitliche Streben gestützt werden. Daher ist es praktisch, den Oberarm- und Vorderarmteil durch Umwicklung mit Gipsbinden zu starren Schienen zu machen und auch die Fixation des Schultergelenks durch Spicatouren aus erhärtenden Binden (Gips- oder Stärkebinden) zu machen. Dasselbe muß auch am Ellenbogengelenk stattfinden. Jedenfalls eignet sich diese Schiene wegen der notwendigen ständigen Kontrolle nur für die stationäre Behandlung. Bei ihr liegt die Innenseite des Oberarms der Schiene auf, setzt also voraus, daß die Wunden nicht an dieser liegen. Wenn das letztere der Fall ist, kann sich der Arzt durch Ausschneiden einiger Quersprossen helfen. Indessen wird dadurch die Sicherheit der Fixation gestört. Daher ziehen viele Chirurgen, namentlich im Anfang der Behandlung oder bei Infektion den gefensterten Brustarmgips vor. Die Technik beim *Brustarmgips* ist sehr viel einfacher. Er erlaubt besser als die Abduktionsschiene dem Arm jede gewünschte Stellung zu geben. Bei guter Fensterung kann man im allgemeinen auch bei liegendem Verband Eiterretentionen durch Einschnitte beherrschen. *Beim Transportgipsverband muß der Verband auf beiden Seiten gespalten werden* mit Rücksicht auf eventuelle Zirkulationsstörungen.

Technik nach BÖHLER: 2 genähte Polster 1 m lang, 10 cm breit. Das eine wird um das untere Ende des Brustkorbs und das zweite als Bandelier über die kranke und bei größeren Wunden über die gesunde Schulter gelegt. Anwickeln mit Kalikotbinde 1 m : 15 cm, 8 Gipsbinden zu je 5 m : 15 cm. Eine Gipsbinde wird um Schulter und Brust gelegt. Darüber kommt eine aus einer Gipsbinde hergestellte Gipsschiene von 90—100 cm Länge um die Brust und eine zweite ebenso lange über die Schulter, die Streckseite des Ober- und Unterarms bis zu den Fingergrundgelenken und eine vierte von der Seitenwand des Brustkorbes durch die Achselhöhle an die Innenseite des Ober- und Unterarms gelegt. Diese 4 Schienen werden mit 2 Gipsbinden angewickelt. Ober- und Unterarm bleiben also ungepolstert. Beim Verband wolle man darauf achten, daß er das Handgelenk mit umgreift. Sonst fällt die Hand herunter, was besonders bei den Fällen mit gleichzeitiger Radialislähmung sehr wichtig ist.

Allerdings sind Verbände mit Abduktionsstellung des Armes Verkehrshinder-
nisse. Das muß in den Kauf genommen werden. *Die Erfahrung hat nun eben*
:lehrt, daß Abduktion und Anteversion
es Oberarms, rechtwinklige Beugung
es Ellenbogengelenks und Lagerung des
Unterarms in Pronationsstellung die
:sten Resultate gibt (s. Abb. 69—72).
)ie Pronation des Unterarms ist gerade

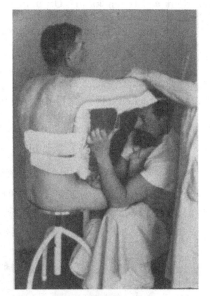

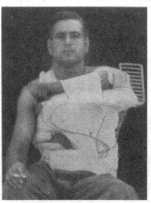

Abb. 69.   Abb. 70.

Abb. 69. Richtige Anlegung einer Abduktionsschiene. Bei Anlegung einer Abduktionsschiene ist das Wichtigste
daß sie genau in die Achselhöhle paßt und daß sie in Antededuktionsstellung festgemacht wird. Der Arzt sitzt
auf einem niedrigen Hocker, zwischen seinen Beinen hält er die Beine des Verwundeten, um zu verhindern,
daß dieser während des Anlegens des Verbandes sich nach der Seite dreht, wodurch die Schiene nicht in die
richtige Antededuktionsstellung gebracht würde, und schiebt die Schiene möglichst hoch in die Achselhöhle
hinauf. Ein zweiter steht und stützt sich auf das äußere Ende des horozintalen Teiles, faßt den verwundeten
Arm um den Ellenbogen und übt einen leichten Zug aus. Nur wenn diese Anordnung richtig ist, darf ein anderer
Assistent die Abduktionsschiene festmachen. [Aus JIMENO-VIDAL: Arch. orthop. Chir. **41** (1941).]
Abb. 70. Dauerzug mit Heftpflasterverband bei einem interdeltoideopektoralen Schußbruch mit einer Verkürzung. Hierzu ist zu bemerken die starke Antededuktionsstellung der Abduktionsschiene. Der Arm liegt
fast in der sagittalen Ebene. So werden die vorderen Brustarmmuskeln entspannt. (Aus JIMENO-VIDAL.)

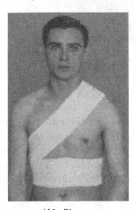

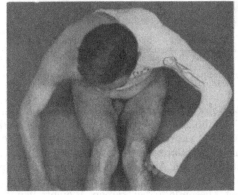

Abb. 71.   Abb. 72.

Abb. 71. Polsterung zur Anlegung des Brustarmgipses. Ein Polster wird in Form eines Bandeliers über die
Schulter der verletzten Seite gelegt. Das andere genau um der Basis des Brustkorbs. (Aus JIMENO-VIDAL.)
Abb. 72. Die Antededuktionsstellung beim Brustarmgips. Der Brustarmgips muß bis auf die Fingergrund-
phalangen reichen, um die Hand zu unterstützen. (Aus JIMENO-VIDAL.)

bei Brüchen des unteren Drittels zum Ausgleich der Varusstellung wichtig.
Eine Fixation in ganzer oder halber Supination wäre hier sogar schädlich.

Eine Extension kommt nur in Frage, wenn der Verwundete keinen portativen Apparat tragen kann, sei es, weil die Wundflächen zu groß sind, oder weil er wegen gleichzeitiger anderer Verletzungen nicht aufstehen kann. Ob man diese mit Drahtzug am Olecranon oder unter Benutzung einer Schiene nach Art der THOMAS-Armschiene mit Haspen anlegt, muß von Fall zu Fall entschieden werden. Mittels eines Brustmieders oder eines um den Brustkorb gelegten Handtuchs wird der Gegenzug ausgeübt.

Die *Prognose* der Oberarmschüsse ist entsprechend der Nähe des Rumpfes ungünstiger als die des Unterarms, aber günstiger als die des Ober- und Unterschenkels. Spätblutungen sind selten. Die Infektion, welche bei den Frakturen in etwa 70%, davon

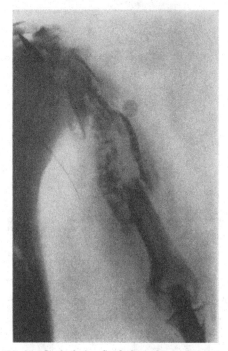

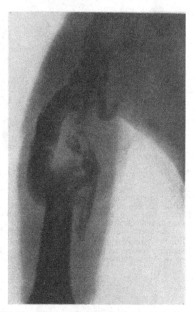

Abb. 73. Steckschuß. Geschoß steckt in Nähe des Schulterblatthalses. Zertrümmerung des Oberarmkopfes, Akromions und Rabenschnabelfortsatzes. Folge war Pseudarthrose. Man sieht auf Außenseite das Knochentransplantat. (Nach GULEKE-DIETLEN: Kriegschirurgischer Röntgenatlas. Berlin 1917.)

Abb. 74. Nach der Pseudarthrosenoperation Konsolidation. 3 Monate Fraktur im Transplantat, die man jetzt noch am Querspalt entdeckt. Trotzdem endgültige Heilung der Pseudarthrose mit guter Gebrauchsfähigkeit. N.radialis unverletzt. (Nach GULEKE-DIETLEN.)

30% schwer, eintritt, findet nur nach der Schulter zu wegen der großen Weichteilmassen günstigere Verhältnisse (subpectorale, subscapulare, axillare Abscesse), während die anderen ²/₃ des Oberarms die Möglichkeit sich unbemerkt schnell fortpflanzender Entzündungen oder Eiterungen nicht bieten. Von Bedeutung ist am Arm die Thrombophlebitis, und man zögere nicht, bei Schüttelfrösten und schlechtem Zustand, für welche sich ein sonstiger Grund nicht findet, besonders bei reinen Weichteilwunden, auch bei *fehlendem Ödem* die Vene freizulegen und bei Bestätigung der Diagnose (s. Wundinfektionskrankheiten) doppelt zu unterbinden und zu durchschneiden.

Mortalität. Deutsche Einzelstatistiken zusammen bringen 554 Fälle mit 5,5%. Interessant ist der Unterschied von Feldlazaretten mit 11,25% gegenüber den Heimatlazaretten von 3—4%. Der *amerikanische* Sanitätsbericht verzeichnet auf 3549 Fälle 8,5%, während die „Non battle"-Frakturen auf 1242 Fälle nur 1% zeigten, der *französische* Sanitätsbericht (nur Etappen- und Heimatlazarette) verzeichnet auf 50997 Fälle 2073 = 4,6% Tote.

JIMENO VIDAL hatte in einem Sonderlazarett (1936—1939) unter 683 Oberarmschußbrüchen nur 6 Todesfälle = 0,8%, ARGUELLES 2,3%, während BÖHLER in einem Sonderlazarett im I. Weltkrieg 2% hatte. Im jetzigen Krieg hatte WUSTMANN in einem Sonderlazarett unter 627 Fällen nur 2 Todesfälle = 0,32%, amputiert wurden 4 = 0,637%.

Die Heilungen der Frakturen erfolgten oft überraschend schnell in 3 Wochen,
auf der anderen Seite aber kamen lange Verzögerungen der Konsolidation vor.
Auch scheint der Callus häufig lange Zeit auffallend weich zu sein, so daß spätere
Verbiegungen eintreten. Der Arzt entwöhne den Patienten daher nur allmählich
von seinen fixierenden Verbänden. Auf der anderen Seite ist frühzeitig auf die
Bewegungen im Schulter-, Ellenbogen-, Hand-, Fingergelenk zu achten. Bei
Brüchen des unteren Drittels hüte man sich vor frühen passiven Bewegungen.
Sonst entstehen leicht Pseudarthrosen, die fälschlich Bewegungen im Ellenbogengelenk vortäuschen. Pseudarthrosen sind aus den oben angeführten Gründen
am Oberarm häufig; Defekte von 5—6 cm bedingen fast regelmäßig solche.
Im mittleren Abschnitt bedingen sie eine fast vollkommene Gebrauchsunfähig-
keit und verlangen die Operation. Dicht über einem *versteiften* Ellenbogengelenk können sie von Nutzen sein, indem sie dieses ersetzen. Verkürzungen
geringen Grades beeinträchtigen die Funktion nicht. Eher Achsenverschiebungen,
meistens im Sinne einer Antekurvation in den oberen zwei Dritteln, im Sinne
einer Varusstellung im unteren Drittel. Werden sie bei den Röntgenkontrollen
festgestellt, so kann man sie im Frühstadium meistens manuell, später mit
dem PHELPS-GOCHT-Apparat ausgleichen, auch vor beendeter Wundheilung.
Die danach auftretenden Temperatursteigerungen fallen nach einigen Tagen
ab. Die funktionellen Ergebnisse werden zu einem nicht geringen Prozentsatz durch begleitende Nervenverletzungen, meistens des Radialis, gestört.
JIMENO VIDAL hatte unter 683 Fällen allein 29,1%.

Aus dem *französischen* Sanitätsbericht konnte ich folgende Zahlen errechnen. Von
50997 Fällen wurden operiert 20174 = 39,5%, wurden 7955 = 15,6% amputiert, von diesen
starben 61 = 0,7%, wurden 21754 = 42,6% ohne ernste Störungen und 19276 = 37,8%
mit schweren funktionellen Störungen geheilt. Mehr oder minder Kriegsdienstfähig wurden
von den geheilten Verwundeten von PERTHES ³/₅. BÖHLER erzielte im I. Weltkrieg bei 190
geheilten Oberarmschußfrakturen freie Beweglichkeit im Schultergelenk in 69,4%, im
Ellenbogengelenk 32,1%, im Hand- und Fingergelenken 99,4%. JIMENO VIDAL erzielte
im Spanischen Bürgerkrieg folgendes: Von 677 geheilten extrartikulären Schußbrüchen
hatten 87,6% keine Achsenknickung; das Schultergelenk war in 93,6% frei, das Ellenbogengelenk in 89,8%, Hand- und Fingergelenke in 87,2%.

Sehr interessant ist der Aufschluß aus dem amerikanischen Sanitätsbericht
über die *Amputationen*. Es wurden solche in 14,3% mit 5,3% Mortalität gemacht.
Und zwar wurden 76,7% in den ersten 3 Tagen. 82,5% in den ersten 7 Tagen,
2,4% vom 16.—31. Tage und 2,2% vom 2.—6. Monat gemacht.

Hier ebenso wie am Unterarm zeigt sich, *daß die obere Extremität* zunächst
mehr primäre Amputationen wegen der Verletzungen an sich, d. h. häufigerem
Mitbefallensein von großen Arterien und Nerven verlangen als die unteren
Extremitäten, daß aber die Infektionen weniger zu Spätamputationen Veranlassung geben.

c) Verletzungen des Ellenbogengelenks.

Infolge der Kleinheit der Gelenkhöhle, des geringen Umfangs der umgebenden
Weichteile im Verhältnis zu den artikulierenden Knochenenden, sind Schußverletzungen des Ellenbogengelenkes meistens Knochenschüsse. Die Diagnose,
ob das Gelenk betroffen ist, ist gewöhnlich leicht zu stellen, wenn man sich
die Stellung, in welcher sich der Arm im Augenblick der Verletzung befand,
vergegenwärtigt. Sehr häufig sind glatte Infanteriedurchschüsse vom unteren
Drittel des Oberarms zum oberen des Unterarms. Diese rufen wunderbarer-
weise manches Mal keine Verletzung des Gelenkes hervor. Das ist nur durch

die Beugehaltung zu erklären, meistens in Kombination mit Pronation. Die eine Schußöffnung sitzt in der radialen Hälfte des Vorderarms, die andere an der Außen- oder Beugeseite des Oberarms, indem das Geschoß den Supinator longus und die Extensoren des Vorderarms einerseits und den Biceps andererseits durchbohrt. Denn diese Muskeln sind bei Beugung und Pronation sehr genähert. Ebenfalls durch die Beugehaltung sind jene eigentümlichen Steckschüsse mit zwei Wunden zu erklären. Das Projektil ist an dem dem Ellenbogengelenk benachbarten Drittel des Oberarms oder Unterarms eingetreten, an der Ellenbeuge ausgetreten und gleich wieder eingetreten, um dann weiter eilend steckenzubleiben. Die Wunde in der Ellenbeuge ist meistens groß und sehr zerrissen. Häufig hat die A. cubitalis und der N. medianus dabei gelitten. Die zu den meisten Hantierungen notwendige Beugestellung erklärt auch jene zahlreichen schweren Verletzungen des Gelenkes, bei welchem — gewöhnlich durch Granatsplitter oder Querschläger — der knöcherne hintere Teil fortgerissen ist, während der vordere mit den Gefäßen und Nerven erhalten bleibt.

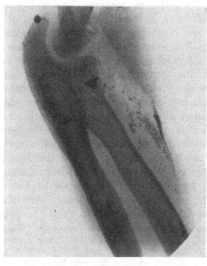

Abb. 75. Ellenbogengelenkschuß durch englisches Infanteriegeschoß. Eigentümlich die Bleispritzer, die weit in die Muskulatur sich hinein erstrecken. Ellenbogengelenk vollkommen ankylosiert. Das Bild zeigt den Zustand nach sparsamer Resektion des Oberarms und Fascientransplantation zwecks Neubildung eines Gelenks 1¹/₂ Jahre nach Verletzung. Gute Beweglichkeit. (Nach GULEKE-DIETLEN: Kriegschirurgischer Röntgenatlas. Berlin 1917.)

Die Armut der unteren Humerusepiphyse an spongiöser Substanz und ihre Konfiguration machen sie nicht sehr geeignet für glatte Lochschüsse. Splitterungen sind häufig. Indes sieht man auch Schüsse, bei welchen der Humerus glatt durchbohrt ist, während sich am Radius oder der Ulna Absplitterungen zeigen. An letzterer finden sie sich weniger am Olecranon als am Proc. coronoides. Zuweilen sieht man *Luxationen* des Köpfchens des nicht verletzten Radius bei großen Zertrümmerungen des oberen Ellendrittels infolge des Seitenstoßes des Geschosses. Die *Diagnose,* welche Knochenverletzung im einzelnen vorliegt, ist ohne das Röntgenbild bei Schußverletzungen zuweilen noch schwieriger als bei den Friedensfrakturen. Die diagonalen Schüsse betreffen wohl immer alle drei Knochen, während die seitlichen eher Verletzungen des Humerus und der Ulna einerseits oder des Humerus und des Radius andererseits erlauben. Von Wichtigkeit ist auch die isolierte Verletzung des Olecranon und des Radiusköpfchens, von denen die erste auch ohne Eröffnung des Gelenks bei oberflächlichen Rinnenschüssen erfolgen kann. Die mit Verletzung des Radiusköpfchens oft kombinierte Radialisschädigung wird leicht übersehen.

Die *primäre* Behandlung der Ellenbogengelenkschüsse entspricht den im allgemeinen Kapitel der Gelenkverletzungen ausgesprochenen Grundsätzen. Nur darf man viel konservativer als am Kniegelenk, dem entsprechenden Gelenk der unteren Extremität, sein. Denn obwohl ähnlich kompliziert gebaut, ist die Wahrscheinlichkeit und der Ablauf seiner Infektion eine verschiedene. So kann die Entfernung der Knochensplitter eine sehr sparsame sein; eine besondere Anfrischung der Gelenkflächen wie beim Kniegelenk mit Rücksicht auf die spätere Belastungsmöglichkeit ist nicht notwendig, da der Schaden eines Cubitus valgus oder varus gering ist. Nur die Erhaltung des Olecranon oder die Bildung eines ähnlichen Hakens aus dem Ulnastumpf ist ebenso erwünscht wie die Schonung des Tricepsansatzes als des einzigen Muskels für die Streckung, während für die Beugung mehrere zum Ersatz zur Verfügung stehen.

Will man innerhalb der ersten 24—48 Stunden mittels Röntgenstrahlen lokalisierte *Steckgeschosse* entfernen, so kann die Wahl der Operationsmethode nicht einfach sein. Den besten Überblick über das ganze Gelenk bekommt man von einem ⊓- oder bogenförmigen Schnitt an der Rückseite des Gelenks mit Z-förmiger Durchtrennung der Tricepssehne. Doch wird man gewöhnlich mit weniger eingreifenden Schnitten auszukommen versuchen. Liegt der Fremdkörper in den vorderen Kapseltaschen, so wähle man je nach Lage den medialen oder lateralen Schnitt PAYRS. Bei ersterem wird der Pronator teres vom Epicondylus medialis abgelöst und ulnarwärts umgeklappt; bei letzterem geht man zwischen den Extensoren und dem M. triceps bzw. der Ulnakante in pronierter und leicht gebeugter Haltung des Vorderarms ein.

Die *Infektion* des Ellenbogengelenks macht sich wegen des Mangels an Weichteilen leicht bemerkbar. Sie verläuft durchschnittlich milder als an anderen Gelenken und neigt weniger zu parartikulären Abscessen. Vor allem ist beachtenswert, daß sie partielle Gelenkabschnitte ergreifen und hier isoliert bleiben kann. Das ist besonders deutlich am Radiohumeralgelenk. Man kommt daher hier mit atypischen Schnitten und Resektionen eher aus als bei anderen Gelenken. Bei starken Ergüssen im hinteren Gelenkabschnitt ohne Kapselphlegmone, welche sich durch Vorbuchtung der zu beiden Seiten der Tricepssehne gelegenen Gelenkabschnitte charakterisieren, versuche man zunächst die Phenolcampher- oder Rivanolbehandlung, vorausgesetzt, daß der Allgemeinzustand kein schwerer ist. Bei schwerem Allgemeinzustand und Totalvereiterung des Gelenks wird man auch bei nicht vorliegender Knochenverletzung hier ebensowenig wie an anderen Gelenken eine Resektion vermeiden können, doch soll möglichst versucht werden, nur das Oberarmende abzusägen und das Olecranon zu erhalten. Amputationen sind wegen der Infektion des Ellenbogengelenks seltener vorgenommen worden.

Die *Fixation* der Ellenbogengelenkschüsse geschehe je nach der Berufsart verschieden. Im allgemeinen wird der rechte Winkel im Gelenk und die halbe Pronationsstellung des Vorderarms *(Schreibhaltung)* angemessen sein; doch gibt es Berufe, bei denen ein stumpfer Winkel von 100° und darüber zweckmäßiger ist. Jedenfalls denke man schon bei den ersten Verbänden an die Möglichkeit der Ankylosierung. *Andererseits ist bei aseptischem Verlauf mit Rücksicht auf die schnelle Versteifung ein häufiger Wechsel in der Gelenkstellung, sowie die Entfernung jeglicher Fixation sobald als möglich notwendig.* Bei Schüssen, welche suprakondyläre Humerusfrakturen gemacht haben, wurden im I. Weltkrieg zunächst entweder Verbände in extremer Streckstellung oder in stark spitzwinkliger Beugestellung empfohlen; erst später sollte das Ellenbogengelenk in rechtwinklige Beugestellung überführt werden. Auch kann bei weitklaffenden Schüssen eine Fixation in Spitzwinkelstellung für den Abfluß vorteilhafter sein. Sehr oft wurde der Fehler gemacht, daß obwohl die großen Wunden an der Rückfläche liegen, auch hier eine CRAMERsche Schiene angelegt wird. Diese muß dann bei jedem Verbandwechsel abgenommen werden, wodurch unnötige Bewegungen im Gelenk vorkommen. Am besten eignet sich da, wo die Wundverhältnisse es erlauben, eine Vorderschiene, mit Stärke- oder Gipsbinden am Ober- und Unterarm befestigt, doch so, daß die hintere Gelenkgegend freiliegt. Notwendig ist es bei jedem Verband, das Handgelenk festzustellen, um die Rotation von Radius und Ulna auszuschalten; doch hat diese Feststellung alle 8 Tage in einer anderen Haltung zu erfolgen, damit dieses Gelenk, welches besonders dazu neigt, nicht versteift. Allein es läßt sich nicht leugnen, daß alle Schienenverbände bei schweren Verletzungen sowie schweren Infektionen das Gelenk nicht ordentlich ruhigstellen. Das ist nur möglich durch einen gefensterten Gipsverband, der Schultergelenk und Handgelenk ebenfalls feststellt. Sehr beachtenswert sind daher die Mitteilungen JIMENO VIDALS aus einem Sonderlazarett im Spanischen Bürgerkrieg. Er ist ein Feind jeder primären und sekundären Gelenkresektion und behandelt nur mit gefensterten zirkulären Gipsverbänden und verbandloser Wundbehandlung. Bei starken Zersplitterungen des distalen Oberarmendes macht er Brustarmgips in rechtwinkliger Abduktion des Oberarms, Anteposition in 40⁰ und rechtwinkliger Beugung des Ellenbogengelenks. Er verwirft jede Schienenbehandlung, weil sie nie eine vollkommene Fixation des Gelenks ermöglicht. Seine Erfolge sind ausgezeichnet (s. unten).

Die *Prognose der Ellenbogengelenkschüsse* ist hinsichtlich der Mortalität eine günstige.

Nach ZAHRADNICKYS Zusammenstellung aus den letzten Kriegen beträgt sie nur 0,9%. Der *amerikanische* Sanitätsbericht berechnet sie mit 2,56% auf 1522 Fälle, eine allerdings nur 80 Fälle umfassende deutsche Sammelstatistik (von TAPPEINER, SCHENK, ZIEGNER, KÖNNECKE) ergibt 1,2%, während ich sie aus dem *französischen* Sanitätsbericht bei 8012 Fällen auf 241 = 3% errechnen konnte. Das *funktionelle* Resultat ist dagegen nicht günstig. PERTHES konnte unter 302 Schüssen 25,8% kriegsverwendungsfähige, 28,8% garnison- und arbeitsverwendungsfähige und 45,4% kriegsunbrauchbare feststellen. ERLACHER fand unter 530 Ellenbogengelenkverletzungen mit 47 Resektionen und 15 schwersten Zertrümmerungen: 4 normale Beweglichkeit, 212 mäßig, 37 stark eingeschränkte Beweglichkeit, 43 Schlottergelenke und 234 Ankylosen. — Aus dem *französischen* Sanitätsbericht errechnete ich auf 8012 Ellenbogengelenkschüsse 43,1% Operationen irgendwelcher Art, 3,2% Amputationen bzw. Exartikulationen mit einer Mortalität von 1,5%, 41,5% Heilungen ohne ernstere und 52,5% mit schweren funktionellen Störungen. Über funktionellen Erfolg der *Resektionen* berichtet TUFFIER aus dem I. Weltkrieg: Von 630 Fällen waren 49% straff mit verschiedener Beweglichkeit, 30% Schlottergelenke und 21% ankylosiert. Hierbei hat es sich sowohl um primäre als auch sekundäre Resektionen gehandelt. DOMINIK fand unter 263 Resektionen nur 21,6% mit straffer, mehr oder minder eingeschränkter Beweglichkeit, 49% Ankylosen und 24,4% Schlottergelenken. BÖHLER hatte im I. Weltkrieg unter 46 Fällen nur 1 Todesfall, 16mal Ankylose, 2mal freie Beweglichkeit, 7mal Bewegung über 90⁰, 10mal zwischen 50—90⁰, 9mal von 20—50⁰, 1 von 10—20⁰. JIMENO VIDAL behandelte (1936—1939) 290 Ellenbogengelenkschüsse, von denen 58% durch Infanteriegeschosse, 42% durch Granatsplitter hervorgerufen waren. Sterblichkeit = 0. Keine Resektion, keine Amputation, obwohl 56 schwere Kapselphlegmonen waren. Glatter Verlauf ohne Infektion in 36,2%. Funktionelle Ergebnisse: Beweglichkeit mehr als 90⁰ in 40%, zwischen 45—90⁰ in 11,7%, weniger als 45⁰ in 13,1%, Ankylosen in 33,1%. Kein Schlottergelenk. Im jetzigen Krieg hatte WUSTMANN (Sonderlazarett) unter 183 nur 1 Todesfall = 0,54% an Gasödem, amputiert wurden 3 = 1,6%.

Der Grund für schwere funktionelle Störungen ist die *Versteifung,* die an diesem Gelenke besonders schnell und oft eintritt, wie wir das auch schon von Friedensverletzungen her kennen, bedingt durch die Kompliziertheit des Gelenks. Im Gegensatz zum Knie- und Fußgelenk treffen wir die Ankylose bei den Ellenbogengelenkschüssen auch oft beim aseptischen Verlauf. Schuld daran war im Kriege auch der Wechsel der Ärzte und der Mangel an Zeit, welcher bei der Menge von Verwundeten frühzeitige persönlich überwachte aktive Bewegungen verbot. Denn diese müssen bei unkomplizierten Fällen schon nach 8 und bei infizierten 21 Tage nach Abklingen der akuten Erscheinungen vorsichtig begonnen werden. Sie müssen bei jedem Verbandwechsel vorgenommen und dürfen nicht auf eine spätere *nach* Wundheilung einsetzende orthopädische Behandlung verschoben werden. Dabei darf die Behandlung sämtlicher anderen, namentlich der Fingergelenke nicht vernachlässigt werden. Man lasse die Patienten zunächst lange Zeit ohne Mitella gehen, Gewichte tragen, Stabübungen machen. Das gewonnene Resultat wird durch stundenlanges Anwickeln an CRAMERsche Schienen festgehalten und durch Tragen des SCHEDE-

schen Dauerapparates. Rotationsübungen der Vorderarmknochen sind bei fest-
gehaltenem Oberarm durch Drehen von Schlüsseln im Schlüsselloch und durch
Drehungen eines Stabes zu machen. Wenn Versteifungen selbst knöcherner
Natur eingetreten sind, so lassen sie sich frühzeitig zuweilen in Narkose lösen.
Für dieses Gelenk ist das Brisement forcé durchaus zu empfehlen. Wenn es
nicht gelingt, so ist in jedem Fall zu überlegen, was der Patient mit seiner
Ankylose in seinem Berufe leisten kann. Versteifung im rechten Winkel bei
gleichzeitiger vollkommener Supination — hierzu führen oft die Fixationen
auf den typischen alten oder ihnen nachgebildeten Triangelverbänden —
bedeutet namentlich am rechten Arm eine sehr hochgradige Unbrauchbarkeit.
Denn zu allen kleinen Hantierungen des alltäglichen Lebens braucht der Mensch
eine mehr minder große Pronationsstellung der Vorderarmknochen. Daher soll
der Arzt zur künstlichen *Mobilisierung* mittels bogenförmiger Resektion und
Zwischenpflanzung eines Fascienlappens raten, sobald mindestens 3 Monate
nach Verschluß der Hautwunden verstrichen sind. Sie ergibt sehr gute Erfolge, wenn man bereits am 4. Tage mit passiven und aktiven Bewegungen
beginnt. Um eine gute Pronation hervorzurufen, tut man meistens gut, das
Radiusköpfchen zu resezieren. Der zweite Grund für schwere funktionelle
Störungen sind die Schlottergelenke. Sie sind bedingt entweder durch primäre
hochgradige Zertrümmerungen des Gelenks oder durch zu starke chirurgische
Entsplitterung oder durch zu ausgiebige Resektionen. *Atypische Resektionen
sind gerade hier am Platz.* Immerhin ist ein Patient mit einem durch Schienenhülsenapparat festgestellten Schlottergelenk bei erhaltener Hand besser daran
als ein Amputierter.

d) Verletzungen des Unterarms.

Bei diesem für die täglichen Hantierungen notwendigen Gebilde werden
abgesehen von Nerven- und Gefäßverletzungen die Weichteilschüsse im allgemeinen um so bedeutungsvoller, je näher der Peripherie sie sitzen. Denn
schon im mittleren Drittel des Unterarms hört ein Teil der Muskeln auf und
wird zu Sehnen. Die Schädigung dieser ist schwerer wiederherstellbar als jener.
Funktionell sind daher die Schüsse des oberen Drittels durchschnittlich
günstiger einzuschätzen als die der beiden anderen. Andrerseits neigt diese
Gegend wegen des größeren Muskelreichtums leichter zur Infektion. Sobald
eine Infektion aber ausgebrochen ist, ist der Schaden wiederum für die Sehnen
größer, nicht nur weil sie leichter der Nekrose anheimfallen, sondern auch
weil ihre freie Beweglichkeit schnell durch Narbenbildung einbüßt. Von besonderem Einflusse sind ferner die Gefäß- und Nervenverletzungen, welche
in den betreffenden Kapiteln nachzusehen sind. Hier sei nur erwähnt, daß
primäre Verblutungen aus der Radialis und Ulnaris selten sind, weil sie leicht
auf Druckverband stehen, daß aber sekundäre Blutungen doch hin und wieder
den Verblutungstod herbeigeführt haben. Man wende auch diesen Nachblutungen seine volle Aufmerksamkeit zu. Die Freilegung der oft die Quelle der
Blutung abgebenden Interossea volaris ist zuweilen schwierig (s. Abb. 21,
S. 162). Unter Umständen läßt sich die Unterbindung der Ulnaris dicht unter
der Ellenbeuge nicht umgehen. Aneurysmen der Vorderarmarterien sind seltener als am Oberarm, wohl weil es infolge des geringeren Kalibers leichter
zu Thrombenbildung und Obliterierung kommt. Primäre Gangrän findet man
nach Verletzungen des Vorderarms bei gleichzeitigen Schußfrakturen sehr viel
häufiger als am Oberarm. Die Gründe dafür sind zweifach: Erstens hat der
Vorderarm in der unteren Hälfte wegen seines Sehnenreichtums weniger kräftige Muskelarterien zur Kollateralenbildung zur Verfügung. Zweitens ist er

von sehr derben Fascien allseitig umgeben, so daß das Blut, welches in die Muskelinterstitien dringt, unter hohem Druck steht und die Kollateralen komprimiert.

Die *Frakturen* der Unterarmknochen durch Geschosse sind mit wenigen Ausnahmen Splitterfrakturen. Es liegt das nicht nur an der geringen spongiösen Substanz im Verhältnis zur Corticalis, sondern auch an der Gestalt. Nur an der Radiusepiphyse kommen glatte Lochschüsse vor. Bei gleichzeitigen Fissuren können die Bilder der typischen Radiusfraktur entstehen. Es kann ein Knochen

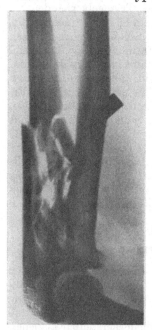

allein betroffen sein, ohne daß man am anderen Andeutungen für stattgefundene Seitenstoßwirkung wahrnehmen. kann. Andererseits ist von Interesse, daß mehrfach bei Schußfrakturen des oberen Ellendrittels eine Luxation des Radiusköpfchens mit Zerreißung des Lig. annulare beobachtet ist, die nur auf in diesem Sinne wirkende Kräfte zurückgeführt werden kann. Werden beide Knochen getroffen, so ist die Zerstörung am zweitgetroffenen meistens viel stärker, weil das Geschoß entweder nach Überwinden des ersten Widerstandes sich quergestellt hat oder sich infolge von Einbuße an lebendiger Kraft länger im Ziel aufhält. Die Weichteilarmut über der Ulnakante und dem unteren Radiusdrittel bedingen das nicht seltene Vorkommen von typischen *Platzwunden* am Einschuß. Und da nun bei der geringen Entfernung von der Haut die Knochensplitter leicht (s. Abb. 77) herausgeschleudert werden können, so ist auch der Ausschuß oft sehr groß und solche Vorderarmwunden imponieren daher dem Nichtkenner besonders leicht als Dumdumverletzungen.

Abb. 76. Grobsplitterige Fraktur der Elle durch russisches Infanteriegeschoß, das mit verbogener Spitze in den Weichteilen stecken geblieben ist, nachdem es sich vollkommen gedreht hat (Inversionsstellung). (Nach Guleke-Dietlen: Kriegschirurgischer Röntgenatlas. Berlin 1917.)

Hinsichtlich der *primären Wundbehandlung* ist nichts Besonderes zu sagen außer dem bereits beim Oberarm Betonten, daß man hier mit der Entfernung von Knochensplittern besonders vorsichtig sein muß. Mit Rücksicht auf die Gefahr der Pseudarthrose und die schnellere Manifestation der Infektion unterlasse man sie am besten ganz, abgesehen von den aus jedem Zusammenhang mit den Weichteilen gelösten, und tamponiere nach Herrichtung der Weichteilwundhöhle die Knochenzertrümmerungsstätte mit einem Mikuliczschen Jodoformgazetampon. Manche der gelösten Splitter erhalten sich erfahrungsgemäß. Das Streben, das Glied zu erhalten, sei bei großen Weichteilwunden mit Defekten der oberflächlichen und tiefen Beugesehnen nicht zu stark ausgeprägt; denn nach monatelangem Wundverlauf ist der Erfolg doch oft nur eine zwar erhaltene, aber bewegungslose und daher nutzlose Hand. Allein das Urteil darüber, ob eine Absetzung notwendig ist, ist schwer, da Überraschungen hinsichtlich teilweiser Wiederherstellung vorkommen. Bei rechtzeitiger primärer Wundexcision wird man hier wegen der geringen Weichteilbekleidung die Sekundärnaht am ehesten in Frage ziehen dürfen.

In der *Fixation* der Unterarmschuß*frakturen* wird oft gesündigt. Im I. Weltkrieg sah man sehr häufig eine einfache Cramersche Außenschiene bei supiniertem Vorderarm auch in der stationären Behandlung angewandt. Das mag ebenso wie die Mitella als Notverband für den ersten Verband genügen; aber später

nicht; denn wir wissen vom Frieden her, daß der Vorderarm bei Brüchen beider
Vorderarmknochen leicht zur volaren Beugungsabweichung, bei Brüchen eines
Knochens zur Abduktion nach dieser Seite neigt und daß bei allen Frakturen
die Gefahr der Synostose besteht. Letztere ist bei Schußbrüchen deswegen

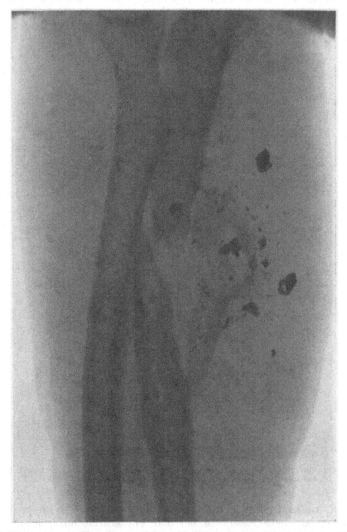

Abb. 77. Erhebliche grob- und kleinsplitterige Fraktur der Elle durch ein Infanteriegeschoß mit Versprengung
der Knochensplitter in die Weichteile und Ablagerung von Bleisplittern des Kerns. Kein Dumdum!
[Aus SEIDEL: Erg. Chir. 10 (1918).]

größer, weil die Splitter häufig im Weichteilkanal in die Membrana interossea
und bis zum anderen Knochen versprengt werden und überall Bildungsstätten
für neuen Knochen abgeben. Die Gefahr des *Brückencallus* ist größer bei den
Frakturen im oberen Drittel. *Es ist interessant, daß sie unabhängig von der
Stellung der beiden Vorderarmknochen voneinander in der Fixation eintreten,
also auch bei extremer Supination.* Die gute Fixation von offenen Brüchen
des Friedens hat früher sehr viel Kopfschmerzen gemacht. Eine Unzahl von

Schienen ist dafür angegeben, aber sie befriedigen alle nicht, weil sie nicht genügend ruhigstellen. Im I. Weltkrieg wurde großer Wert auf die Extension gelegt. Die Schienen von KOHLHARDT und BORCHGREVINK sowie die Improvisationen von TÖPFER und THÖLE wurden vielfach gebraucht. Daneben wurden aber auch gefensterte Gipsverbände, Bügelgipsverbände und dorsale und volare Gipsschienen viel angewandt. Die Erfahrungen in der Unfallchirurgie und vor allem die von JIMENO VIDAL im Spanischen Bürgerkrieg lassen aber den

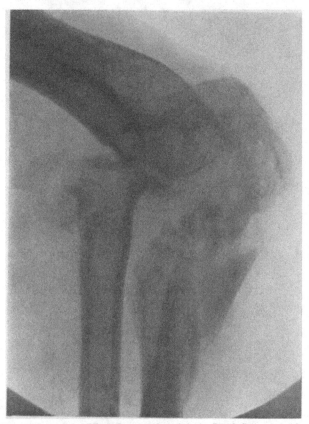

Abb. 78. Grobsplitterige Fraktur der Elle dicht unter dem Gelenk. Durch Seitenstoßwirkung des Geschosses ist das Köpfchen der Speiche luxiert. [Aus SEIDEL: Erg. Chir. 10 (1918).]

Gipsverband wieder in das vorderste Blickfeld rücken. Wenn er mit dieser Methode ausgezeichnete Resultate bei 556 Vorderarmschußbrüchen erreichen konnte, dann muß an dieser Methode etwas dran sein. Er hat 80% seiner Fälle mit *okklusivem* zirkulärem Gipsverband behandelt. Bei größeren Wunden machte er Fenster. Große Fenster aber stören die Retention der Fragmente. Dann wandte er die *Transfixationsmethode* mit nachfolgendem Gipsverband an. Ferner auch bei Frakturen der Speiche unterhalb des Pronator teres sowie bei großen Splitterbrüchen beider Unterarmknochen. Der Draht wird 2 Querfingerbreit über dem Handgelenk oder, wenn Wunden das verbieten, durch den 2. bis 5. Mittelhandknochen gebohrt. Auf die Anlegung des zweiten Drahtes durch das obere Ende der Elle verzichtet er, weil durch den Oberarmteil des Gipsverbandes ein genügender Gegenhalt geschaffen wird. Das Ellenbogengelenk ist rechtwinklig gebeugt, der Vorderarm kommt mit seltenen Ausnahmen immer in Mittelstellung, das Handgelenk in leichte Dorsalflexion. Der Verband reicht dorsal bis zu den Zwischenfingergliedspalten, volar bis zur queren Handfalte, damit die Finger ausgiebig bewegt werden können. Bei schweren Verletzungen kommt der Arm außerdem auf eine Abduktionsschiene. Die Reposition der Fragmente erfolgt immer manuell (Zug durch einen Gurt am Oberarm, Zug am Daumen und den anderen Fingern).

Die *Prognose* der Unterarmschußfrakturen ist günstiger als die der Oberarmfrakturen. Die Heildauer schwankt zwischen 4 Wochen und 6 Monaten; durchschnittlich ist sie etwa 2—2$^{1}/_{2}$ Monate. Die Infektion ist an sich schwerer zu bekämpfen als am Oberarm, wegen der vielen über- und nebeneinander gelagerten Muskeln und Sehnen. Große lange Incisionen in Blutleere[1] sind notwendig. Vor dem Vordringen bis auf das Lig. interosseum darf der Arzt sich nicht scheuen. Die anatomische Präparation ist gerade am Vorderarm unbedingt notwendig. *Mit Drainagen durch das Lig. interosseum muß man wegen der Arrosionsgefahr der Arteria interossea vorsichtig sein.* Die halboffene feuchte Wundbehandlung ermöglicht den Verzicht auf viele Drainröhren. Die Frage der Amputation ist viel länger hinauszuschieben als an den unteren Gliedmaßen. Eine primäre Amputation kommt nur in Frage, wenn die A. radialis und ulnaris verletzt ist und man sie nicht nähen kann. Die Größe der Fraktur gibt keine Indikation ab, selbst bei größeren Hautdefekten. Sobald die akuten Infektionserscheinungen abgeklungen sind, ist an die Beweglichkeit der Finger und des Handgelenks zu denken. Im weiteren Verlauf dürfen die Fisteln nicht zu frühzeitig und vor allem nicht zu oft operativ angegangen werden. Denn daran schließt sich gewöhnlich eine längere

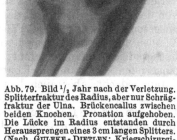

Abb. 79. Bild $^{1}/_{3}$ Jahr nach der Verletzung. Splitterfraktur des Radius, aber nur Schrägfraktur der Ulna. Brückencallus zwischen beiden Knochen. Pronation aufgehoben. Die Lücke im Radius entstanden durch Heraussprengen eines 3 cm langen Splitters. (Nach GULEKE - DIETLEN: Kriegschirurgischer Röntgenatlas. Berlin 1917.)

Fixation und die Versteifung der Hand ist für den Patienten schwerwiegender als ein langes Offenbleiben seiner Knochenfistel.

Verzögerte Konsolidationen, leichte Reinfraktion bzw. Verbiegung des Callus ist in Rechnung zu ziehen. Mit schneller Aufnahme schwerer Arbeit sei der Patient vorsichtig. *Pseudarthrosen* sind eine häufige Folgeerscheinung wegen der geringen Weichteilmasse am Vorderarm und der oben erwähnten primären umfangreichen Knochenaussprengung. *Von allen Schußbrüchen der langen Röhrenknochen liefern die des Unterarms die meisten Pseudarthrosen.* Diejenige nur eines Knochens kann bei der Ulna im unteren und beim Radius im oberen Drittel dicht unter dem Köpfchen dem Verwundeten eine verhältnismäßig gute Funktion mit einer leichten gewalkten Lederhülse zuweilen erlauben. Dagegen sind umgekehrt Pseudarthrosen im unteren Radius- und im oberen Ulnadrittel so störend, daß die operative Konsolidierung unbedingt anzustreben ist. *Synostosen* sind je nach dem Beruf und nach dem Sitz sowie nach der Stellung, in welcher die Knochen zueinander fixiert sind, von Einfluß. Diejenigen in Supinationsstellung sind viel ungünstiger. Ihre operative Lösung

---

[1] BÖHLER und JIMENO VIDAL empfehlen seitliche Schnitte von der Speichen- und Ellenseite.

und Umscheidung der getrennten Knochen mit Fett oder Fascie ist gewöhnlich notwendig. Synostosen am oberen oder unteren Ende können durch Resektion des Radiusköpfchens im ersteren, des unteren Ulnaendes im zweiten Fall mit Erfolg behoben werden.

Myogene und *tendinogene* Kontrakturen, namentlich auf der Beugeseite sind, soweit sie nicht unblutig durch Dauerschienen (CRAMERsche oder HEUSNERsche Spiral- oder Gipsschienen) oder durch die Quengelmethode zu beheben sind, durch schräge oder Z-förmige Verlängerungen zu beseitigen. Bei größeren Defekten ist der Versuch des Ersatzes mit Fascienlappen empfehlenswert.

Der Unterarm ist ferner der Prädilektionsort der *ischämischen* Kontrakturen oder Lähmungen. Der Grund liegt in einer verringerten Durchblutung der Weichteile, welche entweder durch eine Verletzung der A. cubitalis oder durch starke subfasciale Hämatome hervorgerufen wird. Es handelt sich gewöhnlich um eine verringerte arterielle Zufuhr bei schlechter Abfuhr des venösen Blutes. Die Gliedmaßen schwellen daher bald nach der Verletzung sehr stark an und zeigen die Symptome hochgradiger Stauung. Die Verwundeten klagen nicht immer, aber doch häufig über sehr heftige Schmerzen in den periphersten Gliedteilen ähnlich wie bei beginnender Gangrän oder bei der Endangiitis obliterans. Ebenso wie bei der Gangrän finden wir häufig die Bewegungslosigkeit. Differentialdiagnostisch ist hier zu erwähnen, daß die Unterscheidung von Nervenverletzungen fast ausnahmslos dadurch gegeben ist, daß bei den ischämischen Lähmungen die Funktionen aller Nerven betroffen sind, was bei Nervenschußverletzungen sehr selten der Fall ist. Die Gefühllosigkeit ist ebenfalls unabhängig von den einzelnen Nervenbezirken und an den periphersten Teilen am stärksten ausgesprochen. In vielen Fällen werden die ischämischen Erscheinungen im Werden nicht erkannt, erst wenn der Arm abgeschwollen ist, eine deutliche hochgradige Umfangabnahme bei auffälliger Derbheit der tiefen Weichteile eingetreten ist, und ein Kontrakturzustand der Fingerbeuger vorliegt, wird daran gedacht, aber auch hier meistens eine Nervenverletzung angenommen. Die ausgesprochenen Fälle sind deswegen von so trauriger Bedeutung, weil der Unterarm und die Hand total verkrüppelt und nutzlos sind und der Amputation anheimfallen. Gegen diese Erkrankung kann nur im Anfang eine Therapie helfen. Man achte daher darauf, ob die A. cubitalis verletzt sein kann; denn dieses ist die häufigste Ursache, oder ob durch eine Verletzung der Radialis oder Ulnaris dicht am Ursprung ein starkes Hämatom namentlich im oberen Vorderarmdrittel entstanden ist, welches eine Kompression ausübt. Wenn durch Befreien des Gliedes von jedem Bindenverband und durch Hochlagerung innerhalb von 24 Stunden keine Besserung eintritt, so säume man nicht mit der Freilegung des Gefäßes und der notwendigen Gefäßoperation. Derartige Operationen sind Dringlichkeitsoperationen und dürfen nicht aufgeschoben werden, weil die Muskulatur schwere Ernährungsstörungen nicht lange aushält. Die Ausräumung von Blutgerinnseln kann selbst wenn die Ligatur notwendig wird, rettend wirken, weil die Kompression auf die Kollateralen aufgehoben wird. — Leichtere *ischämische Erscheinungen* findet man am peripheren Ende des Vorderarms und namentlich der Hand sehr oft. Die Hand oder Teile derselben erscheinen bei erhaltener Beweglichkeit und Gefühlsempfindung weniger voluminös, dürftiger, von anderer Hautfärbung, kraftloser, ohne daß je eine Nervenverletzung vorgelegen hat. Die Untersuchung zeigt dann Verletzungen der Brachialis oder eines ihrer Äste, namentlich der Ulnaris. Alle hyperämisierenden Maßnahmen müssen hierbei frühzeitig angewandt werden, ebenso wie die Quengelmethode von MOMSEN. Die Erfolge der operativen Maßnahmen sind sehr gering.

Die *deutsche* Einzelstatistik über 169 Fälle (SEIDEL und PERTHES) ergibt 4,7% Mortalität. Der *amerikanische* Sanitätsbericht verzeichnet auf 3471 Fälle eine Sterblichkeit von 3%, während auf 5789 „Non battle"-Frakturen nur 0,5% kommt. 1492 Fälle von Speichenschußfraktur allein hatten eine Sterblichkeit von 3,2%, während die 4669 „Non battle"-Frakturen der Speiche nur 0,5% Todesfälle zeigten. 1237 Schußfrakturen der Elle allein zeigten 2,1%, 1092 „Non battle"-Frakturen nur 0,19% (Tabelle 31). Amputationen wurden in 4,8% mit einer Mortalität von 5,2% gemacht. Und zwar wurden 79,9% in den ersten 3 Tagen, 83,0% in den ersten 8 Tagen, 2,5% vom 16.—31. Tage und 2,5% noch vom 2. bis 6. Monat gemacht. Aus dem *französischen* Sanitätsbericht konnte ich folgende Zahlen errechnen (Etappen- und Heimatlazarette): Von 40167 Vorderarmschußfrakturen starben 784 = 1,9%, wurden irgendwie operiert 14635 = 36,4%, wurden amputiert 3180 = 7,9%, von diesen starben 26 = 0,8%, wurden geheilt ohne ernste Störungen 23223 = 57,8%, mit ernsten funktionellen Störungen 13006 = 32,4%. Dienstfähig wurden nach PERTHES etwa $^7/_{10}$ der Verwundeten, von denen die Hälfte sogar kriegsverwendungsfähig war. BÖHLER hatte in seinem Sonderlazarett im I. Weltkrieg keinen Todesfall unter 162 Fällen, JIMENO VIDAL im Spanischen Bürgerkrieg unter 556 Fällen ebenfalls keinen, und auch keine Amputation, obwohl 415 infiziert waren. Pseudarthrosen hatte er in 7,7%. Im jetzigen Krieg hatte WUSTMANN (Sonderlazarett) unter 231 Fällen keinen Todesfall, keiner wurde amputiert.

c) Verletzungen des Handgelenks.

Diese am wenigsten häufige Gelenkschußverletzung stellt mit wenigen Ausnahmen Knochenverletzungen dar. Die Kapsel wird durch Verstärkungsbänder und Sehnen so stark angepreßt, daß kaum ein richtiger Gelenkhohlraum besteht. Für die Bewegungen kommen nur das Gelenk zwischen Speiche und Elle einerseits und dem Kahnbein, Mondbein und Dreieckbein andrerseits — das eigentliche Handgelenk — und das Gelenk zwischen diesen 3 und den distalen 4 Handwurzelknochen, den beiden Vielecken, dem Kopf- und dem Hakenbein in Betracht. Die Höhlen beider Gelenke sind häufig nicht voneinander abgeschlossen. Die distalen Handwurzelknochen und die 2.—5. Mittelhandknochen haben nur dem Namen nach Gelenke; es handelt sich um ganz straffe Verbindungen, in welchen Bewegungen nicht möglich sind. Sie bilden tatsächlich ein Ganzes, nämlich die feste Grundlage der Hand. Dagegen befindet sich zwischen Multangulum majus und dem Metacarpus I ein richtiges Gelenk.

Infanterieschüsse machen oft auffallend geringe Erscheinungen. Trotz der Vielheit der Knochen kommen Lochschüsse durch das Gelenk in schiefer oder diagonaler Richtung vor, ohne daß der wechselnde Widerstand eine Querstellung des Geschosses hervorgerufen hätte. Augenscheinlich sind die Corticalislamellen zu dünn, um dem Schuß den Charakter eines Lochschusses zu nehmen. Beim Anblick hat man nur den Eindruck der *Blähung* des Gelenks. Auf dem Röntgenbild nimmt man außer der Verwaschenheit der Gelenklinien und einzelnen Fissuren nicht viel wahr. Lochschüsse einzelner Knochen kommen ebenfalls vor. Trotz der dünnen Weichteilbedeckung kommen richtige Platzwunden selten vor, wohl weil sie nicht so straff gespannt ist wie auf dem Rücken der Mittelhand. Die Rauhgeschoßverletzungen sind natürlich je nach Beschaffenheit des Projektils ganz regellos.

Mitverletzungen von Sehnen, weniger von Gefäßen und Nerven sind sehr häufig. *Die primäre Wundbehandlung unterscheidet sich von der üblichen dadurch, daß eine Naht der straffen Gelenkkapsel unmöglich ist und nur die Hautnaht als Verschluß in Frage kommt, und ferner daß sie genau wie bei den Schüssen der Fußwurzel sehr konservativ sein kann, wenn man die verbandlose offene feuchte Wundbehandlung anwendet.* Hingewiesen sei darauf, daß trotz dieser Sehnenscheidenphlegmonen auftreten können, und zwar ohne oder mit nur geringem Fieber. Auch den *Steckgeschossen* gegenüber sei man zurückhaltend, denn sie liegen gewöhnlich im Knochen eingekeilt.

Die *Infektion* des Handgelenks zeigt sich dem Beobachter schnell durch diffuse Schwellung mit Rötung und Schmerzhaftigkeit sowie Allgemeinerscheinungen an. Mit Durchspülungen und Instillationen von Antiseptica ist hier nichts zu machen. *Jedenfalls ist vor Phenolcampherinjektionen zu warnen.* Denn da nicht immer mit Sicherheit die Anwesenheit der Kanülenspitze im Gelenkhohlraum festzustellen ist, so wird das Mittel leicht in das paraartikuläre Gewebe injiziert und macht schwere Weichteilgangrän. Der dorsoradiale Resektionsschnitt nach LANGENBECK zwischen dem Extensor digitorum communis und indicis einerseits und dem Extensor pollicis longus andererseits eröffnet als Arthrotomie[1] vorteilhaft das Gelenk, wenn nicht der Schußkanal einen anderen Weg weist. *Wenn keine Frakturen vorliegen,* also bei Streifschüssen, versuche man festzustellen, in welchem Gelenk die Eiterung ist, ob in dem radiokarpalen, dem eigentlichen Handgelenk oder in dem zwischen den beiden Handwurzelknochenreihen gelegenen, dem interkarpalen; im ersten Fall entferne man das Lunatum, im zweiten das Capitatum. Dadurch bekommt man einen breiten Zugang und kann von hier aus unter Umständen die Eiterungen in den anderen Zwischenräumen beherrschen. Eine Gegenincision ist zunächst nicht nötig. Bei jeder volaren Gegenincision besteht die Gefahr der Infektion der volaren Sehnenscheide. Daher vermeide man sie solange es geht! — Wenn aber eine infizierte *Fraktur* vorliegt, so entferne man die betreffenden Knochen ganz. Frühe Eiterungen in den 2.—5. Karpometakarpalverbindungen sind seltener und weniger gefährlich, weil sie umschrieben bleiben und sich meist nur an eine infizierte Fraktur der artikulierenden Knochenenden anschließen. — Wenn diese partiellen Exartikulationen einzelner Knochen nicht zum Ziel führen, namentlich wenn volare Sehnenscheidenentzündungen auftreten, so entscheide man sich zur weitergehenden Resektion, entweder der Fortnahme der ganzen queren Knochen einer Reihe oder wenn beide Gelenke befallen sind, der totalen. Doch soll man möglichst das Multangulum majus und das Os pisiforme stehen lassen. Eine Resektion des unteren Radiusendes erübrigt sich meistens. *Jedoch ist die Indikation zu Resektionen selten gegeben.* Denn im allgemeinen verlaufen die Infektionen am Handgelenk milde und führen nur ausnahmsweise zur pyogenen Allgemeininfektion. Parartikuläre Abscesse finden sich oft am Unterarm zwischen Pronator quadratus und tiefen Beugern und sind besser durch seitliche Incision von der radialen als ulnaren Seite zu erreichen. Gummistreifendrainage. Vor vertikaler Suspension ist bei Handgelenkschüssen zu warnen wegen der Gefahr der dem Gesetz der Schwere nach fortkriechenden Phlegmonen. Die Indikation zur Amputation gibt weniger die Schwere der Eiterung des Gelenks als gerade die der Sehnenscheiden ab. Deswegen suche man sie durch frühzeitige ausgiebige und rücksichtslose Incisionen in Blutleere unter Durchtrennung des Lig. carpi volare zu beherrschen.

Die *Fixation* des Handgelenks erfolge immer auch bei glatten Schüssen in derjenigen Stellung, die beim Eintritt einer Ankylosierung die beste ist, d. h. in leichter *Dorsalflexion* und Ulnarabduktion. Denn in dieser Stellung geht auch jeder normale Greifakt vor sich. Mit einer so versteiften Hand kann der Patient bei erhaltener Drehbewegung des Vorderarms noch sehr viel machen. Sie gehe außer bei beginnender oder bestehender akuter Infektion nur bis zum Einschluß der Mittelhandköpfchen, damit ein gewisses Fingerspiel möglich ist, und bis zum Ellenbogengelenk. Die Fixation erfolgt durch dorsale oder volare Gipsschiene oder namentlich bei akuter Infektion durch einen gefensterten zirkulären Gipsverband. JIMENO VIDAL empfiehlt bei starker Zermalmung Drahtzug an den Mittelhandknochen und Gipsverband.

Die *Prognose* der Handgelenkschüsse ist bezüglich der Mortalität günstig. Sie beträgt nach dem amerikanischen Sanitätsbericht 1850 Fälle 28 = 1,51%,

---

[1] JIMENO VIDAL empfiehlt einen Arthrotomieschnitt nach MORESTIN zwischen Flexor und Extensor carpi ulnaris.

der französische gibt keine Zahlen an, JIMENO VIDAL hatte unter 199 Fällen keinen Todesfall, ebenso WUSTMANN unter 126.

Die *funktionellen* Resultate sind aber ungünstig. Versteifungen treten wie bei den Friedensverletzungen hier am schnellsten und häufigsten von allen großen Gelenken auf. Man lasse daher bei glatten Durchschüssen die Fixation bereits nach 14 Tagen fort und fordere zu aktiven Bewegungen auf, während man sich vor passiven Bewegungen und hyperämisierenden Behandlungsmethoden wie Massage, heißen Bädern usw. noch weitere 14 Tage hüten soll. *Aber ein in guter Stellung versteiftes Handgelenk ist für den Verwundeten kein großer Schaden im gewöhnlichen Erwerbsleben, solange die Pronation erhalten ist und vor allem die Finger beweglich sind.* Ist die Pronation nicht erhalten, so kann man nach BÖHLER 1 cm des distalen Ellenendes resezieren und durch diese Pseudarthrose eine Drehbewegung ermöglichen. Bei Versteifungen der Fingergelenke sind Quengelmethoden besonders zu empfehlen.

Die Erfolge der *Resektionen* sind nach TUFFIER im I. Weltkrieg folgende gewesen: Von 152 Fällen 64% straff mit verschieden großer Beweglichkeit, 36% ankylosiert. Die Gefahr des Schlottergelenks ist hier also sehr gering. Auf deutscher Seite hat ERLACHER 123 geheilte Handgelenkverletzungen mit 4 Resektionen untersucht und fand nur 4mal normale, 27mal mäßig, 19mal stark eingeschränkte Beweglichkeit, 1mal Schlottergelenk, aber 72mal Ankylosen. Die Resultate der Resektion am Handgelenk, sowohl der primären als auch der sekundären, sind demnach am günstigsten von allen. JIMENO VIDAL hatte in einem Sonderlazarett im Spanischen Bürgerkrieg unter 199 Fällen keinen Todesfall, keine Amputation, keine Resektion; in 63% = 126 Fällen freie, in 19% = 37 Fällen eine beschränkte Beweglichkeit und in 18% = 35 Fällen eine Ankylose. Die Fingerbeweglichkeit war in 168 Fällen vollkommen frei, in den übrigen nur mäßig beschränkt. Im jetzigen Krieg hatte WUSTMANN (Sonderlazarett) unter 126 Handgelenk- und Fingerschußbrüchen keinen Todesfall, keinen Amputierten.

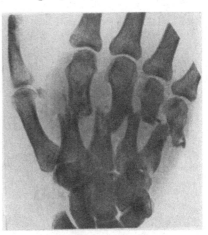

Abb. 80. Querfrakturen des 2.—5. Mittelhandknochens durch Infanteriegeschoß. (Nach GULEKE-DIETLEN: Kriegschirurgischer Röntgenatlas 1917.)

f) Verletzungen der Hand und der Finger.

Sie sind wegen der Exponiertheit beim Schießen sehr häufig. Wir finden hier alle Übergänge vom glatten Durchschuß mit und ohne Fraktur bis zu den schwersten Zertrümmerungen und den Abschüssen. Daumen und Zeigefinger des das Gewehr haltenden Schützen sind besonders gefährdet. Verletzungen eines Fingers allein sind seltener. Schrägschüsse durch die Mittelhand oder durch die Finger werden oft angetroffen. Reine Weichteildurchschüsse durch die ganze Hohlhand kommen beim Infanteriegeschoß vor und geben funktionell, wenn sie aseptisch bleiben, keine schlechte Prognose. Die dorsovolaren Schüsse sind immer mit Knochenverletzungen gepaart. Glatte Lochschüsse des Knochens finden wir selten an den Basen des 2.—5. Mittelhandknochens, zuweilen auch an ihren Köpfchen. Splitterfrakturen sind häufiger. Querschüsse durch die Hand machen andrerseits nicht selten einfache Querfrakturen der Metacarpi (s. Abb. 80). Die Weichteilwunden können bei Gewehrschüssen kalibergroß sein; *meistens aber — und das war wenig bekannt — finden sich namentlich auf dem Handrücken große Platzwunden sowohl am Ein- als auch am Ausschuß.* Für beide ist die dünne Weichteildecke, welche bei stark gebeugter Fingerhaltung

straff über den Knochen gespannt ist und die im Moment der Knochenzertrümmerung sich gegen dieselben aufstellenden Splitter die Ursache. Es
handelt sich also um eine natürliche Geschoßwirkung, nicht um eine Dumdum-
wirkung.

Besonders müssen die *Selbstschüsse* besprochen werden. Unglücksfall oder Absicht
sind ihre Ursache. Naturgemäß sind es immer Nahschüsse und fast immer solche, der
linken Hand. Verletzungen einzelner Finger sind seltener als solche der Hand mit Einschuß an der Hohlhand. Die irrige Annahme vieler Ärzte, daß Nahschüsse immer große
Hautschußöffnungen hervorrufen, hat viele Selbstverstümmelungen nicht rechtzeitig erkennen lassen. Aus disziplinaren Grün-
den muß aber der Arzt bei jeder frischen
Handverletzung daran denken. *Diagnostisch wichtig ist die nicht fortzu-
wischende Pulverschwärzung,* welche auf
einer Einsprengung feinster Pulverkörner
beruht. Sie ist durch Röntgenbild nachweisbar (Abb. 81). Bei einem Abstand
der Mündung vom Objekt von 25 cm
findet sich keine Schwärzung; bei einem
solchen von 20 cm ist sie meistens auch
nicht da, nur einzelne Pulverkörnchen
haften der Haut lose an, bis 14 cm
finden sich Schmauchring und Pulvereinsprengungen. Um dieses Erkennungs-
merkmal zu verwischen, schossen die
betreffenden Soldaten zuweilen durch
einen Handschuh, Brot, Holz usw.
Neben den selteneren harmlosen Durchschüssen mit kalibergroßem Ein- und
Ausschuß kamen oft schwere Zerstörungen der Knochen mit kleinem Ein-
und sehr großem Ausschuß vor.

Neben den Knochenverletzungen
sind die Sehnenschädigungen von
wesentlicher Bedeutung, welche fast
jede ausgedehntere Splitterungs-
fraktur begleiten. Nicht selten handelt es sich bei Gewehrschüssen
augenscheinlich um reine „Knopf-
lochschüsse", da eine Funktionsstörung nicht zurückbleibt.

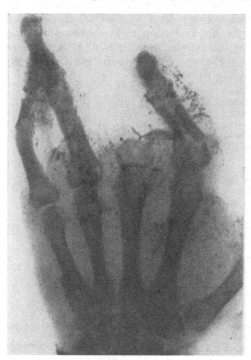

Abb. 81. Pulvereinsprengungen bei Selbstverstümmelungs-
schuß der Hand. (Eigene Beobachtung.)

Wundrevision und Excision müssen sich hier auf das Allernotwendigste
beschränken, sowohl hinsichtlich der Weichteile als auch der Knochen. Jeder
Zentimeter ist zu erhalten. Selbst größere Skalpierungen der Finger oder der
Hand verlangen nicht die Amputation, da durch die Muff- oder Stilplastik
aus der Brust-, Bauch-, Hodensackhaut jederzeit genügendes Material herbei-
geschafft werden kann. Für das Erhalten von Fingern ist wichtig die Intaktheit
der Gelenke und der Sehnen. *Doch gelte der Grundsatz: Zunächst alles erhalten
und erst später absetzen, wenn sich im praktischen Leben Unbrauchbarkeit bzw.
Störung zeigt.* Von Amputationen der Phalangen müßte mehr Gebrauch gemacht
werden als von Exartikulationen zwecks Erhaltung von Sehnenansätzen, aber
nur bei beweglichen Sehnen. Die Lappen sind möglichst volar zu bilden,
damit die Narbe nicht auf die Greiffläche kommt. Resektionen der kleinen
Gelenke kommen selten in Frage, da die Splitterung meistens sehr ausgedehnt
ist. Mit Entsplitterung sei man sehr zurückhaltend, um so mehr, als die Infektion leicht zu beherrschen ist. Alle schweren Infektionen pflegen hier zu
fehlen. Insbesondere ist Gasödem kaum beobachtet worden. Auch die im

Frieden gefürchteten schnell fortkriechenden Sehnenscheidenphlegmonen werden im Kriege selten beobachtet. Typische, den anatomischen Richtlinien entsprechende Längsschnitte in Blutleere sind frühzeitig notwendig. Doch lasse man an der Haut sowie den Sehnenscheiden Brücken stehen, damit nicht die Sehnen in ganzer Ausdehnung freiliegen. Trockene Wundbehandlung ist hier wegen der Gefahr der schnellen Nekrose nicht am Platz, sondern Stauung oder feuchte Verbände. Sehr praktisch sind Jodoformparaffin (10%) und Lebertranverbände (LÖHR) einige Tage nach Abklingen der Infektion. Bei Gelenkeiterungen ist die seitliche Eröffnung durch Querschnitt mit mäßigem Abklappen nach der Seite an den Interphalangeal- und Metakarpophalangealgelenken zu empfehlen. Dadurch werden die dorsalen und volaren Sehnen geschont.

Die *Fixation* geschieht bei den Mittelhandknochen *zunächst* am einfachsten auf einem Handbrett in gestreckter Fingerhaltung, deren leichte Spreizung durch zwischengelegte Watterollen erreicht wird. Bei den Fingerfrakturen, bei welchen die Wunden es nicht hindern, wird die Semiflexion der einzelnen Gelenke am besten dadurch erreicht, daß man die Finger über einer zusammengerollten dicken Binde, welche man in die Hohlhand gibt, anwickelt. Leider werden dadurch auch gesunde Finger lange Zeit ruhiggestellt. Für einzelne Finger, so namentlich auch für den Daumen ist die ZUPPINGERsche Verbandart praktisch. Man legt, von der Fingerspitze bis zum untersten Vorderarmdrittel auf der volaren Seite eine Aluminiumschiene, zunächst in Streckstellung an, und beugt nun soweit, als gewünscht wird. Bei Frakturen der Mittelhandknochen und Grundphalangen wendet man mit Erfolg auch die Extension an durch Anbringen von mittels Mastisol festgeklebten Trikotfingerlingen, die an einem feststehenden und am Vorderm befestigten Aluminiumbügel extendiert werden.

Die *Prognose* der Hand- und Fingerschüsse ist quoad vitam natürlich günstig. Hinsichtlich der Funktion nach Schußbrüchen wurden nach PERTHES etwa $^1/_2$ kriegsverwendungsfähig und nur $^1/_2$ kriegsdienstunbrauchbar. Sehr viele Metakarpalfrakturen heilen ohne jede Funktionsstörung. Andere, namentlich an den Köpfchen mit Befallensein des Gelenks machen deutliche Verkürzungen und wenn nun die Sehnen auch verletzt sind, schieben sich die beiden benachbarten Finger darüber, so daß der unbewegliche verletzte hindernd bei allen Hantierungen in die Vola manus reicht, obwohl sein Mittel- und Endgelenk passiv beweglich sind. In anderen Fällen findet man die bewegungslose Grundphalanx so kolbig aufgetrieben, daß sie ein Hindernis für die Bewegungen der Nachbarfinger darstellt. *Erst der Versuch im praktischen Leben entscheidet, ob eine Entfernung notwendig ist.* Die Haut des unbrauchbaren Fingers habe ich in Fällen, wo gleichzeitig schwere Narben in der Vola oder am Dorsum manus waren, mit Erfolg zur Deckung der durch ihre Excision entstandenen Defekte benutzt, indem ich den Knochen aushülste. Steifheiten und unheilbare Verkrümmungen von Fingern wirken ebenso erwerbbeinträchtigend als Verlust dieser Glieder. Bei allen Fingern wirkt die Steifheit im Mittelgelenk nachteiliger als im Endgelenk. Vollkommene Steifheit des ganzen Fingers in Streckstellung wirkt hinderlicher als eine in leichter Beugestellung. Daher muß frühzeitige Behandlung mit Bewegungen und Fixierung der neugewonnenen Stellung an schmalen Aluminiumschienen für mehrere Stunden durch den behandelnden Arzt angestrebt werden. Unterstützung durch Heißluftapparate oder noch besser heiße Bäder ist geboten. Man kommt damit weiter als mit Mechanotherapie. Sehr gut ist die MOMSENsche Quengelmethode. Steifheiten infolge von Sehnensubstanzverlusten können operativ gebessert werden, aber nur wenn die Gelenke noch beweglich sind und wenn die Narbe nicht verwachsen mit der Unterlage ist, sondern noch so viele Weichteile vorhanden sind, daß eine

Einbettung neuer Sehnenstücke möglich ist. Als Spender nimmt man am besten die Sehne des M. palmaris longus desselben Individuums. Gross hat auch mit Erfolg eine Heteroplastik der Sehnen eines eben exartikulierten Fingers eines anderen Soldaten vorgenommen. Das Transplantat darf nicht in Spannung eingenäht werden. Bewegungen müssen nach 8 Tagen begonnen werden. Auch Fascienlappen, welche zylindrisch um die Sehnenstümpfe herumgenäht werden, können als Ersatz dienen. Die arthrogenen Steifigkeiten können zuweilen mit Einschneidung der Gelenkbänder behoben werden. Über die Versuche, verlorengegangene Finger — hier kommen besonders die wertvollsten, der Daumen und der Zeigefinger, in Betracht — zu ersetzen, s. unter Amputationen.

Zu erwähnen ist noch das sog. *traumatische, chronische Ödem,* bei welchem der Handrücken von einer derben prallen Schwellung, mit bläulicher Hautfärbung eingenommen wird. Dasselbe ist nach Schußverletzungen auffallend selten, häufiger nach stumpfen Traumen, Kolbenschlägen mit subcutanen Frakturen, beobachtet worden. Seine Ursache ist dunkel, seine Therapie ziemlich aussichtslos. Sympathicuseingriffe sind empfohlen.

Hinsichtlich der Erfrierungen verweise ich auf Abschnitt XIX.

2. Schußverletzungen der unteren Gliedmaßen.

Der deutsche Sanitätsbericht hat für die unteren Gliedmaßenschußverletzungen nur 29% sämtlicher Verwundungen gegenüber 34,6% der oberen errechnet. Bei den anderen Nationen überwiegen die ersteren. Die Franzosen geben an 35,8% untere gegen 31,6% obere, die Engländer 39,8% gegen 29,9% und die Amerikaner 39,9% gegen 31,8%. Im jetzigen Krieg hatte Wustmann (Sonderlazarett) unter 1313 Fällen von Schußfrakturen einschließlich der der Gelenke 40 Todesfälle = 3%, 35 Amputationen = 2,64%.

a) Verletzungen der Beckenwand und der Gesäßgegend.

Diese Schußverletzungen spielen in der Kriegschirurgie eine ernste Rolle. Der deutsche Sanitätsbericht bringt folgende Zahlen: Summe der Verletzungen 2,4% aller Schußwunden, die Verletzungen der Blase betrugen 0,2%, des Mastdarms 0,12% der anderen Teile 2,1%. Sie sind namentlich beim liegenden Schützen häufig. Durchschüsse und Steckschüsse eröffnen nicht zu selten gleichzeitig die Bauchhöhle oder extraperitoneal die Blase und den Mastdarm, verletzen Prostata, Samenblasen, Samenleiter und Harnröhre. Frakturen des Beckens und des Hüftgelenks sind eine häufige Begleiterscheinung. Zuweilen wird auch der Rückenmarksack, der bis zum 2. und 3. Kreuzbeinwirbel reicht, eröffnet und es kommt bei Infektion zur Meningitis. Der N. ischiadicus wird häufig im oder außerhalb des Beckens entweder bei seinem Austritt unter dem M. pyriformis aus dem Foramen ischiadicum majus oder während seines Verlaufs hinter den Glutäen verletzt. Die großen umfangreichen, in mehreren Lagen übereinander befindlichen Muskelplatten sind hinsichtlich der Blutung und Infektion sehr gefährlich. Größere Blutungen stammen immer aus den Arteriae glutaeae. Eine Unterscheidung, ob die Superior oder Inferior getroffen ist, ist nicht immer leicht. Die Aufsuchung der Quelle und die Unterbindung ist deswegen so schwierig, weil der Stamm beider Gefäße nach dem Austritt aus dem kleinen Becken nur ganz kurz ist (über die topographische Anatomie s. S. 164f.). Manche Chirurgen empfehlen daher *grundsätzlich* die Unterbindung der A. hypogastrica. Ich kann mich dem nicht anschließen, weil es tatsächlich zuweilen gelingt, den Stamm zu unterbinden und weil ich mehrere Male trotz Unterbindung der Hypogastrica die Blutungen aus der Glutaea nicht vollkommen stehen sah, so daß doch zur lokalen Unterbindung geschritten werden mußte.

Diese ist oft nicht möglich, so daß man sich begnügen muß, die Klemmen für 5 Tage liegen zu lassen. Doch denke man beim Zufassen an den N. ischiadicus. Bei der starken aus der Tiefe kommenden Blutung ist die Kompression der Aorta bzw. der MOMBURGsche Schlauch von guter Wirkung. Aufmerksam ist darauf zu machen, daß bei gleichzeitiger Verletzung des Mastdarms die Blutung aus dem After erfolgen kann. Ich half mir in solchen Fällen durch typische Entfernung des Steißbeins und der beiden untersten Kreuzbeinwirbel. Bei Blutungen der Gesäßgegend, die immer ernst zu nehmen sind, ist dem Nicht-chirurgen zu empfehlen, über einem Jodoformgazetampon zuzunähen und den Patienten sofort dem nächsten Chirurgen zu überweisen. Nach Unterbindung am Ort der Verletzung ist vor einem Transport in den nächsten 14 Tagen dringend zu warnen, weil Nachblutungen häufig sind. Die spätere Entwicklung von Aneurysmen wird gerade hier leicht übersehen und gibt zu Fehldiagnosen Anlaß. Denn bei der Dicke der Muskulatur und dem tiefen Sitz projiziert sich die Pulsation sowohl für das Auge als auch für das Gefühl schlecht auf die äußere Haut. Mit dem Stethoskop wird sich aber ein Gefäßgeräusch feststellen lassen. Gewöhnlich wird die Diagnose zunächst auf einen Absceß oder ein Sarkom gestellt. Im Gegensatz zu den frischen und Nachblutungen ist bei den Aneurysma-operationen die präliminare extraperitoneale Unterbindung der Arteria hypo-gastrica immer zu raten.

Die *primäre Wundrevision* bzw. Excision ist am Gesäß bei allen Wunden mit Ausnahme der kalibergroßen Gewehrschuß- oder kleiner harmloser Granat-splitterwunden deswegen besonders notwendig, weil das *Gasödem* hier leicht hinzutritt und fast immer tödlich verläuft. Der Grund hierfür liegt, ganz abge-sehen von der sehr umfangreichen Muskulatur, in dem Umstand, daß die Patienten auch trotz der Verwundung auf dem Gesäß liegen und der Druck auf alle Infektionen, besonders aber auf die Gasbacilleninfektion von deletärer Wirkung ist. Alle solche Patienten müssen grundsätzlich auf der gesunden Seite oder auf dem Bauche liegend transportiert werden, auch schon bei den ersten Transporten zum Truppenverbandplatz. Sodann wirkt ungünstig die Kommuni-kation mit dem kleinen Becken durch die beiden Foramina ischiadica. Durch sie tritt die Infektion, selbst wenn die 3 Glutäalmuskeln entfernt sind, auf die Innenwand des Beckens und findet in dem pararectalen und retroperitonealen Bindegewebe ein besonders günstiges Gewebe zum schnellen Fortschreiten. Bei Verdacht auf intraperitoneale Verletzungen Laparotomie.

Die *Urin-* und *Kotfisteln* der Gesäßgegend pflegen sich erst nach einigen Tagen zu zeigen. Es ist staunenswert, wie oft diese, obwohl sie doch einen langen und gewundenen Kanal haben, vollkommen reaktionslos bleiben und ohne unser Zutun heilen können. Wenn sich aber entzündliche Erscheinungen ein-stellen, sind Spaltungen der Gesäßgegend notwendig. Außerdem kommen je nach dem Fall Verweilkatheter, Blasenschnitt und die Steißbein-Kreuzbein-resektion in Frage. Frühes Freilegen der Verletzungen der betreffenden Hohl-organe beugt bei beginnender Infektion der Gesäßgegend schweren septischen Zuständen vor, welche zuweilen ohne hohes Fieber verlaufen können.

Von besonderer Wichtigkeit sind ferner die *Frakturen des Beckens*, nament-lich des Darm- und Kreuzbeins, nicht wegen ihres funktionellen Ausfalls, son-dern weil die Infektion bei ihnen im Gegensatz zu den Knochen des Schulter-gürtels eine gefährlichere Rolle spielt. Denn es geht von den stärkeren Teilen des Darmbeinkamms, besonders der Facies auricularis und dem Kreuzbein nicht selten eine Sepsis aus. Dabei zeigt die spongiöse Substanz nicht etwa eine eitrige Einschmelzung, sondern häufig nur eine *mißfarbene tiefe schwarzrotbraune* Tönung, gewöhnlich mit stark fauligem Geruch. Der Nichtkenner verwechselt das Bild leicht mit einer harmlosen Durchblutung der Spongiosa. Diese septischen

Zustände können ganz rasch eintreten, sie können aber sich auch langsam
ohne besondere örtliche Symptome entwickeln. Oft finden sich dabei auch
schleichende Hüftgelenkeiterungen. Man greife daher früh operativ ein. REIMERS
hat dafür einen typischen Beckenschaufelrandschnitt angegeben, durch den auch
die Glutäalgefäße gut freigelegt werden (s. a. S. 166). *Schon bei der primären
Wundrevision sind im Gegensatz zu den langen Röhrenknochen sämtliche Knochensplitter sofort zu entfernen* und die Bruchlinie im Gesunden abzumeißeln, ausgenommen natürlich von den glatten hier gerade häufigen Lochschüssen durch
Infanteriegeschoß und die sonstigen harmlosen Frakturen, bei welchen eine
direkte breite Kommunikation mit der Außenwelt nicht besteht. Beim Kreuzbein sei man wegen der
Eröffnung des Rücken-
markkanals vorsichtig. Bei
Eiterungen macht REI-
MERS durch Meißelschläge
grundsätzlich ein Loch in
die Beckenschaufel, um
auch die innerhalb der-
selben befindlichen Eite-
rungen beherrschen zu
können. Das ist prak-
tischer als der vordere
extraperitoneale Weg.
Das Darmbein-Kreuzbein-
gelenk soll man nur teil-
weise resezieren. Denn die
totale Resektion desselben
macht schwere funktionelle
Störungen im Gegensatz zu
Resektionen des vorderen

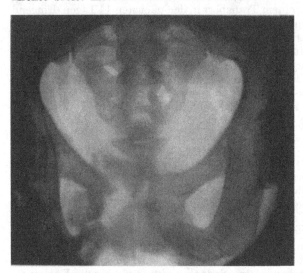

Abb. 82. Infanteriedurchschuß durch Dammgegend am Mastdarm vorbei
mit Zerreißung der Harnröhre. Linker aufsteigender Schambeinast
zertrümmert. Sprengung der Schambeinfuge. Trotzdem später fast
ohne Beschwerden geheilt.
(Nach GULEKE-DIETLEN: Kriegschirurgischer Röntgenatlas 1917.)

Beckenringes. Kreuzbein-
steckschüsse können noch
nach Jahren schwere sep-
tische Zustände herbei-
führen. Vereiterte Pfannenverletzungen müssen vom Hüftgelenk aus durch
den typischen Resektionsschnitt angegangen werden. Funktionell geben selbst
diese keine schlechten Resultate. Die Patienten können gewöhnlich ohne Apparate gehen. Gröbere Verletzungen des Beckenringes hinterlassen schwere Be-
lastungs- und Gangstörungen. Die Prognose ist bei allen Becken- und Gesäßschüssen ernst.

b) Verletzungen des Hüftgelenks.

Die Schußverletzungen des Hüftgelenks sind viel häufiger als sie berichtet
werden. Denn sie werden oft nicht diagnostiziert, weil das Gelenk von dicken
Muskeln umgeben ist. *Austritt von Synovia ist bei der tiefen Lage des Gelenks
fast nie zu beobachten.* Alle Schußverletzungen, welche den Schenkelhals treffen,
sind mit wenigen Ausnahmen auch Verletzungen des Hüftgelenks, weil die
Gelenkkapsel sich vorn an die Linea obliqua femoris, die sich schräg von der
Spitze des Trochanter major nach innen zum Trochanter minor hinzieht, hinten
in einer gewissen Entfernung von der Linea intertrochanterica ansetzt. Also
nur Streifschüsse dieser kleinen von Gelenkkapsel nicht bedeckten hinteren
Schenkelhalsgegend verletzen das Gelenk selbst nicht. Splitterschüsse der
Trochanteren bergen ebenfalls immer die Gefahr der Gelenkeröffnung in sich.

Die *Diagnose* ist oft sehr schwierig. Zunächst machen glatte Lochschüsse der Pfanne, des Kopfes und des Halses häufig überhaupt keine Störungen. *Aber selbst Splitterungen müssen nicht Belastungsunfähigkeit des Gelenks bedingen.* Jedenfalls hüte man sich, daraus, daß der Verwundete noch einige Schritte gehen konnte, oder daß bei der Untersuchung aktive und passive Bewegungen möglich sind, den Schluß auf ein intaktes Gelenk zu ziehen. Die Richtung eines jeden Schußkanals des Unterbauches, Gesäßes und der oberen Oberschenkelhälfte ist daher auf die Möglichkeit der Beteiligung des Hüftgelenks zu prüfen; auch bei Steckschüssen denke man daran. Glatte Lochschüsse des Schenkelhalses sind selbst mit dem Röntgenverfahren zuweilen nicht festzustellen, weil meistens nur die Aufnahme in einer Ebene möglich ist. Doch soll man eine zweite Aufnahme in LORENZscher Abduktionsstellung versuchen.

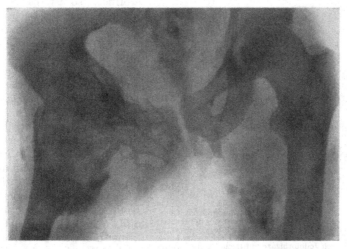

Abb. 83. Durchschuß durch Dballe. Zertrümmerung des rechten Schambeins und Sitzbeins und des rechten Schenkelhalses und der Trochanteren. Bild nach ¹/₂ Jahr. Glatte Heilung mit] starker Beweglichkeitsbeschränkung im Hüftgelenk. (Nach GULEKE-DIETLEN.)

Andrerseits können Schußkanäle, welche die das Gelenk umgebenden Muskeln betreffen, Gelenkverletzungen vortäuschen. Häufig werden die Verletzungen infolge anderer ernster Wunden zunächst übersehen, wie z. B. bei Schußverletzungen der Oberschenkel- oder Gesäßgefäße oder von Blase und Mastdarm. Urinfisteln am Oberschenkel bzw. Gesäß sind häufig mit Gelenkschüssen kombiniert. Auch bei Gesäßverletzungen kommt das Übersehen oft vor, weil die Patienten auf der gesunden Hüfte liegen und daher selbst bei Frakturen aie pathognostische Stellung des Beines nicht auffällt. Nur die Schmerzhaftigkeit bei jeder Bewegung des betreffenden Beines macht aufmerksam. Die typische Stellung des Beines bei der Fraktur des Halses — Verkürzung, Außenrotation — ist übrigens zuweilen wohl infolge einer anfänglich bestehenden Verzahnung so wenig ausgeprägt, daß eine ganze Zahl Verletzter ohne jeden fixierenden Verband im Bett liegen und erst später die Schenkelhalsfraktur diagnostiziert wird. Das ist natürlich nur bei glatten reaktionslosen Schüssen der Fall. Stoß gegen die Fußsohle und gegen den Trochanter major, sowie Druck auf den Kopf brauchen bei reinen Kapselverletzungen nicht schmerzhaft zu sein. Doch pflegen Rotationsbewegungen im Gelenk Schmerzen auszulösen. Die Diagnose ist leicht bei großen Weichteilwunden, welche direkt auf den Schenkelhals führen, sofern man die Wundränder mit Haken auseinanderhält.

Die *primäre* Behandlung ist bei allen kalibergroßen Infanteriegeschoßwunden und den Rauhgeschoßwunden derselben Größe auch bei Frakturen konservativ. Der *Gelenkkapselverschluß* durch Naht kommt kaum in Frage bei kleinen Wunden, weil die tiefe Lage des Gelenks vor einer dauernd offenen Kommunikation mit der Außenwelt durch Verschiebung der Weichteile und damit vor der Sekundärinfektion schützt, es denn, daß das Gelenk vorn eröffnet ist. Andrerseits begünstigen diese Verhältnisse gerade die schnelle Ausbreitung und die späte Offenbarung einer bestehenden primären Infektion. Die primäre Wundversorgung bei *größeren Wunden* muß also da, wo die äußeren Verhältnisse und die Zeit nach der Verwundung es erlauben, besonders sorgfältig unter Einhaltung anatomischer Richtlinien gemacht werden, damit nicht ungewollt eine Eröffnung der nicht durch das Geschoß eröffneten Kapsel erfolgt. Findet man das Gelenk

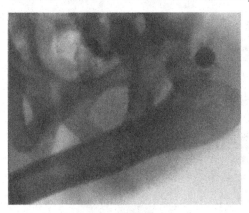

eröffnet, so ist es bei intakten Knochen oder bei Lochschüssen zu verschließen; auch Schenkelhalsfrakturen, die zum Teil extrakapsulär sind, erlauben es. Man lege einen Dauerjodoformgazetampon *an* die Kapselwunde, der nicht vor 7 Tagen — vorausgesetzt, daß der Verlauf reaktionslos ist — entfernt wird. Bei reinen intrakapsulären Frakturen, insbesondere bei Abschüssen des Kopfes ist die sofortige Resektion, wenn möglich im Halse, ernstlich zu erwägen, weil auch bei aseptischem Verlauf eine Konsolidation fraglich ist. Allerdings könnte man später, wenn keine Infektion eintritt, frühestens nach 2 Monaten extraartikulär na-

Abb. 84. Alter Schrapnellsteckschuß im rechten Oberschenkelkopf. Fraktur des Schenkelhalses und der rechten Pfanne. Schwere Adduktions- und Flexionskontraktur und Subluxation des Kopfes, der große Fleck an der Linea innominata durch Jodoformgaze auf Decubitalgeschwüren bedingt. (Nach GULEKE-DIETLEN.)

geln, was JIMENO VIDAL unter 9 Fällen 8mal mit Erfolg gemacht hat. Bei Pfannenbrüchen muß man sich danach richten, ob Fragmente vollkommen gelöst sind. Diese müssen natürlich entfernt werden. Nach Knochenoperationen verschließt man die Kapsel nicht vollkommen durch Naht, sondern gebe in die Muskelwunde einen MIKULICZschen Tampon, den man bei reaktionslosem Verlauf nach 7 Tagen entfernen kann. Die Hautwunde kann man nun mit etappenweiser Sekundärnaht vereinigen. — Auch bei den ganz frühen *Wundversorgungen* der Hüftgelenkschüsse versuche man wegen der Tiefe des Muskeltrichters nie die primäre Hautnaht zu machen. Die Lokalisation der *Steckschüsse,* ob im oder in der Nähe des Hüftgelenks, ist schwierig, weil man hier nicht 2 Aufnahmen in 2 aufeinander senkrecht stehenden Ebenen machen kann. Daher ist von einer primären Geschoßentfernung innerhalb der ersten 24—48 Stunden abzuraten. Auch wenn man wegen der Zersplitterung oder der Infektion das Gelenk eröffnen muß, suche man nicht lange nach den Steckgeschossen.

Der weitere Verlauf der Wunden des Hüftgelenks hängt von der *Infektion* ab, die hier besonders gefürchtet wird. Der I. Weltkrieg zeigte durchschnittlich 2 Formen, erstens eine ganz akute schwere, schnell zur Allgemeininfektion führende und eine zweite subakut beginnende und chronisch verlaufende. Wer die Diagnose einer beginnenden oder eingetretenen Infektion des Hüftgelenks auf akuter Schwellung und Rötung basieren würde, würde selten in der Lage sein, sie zu stellen. Denn sie fehlen fast immer. Fieber, schwerer Allgemeinzustand, Druckempfindlichkeit des Kopfes, zunehmende Schmerzen im Gelenk bei Stoß gegen die Fußsohle, den Trochanter oder bei Bewegungen sind die diagnostischen Hilfsmittel. Doch sei ausdrücklich darauf hingewiesen, daß bei der zweiten schleichend beginnenden Form das Fieber mäßig bis 38,5⁰ — ich sah sogar Fälle, welche nur zuweilen erhöhte Abendtemperaturen aufwiesen und trotzdem einen schnellen Kräfteverfall darboten —, der Allgemeinzustand wenig gestört und auch die Lokalsymptome geringen Grades sein können, so daß häufig erst das Röntgenbild die Schwere der Verletzung zu diagnostizieren erlaubt. WACHSMUTH beobachtete in diesem Krieg mehrfach schleichende Hüftgelenkeiterungen bei schwer infizierten Oberschenkelschußfrakturen. Die Eiterabsonderung muß ebenfalls nicht groß sein. Trotzdem ist es gut, auch hier früh zu resezieren. Denn diese Fälle verfallen nach Wochen doch alle der Resektion; die Prognose ist dann viel schlechter. Die Punktion, welche man vorn unterhalb des Lig. Poupartii einen Zentimeter breit nach außen von der durch den Zeigefinger gefühlten und geschützten Arteria femoralis macht, fördern gewöhnlich keinen Eiter zutage. Denn gerade beim Hüftgelenk scheint vornehmlich die exsudatarme Kapselphlegmone durch die Infektion herbeigeführt zu werden. Daher kommt die von PAYR empfohlene hintere Drainage selten in Betracht. Zudem sind die Abflußverhältnisse schlecht.

Hautschnitt vom Hinterrand des Trochanter major 12—15 cm lang, bogenförmig nach oben. Durchgehen zwischen den obersten Fasern des Glutaeus maximus auf den Medius. Auseinanderziehen des Maximus medial, des Medius lateral. Nun werden Pyriformis und Glutaeus minimus stumpf auseinandergedrängt oder eingekerbt. Dann querer Einschnitt in die Kapseltasche. Voss hat jetzt zur Drainage einen hinteren Schnitt nach HOFFA und LORENZ angegeben, bei dem der Spalt zwischen Tensor fasciae latae und dem Glutaeus medius und minimus aufgesucht und das Lig. ileofemorale durchtrennt wird.

Bei der Gefährlichkeit der Hüftgelenkeiterungen ist die frühe sofortige Resektion als sicherstes Vorgehen in jedem Falle, auch wenn keine Knochenverletzung vorliegt, zu empfehlen. Da nun aber akute Vereiterungen von extrakapsulären Schenkelhalsfrakturen oder Frakturen des obersten Femurdrittels ähnliche Bilder machen können, so gehe man schrittweise vor und eröffne nicht gleich, wie es sonst bei dem LANGENBECKschen Verfahren Vorschrift ist, mit dem ersten Schnitt die Gelenkkapsel. Findet man vor der Eröffnung des Gelenks keine Fraktur des Schenkelhalses oder Kopfes, so versäume der Arzt nicht, auch die Pfannengegend genau abzutasten, wo nicht selten Sprünge sitzen. Das sulzige, entzündlich geschwollene, eitrige Gewebe des Schußkanals, sofern er in den Schnitt fällt, weist den Weg. Die im I. Weltkrieg bei uns am meisten geübte Methode war die LANGENBECKsche; es sei denn, daß die Schußöffnung das Eingehen von vorn oder einen KOCHERschen bzw. PAYRschen Schnitt zweckmäßiger erscheinen ließ. Hingewiesen sei darauf, daß, wenn man beim LANGENBECKschen Schnitt zu weit nach hinten und oben geht, leicht die Arteria glutaea verletzt werden kann. Man gehe daher namentlich bei Verschiebungen des Trochanter nach oben schichtweise vor und steche das Messer nicht, wie es alte Vorschrift ist, gleich beim Beginn des Schnittes bis auf den Knochen. Es entsteht ferner die Frage, ob prinzipiell subtrochanter oder im Halse reseziert werden soll, wofern einen nicht weitgehende Splitterungen von vornherein zur umfangreichen Resektion zwingen. Obwohl die Verkürzung eine größere ist, rate ich, besonders bei den schweren Infektionen zur *subtrochanteren* Resektion, weil bei der im Schenkelhals erfahrungsgemäß leicht Retentionen eintreten. Doch geschehe die Absägung am Trochanter major dicht unter der Ansatzstelle des Schenkelhalses. *Der Trochanter minor soll, wenn nicht Splitterung vorliegt, wegen des Ansatzes der Ileopsoas erhalten bleiben.* Falsch ist es, den Oberschenkelstumpf gleich in die Pfanne zu stellen. Denn der Zweck der Resektion ist doch gerade der, einen klaffenden Spalt für den Abfluß des Eiters zu erhalten. Daran schließt sich möglichst die Excision der Kapsel. Selbst der prinzipielle Gegner der Resektion, JIMENO VIDAL, übt die Entfernung des *abgebrochenen Kopfes*, verwirft aber wegen der angeblichen Gefahren jede Setzung neuer Knochenwundflächen. *Parartikuläre Eiterungen* finden sich seltener als am Kniegelenk. Sie sitzen entweder im Trigonum Scarpae oder besonders bei Pfannenfrakturen auf der Innenseite derselben nach dem Becken zu, und zwar gewöhnlich zunächst unter dem M. iliacus. In diesen Fällen trifft man zuweilen eine Schwellung dicht über dem Lig. Poupartii und kann den Absceß auch von hier extraperitoneal nach Druchtrennung des M. obliquus externus, internus und transversus eröffnen. Ein Zurückschieben des Peritoneum ist gewöhnlich nicht notwendig, weil es schon vom Eiter abgehoben ist. Quillt zwischen den Frakturlinien der Pfanne Eiter aus dem Becken, so scheue man sich nicht, mit dem Meißel und der LUERschen Zange einen ordentlichen Zugang zum Eiterherd zu schaffen. Drain in die Pfanne, MIKULICZscher Beutel mit lockerer Jodoformgazetamponade der Wunde. Auch im weiteren Verlauf halte man die Wunde lange nach außen offen, damit bei der Tiefe der Muskelwunden nicht Retentionen eintreten. Sie bilden sich gern nach innen vom M. sartorius nach dem SCARPAschen Dreieck zu. Sobald die Infektion abgeklungen ist, muß der Oberschenkel *ohne Extension in leichte Abduktion und Flexion* gestellt werden. Die Abduktion ist notwendig, weil die nicht verletzten Adductoren das Übergewicht über die durch den Schnitt geschädigten Abductoren bekommen. Die Extension ist unpraktisch, weil es leichter zu einem Schlottergelenk kommt. *Angestrebt muß aber eine straffe Nearthrose werden.*

Die *Fixation* der *Hüftgelenkschüsse* geschieht außer beim Notverband durch Zusammenbinden beider Beine für den ersten Transport, am besten durch einen Beckengips mit Einschluß des Kniegelenks der kranken Seite und Einschluß des gesunden Hüftgelenks. Am einfachsten und schnellsten durch eine *vordere* vom Nabel bis unter das Kniegelenk reichende CRAMERsche Schiene oder Holzlatte, besser aber durch eine lange VOLKMANNsche und vordere FRANZsche Oberschenkelschiene[1]. *Die* THOMAS-*Schiene eignet sich für Hüftgelenkschüsse nicht.* Für die *stationäre* Behandlung ist bei einer nachgewiesenen Schenkelhalsfraktur, eine starke horizontale Extension in Abduktion anzuwenden oder ein WHITMAN-Gips. Auch für die Resektion ist die Extension im Anfang zweckmäßig, indes nicht unbedingt notwendig; doch ist empfehlenswert, dieselbe zunächst vollkommen unabduziert in Mittelstellung des Oberschenkels anzulegen, weil der Resektionsspalt dabei besser klafft und der Trochanterstumpf nicht den Abfluß versperrt, wie man das bei Abduktionsstellungen häufig erlebt. Hierauf ist namentlich bei Resektionen im Schenkelhals zu achten. Notwendig ist es, bis die Infektion abgeklungen ist, den Oberschenkel außer durch die Extension auch noch durch eine *vordere* starre, vom Nabel bis unter das Knie reichende Gipsschale oder verstärkte CRAMER-Schiene oder FRANZ-Schiene zu fixieren. Die Schienen bei Hüftgelenkfixationen müssen auch da, wo es nicht durch einen Operationsschnitt gefordert wird, *vorn und nicht an der Seite sitzen.* Denn jeder Kranke versucht sich zum Lesen oder Essen aufzusetzen oder etwas mit dem Oberkörper anzuheben und dabei bewegt er den Rumpf im Hüftgelenk gegen das Bein. Diese Bewegung wird durch eine *vordere* starre Schiene unmöglich, nicht aber durch eine seitliche, es sei denn, daß sie mit erhärtenden Binden am Thorax befestigt wird, was sehr unbequem ist. Die Fixation mit *vorderer* Schiene erlaubt auch einen leichten schmerzlosen Verbandwechsel beim LANGENBECKschen Resektionsschnitt, indem der Patient auf die gesunde Seite gedreht wird. Die beste Fixation geschieht, wo er möglich ist, aber auch hier durch den gefensterten doppelseitigen Beckengipsverband.

---

[1] Siehe Abb. 87, S. 318.

Die *Prognose* der Hüftgelenkschüsse ist eine sehr ernste. Sie ist hinsichtlich der Erhaltung des Lebens, des Gliedes und der Heilung die ungünstigste von den Schüssen der vier großen Gelenke. Ihre Mortalität nach dem amerikanischen Sanitätsbericht auf 3118 Fälle 302 Todesfälle = 9,69%, nach dem französischen auf 7219 Fälle 924 Todesfälle = 12,8%. JIMENO VIDAL (Spanischer Bürgerkrieg) 55 Fälle, 8 Todesfälle = 14,6%. WUSTMANN hatte im jetzigen Krieg unter 38 Fällen sogar 8 Todesfälle = 21%. Man sieht am Hüftgelenk eine größere Zahl von Fällen akutester Allgemeininfektion, aber eine große Zahl der Infektionen verläuft besser als am Kniegelenk, wenn man sich frühzeitig zur Resektion entschließt. Nur die gleichzeitige Pfannenverletzung gilt als eine sehr üble Komplikation. Andererseits gibt es wie bei allen Gelenken eine Zahl vollkommen reaktionslos geheilter Schüsse. Doch sind mehr oder minder große Versteifungen nicht selten.

Die *funktionellen* Resultate sind auch bei subtrochanterer Resektion nicht schlecht. Meistens kommen gute straffe Nearthrosen zustande, die überraschenderweise ohne einen Schienenhülsenapparat einen guten Gang erlauben. Aktive Beugungen des Oberschenkels bis 90° und gute Abduktion sind gewöhnlich zu erzielen. Selbst wenn Schaftresektionen bis zu 8 cm vorgenommen werden, müssen Schlottergelenke nicht entstehen. Die Verkürzungen betragen bei Resektionen im Halse durchschnittlich 3 cm, bei subtrochanterer oder diatrochanterer Resektion schwanken sie zwischen 5 und 7 cm. Neubildungen eines Kopfes sind mehrfach berichtet worden. Auch wenn die Verwundeten Ankylosen bekommen, sind sie funktionell nicht schlecht daran, es sei denn, daß Adduktion und vollkommene Streckung vorliegt. Durch die Adduktion wird das Bein verkürzt und der Gehakt schlechter, durch die Hyperextension wird das Sitzen auf der betreffenden Gesäßbacke fast unmöglich[1]. Bei reaktionslosen Schüssen mit einem Abbruch der obersten Kopfkalotte fehlt die Verkürzung nicht selten, und es bildet sich an dieser Stelle eine gebrauchsfähige Nearthrose, die allerdings meistens Schmerzen macht, so daß eine Entfernung des abgesprengten Kopfteiles später doch ratsam ist. Nicht selten sieht man gerade bei den aseptisch geheilten Fällen starke Verschiebungen nach oben mit Verkürzungen des Beines um 8—10 cm. Die Bewegungen im Gelenk fehlen entweder oder sind hochgradig eingeschränkt. Die Ursachen hierfür sind entweder Nichterkennen der Hüftgelenkverletzung oder mangelhafte Behandlung. Nachträglichen Verlängerungen gegenüber sei man hier mit Rücksicht auf die Gefahr der ruhenden Infektion oder die Ausbildung einer Pseudarthrose zurückhaltend. Man gebe den Patienten unter Erziehung zur künstlichen Spitzfußstellung, bei der sie auf den Köpfchen der Mittelfußknochen gehen, einen orthopädischen Stiefel, mit künstlicher Korkeinlage (Suderit). Bessere Resultate werden durch eine typische Resektion erzielt, vorausgesetzt, daß noch erwartet werden kann, die Verkürzung der Muskeln durch Extension zu beseitigen.

Die *Mortalität infolge der Resektion* selbst ist im I. Weltkrieg statistisch nicht festgelegt. Ich war durchschnittlich über die Leichtigkeit der Operation überrascht. Unter meinen 18 Resektionen ist nur 1 Patient im Anschluß an die Operation gestorben, weil er septisch war. Bei Fällen von pyogener Allgemeininfektion entsteht die Frage, ob man eine Resektion oder eine Exartikulation machen soll. Die Exartikulation aus diesem Grunde ist im I. Weltkrieg nicht oft gemacht worden.

Die Erfolge nach primären und sekundären *Resektionen* berechnet TUFFIER unter 122 Fällen mit 30%, straff mit eingeschränkter Beweglichkeit mit 48% Ankylose. Über Schlottergelenke ist nichts angegeben. ERLACHER untersuchte aus dem I. Weltkrieg 110 geheilte Hüftgelenkschüsse mit 9 Resektionen und fand 2mal normale, 17mal mäßig, 12 stark

---

[1] Die beste Ankylose ist leichte Beugung bis zu 160°, Abduktion von 15—20°, Rotation entsprechend der Lücke vorderer oberer Darmbeinstachel-Kniescheibenmitte-Großzehenspitze.

eingeschränkte Beweglichkeit, 65 Ankylosen, 14 Schlottergelenke. — Aus dem *französischen*
Sanitätsbericht konnte ich folgende Zahlen errechnen: Von 7219 Hüftgelenkschüssen wurden
4283 = 59,5% irgendwie operiert, 208 = 2,88% exartikuliert, wovon 35,1% starben (!),
2414 = 33,4% wurden ohne schwere, 51,9% mit schweren funktionellen Störungen geheilt.
    Hinsichtlich des Kriegsdienstes stellte PERTHES bei 72 Fällen eine Kriegsverwendungs-
fähigkeit in 23,6%, Garnisonverwendungsfähigkeit in 25% und Dienstuntauglichkeit in
51,4% fest. JIMENO VIDAL berichtet aus einem Sonderlazarett im Spanischen Bürgerkrieg
folgendes: 55 Fälle (davon 30 Schenkelhals-, 5 Pfannenbrüche). Tot 8 = 14,6%, Ankylose
16 = 29,1%, Pseudarthrose des Schenkelhalses 4 = 7,2%, eingeschränkte Beweglichkeit
5 = 9,1%, freies Hüftgelenk 22 = 40%.

c) Verletzungen des Oberschenkels.

    Die Schußverletzungen des Oberschenkels sind die wichtigsten von allen
Gliedmaßenverletzungen wegen der Dicke der Weichteile und der Größe des
Knochens. Die queren oder schrägen Durchschüsse sind länger als an dünneren
Gliedmaßen und geben daher eher zu stärkeren Blutungen und zur Infektion
Anlaß. Schüsse, welche am Arm Durchschüsse gewesen wären, werden am Ober-
schenkel infolge der Weglänge leicht zu Steckschüssen mit schlechterer Prognose.
Andererseits wirkt die Knochenzertrümmerung infolge der dicken Weichteile
nicht so stark auf die Haut. Wir finden hier eher kleine Hautausschußöffnungen
bei sehr großen Knochensplitterungen. Trotzdem sind auch in solchen Fällen
die Muskelzerstörungen sehr umfangreiche.

α) Weichteilschüsse.

    Die Länge des Weges (bis zu 60 cm) bedingt die große Zahl von *Steckschüssen*.
Ich konnte unter 1092 Schüssen der vorderen Sanitätsformationen nicht weniger
als 59,2% feststellen. Und zwar waren es bei den Infanteriegeschossen 16,7%,
bei den Schrapnells 55,9% und bei Granatsplittern 75,1%. Geschoßextraktionen wurden in 38% der Infanterie-, in 54,7% der Schrapnell-, in 33,3% der
Granatsplittersteckschüssen gemacht. Letztere geringe Zahl wäre auffallend,
wenn nicht in 27,3% der Granatsplitterwunden die Einschüsse nur erbsen- bis
pfennigstückgroß gewesen wären. Da ferner von den Steckschüssen nicht weniger
als 44,3% vollkommen reizlos heilten, und da ferner gerade am Oberschenkel
ein längeres Herumsuchen sich als unpraktisch und gefährlich herausgestellt hat,
so sind primäre Geschoßextraktionen ohne Röntgenlokalisation gerade hier zu
verwerfen. Auch bohrendes Suchen mit dem Finger ist dringend zu widerraten
bei den tiefen, vielbuchtigen Wundkanälen in der umfangreichen Muskulatur.
    Primäre starke Blutungen waren in 12,9%, Nachblutungen in 1,5%, Ver-
blutungen 0,7% angegeben.
    Abgesehen vom Trigonum Scarpae liegen die Arteria und Vena femoralis
nicht so leicht verletzbar unter der Haut wie die Brachialis fast in der ganzen
Länge des Oberarms, so daß man annehmen könnte, daß Verblutungen weniger
leicht vorkommen. Aber andrerseits sind ihre Kaliber und die ihrer Äste viel
größer. Blutungen aus der Profunda täuschen oft solche aus der Femoralis vor.
Sie sind durchschnittlich schwerer zu beherrschen, weil wegen der Häufigkeit der
Anomalien im Abgang der Profunda die Orientierung schwierig ist (s. S. 168).
Auch die Äste derselben, die Circumflexae femoris sowie die drei Perforantes,
welche die Adduktoren durchbohren und die Beuger des Oberschenkels mit
Blut versorgen, sind sehr ansehnliche Gebilde. Infolge des Blutreichtums der
Oberschenkelmuskulatur sind denn auch die Blutergüsse und die durch sie
bedingten Schwellungen bei den meisten Oberschenkelschüssen sehr stark und
können leicht entzündliche Infiltrationen vortäuschen. Lokale mit der Hand
wahrzunehmende Temperaturerhöhungen gegenüber dem gesunden Bein sind
oft ein besseres Unterscheidungsmerkmal als Fieber, welches auch bei nicht

infizierten Hämatomen vorhanden sein kann. Die Hautverfärbungen können mitunter eine so tiefblau-schwarze Verfärbung annehmen, daß der Unkundige an beginnende Gangrän denken kann. Bei Frakturen sind die Blutungen in den Weichteilen, wie das bei dem starken, an rotem Knochenmark reichen Knochen natürlich ist, sehr ausgedehnt, häufig die ganze Länge einnehmend.

Hinzuweisen ist, daß von allen Gliedmaßen allein der Oberschenkel *Verblutungen in die Weichteile* aufzuweisen hat. ELSNER konnte 12 Fälle feststellen, ich sah auch 2[1]. *Gangrän* trat in 1,0% auf infolge von Gefäßverletzung, und zwar in 0,8% *nach Verletzung und Unterbindung von Arterie und Vene zusammen, und in 0,2% nach Unterbindung der Arterie*[2]. Aneurysmen fanden sich in 0,3%, und zwar nur bei Granatverletzungen. *Nervenverletzungen* fanden sich in 1,2%, und zwar waren Ischiadicus, Peroneus und Cruralis im Verhältnis von 7:2:1 getroffen.

Die primäre chirurgische Wundversorgung findet gerade am Oberschenkel ein notwendiges und dankbares Feld. Aber sie ist wegen der Dicke der Muskulatur namentlich bei Schrägschüssen auch am schwierigsten. Die Größe und Dicke der Muskulatur bietet der Infektion ein weites Feld. Von obigen Fällen heilten unter dem Blutschorf 4,5%, reizlos aber mit etwas Sekretion 45,0%, mit Eiterungen 38,2% und mit schwerer Infektion 12,1%.

Die *Mortalität* betrug 7,9%, und zwar an Verblutung 0,7%, an pyogener Allgemeininfektion 2,8% (und zwar 0,4% bei Infanterie-, 0,9% bei Schrapnell-, 3,5% bei Granatsplitterschüssen) und an Gasödem 4,5%.

Felddienstfähig wurden schon in den Sanitätsformationen 15,5%, und zwar von Infanterieschüssen 25,9%, von Schrapnellschüssen 22,1%, von Granatsplitterverletzungen 11,9%. Unterlagen, wie viele noch in der Heimat felddienstfähig wurden, fehlten mir.

Über die Behandlung der Kniegelenkbeugekontrakturen nach großen Weichteilverletzungen s. S. 343.

β) Schußfrakturen.

Die Frakturen zeigen alle Bruchformen in den verschiedensten Variationen, von den Lochschüssen[3] in den Trochanteren, dem Schenkelhals, dem Kopf und der unteren Epiphyse zu den Rinnenschüssen, den Quer-, Schräg- und Spiralfrakturen, dem typischen Schmetterlingsbruch bis zu den schwersten Zertrümmerungsbrüchen. Beim Infanteriegeschoß pflegt die Zersplitterungszone 12—14 cm groß zu sein. Sonst können sie sehr viel größer sein. JIMENO VIDAL sah einen Fall mit 33 cm Ausdehnung. Jedoch gehen Fissuren oft weit nach oben und unten. Ihre Länge kann von der Trochantergegend bis ins Kniegelenk reichen. Bei den Frakturen der Trochanteren- und Subtrochanterengegend sowie des unteren Viertels muß man mit der Möglichkeit der gleichzeitigen Gelenkverletzung immer rechnen. Und selbst wenn diese primär nicht stattgefunden hat, so besteht die Gefahr des Überspringens einer Infektion auf das Gelenk während des ganzen Heilverlaufs. Den Fällen, bei denen man das Gefühl hat, als wenn man einen Sack voll Nüsse anfaßt, stehen andere gegenüber, bei welchen die klinische Untersuchung Crepitation und Dislokation sowie abnorme Beweglichkeit vermissen läßt, wohl weil das Periost die Splitter und Fragmente zusammenhält. Letztere Fälle werden meistens zunächst als reine Weichteilschüsse aufgefaßt, bis nach einiger Zeit sich plötzlich bei irgendeiner Bewegung eine Fraktur einstellt. Doch pflegen die Patienten meistens schon vorher auffällig starke Schmerzen zu haben. Merkwürdig ist die Beobachtung, daß einige Verwundete trotz sehr umfangreicher

---

[1] Auch im jetzigen Krieg sind mehrere tödliche Verblutungen in den Oberschenkel beschrieben worden.

[2] Siehe auch S. 166.

[3] JIMENO VIDAL hat auch einwandfreie Lochschüsse im Schaft gesehen.

Zersplitterungen selbst bei starken Bewegungen ihrer Fraktur wenig Schmerzen äußern. *Primäre* Wundrevision: Bei Schußfrakturen und kleinen Hautöffnungen lasse man sich, wenn es sich um einen Infanterieschuß handelt, auch dann nicht verleiten, aktiv vorzugehen, wenn große Blutergüsse vorliegen. Auch bei Ausschüssen von Fünfmarkstückgröße kann man bei kalibergroßem Einschuß konservativ bleiben; denn der größere Ausschuß wird meistens durch mitgerissene Knochensplitter oder durch Querstellung nach Erzeugung der Fraktur hervorgerufen, nicht durch einen primären Aufschläger, obwohl dieser ja auch zuweilen normale Einschüsse machen kann. *Man tamponiere dann nicht, sondern lege nur etwas Jodoformgaze heran.* Zuweilen gibt es auch Frakturen durch Rauhgeschosse, welche so kleine schnell verklebende Hautöffnungen haben, daß

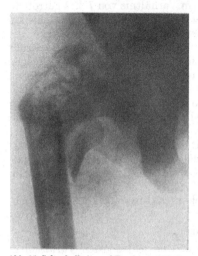

Abb. 85. Schenkelhals- und Trochanterschuß-
fraktur durch Infanteriegeschoß.
(Nach GULEKE-DIETLEN: Kriegschirurgischer
Röntgenatlas 1917.)

man sie *zunächst* nicht operativ anzugreifen braucht. Für die primäre Wundrevision empfehlen manche Chirurgen einen 10—15 cm langen lateralen Schnitt durch die Fascia lata und die Muskulatur auf die Zertrümmerungshöhle, Austasten mit dem Finger bis in alle Buchten und Gegenöffnungen an den tiefsten Punkten, weil die Hämatome doch meistens infiziert sind. Man achte besonders auf die Entfernung der in die Muskulatur eingekeilten Knochensplitter. *Eine primäre Naht ist selbst bei einfachen Quer- und Schrägfrakturen ein Kunstfehler.* Dagegen kann später die Verkleinerung der Wunde durch etappenweise Sekundärnaht am Platze sein. Man trage nach der Revision sofort für guten Abfluß nach *hinten* durch einen oder zwei lange Schnitte Sorge, nicht durch nur mehrere kleine Drainlöcher. Sehr häufig sah man während des I. Weltkrieges, daß bei Schüssen von außen nach innen oder umgekehrt nur diese Öffnungen erweitert und von ihnen aus *quer* durch den Oberschenkel drainiert wurde. Das ist falsch; denn es muß zu Sekretstauungen Anlaß geben. BÖHLER und andere Chirurgen stehen aber auf dem Standpunkt, daß man nicht nach hinten, sondern *seitlich* zwischen Streckern und Beugern drainieren soll. Ferner soll nicht durch die Frakturstelle des Knochens durchdrainiert werden. Denn dieses Gummirohr kann leicht durch die Fragmente abgeknickt werden und verhindert, wenn man es lange in situ läßt, möglicherweise die Callusbildung.

Die *primäre Amputation* bei Oberschenkelschußfrakturen ist im I. Weltkrieg anfangs nicht selten irrtümlich gemacht worden, weil viele Ärzte nicht wußten, daß die Frakturen durch Infanteriegeschoß bei kleinen Hautschußöffnungen trotz großer Zersplitterung heilen können. Aber davon abgesehen ist sie meines Erachtens zu wenig gemacht worden[1]. Denn große Splitterfrakturen mit sehr großem *Ein- und Ausschuß* (handgroß und darüber) kommen später infolge erschöpfender Eiterung doch meistens zur Amputation bzw. sie sterben an Allgemeininfektion. Einfache Quer-, Schräg- oder Spiralfrakturen mit so großen Weichteildefekten kann man dagegen zu erhalten versuchen. Gleichzeitige Eröffnung des Hüft- oder Kniegelenks bei großen Hautschußöffnungen berechtigen meistens zur Amputation bzw. Exartikulation. Doch besteht in dieser Hinsicht ein Vorteil beim Hüftgelenk, insofern man hier ohne zu schweren

---

[1] Siehe Abschnitt über Amputationen S. 238 f.

Schaden für die spätere Funktion erheblichere Stücke (bis zu 8 cm) resezieren kann als beim Kniegelenk. Eine absolute Indikation für die Amputation ist ferner die gleichzeitige Verletzung der Hauptschlagader bei allen Frakturen, deren Weichteilwunden nicht die Gewähr für eine aseptische Heilung geben, weil die Ernährung des Beins dann nicht ausreicht. *Es besteht hier ein großer Unterschied gegenüber der oberen Extremität, bei welcher diese Verletzungen durchaus keine Gangrän hervorzurufen brauchen.* Dagegen können Oberschenkelfrakturen mit kalibergroßen Ein- und Ausschüssen und reaktionslosem Verlauf sogar bei gleichzeitiger Verletzung von Arterie und Vene gut heilen. Ich habe zwei Schenkelhalsfrakturen mit gleichzeitiger Fistula arteriovenosa gut konsolidieren gesehen. Allerdings ist meiner Ansicht nach hierbei ein großer Unter-

schied zu machen, ob es sich um eine Fistula arteriovenosa handelt, bei welcher die Zirkulationsstörungen erfahrungsgemäß oft nur gering sind, oder um ein Aneurysma arteriovenosum bzw. arteriosum mit großem Sack und Zirkulationsstörungen. Ferner ist die Amputation bei Splitterfrakturen mit großen Weichteildefekten in der unteren Oberschenkelhälfte und Abschüssen des Nervus ischiadicus in Erwägung zu ziehen. Denn bei der infolge lang dauernder Eiterung späten Möglichkeit, die Nervennaht auszuführen und ihrem zweifelhaften Erfolg ist dem Patienten mit einer guten Prothese vielleicht mehr genützt.

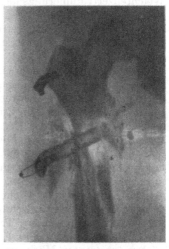

Abb. 86. Schwerer Oberschenkelsplitterbruch durch deformierten Dballe-Steckschuß. Drain liegt falsch, weil in der Knochenfrakturstelle. Verzögerte Callusbildung. Nach $^3/_4$ Jahr geheilt. Später felddienstfähig.
(Nach GULEKE-DIETLEN.)

Der weitere Verlauf der Oberschenkelfraktur hängt hauptsächlich von der Infektion ab. Dieselbe findet hier ein sehr günstiges Feld wegen des Reichtums an Weichteilen und den starken Blutungen in sie. Oft wurde gerade hier die *putride* Form angetroffen bei Verwundeten, welche noch tagelang unversorgt auf dem Schlachtfeld gelegen hatten. Bei gleichzeitiger Fraktur tut man durchschnittlich gut, diese Fälle zu amputieren, weil die Betreffenden durch die lange Nahrungsentziehung und den Blutverlust meistens so geschwächt sind, daß sie ein langes Krankenlager nicht aushalten. Sodann zeigt sich dad *Gasödem* besonders oft am Oberschenkel, und zwar in der Form, die in der Tiefe beginnt, zunächst an der Haut außer einer blaßgelben Verfärbung uns Spannung keine Symptome hervorruft, sondern nur eine allgemeine Schwellung mit prallem Ödem ohne Knistern bedingt, bis dann plötzlich inselartig blaurote, schnell in Gangrän übergehende Stellen auftauchen. Den Ansichten einiger Autoren, daß man auch bei Frakturen noch mit Ausschneidung von Muskelgruppen zum Ziel kommt, kann ich nach meinen Erfahrungen nicht beipflichten.

Erwähnt sei noch die *Fasciennekrose*, die man in ihrer scheußlichen, schnell fortschreitenden Form (s. S. 41) nicht selten gerade am Oberschenkel und meistens nach Rauhgechoßsplittern zu sehen bekommt. Führen tiefe multiple Incisionen und Excisionen großer Fascienstücke nicht schnell zum Ziel, so ist die Amputation angezeigt.

Auch auf die *Thrombophlebitis* besonders im Verlaufe lang eiternder Frakturen mit oder ohne Schüttelfröste *ohne besondere Ödeme und Schmerzhaftigkeit* sei hingewiesen, sowie auf ihre zweckmäßige Behandlung mit Venenunterbindung bzw. Excision oder breiter Aufschlitzung (s. S. 42).

Die eitrige Wundinfektion in der Form, wie wir sie sehr oft gerade bei Oberschenkelschußfrakturen zu sehen bekommen, ist den meisten Ärzten und auch Chirurgen etwas Unbekanntes. Denn in sehr vielen Fällen stellt sich schnell, innerhalb von 10—14 Tagen durchschnittlich, eine kaum glaubliche Absonderung eines dünnflüssigen, graugelben Eiters ein, während die anfänglichen reaktiven Erscheinungen wie Schwellung der Weichteile und Hautrötung rasch verschwinden und das Gewebe seinen Turgor einbüßt. Zahlreich sind am Oberschenkel die Fälle von gleichzeitiger Pyocyaneusinfektion, durch die der Eiter blaugrün oder gelbgrün gefärbt wird und den bekannten Geruch annimmt. Die Ausdehnung der Eiterung ist nicht deswegen so groß, weil der Prozeß so schnell in normales Gewebe fortkriecht, sondern weil die Weichteilzertrümmerungshöhle an sich eine sehr große ist, und die Blutungen von dieser aus sich weit, häufig über den ganzen Oberschenkel und bis in die Wade hinein erstrecken. Diese die Muskeln einscheidenden Hämatome sind das beste Substrat für die Eiterbakterien und erklären die „Röhrenabscesse".

Das *Allgemeinbefinden* ist bei allen Oberschenkelfrakturen ein gestörtes, auch wenn keine oder keine schwere Infektion eintritt. Denn es handelt sich doch immer um eine schwere Schädigung eines sehr großen Körperteils, die für die Blutbildung und die Zirkulation wegen der umfangreichen Zertrümmerung des Knochenmarks, des Hauptbildners der roten Blutkörperchen von großer Bedeutung ist. Die Patienten sind schwer shockiert, sehen anfangs fast alle blaß und anämisch aus und erholen sich nicht rasch. Tritt nun eine Infektion mit profuser Absonderung hinzu, so kommen sie sehr schnell herunter und magern stark ab.

Das *Fieber* ist nicht leicht zu beurteilen. Transporttemperaturen finden wir gerade bei Oberschenkelschußfrakturen stark ausgeprägt. Andererseits sehen wir auch ohne besondere Transporte nicht selten tagelang ein hohes Fieber, das allmählich abklingt und auf Resorption der toxischen Stoffe aus den zahlreichen verstreuten Muskelnekrosen beruht. Man sei daher nicht gleich zu aktiv und warte, vorausgesetzt, daß der Allgemeinzustand sich nicht verschlechtert, ruhig ab. Gewöhnlich geht das Fieber in den reaktionslos oder mit milder Eiterung verlaufenden Fällen innerhalb 8 Tagen staffelförmig herunter. Zeigt sich aber keine Neigung zum Fieberabfall, sondern zeigen sich mehrere Tage hintereinander deutliche Intermissionen, oder steigt in anfangs fieberlosen Fällen das Fieber allmählich an und bleibt hoch, dann liegt Verhaltung vor, und man muß danach suchen. Bei den primär konservativ behandelten Fällen muß in Blutleere eine genaue Revision vorgenommen werden; bei den primär revidierten genügt oft ein gewöhnlicher Verbandwechsel. Im übrigen sei man im weiteren Verlauf, nachdem einmal in Narkose und Blutleere eine gründliche Revision gemacht worden ist, zurückhaltend und erweitere nicht gleich die Wunden, wenn dann wieder Fieber auftritt oder bestehenbleibt. Denn es handelt sich eben meistens doch um eine sehr große Höhle mit zahlreichen Nekrosen von Weichteilen und von Knochen, die zu ihrer Ausbildung und Abstoßung Zeit brauchen. Gewöhnlich wird bei den schwer infizierten eiternden Frakturen mit einer Fieberperiode von 6—7 Wochen gerechnet. Jedoch pflegt diese kürzer zu sein, je früher und je besser die erste Wundrevision, namentlich die Ableitung, nach hinten nach dem Gesetz der Schwere ausgeführt werden konnte und je besser die Fixation ist. Natürlich darf unter dieser operativen Zurückhaltung nicht die Prüfung des Allgemeinbefindens und der Bildung von Abscessen, die sich meistens ohne reaktive Hautentzündung entwickeln, vernachlässigt werden. Der klinischen Forderung, jeden Verband zu wechseln, sobald er von Wundsekret durchfeuchtet ist, kann man im Kriege oft aus äußeren Gründen nicht nachkommen, bei den stark eiternden Oberschenkelfrakturen ist es aber auch unter den besten Krankenhausverhältnissen mit Rücksicht auf den Patienten nicht möglich. Denn man müßte ihn 4—5mal im Laufe von 24 Stunden verbinden. Gerade für diese Fälle ist die Wiedereinführung der *offenen verbandlosen Wundbehandlung* von VINCENZ V. KERN ein Segen geworden. Zunächst nimmt dadurch die Absonderung schnell ab, man erspart also dem Patienten den großen Säfteverlust, sodann hört in vielen Fällen das Fieber bald auf, und der Verwundete erholt sich, weil er die Schmerzen bei den häufigen Verbandwechseln nicht mehr durchzumachen hat. Auch die Pyocyaneusmischinfektion pflegt darunter schnell zu schwinden. Allein die eintrocknende Wirkung der Luft kann so groß sein, daß sich Wundnischen zu frühzeitig schließen oder daß nekrotische Teile sich nicht abstoßen. Daher ist es nützlich, von Zeit zu Zeit Tampons mit Perubalsam oder mit einer Salbe (Lebertran) in die Wundhöhle hineinzugeben. Die offene oder halboffene Wundbehandlung darf nicht zu lange ausgedehnt werden, damit die Granulationsbildung nicht leidet. Sie ist zunächst versuchsweise, dann vollkommen durch feuchte austrocknende bzw. Salbenbehandlung abzulösen.

Hinzuweisen ist darauf, daß im weiteren Verlauf sehr oft *Vereiterungen des Kniegelenks, seltener des Hüftgelenks* auftreten. Da die Gelenkinfektion gewöhnlich schleichend eintritt und die reaktiven Erscheinungen von seiten der Haut wie Rötung und Schwellung sowie auch der spontane Schmerz fehlen können, so schützt vor dem Übersehen nur das dauernde Darandenken des behandelnden Arztes, namentlich dann, wenn das Röntgenbild weitgehende Fissuren aufweist. GULEKE verlangt auf Grund der Erfahrungen des jetzigen Krieges mit Recht bei Schwierigkeiten der Diagnose den Probeeinschnitt in das Gelenk. Man ist nur zu oft dann erstaunt, beim Eröffnen des Gelenks eine exsudatarme, schwere, schmierig-eitrige Infektion der Synovialis zu finden, weil äußerlich kaum Symptome für einen schweren Prozeß bestanden. Wenn diese Komplikation eintritt, entscheidet der Allgemeinzustand und die Schwere der Fraktur und der Weichteileiterung über die Frage der sofortigen Amputation bzw. der Exartikulation in der Hüfte. *Tritt bei eiternden Frakturen eine Blutung aus der Femoralis oder Profunda auf, so ist ratsam, die Amputation zu machen.* Denn meistens folgt Gangrän und Allgemeininfektion mit Tod, wenn man nur ligiert. ZUCKERKANDL sah unter 19 Fällen 11mal Gangrän und verlor 14 Patienten an Allgemeininfektion, obwohl er bei 12 später noch die Amputation angeschlossen hatte. Oder wenn eine Gangrän nicht eintritt, erliegen die Patienten nicht selten den trotz Ligatur auftretenden Nachblutungen oder es bleibt die Konsolidation der Fraktur aus.

Die *Fixation* spielt bei allen Oberschenkelschüssen eine wichtige Rolle. Bei den Weichteilschüssen genügt durchschnittlich die Lagerung auf VOLKMANNscher oder CRAMERscher Schiene. Für die Frakturen des Oberschenkels ist eine sofortige gute Schienung noch wichtiger als an den anderen Gliedmaßen. Und gerade hieran hat es im I. Weltkrieg, besonders im Schützengrabenkrieg, gefehlt und infolge der Verhältnisse fehlen müssen. Unter 711 Schußfrakturen, die ich zusammenstellte, wurden nicht weniger als $^1/_5$ ohne Schiene oder mangelhaft geschient in einer Zeltbahn über den Erdboden von den auf dem Boden kriechenden Krankenträgern zurückgeschleift bzw. durch die schmalen Laufgräben geschleppt, die den Gebrauch einer Trage nicht erlaubten. Als *Notverband* kommt zunächst das Zusammenbinden beider Beine mit Dreiecktüchern und breiten Binden in Betracht. Als eigentlicher sachgemäßer *erster Transportverband* spielt der Beckengipsverband nur eine kleinere Rolle, wenn er auch das Ideal ist. Denn er erfordert viel Zeit, Assistenz und technische Übung. Holz- und CRAMER-Schienenverbände treten an seine Stelle. In diesen spielen die Außenschienen eine gewöhnliche Rolle. Sie fixieren aber schlecht. Denn entweder reichen sie nicht hoch genug am Rumpf herauf oder ihr oberer Teil ist ungenügend fixiert so, daß dem Patienten Bewegungen im Hüft-gelenk durch Aufrichten beim Essen usw. und damit Verschiebungen des oberen Fragments möglich sind. Dazu kommt, daß eine Außenschiene, mag sie noch so breit sein, nur etwa $1/_4$ des Umfangs umfaßt. *Die* VOLKMANN*sche Schiene läßt das Hüftgelenk unfixiert.* Eine hintere Schiene, die auch dieses feststellt, drückt. Daher war der Gedanke der FRANZ-Schiene, die *vorn* von Nabelhöhe bis zur Mitte des Unterschenkels aufliegt und den vorderen Umfang des Oberschenkels umfaßt, richtig (s. Abb. 87). Sie fixiert Hüft- und Knie-gelenk, ist einfach, auch vom Ungeübten in kurzer Zeit anzulegen. Der Vor-wurf, daß sie trotzdem Außenrotationen zuläßt, ist bei guter Bindenumwicklung unberechtigt. Durch Zusammenbinden der Füße ist diesem Eventualfehler leicht vorzubeugen. Aber diese Schiene war im I. Weltkrieg vorn nicht immer vorhanden, auch wurde sie in Verkennung ihres Prinzips von Unkundigen nicht selten falsch, nämlich als Außenschiene angelegt. Die CRAMERSCHEN

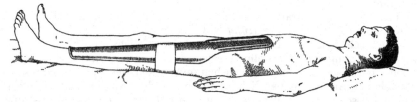

Abb. 87. FRANZsche dorsale Transportblechschiene für Hüftgelenkerkrankungen und Oberschenkelfrakturen.

Schienen wurden im Laufe des Krieges daher bevorzugt. Sie fixieren auch gut, wenn man 4 Schienen, davon die vordere bis zu Nabelhöhe und die seitliche bis zur Achselhöhle hinaufführt und die oberen Enden mit Stärke-binden oder 1—2 Gipstouren am Verrutschen hindert. Die Idee der *Extension* und *Kontraextension* fand in den Schienen von ESMARCH, HACKER, LISTON, STUBENRAUCH, WEISSGERBER ihren Ausdruck, hat sich aber für erste Trans-portverbände auf deutscher Seite nur wenig Anhänger geschaffen. Auch hielt man die Extension ohne Gewichte, nur mit unelastischen Tüchern und Binden oder Gummischläuchen und Flügelschrauben, gerade beim Ober-schenkel, dessen Extension doch 15—20 Pfund beansprucht, für ungenügend und verschob sie auf die stationäre Behandlung. Aber die Hoffnung auf deren baldiges Einsetzen machten die Kriegsverhältnisse namentlich im Be-wegungskrieg oft zuschanden. Wie oft sah ich angelegte Zugverbände in Feld- und Kriegslazaretten in den ersten Tagen ihrer Einrichtung, die nicht zur Gewichtsbelastung kamen, weil die Betten fehlten, so daß die Patienten praktisch ungeschient auf ihrem Stroh lagen. Auch bei den Feindmächten spielten anfangs die Schienentransportverbände die Hauptrolle. Die Erfolge waren schlecht [bis zu 90% Sterblichkeit (GRAY)], so daß viele englische und französische Chirurgen daher zu dem Standpunkt der primären Ampu-tation bei Splitterfrakturen mit größeren Weichteilwunden gelangten, ebenso wie bei den großen Kniegelenkwunden. Eine Änderung trat erst ein, seit sie 1916 grundsätzlich die THOMAS-*Schiene* mit Extension und Kontraextension einführten. Der Schock der Transportierten wurde geringer, die Heilungen er-folgten eher, die Amputationszahl sank und die Sterblichkeit fiel bis auf 20 bis 30%. Diese Erfahrungen an einem ungeheuer großen Material der Feind-mächte, denen wir Vergleichszahlen mit dieser Transportmethode bei uns nicht gegenüberstellen können, wurden uns Lehrmeister, um so mehr, als sie sich im Frieden auch weiter bewährt hat, so daß sie vom amerikanischen Frakturenkomitee als die Standardmethode anerkannt worden ist. *Die Extension mittels* Thomas- *oder nach seinem Prinzip gebauten Schiene muß daher für Oberschenkelschußfrakturen und Kniegelenkschüsse jetzt als der beste erste Transportverband anerkannt werden. Denn sie sichert die Fixation und erlaubt ohne Störung derselben den Verbandwechsel.* Sie vermeidet das Aufliegen des Beines auf der Unterlage und beugt dem die Infektion und Nekrose von Muskelpartien begünstigenden Druck vor. Besonders aufmerksam sei gemacht *1. auf die Erwärmung, 2. auf das Nichtentkleiden des Beines, 3. auf die Fixation vor dem Wundverband,* Punkte, die dem Krankenträger und Arzt nicht scharf genug eingeprägt werden können. Wegen der Wichtigkeit, daß der Thomas-Ring am Tuber ossis ischii anliegt, wurde häufig ein zweiter Suspensionsrahmen in der Mitte der Trage angebracht, an dem der Ring in richtiger

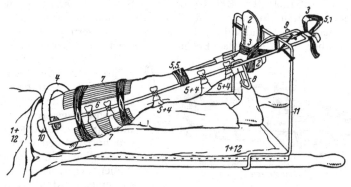

Abb. 88. Thomas-Extensionsschiene für untere Extremitäten. (Aus engl. Sanitätsbericht 1922.)
1 Erwärmung mit Primusofen und Decken. *2* Angriffspunkte für Handzug. *3* Bindenschlinge über dem Stiefel für Zug am Bein. *4* Schiene und Sitzring. *5* Lagerung und Fixierung des Beines mit halbkreisförmigen Flanellstreifen. *6* Wundverband. *7* Gooch-Holzschienen, Befestigung mit dreieckigen Tüchern. *8* Steigbügel. *9* Spanische Winde. *10* Polster am Ring. *11* Aufhängegestell. *12* Decken und Heizwasserflasche. Die Zahlen geben die einzelnen Teile und die Aufeinanderfolge der Kommandos und Hantierungen an.

Lage festgehalten wurde. Die Amerikaner zogen meistens einen hinteren Halbring wegen der Sperrigkeit und des leichten Bruchs bei Schiffstransporten vor. Das Prinzip der Thomas-Schiene, die einen Vorläufer in der deutschen Brunsschen Gehschiene hat, ist dann fast überall in der Welt aufgenommen worden und hat zu den verschiedensten Konstruktionen geführt. In der deutschen Armee wurde die Feldtransportschiene nach Wachsmuth für den jetzigen Krieg eingeführt. Über ihre Bewährung wird erst nach Schluß des Krieges etwas Endgültiges gesagt werden können. In starker Konkurrenz mit ihr steht die Niessen-Schiene.

Für die *Dauer*behandlung kommen Schienenverbände nicht in Betracht, sondern Extensions- und in besonderen Fällen Gipsverbände. Manche bevorzugen auch die Kombination beider. Allein zirkulärer Gipsverband und Extension wirken eigentlich gegensätzlich. Denn wenn der Gipsverband wirklich fixiert, so ist eine Extension unmöglich oder sie führt zum Druck, namentlich an den Kondylen. Leider sind bei reaktionslosen Fällen gutsitzende Schienen- oder auch Gipsverbände nicht selten so lange liegengeblieben, bis die Konsolidation mit der bei diesen Verbänden unvermeidbaren Verkürzung eingetreten war. Man schiebe die Abnahme des Verbandes nicht zu lange hinaus, da gerade in diesen Fällen die Konsolidation schon nach 3 Wochen eintreten kann. *Bei der stationären Behandlung darf der Extensionsverband nur in ganz besonderen Fällen durch den Gipsverband ersetzt werden.* Viele bevorzugen den Gipsverband in Fällen schwerer Infektion, weil die Extension doch keine absolute Fixation darstellt. DEMMER hält bei Infektion die Extension sogar für einen Kunstfehler. Auch WUSTMANN hält den gefensterten Beckengipsverband bei schwer infizierten Brüchen, die im Dauerzugverband Zeichen einer beginnenden Allgemeininfektion zeigen, für das Gegebene. Tatsache ist jedenfalls, daß viele infizierte Oberschenkelschußfrakturen trotz bester Extension wochenlang unregelmäßiges Fieber haben, das nach Gipsverband rasch verschwindet (s. auch S. 324/325 RÜCKERTs Schienendrahtzuggipsverband).

Hinsichtlich der Art der *Extension* sind verschiedene Methoden im Gebrauch, die horizontale nach BARDENHEUER und die in Semiflexion nach ZUPPINGER auf BRAUNscher Schiene. Die letztere bringt anerkanntermaßen die Muskeln in die beste Entspannung, so daß ein viel geringeres Gewicht notwendig ist. Allein sie wird von manchen Chirurgen im jetzigen Krieg nicht gern angewandt, weil sie trotz untergelegten Brettes auf den Strohsackmatratzen nicht feststeht. Ferner entspricht die Länge ihres Oberschenkelteils nicht immer der Oberschenkellänge des Individuums. Gegen die Lagerung auf BRAUNscher Schiene ist aber mit Recht das Bedenken von manchen Seiten erhoben worden, daß sie die Bildung von Röhren- und Senkungsabscessen begünstigt. WACHSMUTH fand bei ihr solche in 16%, bei Gipsverband in gestreckter Stellung nur 3,8%. RÜCKERT in 34%. Zur horizontalen wird das Bein gewöhnlich in die VOLKMANNsche Schiene gelagert. Dadurch hat es einen guten Halt. Diese

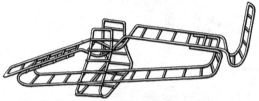

Abb. 89. Semiflexionsschiene aus CRAMER-Schienen. (Nach PEISER.)

kommt aber nur in Frage bei den Frakturen des mittleren Drittels (s. unten). Die Semiflexion wird meistens nicht in der ZUPPINGERschen, sondern auf der BRAUNschen *Leerschiene* ausgeführt. Diese hat den Vorzug, daß man die Binden, welche als Unterlage dienen, so einrichten kann, daß diejenige Stelle, an welcher die Hinterfläche des Oberschenkels eine Wunde zeigt, freibleibt oder jederzeit freigemacht werden kann, ohne daß das Bein in seiner Lage gerührt wird[1]. Ihr großer Nutzen hat ihr eine schnelle allgemeine Verbreitung erwirkt. Da ihre Sperrigkeit beim Massentransport von Nachteil war, so hat man sie auch zusammenlegbar gemacht. Außerdem läßt sich die Schiene auch leicht improvisieren aus CRAMER-Leiterschienen, deren Nachgiebigkeit durch Gipsbindenumwicklung aufgehoben wird. Diese Improvisation hat den Vorteil, daß man die Oberschenkellänge und den Kniebeugungswinkel genau nach dem Individuum einrichten kann.

Zu erwähnen ist ferner noch die FLORSCHÜTZsche *Schwebeextension*. Bei ihr wird das Bein mittels 4 breiten Binden an einer über dem Bett angebrachten horizontalen Stange aufgehängt und die Extension durch Heftpflaster- oder Drahtzug bewirkt. *Allein es ist zu betonen, daß diese Extension in Aufhängung sich für akute und schwere Infektionen deswegen nicht eignet, weil das ganze System doch reichlich beweglich ist.* Darauf führten einige Chirurgen auch die häufigen Nachblutungen bei ihrer Anwendung zurück. Sehr sinnreich und praktisch ist der Apparat von ANSINN, durch welchen es möglich ist, passive

---

[1] Eine Bindenumwicklung des Rahmengestells ist daher falsch. Die Unterlage wird hergestellt mit handbreiten Streifen aus Kambrik, Leinwand oder Flanell, die quer zur Längsachse verlaufen, mit Sicherheitsnadeln an den Längsstangen befestigt werden und jederzeit gelöst werden können, ohne den sonst das Bein an den Rahmen fesselnden Verband zu stören.

Gelenkbewegungen zu machen bei fortdauernder Extension. Doch ist dieser sehr teuer.

Engländer und Amerikaner, zum Teil auch die Franzosen haben die THOMAS-Schiene auch zur Dauerbehandlung angewandt, indem die Heftpflasterextension an die Stelle der provisorischen Knebelextension und an Stelle der Dreieck-tücher als Unterlage breite Leinenstreifen traten, die mit starken Klemmnadeln an der äußeren Seitenstange befestigt wurden. Um eine Semiflexion im Knie-gelenk anwenden zu können, wurde die THOMAS-Schiene später hierfür aptiert.

Die Kontraextension wird in allen Fällen am einfachsten durch Erhöhen des Fußendes erreicht.

Extension bei gebeugtem Hüftgelenk ist besonders angezeigt bei den Frakturen im oberen Drittel, bei denen die beugende und aufstellende Wirkung des M. ileopsoas auf das obere Frag-ment in Betracht kommt. Außer-dem muß bei ihnen gleichwie den Frakturen im mittleren Drittel besonders der Varusstellung der Fraktur vorgebeugt werden, wel-che durch die Adductorenwirkung am unteren Fragment zustande kommt. Daher ist starke *Ab-duktion* notwendig. Hierfür muß man entweder ein Nachbarbett heranziehen, was man wegen des Bettenmangels immer ungern tun wird, oder man läßt nach Art des SCHLANGEsche Abduktionstisches am vertikalen Extensionsbrett in Höhe der Bettunterlage ein 20 cm breites und 1¹/₂ m langes Brett horizontal anbringen, welches auf der Matratze ruhend in beliebigem Winkel zum Bett gestellt werden kann. *Eine Semiflexion auf der*

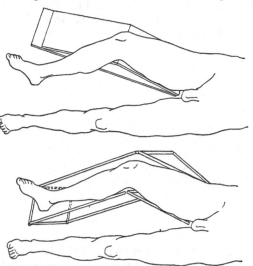

Abb. 90. LOEFFLER-Schiene für Frakturen des oberen Oberschenkeldrittels. (Aus SCHJERNING.)

BRAUNschen Schiene erscheint nach manchen Chirurgen bei den hohen Oberschenkel-frakturen nicht angezeigt. Denn diese erlaubt trotz Drahtextension nicht die genügende Außenrotation des unteren Fragmentes. Letztere ist aber notwendig, weil das obere kurze Fragment ausnahmslos in starker Außenrotation steht (etwa von 25⁰). LOEFFLER hat darauf aufmerksam gemacht, daß bei der Außen-rotation des Oberschenkels und Beugung des Knies der Unterschenkel auf der BRAUNschen oder BÖHLERschen Schiene nicht gelagert werden kann, weil ihr Oberschenkel- und Unterschenkelteil in einer vertikalen Ebene gebaut sind, während der Unterschenkelteil gegen den Oberschenkelteil in der Horizontalen für diesen Zweck winklig abgeknickt sein muß. Dies ist durch seine Schiene erreicht. Hat man eine solche nicht zur Verfügung, so muß auf die Semiflexion im Kniegelenk verzichtet und mit Außenrotation des unteren Fragmentes (durch Bindenzügel am Unterschenkel) bei *gesrtecktem* Knie- und gebeugtem Hüftgelenk extendiert werden, was in der THOMAS-Schiene oder der FLORSCHÜTZ-Schwebe-extension mit dorsaler Gipsschiene möglich ist. Indessen behandelt BÖHLER auch die Frakturen im oberen Drittel auf der BRAUNschen Schiene mit gutem Erfolg, so daß die Bedenken LÖFFLERs praktisch nicht von so großer Bedeutung zu sein scheinen. Allein im jetzigen Krieg wurde erneut darauf aufmerksam ge-macht, daß die BRAUNsche Schiene die Außenrotation des distalen Fragmentes nicht berücksichtigt. Die Folgen sind Heilungen in Innenrotation (GOETZE, RÜCKERT, WESTHUES). WUSTMANN hat jetzt durch Röntgenkontrollen festgestellt, daß sich ein Drehungsausgleich auch in der Original BÖHLER-Dauerzugeinrichtung auf der BRAUNschen Schiene erreichen läßt. Er hat eine *Kippschiene* konstruiert, indem er eine Sperrholzplatte unter die Auflagezunge für das Bett der BÖHLER-Einrichtung unterschiebt, auf welcher Holzkeile in einem Winkel von 25⁰ aufgeleimt sind (Abb. 91). Zum Ausgleich der Erhöhung des inneren Beckenwinkels muß aber der Verwundete auf einem Gummiring oder einem Wasserkissen liegen. Außerdem muß zusätzlich zur Rollenführung des Zugseiles für den Dauerzug ein Lochstangengerät angebracht werden, da bei Verwendung dieser Kippschiene die Achse des BÖHLER-Galgens mit der Achse des außen rotierten Beines nicht mehr übereinstimmt. Die KIRSCHNER-Schiene hat sich in dieser Hinsicht nicht bewährt. *Für die Dauerzugbehandlung der nichtinfizierten sowie der eiternden Schußbrüche des mittleren Drittels hat sich dagegen nach Wustmann die normale BRAUNsche Schiene nicht bewährt.* Schon ARGUELLES

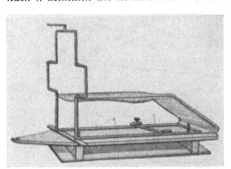

hat darauf aufmerksam gemacht, daß der aufsteigende Teil der Schiene nur die Konturen der Oberschenkelweichteile, nicht aber die physiologische Seitenkrümmung des normalen Oberschenkelschaftes berücksichtigt. Diese

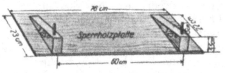

Abb. 91. WUSTMANNS Vorrichtung für Kippschiene.

Fehlkonstruktion bewirkt, daß infolge schnellen Schwundes der Weichteile eine seitliche Achsenknickung an der Bruchstelle oder eine Bajonettstellung der Fragmente in einem nach der Streckseite offenen Winkel entsteht. WUSTMANN biegt daher die Streben für die Auflagefläche des Oberschenkels konvex bogenförmig auf, so daß die bindenbespannte Auflagefläche nun der physiologischen Seitenkrümmung entspricht. *Kalibergroße, nicht eiternde Brüche des mittleren Drittels* behandelt er dann auf dieser abgeänderten Schiene im Extensionsbett mit Original BÖHLER-Aggregat. Für die *eiternden oder infektionsverdächtigen Brüche des mittleren Drittels* dagegen benutzt er eine besondere Konstruktion des Bettes, die durch Abb. 92 erläutert wird. Das verdächtige Hämatom — er fand 75% infiziert — eröffnet er breit durch einen lateralen Schnitt und lagert den Oberschenkel auf der abgeänderten BRAUNschen Schiene *horizontal*, während der Unterschenkelteil nach unten hängt. — Schwierig ist auch die Lagerung bei den *suprakondylären Frakturen*, bei welchen der Zug der Gastrocnemii an den Femurkondylen eine Abknickung des unteren Fragmentes und damit einen Druck bzw. eine Arrosion der Poplitealgefäße hervorruft. Sie ist bei Schräg- und Querbrüchen nach hinten mehr zu fürchten als bei Splitterbrüchen. Leichte Semiflexion ist auch hierfür meistens geeignet. Eine starke Polsterung unter dem unteren Fragment oder ein Vertikalzügel sind oft notwendig oder der Auflagekniewinkel der abgeänderten BRAUNschen Schiene muß unter der Bruchstelle liegen und der Drahtzug an der Tuberositas tibiae muß so gesenkt werden, daß das Zugseil fast die Zehen berührt. Eventuell kommt eine subcutane Tenotomie der Achillessehne in Frage. Schon bei den ersten Transportverbänden muß bei den *suprakondylären Brüchen* das Kniegelenk in einer Beugung von etwa 130° festgestellt werden.

Hinsichtlich der *Extension* kann man die Heftpflasterextension in allen frischen Fällen überall da anwenden, wo sie möglich ist. Leider verbieten Größe oder Vielheit der Weichteilwunden häufig ihre Anwendung. Infolgedessen hat sich im Kriege die STEINMANNsche Nagelextension gut eingebürgert, welche es erlaubt, am gebrochenen Oberschenkelknochen direkt anzugreifen. Physiologisch richtiger ist jedoch die Nagelung an den Schienbeinkondylen, weil durch Zug an ihnen die dort ansetzenden Beugemuskeln des Oberschenkels an einer Retraktion verhindert werden und erst damit eine vollkommene Entspannung eintritt. Dazu kommt, daß die Nagelung hier ungefährlicher ist, weil die Bursa subcruralis bei großer Ausdehnung leicht verletzt werden kann, während eine Verletzung der Gelenkhöhle am Schienbeinkopf 3 cm unterhalb des Gelenkspaltes unmöglich ist. Am Oberschenkel muß man 5 cm oberhalb des Gelenkspaltes und etwas nach dem hinteren Rand des Knochens zu eingehen. Wegen der Gefahr der Gelenkverletzung sind die Engländer keine Freunde des Knochenzuges gewesen, außer bei Frakturen des unteren Drittels. Allerdings kann man wegen der durch größere Gewichte verursachten Schmerzen an den Tibiakondylen nur bis zu einem Zug von 20 kg, an den Oberschenkelkondylen aber bis 30 kg gehen,

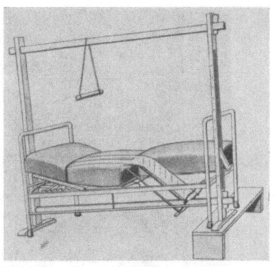

Abb. 92. Sprungfederbettgestell mit drei Bepomatratzen. BRAUNsche Schiene mit leicht konvex gebogenen Oberschenkelteil wird in Fortsetzung der Mittelmatratze an dieser durch einen in angenähten Ringen liegenden Holzstab und am unteren Holmen des BÖHLER-Galgens befestigt und durch Sprungfedern gegen die Mittelmatratze gepreßt. Die mit Zinköl bestrichene, durchgenähte Auflagemullfläche ist durch Rindenzügel verspannt.

was bei alten Frakturen und nach Osteotomien notwendig ist. *Man darf am Oberschenkel nie nageln, wenn man fürchten muß, in die Frakturstelle oder in das Frakturhämatom zu kommen.* Einige Chirurgen empfehlen sie nur für 3 Wochen, andere bis zur Konsolidation. Erstere Zeitspanne ist viel zu kurz, 4—6 Wochen sind fast immer, wenn nicht vorher Konsolidation eintrat, notwendig. BÖHLER empfiehlt die Knochenextension an den Tibiakondylen nach 4 Wochen durch eine solche in der Oberschenkelmetaphyse zu ersetzen, um Schlottergelenke des Knies zu vermeiden. Sobald Eiterung auftritt, müssen Nägel oder Drähte natürlich entfernt werden. Die Gewichte, die sonst am Oberschenkel bei frischen Frakturen 25—30 Pfund betragen, sollen bei der Skeletextension nur $^1/_7$ des Körpergewichts betragen. An Stelle des Nagels sind verschiedene Zangen im I. Weltkrieg in Gebrauch gewesen, die REHsche, MÜNNICHsche und die SCHMERZsche Klammer, die nach den Friedenserfahrungen besser durch die KIRSCHNER-Drahtextension oder den BÖHLERschen Nagel mit drehbarem Bügel zu ersetzen ist (s. S. 216). Diese Extension hatte im I. Weltkrieg ihre Hauptdomäne bei den älteren Fällen mit starken Verkürzungen und den wegen fehlerhaften Stellungen Osteotomierten oder Frakturierten. *Allein es steht fest, daß Knochenextension die Idealbehandlungsmethode auch bei frischen Fällen ist.* Sie gibt die besten

Endresultate. Auch erlaubt sie bei multiplen großen Weichteilwunden jederzeit die Behandlung derselben. Die Störung der Zirkulation, welche durch den Heftpflasterzug und die denselben befestigenden kreisförmigen Bindentouren begünstigt wird, fällt fort. Nicht angewandt darf sie werden, wenn gleichzeitig eine eitrige Kniegelenkentzündung besteht. Ein Maßstab für die ausgiebige Extension aller Zugvorrichtungen, nicht nur der Knochenextension, ist die Möglichkeit schmerzfreier Bewegungen im Knie- und Fußgelenk, welche dann eintritt, wenn sämtliche Muskeln entspannt sind und die Fragmente gut distrahiert sind. Auch Nachblutungen, die am Oberschenkel durch Anspießen der Gefäße durch Fragmente häufig sind, sind viel seltener. Die Frage, ob

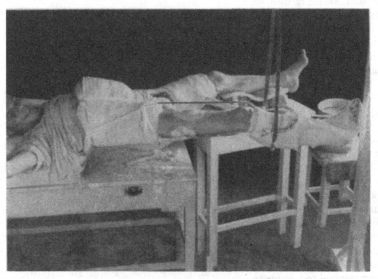

Abb. 93. Fertiger Schienendrahtgips. Die beiden hinteren Stangen werden wie eine Leerschiene bewickelt und, wenn nötig, gefenstert und unterpolstert. Die beiden Enden des Gegenzuges sind über der vorderen Stange verknotet. (Nach RÜCKERT.)

die Skeletextension schon in Feldlazaretten bei ungewisser Transportlage angewandt werden soll, wird von WACHSMUTH auf Grund seiner Erfahrungen im jetzigen Russenfeldzug entschieden bejaht. *Das Verfahren der Wahl sei hier der kombinierte Drahtzuggipsverband, der auch einen jederzeitigen Abtransport sichert.* Das dazu notwendige Extensionsgerät kann am Feldoperationstisch angebracht werden. Drahtextension durch die Tibiakondylen, dann Beckengipsverband, der auch den gesunden Oberschenkel umfaßt. Beim Abtransport wird der Drahtbügel mit eingegipst oder abgenommen; die Spannung des Drahtes wird dann durch 2 auf seine Enden aufgesetzte und in den Gipsverband einbezogene Metallscheiben gesichert[1]. Auf demselben Prinzip beruht der KILLIANsche *Distraktionsverband*, der sich ebenfalls hundertfach bewährt hat.

Von den vielen Modellen, die im jetzigen Krieg entwickelt sind, scheint mir das von RÜCKERT besonders beachtenswert, weil es eine Fortentwicklung des WACHSMUTHschen Beckendrahtzuggipsverbandes ist. Auch dieses erlaubt den jederzeitigen Abtransport. Es hat aber den Vorteil, daß es den Oberschenkel und das Kniegelenk vollkommen freiläßt; denn bei sehr ausgedehnten Wunden oder phlegmonösen Prozessen muß die Fensterung im durchgehenden Gips-

---

[1] WACHSMUTH hat jetzt als Ersatz für den Spannbügel eine Drahtspannplatte angegeben.

verband eine sehr ausgedehnte sein, so daß die Fixation darunter leidet. Rückerts *Schienendrahtgips hat ferner den Vorteil der Horizontallagerung und die Möglichkeit der offenen verbandlosen Wundbehandlung, sowie die Unabhängigkeit von Matratze, Bettstelle, Lagerungschienen und Lochstabgerät.*

Technik. Narkose zwecks vollkommener Muskelentspannung. Der Draht wird tief am Schienbeinkopf durchgebohrt. Gipsstiefel der den Fuß umfaßt. Dadurch wird Vertikalsuspension des Fußes unnötig. Er umfaßt den Unterschenkel bis zur Drahtzugstelle. An ihn wird auf der Vorderseite eine Öse aus Aluminiumschiene eingegipst, durch sie wird ein Nebenzug zwecks erforderlichen Außenrotation geleitet. Dann mehrere Gipstouren, die das Becken und den gesunden Oberschenkel umfassen. Nach vollständigem Erhärten der ersten Gipsschicht werden drei 8 mm dicke und 1 m lange Eisenstangen mit einem Schränkeisen zurecht gebogen, die den gebrochenen Oberschenkel überbrücken. Eine Stange liegt vorn, 2 liegen hinten, ungefähr so, wie die Seitenstangen der Braunschen Schiene liegen würden. Jede Stange muß mehrere Zentimeter vom Oberschenkel entfernt sein. Die untere innere Stange muß besonders sorgfältig angelegt werden, damit sie nicht am Sitzbeinhöcker drückt. Zur Festigung des Systems wird eine mit Gips überwickelte Aluminiumschiene vom gesunden Oberschenkel zum Unterschenkel des kranken Beins eingegipst.

Rückert betont, daß er seit Anwendung dieser Technik unter 43 schweren Fällen keinen Röhrenabsceß mehr sah. Auch die Schiene von Westhues scheint sehr zweckmäßig, eignet sich aber wegen ihrer Sperrigkeit mehr für Kriegs- und Heimatlazarette. Sie trägt durch Becken-Hochlagerung und Fixierung auch dem Umstand Rechnung, daß beim Stuhlgang keine Störung der Fragmentfixation eintritt.

Die Heildauer einer *nicht komplizierten* Oberschenkelfraktur wird im Frieden schon auf 6—10 Wochen berechnet. Bei infizierten Schußbrüchen dauert sie durchschnittlich 4—5 Monate. Belastet darf die Fraktur wegen der Gefahr der Einbiegung oder Reinfraktion auch bei reaktionslosen Heilungen nicht vor 10—12 Wochen werden. Wenn der Patient aufsteht, muß er einen Zinkleimverband bekommen zur Bekämpfung der Ödeme und Zirkulationsstörungen. Bis zur vollkommenen Gebrauchsfähigkeit vergehen durchschnittlich 6—8 Monate. Die volle Erwerbsfähigkeit war im Frieden früher eine auffallend geringe, 32,5—46%, nach einer Statistik Carlssons aus Schweden 67,5%; aber die Kinder mit ihrer günstigen Heilung waren einbegriffen. Gelenkstörungen waren in 50% und darüber vorhanden. Jetzt sind sie besser geworden. Von den Patienten Böhlers bezogen nur 10,2% eine Dauerrente, sonst werden durchschnittlich 20—30% angegeben. Aber es handelt sich bei den Schußfrakturen immer um komplizierte. Indessen sehen wir einen Teil der durch Gewehrschüsse bedingten, etwa $^1/_4$ nach bisherigen Schätzungen, einen vollkommen aseptischen Verlauf wie eine subcutane Fraktur nehmen, und bei ihnen finden wir zuweilen trotz schwerer, durch klinische Untersuchung und Röntgenaufnahme festgestellter Zersplitterung, eine überraschend schnelle Heilung. Konsolidierung in 3 Wochen habe ich selbst mehrfach gesehen, in 4—8 Wochen sind in etwa 60% vorgekommen, zuweilen sogar trotz blander Eiterung. *Doch dürfen auch diese Patienten nicht vor 10 Wochen ohne Verband das Bein belasten.* Diejenigen Fälle aber, welche eine richtige schwere Eiterung durchmachen, brauchen durchschnittlich 1—1½ Jahre, bis sie auf die Beine kommen. Es bestehen auch dann noch bei der Mehrzahl Fisteln.

Leider kommen *Verkrümmungen* besonders im Sinne der Varusstellung und *Verkürzungen* bei nicht extendierten Fällen oft vor (durchschnittlich 4—8 cm auch bei reaktionslosem Verlauf). Bei lang dauernden Eiterungen fand ich häufig bei Invalidenuntersuchungen 10—20 cm. Man soll daher, sobald das Bein um mehr als 5 cm kürzer ist, frühzeitig, auch wenn noch Wunden da sind, zur Refraktion bzw. wenn die Wunden seit Monaten verheilt sind, zur paracallösen Osteotomie und anschließenden Knochenextension raten. Allerdings flackert bei der Refraktion häufig der Infektionsprozeß auf, aber der Patient entschließt sich zur Verlängerung seines Krankenlagers eher als wenn er bereits „geheilt", sei es auch mit noch so verkrüppeltem Bein, das Krankenhaus verlassen hat.

KIRSCHNER hat zur Verlängerung mittels paracallöser Osteotomie ein besonderes Verfahren angegeben: Er macht einen Längsschnitt durch das Periost und hebelt es in großer Ausdehnung zylinderförmig ab. Dann treppenförmige Durchsägung des Knochens und allmähliche Nagelextension bis zu 70 Pfund (!), so lange, bis die Verkürzung ausgeglichen ist.

Mit frühzeitiger Extensionsbehandlung sind aber auch hervorragende Resultate erzielt. BÖHLER hatte durchschnittlich nur 1 cm, LEDERGERBER und ZOLLINGER unter 300 keine oder ebenfalls nur 1 cm Verkürzung, obwohl darunter auch Fälle mit 14—19 cm ursprüngliche Verkürzung waren. BOWLBY berichtet, daß die Resultate mit jedem Kriegsjahr besser wurden. JIMENO VIDAL hat in seinem Sonderlazarett im Spanischen Bürgerkrieg unter 578 Fällen keinmal eine Verkürzung über 3 cm erlebt; durchschnittlich nur 0,4 cm. Auch die *Beweglichkeit* der benachbarten Gelenke wurde besser. Hüftgelenkstörungen sind, weil es ein Kugelgelenk ist, seltener als Kniegelenkstörungen, die schon im Frieden 50% betragen haben. Nicht teure Apparate schaffen hier Abhilfe, sondern gute Ärzte, die frühzeitig daran denken. Daß so oft sogar Spitzfußstellungen und Zehenkontrakturen vorkommen, muß in jedem Fall vermieden werden können. Auch Beweglichkeit im Kniegelenk bis 90⁰ läßt sich fast immer bei Frakturen des oberen und mittleren Drittels erreichen. — Das *Wackelknie* wird nicht selten gefunden. Die Annahme, daß es nur durch zu starke Extension bedingt ist, ist irrig. Denn es wurde auch bei Frakturen, die nur mit Schienen oder Gipsverbänden behandelt waren, gefunden. Ausdehnung der Kapsel durch Blutergüsse und nutritive Veränderungen des Streckmuskelapparates und der Kapsel sind wohl die Ursachen. Denn manche Wackelknie bessern sich im Lauf der Zeit durch starke Muskelbetätigung. Häufig genügt eine Bindenwickelung oder Gummistrumpf. Sonst müssen anfangs Apparate mit Oberschenkel- und Unterschenkelteil gegeben werden; auch die Arthrodese kommt in Betracht. Interessant ist bei der Beobachtung KÜTTNERs, daß das geheilte Bein wie ein Gewehr nach oben salutiert werden kann, ohne Beugung im Kniegelenk — was dem Gesunden nicht möglich ist —, eine Folge der Verkürzung des Knochens. Gesellen sich bei Verwundeten mit versteiftem Knie- und Fußgelenk noch schwere Ödeme und andere Zirkulationsstörungen hinzu, so sind solche Invaliden schlechter als mit einer Amputation daran und das, nachdem sie ein 1—2jähriges schmerzhaftes Krankheitslager hinter sich haben. *Pseudarthosen* am Oberschenkel sind selten. Sie waren fast ausschließlich die Folge von zu ausgiebigen operativen *Entsplitterungen*. So wird auch aus Frankreich, wo die Lyonaiser Chirurgen besonders warm für primäre Entsplitterungen unter sorgfältiger Schonung des Periosts eintraten, über zahlreiche Pseudarthrosen berichtet[1]. Die Pseudarthrosen erfordern die Operation. Direkte Vereinigung ist auch bei noch bestehenden Fisteln und Wunden möglich, Transplantationen verlangen vollkommenen Wundschluß. Bei solchen des Kopfes und Halses ist zuweilen die Nagelung vom Trochanter aus gemacht.

Die *Prognose* der Oberschenkelschüsse ist hinsichtlich der Weichteilschüsse sowohl als auch der Frakturen ernster als an anderen Gliedabschnitten, besonders wegen der Schwere und Häufigkeit der Infektion. *Die Oberschenkelschußfraktur ist nach den Kopf-, Brust- und Bauchschüssen die schwerste Verletzung.* Unter den Frakturen der langen Röhrenknochen erfordert sie die meisten Todesopfer,

---

[1] Von 37 746 Oberschenkelschußbrüchen mußten 10 908 = 28,9% wegen vollkommener Unbrauchbarkeit des Beines später amputiert werden, wobei ein bedeutender Anteil auf die Pseudarthrosen entfiel.

die meisten Amputationen und ergibt die geringsten Heilungen. Die Forderung nach *Sonderlazaretten für Schußfrakturen nicht zu weit von der Front*, mit denen die Franzosen, Engländer, Spanier und BÖHLER so günstige Erfahrung gemacht haben, erscheint für die sachgemäße Behandlung der Oberschenkelschußfrakturen besonders berechtigt. Guter erster Transportverband in Beckengipsverband oder guter Extensionsschiene ist für einen weiteren günstigen Verlauf Voraussetzung.

HALPERN konnte unter 11 260 Todesfällen von 29 *russischen Hauptverbandplätzen* 16,73% auf frische Oberschenkelschüsse im allgemeinen berechnen. Von 17 116 Oberschenkelverletzten einschließlich der Gelenke starben auf ihnen allein 11%. Unter den Todesfällen der Extremitätenschüsse nahmen auch im weiteren Verlauf die Oberschenkelschußfrakturen das Hauptkontingent ein. Der amerikanische Sanitätsbericht (Tabelle 31) bringt bei 3296 Schußfrakturen 24,4%, bei 1096 „Non battle"-Frakturen nur 8,1% *Sterblichkeit*. Aus dem *französischen* Sanitätsbericht, der nur Etappen- und Heimatlazarette umfaßt, konnte ich errechnen auf 37 746 Fälle 5201 = 13,7% Todesfälle. — *Engländer*. Nach einer Statistik von GREY von 1914/15 starben bis zum Erreichen der Zentrallazarette 80% und von diesen noch 50%. BOWLBY berichtet 1918, daß von 5141 Fällen an der Front 17,5 starben und in den Basislazaretten auf 3025 Fällen 10,8% in Heimatlazaretten 1—2%. Insgesamt schätzt er sie auf 30%, während er sie in den ersten beiden Jahren auf 40—50% schätzt. — In *Deutschland* stellte C. FRANZ 711 Schußfrakturen aus Feldlazaretten mit 303 Todesfällen = 42,5% und 964 aus Etappen- und Heimatlazaretten mit 87 = 9,0% Todesfällen zusammen. Das macht ingesamt 1675 Fälle mit 390 Todesfällen = 23,3%[1]. Interessant ist, daß von den ersteren 42 = 5,9% an primärer Blutung starben, und zwar innerhalb der ersten 24 Stunden 72% von ihnen. An Schock starben 3,5%, an pyogener Allgemeininfektion 18,1%, an Gasödem 10,3%, an Tetanus 0,3%, an anderen Ursachen 4,4%. BÖHLER hatte dagegen in seinem Sonderlazarett bei 111 Fällen nur eine Sterblichkeit von 11,7%, ARGUELLES (1936 bis 1939) ebenfalls in einem Sonderlazarett bei 316 Fällen nur 8,9%. Glänzende Resultate hat der Spanier JIMENO VIDAL in seinem Sonderlazarett erreicht: Er hatte unter 600 Schußfrakturen nur 22 = 3,6% Todesfälle (1 an Tetanus, 3 an Gasödem, 6 an Verblutung, 12 an Sepsis). Wenn seine Verwundeten durchschnittlich auch sehr früh zu ihm kamen, so darf doch nicht vergessen werden, daß gerade von Oberschenkelschußfrakturen ein nicht unerheblicher Teil in den ersten 24 Stunden an Blutverlust, Schock und Fettembolie stirbt. Im jetzigen Krieg hatte WUSTMANN in einem ganz nahe der Front gelegenen Heimatlazarett unter 408 Fällen nur 5,39% Sterblichkeit, WACHSMUTH in einem Sonderlazarett 7,4%.

In diese Todeszahlen sind einberechnet die an *Amputationen* Gestorbenen und hier sind Vergleiche lehrreich. FRANZ zählt Amputationen in den Frontstationen nur 12,5% mit der hohen Sterblichkeit von 69,2% auf, während BOLWBY ebenfalls für die Front 21% mit nur 33% Mortalität errechnet. Ferner berechnet BOLWBY 33% auch auf die Amputationen in Basislazaretten, die in 10,2% notwendig waren. Aus dem *französischen* Sanitätsbericht konnte ich errechnen, daß in den Etappen- und Heimatlazaretten 28,9% mit nur 1,3% Toten amputiert wurden und es ist bei einer Berechnung der einzelnen Kriegshalbjahre interessant, zu erfahren, daß sie im Laufe des Krieges immer mehr amputierten und so von 24,5% im Anfang auf 34,7% zum Schluß kamen und die Gesamtzahl der Toten von 15,5% auf 10% fiel. Die *Amerikaner* aber amputierten insgesamt[2] 36,7% mit nur 4,2% Sterblichkeit.

In ihrer Statistik ist ferner interessant, daß 56,1% der Amputationen auf den 1.—3. Tag, und 63,9% auf den 1.—7. Tag, daß weitere 4,5% auf den 8.—15. Tag, 7,1% auf den 16.—31. Tag und 10,9% noch auf 2—6 Monate fielen. Daraus ergibt sich, daß 75,5% der Amputationen auf den ersten Monat entfielen, daß weitere 10,9% auf das erste Halbjahr und weitere 15,6% noch später notwendig wurden. Zieht man ferner in Betracht, daß nach FRANZ nicht weniger als 72,5% der an pyogener Allgemeininfektion Gestorbenen in die ersten 3—4 Wochen fallen, so ergeben sich insgesamt daraus für die Oberschenkelschußfrakturen folgende *Lehren: 1. Je höher die Amputationszahl, um so geringer die Sterblichkeit, 2. Die Entscheidung über die Amputation muß früh fallen, wenn nicht innerhalb*

---

[1] Die von mir im SCHJERNING-Werk und in der Münch. med. Wschr. **1934 II** angegebenen Zahlen von 51% sind nicht zutreffend, weil irrtümlich die Prozente und nicht die nackten Zahlen zusammengezählt waren, ein Fehler, der leider auch von anderen Statistikern häufig gemacht ist.

[2] D. h. in Front- und Etappenlazaretten.

*der ersten Woche, so doch der ersten 4 Wochen. Das Zutrauen auf die Widerstands-
kraft des Patienten täuscht zu oft. 3. Die Amputation sollte auch im späteren
Verlauf dann gemacht werden, wenn Unbrauchbarkeit des Gliedes für das Berufs-
leben sicher zu erwarten ist.* Hierfür sprechen die Zahlen des deutschen Sanitätsberichts. Denn von 32282 Invaliden der unteren Gliedmaßen, welche die Rente
der Amputierten bezogen, waren nicht weniger als 8127 Nichtamputierte, deren
Glied so unbrauchbar war, daß es dem Verlust gleichzuerachten war und von
diesen entfiel ein großer Teil auf den Oberschenkel. — Es muß aber betont
werden, daß sich auch bei den Amputationen der Vorteil der Sonderlazarette
zeigt. Denn BÖHLER amputierte nur 2,7%, ARGUELLES 7,2%, JIMENO VIDAL
1,6%, WACHSMUTH im jetzigen Krieg 6,7%, wovon allerdings etwa die Hälfte
auf Nachblutungen entfielen. WUSTMANN hatte ebenfalls in einem Sonderlazarett
unter 408 Fälle nur 5,147%.

Aus dem *französischen* Sanitätsbericht, welcher nur die Etappen- und
Heimatlazarette umfaßt, konnte ich über die *Heilergebnisse* sehr gute Zahlen
errechnen:

Von 37746 Oberschenkelschußfrakturen wurden geheilt ohne wesentliche Störungen
9880 = 26,2%, mit schweren funktionellen Störungen 11868 = 31,4%. Interessant ist,
daß die *Amerikaner* die Oberschenkelschußfrakturen noch 11 Jahre lang weiter beobachtet
haben und feststellen konnten, daß noch über 6 Jahre hinaus dauernd eine Besserung
der Erwerbsfähigkeit eintritt, insofern als ein nicht unerheblicher Teil der 10—29% Erwerb-
beschränkten in die 0-Klasse und ein geringerer Teil von 30—49% Beschränkten in die von
10—29% übergeführt werden konnte, während die Zahl der über 50% Erwerbbeschränkter
sich nicht erheblich verminderte. Nach einer Statistik von PERTHES über 619 Fälle der
Ersatztruppenteile ergab sich, daß 20,7% wieder kriegsverwendungsfähig, 38,1% wieder
garnisonsverwendungsfähig und 41,1% dienstuntauglich wurden, also ein Resultat, welches
im Vergleich mit der Friedensstatistik auffallend günstig ist.

d) Verletzungen des Kniegelenks.

Das Kniegelenk ist das am häufigsten betroffene Gelenk, was damit zusammenhängt, daß es als größtes Körpergelenk die größte Trefffläche darbietet. Es ist kompliziert gebaut. Seine Verletzungen und seine Infektion
nehmen daher eine besondere Stellung ein. Rein praktisch kann man einen
vorderen Abschnitt, der in der Hauptsache durch den oberen Recessus dargestellt wird, von dem anderen Gelenk trennen. In ihm kann sich eine Infektion
abspielen, ohne daß die anderen Gelenkabschnitte berührt werden, während
man das z. B. von den lateral oder medial von den Lig. cruciata liegenden
Gelenkabschnitten nicht sagen kann, von denen aus es sofort zur Infektion
des ganzen Gelenks kommt. Rein anatomisch werden verschiedene Abschnitte
gebildet: Der obere Recessus, der vor den Kreuzbändern liegende und der hinter
ihnen liegende Raum, der durch eine Bindegewebefalte in eine äußere und innere
Tasche geteilt ist. Das Gelenk steht mit der Bursa suprapatellaris oder subcruralis immer, mit der gastrocnemia medialis und semimembranosa, der
vorderen und hinteren poplitea meistens in Verbindung. Also kann auch eine
Verletzung einer dieser Abschnitte zu einer Kniegelenkeiterung führen. Praktische
Wichtigkeit haben die Nischen und Buchten für den Chirurgen, welcher kleine
Fremdkörper sucht; hier sei besonders an die Räume hinter den Kondylen
des Femur, den Kreuzbändern und den Menisci erinnert.

Wie bei allen Gelenken können wir auch beim Kniegelenk zwischen Durchschüssen, Tangentialschüssen und Steckschüssen unterscheiden. Ferner ist von
Wichtigkeit, ob es sich um einen reinen Kapsel- oder um einen Knochen-Schuß
handelt und bei letzterem, ob es ein Lochschuß oder eine richtige Fraktur
ist. Von Komplikationen sei auf die Verletzung der Vasa poplitea und des
N. tibialis und peroneus hingewiesen.

Die *Symptome* im Augenblick der Verletzung sind in der Regel sofortiger Funktionsausfall. Der stehende Soldat fällt gewöhnlich zur Erde. Nur bei reinen Kapselschüssen und Epiphysen-Lochschüssen kann er unter Umständen noch weiter gehen. Manche Verwundete humpeln noch kilometerweit. Jedoch pflegt sie bald der Bluterguß daran zu hindern. Schnell auftretender und starker Bluterguß spricht für schwere intraartikuläre Veränderungen bei Verklebung der Kapselwunden. Die Umrisse der Gelenkgegend sind verstrichen; die Kniescheibe tanzt. Dieses Symptom fehlt aber gerade oft bei sehr starkem Hämarthros infolge zu starker Spannung. Mit Zunahme des Ergusses wird das Kniegelenk in leichte Beugestellung ge-bracht, weil die Gelenkkapsel in ihr das größte Fassungsver-mögen hat. Da wo kein oder nur ein geringer Bluterguß ist und

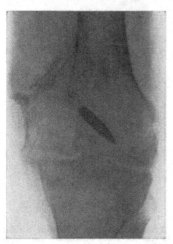 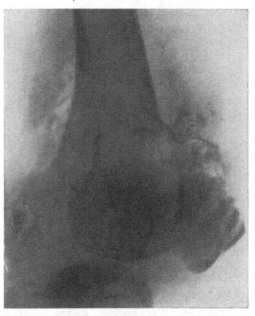

Abb. 94. Infanteriesteckschuß im Kondylen-teil des Oberschenkels mit Absprengung des inneren Condylus. Glatter Verlauf ohne Ge-schoßextraktion mit geringer Beweglichkeit geheilt.

Abb. 95. Seitenansicht. Querschuß durch Dballe. Zertrüm-merung der Kniescheibe, Rinnenschuß im Kondylenteil, Luftansammlung in den Nischen der zerrissenen Weichteile. Kein Gasödem.

(Nach GULEKE-DIETLEN: Kriegschirurgischer Röntgenatlas 1917.)

eine Fraktur fehlt, können wenige Stunden nach der Verwundung noch aktive und passive Bewegungen, zuweilen ziemlich schmerzlos, ausgeführt werden. Verlaufen die Lochschüsse nicht durch die Mitte des Schienbeinkopfes oder den Kondylenteil des Femur, sondern näher der Corticalis, so kommen bei ihnen infolge der Seitenwirkung des Geschosses Absplitterungen vor. Knochen-knorpelteile blättern sich vom Knochen ab oder ragen in die Gelenkhöhle hinein. Zuweilen erscheint die Knorpeloberfläche nur aufgebläht, um beim Druck einzubrechen. Knochenschüsse durch Tibia oder Femur können an-dererseits an sich extraartikulär sein, veranlassen aber Fissuren, die durch die Knorpelfläche dringen. Schließlich kommen neben Rinnenschüssen auch ganze Absprengungen der Kondylen oder Zermalmungen der ganzen Knochen-flächen vor. Die Rinnenschüsse der *Kniescheibe,* namentlich durch Infanterie-geschosse, nehmen insofern eine besondere Stellung ein, als sie unter Um-ständen die Gelenkhöhle nicht eröffnen. Meistens finden sich jedoch Fissuren und Einrisse in der Synovialis; daher behandele man auch sie mit aller Vorsicht wie Gelenkschüsse. Gewöhnlich wird die Kniescheibe sternförmig gebrochen außer den glatten Lochschüssen, die zuweilen das Infanteriegeschoß macht.

Unter Hinweis auf das im Allgemeinen Teil über die Gelenkverletzungen Gesagte sei hier hinsichtlich der *Behandlung* folgendes im besonderen bemerkt: Die Soldaten mit Kniegelenkschüssen erhalten unmittelbar nach der Verwundung einen antiseptischen Okklusiv-Fixationsverband (THOMAS-, VOLKMANN-Schiene[1]) und werden, wenn die Verletzung auch harmlos aussieht, doch möglichst schnell zu der nächsten mit einem guten Chirurgen und wenn möglich einer Röntgenstation ausgerüsteten Sanitätsformation gesandt. *Zu warnen ist vor Einführung eines Drains in eine Schußöffnung des Gelenks;* denn dann kommt es sicher zur Sekundärinfektion.

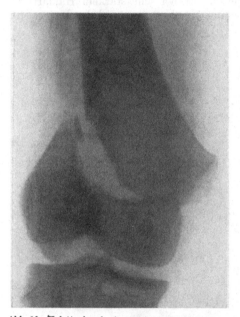

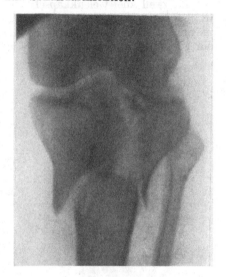

Abb. 96. Kalottenbruch im unteren Oberschenkeldrittel durch Infanterieschuß mit Eröffnung des Kniegelenks. Primäre Resektion. Heilung. (Eigene Beobachtung.)

Abb. 97. Typische Tibiakopfschußfraktur mit Aufteilung in einzelne große Fragmente und gleichzeitiger Eröffnung des Kniegelenks. Granatsplitter. (Eigene Beobachtung.)

Nach Ankunft auf der rückwärtigen Sanitätsformation werden glatte kalibergroße Infanteriedurchschüsse selbst bei intraartikulären Frakturen konservativ behandelt. Nur der Hämarthros wird mit Troikart punktiert und das Gelenk mit 3% Carbolsäure oder Rivanol (1:1000) gespült. Auch bei den kleinen schnell verklebenden Rauhgeschoßdurchschußwunden, deren Größe ungefähr den Infanteriegeschoßwunden entspricht, verhalte man sich ebenso. Sobald aber gleichgültig welcher Art das Geschoß war, die Öffnungen etwas größer sind, mache man eine typische primäre Wundrevision, schneide die Ränder der Kapselwunde aus, spüle das Gelenk und nähe zu, nachdem man 10—15 ccm eines Desinfiziens, Rivanol, Phenolcampher oder 10% Jodoformäther hineingegeben hat. Die Hautwunde läßt man, wenn die Wundrevision nicht innerhalb von 8 Stunden erfolgt ist, besser offen. Wenn man sie näht, dann nähe man weit und lege eine Drain in den Raum oberhalb der verschlossenen Kapsel. Wenn aber der Defekt in der Kapsel für eine Naht zu groß ist, so nähe man wenigstens die Haut eng zu, eventuell unter Lappenverschiebung[2]. In diesem

---

[1] Bei der VOLKMANN-Schiene muß auch das Hüftgelenk fixiert werden, was meistens verabsäumt wird.

[2] Von einer freien Fascientransplantation ist dringend abzuraten, weil die schlecht ernährte Fascie fast immer nekrotisch wird, namentlich wenn die Haut darüber offengelassen wird.

Falle kein Drain! In manchen Fällen ist es schwierig, die Eröffnungsstelle des Gelenks zu finden; es wird zweifelhaft, ob dasselbe überhaupt eröffnet ist. Dann ist es praktisch, in das Gelenk von einer von den Schußöffnungen entfernten Stelle aus Jodoformäther (10%) einzuspritzen. Der Austritt von gelber Flüssigkeit bezeichnet die Verletzungsstelle. Bei gleichzeitiger Fraktur muß von Fall zu Fall entschieden werden. Ergibt das Röntgenbild einen Epiphysenlochschuß oder spricht beim Fehlen des ersteren der klinische Befund mit Wahrscheinlichkeit dafür, so handle der Arzt wie bei einem gewöhnlichen Kapselschuß. Wenn das Röntgenbild aber eine Absprengung verrät, so erweitere man die für diese Einsicht günstiger gelegene Schußwunde der Kapsel, entferne aus dem Zusammenhang getrennte Knorpel- bzw. Knochenteile oder glätte die vom Geschoß betroffenen Partien. Wenn bei Fraktur des unteren Oberschenkeldrittels der Recessus subcruralis eröffnet ist, so soll man durch quere Vernähung desselben versuchen, die Fraktur zu einer extrakapsulären zu gestalten. Eventuell sind partielle Resektionen vorzunehmen. Nach PAYR ist die knöcherne Regeneration danach eine auffallend gute. Doch gehe man nicht zu weit damit (Fortnahme von mehr als der Hälfte eines Condylus in vertikaler Ebene). Horizontale Entfernung von Teilen eines Kondyls empfiehlt sich im allgemeinen nicht, weil sonst Genua valga oder vara entstehen, daher Absetzung auch des anderen in derselben Richtung und Parallelanfrischung der gegenüberliegen-

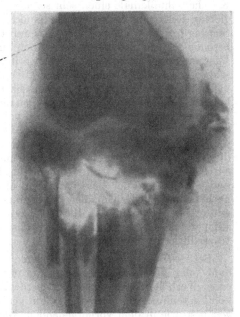

Abb. 98. Typische Tibiakopf- und Fibulafraktur durch Granatsplitter mit gleichzeitiger Gelenkverletzung. Verkürzung und Verbreiterung des Kopfes mit hochgradiger Zertrümmerung. (Eigene Beobachtung.)

den Tibiafläche. Entschließt man sich zur vollkommenen Resektion, so muß man sich von Fall zu Fall entscheiden, ob eine bogenförmige oder geradlinige Absägung der Knochenflächen erfolgen soll. Zur bogenförmigen Resektion wird selten Gelegenheit sein, nämlich nur dann, wenn es sich nur um ausgedehnte Schädigungen des Knorpelbelags der Knochen und oberflächliche der angrenzenden Knochenpartien handelt. Oft wird der Fehler gemacht, daß bei Unversehrtheit des einen Teils der artikulierenden Gelenkflächen dieser nicht reseziert wurde. In diesem Falle kann es nicht zu einer festen knöchernen Vereinigung kommen, es sei denn, daß durch Eiterung auch der Knorpelbelag allmählich verlorengeht. *Vollkommen falsch ist es, eine primäre Resektion des Kniegelenks dann zu machen, wenn die Zertrümmerung eines oder beider Gelenkenden bei weiter Eröffnung des Gelenks so groß ist, daß eine Resektion ein Schlottergelenk ergeben würde.* Hier liegt die absolute Indikation für die *primäre Amputation* vor nicht nur wegen des sicher zu erwartenden Schlottergelenks, sondern weil erfahrungsmäßig eine schwere Infektion hinzukommt, die doch zur Sekundäramputation zwingt. Ebenso sind Verletzungen der Arteria poplitea bei gleichzeitigen intraartikulären Frakturen eine Indikation für die sofortige Amputation. Nur bei kalibergroßen Schußwunden und Lochschüssen der Knochen könnte ein Versuch der Naht der Arterie versucht werden. Schwer ist die Entscheidung hinsichtlich eventueller Resektion in den Fällen zu treffen, in welchen das Geschoß eine tiefe Furche oder einen groben Kanal durch einen Knochenteil gesetzt hat. Der einfachen Auslöffelung ist die Ausmeißelung im Gesunden vorzuziehen. Doch ist eine Frakturierung zu vermeiden. Die Kanäle in *Oberschenkelknochen geben durchschnittlich günstigere Aussichten als diejenigen des Schienbeinkopfes,* auch hinsichtlich der Regeneration, wohl weil die Masse der Spongiosa im Verhältnis zur Corticalis geringer ist. Wenn die Knochenschußkanäle einen sehr schiefen Verlauf haben, erreicht selbst eine ausgiebige Resektion nicht den Endpunkt und eliminiert infolgedessen den Infektionsherd nicht vollkommen. — Fissuren allein bedürfen keiner Berücksichtigung; besonders nicht Längsfissuren. Auch extraartikuläre Trümmerfrakturen mit Fissuren ins Gelenk bedürfen keiner primären Resektion, solange man die Kapsel schließen kann. Werden aber überknorpelte Kondylenteile durch Querfissuren vollkommen abgetrennt, so müssen sie reseziert werden, da sie des den Callus bildenden Periostes entbehren und doch nicht mehr anheilen. Der Ersatz kleinerer Knochenlücken durch Wachsplomben hat sich nicht eingebürgert. Vorteilhaft ist es, Jodoformbrei (Jodoformpulver in 3% Carbolsäure) als Dauerdesinfiziens auf die Knochenwundflächen zu bringen. Nach der Versorgung des Knochens erfolgt die Kapselnaht. Ob sie vollkommen gemacht wird oder ob man für 24 Stunden ein oder zwei kurze Drains hineingibt, hängt von dem Termin der Revision und der Schwere der Verschmutzung ab. Ein kleines Drain für so kurze Zeit nach dem Eingriff drinzulassen, bedingt keine Sekundärinfektion und ist ein gutes Abflußrohr für das Blut, welches immer noch trotz sorgfältigster Blutstillung aus den Knochenwunden nachsickert. Es darf aber nur eben durch die Kapsellücke in das Gelenk hineinragen.

Bei *weiten Eröffnungen* des Gelenks bestimmt die Frage, ob durch Kapselnaht oder durch Weichteilverschiebung ein Verschluß erzielt werden kann, unser Verhalten auch den Knochenfrakturen gegenüber. Wenn die Gelenkhöhle geschlossen werden kann, dann verhalte man sich dem Knochen gegenüber genau so wie in dem vorhergehenden Abschnitt geschildert ist. Wenn der Arzt die Gelenkhöhle offenlassen muß, dann ist totale bzw. teilweise Resektion angezeigt, weil sicher mit der Sekundärinfektion gerechnet werden und breite Abflußmöglichkeit geschaffen werden muß. Liegt keine größere Beschädigung des Knochens vor bei gleichzeitiger Unmöglichkeit, die Gelenkhöhle zu verschließen (auch unter Erwägung von Hautlappenverschiebung oder Transplantation der Fascia lata), so mache man ausgiebige Umschneidung der Weichteilwunde einschließlich der Synovialis und Gelenkspülung, verkleinere die Hautwunde etwas, verhalte sich aber sonst konservativ. Denn die Erfahrung hat gelehrt, daß diese weit offenen Wunden zuweilen eine auffallend milde Infektion durchmachen, besonders wenn man die untersten Schichten der *gegen*gelegten Jodoformgaze[1] lange Zeit (14 Tage bis 3 Wochen) der Wunde anliegen läßt. Hat man aber früh die erstangelegte unterste Gazelage entfernen müssen, so ist die offene Wundbehandlung ohne jeden Verbandstoff für die ersten 2 Tage und dann die halboffene feuchte sehr zu empfehlen. Drainage nach hinten (s. unten) ist in diesen Fällen eventuell anzuraten, doch führe man das Drain nicht in die Gelenkhöhle, sondern nur bis an die Kapselöffnung, worauf auch Engländer und Amerikaner besonderen Wert legen. Über weite Eröffnung und ausgedehnten Zertrümmerungsbruch s. S. 331.

---

[1] Wohlgemerkt: Ein Jodoformgazetampon soll nicht in die Gelenkhöhle eingeführt werden!

Die *Steckschüsse* des Kniegelenks kann man aktiv behandeln, wenn sie durch Röntgenstrahlen lokalisiert sind, und der Patient innerhalb der ersten 24 bis 48 Stunden in die Hände eines guten Chirurgen kommt. Ebensowenig wie jeder Feldarzt eine Laparotomie, soll er eine Steckschußgelenkoperation machen! Denn selbst von den Granatsplittern heilt eine große Anzahl anstandslos ein. Bei der Suche nach röntgenologisch festgestellten Fremdkörpern darf man sich unter Umständen vor großen Arthrotomieschnitten eventuell Durchtrennung des Lig. patellae nicht scheuen. *Nach der Operation muß aber unter allen Umständen, wenn nicht eine offenkundige Infektion bereits eingetreten ist, die Kapsel zugenäht werden.* Leider zu oft wurde der Fehler im I. Weltkrieg gemacht, daß Jodoformgazetampons in das Gelenk hinein oder bei zwei Schnitten sogar durchgezogen wurden. Wenn es sich um multiple Steckschüsse z. B. bei Handgranaten- und Minensplittern handelt, verhalte man sich zunächst abwartend, weil es unmöglich ist, sämtliche zu entfernen. Ferner kann man sich eher abwartend verhalten bei 1. sämtlichen Geschossen, welche im Knochen festsitzen und keine nachweisbare Fraktur oder Fissur nach dem Gelenk zu gemacht haben; 2. den Infanteriegeschossen im allgemeinen; 3. den kleinen bis erbsengroßen Splittern.

Diese eben geschilderten *primären* Behandlungsmaßnahmen sind nicht immer möglich, sei es, weil es an Zeit oder Gelegenheit, sei es, weil es an einem Vollchirurgen fehlt. Denn die Beurteilung von Gelenkverletzungen erfordert Erfahrung auf diesem Gebiet. Falsche aktive Maßnahmen schädigen mehr als ein konservatives abwartendes Verhalten. Auch sei darauf hingewiesen, daß nur da die aktive Therapie am Platze ist, wo man seiner Asepsis sicher ist. Die Behandlung hängt, wenn man aus irgendwelchen Gründen sich abwartend verhalten hat, von dem weiteren Verlauf ab, der durch den Eintritt oder das Fehlen der *Infektion* beeinflußt wird. Die Art ihres Verlaufes ist gleich der Erfahrung, die wir bei allen Kriegsinfektionen gemacht haben, daß sie weniger stürmisch verläuft. Fälle von akutester Allgemeininfektion sind selten beobachtet worden. Ob ein akutes Gasödem bei reiner Kniegelenkverletzung stattgefunden hat, ist sehr fraglich. Verwechslung mit Gasödem sind am Kniegelenk nicht selten gemacht worden. Gelenke, welche infolge Eindringens von exogener Luft bei Steckgeschossen tympanitischen Schall und eventuell Luftknistern unter der Haut in der Nähe der Einschußöffnung ergeben, wurden für derartig infiziert gehalten (s. Abb. 95). Gasabscesse des Kniegelenks kommen häufiger vor, jedoch ohne das typische Bild des Gasödems und mit günstiger Prognose nach einfacher Eröffnung (s. über ihre genetische Stellung S. 53 u. 59). Eine Amputation ist bei ihnen nicht angezeigt. Dagegen kommt sie in Betracht bei den jauchigen Infektionen, sofern die gewöhnlichen unten geschilderten Maßnahmen versagt haben. Gerade für das Kniegelenk hat PAYR die Unterscheidung zwischen Empyem und Kapselphlegmone geschildert. Hinsichtlich der Behandlung des Empyems siehe S. 233. *Diese Behandlung eignet sich aber nur für leichte Infektionen des Kniegelenks mit ausgesprochenem Empyem des vorderen Recessus.* Sie darf höchstens 8 Tage versucht werden und auch nur, wenn nach der ersten Instillation eine Besserung oder Stillstand eingetreten ist. Man wundere sich nicht, wenn die Spannung der Kapsel nicht gleich vollkommen nachläßt, denn das Medikament regt die Exsudation an. Hat diese Behandlung nicht zum Ziel geführt, so kommen energischere Methoden in Frage, durch welche dem Eiter dauernd Abfluß geschaffen wird, nämlich die Arthrotomie oder multiple Incisionen. Meinen Erfahrungen nach ist der ersteren der Vorzug zu geben. Denn dadurch ist es am ehesten möglich, die Eiterung auf den vorderen Gelenkabschnitt zu beschränken. Zu beiden Seiten der Kniescheibe werden lange Schnitte gemacht, welche neben dem Lig. patellare proprium beginnend die ganze

Kapseldicke bis auf die Tibia durchdringen und nach oben bis dicht unter das oberste Ende des Recessus verlaufen. *Dieses Verfahren ist notwendig überall, wo eine sichere Kapselphlegmone mit im Spiel ist.* Nur bei reinem Empyem ohne parartikuläre Beteiligung könnten unter Umständen kleine 2—4 cm lange Incisionen gemacht werden. Man legt je eine zu beiden Seiten des Lig. patellare, je eine zu beiden Seiten der Patella drei Querfinger breit von ihr entfernt und je eine an der Spitze des oberen Recessus an. Tatsächlich gibt es am Kniegelenk eine Reihe von Eiterungen, die auf diese Weise zu heilen sind, weil sie sich nur im vorderen Abschnitt abspielen. Aufsehen erregte das Verfahren von WILLEMS, der nach Arthrotomie die Kniegelenke ohne jede Drainage und früh aktiv bewegen ließ (s. S. 234). Einige wenige Friedenserfahrungen scheinen tatsächlich für die Brauchbarkeit in *leichten* Fällen zu sprechen.

Sobald die Eiterung auf den Raum zwischen den Knochen und den hinteren Abschnitt übergeht, genügen obige Methoden nicht, denn der Eiter kann nicht mehr abfließen. Diese Diagnose ist zu stellen, wenn Druck auf die Gelenkspalten und *besonders auf die Kniekehle* schmerzhaft ist. Dann liegt eine Totalvereiterung oder Panarthritis vor. Von OLLIER, v. BERGMANN und RIEDEL angegeben wurde die *hintere Gelenk*drainage, die viel zu wenig geübt wird.

PAYRS Methode. Bauchlage. *Medial:* 8—10 cm langer Hautschnitt in die Kniekehle über die Mitte des medialen Condylus. Freilegung der Sehne des M. semitendinosus, semimembranosus und des medialen Gastrocnemiuskopfes. Die ersten beiden werden medial, der letztere lateral gezogen. Der Gastrocnemiuskopf wird nach lateral von der Gelenkkapsel abgelöst. Quere Incision der Gelenkkapsel. Einführen eines Glas- oder Gummidrains in hintere Kapseltasche, eventuell Einmeißeln einer flachen Rinne zur bequemen Lagerung des Drains. Lagerung des Beins so, daß das Drain nicht auf eine harte Unterlage kommt, sondern zum Zweck des Abflusses hohl liegt. *Lateral:* Schnitt über dem lateralen Condylus. Freilegung des M. plantaris, N. cutaneus surae lateralis und peroneus. Die Nerven werden lateralwärts, der Muskel medialwärts gezogen. Der laterale Gastrocnemiuskopf wird der Länge nach durchtrennt; die Gelenkkapsel quer eröffnet.

Auch die Engländer und Amerikaner haben die hintere Gelenkdrainage mit Vorteil benutzt. Sie betonen mit Recht, daß es darauf ankommt, daß zwischen dem Schnitt und den Gefäßen immer Muskel liegen muß, um die Arrosion der Gefäße zu vermeiden. Die Methoden von KROH, BAUM (Durchtrennung der Beugesehnen und Ablösung des medialen Gastrocnemiuskopfes), von HARTTUNG und LÄWEN (Abmeißelung der hinteren Femurkondylen) bewegen sich alle in der Richtung, für einen guten Abfluß aus den hinteren Gelenkteilen zu sorgen. Sie führen in manchen Fällen zum Ziel.

LÄWENS *Methode.* 6 cm lange tiefe Seitenschnitte, die in den spaltförmigen Gelenkraum hinter den Kondylen führen. Eröffnung der Gelenkkapsel. Horizontale Abmeißelung des hinteren Femurkondylenteils. „Auch nach der Kondylenresektion werden Femur und Tibia durch die straffen Kreuzbänder in normaler Form aneinander gehalten."

LÄWEN hat 47 Fälle schwerer Kniegelenkeiterung so operiert. Davon 8=17% mit oder ohne Amputation gestorben; 11 = 23,4% trotz der Gelenkoperation nachamputiert, und 26 geheilt[1]. Er meint, daß die Kondylenabmeißelung die Resektion unnötig macht. Ob diese Erwartung zu Recht besteht, wird der weitere Verlauf des Krieges lehren. Diese Methode ebenso wie die der „sparsamen" Resektion nach WESTHUES kommt meines Erachtens nur bei Gelenkeiterung ohne intraartikulare Frakturen in Frage.

Demgegenüber steht eine Reihe von Chirurgen, denen ich mich anschließe, auf dem Standpunkt, daß, sobald die Eiterung auf die hinteren Gelenkabschnitte übergegriffen hat, die Resektion des Gelenks auch bei reiner Kapselverletzung ausgeführt werden muß, weil nur so eine Beherrschung der Eiterung möglich ist. Spülungen,

---

[1] PLAAS hat über 33 Fälle berichtet, 30mal Röhrenabscesse, 27mal Frakturen. Gestorben 7 = 21,2%, geheilt mit Amputation 4 = 12,1%, geheilt mit Erhaltung des Beins 22 = 66,7%.

Punktionen, Arthrotomien sind unnütz vertanene Zeit. Nur die typische Resektion schafft einen breiten Spalt zwischen den artikulierenden Knochenflächen und eröffnet alle Gelenktaschen. *Sie ist und bleibt die beste Drainage des Gelenks.* Wenn man sich an diese Indikation hält, dann sind auch die Resultate besser, weil die Patienten nicht durch lange Resorption von Eiter um ihre Kräfte gebracht sind. Dann brauchen sie auch nicht den üblichen Leidensweg Spülung Arthrotomie, Resektion und Amputation durchzumachen, welcher manche Chirurgen dahin geführt hat, bei stärkerer Eiterung des Kniegelenks sofort zu amputieren.

Von einigen Chirurgen ist an Stelle der Resektion die *Aufklappung* nach Durchschneidung der Kreuz- und Seitenbänder empfohlen (SCHLOFFER). Das Gelenk wird unter Einlegung eines dicken Wattekissens in die Kniekehle in spitzwinklige Flexion gebracht und eingegipst, bis die Infektion abgeklungen ist, was erst nach mehreren Wochen der Fall ist. Dann wird durch allmähliche Extension die Stellung des Beins bis zur Streckung von 180° erzielt. Der Vorteil der Aufklappung vor der Resektion ist die Vermeidung der Verkürzung und der Schaffung breiter für eine Neuinfektion zugänglicher Knochensägeflächen. Dieses einfachere und schonendere Verfahren hat sich dennoch nicht eingebürgert. Denn erstens ist seine Nachbehandlung vielleicht noch schwieriger und zweitens ist die Ankylosierung keine sichere. Indessen sei erwähnt, daß im jetzigen Krieg das Sonderlazarett des Oberkommandos des Heeres der Aufklappung den Vorzug vor der Resektion bei Kapselphlegmonen gibt. Allerdings ist das ursprüngliche SCHLOFFERsche Verfahren insofern abgeändert, als grundsätzlich die beiden hinteren Arthrotomieschnitte hinzugefügt werden und ein Drahtzug in *horizontaler Richtung* am Fersenbein angebracht wird, bei gefenstertem oder überbrücktem Beckengipsverband mit Einbeziehung des gesunden Oberschenkels. Bei aufgeklappten Kniegelenken war nur in 30%, bei resezierten Kniegelenken dagegen in 66,66% eine sekundäre Amputation notwendig[1].

Auch bei den Resektionen, bei welchem nur eine Gelenkfläche angefrischt wurde, tritt die Konsolidierung sehr spät oder gar nicht ein, so daß es notwendig ist, beide artikulierenden Gelenkenden konform abzusägen. Denn es ist sicher die Ungleichförmigkeit der Knochenteile, welche ungünstig wirkt, da ja der zunächst erhaltene Knorpelüberzug doch durch die Eiterung verlorengeht.

Wenn im vorhergehenden die Maßnahmen einer reinen *Kniegelenkkapselverletzung* mit nachfolgender Infektion behandelt wurden, so steht noch die Behandlung einer *Fraktur* mit eintretender Infektion zu erörtern, welche einer primären Wundbehandlung aus irgendwelchen Gründen nicht unterzogen worden war. Es ist natürlich, daß hier eine Phenolcampherbehandlung nach festgestellter Infektion nur bei einem Lochschuß in Frage kommt. Liegt eine richtige Fraktur vor, so kommt nur eine größere Eröffnung mit atypischer oder besser noch typischer Resektion in Betracht, keine gewöhnliche Arthrotomie. Nur für bestimmte Fälle dürfte letztere in Erwägung zu ziehen sein; dann nämlich, wenn es sich um einen in der Hauptsache extraartikulär liegenden Knochenschußkanal handelt, von dem sekundär der Eiter ins Gelenk durchgebrochen ist. Man könnte diesen von außen freilegen und der Gelenkeiterung durch breite Arthrotomie beikommen. Allein auch in diesen Fällen tut man gewöhnlich besser, das artikulierende Knochenende mit dem eitrigen Knochenkanal zu resezieren. Denn die spongiöse Substanz neigt zu schnell fortschreitender Osteomyelitis. Man erlebt das sehr oft an den zunächst extraartikulären Schienbeinkopfschußfrakturen, die infolge einer septischen Osteomyelitis zur sekundären Gelenkaffektion neigen. *Wenn ausgedehnte intraartikuläre Splitterfrakturen*

---

[1] Jedoch gibt das Lazarett jetzt auf Grund weiterer Erfahrungen der Resektion mit Entfernung der Kapsel und des HOFFASchen Fettkörpers den Vorzug.

*bei gleichzeitiger Infektion vorliegen, so muß die Amputation immer in Frage ge-
zogen werden.* Resektionen mit nachfolgender Distanz von über 6 cm sind Amputationsfälle, weil erstens gewöhnlich eine knöcherne Ankylose nicht zustande
kommt und zweitens infolge der großen eitrigen Wundfläche in unmittelbarer
Nachbarschaft der Gefäße häufig Thrombophlebiten mit Sepsis eintreten. Zu
warnen ist ferner davor, nur die Fragmente zu entfernen und die spitzigen Enden
der zurückbleibenden Knochen unreseziert zu lassen, damit es nicht zu Verkürzungen kommt. Diese müssen gleichförmig angefrischt werden, erstens, damit es
zu einer knöchernen Ankylose kommt und zweitens, um Anspießungen der Poplitea
oder Tibialis postica zu vermeiden. Ich habe einige solcher Ereignisse gesehen.

Der Kochersche laterale Schnitt empfiehlt sich nicht, weil der mediale Gelenkanteil
bei ihm nicht genügenden Abfluß hat. Für die Resektion ist am besten ein H-förmiger
Schnitt, dessen Längsglieder möglichst weit nach außen, dessen Querglied über der Mitte
der Patella liegt. Blutleere ist notwendig, denn der Blutverlust ist sonst ein großer und
schadet besonders Gelenkinfizierten sehr. Die Patella ist zu entfernen, da sie später nicht
mehr gebraucht wird und dadurch die Länge der Hautlappen größer wird. Es ist das wichtig,
weil sie sehr schrumpfen und die Überhäutung der großen Wunde Schwierigkeiten macht.
Die *Synovialis wird nach meinen Erfahrungen besser exstirpiert,* denn sie stellt den Hauptinfektionsherd vor. Die Bedenken mancher Chirurgen, daß dadurch neue Lymphbahnen
für die Infektion eröffnet werden, dürfte praktisch deswegen hinfällig sein, weil die Lymphwege ja an sich schon von Bakterien zu strotzen pflegen. Jedenfalls pflegen die schweren
Symptome schneller nach als ohne Exstirpation zu verschwinden. *Die Knochenflächen
müssen so weit abgesägt werden, daß ein Zwischenraum von 4 cm auch ohne Extension besteht*[1].
Die Haut muß offenbleiben. Denn hier steht die Bekämpfung der Infektion im Vordergrund,
nicht die schnelle knöcherne Verheilung. An der Hinterfläche werden da, wo sie in die
Seitenfläche übergeht, 2 kleine Drainlöcher angelegt und das Gelenk sonst mit einem
Mikuliczschen Tampon oder einzelnen Jodoformgazestreifen locker austamponiert, die
man möglichst lange, namentlich auf den Knochensägeflächen liegen läßt (8—14 Tage).
Nach 3—5 Tagen wird abgesehen von diesen Tampons, die möglichst liegenbleiben sollen,
wenn die Eiterung nicht zu stark ist, die verbandlose offene Wundbehandlung angewandt,
der dann, wenn alle Tampons entfernt worden sind, die halboffene feuchte Wundbehandlung
folgt. Sobald die Infektion abgeklungen ist, nähert man die Knochenstumpfenden und
beginnt mit etappenweisen Hautnähten zunächst am besten mit Aluminiumbronzedraht,
die jederzeit wieder aufgedreht werden können. Schmieden hat sogar in manchen Fällen
eine frühzeitige Knochennagelung der Resektionsflächen machen können. Besser ist die
Gussenbauersche Klammer. Dem Vorschlag Pfanners, die Sägeflächen unmittelbar nach
der Resektion aufeinanderzustellen, kann ich nicht beipflichten.

Nach den Erfahrungen des I. Weltkrieges auch bei den Feindmächten[2]
geht mein Standpunkt dahin: *Die sekundäre Resektion wegen Eiterung ist für
das Kniegelenk nicht zu verwerfen.* Richtig indiziert und rechtzeitig ausgeführt
vermag sie nicht nur das Leben, sondern auch das Glied zu erhalten. Auch im
jetzigen Krieg haben Guleke, Lehmann u. a. wieder den Vorteil der Resektion
bei eitrigen Kniegelenkentzündungen betont und sich davon überzeugt, daß die
Setzung der neuen Knochenwunden keine Gefahren mit sich bringt. *Aber sie
muß früh, d. h. 8, spätestens 14 Tage nach erfolgloser breiter Arthrotomie mit hinterer Drainage gemacht werden. Sie kommt in Betracht bei Gelenkeiterungen ohne
Frakturen und mit Frakturen nur bei solchen, deren Ausdehnung eine Resektion
von 6 cm nicht überschreitet. Das vom Schienbein fortgenommene Stück darf nur
3 cm betragen, weil sonst der übrigbleibende Teil des Schienbeinkopfes keine tragende
feste Stützfläche bietet. Auch beim Femur darf die Resektion nicht bis in den
Schaftteil gehen*[3]. *Parartikuläre Abscesse, wenn sie mehrfach oder einfach, aber*

---

[1] Dies gilt auch für Resektionen bei Gelenkeiterungen *ohne Fraktur,* damit ein freier
Abfluß des Eiters gewährleistet ist. Aus demselben Grund kommt bei Infektionen auch eine
bogenförmige Resektion der Gelenkflächen nicht in Frage, die bei frischen Verletzungen
in seltenen Fällen möglich ist. Westhues tritt bei Gelenkeiterungen ohne Fraktur für eine
sparsame Resektion mit einer Distanz von $1^1/_2$—2 cm ein.

[2] Außer den Engländern.

[3] Auch die Amerikaner lehnen die Resektion dann ab, wenn auf einer oder beiden Seiten
bis in den Schaft der artikulierenden Knochen gegangen werden muß.

*ausgedehnt sind, sind ebenso wie ein schwerer Allgemeinzustand oder eine an
sich schwächliche Konstitution absolute Kontraindikationen. Im Zweifelsfall ist
die Amputation vorzuziehen, namentlich, wenn mit einem baldigen Transport zu
rechnen ist.* Voraussetzung für den Erfolg der Resektion ist ferner, daß der
Patient in den nächsten 3 Wochen nicht abtransportiert wird und unter Beobachtung des Operateurs bleibt.

Die *Nachbehandlung* einer Resektion ist ungemein schwierig. Selbst in den
erfolgreichen Fällen pflegen Temperatur und Allgemeinbefinden sich nicht
sofort zu bessern. Nicht selten erlebt man zunächst für einige Tage eine
hohe Continua, welche auf Resorption von seiten der neugeschaffenen Wundflächen beruht. Dann aber tritt gewöhnlich ein allmählicher lytischer Abfall der Temperatur und damit auch eine Besserung des Allgemeinbefindens
innerhalb der nächsten 14 Tage ein. In anderen Fällen ist die Genesung keine
ständige, sondern es kommen Verschlechterungen zustande, weil sich parartikuläre oder intramuskuläre Abscesse bilden oder weil eine Thrombophlebitis
der Vena poplitea bzw. ihrer Äste eintritt. Die *parartikulären* und *intermuskulären* Eiterungen spielen gerade am Kniegelenk eine besondere Rolle. Sie entstehen häufig ohne jede auffällige Schwellung und Rötung und müssen, namentlich bei den Fällen von chronischer Gelenkeiterung gar kein besonderes Fieber
bedingen. Sie entgehen daher leicht der Aufmerksamkeit des nicht dauernd
an sie denkenden Arztes[1]. Die parartikulären Eiterungen finden wir zunächst
sehr oft in der Oberschenkelmuskulatur nach Perforationen des vorderen
Recessus. Der Umstand, daß sie auch trotz breiter Arthrotomie und Drainage
vorkommen, spricht gegen die Annahme, daß der Druck des Eiters an bestimmten
Stellen diese Perforationen hervorrufen muß. Wahrscheinlich handelt es sich
zunächst um rein örtliche Abscedierungen der Kapselwand. Schwellungen,
eventuell blasse Ödeme des ganzen Oberschenkels lenken das Augenmerk darauf.
Doch können alle Symptome fehlen. Noch schwerer zu diagnostizieren sind
die Perforationen der hinteren Kapselwand und Verbreitung des Eiters in der
Wadenmuskulatur oder vom oberen Punkt der Rautengrube in die Oberschenkel-
beuger. Der Eiter wühlt sich nicht in die Muskeln hinein, sondern kriecht
zwischen ihnen weiter, so daß der Absceß „*röhrenförmig*" wird. Entweder
befinden diese Abscesse sich zwischen Knochen und Muskulatur, oder zwischen
tiefster und mittlerer Muskelschicht, so z. B. an der Wade häufig zwischen
tiefen Flexoren und dem Soleus. Selbst bei der Resektion können diese Wadenabscesse, namentlich wenn sie sparsam ist, übersehen werden. Daher versäume
man nie an der Rückfläche der Wade und des Oberschenkels nach Durchtrennung der Bänder und Freilegung der artikulierenden Knochenenden die
Weichteile kräftig nach dem Gelenkspalt zu auszustreichen! Man ist oft erstaunt,
wie Abscesse, welche über die Hälfte der Wadenlänge einnehmen, auch von
sorgsamen Chirurgen vorher nicht festgestellt werden konnten. *Solche Fälle
sind besser zu amputieren, denn Heilungen sind Ausnahmen.* In einigen Fällen sieht
man auch eine Fascienphlegmone der Fascia cruris oder Fascia lata. Im allgemeinen kann man sagen, daß, wenn innerhalb von 14 Tagen nach der Resektion
keine deutliche Besserung eintritt, oder wenn Komplikationen auftreten, die
Anzeige für eine Amputation gegeben ist. Auch nach Abklingen der Infektion
kann die Absetzung später noch notwendig sein, wenn der Patient ein Krankenlager von 3—4 Monaten nicht aushält.

Im vorhergehenden ist diejenige Behandlungsmethode geschildert, zu welcher
sich zum Schluß des I. Weltkrieges meines Erachtens die Mehrzahl der Chirurgen
im Felde bekannten. Man war zunächst konservativ-expektativ gewesen, um

---

[1] Auftreten von starker Linksverschiebung und toxischer Granulation mit weißem Blutbild lenken den Verdacht auf sie.

allmählich immer radikaler zu werden. Sobald in den Fällen, welche aus irgendwelchen Gründen zunächst abwartend behandelt wurden, der Verdacht einer
Infektion oder sie selbst eintrat, versuchten manche Chirurgen eine Coupierung
durch BIERsche Stauung zu erreichen, die zuweilen gelingen soll. SEHRT und
LINBURGER empfahlen die Dauerstauung, THIESS, SPECHT u. a. die rhythmische
Stauung. Sie mögen bei blanden Infektionen und glatten Durchschüssen helfen,
bei schwereren versagen sie vollkommen. Da, wo Eiterung nachgewiesen ist,
muß jedenfalls zunächst durch Incision Abfluß geschafft und erst dann gestaut
werden. Andere wollen von Umschlägen und Kataplasmen nach Incision gute
Erfolge gesehen haben. Die gewöhnliche Behandlung, die solange als irgend
möglich durchgeführt wurde, bestand in kleinen Incisionen, Drainage und regelmäßigen Spülungen mit Desinfizientien. Traten parartikuläre Eiterungen auf,
so wurden diese besonders gespalten. Zur Resektion oder Amputation entschloß
man sich gewöhnlich erst dann, wenn die Anzahl oder der Umfang dieser
letzteren zu groß wurde und wenn der Allgemeinzustand bereits ein stark
reduzierter war. Daß die Erfolge dieser Operation dann schlechte waren, ist
nicht verwunderlich. Wenn HOTZ und v. HABERER mit dieser konservativen
Methode der chirurgischen Behandlung gute Erfolge erzielt haben und daher
vor breiten Arthrotomien und Resektionen warnen, so liegt die Erklärung aller
Wahrscheinlichkeit nach in der Art der Verletzungen ihrer Fälle und darin,
daß es sich um Heimatlazarette handelte, in welche die schwersten Verletzungen
nicht gelangten. Leider fehlen aus dem I. Weltkrieg große umfassende Statistiken
aller Länder über die Erfolge der Resektionen. Auch in der von TUFFIER erfahren
wir über die Sterblichkeit nichts. JIMENO VIDAL (Spanischer Bürgerkrieg 1936
bis 1939) spricht sich ebenfalls gegen die Resektionen aus. Indessen hat er selbst
nur 3 Resektionen bei Eiterungen gemacht, weil er grundsätzlich gegen sie eingestellt war. Allein von seinen 102 Fällen von Kapselphlegmonen des Kniegelenks starben 27 = 26,4%, trotz breiter Arthrotomien und Amputationen,
und davon 10 an akuter und 14 an chronischer Sepsis.

Von besonderer Wichtigkeit ist die Fixation des verletzten Kniegelenks. Für den ersten
Transport bis zur nächsten Sanitätsformation, in welcher die erste richtige Versorgung
stattfinden soll, ist zu empfehlen eine lange bis zum Tuber ossis ischii reichende VOLKMANNsche
Schiene und zwei übereinandergelegte, an der Vorderseite des Hüftgelenks vom Nabel bis
zur Mitte des Unterschenkels reichende CRAMERsche Schienen oder die FRANZsche Oberschenkelschiene oder die THOMAS-Schiene bzw. eine Modifikation derselben.

Sobald der Patient in stationäre Verhältnisse gelangt und seine Wundversorgung bekommen hat, wird die Fixation eine verschiedene sein müssen.
Bei Glattgeschoßwunden und konservativ behandelten Kniegelenkschüssen ohne
oder mit Fraktur wird man einen zirkulären gefensterten und gespaltenen Gipsverband, der das Fuß- und Hüftgelenk sowie den gesunden Oberschenkel ein-
schließt, machen. Auch bei den irgendwie operativ versorgten, ja selbst den
primär resezierten Fällen kommt dieser Verband zunächst in Frage. Erst bei
drohender oder eingetretener Infektion wird die Wahl des fixierenden Verbands
jetzt verschieden beantwortet. Die einen halten auch dann den Beckengipsverband für das beste Verfahren. *Und es läßt sich nicht leugnen, daß es mit
ihm in manchen Fällen gelingt, die Infektion zum Abklingen zu bringen.* Die
ständige Kontrolle der seitlichen und namentlich der hinteren Kniegelenkgegend
schließt jedoch eine Fensterung aus und verlangt einen Brückengipsverband.
Bei ihm aber wird die Fixation schon schlechter, und er erlaubt nicht die
Kontrolle des *ganzen* Ober- und Unterschenkels auf Röhrenabscesse, die eine sehr
große Ausdehnung haben können. Aus diesem Grund lagern andere Chirurgen
unter Drahtzug am Fersenbein oder supramalleolär am Unterschenkel auf der
BRAUNschen Schiene, deren Lagerungsquerstreifen jederzeit gelöst werden können
(s. S. 320). Indessen auch diese Schiene wird jetzt immer mehr abgelehnt, seit

die Beobachtungen sich häufen, daß die Schräglagerung des Oberschenkels nicht nur die Entstehung, sondern auch die Ausbreitung der Röhrenabscesse begünstigt. Es wird eine horizontale Lagerung gefordert; möglichst auf einer Leerschiene zwecks Möglichkeit der Kontrolle der hinteren Partien. Zwecks besserer Fixation wird dann noch eine vordere von den Zehen bis zum Nabel reichende Gipsschiene hinzugefügt. LÄWEN, der früher ein Anhänger des Gipsverbandes war, hat eine *Stufenschiene* konstruiert, die die ganze Kniegelenkgegend frei läßt und den Oberschenkel fast horizontal lagert. Aber auch diese erlaubt keine genügende Kontrolle des Ober- und Unterschenkels. Hier hat uns WESTHUES mit seinem *Resektionsbügel*, der in einem Beckenbrückengipsverband fixiert wird, einen Erfolg versprechenden Weg gewiesen.

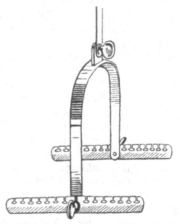

Abb. 99. Resektionsbügel.
(Nach WESTHUES.)

Nach Beendigung der Resektion werden durch die in der Operationswunde freiliegenden Femurkondylen und percutan durch die Tibiakondylen KIRSCHNER-Drähte gebohrt, und diese durch den KIRSCHNER-Bügel stark gespannt. Die Bügel läßt man zur Kniekehle durchhängen. Die gespannten Drähte werden dann auf die beiden queren Tragarme des Resektionsbügels gelegt in die hierfür bestimmten Einkerbungen. In diesen Kerben mit ihren kleinen basalen Querkerben liegen die Drähte ohne weitere Befestigung zuverlässig fest. Der Resektionsbügel wird an einem Brückengipsverband festgegipst. Dieser wird am besten bis zur Achselfalte unter Einbeziehung des gesunden Oberschenkels und unter Freilassung vom größten Teil des Ober- und Unterschenkels angelegt, um das Eintreten von Röhrenabscessen kontrollieren zu können (Abb. 99 und 100).

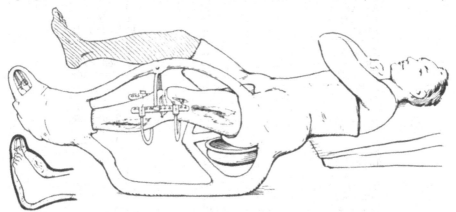

Abb. 100. ,,Großer" Brückengips bis zur Achselfalte unter Einbeziehung des gesunden Oberschenkels. Zehenextension zur Entlastung der Ferse. Beckengips mit Stützarmen zur Erleichterung der Pflege und der Defäkation. Dargestellt ist die 1. Phase der Nachbehandlung. Der Resektionsspalt wird klaffend gehalten. Zusatzskizze: Zusatzpolster auf dem Fußrücken, um eine nachträgliche Verschiebung des Fußes kranialwärts in der zweiten (Konsolidations-)Phase der Nachbehandlung zu ermöglichen. (Nach WESTHUES.)

Die *Prognose* der Kniegelenkschüsse hat immer als eine sehr schlechte gegolten. Über die Häufigkeit der reaktionslosen Heilungen liegen maßgebende Zahlen nicht vor, da es Zufall ist, ob ein Lazarett mehr oder weniger Infizierte bekommt. Doch seien einige Zahlen aufgeführt. THÖLE hat in seinem Material 41,4% aseptische und 58,6% infizierte, KÖNNECKE 13,3% aseptische, 82,7% infizierte, LINSMANN 40,7% aseptische, 59,3% infizierte, SCHLOFFER 51,9%

aseptische, 48,1% infizierte. JIMENO VIDAL (Spanischer Bürgerkrieg) 43%
aseptische und 57% infizierte. Von glatten Infanteriedurchschüssen ist es sicher,
daß ein Teil nicht unter den Gelenkschüssen, sondern unter den gewöhnlichen
Weichteilschüssen figuriert, so daß die Zahl der Infektionen größer erscheint
als sie wirklich ist. *Tatsache ist, daß eine große Reihe von glatten Infanteriedurchschüssen auch mit gröberen Knochenverletzungen bei rein konservativem Verhalten aseptisch heilt.* Auch *Steckschüsse* können ohne jede Maßnahme reaktionslos
einheilen. So konnte ich nach einer Offensive feststellen, daß von 26 Knie-
gelenksteckschüssen nur 3 vereiterten; von den Nichtvereiterten waren 10 Infan-
terie-, 13 Artillerie- und Schrapnellgeschosse. THÖLE hatte unter 54 abwartend
behandelten Fällen 33mal Granatsplittersteckschüsse (28mal klein bis erbsengroß, 5mal bohnengroß) und von ihnen heilten endgültig 22 ein. Die Beschwerden,
welche durch sie gemacht werden, sind je nach dem Sitz verschieden. In der
ersten Zeit nach der Verletzung werden sie häufig von den Patienten auf die
Steckgeschosse bezogen, während sie tatsächlich auf die Gewebeschädigung
durch den Schußkanal zurückzuführen sind. Man sei mit der späten Entfernung
der Geschosse sehr zurückhaltend, denn es flackern namentlich nach Ausmeiße-
lungen aus dem Knochen leicht latente Infektionen auf. Indikation zur Entfernung sind 1. chronische oder rezidivierende Kniegelenkergüsse, 2. Einklemmungserscheinungen, 3. dauernde heftige Schmerzen und 4. Bewegungsstörungen.
Wie wenig selbst ein zwischen den Gelenkflächen im hinteren Abschnitt horizontal liegendes Infanteriegeschoß machen kann, bewies mir ein Offizier, welcher
damit über 1 Jahr lang Frontdienst getan hatte.

Die *Mortalität* im I. Weltkrieg betrug nach folgenden Autoren unter 963 Kniegelenkschüssen 100 = 10,3%:

BÖHLER	64	Fälle mit	10	Todesfällen
RICHTER	28	,, ,,	0	,,
AXHAUSEN	34	,, ,,	0	,,
SCHLOFFER	79	,, ,,	1	Todesfall
PERTHES	95	,, ,,	14	Todesfällen
GUNDERMANN	30	,, ,,	3	,,
ZAHRADITZKY	42	,, ,,	2	,,
SMOLER	7	,, ,,	1	Todesfall
HANSING	34	,, ,,	8	Todesfällen
BURKHARDT und LANDOIS	22	,, ,,	5	,,
THÖLE	152	,, ,,	31	,,
THIES	19	,, ,,	1	Todesfall
HEDDAEUS	70	,, ,,	0	Todesfälle
HOTZ	24	,, ,,	1	Todesfall
HAHN	24	,, ,,	2	Todesfällen
SEHRT	11	,, ,,	0	,,
LINBERGER	8	,, ,,	0	,,
LINSMANN	27	,, ,,	2	,,
KÖNNECKE	68	,, ,,	12	,,
SCHENK	69	,, ,,	3	,,
ZIEGNER	56	,, ,,	4	,,

963 Fälle mit 100 Todesfällen

Vergleichen wir diese Zahlen mit denen des Sanitätsberichtes aus dem Kriege 1870/71,
1428 mit 724 Todesfällen = 50,7%, so ist der riesige durch Verbesserung der Chirurgie
gewonnene Fortschritt zu erkennen[1]. Allein es ist zu bedenken, daß die kleinkalibrigen Geschosse in vielen Fällen von vorn herein einen aseptischen Verlauf der Gelenkverletzung
verbürgten. Berechnen wir aus nebenstehender Tabelle des I. Weltkrieges nur die Mortalität
bei den *infizierten* Fällen, so ergibt sich ein Prozentsatz von 14,3% (434 mit 62 Todesfällen)
und von 17,0% (364 mit 62 Todesfällen), wenn wir die Zahlen von HEDDAEUS nicht mit-
nehmen, weil ein Teil von ihnen nicht infiziert gewesen zu scheint:

---

[1] Im Amerikanischen Bürgerkrieg betrug die Sterblichkeit sogar 83,7%.

Infizierte Kniegelenkschüsse.

HOTZ . . . . 24 Fälle mit 1 Todesfall
HAHN . . . . 15 „ „ 2 Todesfällen
THÖLE . . . . 89 „ „ 22 „
BURKHARDT und LANDOIS . . 22 „ „ 5 „
HANSING . . . . 23 „ „ 8 „
SMOLER . . . . 7 „ „ 1 Todesfall
ZAHRADITZKY . . . . 16 „ „ 2 Todesfällen
GUNDERMANN . . . . 19 „ „ 3 „
SCHLOFFER . . . . 38 „ „ 1 Todesfall
HEDDAEUS . . . . 70 „ „ 0 Todesfällen
KÖNNECKE . . . . 59 „ „ 12 „
LINSMANN . . . . 16 „ „ 2 „
SCHENK . . . . 36 „ „ 3 „

434 Fälle mit 62 Todesfällen

Dieser Prozentsatz gibt nur einen gewissen Anhalt. Denn einmal ist die Gesamtsumme der Fälle zu klein, sodann stammt nur der kleinere Teil der Zahlen von Frontlazaretten. Die Annahme, daß die Gesamtzahl sich höher stellen würde, hat sich indessen nicht bestätigt. Denn der amerikanische Sanitätsbericht verzeichnet auf 5096 Fälle nur 223 = 4,38% Todesfälle. Dort rangieren die Kniegelenkschüsse an dritter Stelle hinter dem Schultergelenk. Aus dem französischen Sanitätsbericht, der allerdings nicht die Frontlazarette umfaßt, entfallen auf 10794 Fälle 804 = 7,5% Todesfälle. JIMENO VIDAL berichtet aus dem Spanischen Bürgerkrieg 1936—1939 über 433 Kniegelenkschüsse mit einer Sterblichkeit von nur 6,9%. Allerdings waren es in 55,7% Infanteriegeschoßverletzungen und 43% sämtlicher Fälle nicht infiziert. Von den infizierten Fällen starben 12,2%; von 96 Fällen mit Knochenbrüchen starben 24 = 25%; von 76 mit Drahtzug behandelten schwersten Knochenzertrümmerungsbrüchen starben sogar 31,4%. WUSTMANN hatte im jetzigen Krieg in einem Sonderlazarett unter 288 Kniegelenkschußbrüchen, von denen 85,7% infiziert waren, nur 8 Todesfälle = 2,78%, amputiert wurden 12 = 4,17%. *Es wird gut sein, bei den Statistiken des jetzigen Krieges die Ergebnisse bei nichtinfizierten, milde infizierten und schwer infizierten gesondert zu betrachten, um darüber Klarheit zu erhalten, welche Behandlungsart am weitesten führt.* Von besonderem Interesse sind zwei Statistiken aus dem I. Weltkrieg von RICHTER und von AXHAUSEN, welche beweisen, daß die frühe aktive chirurgische Inangriffnahme der Gelenkverletzung gute Resultate gibt. Der erste hatte unter 28, der zweite unter 43 *keinen Todesfall*, obwohl darunter viele schwere Trümmerschüsse und auch Granatsteckschüsse waren.

Die Ursache des Todes ist in der überwiegenden Mehrzahl eine vom Kniegelenk ausgehende pyogene Allgemeininfektion, meistensteils in ihrer chronischen Form. Alle Schlüsse auf den Vorteil einer bestimmten Behandlungsmethode aus Statistiken sind irrig, welche die Zahl der Toten nach Resektionen denen nach der Incisionsbehandlung gegenüberstellen. Denn die ersteren sind natürlich die schwerer Erkrankten. Ein auffälliger Unterschied in der Länge der Behandlungsdauer zwischen den mit Incisionen und Spülungen und den mit Resektion Behandelten besteht im allgemeinen nicht (nach THÖLE ungefähr 178 Tage im Durchschnitt). Die Resektionen wurden durchschnittlich nach 3 Monaten fest. Die Heilung der Hautwunden erforderte häufig längere Zeit. Die Überhäutung macht besonders in den Fällen, in welchen die Kniescheibe nicht entfernt war, Schwierigkeiten.

Über die Erfolge nach primären und sekundären Resektionen belehrt uns TUFFIER[1]. Von 282 Kniegelenkresektionen waren 85% ankylosiert, 15% Schlottergelenke. ERLACHER fand unter 260 geheilten Kniegelenkschußbrüchen, bei denen häufig Aufklappung und 14 Resektionen gemacht waren, 53,5% Ankylosen, 33,9% Schlottergelenke, 74mal stark, 36mal mäßig eingeschränkte Beweglichkeit, 3mal normale Beweglichkeit. JIMENO VIDAL (Spanischer Bürgerkrieg), der ein Feind jeder Resektion ist, erreichte dagegen in einem Sonderlazarett unter 390 Überlebenden und Nichtamputierten in 36,1% eine Beweglichkeit über 110°, eine mehr weniger eingeschränkte Beweglichkeit in 42,5% und hatte Ankylosen in Streckstellung nur in 21,7%. LEHMANN hat im jetzigen Krieg von 27 Reseziertem 19 = 70% geheilt mit erhaltenem Bein, einen mit nachträglicher Amputation, 6 starben trotz Amputation.

---

[1] Leider sind die Todesfälle hier nicht bekannt.

Hinsichtlich der *Militärdienstfähigkeit* nach Kniegelenkschüssen konnte PERTHES unter 300 von Ersatztruppenteilen Entlassenen 28,3% als kriegsverwendungsfähig, 35,3% als garnison- oder arbeitsverwendungsfähig und 36,3% als kriegsunbrauchbar feststellen. THÖLE fand unter 121 geheilten 37,2% kriegsverwendungsfähig, 21,5% garnison- und arbeitsverwendungsfähig und 41,3% kriegsunbrauchbar. Auch hier finden wir einen großen Fortschritt gegenüber dem Deutsch-Französischen Krieg von 1870/71, in welchem nur 6% ein fast vollkommen bewegliches Kniegelenk, 55% eine vollkommene und 18,4% eine bedeutende Versteifung zeigten. Aus dem französischen Sanitätsbericht konnte ich folgende Zahlen errechnen. Von 10794 Kniegelenkschüssen wurden 5837 = 54% irgendwie operiert, 768 = 7,1% amputiert oder exartikuliert, von diesen starben 56 = 7,3%, geheilt ohne ernste Störungen wurden 4241 = 39,3%, mit schweren funktionellen Störungen 5037 = 46,7%.

Die Kriegsbrauchbarkeit hängt zunächst von der *Beweglichkeit* des Gelenks ab. *Vollkommene Beweglichkeit ist nur bei den vollkommen aseptisch heilenden und bei denen ohne Fraktur* — Epiphysenlochschüsse gelten nicht als solche — *zu erzielen.*

Hinsichtlich der *Beweglichkeit* sind die Erfolge der primären aktiven chirurgischen Behandlung besser als die der konservativen. AXHAUSEN erzielte in 65,6% bei primär operierten Fällen volle Beweglichkeit. Auch die Amerikaner JOPSON und POOL erzielten bei 30 primär operierten dasselbe Resultat in 66,6%. HOTZ, der nur mit Incisionen, Drainage und Spülungen behandelte, hatte unter 25 Fällen 1 Todesfall; gute Beweglichkeit nur in 10, mäßige in 6 Fällen und in 5 Fällen ebenfalls Versteifung, obwohl keine Resektion gemacht worden war. KÖNNECKE berechnete bei konservativem Verhalten eine Ankylose in 68,6%, eine teilweise Versteifung in 17,6%. Nur in 7,4% bestand *vollkommene Beweglichkeit.* Eine für das praktische Leben brauchbare Beweglichkeit, d. h. vollkommene Streckung und eine Beugung bis zu 90° wird auch bei manchen Fällen mit milder Infektion erreicht, solange es nicht notwendig war, die Kapsel weit zu öffnen. Selbst längere atypische Gelenkschnitte, die kurze Zeit offen waren und mit Granulation geheilt sind, können noch leidliche Beweglichkeit hinterlassen. Sobald es sich aber um eine schwere Eiterung handelte, bleibt gleichgültig, ob große Arthrotomieschnitte oder multiple Incisionen mit Drainage gemacht wurden, ein fast oder vollkommen versteiftes Kniegelenk zurück. Die Erfahrung lehrt, daß die Patienten mit geringer Beweglichkeit in stehenden oder gehenden Berufen schlechter daran sind. Denn diese Knie neigen zu akut-entzündlichen Schwellungen und sind eigentlich nie ganz schmerzfrei. Es wäre aber falsch, wenn man mit Rücksicht darauf auf eine *Mobilisierung* bei aseptischen oder mild infizierten Gelenken überhaupt verzichten wollte. Heißluftbehandlung, PRIESSNITZsche Umschläge, heiße Bäder, Massage namentlich der Patella und des Quadriceps sind notwendig. Frühe passive Bewegungen sind weniger anzuraten als folgendes Verfahren: Mittels einer Handtuchschlinge wird der Oberschenkel an einem Galgen aufgehängt, so, daß der Unterschenkel frei in der Luft hängt und nun allmählich durch seine eigene Schwere im Kniegelenk abgebogen wird. Hierdurch wird eine allmähliche passive Dehnung des vorderen Gelenkkapselabschnittes und des Quadriceps erreicht. Eventuell kann man durch einen am Unterschenkel nach unten angebrachten Gewichtszug dieses Verfahren unterstützen. Für die *Beugekontrakturen* des Kniegelenks, wie sie fast nie bei Gelenkschüssen, aber als Folge von großen Weichteilverletzungen an der Rückseite oft vorkommen, sei hier das gleiche Verfahren erwähnt, nur mit dem Unterschied, daß die Handtuchschlinge das Bein am Unterschenkel aufhängt, damit das Kniegelenk durch die Schwere allmählich durchgedrückt wird. Gut ist hierfür auch permanente Extension am Unterschenkel oder redressierende Gipsverbände.

Letztere werden in Narkose in der durch Händegewalt erreichten korrigierten Stellung angelegt. Vorne über dem Kniegelenk wird ein Oval, hinten, aber erst nach einigen Tagen, ein einfacher Querschnitt durch den Gipsverband angelegt. In den hinteren Spalt wird ein täglich größeres nasses Korkstück eingeklemmt, durch dessen dehnende Wirkung der hintere Spalt erweitert und damit das Gelenk gestreckt wird.

Sehr gute Erfolge erreicht man auch, allerdings nur bei frischen, leichteren Fällen, durch Anwickeln des Unterschenkels an eine elastische Schiene — starke CRAMERsche Schienen sowie die HEUSNERschen Spiralfederfilzschienen eignen sich gut — an der Seite des Oberschenkels, nach welcher die Bewegung gewünscht wird. Der Unterschenkelteil der Schiene muß vorher so gebogen sein, daß zwischen ihm und dem Unterschenkel eine Entfernung von 5—10 cm besteht. Gut sind ferner die SCHEDEschen Schienen. — *Für die Intensität aller manuellen Bewegungen gilt als Regel, daß die Schmerzen nicht länger als $^1/_2$ Stunde danach dauern dürfen. Praktisch ist der LANGEsche Vorschlag, sie in Blutleere auszuführen.* Neuerdings werden Novocaininfiltrationen warm empfohlen.

Es gilt noch die Kontrakturen und Ankylosen im Gelenk zu besprechen, wenn sie durch obige Maßnahmen nicht behoben werden können.

Bei den Kontrakturen, welche *sekundär* das Gelenk in falsche Stellungen bringen, kommt es auf die Ursache an. Jedoch ist eine strenge Scheidung insofern häufig nicht möglich, als die anderen zunächst nicht betroffenen Gebilde sekundär in Mitleidenschaft gezogen werden. So zieht z. B. eine derbe Hautnarbe später auch eine Schrumpfung der Sehnen, Muskeln und Gelenkkapsel nach sich. Es ist praktisch ein großer Unterschied zwischen den Streckkontrakturen und den Beugekontrakturen zu machen. Bei den Streckkontrakturen, die sowohl nach Oberschenkelschußfrakturen als Kniegelenkschüssen auftreten, *kann* man den Streckapparat und das Gelenk wieder durch Operationsmethoden nach -LEXER, PAYR, LANGE, SCHEDE, HOHMANN unter Einpflanzung von Fett und Fascie durch z-förmige Verlängerung des Quadriceps beweglich machen. Die *Beugekontrakturen* dagegen *müssen* operativ angegangen werden, weil die Leistungsfähigkeit sonst zu große Einbuße leidet. Handelt es sich um lange derbe, tief in die Weichteile der Kniekehle hineinreichende Narben, so ist die Operation gewöhnlich sehr schwierig. Als Folge von mit Eiterung geheilten Operationen von Poplitealaneurysmen findet man sie z. B. häufig. Verletzungen der Gefäße, besonders aber des lateral und oberflächlich liegenden N. peroneus und tibialis können wegen des jede Differenzierung verhindernden Narbengewebes leicht eintreten. Weite Freilegung dieser Gebilde vom Zentrum und der Peripherie aus ist oft nicht zu vermeiden. Die Präparation geschehe immer der Länge nach. Man versuche jedesmal, bevor man weiter in die Tiefe dringt, ob die Streckung nicht möglich ist. Zuweilen läßt sich eine Durchschneidung der Sehnen des Biceps und des Semitendinosus, Semimembranosus und des Gracilis nicht umgehen. Führt auch diese nicht zum Ziel, so bleibt nur noch die von SPITZY empfohlene quere Durchtrennung der hinteren Gelenkkapsel dicht über dem oberen Ende der Femurkondylen. Das schwierigste bleibt nun die Deckung des Hautdefektes. Am meisten hat sich selbst bei Längen von 20 cm bewährt, durch zwei seitliche Entspannungsschnitte je einen Brückenlappen zu bilden, sie durch Abpräparieren von der Unterlage nach der Mitte zu verschieben und hier durch Nähte zu vereinigen. Die Lappen müssen etwa $^3/_4$ Hand breit sein; die Stiele müssen um so breiter sein, je länger der Lappen ist. Die beiden seitlichen Defekte werden gleich nach THIERSCH oder REVERDIN gedeckt.

Zum Schluß sei noch hingewiesen auf die *Simulation* von Beugekontrakturen des Kniegelenks, die man am besten dadurch entlarvt, daß man die Patienten eine Bauchlage einnehmen läßt. Wenn derselbe Winkel stundenlang eingehalten wird, dann liegt entweder eine organische oder psychogene Kontraktur vor. Denn ein gewöhnlicher Mensch kann eine derartige Zwangstellung nicht stundenlang innehalten.

Fehlerhaft gestellte *knöcherne* Ankylosen verlangen die Osteotomie, die zweckmäßig am Oberschenkel ausgeführt wird, damit die Infektion nicht wieder aufflackert.

e) Verletzungen des Unterschenkels.

Die Hauptweichteilmasse des Unterschenkels wird durch die Wade dargestellt. Dicke, sehr blutreiche Muskeln liegen hier in dreifacher Lage übereinander. Mechanische Zerstörung durch das Geschoß und Infektion finden daher besonders günstige Verhältnisse. Wohl gibt es glatte Wadenschüsse, welche innerhalb von 10—14 Tagen reaktionslos heilen. Aber durchschnittlich stellen sich hier selbst bei anfänglich harmlosen Schüssen besonders gern Wundkomplikationen ein, wahrscheinlich dadurch begründet, daß die Verwundeten anfangs häufig noch herumzugehen versuchen, und daß die Bekleidungsstücke und die Haut dieser Gliedmaßen den Verunreinigungen ganz besonders ausgesetzt sind. Tetanus wurde vor der prophylaktischen Impfung im I. Weltkrieg oft von Unterschenkelwunden ausgehend registriert. Auch das Gasödem trat oft auf und meistens in besonders schwerer Form, wohl weil am Unterschenkel häufig Gefäßzerreißungen mit im Spiele sind. Man fühle grundsätzlich bei jeder Verwundung nach dem Puls in der Tibialis postica und in der Dorsalis pedis und vergleiche ihn mit der anderen Seite, behalte aber in Erinnerung, daß auch erhaltener Puls nicht gegen die Gefäßverletzung spricht. Man achte daher auf das Vorhandensein bzw. die Ausbildung eines Hämatoms und auf Gefäßgeräusche und zögere nicht zu lange mit der Freilegung der Hauptarterien. Hier kommt, wenn es sich nicht um eine Verletzung von beiden Hauptarterien handelt, durchschnittlich nur die Ligatur, nicht die Naht in Betracht (s. S. 170 f.). *Primäre Gangrän kommt am Unterschenkel am häufigsten von allen Gliedmaßen in Frage, besonders bei Verletzungen des unteren Drittels.* Das hängt wohl damit zusammen, daß die sehr starke Fascie zusammen mit dem intermuskulären Hämatom einen großen Druck ausübt, welcher die Entwicklung von Kollateralen hemmt. Oft ist sie dadurch bedingt, daß die Membrana interossa getroffen ist, auf der die A. tibialis antica und postica verläuft. Desgleichen zögere man nicht mit Incisionen bei beginnender Infektion, weil sie schnell Fortschritte macht und sich wegen der dicken Muskulatur spät auf die Haut projiziert. Wärme der Haut ist oft das erste Anzeichen. Auch bei Querschüssen sind genau wie am Oberschenkel lange Incisionen an der Rückseite zu machen. Querdrainagen führen nicht zum Ziel.

Bei allen, auch den harmlosesten Wadenschüssen ist eine Feststellung des Unterschenkels im Knie- und Fußgelenk notwendig, da die Wadenmuskeln zum Teil über das Knie, zum Teil über das Fußgelenk hinwegziehen. Bei Verletzungen der Streckmuskulatur genügt die Fixierung des Fußgelenks allein. Gewöhnlich werden die Wadenschüsse in der VOLKMANNschen Schiene fixiert. Das ist schädlich, weil die Wunde dann aufliegt und gedrückt wird. Jeder Druck stört die Zirkulation und begünstigt die Infektion. Praktischer ist eine dorsale CRAMERsche Schiene, welche an einem Galgen aufgehängt wird, oder Lagerung des dorsal fixierten Unterschenkels auf zwei aus CRAMERschen Schienen hergestellten Querrasten, welche so in den Verband festgewickelt werden, daß sie die Wundgegend freilassen (s. Abb. 103, S. 347). Durch Unterschieben einer Rolle dicht oberhalb des Hackens ist das schon beim ersten Transport zu beachten, der immer ein liegender sein muß. Dagegen ist oft gefehlt worden. Auf die Gefahr der Entstehung eines *Spitzfußes* ist bei Wadenschüssen mit größeren Muskeldefekten besonders aufmerksam zu machen. Sie besteht während der *ganzen* Behandlung; ihr muß also *monatelang* vorgebeugt werden, solange der Heilungsprozeß dauert.

Die *Schußfrakturen* können einen oder beide Knochen betreffen. Lochschüsse am *Wadenbein* kommen nur am Malleolus externus vor. Sonst ist dieser Knochen auch an den Metaphysen mit einer zu starken Corticalis und zu geringer Spongiosa ausgestattet; sodann ist seine kantige Form nicht dafür geeignet. Die Splitterungen sind gewöhnlich nicht sehr ausgedehnt. Bemerkenswert ist, daß wir gerade am Wadenbein bei Frakturen beider Unterschenkelknochen nicht gar so selten zwei räumlich weit voneinander getrennte Brüche zu sehen bekommen, von denen der eine, weil mit dem Schußkanal nicht zusammenhängend, eine indirekte Fraktur ist. Der Sitz dieser ist gewöhnlich eine Stelle etwa 4—5 cm unterhalb des Köpfchens oder 5—10 cm oberhalb der Spitze des Malleolus externus. Ähnlich der Luxation des Radiusköpfchens bei Brüchen des oberen Ellenendes kommen auch hier zuweilen Luxationen des Wadenbeinköpfchens bei Tibiakopffrakturen bzw. dann vor, wenn das Geschoß durch den obersten Teil der Membrana interossea geht. Auf die häufige Verletzung des N. peroneus bei Brüchen des obersten Knochenendes sei hingewiesen.

Entsprechend seiner Größe und seines Wertes für die Belastung sind die Verletzungen des Schienbeins bedeutungsvoller. Eine besondere Stellung nehmen die *Schienbeinkopffrakturen* ein, die oft isoliert vorkommen. So günstig die häufigen glatten Lochschüsse verlaufen, die zuweilen nicht einmal für kurze Zeit die Belastungsfähigkeit aufheben, so ungünstig sind alle richtigen Frakturen. Fast nur aus Spongiosa bestehend kommt es nie zu einer Aufteilung in kleine Splitter, wie wir es an den Diaphysen zu sehen gewohnt sind. Entweder gehen Spalten durch den Kopf, so daß dieser in mehrere größere Fragmente geteilt wird. Häufig findet dadurch eine starke Verkürzung oder Verbreiterung statt. Oder die Zertrümmerung der spongiösen Substanz ist eine sehr hochgradige, während die Corticalis im großen und ganzen ihren Zusammenhang noch gewahrt hat (s. Abb. 98, S. 331). Schon die subcutanen Friedensfrakturen des Tibiakopfes zeigen eine starke Neigung zur verlangsamten oder mangelhaften Konsolidation. Zu diesem Umstand kommt bei den Schußfrakturen noch die Gefahr der Infektion des Kniegelenks hinzu. In der Mehrzahl der Fälle gehen primäre Sprünge des Knochens ins Gelenk, so daß eine gleichzeitige Gelenkverletzung vorliegt; bei den anderen droht die immer bestehende Möglichkeit des Überspringens der Infektion. Die Infektion selbst ist viel ernster zu bewerten, weil sie sich rasch von Masche zu Masche des bienenwabenartigen Gewebes ausbreitet. Die Erkenntnis der durch sie bedingten pathologischen Zustände ist anfangs nicht leicht, solange eine eitrige Einschmelzung noch nicht vorliegt. Denn das Gewebe sieht schwarzrot aus infolge der stattgehabten Blutung, und bekommt später erst einen grauen Farbenton. Schwere, zur Allgemeininfektion neigende Fälle zeigen oft dieses Aussehen des Knochens, mit dem sich Trockenheit zu verbinden pflegt. Zuweilen entscheidet der Widerstand gegenüber dem scharfen Löffel, ob es sich schon um in Nekrose begriffenes Gewebe handelt. Doch muß man gerade bei der Spongiosa mit zu starkem Auskratzen vorsichtig sein, weil ihre Nachgiebigkeit individuell verschieden ist. Da, wo Eiterung eintritt, ist die Ableitung schwierig, ja eigentlich unmöglich. Wenn die hintere Schale intakt ist, dann steht in dem ausgehöhlten Tibiakopf trotz häufigen Verbandwechsels dauernd ein See von Eiter. Hier hilft nur die offene verbandlose Wundbehandlung[1] nach breiter Freilegung und Fortnahme der zertrümmerten Knochenpartien. Denn vorübergehende Bauchlage wird nur kurze Zeit von den Verwundeten vertragen. Ist die hintere Schienbeinfläche nicht unversehrt, so muß mit Kniekehlen- und Wadenabscessen gerechnet werden. Ihre Eröffnung und Drainierung ist wegen der A. poplitea und ihrer

---

[1] Abwechselnd mit halboffener feuchter.

Teilung schwierig. Jedenfalls sind Drainrohre hier zu vermeiden. Praktischer ist es, sich von der Innenseite an diese Eiterungen heranzuarbeiten, indem man den Condylus am Übergang zur Hinterfläche freilegt und eventuell etwas der Quere nach abmeißelt. Die Diagnose ist ebenfalls schwierig, gewöhnlich nur mit Wahrscheinlichkeit zu stellen. Denn Schwellung und Ödem können durch die infizierte Fraktur allein ebenso wie durch eine Thrombose der Vena poplitea bzw. ihre Äste hervorgerufen werden. Abwarten bis zum Eintritt von Fulktuation ist nicht angebracht. — Wenn eine Eiterung im Kniegelenk hinzutritt, die sich nicht auf den vorderen Recessus beschränkt, so kommt die *Amputation* meistens sofort in Frage, sobald bei einer Resektion der ganze

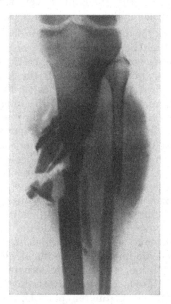

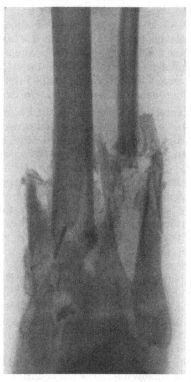

Abb. 101. Nahschuß. Infanteriegeschoß. Das Auf- brechen der Splitterzone nach dem Ausschuß zu deutlich zu sehen. An der Fibula eine einfache Schrägfraktur.

Abb. 102. Nahschuß durch Dballe. Einschuß 15 cm über dem äußeren Knöchel. Ausschuß weitklaffende bis zur Fußsohle reichende Wunde, mit Knochensplittern. Fuß- gelenk eröffnet. Schwere Infektion. Geheilt nach ¹/₂ Jahr mit Versteifung des Fußgelenks.

(Nach GULEKE-DIETLEN: Kriegschirurgischer Röntgenatlas 1917.)

Kopf fortgenommen werden müßte. Denn der Tibiaschaft gibt keine gute Stützfläche und ist zur Synostose nicht geeignet; es entsteht infolgedessen, obwohl die Diastase an sich nicht besonders groß ist (5—6 cm), fast immer ein Schlottergelenk. Auch die Schußfraktur des *unteren Schienbeinviertels* nimmt eine besondere Stellung ein. Sie ist sehr häufig mit Wadenbeinfrakturen ver- gesellschaftet und zeigt sich, abgesehen von den reinen Epiphysenlochschüssen, gern in der Form schwerer Zertrümmerungsfrakturen (s. Abb. 102). Wenn die- selben heilen, so finden wir jene charakteristischen Verdickungen von einem Durchmesser, welcher den Umfang in Wadenhöhe beträchtlich übertrifft und dem Bein ein elephantiastisches Aussehen gibt. Die Betastung ergibt, daß es sich um reine Knochenmassen handelt. Eine Beteiligung des Fußgelenks ist häufig dabei.

Die Schaftfrakturen können genau wie die anderer Knochen alle Bruchformen zeigen. Auffallend sind gerade am Schienbein die ausgeprägten Längsfissuren, die von der Bruchstelle ausgehen. Die Hautwunden über ihnen sind fast immer große, auch bei Gewehrschüssen: entweder sind es beim Auftreffen von vorn oder seitlich verursachte Platzwunden, weil die dünnen Weichteile über der Schienbeinkante gespannt sind, oder sie sind durch die herausgeschleuderten Knochensplitter entstanden.

Bei den Schußfrakturen beider Knochen tritt ohne besondere Infektion in einem nicht kleinen Prozentsatz Gangrän des Fußes auf, weil die beiden Arteriae tibiales verletzt sind. Der Unterschied gegenüber den Frakturen beider Vorderarmknochen ist sehr in die Augen fallend. Er ist meines Erachtens anatomisch dadurch begründet, daß die beiden Hauptarterien beim Unterschenkel auf dem Lig. interosseum liegen, somit also bei jedem Schuß, welcher diese Membran schädigt, verletzt werden können. Auch für die häufige Gangrän bei reinen Weichteilschüssen dürfte dieses Moment mitspielen. Bei Stellung der Prognose achte man daher immer auf das Vorhandensein der Pulse.

Für die *Fixation* der Unterschenkelfrakturen wurde im I. Weltkrieg meistens, namentlich für den ersten Transport, die VOLKMANNsche Schiene angewandt. Das Urteil einzelner Chirurgen, sie für Unterschenkelverletzungen vollkommen auszuschalten und durch CRA

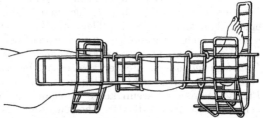

Abb. 103. CRAMERsche Lagerungsschiene für Unterschenkelfrakturen nach PEISER. (Aus V.SAAR-FRANZ: Ärztliche Behelfstechnik. Berlin 1923.)

MERsche Schienen zu ersetzen, erscheint nicht unberechtigt. Jeder Druck auf die Wade ist vom Übel. Dem Patienten muß eine dorsale Schiene gegeben werden und der Druck durch Aufhängen oder für den Transport durch Querrasten vermieden werden. Genau wie bei den Friedensfrakturen hatte die Extension zunächst weniger Anhänger gefunden als am Oberschenkel. Nachdem sich nun aber die Drahtextension eingebürgert hat, muß sie in allen Fällen empfohlen werden, und zwar am Calcaneus, um mit Sicherheit Gelenkinfektionen, wie sie an den Malleolen vorkommen können, zu vermeiden. Der Ort ist die Mitte zwischen Malleolus externus und Fußsohle, ein Finger breit nach hinten von ersterem. Als Lagerungsschiene wird am meisten die BÖHLERsche Schiene benutzt[1]. Da, wo sehr ausgedehnte Weichteilwunden an der Wade die BÖHLERsche Schiene nicht erlauben, wird man das Bein in Semiflexion bei gleichzeitiger Drahtextension mittels dorsaler Gips- oder dorsaler CRAMER-Schiene am Galgen aufhängen. Da, wo wegen der Wunden weder BÖHLER- noch dorsale Schiene möglich ist, kommt obenstehender Verband mit seitlichen CRAMER-Schienen zur Anwendung. Die Belastung beträgt 6—8 Pfund. Die Drahtextension kann nicht bis zur Konsolidation in der Ferse steckenbleiben (durchschnittlich 6 Wochen, 10—12 Wochen längste Frist). Lagerung auf BRAUN-Schiene im Gipsverband sowie die großen Bügelgipsverbände sind nicht zu empfehlen, obwohl sie sehr oft angewandt worden sind. Denn erstens führen sie fast immer zu Verkürzungen; zweitens — und das ist das Schlimmere, weil die Fixation dadurch schlecht wird — kommen in ihnen leicht Verbiegungen im Sinne des Crus varum oder valgum zustande. Hier ist die *Knochenschwebe-*

---

[1] Natürlich mit Aussparung der Bindenunterlage an der Wadenwunde zwecks Vermeidung des schädlichen Druckes.

lagerung nach KLAPP angebracht. Man denke ja an frühzeitige passive Bewegungen im Gelenk durch den Patienten selbst, indem er an einer Schnur zieht, welche über einer Rolle zur vertikalen Fußsuspension mittels Trikotschlauchstrumpf geht. Der Verfassung des Mittelfußes und der Zehen ist dauernde Aufmerksamkeit von seiten des Arztes zuzuwenden. Passive Bewegungen durch ihn bei jeder Visite sind notwendig. Um Reinfraktionen und Verbiegungen zu verhüten, gebe man den Patienten beim Aufstehen zunächst immer Gipshülsen mit einem, den Fuß entlastenden Gehbügel aus starkem Bandeisen. Aber man lasse die Patienten nicht früher aufstehen als bis eine Konsolidation des Bruches eingetreten ist.

Mit Rücksicht auf die bedeutenden Erfolge (s. unten) sei hier die Behandlung JIMENO VIDALs in einem Sonderlazarett angeführt. Die *Wundbehandlung* war entweder verbandlos oder okklusiv in ungepolstertem Gipsverband. Die Okklusivbehandlung führte er unter 664 Fällen 327mal mit gutem Erfolg aus. Er machte sie nur bei punktförmigen Wunden oder solchen ohne Entzündung, aber auch nach operativer Wundherrichtung. Selbst sehr große Wunden an der Wade behandelt er so. Denn bei gefensterten Verbänden kommt es hierbei immer zu einem Fensterödem und schlechter Wundheilung. Bei starker Absonderung macht er mehrere zweipfennigstückgroße Löcher in den Gipsverband. *Er hält es zum Unterschied von unseren Erfahrungen im Weltkrieg für falsch, die Wade ohne Unterlage zu lassen.* Ferner spaltet er die Wadenabscesse auch nicht an der Rückseite, sondern geht seitlich zwischen den einzelnen Muskellagen ein. Die *Fixation* macht er, wenn keine Verschiebung vorliegt, im ungepolsterten Gipsverband von der Mitte des Oberschenkels bis zu den Zehenspitzen. Bei Verschiebungen im oberen Drittel wendet er einen Dauerzug von 3—6 kg für 4—6 Wochen am Fersenbein an. In den anderen Fällen wendet er unter Nagelzug am Fersenbein den Schraubenzugapparat nach BÖHLER an, schlägt nach Richtigstellung unter Röntgenkontrolle einen zweiten Nagel durch die Tuberositas tibiae und gipst dann ein. Diesen Transfixationsverband hält er für den besten. Er ergab ihm am wenigsten Komplikationen und die kürzeste Heildauer. Hochlagerung auf BRAUNscher Schiene.

Die *Prognose* der Schußfrakturen ist nach den Oberschenkelschüssen die ernsteste der Gliedmaßenverletzungen.

Nach einer Statistik HALPERNs aus dem I. Weltkrieg über 10736 Verletzte einschließlich der Gelenkschüsse starben auf Hauptverbandplätzen 666 = 6,2%. Der *amerikanische* Sanitätsbericht verzeichnet auf 5084 Unterschenkelschußfrakturen 11,5% Todesfälle und im Gegensatz dazu bei 7091 „Non battle"-Frakturen nur 1% (Tabelle 31), bei 2471 Schußfrakturen des Schienbeins allein 10,2%, bei 3381 „Non battle"-Frakturen aber nur 1,2%, bei 1013 Schußfrakturen des Wadenbeins allein 5,4%, bei 3666 „Non battle"-Frakturen aber nur 0,6%. Demnach trifft die deutsche Schätzung von MARTENS auf 12% Mortalität ungefähr zu. Amputiert wurden bei den Amerikanern 9,8% mit 4,1% Mortalität. Und zwar wurden 58,5% in den ersten 3 Tagen, 63,5% vom 1.—7. Tage, 3,4% vom 8.—15. Tage, 5,3% vom 16.—31. Tage, 7,1% vom 2.—6. Monat und noch 24,1% später innerhalb von 4 Jahren gemacht.

Das letztere ist bedeutungsvoll. Denn es zeigt, daß chronische Infektion oder aber die Einsicht von der Unbrauchbarkeit des Gliedes noch nach ½ Jahr die Amputation verlangen. Die Gefährlichkeit der Frakturen des unteren Drittels führte viele englische Chirurgen dazu, die Amputation oft und früh in Betracht zu ziehen. *Es zeigt sich also am Unterschenkel ebenso wie am Oberschenkel, daß übertriebener Konservativismus hier schlecht am Platz ist.*

Aus dem *französischen* Sanitätsbericht konnte ich allerdings nur für Etappen- und Heimatlazarette folgende Zahlen errechnen: Von 54911 Fällen starben 3582 = 6,5%, wurden irgendwie operiert 22506 = 49,9%, wurden 8129 = 11,1% (!) amputiert, von diesen starben 68 = 0,8%, wurden geheilt ohne wesentliche Störungen 25290 = 46,6%, mit ernsten Störungen 17217 = 31,3%. PERTHES berechnet, daß ²/₃ der Schußfrakturen wieder dienstfähig werden, und zwar davon 30,5% kriegsverwendungsfähig, 35,6% garnison- und arbeitsfähig (auf 505 geheilte Fälle). Glänzende Resultate erzielte Jimeno Vidal in einem Sonder-lazarett des Spanischen Bürgerkrieges. Von 777 Unterschenkelschußbrüchen starben nur 1,5%, amputiert wurden 0,64%. Die Verkürzungen betrugen bei frisch eingelieferten Fällen durchschnittlich 5—10 mm, bei älteren bis höchstens 30 mm. Keine Verkürzung und Achsenknickung bestand in 63,8%. Im jetzigen Krieg hatte Wustmann in einem Sonderlazarett unter 365 Unterschenkelschußbrüchen, von denen 80,7% infiziert waren, keinen Todesfall, amputiert wurden 4 = 1,1%.

Die reaktionslosen Heilungen beschränken sich fast ausschließlich auf die Lochschüsse der Epiphysen. Denn die Schaftbrüche haben durchschnittlich wegen ihrer großen Weichteilwunden keinen glatten Verlauf. Die Konsolida-tionsdauer ist daher eine lange; sie schwankt zwischen 3 Monaten und 1 Jahr. Durchschnittlich beträgt sie bei den Splitterbrüchen 4—8 Monate.

Die Vermeidung des Spitzfußes ist ebenso angezeigt wie die des Pes abductus oder adductus und der Zehenverkrümmungen, welche auch gewöhnlich durch unrichtig angelegte Dauerverbände zustande kommen. Doch werden sie zu-weilen durch schwere Eiterungen der Beuge- oder Strecksehnen, welche über das Gelenk nach unten gehen, hervorgerufen. *Pseudarthrosen* kommen am Unter-schenkel seltener vor.

Die *Heilungen* der reinen *Weichteilschüsse* erfordern ebenfalls lange Zeit. Monatelanges Krankenlager ist bei ihnen nicht selten. Selbst kleinere Wunden in der Gegend der Schienbeinkante heilen auffallend langsam. Der Grund ist in den ungünstigen Abflußverhältnissen für das Blut und die Lymphe zu sehen, die sofort in die Erscheinung treten, sobald das Bein herunterhängt. Man soll die Verwundeten daher möglichst lange mit hochgelagertem Bein zu Bett liegen lassen, eine Maßnahme, die nur zu oft von ihnen nicht befolgt wird. Frühzeitige Transplantationen, Teilung der großen Wundfläche nach Sprengel (s. S. 103) und Lappenplastiken vom anderen Bein sind auch bei kleineren Wunden in Erwägung zu ziehen. Vor allem sind Sekundärnähte nicht zu vergessen. Große Substanzverluste der Streckmuskulatur heilen durchschnittlich mit auffallend guter späterer Funktion, solange der sehnige Teil nicht betroffen ist. Die Spät-schädigungen nach Defekten der Beugemuskulatur sind viel ernster zu bewerten. Wenn es gelingt, den Spitzfuß zu verhüten, so ist das meistens mit einer Steifigkeit im Fußgelenk erkauft; aber mit ihr ist der Gehakt besser als mit Spitzfuß.

f) Verletzungen der Fußgelenke und des Fersenbeins.

Wir müssen hier zwischen den verschiedenen Gelenken unterscheiden, erstens dem oberen Sprunggelenk, zwischen Unterschenkel und Talus, zweitens dem unteren Sprunggelenk, welches sich aus dem Gelenk zwischen Talus und Cal-caneus und dem zwischen Talus und Naviculare zusammensetzt, drittens dem Chopartschen Gelenk zwischen Talus und Calcaneus einerseits und Naviculare sowie Cuboideum andererseits; viertens dem Lisfrancschen Gelenk zwischen den Cuneiformia und dem Cuboideum einerseits, und den Metatarsalköpfchen andererseits und ferner den Gelenken zwischen allen einzelnen Fußwurzel-, Metatarsal- und Phalangenknochen. Oberes und unteres Sprung- sowie das Chopartsche Gelenk bilden bei Schußverletzungen in gewissen Fällen eine Einheit, weil sie durch einen Schuß gemeinschaftlich betroffen werden, sei es, daß es sich um Lochschüsse oder Frakturen handelt. Rinnenschüsse an den Außenflächen der Malleolen, von vorn nach hinten, ja selbst Frakturen können *ohne* Eröffnung des Gelenks verlaufen. In dieser Hinsicht verhält sich der Malleolus externus günstiger als der internus. Glatte Quer- oder sagittale oder Schiefschüsse durch die untere Schienbeinepiphyse dicht über dem Gelenk sind oft beobachtet worden, ohne daß das Gelenk eröffnet ist. Andrerseits sind die extrakapsulären Splitterfrakturen des unteren Schienbeindrittels deswegen gefährlich, weil fast immer Fissuren bis zur Gelenkhöhle gehen.

Die Diagnose der Fußgelenkschüsse ist meistens einfach, da diese Gelenke nur von wenig Weichteilen bedeckt sind. Auf die scheinbar oberflächlichen Streifschüsse, besonders an der Vorderfläche, welche häufig das Gelenk nur an einer kleinen winzigen Stelle eröffnen, sei hingewiesen. Von ihnen kommen nicht selten Spätinfektionen zustande. Ich konnte eine solche noch nach 22 Tagen beobachten. Breite Eröffnungen des Gelenks sind häufig. Besonders reißen größere Granatsplitter nicht selten von hinten her größere Teile des Talus und Calcaneus mit den Weichteilen fort. Hingewiesen sei auf diejenigen Fuß- gelenkschüsse, welche mit einer Calcaneusfraktur kombiniert sind, sowie auf die isolierten *Calcaneusschüsse*. In vielen Fällen wird diese Komplikation übersehen. Sie ist bedeutungslos bei den häufigen glatten Lochschüssen, nicht aber bei den- jenigen Frakturen, wo der Calcaneus in einzelne Fragmente geteilt wird. Bei seit- licher Betrachtung sowie von vorn fällt nicht viel auf. Vergleicht man aber beide Fersenbeingegenden von hinten, so nimmt man Verbreiterung zuweilen auch Erhöhung der betroffenen deutlich wahr, ähnlich den Friedenskompressions- brüchen. Wenn man mit Daumen und Zeigefinger auf die beiden Seitenflächen drückt, so entsteht starker Schmerz. Eine andere Form der *Calcaneusfraktur* tritt zuweilen in der Art ein, daß eine annähernde Querbruchlinie vorliegt und nun die obere Hälfte durch den Tendo Achillis nach oben gezogen wird. Daneben gibt es sehr ausgedehnte, tiefgehende breite Rinnenschüsse. MAGNUS und ZUR VERTH haben im I. Weltkrieg mehrfach Kompressionsbrüche bei Matrosen, die auf Verdeck standen, dadurch zustande kommen sehen, daß Granaten im Schiffs- innern explodierten und das Verdeck plötzlich in die Höhe hoben[1].

Die *Weichteil*wunden der Fußgelenk- und Hackengegend trachte man so früh als möglich mit etappenweisen Sekundärnähten zu verkleinern, mit REVERDINschen Läppchen zu bedecken oder, besonders an letzterer, gestielte Hautlappen vom anderen Bein heraufzubringen. Besonders störend ist eine nicht seltene meistens durch Granatsplitter veranlaßte rinnenförmige quere Weichteilgelenkwunde auf der Fußsohle an der Stelle, wo der Calcaneus an das Cuboideum grenzt. Bei offener Wundbehandlung nach primärer Wund- revision pflegt dieses Gelenk keine schwereren Infektionserscheinungen darzu- bieten. Allein die spätere Vernarbung macht unendliche Schwierigkeiten und kommt häufig nicht zustande, so daß die Patienten aus diesem Grunde allein die Amputation und nicht mit Unrecht wünschen. Denn es geht nun quer über die Fußsohle bis auf den Knochen eine tiefe mit schlechten Granulationen gefüllte Wunde, deren Hautränder eingekrempelt sind und die sich meistens weder durch Lappenplastik vom anderen Bein noch auch durch Verschiebung decken läßt. Es bleibt dann allein der Pirogoff übrig, da selbst für die Exarticu- latio subtalo nach MALGAIGNE zu wenig Haut da ist. Daher achte man gerade bei diesen Schüssen auf frühzeitige Maßnahmen zur Verbesserung der Wunde zu einer Zeit, wo sie noch möglich sind. Lappendrehungen von der Innenseite des Fußes sind durchschnittlich eher erfolgversprechend als von der Außenseite.

Die *primäre* Behandlung richtet sich nach den gewöhnlichen im Allgemeinen Teil genauer beschriebenen Grundsätzen. *Bei allen kalibergroßen Infanterie- durchschüssen wird man auch bei Knochenfrakturen konservativ behandeln.* Bei Splitterwunden, auch bei den kleinen, wird man dagegen gerade am oberen Sprunggelenk gut tun, sie bis zur Gelenkkapsel zu verfolgen, die lädierte Kapsel-

---

[1] Im jetzigen Krieg sind derartige Frakturen auch bei auf Lastkraftwagen stehenden Soldaten beobachtet worden, wenn unter dem Boden desselben Granaten einschlugen, und sie sind typisch für die Explosionswirkung von Landminen, auf die der Soldat oder das Fuhrwerk stößt. Sie betreffen fast immer beide Füße bzw. Unterschenkel. Es sind stumpfe Verletzungen, während die Splitter sich auf den Oberkörper, sehr häufig die Augen auswirken.

und Synovialispartie zu excidieren und nach Spülung und prophylaktischer Phenolcampher- oder Rivanolinstillation durch Naht zu verschließen. Denn von den durch den Splitter mitgerissenen Strumpfpartikeln kann leicht eine Infektion ausgehen. Kleine oberflächliche Knochen- oder Knorpelstücke werden entfernt, die betreffenden Stellen geglättet. Diese Maßnahmen kommen nur für das Talocruralgelenk mit seinem größeren Gelenkraum und der beweglicheren Gelenkkapsel in Frage. Die anderen haben eine zu straffe Kapsel. Wohl wird man ihre Ränder ausschneiden, aber eine Kapselnaht ist unmöglich. Deswegen schließe man die Gelenke durch Hautnaht ohne Drain ab, eventuell unter Lappenverschiebung. *Aber es ist eine auffällige Erfahrung, daß Verletzungen dieser Fußgelenke mit offener oder halboffener feuchter Behandlung oft ohne besondere Infektion günstig verlaufen.* Sobald gröbere Frakturen des oberen Sprunggelenks — Lochschüsse sind konservativ zu behandeln — vorliegen, mache man eine Resektion der Malleolen, wenn es sich um diese handelt, mit Anfrischung des Talus nach typischer LANGENBECKscher Methode. Wenn aber ein Splitterbruch des *Talus* allein vorliegt, so entferne man diesen in toto vom S. 260 angegebenen Schnitt. Bei Frakturen des Naviculare und der Cuneiformia ist ebenfalls ihre totale Entfernung zu empfehlen. Denn bei stehenbleibenden Resten vereitern die benachbarten Gelenke doch meistens. Nur am Calcaneus kann man Resektionen machen und versuchen, das Tuber zu erhalten; desgleichen am Cuboideum. Die Resektionen macht man am besten mit dem Meißel. Die von vielen Chirurgen am unteren Sprunggelenk geübte Zurückhaltung ergibt meistens nur sehr langwierige, durch schwere Sehnenscheideneiterungen der Fußsohle bedingte Behandlung mit fraglichem Erfolge und meistens Verkrüppelungen der Füße. Die Rücksicht auf die spätere Belastungsmöglichkeit verlangt oft, daß man sich nicht mit der Herausnahme der verletzten Knochen begnügt, sondern auch von den gesunden so viel fortnimmt, daß später weder ein Pes abductus noch adductus zustande kommt. Das Wie? muß in jedem einzelnen Fall entschieden werden. Im allgemeinen läßt sich sagen, daß diese kleinen spongiösen Knochen sich schlecht zu Resektionen eignen, und einmal frakturiert, besser ganz entfernt werden.

Angeschlossen sei die Besprechung von denjenigen Verletzungen, bei welchen der *Calcaneus* und häufig auch der *Talus* zusammen mit den Weichteilen oder ohne diese, doch so, daß sie lappenförmig aufgeklappt werden, in größerem Umfang fortgerissen wird. Hierbei findet sehr häufig eine gleichzeitige Verletzung des Talocruralgelenks und Talocalcaneal- oder des Calcaneocuboidgelenks oder auch beider statt. Diese Verletzungen geben bei offener Wundbehandlung hinsichtlich der Infektion meistens keine schlechte Prognose. Aber bei großem Weichteildefekt, besonders wenn es sich um die ganze Fersenkappe handelt, sind die Spätresultate schlecht, so daß die primäre Amputation in Frage kommt.

Andererseits ist z. B. bei Zertrümmerung von *Talus* und Oberfläche des *Calcaneus* eine horizontale Resektion dieses Knochens sehr geeignet, wenn die Malleolengabel erhalten ist. Zwischen den Splitterfrakturen des Talus und Calcaneus muß die primäre Behandlung einen großen Unterschied machen; den ersteren entferne man bei Frakturen und breiter hinterer Gelenkeröffnung immer vollkommen, den zweiten versuche man nach Reinigung und Glättung des Knochenkanals möglichst zu erhalten, sofern die noch erhaltenen Weichteile eine spätere gute Deckung wahrscheinlich machen. Denn nur zu oft findet von den Resten aus eine nicht schlechte Regeneration des Fersenbeins sogar mit Knochenhöcker statt.

Die *primäre* Entfernung der Steckgeschosse innerhalb der ersten 48 Stunden ist besonders angezeigt, wenn sie frei in der Gelenkhöhle oder in den oberflächlichen Schichten der einzelnen Knochen so liegen, daß der kurze Schußkanal direkt auf sie führt. Den tief im Knochen liegenden gegenüber sei man auch hier wie anderswo zuwartend.

An den Fußgelenken muß man bei der Wundrevision auch auf die häufigen Verletzungen der *Sehnen* achten. Eine Sehnennaht kommt überall da in Frage, wo sie nachher mit Haut gedeckt werden kann, sei es durch Vereinigung der Hautwundränder oder dadurch, daß man zunächst einen Hautwundrand um die Sehne herumrollt und sie vor der Eintrocknung und Vereiterung schützt. Wo das nicht möglich ist, lasse man die angefrischte Sehne nicht in ihr Fach unter die Haut zurückschlüpfen, weil es sonst leicht zu Sehnenscheiden- phlegmonen kommt, sondern fixiere sie im Wundgebiet.

Die *Infektionen* im oberen Sprunggelenk sind häufig viel leichter festzustellen als an anderen Gelenken, weil sie sich durch die typischen Symptome der Rötung und Schwellung kennzeichnen. Es kommt zu einer diffusen Schwellung der ganzen Fußgelenkgegend, der unteren Unterschenkelhälfte und des Fußes ver- bunden mit großer spontaner und Bewegungsschmerzhaftigkeit. Die sonst für die Gelenkergüsse typischen Anschwellungen zu beiden Seiten der Sehne des M. extensor digitorum communis und der Tendo Achillis findet man bei den mehr schleichenden, subakut verlaufenden Infektionen. Doch kommt nach schweren Verletzungen mit Frakturen der Fußgelenkgegend auch ohne Gelenk- infektion ein starkes kollaterales Ödem, eventuell mit Rötung infolge von Blut- erguß vor, so daß eine genaue Beachtung des Allgemeinzustandes und der spon- tanen Schmerzhaftigkeit von Wichtigkeit ist. Eine Probepunktion gibt oft Auf- schluß. Man sticht die Kanüle am Innenrand eines Malleolus an der Vorder- seite bis auf den Knochen hinein und zieht sie dann etwas zurück. Denn der Gelenkhohlraum ist nur klein. Wenn die Gelenkeiterung sichergestellt ist, macht man die hintere Gelenkdrainage.

PAYRS *Methode der hinteren Gelenkdrainage.* 6 cm langer Hautschnitt zwischen Peroneus- sehne und Achillessehne. Durchtrennung des Retinaculum superius der ersteren, Ein- kerbung des Lig. calcaneofibulare. Unter starker Dorsalflexion des Fußes und medialer Verziehung der Achillessehne wird die Kapsel durch Querschnitt $1^1/_4$ cm oberhalb der Fibulaspitze eingeschnitten. Man hüte sich tiefer zu gehen, weil man sonst leicht in das untere Sprunggelenk zwischen Talus und Calcaneus kommt. Ein medialer Schnitt an der Hinterseite empfiehlt sich nicht wegen der leichten Verletzung und der späteren Arrosion der A. tibialis postica. Der Versuch, den Gelenkinfekt zunächst mit Füllung von Phenol- campher zu behandeln, ist nicht zu empfehlen; er führt gewöhnlich nicht zum Ziel.

Unter Umständen fügt man 2 vordere 5—6 cm lange Schnitte durch Haut und Gelenkkapsel zu beiden Seiten der Sehne des Extensor digit. communis hinzu, drainiert nach hinten und behandelt offen mit Berieselungen oder Spülungen.

Diese *Behandlung* ist aber nur bei Kapselschüssen und glatten Lochschüssen des Talus in Frage zu ziehen. Führt sie nicht bald innerhalb von 10—14 Tagen zur Besserung, dann entferne man den Talus, wodurch sehr günstige Abfluß- verhältnisse geschaffen werden (s. S. 260). Namentlich wird dadurch auch eine Eiterung im unteren Sprunggelenk zwischen Talus und Naviculare und Calcaneus gut beherrscht. Bei Knochenbrüchen und eingetretener Infektion mache man sofort bei erhaltener Malleolengabel die Talusexstirpation, sonst die Resektion, und zwar die nach LANGENBECK. Die sonst in der Friedenschirurgie so beliebte KOCHERsche Methode hat sich bei Eiterungen nach Schußfrakturen weniger bewährt. Denn entweder muß man den Fuß längere Zeit, bis die Infektion abgeklungen ist, nach innen luxiert lassen und die Nachbehandlung mit der Zurückklappung und richtigen Stellung macht Schwierigkeiten oder man muß einen großen medialen Schnitt genau wie beim *Langenbeck* zwecks guten Ab- flusses hinzufügen und hat den Nachteil der Durchschneidung der Peroneus- sehnen. Die LANGENBECKsche Operation gibt einen sehr guten Abfluß, ihre

Nachbehandlung ist leicht und ihre Resultate sind gut. Wenn man den Talus-schnitt nach oben verlängert, kann man die LANGENBECKsche Resektion gleich anschließen. Die weitere Behandlung sei, nachdem der erste Wundverband 3 bis 5 Tage gelegen hat, die offene verbandlose oder halboffene feuchte. Auch hier achte man, wie bei allen Fußgelenkschüssen, auf weiterkriechende Sehnenscheideneiterungen, obwohl die Gefahr nach der Resektion eine geringere ist. Die offene Wundbehandlung schützt nicht davor; sie macht ihre Erkennung zuweilen besonders schwer, weil das Fieber und entzündliche Rötung, nicht selten auch die Schwellung fehlen kann. Eintrocknung und Schrumpfung der Granulationen, vielleicht auch Borkenbildung verhindern den Austritt des Eiters nach außen und veranlassen eine Stauung in den präformierten Gewebelücken. Neben den Peronealsehnen ist es die Sehnen-scheide des M. tibialis posticus, die in Betracht kommt. Die Eiterung nach der Wade zu ist leichter festzustellen als nach der Fußsohle. Man erinnere sich daher daran, daß die Sehne des Tibialis posticus vom Sulcus malleoli medialis am medialen Fußrande entlang läuft, um am Cuneiforme I und Naviculare zu endigen, während die Sehne des Peroneus longus quer über die Fußsohle durch eine Rinne am Cuboideum läuft und an der Tuberositas des I. Metatarsus endigt. Genaue Beachtung der Fußsohle und Prüfung auf lokale Druckschmerzhaftigkeit mit Ausstreichen nach der Wunde zu ist not-wendig. Weitgehende Incisionen in Blutleere führen meistens zur Heilung[1]. Jedenfalls müssen diese Eiterungen nicht die Indikation zur sofortigen Ampu-tation abgeben wie beim Kniegelenk, wenn auch bei vielen tiefen Incisionen an der Fußsohle die ausgedehnten Narben später für das Gehen hinderlich sind. Das im vorhergehenden über die primäre und sekundäre Behandlung Gesagte fußt auf unseren Erfahrungen im I. Weltkrieg. Es darf aber nicht unerwähnt bleiben, daß JIMENO VIDAL hinsichtlich der Schußverletzungen des oberen und unteren Sprunggelenks auf Grund von 238 Fällen, die er in einem Sonderlazarett im Spanischen Bürgerkrieg behandelte, zu einem absolut konservativen Ver-fahren rät, nämlich zum gefensterten Gipsverband mit verbandloser Wund-behandlung. Drahtzug hat er angewendet, wenn es sich um gleichzeitige Frak-turen des distalen Unterschenkelendes handelt. Er hat nur die vollkommen losen Knochensplitter primär, die Sequester später entfernt und bei Infek-tionen im Talus, Naviculare und Calcaneus nur ausgelöffelt, die Campacta aber stehenlassen. Er ist ein absoluter Gegner der Resektion und Talektomie und hat keine derartige Operation gemacht. Trotzdem sind seine Erfolge aus-gezeichnet. Er hatte keinen Todesfall und brauchte nie zu amputieren. Diese Erfahrungen geben zu denken. Der jetzige Krieg mit seinem reichen Material und den verschiedenartigsten Verhältnissen wird die Frage der besten Behand-lung klären, wobei zu bedenken ist, daß VIDALs Ergebnisse in einem Sonder-lazarett, also unter den besten Verhältnissen gezeitigt wurden (s. auch WUST-MANN, S. 354/355).

Die *Fixation* der Fußgelenkschüsse geschieht für den ersten Transport am besten in der VOLKMANNschen Schiene oder mit aptierter CRAMER-Schiene. Später kommt die BÖHLER-Schiene mit Fersenbein-Drahtextension in Betracht. *Darauf, daß der Fuß in einem rechten Winkel zum Unterschenkel und in halber Pronationsstellung steht, muß bei jedem Verband geachtet werden.*

Die *funktionellen* Resultate waren hinsichtlich der Beweglichkeit im Fuß-gelenk nur bei den aseptischen Gelenkkapsel- und glatten Lochschüssen der artikulierenden Gelenkenden günstig. Sobald Absplitterungen der Tibia, Fibula, des Talus oder des Calcaneus auch nur geringen Umfanges vorlagen, blieb durch-schnittlich eine verschieden große Steifigkeit auch *ohne* Infektion zurück. Die

---

[1] Über den Ort der Incisionen s. S. 356.

Infektion, sogar die milde, ruft fast bedingungslos eine Versteifung hervor. Es ist von Wichtigkeit, ob diese nur im Talocrural- oder auch in Talocalcaneus- und Talonaviculargelenk statthat. Denn die Bewegungen im Talotarsalgelenk können zum Teil die Steifigkeit des ersten Gelenks ausgleichen. Andererseits hemmt die Ankylose im unteren Sprunggelenk den Gehakt bei beweglichem oberen Sprunggelenk nur wenig. Sodann ist die Erhaltung des rechten Winkels zwischen Fuß und Unterschenkel für den Gehakt von großer Bedeutung auch bei der Ankylose. Ein knöcherner Spitzfuß geringeren Grades kann wohl durch einen orthopädischen Stiefel mit Suderiteinlage unter dem Hacken und Erhöhung von Absatz und Sohle am gesunden Fuß ausgeglichen werden. Der höhere Grad erfordert die Keilresektion aus dem Talus. Auch nach Gelenkresektionen tritt meistens eine Ankylose auf. Doch kommen bewegliche Gelenke gerade nach der LANGENBECKschen Resektionsmethode und der Talusentfernung vor. Die Neubildung eines gabelartigen Endes des Unterschenkels ist bei guter Erhaltung des Periostes mehrfach berichtet, so daß man früher von atypischen Resektionen grundsätzlich abriet. Besonders gut sollen sein, was VIDAL bestreitet, hinsichtlich der Beweglichkeit die Erfolge der reinen Talusexstirpation. Bei ankylosierten Fußgelenken hat MÜLLER in 16 Fällen einen neuen hufeisenförmigen Gelenkspalt durch Zwischenpflanzung eines 10 cm langen und 6 cm breiten Doppellappens der Fascia lata sowie eine neue Rolle des Talus mit gutem Erfolg gebildet. Nachahmung hat dieses Vorgehen meines Wissens nicht gefunden. Denn für einen praktisch brauchbaren Gehakt ist eine belastungsfähige Ankylose besser als eine schmerzhafte, nicht gut oder nicht auf die Dauer belastungsfähige, gelenkige Verbindung.

Die Mehrzahl der Fußgelenkschüsse, auch die nicht operierten, bedürfen später eines Gipsverbandes mit Gehbügel und dann eines orthopädischen Stiefels, durch welchen der Belastungsdruck nicht auf die Gelenkgegend oder den Hacken übertragen wird. Derselbe wird gewöhnlich zu spät verordnet, während er frisch noch während der Wundheilung gegeben werden kann, damit der Patient von den Krücken loskommt. Nach 1—2 Jahren pflegt in vielen Fällen Empfindungslosigkeit und Belastungsmöglichkeit eingetreten zu sein. Auch kleinere Verletzungen des Fersenbeins, kleine Fisteln nach Sequestrierung, kleine Geschoßsplitter rufen bei der Belastung lebhafte Schmerzen hervor und verlangen durchschnittlich für 1 Jahr einen entlastenden Stiefel, den man früh geben soll. Wenn man diese Ausgabe scheut, bringt man die Patienten nicht auf die Beine. Auffallend ist die meistens sehr gute Regeneration des Calcaneus bei stehengebliebener Compacta. Der vollkommene Fersenbeinverlust schädigt den Patienten selbst bei gut erhaltener Haut sehr. Der Gang wird stampfend, da die Fußwölbung fehlt und die Plantarflexion erheblich behindert ist, so daß die Abwicklung des Fußes erschwert wird. Etwas Besserung kann durch Einlagen in den Schuh erzielt werden.

ERLACHER untersuchte 232 geheilte Sprunggelenkverletzungen, bei denen 12mal das Gelenk reseziert und 10mal der Talus entfernt war, und fand 141mal Ankylosen, 4mal Schlottergelenke, 27mal stark, 56mal mäßig eingeschränkte Beweglichkeit und 4mal normale Beweglichkeit. TUFFIER fand bei 29 (primär und sekundär) Talusentfernungen 20% straffe Gelenke mit mehr mindergroßer Beweglichkeit und 70% Ankylosen. Ob die restierenden 10% Schlottergelenke waren, wird nicht gesagt. Die *Mortalität* ist gering. Nach einer Sammelstatistik von LANDOIS unter 95 Fällen 1 Todesfall = 1%. Der amerikanische Sanitätsbericht errechnet auf 2311 Fälle 47 Todesfälle = 2,03%. Der französische Sanitätsbericht bringt keine Zahlen. JIMENO VIDAL hatte im Spänischen Bürgerkrieg bei 238 oberen und unteren Sprunggelenkschüssen keinen Todesfall und keine Amputation. Allerdings war der Verlauf ohne Infektion in 23,5%, und es bestand eine leichte Infektion in 26,4%. Beim *oberen* Sprunggelenk erzielte er Ankylose in guter Stellung in 50,3%, $^1/_3$ Beweglichkeit in 9,3%, $^2/_3$ Beweglichkeit in 7,9% und freie Beweglichkeit sogar in 32,5%. Im *unteren* Sprunggelenk Ankylosen in 79,6%, $^1/_3$ Beweglichkeit in 15,8%, $^2/_3$ Beweglichkeit nur 5,3%.

WUSTMANN hatte im jetzigen Krieg in einem Sonderlazarett unter 109 Schüssen des oberen und unteren Sprunggelenks sowie des Calcaneus keinen Todesfall, keine Amputation. Welch ein Fortschritt gegenüber 1870/71, wo die Sterblichkeit noch 30,2% betrug! — Hinsichtlich der *Kriegsbrauchbarkeit* fand PERTHES bei 566 Fällen 45,7% kv., 37,2% g.u.a.f. $^4/_5$ wurden also wieder dienstfähig von den Geheilten.

g) Verletzungen des Fußes.

Das ungünstige Verhältnis des Knochenskeletes zu den Weichteilen bedingt, daß bei den Schußverletzungen meistens Frakturen vorliegen. Wir finden bei Infanteriegeschossen Lochschüsse in den Fußwurzelknochen und verschiedene Bruchformen in den Metatarsi und den Phalangen. Ein schief den Fuß in annähernd horizontaler Ebene durcheilendes Infanteriegeschoß macht nicht selten eine Zertrümmerungsfraktur sämtlicher Basen aller Mittelfußknochen und der angrenzenden Teile des Würfel- und der 3 Keilbeine. Bei kalibergroßem Ein- und Ausschuß und aseptischem Verlauf können diese Fälle mit mäßigem funktionellem Resultat ausheilen.

Sobald größere Schußwunden der Weichteile mit Knochenfrakturen sich kombinieren, mache man bei der *primären* Wundbehandlung sowie bei beginnender Infektion einen Unterschied zwischen den spongiösen und den kleinen Röhrenknochen. Erstere neigen vielmehr zur Osteomyelitis und zum Fortpflanzen der Infektion auf die benachbarten Gelenke. Man entschließe sich daher eher, sie ganz zu entfernen, während man den letzteren gegenüber konservativ sei, besonders wenn es sich um mehrere Metatarsen handelt. Bei allen derartigen Operationen denke der Arzt immer an das spätere funktionelle Resultat. Die Fortnahme eines spongiösen Knochens, z. B. *eines* Cuneiforme oder des Naviculare, muß noch keinen späteren Nachteil für die Belastung des Fußes machen. Wenn aber Naviculare und Cuneiforme I entfernt werden müssen, ist ein späteres Pes adductus bzw. Pes varus mit Sicherheit zu erwarten. Daher muß in solchen Fällen eine richtige Querresektion — Tarsectomia anterior — vorgenommen werden, bei welcher auch gesunde Knochenteile vom Cuboideum geopfert werden müssen. Dieselbe Überlegung ist anzustellen bei Verletzungen des Cuboid und des V. metatarsus, bei denen die Gefahr des späteren Pes abductus besteht. Denn die beste Nachbehandlung kann den Verlust von Knochen, die sich erfahrungsgemäß schlecht regenerieren, nicht ersetzen. Die Tarsectomia anterior macht man am besten mittels zweier seitlicher Längsschnitte auf dem Fußrücken bzw. eines vorderen Bogenschnittes unter Schonung der Strecksehnen.

Überhaupt sei man am Fuß zum Unterschied von der Hand bei größeren Knochen- und Weichteilverletzungen nicht zu konservativ. Obwohl zugegeben werden muß, daß manche gutgewillte Patienten einen verkrüppelten Fuß noch gut als Stütze gebrauchen, so ist doch die Anzahl derer bei weitem größer, welche ihn später nur schlecht gebrauchen können. Das kann der Arzt zuweilen auch bei anscheinend nicht besonders deformierten Füßen und obwohl eine Mala voluntas nicht vorliegt, wahrnehmen. Denn es kommen beim Fuß auch die ungünstigeren venösen und lymphatischen Verhältnisse in Betracht. Dadurch ist die Heilung selbst kleinerer Hautwunden eine sehr verzögerte. *Es ist daher falsch, derartige Verwundete früh aufstehen und tagsüber den Fuß herunterhängen zu lassen.* Ausgesprochene Hochlagerung ist hier gerade am Platze. Im I. Weltkrieg hat ein Umstand sicher mit dazu verführt, den Fußverwundungen gegenüber sehr konservativ zu sein, das war die Erfahrung, daß bei offener Wundbehandlung eine schwerere Infektion von der Knochenwunde im allgemeinen nicht sehr zu fürchten war.

Die Wahl der Amputationsmethode am Fuß hängt mehr von den noch erhaltenen Weichteilen als Knochen ab. Denn am Fuß ist eine unvollkommene Narbe

besonders ungünstig. Bei Verletzungen des Vorfußes ist die Amputatio metatarsea
nach SHARP der LISFRANCschen Operation vorzuziehen, weil die Sehnenansätze
an den Metatarsalköpfchen erhalten bleiben. Dem Chopart und Pirogoff ist bei
ungünstigen Kriegsverhältnissen im allgemeinen die Amputation im 2. Drittel
des Unterschenkels vorzuziehen. Beim Chopart muß die Tendo Achillis durchtrennt werden. Im übrigen s. das Kapitel über Amputationen S. 249f. *Daß die
Hautnarbe auf den Fußrücken und nicht auf die Fußsohle fällt, ist selbstverständlich.*
     Am Fuß ist die *Nachbehandlung* der Weichteilwunden viel schwieriger als
die der Knochen. Die Infektion und Wundbehandlung stellt bei beiden verschiedene Anforderungen. Die Knocheninfektion verläuft gewöhnlich nicht
foudroyant und die mit Recht zu fürchtende Infektion der kleinen Gelenke ist
durch die oben geschilderte Behandlung meistens gut zu beherrschen. Die
Infektion der Weichteile ist als die gefährlichere zu bewerten, nicht die des
Fußrückens, aber die der Fußsohle. In der Friedenschirurgie sind tiefe Phlegmonen des Fußrückens häufige Folgen von Hautverletzungen. An der Fußsohle
sind sie selten, weil die straffe Fascia plantaris ein Vordringen der Eiterungen
in die Tiefe meistens verhindert. Geschoßsplitter dringen aber gerade häufig
in die Tiefe und bleiben stecken oder durcheilende Projektile führen Schmutz
in die Tiefe, und nun beginnt von hier aus die Phlegmone. Die derbe Plantarfascie verhindert einerseits das schnelle Vordringen der Entzündung an die
Hautoberfläche und stellt sie andererseits unter hohen Druck. Diagnose und
Lokalisation sind nicht leicht. Als eins der ersten Symptome ist das *kollaterale
Ödem des Fußrückens*, das häufig zu irrtümlichen Incisionen an ihm Veranlassung
gibt, aufzufassen. Genaues Abtasten der einzelnen Partien der Fußsohle mit
dem Sondenknopf läßt doch ausgesprochene Druckschmerzhaftigkeit erkennen.
Hohes Fieber pflegt nicht zu fehlen. Bei Steckgeschossen ist das Röntgenbild
vom Vorteil. Ort und Länge der Einschnitte sind an der Fußsohle besonders
sorgfältig zu wählen, weil jede Narbe später von Nachteil für den Gehakt ist.
Narben der Fersen- und Mittelfußköpfchengegend sowie des äußeren Fußrandes
sind daher möglichst zu vermeiden. In der Gegend des Fußgewölbes wirken sie,
wenn nicht Plattfuß besteht, weniger ungünstig. Ein T-förmiger Schnitt, dessen
Längsteil der Fußachse parallel auf der Grenze zwischen mittlerem und innerem
Drittel verläuft, und dessen kurzer Querschnitt die Fascia plantaris durchtrennt,
gibt oft guten Überblick und ermöglicht ein Finden des Eiterherdes.
     Sobald die akute Infektion abgeklungen ist, höre man mit der offenen Wund-
behandlung sofort auf und sorge für schnelle Reparationsvorgänge. Nichtauf-
stehen und extreme Hochlagerung sind notwendig. Sodann sind gerade hier
feuchte Verbände *mit* wasserdichtem Verbandstoff oder intermittierende Stauungshyperämie zu empfehlen, um gute Granulationsbildung hervorzurufen.
Auch Perubalsam und Lebertransalben sind gut. Bei größeren Wunden ist früh
an REVERDINsche Transplantationen bzw. Lappenverschiebungen oder Ver-
pflanzungen vom anderen Bein zu denken. Beim Fuß ebensowenig wie bei
der Hand darf der behandelnde Arzt während der Wundbehandlung die manuelle
Bearbeitung der Versteifungen im Entstehen vergessen. Knetungen des Mittelfußes und passive Bewegungen jeder einzelnen Zehe müssen von ihm gemacht
werden und nicht einer späteren orthopädischen Behandlung zugeschoben
werden. Heiße Bäder, Heißluft, heiße Kataplasmen müssen das unterstützen.
Auch der Patient muß zu koordinierten Zehen- und Fußbewegungen aufgefordert
werden.
     Indirekte Folgen von Schußverletzungen können am Fuß ebenfalls schwere
Krankheitszustände herbeiführen, nämlich *trophische Geschwüre* und Störungen
infolge von Gefäß- oder Nervenschußverletzungen. Nach Unterbindungen der
Femoralis und Poplitea kommen nicht gar so selten solche Geschwüre an der

Fußsohle oder an den Zehen vor, die man besser als ischämische, d. h. durch unzureichende Blutversorgung bedingte, bezeichnen sollte, während unter den trophischen nur die durch Nervenverletzungen bedingten zu verstehen sein würden. Beide Arten sind hinsichtlich ihrer Prognose ungünstig, insofern ihre Behandlung immer lange Zeit braucht und unter Umständen die Amputation nicht verhindern kann. Lappenverschiebungen sind bei beiden erfolglos und zu widerraten; REVERDIN-Läppchen heilen zuweilen an. Bei den ischämischen wende man hyperämisierende Mittel (Sympathektomie) an, bei den trophisch-nervösen kommt eine Nervenoperation (Neurolyse oder partielle Nervennaht) mit Nervenauffaserung in Frage, *da diese Geschwüre erfahrungsgemäß meistens bei nicht vollkommen durchtrennten Nerven auftreten.* Nach Aneurysmaoperationen mit gleichzeitigen Nervenläsionen kann die ursächliche Natur dieser Geschwüre differentialdiagnostische Schwierigkeiten machen. Im allgemeinen sind jedoch die nervösen zum Unterschied von den unempfindlichen ischämischen spontan sehr schmerzhaft (Anaesthesia dolorosa).

XIX. Erfrierungen und Verbrennungen.

Neben den Schußverletzungen spielen im Kriege die *Erfrierungen* namentlich am Fuß eine große Rolle. Dieselben kommen, wie wir schon aus den Balkankriegen wissen, auch bei geringen Kältegraden, ja selbst bei Temperaturen über Null vor, wenn die Soldaten andauernd im Nassen stehen müssen, ohne die Möglichkeit, ihre Strümpfe und Stiefel zu wechseln. Schnürende Fußbekleidung, wie schlecht angelegte Fußlappen und Wickelgamaschen, sind von ungünstiger Einwirkung. Verwundete mit schwerem Schock, wie Schädel- oder Rückenmarkverletzte, oder mit schweren Blutungen neigen besonders leicht zu Erfrierungen während des Transportes. Da die ersten Erscheinungen fast symptom- und schmerzlos für den Patienten auftreten können, muß der Arzt auf die Anfangserscheinungen von schlechter Bluternährung, wie blaue Farbe oder abnorme Weiße, Gefühllosigkeit, leichte Schwellung usw. achten. Durch extreme Hochlagerung, durch stundenlang fortgesetzte Massage mit oder ohne Schnee, eventuell durch vielfache Incisionen der geschwollenen, ödematösen, anämischen oder blauroten Gewebe mit nachfolgender Saugbehandlung gelingt es in einem Teil der Fälle, die drohende Gangrän abzuwenden. Die bisherige Erfahrung scheint zu lehren, daß selbst eine 4—6 Stunden während Erfrierung bis zum glasharten Zustande ohne wesentlichen Schaden vertragen werden kann, wenn dann eine energische Auftauung erfolgt. Sicher ist, daß man den Erfrierungen anfangs nicht ansehen kann, ob und wieweit Nekrosen eintreten werden. Selbst blauschwarze Glieder, rechtzeitig aufgetaut, können sich noch erholen. Im Gegensatze zu früher wird von einigen sowohl bei örtlichen Frostschäden als allgemeiner Unterkühlung die *schnelle* Wärmezufuhr empfohlen. Jedoch kann vorläufig, solange nicht viele Erfahrungen gesammelt sind, nicht geraten werden, von dem alten erprobten Verfahren der *langsamen* Wärmezufuhr abzugehen. In anderen kommt es entweder zu oberflächlichem oder tiefem Brand trockenen oder feuchten Charakters. *Alle diese Wunden sind streng nach aseptischen Maßregeln zu behandeln und die Gliedmaßen ruhigzustellen.* Auch sei daran erinnert, daß diese Wunden sehr zu *Tetanus* neigen, daß also auch diese Soldaten genau wie die Schußverletzten eine Serumprophylaxe durchmachen müssen. Die weitere Behandlung ist eine zuwartende, wofern nicht septische oder lokal eitrige Erscheinungen sich bemerkbar machen. Es kann die Demarkation nicht nur der Weichteile, sondern auch der Knochen eine Zeitlang abgewartet werden. *Die Behandlung sei eine offene oder geschlossene trockene, keine feuchte.* In neuerer

Zeit tritt immer häufiger die Ansicht auf, daß man die Erfrierungen nicht einfach den Verbrennungen gleichsetzen kann, so viel Ähnlichkeiten sie auch in
den einzelnen Graden haben können. Auffallend war ja immer schon, daß
Kälteschäden auch bei Temperaturen über 0⁰ vorkamen. Konstitutionelle
Momente, seien sie angeboren oder erworben (Alkoholgenuß) spielen sicher
eine große Rolle. Von dem Gedanken ausgehend, daß angiospastische Faktoren
dabei mitwirken, ist verschiedentlich mit gutem Erfolg versucht worden, bei
schwereren Graden den *Sympathicus* zu beeinflussen, entweder durch Novocaininfiltration des Ganglion stellatum für den Arm oder des Lendensympathicus
für das Bein oder durch periarterielle Sympathektomie. Dadurch konnte in
manchen Fällen die Amputation entweder ganz vermieden oder distaler vorgenommen werden. Aber diese Maßnahmen müssen frühzeitig spätestens 72 Stunden nach dem Auftauen gemacht werden. Da wo die glasharten Erfrierungen
8—12 Stunden bestanden haben, nützt die periarterielle Sympathektomie nichts
mehr, sie kann die Nekrosen nicht mehr aufhalten. Vor den späten Sympath-
ektomien ist überhaupt zu warnen; denn wegen der dann bereits infizierten
Lymphdrüsen ist die aseptische Heilung der pariarteriellen Sympathektomie
gefährdet.

Während *Verbrennungen* in früheren Kriegen nur bei Seegefechten eine größere
Rolle spielten, ist das jetzt bei dem Umfang der motorisierten Waffen nicht mehr
der Fall. Die Zahl ist eine bedeutende. Früher bewegte sich ihre Behandlung
vornehmlich in Brandbinden, Brandlinimenten und Salben. Jetzt haben sich
neben der alten TSCHMARKEschen Bürstenbehandlung und der Behandlung mit
Silberfolien zwei Methoden in den Vordergrund geschoben; die DAVIDSONsche
Gerbsäurebehandlung und die LÖHRsche Lebertransalbenbehandlung. Durch die
Gerbung wird dem Plasma- und Wasserverlust vorgebeugt. Es wird ein brauner
Schorf erzeugt, nach dessen Abstoßung sich gute Granulationen zeigen, die unter
Salbenbehandlung gut abzuheilen pflegen. Der Nachteil besteht darin, daß die
Gerbsäurebehandlung gleich bei den frischen Wunden einsetzen muß, und daß
diese vorher nicht mit Salben behandelt werden dürfen. Ferner müssen die 2%-
Lösungen immer frisch zubereitet werden. Das dauernde Tränken der Verband-
stoffe mit diesen erfordert reichliches Pflegepersonal. Es ist klar, daß diese
Vorbedingungen vorn an der Front, namentlich beim schnellen Bewegungskrieg,
schwer zu schaffen sind. Diese Nachteile fallen bei der Lebertransalbenbehandlung fort. Dazu kommt, daß sie sich auch bei den Verbrennungen III. Grades
besser zu bewähren scheint. Die nekrotischen Schorfe verflüssigen sich leichter,
stoßen sich schneller ab, und es setzt eine überraschend gute Granulation- und
Epithelbildung mit guten Narben ein. Auch sollen die Spätinfektionen, die sich
unter der Schorfbildung bei der Gerbung nicht selten finden, sehr selten sein.
Schmerzlindernd wirken beide Methoden. Aber die Verbandwechsel sind bei der
Lebertransalbenmethode schmerzlos, was bei der anderen nicht der Fall ist.
Beide Behandlungsarten kommen erst später, nicht aber bei dem Erstverband
des im Tank, Flugzeug oder sonstwie Frischverbrannten in Betracht. Um die
spätere Gerbsäurebehandlung nicht unmöglich zu machen, soll daher nur mit
sterilen Verbandstoffen oder mit einer Brandbinde verbunden werden. Neuerdings wird von FLOERKEN das *Frekasan* sehr empfohlen. Es handelt sich dabei
um einen Tanninpuder, der sofort schmerzstillend wirkt. Bei ganz schweren,
ausgedehnten Verbrennungen, die infolge von Intoxikation zum Frühtod innerhalb von 48 Stunden führen, scheinen nach den bisherigen Erfahrungen beide
Methoden keinen wesentlichen Unterschied zu bringen. Betreffend der All-
gemeinbehandlung kommen Campher, Cardiazol, Bluttransfusionen, Seruminfusionen, intravenöse Dauertropfinfusion mit Traubenzucker- und Kochsalzlösung zur Anwendung. Bei schwersten Erscheinungen scheinen sich 20 ccm

einer 40%-Traubenzuckerlösung mit 1—5 ccm Betaxin zu bewähren. Gegen die Schmerzen wirkt Scopolamin-Eukodal-Ephetonin intravenös (aber langsam spritzen) oft schlagartig. — Ganz anders muß sich der Arzt bei den *Phosphorverbrennungen* verhalten, welche durch Leuchtspurexplosion (vor allem bei der Luftwaffe, gelegentlich auch bei Zünderexplosionen) entstehen. Bei ihnen finden wir einen ausgesprochenen Phosphorgeruch, eine trockene Wundhöhle, in der die Muskulatur schwarzbraun, zuweilen mit einem graubraunen Schorf zutage liegt. Hier müssen die verbrannten Teile bis ins Gesunde ausgeschnitten werden, damit alle Phosphorreste entfernt werden. Wenn der brennende Wundschmerz anhält, muß nachoperiert werden. Chloroform- oder Evipanbetäubung kommt wegen eventueller Leberschädigung nicht in Frage, sondern nur örtliche oder Ätherbetäubung. Verband mit Kalium permanganicum oder Wasserstoffsuperoxyd frühestens nach 6 Stunden und dann später täglich einmal. Es ist auf die Allgemeinvergiftung zu achten, die sich in Gelbsucht, Diarrhöen, Hautblutungen, Fieber und Albuminurie äußert. Daher sind bei der Krankendiät alle Fette und auch Milch zu vermeiden. Außerdem gebe man Dauertropfinfusionen mit Tutofusin oder Kochsalzlösung. *Betont sei, daß man auch bei Verbrennungen Tetanusprophylaxe treiben soll.*

XX. Verschüttungsnekrosen.

Es sind noch die *Verschüttungsnekrosen* der Extremitäten zu besprechen, Sie sind durch das Fehlen äußerer Wunden, gröberer Zerschmetterungen und schwerer zum Gewebetod führender Infektionen ausgezeichnet und werden allein durch den Druck bedingt. In einem Teil der Fälle kommt es zu einer Obliteration der großen Gefäße, im anderen dagegen sind die Arterien durchgängig, und meistens auch die Venen. Wir unterscheiden die *oberflächlichen,* meistens durch kurz dauernde Verschüttung hervorgerufenen und die *tiefen,* gewöhnlich durch lang dauernde bedingten, sich in den Muskeln abspielenden Nekrosen. Die oberflächlichen entwickeln sich rasch, die tiefen langsam. Jene geben die günstigere Prognose. Lange multiple Incisionen durch die Fascie hindurch müssen versucht werden, um bessere Zirkulationsbedingungen zu schaffen. Von Interesse sind die Beobachtungen, nach denen auch bei Betroffensein nur einer oder mehrerer Gliedmaßen nach mehreren Tagen Todesfälle an Urämie vorkommen.

XXI. Schußverletzungen des Schädels und Gehirns.

Die Kopfverletzungen waren im Kriege nicht so häufig wie man gewöhnlich annimmt. Sie betrugen bei uns *Deutschen* nach dem amtlichen Bericht nur 14,4% *aller* Verletzungen, nach dem *amerikanischen* Sanitätsbericht 13,3%, bei den *Engländern* 16,6%, bei den *Franzosen* 15,5%, bei den *Russen* (nach HALPERN auf Hauptverbandplätzen) 9,6%. Hierbei sind alle Schüsse einschließlich des Gesichtes mitgerechnet. *Man ist aber erstaunt über die Seltenheit* von Schädel- und Hirnverletzungen, wenn man die einzelnen Komponenten der Gesamtsumme betrachtet. Der deutsche Sanitätsbericht zählt 6,3% Weichteilschüsse des Schädels 2,0% Knochen- und nur 0,72% Hirnverletzungen. Der *amerikanische* Sanitätsbericht kommt zu folgenden Zahlen: Weichteilschüsse 1,3%, Knochenschüsse 1,2%, Hirnschüsse 0,7%. Aus dem *französischen* Sanitätsbericht konnte ich die Knochenschüsse mit 6,5%, die Hirnschüsse mit nur 0,2% errechnen. Allerdings bezieht sich das nur auf die Fälle in Etappen- und Heimatlazaretten. Rechnete ich die Gehirnerschütterungen infolge von Schußverletzungen hinzu, so erhielt ich im ganzen nur 1,5% aller Verletzungen. *Das bedeutet, daß von allen Schädelschüssen nur $^1/_3$—$^1/_2$ mit Hirnverletzungen kombiniert waren und daß die Hirnschüsse noch nicht einmal 1% sämtlicher Verletzungen ausmachen.* Selbst wenn man unter der Voraussetzung, daß die Trennung nicht immer eine scharfe in der Statistik war und viele Knochenverletzungen auch solche des Gehirns einschlossen, Knochen- und Hirnschußverletzungen zusammenzieht, so ergeben sich bei uns Deutschen nur 2,72%, bei den Amerikanern 1,9%, bei den Franzosen 6,7% aller Verletzungen. *Sicher ist, daß die Einführung des Stahlhelms[1] die Häufigkeit herabgesetzt bzw. die Schwere der Verletzung gemildert hat.*

Der Schädel ist das beste Beispiel für die hydrodynamische Sprengwirkung eines Geschosses, welches mit großer lebendiger Kraft begabt ist, gleichgültig ob es sich um ein Infanterie- oder Artilleriegeschoß handelt. Wenn ein modernes Infanteriegeschoß einen enthirnten Leichenschädel durchsetzt, so finden wir auch bei nahen Entfernungen nur Lochschüsse, eventuell mit feinsten Fissuren. Wenn die Schädel aber noch das Gehirn enthalten, so zeigen sich Sprengwirkungen insofern, als die Schußlöcher des Knochens sich vergrößern, von einem System von radiären und zirkulären Fissuren umgeben sind, und Hirnsubstanz, namentlich am Ausschuß herausgeschleudert ist bzw. in Fetzen heraushängt. Diese bei Schießversuchen gewonnenen Erfahrungen haben sich im Kriege bestätigt. Je näher die Entfernungen sind, um so stärker sind die Verletzungen. Eine Zoneneinteilung gibt es nicht, sondern es findet ein allmählicher Übergang statt. Da, wo die Explosivwirkung eine sehr große ist, finden wir zwar die Schädelhaut, abgesehen von den mehr minder großen Defekten an den Schußöffnungen, erhalten. Aber bei Betastung des Schädels hat man das Gefühl, als wenn man einen Sack mit Nüssen anfaßt. So zahlreich sind die Splitter der knöchernen Schädelkonvexität. Das Gehirn zeigt dann außer einem großen unregelmäßigen Schußkanal umfangreiche Zertrümmerungen und zahlreiche größere und kleinere Blutungen. Diese Fälle sterben fast alle auf dem Schlachtfeld oder auf dem Transport zum nächsten Verbandplatz. Nur selten bekommt man sie noch auf den Hauptverbandplätzen und nahegelegenen Feldlazaretten zu sehen und ist erstaunt, solche Patienten noch lebend zu finden. Eine Hilfe kann man ihnen nicht mehr bringen. *Es ist irrig, die Sprengwirkung in der Weise aufzufassen, daß das Gehirn seine Festigkeit verlöre und eine breiartige Konsistenz annehme, deren Partikel nun wie Wasserteilchen wirken.* Das Gehirn behält, abgesehen von den Zerstörungen im und in der Nähe des Schußkanals, seine Konfiguration und leitet den Stoß nur fort, nicht viel anders wie ein fester, inkompressibler Körper. Von feinen Veränderungen, Blutungen usw. ist dabei natürlich abzusehen. *Die Geschwindigkeit des Geschosses wird an das Gehirn abgegeben.* Die feinen bindegewebigen Bestandteile, die Pia und die anderen Hirnhäute geben einen nicht geringen, den Zusammenhang sichernden Halt. *Einen Vorfall der Hirnsubstanz an der Oberfläche treffen wir nur da, wo die Pia das Gehirn nicht mehr zusammenhält.* C. FRANZ konnte bei Schüssen auf frische, dem Schädel entnommene Ochsenhirne mit unserem Infanteriegeschoß aus Entfernungen von 6—8 m nachweisen, daß nur die vom Geschoß durchsetzte Hirnpartie zerstört war, während andere Hirnteile in größeren und kleineren Stücken durch radiäre senkrecht zur Schußrichtung entstandene Spalten abgetrennt waren, noch andere, wie manches Mal z. B. ganze Großhirnhemisphären vollkommen unversehrt in toto meterweit fortgeschleudert waren. Das letztere ist ein Beweis dafür, daß sich das Gehirn trotz seines großen Wasserreichtums und seiner geringen Kohäsion doch der

---

[1] Wir verdanken sie dem deutschen Chirurgen AUGUST BIER.

enormen Kraft des Geschosses gegenüber wie eine feste Masse verhält. Dadurch hat FRANZ auch die Erklärung für die sog. KRÖNLEIN-Schüsse gegeben. Die auf Tierversuche HORSLEYS und KRAMERS gestützte Ansicht PAYRS, daß der plötzlich gesteigerte Druck in dem großen Liquorbehälter an der Schädelbasis diese veranlaßt, ist deswegen irrig, weil in den Versuchen von FRANZ dieser nicht mehr vorhanden war. Bei ihnen handelt es sich darum, daß bei Schüssen aus nächster Nähe mit großen Knochen- und Weichteilausschüssen das Großhirn oder seine Hemisphären fast unversehrt herausgeflogen waren. Als KRÖNLEIN die ersten beiden derartigen Fälle mitteilte, erschien diese Tatsache so wenig mit den damaligen Annahmen über die Geschoßwirkung vereinbar, daß einige Chirurgen zu dem Schluß kamen, daß nur ein Dritter dieses Gehirn herausgeschnitten haben könnte. FRANZ konnte bereits vor dem I. Weltkriege 11 solcher Fälle zusammenstellen. Auch im I. Weltkrieg sind noch mehrere derartige Vorkommnisse bekanntgeworden, so auch einer, veranlaßt durch einen verhältnismäßig kleinen Granatsplitter. Es wäre vielleicht häufiger über sie berichtet, wenn die Schlachtfelder regelmäßig hätten abgesucht werden können. Immerhin handelt es sich um seltene Ereignisse, welche nur möglich sind, wenn das Geschoß das Großhirn am Hirnstamm abschießt und Dura mater, Knochen und die Weichteile in weitem Umfange zerrissen sind, so daß das Großhirn herausfliegen kann. Der durch obige Experimente festgestellte Umstand, daß das unversehrte Gehirn meterweit fortgeschleudert werden kann, erklärt nun auch folgende Tatsachen: 1. Daß das Gehirn, abgesehen vom Schußkanal und von Blutungen, unversehrt sein und trotzdem einen solchen Stoß auf den Schädel ausüben kann, daß dieser zerbricht. Diese Knochensprengung findet zunächst im Verlauf von Fissuren statt, welche vom Ein- oder Ausschuß — wenn andere Fissuren fehlen, so findet sich dennoch zwischen Ein- und Ausschuß fast regelmäßig eine Fissur, die sog. *Führungslinie* — ausgehen; sie kann aber auch an anderen vollkommen intakten Stellen vorkommen. Natürlich ist es, daß dünne Knochenpartien bevorzugt werden, wie die Lamina cribrosa, die Orbitalplatten, die Schläfenschuppen; 2. daß sich Blutungen, Erweichungen und bei eingetretener Infektion Abscesse an Gehirnstellen finden, die weit entfernt vom Schußkanal, aber in der Nähe der Schädelkapsel liegen, also im Moment des Schusses gegen den harten Widerstand des Knochens geschleudert wurden. — Die das *Gehirn* durchsetzenden Schüsse pflegen schon bei Entfernungen von 100 m an deutliche Schußkanäle von mehr minder großer Ausdehnung, aber gewöhnlich von nicht mehr als 1 cm Durchmesser mit radiären Sprüngen aufzuweisen, vorausgesetzt daß keine Querstellung des Geschosses nach dem Durchtritt durch den ersten Schädelknochen eintritt. Das ist häufig der Fall, besonders wenn das Geschoß nicht senkrecht, sondern schief auf den Schädel auftraf. Dadurch wird natürlich auch der Ausschuß verändert und vergrößert. In anderen Fällen prallt das Projektil, wenn es nur noch geringe Kraft hat, von der Innenfläche ab und bleibt in der Hirnsubstanz stecken, sog. *innerer Prellschuß*.

Auffallend sind die Erfahrungen der letzten Kriege, daß auch bei näheren Entfernungen (bis 600 m) Lochschüsse vorkommen, ohne daß eine Sprengwirkung wahrzunehmen ist, und bei denen die Patienten sogar mit dem Leben davonkommen können. Denn die frühere Annahme ging dahin, daß diese erst bei Entfernungen von 1600 m möglich seien. Die Schätzung der Entfernung ist im Kriege immer etwas mißliches, und die Annahme, daß es sich bei diesen Schüssen doch um verirrte Geschosse aus weiten Entfernungen handelt, lag nahe. Allein die lang dauernden Stellungskämpfe erlaubten im I. Weltkriege häufig eine genaue Bestimmung obiger Entfernungen. Zur Erklärung dieses Vorganges ist folgender Schießversuch heranzuziehen:

Schießt man mit einer Pistolenkugel à bout portant auf eine freihängende Glasplatte, so entsteht nur ein lochförmiger Defekt. Wenn man dagegen aus einer gewissen Entfernung schießt, so entsteht nicht nur ein größerer Defekt, sondern es zeigen sich auf der Glasplatte zahlreiche zirkuläre und radiäre Sprünge. Wir entnehmen aus diesem Versuch, daß es bei gleichem Kaliber nicht die absolute Größe der Geschwindigkeit ist, welche eine Sprengung hervorruft, sondern daß es für dieselbe ein Optimum von weiten Grenzen gibt, jenseits welcher nach oben und unten die Sprengung ausbleibt. Abgesehen von Form, Kaliber und Gestalt spielt die Geschwindigkeit eine bedeutsame Rolle insofern, als zur Entfesselung der Sprengung eine gewisse Zeitintegrale für das Durcheilen des Zieles notwendig ist. Ist dieselbe zu klein, so bleibt die Zerstörung aus.

Die modernen Spitzgeschosse sind bezüglich der Schädellochschüsse günstiger als die alten ogivalen desselben Kalibers. Außer den Geschossen kommen auch noch in Betracht die individuelle Knochenbeschaffenheit, die Auftreffart und der Auftreffpunkt. Die dünnen Schädelpartien wie die Schläfenschuppen erlauben eher Lochschüsse, ebenso ein senkrecht auftreffendes Geschoß eher als ein schiefes und die tiefen diametralen eher als die oberflächlichen mehr segmentalen. Je kleiner die Höhe des Segmentes ist, um so niedriger ist die Gehirnmasse, um so stärker ist die Einwirkung auf die betreffende Hirnpartie und um so leichter wird der Seitenstoß auf die Schädelkonvexität fortgeleitet. Denn obgleich die Kohäsionskraft des Gehirns eine geringe Rolle spielt, so ist doch seine Trägheitsenergie von Bedeutung und diese steigert sich mit der Masse. *Ein mitten durch das Gehirn verlaufender Kanal ist in dieser Hinsicht am günstigsten. Es ist ferner natürlich, daß je kürzer der Schuß das Hirn durchsetzt, auch um so geringer seine allgemeine Wirkung ausfällt.* Durch diese Überlegungen wird es verständlich, daß wir trotz der enormen lebendigen Kraft der modernen Geschosse eine Anzahl von Schädelhirnschüssen zu sehen bekommen, in denen die Wirkungen grobanatomisch rein lokale bleiben.

Es wurde bisher allgemein unterschieden in 1. Streif-, 2. Prell-, 3. Tangential-, 4. Segmental-, 5. Diametral- und 6. Steck-Schüsse. Wegweisend für diese Einteilung war die Verlaufsrichtung des Geschosses. Im jetzigen Krieg hat sich nun dank Tönnis und seinen Mitarbeitern eine andere Einteilung als praktischer erwiesen, weil sie schärfer das klinische Bild des *unversorgten* Hirnschusses, die Operationsindikation, die dazu in der Hirnverletzung vorliegende Begründung, erfaßt. Tönnis faßt Streif-, Prell-, Tangential- und Segmentalschüsse zusammen als Impressionsschüsse. Er unterscheidet bei den *Impressionsschüssen* solche ohne oder mit Duraeröffnung und letztere wieder ohne und mit Prolaps. Er rechnet zu ihnen auch die Steckschüsse, die in unmittelbarem Zusammenhang mit der Hirnzertrümmerungswunde liegen und bei der ersten operativen Wundversorgung entfernt werden können. Sodann unterscheidet er noch die richtigen *Steckschüsse*, d. h. solche, die entfernt von der Einschußwunde liegen und über erbsengroß sind, und die *Durchschüsse.*

1. und 2. Streif- und Prellschüsse (Impressionsschüsse). Sie müssen zusammen besprochen werden, weil sie in ihren Wirkungen viel Gemeinsames haben. Häufig finden sich bei ihnen Impressions- oder Depressionsfrakturen. Sie können aber auch ohne Verletzung der Lamina externa einhergehen. Doch besagt das noch nicht, daß auch die Lamina interna, die Dura und das Gehirn intakt sind. Nicht selten sind Splitterungen der Glastafel vorhanden, die die Dura oder das Gehirn angespießt haben. Ja selbst bei intakter Lamina interna und Dura können Quetschungen der Hirnrinde oder subdurale bzw. intracerebrale Blutungen bestehen. Häufig finden sich dann als Zeichen dafür Blutungen in der Diploe, welche sich als blaue Punkte oder Flecken markieren oder man trifft Fissuren. Für die ärztlichen Maßnahmen sind die örtlichen und allgemeinen Symptome, welche der Verwundete darbietet, maßgebend. In jedem Fall sollen die Wundränder mit scharfen Haken auseinandergezogen und der Knochen besichtigt

werden. Denn es ist die Erfahrung häufig gemacht worden, daß Soldaten mit
Frakturen oder ernsteren Hirnverletzungen sich scheinbar vollkommen gesund
fühlen. Die Frage nach Bewußtlosigkeit, Benommenheit und Erbrechen unmittelbar nach dem Schuß darf nie unterlassen werden. Erscheint der Knochen
intakt, und weist der Patient keine krankhaften Symptome auf, so excidiere
man die Wunde und vereinige sie durch einige weit voneinanderstehende Nähte.
Finden sich blau durchschimmernde Diploeblutungen in kleinem Umfang oder
feine Fissuren, so lege man beim Fehlen anderer Krankheitserscheinungen die
Patienten ins Bett, transportiere sie nicht und warte ab. *Den Standpunkt,
alle diese Fälle von vornherein anzumeißeln, halte ich nicht für richtig.* Erst wenn
sie Symptome bekommen, soll man sie angehen. Man versäumt durch dieses
Abwarten nichts. Durch Röntgenbilder kann man manches Mal die Absplitterungen der Lamina interna feststellen und muß unter Umständen eingreifen.
Daher sollte eine Röntgenuntersuchung nie unterlassen werden. Wenn man
durch Bewußtlosigkeit, Erbrechen, Druckpuls oder Reizerscheinungen eines
motorischen Zentrums bei intakter Lamina externa auf tiefere Störungen
zu schließen gezwungen wird, dann meißle man auf. Findet man die Dura
an der betreffenden Stelle gespannt, bläulich durchscheinend, oder nicht
pulsierend, so punktiere man nicht, sondern eröffne sie mit dem Messer.
Denn Koagula kann man mit der Punktionsspritze nicht entfernen. Durch
Auswischen und vorsichtige Spülung mit lauwarmer Kochsalzlösung werden
die Blutgerinnsel entfernt, eventueller Gehirndetritus abgesaugt, und dann
die Dura und die Hautwunde geschlossen. Wenn eine Impressions- oder
Depressionsfraktur vorlag, so hebe man nach Wegmeißeln der intakten Ränder
die Bruchstücke heraus und kann sie, wenn sie nicht offensichtlich infiziert
sind, wieder einlegen und die Haut darüber schließen. In diesen Fällen muß
vorher durch Nachfühlen mit einem rechtwinklig gekrümmten Elevatorium
oder einer Myrtenblattsonde festgestellt werden, ob sich keine Splitter unter-
geschoben haben.

3. Tangentialschüsse (Impressionsschüsse). Obwohl die Streifschüsse mit
reiner Weichteilverletzung eigentlich auch Tangentialschüsse sind, so versteht
man dennoch praktisch darunter immer solche, bei welchen eine Splitterung
der Schädelknochen durch Auffurchung stattgehabt hat. Weichteilwunde und
Knochenwunde bilden bei ihnen ein Gemeinsames. Hinsichtlich der unverletzten
Dura verhalte man sich so, wie es oben unter 2. angegeben ist. Gewöhnlich
sind auch Dura und Gehirn verletzt, doch muß das nicht der Fall sein. Die
Knochensplitter liegen zum Teil in den Weichteilen oder in den Haaren, oft
sind sie in das Gehirn hineingetrieben. Zwar sind häufig ausgedehnte Fissuren
vorhanden; dieselben stehen aber mit dem Knochendefekt in Verbindung. Das
Gehirn stellt gewöhnlich an der Angriffstelle der Gewalt des Geschosses einen
umschriebenen, matschen, mit verschieden großen Blutgerinnseln gemischten
Brei dar. Von gröberen Fernwirkungen ist es durchschnittlich frei. Daher erreichen diese Verwundeten meistens lebend die Sanitätsformationen und stellen
das *Hauptkontingent für die ärztliche Behandlung.* Nicht selten kommen sie sogar zu Fuß an, nachdem sie sich von der anfänglichen Bewußtlosigkeit, die
aber fehlen kann, erholt haben. Es ist natürlich, daß mit der Größe des
Defektes die Schwere der Verletzung steigt, und daß unabhängig davon die
Prognose um so ernster wird, je mehr und je tiefer Knochensplitter oder Geschoßteile in das Gehirn gedrungen sind. Da es sich um eine komplizierte
Schädelfraktur handelt, so ist es selbstverständlich, daß die Behandlung die
übliche sein muß, d. h. die operative Revision. *Sie soll so früh wie möglich
ausgeführt werden.* Denn die Erfahrungen des Russisch-Japanischen Krieges
(1904/05) gingen dahin, daß *frühoperierte Tangentialschüsse viermal weniger*

Abscesse bekommen als Spät- oder gar nicht Operierte. Allein nichts ist fehlerhafter als Gehirnschüsse anzuoperieren und sie dann gleich oder bald abzutransportieren. Denn der operierte Schädelgehirnschuß verträgt einen Transport schlechter als der Nichtoperierte. Das waren Erfahrungen, die uns schon der I. Weltkrieg gebracht hatte, ebenso wie die Forderung, daß der Verwundete dann in dem Lazarett, in dem er operiert wurde, möglichst lange, zum mindesten 3 Wochen, bleiben sollte. Der jetzige Krieg hat sich in dieser Beziehung zweier Fortschritte bedienen können. Einmal des Flugzeugtransportes, der es erlaubte, Gehirnschüsse schon nach wenigen Stunden in besteingerichteten Kliniken zu operieren. Sodann des Fortschrittes in der Neurochirurgie, die nun diese Fälle nicht nur wegen der operativen Technik, sondern auch wegen der Nachbehandlung als ihr eigenstes Krankengut in Anspruch nimmt. Auf deutscher Seite sind vereinzelt Sonderlazarette für diese Zwecke eingerichtet. Die Franzosen hatten den Armeen neurochirurgische Zentren gegeben. Die Ergebnisse sind sehr viel günstiger als im I. Weltkrieg. *Sie basieren auf dem primären, vollkommenen, schichtweisen Verschluß der Weichteilwunde, auf der Anwendung des Saugapparates, sowie der sorgfältigsten Blutstillung durch Clips- oder Elektrokoagulation.* Voraussetzung sind aber ein aseptischer Operationsraum, ein vollkommenes neurochirurgisches Instrumentarium und vor allem, daß der Patient mindestens 3 Wochen unter den Augen des Operateurs bleibt. Hinsichtlich des technischen Vorgehens bestehen jedoch große Verschiedenheiten. Wir Deutschen umschneiden genau wie früher die Weichteilwunde im Gesunden. Die Franzosen dagegen

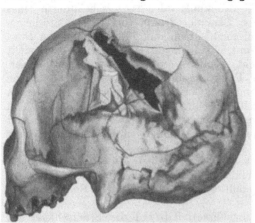

Abb. 104. Typischer Tangentialschuß aus der Sammlung der Kaiser Wilhelm-Akademie.

bilden, wo es irgend geht, nach dem Vorschlag von DE MARTEL und VINCENT einen *Haut-Knochenlappen,* um jede Splitterung an der Tabula interna festzustellen. Mir will scheinen, daß ihr Verfahren nur für ganz kleine, wenig umfangreiche Tangentialschüsse in Betracht kommt und sich mehr für Prellschüsse mit Absplitterungen der Tabula interna eignet. Den Hirnzertrümmerungsherd schneiden die Franzosen und auch einige deutsche Chirurgen mit dem elektrischen Messer in toto heraus. Andere deutsche Chirurgen saugen den Gehirndetritus mit dem Saugapparat ab. Über die Fremdkörper im Gehirn gibt gewiß das Röntgenbild in den meisten Fällen Aufschluß. Aber doch nicht in allen. Kleinste Knochensplitter sind manches Mal nicht sichtbar. Früher durfte der Zeigefinger vorsichtig danach suchen. Das wird heutzutage von einzelnen Neurochirurgen gleichsam als Kunstfehler hingestellt. Indessen betont GULEKE, daß man manches Mal den tastenden Zeigefinger doch nicht entbehren kann. Sehr gut ist auch das alte Verfahren von PAYR, des Fahndens mit dem Stahlmandrin der Kanüle einer Pravazspritze. Hinsichtlich des *Verschlusses der Dura* empfehlen die Franzosen den Verschluß mit Amnionmembran nach dem Vorschlag von DE MARTEL. Manche deutsche Chirurgen empfehlen eine Fascia lata-Plastik. TÖNNIS empfiehlt verschiebliche seitlich entnommene gestielte Galea-Periostlappen, wenn es nicht gelingt, die Duralücke durch wasserdichte, fortlaufende Naht direkt zu verschließen. Die Weichteilwunde wird schichtweise

eng verschlossen. Wenn der Hautdefekt zu groß ist, muß er durch Hautlappenverschiebung gedeckt werden. Nur wenn der Tangentialschuß zu gleicher
Zeit Auge, Nase oder Ohr eröffnet hat, soll man tamponieren und nicht primär
nähen, es sei denn, daß ein Seitenventrikel eröffnet ist. Aber die Dura muß
auch in diesem Fall verschlossen werden.

TÖNNIS übt nach vorhergehender Röntgenaufnahme in 2 Ebenen folgende Operationsmethode bei den *Impressionsschüssen ohne Prolaps*. Abwarten des Schocks. Bei Kreis-
laufstörung 250—500 ccm Periston mit $^1/_2$ mg Strophanthin und 2 ccm Sympatol intravenös.
Bei Bewußtlosigkeit und schwerer Verletzung entscheidet die Ansprechbarkeit des Pulses,
ob die Operation noch einen Zweck hat. Lumbalpunktionen von 20—30 ccm zwecks Druck-
erniedrigung. Wird in ihm Blut festgestellt, so wird am Tage nach der Operation zwecks
Vorbeugung einer subduralen oder subarachnoidalen Infektion der ganze Liquor von
einer Lumbalpunktion ausgeblasen (s. S. 382). 1—2 ccm Scopolamin-Eukodal-Ephetonin
(schwach) intravenös oder 1 ccm (stark) intramuskulär. Örtliche Betäubung, eventuell
später Evipan intravenös. Äthernarkose ist zu vermeiden wegen Erhöhung des Blutdrucks.
Umschneidung der Hautwunde. Bildung eines Visier- oder seitlich verschiebbaren Lappens:
Knochenlücke wird mit einer LUERscher Zange erweitert oder durch Aussägen der ganzen
Einbruchstelle von dicht um sie herum angelegten Bohrlöchern. Dura muß mindestens
einen Querfinger breit im Gesunden freigelegt sein. Ausräumung der Wunde mit dem
Sauger. Die Splitter werden dann mit Faßzange entfernt, soweit sie nicht schon mit dem
Hirnbrei herausgekommen sind. Blutstillung mit Clips oder Elektrokoagulation. Ver-
schluß der Dura durch enge Nähte eventuell unter seitlicher Verschiebung von Periost-
Galealappen. Zweite Schichtnaht der Weichteile ohne Drain oder Tampon bis zum 3. Tag;
später legt er ein Drain quer durch die vernähte Weichteilwunde ein, dessen Enden an den
Wundwinkeln herausgeleitet werden. Wenn die Säuberung der Hirnwunde durch Absaugen
nicht ordentlich gelingt, so schließt er die Duralücke nicht, macht aber eine enge Weichteilnaht. Bei Ventrikeleröffnung verschließt er die Duralücke immer, selbst wenn sie sich
bereits (5.—7. Tag) infiziert zeigt. Ebenso wie an der Konvexität des Schädels ist ein
Eingreifen bei den Schädelbasisschüssen notwendig, ja eigentlich noch dringender. Sei es
nun, daß die Schüsse rein intra-, sei es daß sie extra-intra-, sei es daß sie nur extrakraniell
verlaufen, immer sind die Nasennebenhöhlen entweder direkt oder indirekt betroffen
oder können davon betroffen sein. Von hier aus findet selbst, wenn die Dura nicht verletzt ist, leicht eine Infektion der Gehirnhäute statt. Man darf bei durch die obere Augenhöhle oder die Nasenwurzel oder zum Ohr verlaufenden Schüssen die Indikation zur Operation nicht davon abhängig machen, ob Liquor ausgetreten ist. Sondern man soll in jedem
Fall, wenn möglich, unter Hinzuziehung eines Facharztes nachsehen, die Nebenhöhlen oder
den Proc. mastoideus ausräumen, bei Duraverletzung den Gehirndetritus absaugen und
die Dura durch Naht oder Plastik gegen die eröffneten Höhlen fest verschließen. Wenn
die Dura nicht verletzt ist, können die Weichteile bis auf ein Gummidrain geschlossen
werden. Bei Verletzung der Stirnhöhle muß aber der Zugang zur Nase weit genug offen
bleiben, um Sekretstauungen zu verhindern. TÖNNIS benutzt für diese Operation entweder
einen Schnitt durch die Augenbrauen oder bei ausgedehnterer Freilegung einen zusätzlichen
vertikalen Schnitt von der Nasenwurzel bis zur Haargrenze. Bei Zertrümmerung des Dachs
der Augenhöhle fügt er dem letzteren in der Haargrenze noch einen Parallelschnitt zur
Augenbraue hinzu und bildet einen osteoplastischen Lappen.

Wie soll sich nun aber der Chirurg verhalten, wenn bereits ein *Hirnprolaps*
vorliegt. Von Interesse ist hier die Erfahrung, daß die Impressionsschüsse, wo
durch Weichteile bzw. ihre Brücken oder durch Knochensplitter die Knochenlücke gewissermaßen abgedichtet ist, gewöhnlich keinen Prolaps zeigen. Denn
das Gehirn kann nicht ausweichen, wie bei einer nicht abgedeckten offenen
Knochenlücke. Deswegen sind aber diese Fälle, unoperiert, nicht weniger gefährlich. Denn das nach der Verletzung auftretende Hirnödem und die Liquor-
vermehrung, ebenso wie die arteriellen Blutungen steigern den Hirndruck sehr
und führen, ganz abgesehen von den Frühabscessen, zu schweren Komplikationen.
Die *Hirnprolapse* sehen wir aber immer bei den *nicht abgedeckten Knochenlücken*,
nach wenigen Stunden beginnend und dann immer größer werdend. Ob es sich
um einen solchen oder nur um einen mehr oder weniger festen Hirnbrei handelt,
kann das Auge, namentlich anfangs, nicht entscheiden. Jedoch wird man im
allgemeinen Hirnbrei und zerfetzte Hirnbröckel mit einem Tupfer wegwischen
können. Denn Hirnfetzen pflegen sich gewöhnlich bis zum 4. Tag zu verflüssigen.

Der Hirnprolaps wird abgetragen. Die Wundhöhle enthält kaum Knochensplitter und Hirntrümmer, da sie meistens durch den intrakraniellen Druck herausgepreßt sind. Sonst ist das operative Vorgehen genau wie oben beschrieben. Die Duralücke muß durch seitlich entnommene gestielte Galea-Periostlappen mittels Knopfnähten wasserdicht verschlossen werden. Zweischichtige Weichteilnaht. Nur bei Wunden, die nach 48 Stunden zur Behandlung kommen, wird in die Weichteile vor der Naht eine Gummilasche gelegt und an den beiden Wundwinkeln herausgeleitet. Nach dem 6. Tag aber schließt Tönnis die Duralücke nicht mehr, sondern handelt wie beim Frühabsceß (s. S. 380f.), d. h. Einlegen eines Tintenfischdrains[1] und regelmäßig Lumbalpunktionen; aber Weichteilnaht.

Es erhebt sioh nun die Frage, bis zu welcher Zeit so vorgegangen werden kann. Gilt auch hier die 12-Stundengrenze, wie sie als allgemeine Regel für die Wundrevision im Kriege erhoben wird? Die Erfahrungen des I. Weltkrieges gingen schon dahin, daß das Gehirn weniger gefährdet gegenüber der Infektion ist, als man früher angenommen hatte. Man war bis zu einer Grenze von 24 Stunden gekommen, wohlgemerkt unter der Voraussetzung, daß man offen nachbehandelte und nicht primär zunähte. Der jetzige Krieg hat nun gezeigt, daß die Grenzen *trotz primärer Naht* sich nicht verkleinert, sondern vergrößert haben. *Durchschnittlich können primäre Nähte der Dura und der Weichteile noch innerhalb 36—48 Stunden gemacht werden*, ja sie sind sogar mit Erfolg noch von Tönnis und Sorgo bis zum 7. Tag gemacht worden. Es ist klar, daß Störungen um

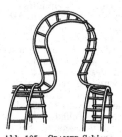

Abb. 105. Cramer-Schiene. Modell für Kopf und Hals. (Aus v. Saar-Franz: Ärztliche Behelfstechnik. Berlin 1923.)

so mehr eintreten, je später man operiert. Deswegen vernähe man die Dura immer wasserdicht, lege aber in die Weichteilwunde vom 3. Tag an ein Drain ein oder lasse sie offen. *Das äußere Aussehen der Wunde allein ist nicht maßgebend, ebensowenig wie Hirnprolaps.* In einigen Fällen wurden sogar faulig riechende Hirnprolapse noch mit Erfolg zusammen mit der Hirnwunde mit dem elektrischen Messer ausgeschnitten und darüber mit Erfolg genäht (Guleke) Tönnis hat sogar Spätfälle mit deutlicher Infektion operiert, eine Zeitlang antiseptisch behandelt und zunähen können. Sehr beachtenswert sind die Erfahrungen von Kroll und Kuhlendahl an über 300 *spätversorgten* Hirnverletzten, bei denen sie außer der oben geschilderten chirurgischen Versorgung einen besonderen Wert auf die lokale, orale, parenterale und namentlich endolumbale *Sulfonamidbehandlung* legen. Die Gehirnwunden wurden mit 1—2,5% Prontosillösung oder 10—15% Albucidlösung berieselt. Oral wurden die üblichen Dosen gegeben. *Endolumbal* wurde bis 3mal täglich Prontosil solubile in 1% Lösung nach jeweils gründlicher Liquorentleerung in Mengen von 5 bis 10 ccm neben Dehydrierungsbehandlung gespritzt. *Vor der endolumbalen Anwendung von Sulfapyridin (Eubasin) wird ausdrücklich gewarnt, weil es schwere Schädigungen der Gehirnsubstanz und Gehirnhäute macht.* Die Erfolge waren überraschend. Es handelte sich immer um *unversorgte Hirnschüsse*, die nach 48 Stunden mit meningitischer Infektion in die Behandlung kamen. Sie teilen sie in 3 Gruppen ein. 1. Solche, die vom 3.—5. Tage in Behandlung kamen, bei denen aber ein vollkommener Wundverschluß noch möglich war. Von 135 starben 4 = 2,9%. Die Hirnwunden heilten zum Teil per primam, zum Teil nach mäßiger Haut-Galeasekretion. 2. Offene Wunden, meistens nur Prolaps und deutlicher

---

[1] Das Tintenfischdrain besteht aus einem kurzen starren Gummirohr und darum gewickelten Handschuhgummi, der durch 2 Einschnitte in 4 Gruppen von Lefzen eingeteilt ist, die an ihrem Ende durch eine Naht zusammengehalten werden.

Meningitis nicht nur der Konvexität, sondern auch der Basis. Diese Verwundeten kamen erheblich später. Ein Dura- oder Weichteilverschluß war hier nicht mehr möglich, so daß offene Wundbehandlung eintrat. Es starben von 76 Fällen nur 5 = 6,5%. Die basalen Schüsse mit Eröffnung der Nebenhöhlen gaben die schlechtere Prognose. 3. Steckschüsse, die meistens zu Abscessen oder Fisteln führten. Sie wurden frühestens nach 5—8 Wochen, gewöhnlich nach 3—5 Monaten operiert. Wenn möglich wurde der Absceß im ganzen entfernt, weil sich meistens eine deutliche Kapsel fand. Dann wurde die Dura geschlossen. Sonst wurde in die Hirnwunde ein dünnes Drain für 4—5 Tage zwecks Spülung mit Sulfonamiden gegeben. Selbst von den Ventrikeln wurden Spülungen mit 0,9% Prontosil gut vertragen. Von 92 Fällen starben nur 8 = 8,7%. PEIPER operiert sofort in jedem Stadium den infizierten Hirnschuß nach dem 4. Tag und behandelt dann offen mit Gummischwammtamponade und täglichen Suboccipitalpunktionen. Er hält das Abwarten des Frühabscesses für gefährlicher. *Aus alledem ersieht man, daß so sehr einerseits das Bestreben sein muß, den Gehirnschuß so früh wie möglich zu operieren, man andererseits die Hände nicht in den Schoß legen darf, wenn er erst spät in die Behandlung des Chirurgen kommt* (s. auch S. 383f.). Das gilt besonders für die Hirnprolapse, die sonst wegen der Markencephalitis eine sehr schlechte Prognose haben. *Dagegen operiert TÖNNIS die nach dem 7. Tag eingelieferten Impressionsschüsse ohne Prolaps nicht mehr,* außer bei primärer Eröffnung des Ventrikels. Auch Lumbalpunktionen außer zu diagnostischen Zwecken hält er für fehl am Platz. Denn die Erhaltung des Liquorgegendrucks ist erwünscht. *Auch die draußen unter den schwierigen Frontverhältnissen Anoperierten revidiert er nicht mehr.* In beiden Fällen wartet er den gewöhnlich in der 3. Woche sich zeigenden Frühabsceß ab und greift dann erst ein.

Indessen, es sind nicht überall an der Front Neurochirurgen mit einem Spezialinstrumentarium vorhanden, und es wird nicht immer die Sicherheit bestehen, den Patienten innerhalb von 4 Tagen einem Fachlazarett zu überweisen. Unter diesen Umständen müssen wir eben zu den im I. Weltkrieg geübten Methoden greifen, wohl bewußt, daß sie nicht alles Wünschenswerte erfüllen. Örtliche Betäubung, Umschneidung der Wunde, Entfernung der losen Knochensplitter, Glättung der Knochenränder mit der LUERschen Hohlmeißelzange. Es muß immer so viel vom Knochen fortgenommen werden, bis die intakte Dura $^1/_2$—1 cm den Knochendefekt überragt. Dadurch werden die Verhältnisse, wenn sich ein Prolaps entwickeln sollte, günstiger gestaltet. Er klemmt sich nicht so leicht in die Knochenlücke ein. Dann wird an eine mit warmer Kochsalzlösung gefüllte Spritze ein Katheter aptiert, der in die Hirnläsion eingeführt wird. Unter geringem Druck wird mit der Lösung eine Auswaschung vorgenommen und dann durch Anziehen des Stempels in den Katheter die Hirnbröckel und kleine Splitter angesaugt. Größere Splitter muß man vorher mit dem vorsichtig tastenden Finger oder der Pinzette entfernen. Von zahlreichen Autoren ist darauf aufmerksam gemacht worden, daß die vorher fehlende Pulsation des Gehirns sich wieder einstellt, wenn der letzte Splitter oder Fremdkörper entfernt ist. Aber als Gesetz darf das nicht gelten. *Jedenfalls sauge man so lange ab, bis das Gehirn zusammenfällt.* Dann wird die Duralücke nicht geschlossen, sondern nur die Weichteilwunde doppelschichtig vernäht und vom 3. Tag ab ein Drain eingelegt. Man muß dann eben mit einem Frühabsceß rechnen (s. S. 380f.). Praktisch ist es dann, auf die ersten Mullappen ein Stück ausgekochten Schusterspans oder Pappe, welches größer als der Knochendefekt ist, zu legen, damit dem Prolaps und eventuellen Beschädigungen des Hirns vorgebeugt wird. Da sich weiche Mullbinden leicht beim Transport und Unruhe des Verwundeten verschieben, so lege man immer einen *Stärkeverband* an. Ferner fixiere man den Kopf durch eine bogenförmig über ihn gehende und auf beiden Schultern ruhende CRAMERsche Schiene. *Notwendig ist nach Operation und während der weiteren Behandlung die Sitzlage, um ein Zurücksinken des Gehirns zu erreichen. Auch beim Transport ist sie zu fordern.*

Die Gefahr der *Blutung* ist bei den Tangentialschüssen, d. h. den Impressionsschüssen mit Prolaps, im allgemeinen nicht groß. Gewöhnlich werden die Gefäße torquiert und stehen, wenn der Patient in ärztliche Behandlung kommt. Doch kommen Ausnahmen vor. Ich habe mehrere Male ganz ausgeblutete Patienten gesehen, bei denen sich nach Abnahme des Verbandes ein aus der Knochenwunde ragender roter, großer Prolaps zeigte, welcher nichts anderes als ein Blutkuchen war, nach dessen Wegräumung eine frische Blutung auftrat. Gefährlich sind in dieser Beziehung die Blutungen aus den großen Piavenen, dicht vor ihrer Einmündung in die Sinus und die Eröffnung der Sinus selbst. Auch bei dem Abkneifen der Knochenränder oder der Entfernung von Knochensplittern bekommt

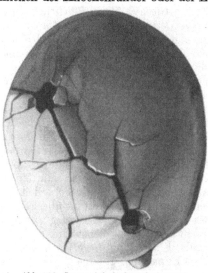

man es häufig mit Blutungen aus diesen Quellen zu tun. Mehrere Wege führen zur Stillung. Seitliche Naht oder Aufpflanzung von Muskelstückchen oder eins der auf S. 145 beschriebenen Vorgehen. Die Blutung aus der Diploe stille man durch Auflegen von Muskelstückchen oder durch Einkeilen kleinster Holzkeile.

4. Die Segmentalschüsse (Impressionsschüsse). Wir verstehen darunter perforierende Schädelschüsse, bei welchen das Geschoß die Sehne eines kürzeren Bogens der Schädelkonvexität durcheilt. Die Haut und der Knochen zeigen 2 getrennte Schußlöcher und das Hirn enthält einen richtigen Schußkanal. Wir finden sie an den gewölbteren Schädelpartien, der Stirn, dem Hinterhaupt oder bei Querschüssen der Parietalregionen im Gegensatz zu den Tangentialschüssen,

Abb. 106. Segmentalschuß nach COENEN.

welche die längeren und flacheren Gegenden des Schädels bevorzugen. Sie ähneln oder unterscheiden sich kaum von den Tangentialschüssen, wenn sie nahe der Schädeloberfläche durchgehen, und von den Diametralschüssen, wenn sie näher der Basis liegen. So gibt es Fälle, bei welchen zwar 2 getrennte Hautöffnungen vorliegen, bei denen sich aber am knöchernen Schädel ein deutlicher Rinnenschuß findet.

Die Segmentalschüsse sind deswegen ernster aufzufassen, weil bei nahen Entfernungen die Sprengwirkung eine größere als bei den Tangentialschüssen ist. Wir finden hier viel ausgedehntere und auch von den Schußlöchern unabhängige Fissuren. Das Gehirn zeigt außerhalb des Schußkanals mehr und größere Fernwirkungen. Auch die Blutungen spielen eine größere Rolle, nicht indem sie nach außen treten, aber insofern sie sich an der Hirnoberfläche weit ausdehnen oder die Ventrikel mit Blut füllen. Drucksymptome sind daher häufiger. Man ist bei Sektionen nicht selten erstaunt, zu sehen, wie eine ganze Großhirnhemisphäre von einem subduralen Bluterguß wie von einer Calotte umgeben ist. *Auffällig ist es, daß man den typischen Symptomenkomplex der Meningea media Blutung mit dem „freien Intervall" (d. h. Bewußtsein zwischen anfänglicher und dann wieder auftretender Bewußtlosigkeit) so selten antrifft.* Vielleicht ist auch nur zu wenig darauf geachtet. Da, wo der Verdacht einer solchen Blutung vorliegt, verfahre man nach den auf S. 144 aufgestellten Methoden; vor allem kommt die Unterbindung der Carotis externa nach TANDLER am Lig. stylo-mandibulare in Betracht.

Die Behandlung der Segmentalschüsse richtet sich nach den bei den Tangentialschüssen gegebenen Richtlinien. *Aufmerksam ist darauf zu machen, daß die Schüsse in der Nähe oder am Proc. mastoideus sowie an der Nasenwurzel immer zu revidieren sind.* Denn hier finden sich fast ausnahmslos Splitterfrakturen, die besonders bei bestehender Otitis media purulenta zu Meningitis oder Abscessen führen. Auch die Augenhirnschüsse gehören zu den Segmentalschüssen. Sie führen durchschnittlich zu Zerstörungen des Augapfels, die seine Entfernung notwendig machen.

Man *hüte* sich bei ausgedehnten Splitterungen zu weit zu gehen! Denn man bekommt, wenn man alle Splitter entfernen wollte, riesige Defekte, die mit wenigen Ausnahmen immer eine schlechte Prognose geben. Man beschränke sich die Splitter am Ein- und Ausschuß zu entfernen und kneife vorsichtig unter Festhalten der betreffenden knöchernen Schädelpartie ab, um nicht die Lösung ganzer Hirnschalenteile zu verursachen oder Fissuren zu erweitern. An die Verletzung der großen venösen Sinus ist zu denken; die notwendigen Maßnahmen sind vorher zu treffen. Nur wenn man zu der Annahme einer großen subduralen Blutung berechtigt ist, kann man nach Durchtrennung der Weichteile die längste Fissur freilegen, mit scharfen Haken auseinanderhalten oder sie im Zusammenhang mit dem Periost umklappen, die Dura besichtigen, spalten und die frischen Blutgerinnsel entfernen. Dann aber muß man die Dura und diesen Verbindungsschnitt wieder zunähen, um den Knochen einen Halt zu geben. Am Gehirn verhalte man sich ebenso wie bei den Tangentialschüssen, soweit es sich um großen Ein- oder Ausschuß handelt, aber nur an diesen. Eine Verfolgung oder Drainierung des ganzen Schußkanals kommt nicht in Frage; aber eine Absaugung des Hirndetritus.

5. Die Diametralschüsse (Durchschüsse). Bei ihnen handelt es sich um die tiefen perforierenden Schüsse in einem Schädeldurchmesser. Sie zeigen wohl bei nahen Entfernungen in der überwiegenden Mehrzahl so schwere Sprengwirkungen, daß der Tod eintritt. Daß aber manche diese vermissen lassen und mit dem Leben davonkommen, ist bereits betont worden (namentlich bitemporale Querschüsse). Sie sind nicht selten mit Sprüngen an der Schädelgrundfläche kombiniert, worauf die typischen Hämatome der Augenhöhlen und Augenlider hindeuten. Auch *ihre* Behandlung richtet sich danach, ob an den Schußlöchern komplizierte Splitterfrakturen vorkommen. Man soll also bei ihnen durch Einschnitt den Knochen freilegen; findet man dann reine Lochschüsse und ergibt das Röntgenbild keine Absplitterung der Lamina interna, so stand man nach den Erfahrungen des I. Weltkrieges von weiten Eingriffen so lange ab, bis sich Druckerscheinungen einstellten. Der jetzige Krieg hat die Chirurgen auch hier viel aktiver werden lassen. Gerade diese Schüsse und die Steckschüsse sind bei den Franzosen die Hauptdomäne für den Hautknochenlappen nach DE MARTEL, während sie ihn sonst nur bei kleinen Tangentialschüssen und vorzugsweise denen ohne Verletzung der Dura benutzen. Durch die Wasserstrahlpumpe ist es aber möglich, auch aus engen Kanälen Gehirndetritus anzusaugen, sofern er sich nicht schon durch Husten oder Pressen entleert. Übrigens empfehlen die Franzosen für diesen Zweck die Kompression der Vena jugularis. *Vor allem hüte man sich auch hier ebenso wie bei den Segmentalschüssen vor Sondierungen und Drainierungen des langen Gehirnschußkanals, wie es von einigen Seiten noch im I. Weltkrieg empfohlen wurde.* Fingeruntersuchungen von Ein- oder Ausschuß verbieten sich wegen der Enge des Schußkanals von selbst.

6. Die Steckschüsse. Steckgeschosse können anstandslos jahrelang ohne Folgen von dem Verwundeten im Gehirn getragen werden. Mantelgeschosse eher als wie Granatsplitter und Schrapnellkugeln. Allerdings fehlen darüber Kenntnisse, wie viele von ihnen später sich unangenehm bemerkbar machen. Sie können wandern, und zwar um so eher, je schwerer sie sind; dadurch werden unter Umständen plötzlich schwere Symptome hervorgerufen. *Andrerseits steht fest, daß die Steckschüsse die gefährlichsten Gehirnschüsse sind; denn sie haben die größte Sterblichkeit.* Daher ist man heute ihnen gegenüber auch viel aktiver. Man unterscheidet die mit dem Einschuß gleichseitigen von den gegenseitigen. Die letzteren sind die gefährlicheren, die Zerstörungen von Hirnmasse sind größer. Sie pflegen zuweilen nicht am Ende des Schußkanals zu sitzen, sondern sind an der Schädelinnenwand abgeprallt und haben sich einen neuen Weg ins Gehirn gesucht *(innerer Prellschuß)*.

Es ist selbstverständlich, daß der Operateur bei Revision der Hirnzertrümmerungshöhle auch die Projektile entfernt. Hierbei handelt es sich vornehmlich um Teile von Mantelgeschossen und größere Granatsplitter. Daß Schrapnellkugeln immer in nächster Nähe der Oberfläche, nur wenige Zentimeter von ihr entfernt liegen, hat sich nicht bestätigt. Das in mehreren Ebenen aufgenommene Röntgenbild gibt Aufschluß über den Ort und die Tiefe des Sitzes. Entspricht seine Lage der Tiefe des Zertrümmerungsherdes oder überschreitet dieselbe nur um ein weniges, so wird man die Extraktion vornehmen, ohne jedoch viel zu suchen.

PAYR hat zu diesem Zweck ein federkieldickes, auf eine Strecke weit geschlitztes Gummirohr empfohlen, welches in den Schußkanal eingeführt wird. Durch dessen Lichtung wird eine Aluminiumsonde vorgeschoben, bis man den Fremdkörper fühlt. Mit einer feinsten Harnröhren-Fremdkörperzange mit Alligatormaul wird nun das Projektil gefaßt. Auf diese Weise konnte PAYR noch in 11 cm Tiefe Granatsplitter extrahieren.

Im jetzigen Krieg haben sich der Siemenssche Metallsucher und das PLAATsche Boloskop gut bewährt. Auch die ganz kleinen Granatsplitter sind nicht ungefährlich. Sie durchbohren nicht selten die knöcherne Schädeldecke mit feinsten Löchern ohne Fraktur und machen trotzdem im Hirn häufig haselnuß- bis walnußgroße encephalomalacische Herde, die zum Tode führen. Gerade gegen diese Verletzungen hat sich der *Stahlhelm* als segensreich erwiesen. Merkwürdigerweise hat im Gegensatz dazu TÖNNIS im jetzigen Krieg die Erfahrung gemacht, daß Stecksplitter *unter* Erbsengröße meistens symptomlos verlaufen und kein Gegenstand der Operation sind. Sonst stellt er folgende Indikationen für den operativen Eingriff auf: 1. Innerhalb der ersten 2 Tage bei Hirndrucksteigerung infolge eines arteriellen Hämatoms; 2. vom 4.—7. Tage bei Drucksteigerung durch venöses Hämatom und Ödem; 3. vom 2. Monat und später bei Hirndrucksteigerung durch Spätabscesse, bei verzögerter Rückbildung von Ausfallserscheinungen, bei Liquorzirkulationsstörungen und bei Spätepilepsie. Bei Blutungen aus größeren *Arterien* vermehrt sich das Volumen der verletzten Hemisphäre oder auch beider. Es kommt zu Verschiebungen der Hirnmasse, zu Einklemmungen im Tensoriumschlitz oder Hinterhauptsloch (s. a. S. 375/376). Wenn nicht eingegriffen wird, stirbt der Verwundete innerhalb von 48 Stunden. Daher muß das Hämatom mit dem Hirndetritus durch handtellergroße Trepanation ausgeräumt werden, sobald Erscheinungen einer intrakraniellen Drucksteigerung vorliegen.

Die Zertrümmerungshöhle im Mark um den Splitter leistet dem tastenden Finger einen geringen Widerstand; hier muß eingeschnitten werden. Die Stillung der Blutung ist für den Frontchirurgen der kein Spezialinstrumentarium hat schwieriger. In Ermangelung von Silberklips muß er die blutenden Arterien umstechen und darf wegen des weichen Hirngewebes den Knoten nicht fest anziehen. Bei Anlegen von Klemmen reißen die Arterien leicht ab und verschwinden in der Tiefe. Dann muß die Wunde mit kleinen Wattetampons austamponiert werden. Diese werden einer nach dem anderen vorsichtig entfernt, bis auf den, der das blutende Gefäß bedeckt. Der letzte wird durch ein entsprechendes Muskelstück ersetzt.

Darüber kommt ein Stückchen Handschuhgummi und auf dieses ein Wattetampon, mit dem man das Muskelstückchen andrückt. Der Handschuhgummi ist notwendig, damit nicht beim Entfernen des Wattetampons das Muskelstückchen mit herausgerissen wird. Findet man nach Stillung der Blutung den Splitter nicht, so soll er darin gelassen werden, obwohl die Gefahr der Infektion weiter bestehenbleibt. Die *venösen* Hämatome bzw. die der kleineren Arterien pflegen erst am 4. oder 5. Tage Drucksteigerungen zu machen. *Die starke Hirndrucksteigerung zu dieser Zeit (3.—7. Tag) ist den Steckschüssen eigentümlich, während sie beim gewöhnlichen Impressionsschuß ungewöhnlich ist*[1].

In zahlreichen Fällen hat, wenn das Projektil aus Eisen besteht (Prüfung mit dem Sideroskop) die Magnetanwendung gute Erfolge im I. Weltkrieg ergeben, namentlich mit den handlichen WIETINGschen Ansätzen und dem PAYRschen Handmagneten. Sitzt es aber tiefer und besonders, wenn differente Gehirnpartien in Frage kommen, dann ist die eventuelle Gehirnverletzung durch den mit Gewalt magnetisch angezogenen Splitter wohl zu erwägen. Im jetzigen Krieg hat man wenig von Magnetextraktionen gehört[2].

Hinsichtlich des *Transportes* ist nach den Erfahrungen des jetzigen Krieges folgendes festzuhalten: *1. Man soll in den vorderen Sanitätseinrichtungen nicht Fälle operieren, wenn die Sicherheit besteht, sie innerhalb von 24 Stunden einem Lazarett zu überweisen, wo stationäre Behandlung von 4—6 Wochen erfolgen kann. 2. Ausgenommen sind die extraduralen Schädelschüsse. Sie können und müssen zweckmäßig auch in den vorderen Sanitätseinrichtungen operiert werden, wenn sie mindestens 1 Woche lang auf Hirndrucksteigerung (intracerebrale Hämatome, traumatisches Ödem) beobachtet werden können. 3. Operativ versorgte Tangential-, Segmental-, Durch- und Steckschüsse können nach komplikationslosem Verlauf frühestens nach einer Woche zum Lufttransport, frühestens nach 6 Wochen zum Bahntransport freigegeben werden. Voraussetzung für den Lufttransport aber ist, daß zu und von ihm kein längerer Bodentransport auf schlechten Wegen notwendig ist. 4. Unversorgte Impressionsschüsse der Schädelkonvexität ohne Prolaps können einen Lufttransport übergeben werden, wofern sie zu Beginn der 2. Woche in ein Lazarett zur stationären Behandlung kommen* (TÖNNIS).

1. Symptomatologie.

Die Schußverletzungen des Schädels und seines Inhalts müßten alle Erscheinungen einer gewöhnlichen *Hirnerschütterung* bieten. Besonders müßte das der Fall sein, wenn ein mit großer Kraft begabtes, also ein aus nahen Entfernungen kommendes Geschoß die Hirnkonvexität diametral oder in einem großen Segment durcheilt, so daß die Geschoßwirkungen sich allseitig zur Hirnrinde fortsetzen. Denn nach allgemeiner Anschauung ist die Großhirnrinde Sitz des Bewußtseins. Die *Bewußtseinsstörung* ist aber das nie zu vermissende Symptom einer Gehirnerschütterung. *Wie kommt es nun, daß Hirnschußverletzte oft keine Zeichen von Gehirnerschütterung bieten?* Tatsache ist — und auch der jetzige Krieg hat sie wieder erhärtet —, daß einige Patienten angeben, daß sie im Moment des Schusses sofort eine Lähmung des Armes oder Beines empfanden, und daß sie nicht einen Moment das Bewußtsein verloren hätten. Andere Patienten geben an, daß sie nur ganz kurze Zeit das Bewußtsein verloren haben. Verwundete mit nicht kleinen Tangentialschüssen, bei denen die Großhirnrinde also ganz sicher verletzt war, sind hie und da noch stundenlang zum Verbandplatz gegangen. Auch die anderen für eine Gehirnerschütterung sprechenden Symptome wie *Erbrechen, retrograde Amnesie* finden sich selten. Letztere sollte überhaupt nach einigen Autoren fehlen. Das ist nicht richtig. Ich konnte

---

[1] Ich bin hier den Richtlinien von TÖNNIS gefolgt.

[2] GULEKE hält nur bei frischen Verletzungen etwas von der Magnetextraktion, weil schon bei kleinen Verwachsungen um den Splitter dieser dem Magneten nicht mehr folgt.

sie unter 48 Hirnschüssen 4mal feststellen. *Typische Gehirnerschütterung findet sich hauptsächlich bei Streif- und Prellschüssen, die nur die Schädelkapsel betreffen.* Die Zwischenzeit zwischen dem I. Welt- und dem jetzigen Krieg hat uns eine wissenschaftliche Aufklärung für dieses merkwürdige Vorkommen gebracht. Gewiß ist die Großhirnrinde der Sitz des Bewußtseins. Aber sie ist nicht autonom. Die dynamische Schaltstelle für dasselbe befindet sich nicht nur in der Medulla oblongata, sondern in der Zwischenhirn-Mittelhirngegend in der Region des III. Ventrikels, in den Vierhügeln und den angrenzenden Teilen des Thalamus, die wieder der Schaltstelle in der Medulla übergeordnet zu sein scheint. In örtlicher Betäubung ausgeführte Gehirnoperationen haben dieses Ergebnis gezeigt. Da aber die *Flüchtigkeit* der Erscheinungen das Kennzeichen einer reinen Erschütterung ist, so entstand die Frage, welches die Ursache für die vorübergehende Ausschaltung dieser Betriebsstellen sei. Darüber sind die Ansichten geteilt. Die meisten legen den Hauptwert auf das *Hirngefäßsystem.* Durch die auf das Gehirn wirkende Gewalt findet eine Änderung ihrer Funktion statt, die eventuell auch Dauerstörungen hinterlassen könne (RICKER). Die anderen glauben an eine momentane Änderung des Druckes im *Liquorsystem,* die sich besonders in dem engen III. Ventrikel und dem engen Aquaeductus Sylvii geltend machen muß, in deren Nachbarschaft die Vierhügel und der Thalamus liegen (FRANZ, GAMPER, DE MARTEL). Diese Druckänderung im Liquorsystem ist nicht ein Reflexvorgang wie bei der Störung des vasomotorischen Gleichgewichts der Hirngefäße, sondern ist mechanisch bedingt durch die infolge des Stoßes erfolgte *Verschiebung des Gehirns,* wodurch Verzerrungen der Ventrikel und Verlegungen der Foramina Magendie, Monroe und Luschka entstehen (v. BERGMANN, FRANZ, DE MARTEL, v. PAYR). FRANZ billigt daher der Gehirnerschütterung auch nur eine höchstens wenige Minuten dauernde Bewußtlosigkeit zu, nach der ein vollkommen normaler Zustand eintritt. Nach ihm fallen alle länger dauernden Bewußtseinsstörungen und die sog. postkommotionellen Zustände bereits unter den Begriff der Contusio cerebri. Er bezweifelt daher den Tod infolge einer reinen Commotio und befindet sich insofern mit denjenigen in Übereinstimmung, die bei Sektionen kein pathologisch-anatomisches Substrat fanden. Die sog. DURETschen Blutungen an der Innenwand des IV. Ventrikels, die eine Zeitlang als pathognomisch erkannt wurden, sind derweilen als agonale Erscheinungen bei verschiedenartigen Erkrankungen festgestellt worden.

Nach obigem ist es auch klar, weshalb wir bei stumpfen Verletzungen des Schädels eher Gehirnerschütterungen finden. Denn hier wirkt sich die stoßende Gewalt in einer Lokomotion des Gehirns oder wie DE MARTEL es nennt, in einem Déplacement intracérébral aus. Wenn aber der Schädel bricht, ist die Arbeitsleistung der Gewalt zu einem großen Teil schon durch die Zertrümmerung verbraucht. Das Gehirn wird oft nur örtlich betroffen. Bei den Gehirnschüssen handelt es sich aber nicht um eine funktionelle flüchtige Zustandsänderung des Gehirns wie bei der Commotio, sondern um eine anatomische Läsion, also um eine Contusio cerebri. *Diese kann, muß aber nicht gleichzeitig von einer Gehirnerschütterung begleitet sein.* Denn die starke plötzliche Druckschwankung oder Blockade im Blut-Liquorsystem kann ausbleiben. Erstens, weil durch den Bruch des Knochens die Gewalt einen Teil ihrer lebendigen Kraft einbüßt und dadurch die Verschiebung des Gehirns abgeschwächt wird. Zweitens weil diese Verschiebung nicht gerade eine Verzerrung des III. Ventrikels oder des Aquaeductus Sylvii oder des IV. Ventrikels nach sich zieht, somit also die Betriebsstellen für das Bewußtsein im Zwischen-Mittelhirn nicht in Mitleidenschaft gezogen werden. Drittens kann, wenn die Verletzung die subarachnoidealen Räume eröffnet, die Druckschwankung oder Blockade durch gleichzeitiges Ausfließen von Liquor ausgeglichen werden.

Ferner entsteht die Frage, ob im Augenblick der Schußverletzung, insbesondere bei Steckschüssen nicht neben der Commotio cerebri, eine *Compressio* durch Raumbeschränkung stattfindet. Das ist nicht anzunehmen, obwohl das Gehirn wegen seines großen Wassergehaltes (75—80%) inkompressibel ist. Denn erstens wirkt das das Volumen vermehrende Geschoß nur eine kleine Zeitspanne, nämlich wenige Zehntausendstel einer Sekunde und zweitens wirken das oder die Schußlöcher sofort entspannend auf die eventuelle Druckerhöhung. Das Geschoß als solches wird also den Hirndruck nicht vermehren, wohl aber später die von ihm gesetzten anatomischen Veränderungen.

Bei schweren Gehirnschüssen finden wir natürlich oft vollkommene Bewußtlosigkeit. Geht sie nicht bald mit oder ohne Operation zurück, so bedeutet sie immer eine schlechte Prognose. Solche Fälle sind auch gewöhnlich kein dankbares Objekt für einen operativen Eingriff. Bei Fällen ohne längere Bewußtlosigkeit ist die Rückkehr der psychischen Funktionen meistens überraschend schnell. Auch sind die Schwindelerscheinungen nicht nachhaltig. Darauf ist es zurückzuführen, daß das subjektive Wohlbefinden häufig so gut ist, daß derartige Patienten auffallend früh den Drang haben, das Bett zu verlasssen. Das ist auch zuweilen der Fall, obwohl die objektive Untersuchung noch Störungen der Merkfähigkeit, verlangsamten Gehankenablauf und eine gewisse Apathie feststellt. In schwereren Fällen finden wir ein sog. „apathisches Syndrom" noch lange Zeit. Daneben besteht zuweilen ein weinerliches Wesen. Exaltationen und Delirien leiten durchschnittlich Infektionen ein. Witzelsucht und läppisches Verhalten kommt oft bei Stirnverletzungen vor. Die *Pulsverlangsamung* als Ausdruck des vermehrten Hirndrucks oder Vagusreizung ist sehr oft festzustellen und dauert nicht selten lange an. Die Frequenz hält sich zwischen 50 und 60, der Puls ist kräftig und gleichmäßig. Wenn sich der Puls weiter verlangsamt, so ist das ein Beweis für die Zunahme des Hirndrucks und die dadurch bedingte weitere Reizung des Vaguszentrums. Sobald der Puls aus diesem langsamen in ein sehr schnelles Stadium übergeht, die Bewußtlosigkeit anhält oder stärker wird und die Atmung den Cheyne-Stokesschen Typus, d. h. Unterbrechung der regelmäßigen Atemzüge durch vollkommene Atempausen annimmt, so liegt eine Verschlimmerung vor, insofern das Reizstadium des Gefäß- und Atemzentrums in das gefährliche Lähmungsstadium übergeht. — Schnellerwerden des Pulses mit und ohne Bewußtseinsstörungen zugleich mit Fieber kündigen die Infektionen an. Doch findet sich manches Mal auch ein weicher, frequenter, irregulärer Puls von vornherein, ohne daß sich daraus ein Schluß ziehen läßt. — *Fieber* ist anfangs, namentlich vor der Revision der Wunde oft vorhanden, fällt aber dann gewöhnlich kritisch oder lytisch in wenigen Tagen zur Norm. Bemerkenswert ist, daß Hirnverletzte leicht auf Verbandwechsel, unzweckmäßige Tamponade, psychische Alterationen mit Fieber reagieren. Aus dem *jetzigen* Krieg sind Fälle berichtet, die nach einem längeren Transport sehr schwere psychische Erregungszustände bekamen, obwohl sie sich bis dahin auf dem Hauptverbandplatz und Feldlazarett ganz normal gezeigt hatten.

Neben diesen Allgemeinerscheinungen sind die *Herd*erscheinungen von Wichtigkeit, d. h. Ausfälle von Funktionen, welche an bestimmte Hirnprovinzen geknüpft sind. Von Bedeutung ist, daß diese auch auftreten können, wenn primär durch den Schuß nur „stumme" Hirnprovinzen, d. h. solche, welche ohne gesonderte Funktionen sind, betroffen werden. Dies ist zu erklären einmal durch molekulare Fernwirkungen, sodann aber durch das nach jedem Hirntrauma auftretende *Ödem*, welches die Folge der veränderten Zirkulationsbedingungen ist. Da molekulare Fernwirkung und Ödem flüchtiger Natur sind, ist es verständlich, daß die Ausfallserscheinungen schnell zurückgehen und sich auf die dauernd geschädigten Gegenden, deren Restitution nicht eintritt, konzentrieren. *Stumme*

Hirnprovinzen sind eigentlich nur das rechte Stirnhirn und der rechte Schläfenlappen außer bei Linkshändern, Teile des Scheitelhirns und Hinterhirns. Die *Provinzen mit bestimmten Funktionen* sind aus nachfolgender Beschreibung ersichtlich. Es handelt sich in der Hauptsache um Rindenbezirke, doch finden wir natürlich auch Herdsymptome, wenn die von diesen Bezirken ausgehenden Fasersysteme betroffen sind.

Motorische Lähmungen finden wir demnach, wenn die Zentren im Gyrus praecentralis, d. h. der vor der ROLANDoschen Furche gelegenen Windung verletzt sind, und zwar liegen der Reihe nach von oben nach unten das Zentrum für das Bein, den Arm, das Gesicht, die Zunge; ferner wenn die Pyramidenbahnen im Marklager, der inneren Kapsel und dem Hirnschenkelfuß verletzt sind. Die Lähmungen sind kontralaterale. Doch kommen auch *kollaterale*, d. h. solche auf derselben Körperseite vor, deren Erklärungen noch nicht eindeutig sind. Entweder wird eine unvollkommene oder ausgebliebene Pyramidenkreuzung oder eine Fernwirkung in den gegenüberliegenden Hirnzentren angenommen, während die Nahwirkung auf die dem Trauma zunächst gelegenen ausgeblieben ist. *Monoplegien* sind seltener als *Hemiplegien;* doch kommen auch Paraplegien namentlich der Beine vor, was bei hohen Scheitelschüssen erklärlich ist, bei welchen die nahe der Medianlinie liegenden Beinzentren gleichmäßig betroffen sind. Entsprechend der anatomischen Lage finden wir immer einen Kulminationspunkt der Lähmung, von welchem nach den Seiten die Erscheinungen geringer werden. Auch in ein und demselben Zentrum finden wir solche Kulminationspunkte. So kann die Bewegung einzelner Finger vollkommen gelähmt sein, während die anderer nur paretisch ist. Die Lähmungen sind durchschnittlich zunächst schlaffe, seltener spastische. Bemerkenswert ist, daß die spastischen an den Beinen häufiger und eher auftreten. Dies soll, nach HEILIG, da die Spasmen immer der Ausdruck von subcorticalen Zentren sind, damit zusammenhängen, daß phylogenetisch die Hände und Arme erst später ein Zentrum bekommen, und dieses daher rein cortical sitzt. Gewöhnlich wird das Auftreten von Spasmen als ein Ausdruck der Besserung aufgefaßt. Die reinen *Sehnen*reflexe wie Patellarreflexe und Fußklonus können auch bei schlaffen Lähmungen vorhanden oder gesteigert sein. *Neu ist, daß die Bauchdeckenreflexe fast bei allen Hirnschüssen gestört sind und ein gutes Symptom für die Rindenläsion darstellen.* Sie gelten nach einigen als die ersten hemiparetischen Erscheinungen. Doch findet man sie auch bei Verletzungen, welche nicht die Zentralregion betreffen; ebenso wie gelegentlich auch Hemiplegien und Hemiparesen. Auch der BABINSKI-Reflex, d. h. eine abnorme Kontraktion der Zehenstrecker beim Streichen über die Fußsohle ist ein fast immer zu findendes Symptom bei Hirnschüssen. Störungen der *Blasen-* und *Mastdarmreflexe* sind ebenfalls fast immer vorhanden; aber es handelt sich nicht um komplette Lähmungen, sondern es liegt nur die Entleerung von Blase und Mastdarm darnieder. Doch finden wir diesen Zustand auch häufig bei anderen Verwundeten, auch schweren Extremitätenschüssen. *Muskelatrophien* kommen bei zentralen Lähmungen nur ausnahmsweise vor. Bei der Beurteilung der Wiederkehr der Funktionen müssen die sog. *Synkynesien* ausgeschaltet werden, d. h. Mitbewegungen in den gelähmten Gliedern bei willkürlichen der nicht gelähmten. Motorische Reizerscheinungen in Form von typischen JACKSONschen Anfällen kommen nicht selten vor (s. unter Epilepsie).

Sensibilitätsstörungen kommen vor bei Verletzungen des Gyrus postcentralis und dem angrenzenden Scheitellappen, sowie des Thalamus opticus. Sie beziehen sich hauptsächlich auf das Berührungsempfinden, das Lokalisationsvermögen und die Stereognosis, d. h. das Erkennen getasteter Gegenstände. Doch hat die Stereognosis kein gesondertes Zentrum, sondern setzt sich aus einer taktischen, akustischen und optischen Komponente zusammen. Die Gesamtfunktion ist geschädigt, sobald auch nur eine dieser Komponenten ausfällt. *Trophische Hautstörungen* werden nicht beobachtet. *Sensible* Reizerscheinungen in Form von sehr heftigen Parästhesien finden sich in manchen Fällen. *Sprachstörungen* kommen sehr häufig vor.

Sie beruhen bei Rechtshändern auf Störungen in dem BROCAschen Zentrum, d. h. der dritten linken Stirnwindung, der Insula Reilii und der ersten Schläfenwindung. Bei Linkshändern liegen die Zentren rechts. Wir unterscheiden die *motorische* Aphasie, bei welcher der Verletzte die Worte kennt, sie aber artikulatorisch nicht aussprechen kann, und die *sensorische,* bei welcher die artikulatorische Wortbildung zwar vorhanden ist, aber das Wortverständnis fehlt (Perseveration = Kleben an bestimmten Worten, welche übrigens auch bei ganz anderen Gehirnläsionen vorkommt, und verbale Paraphasie = Wortveränderung und Wortentstellung). Ferner gibt es die *optische Aphasie,* bei welcher der Patient einen Gegenstand, den er sieht, nicht benennen kann, es aber sofort kann, wenn mit diesem etwas akustisches verbunden ist, oder er ihn berühren kann (z. B. eine Uhr). Dabei weiß Patient den Gegenstand, den er sieht, nur sind der Verbindungen dieser optischen Bahnen mit dem Klangbildungszentrum gestört. Zum Unterschied vom sensorischen Sprechzentrum, welches in der ersten Schläfenwindung im WERNICKEschen Zentrum liegt, befindet sich das optische Zentrum im Gyrus angularis des Hinterhauptes.

Die motorische Aphasie ist am häufigsten gestört; sie kombiniert sich oft mit Hemiplegien. Die sensorische ist oft mit Hemianästhesie und Hemianopsie sowie mit Seelentaubheit (akustischer Agnosie) vergesellschaftet, bei welcher außer den Sprachlauten sämtliche übrigen Klänge und Geräusche nicht verstanden werden. — Mit der Aphasie kombinieren sich häufig *Alexie* und *Agraphie,* d. h. die Unfähigkeit des Schreibens und Lesens. Doch können letztere auch allein ohne Aphasie auftreten. — Erwähnt sei noch die *Apraxie,* bei welcher die Person trotz erhaltener Motilität die Gegenstände in unrichtiger Weise benützt. Für diese gibt es kein bestimmtes Zentrum, nur weiß man durch die Untersuchungen LIEPMANNs, daß die Praxis beider Hände in der linken Hemisphäre sitzt und nicht nur gekreuzt auftreten muß. So kann bei rechtsseitiger Hemiplegie linksseitige Apraxie bestehen. Die Verbindung zur rechten Hemisphäre geht durch den Balken.

Sehstörungen kommen vor bei Verletzungen des Hinterhauptes, namentlich der Fissura calcarina und des Gyrus angularis, des Thalamus opticus und des Tractus opticus. Bei Rindenläsion sind die Defekte verschieden, entweder ohne gesetzmäßigen Charakter, oder typische *Hemianopsien,* d. h. Ausfall gleichnamiger Gesichtsfeldhälften. Im Anfang besteht häufig vollkommene oder fast völlige Erblindung, welche aber schnell zurückgeht bis auf beschränkte konzentrische Gesichtsfeldeinengung oder Hemianopsien, die häufig nur Quadranten und zwar besonders die unteren betreffen. Defekte der oberen Gesichtsfeldhälften kommen ganz ausnahmsweise vor, was mit den topographischen Verhältnissen insofern zusammenhängt, als die tiefen Teile der Sehsphären am tiefstgelegenen Teil des Hinterhauptes liegen, welcher selten getroffen wird. Verletzungen des *Kleinhirns* bedingen Schwindelgefühl, breitbeinigen Gang, Schwanken, Nystagmus, Ataxie der Extremitäten, Adiadochokinese, d. h. Verlangsamung der Bewegungsfolge bei schnell aufeinanderfolgenden Bewegungen und Vorbeizeigen nach BARANY an dem Zeigefinger des Untersuchers bei geschlossenen Augen, nachdem es bei offenen Augen geübt ist.

Von Wichtigkeit sind die *Augenstörungen.* Wenn infolge der Einklemmung von Schläfenlappenteilen im Tentoriumschlitz das Mittelhirn komprimiert wird, findet sich an der homolateralen Pupille zunächst eine Verengerung bei normaler Reaktion, dann nimmt sie allmählich ab und die Pupille wird weiter. An der kontralateralen Pupille finden diese Veränderungen erst später und allmählich statt. Beiderseitige gleichmäßige Veränderungen der Pupille finden wir nur beim Hydrocephalus occlusus internus. Ob es sich um eine Stauungspapille oder eine Neuritis optica handelt, ist im Anfang auch für den geübten Augenarzt nicht immer zu entscheiden möglich. Diese Veränderungen finden sich bei Knochensplitterungen ohne Duraverletzung selten; dagegen in der überwiegenden Mehrzahl der Tangentialschüsse mit Hirnverletzung, der Durchschüsse und Steckschüsse. Sie gehen bei glattem Verlauf schnell wieder zurück. Wo sie aber bestehen bleiben oder sich vermehren, ist Gefahr im Verzuge. Gewöhnlich sind sie stärker auf der Seite der Verletzung.

Hirnnervenaffektionen sind bei den Schädelschüssen besonders dann anzutreffen, wenn die Verletzungen in der Nähe der Basis statthatten. Sie sind entweder der Ausdruck von basalen Blutungen oder von beginnender basaler Meningitis und insofern ein wichtiges diagnostisches Symptom.

2. Weiterer Verlauf, Behandlung und Prognose der Schädelschüsse.

Die *Wundbehandlung* unterscheidet sich von der üblichen in einigen Punkten. Das hängt mit der bereits im I. Weltkrieg von allen Chirurgen festgestellten *langsamen Reaktion des Gehirns auf eine Infektion* und mit den Erfahrungen, die namentlich von TÖNNIS und seinen Mitarbeitern im jetzigen Krieg gemacht wurden, zusammen. Die Beobachtungen der Hirnchirurgengruppen haben die Verschiedenheit des klinischen Ablaufes der Impressionsschüsse mit *verlegter* Knochenlücke ohne Prolaps und denen bei *offener* mit Prolaps klargestellt. Im ersten Fall, wo trotz Duraverletzung Weichteile, Knochensplitter und Durafetzen dem Gehirn Widerstand leisten, kommt es zur Vergrößerung des Hämatoms, zum posttraumatischen Hirnödem (3—7 Tage) und zur Volumenvermehrung einer oder beider Hemisphären. Da die Infektion des Gehirns sich erst von der 2. Woche bemerkbar macht, so unterscheidet TÖNNIS diese erste *aseptische* von der zweiten *entzündlichen* Phase. Jedoch ist die erste wegen der schnell zunehmenden intrakraniellen Drucksteigerung nicht weniger gefährlich. Es kommt zur Verdrängung von Hirnteilen nach der anderen Seite und bald zu Einklemmungserscheinungen des Mittelhirns in den Tentoriumschlitz und der Kleinhirntonsillen in das Hinterhauptsloch. *Intracerebrale arterielle Hämatome* wirken sehr schnell auf das Mittelhirn und führen durch Lähmung der neurovegetativen Zentren innerhalb von 24—48 Stunden zum Tode, wenn sie nicht operiert werden[1]. Die Drucksteigerung weist zunächst eine Reizung und dann eine Lähmung auf. Sie ist erkenntlich an *Pupillenstörungen* (homolaterale Verengerung mit schwacher Lichtreaktion, dann Erweiterung zunächst noch reagierend, dann lichtstarr, Blicklähmung nach oben bzw. konjugierte Augenmuskelstörungen), *Hyperthermie*, zunächst verlangsamter gespannter *Druckpuls*, dann *Tachykardie*, *Hyperpnoe*, bisweilen CHEYNE-STOCKESsche Atmung, tonische *Streckkrämpfe* entsprechend der Enthirnungsstarre. Bei Vorliegen der Einklemmung der Kleinhirntonsillen tritt auch *Nackensteifigkeit* ein, die, da zugleich auch hohes Fieber besteht, leicht mit einer Meningitis verwechselt werden kann (daher diagnostische Lumbalpunktion!). Abgesehen von den arteriellen Blutungen und von ausgedehnten Quetschungen, Steckschüssen, kommt es erst vom 3.—7. Tage (in der *Ödemzeit*) zu bedrohlichen Einklemmungserscheinungen. Später von der

---

[1] Sie sind nur daran zu erkennen, daß schon in den ersten 24 Stunden eine erweiterte, oft schon reaktionslose Pupille vorliegt. TÖNNIS konnte 3 Blutungen aus der Carotis interna mit Silberklips schließen und heilen; von 6 Blutungen aus der Arteria cerebri ant. konnte er 4 heilen, von 7 der Arteria cerebri media blieben 3 am Leben, 4 starben an Pneumonie. *Extradurale* Verletzungen der Carotis interna verlangen die Unterbindung am Hals und intradural neben dem Opticus. Derartige Verletzungen konnte er 5 heilen. Aber alle konnte er schon innerhalb 1 Stunde operieren.

2. Woche an wird die intrakranielle Drucksteigerung durch Vermehrung der *Liquormenge* verursacht. Es sei betont, daß diese Folgen nur die des Impressionsschusses ohne Prolaps, also mit verlegter Knochenlücke sind. *Bei den Impressionsschüssen mit offener Knochenlücke treten die Frühtodesfälle durch Hirndrucksteigerung nicht ein.* Dagegen spielt bei ihnen der *Hirnprolaps* die überragende Rolle. Auch er ist durch eine Steigerung des Hirndruckes bedingt. Aber das Gehirn kann durch die Knochenlücke ausweichen. Bei ihm droht die Gefahr von seiten der phlegmonösen *Markencephalitis* von der 2. Woche an. (*Entzündlicher Prolaps* im Gegensatz zu dem *aseptischen* Prolaps der 1. Woche.) An der Oberfläche des letzteren spielen sich ebenfalls bakterielle Einflüsse ab, aber die erste Hirndruckphase als solche kann noch als aseptisch betrachtet werden. *Aus allem Gesagten ergibt sich ein ganz verschiedener Verlauf der Impressionsschüsse mit verlegter Knochenlücke und der mit offener hinsichtlich des Hirndruckes und der Infektion.* Der nachbehandelnde Chirurg wird daher folgendes im Auge behalten müssen. *Frühmeningitis* ist den basalen Schußverletzungen eigentümlich. Die Meningitis nach primärer Eröffnung der Ventrikel tritt am Ende der 1. oder zu Beginn der 2. Woche ein. Impressionsschüsse sowie Steckschüsse mit ausgedehnter Quetschung oder mit Prolaps führen in der 2. Woche zur Meningitis über eine Markencephalitis. Der *Frühabsceß* zeigt sich bei den Schüssen ohne Prolaps am Ende der 2. oder zu Beginn der 3. Woche. Werden sie dann nicht operativ angegangen, so können sie vom 2. Monat ab oder später zum Durchbruch in den Ventrikel führen.

Nachdem im vorigen Kapitel die primäre Versorgung der bisher *unversorgten* Hirnverletzung gekennzeichnet ist, folgen nunmehr die verschiedenen Gesichtspunkte der weiteren Behandlung.

In diesem jetzigen Kriege ist die primäre Schichtnaht der Wunde da, wo die Verhältnisse es erlaubten (Beobachtungsmöglichkeit von mindestens 14 Tagen), sehr viel häufiger von den Chirurgen als im I. Weltkrieg ausgeführt. Alle deutschen und französischen Berichte darüber heben den dadurch erzielten Fortschritt gegenüber dem I. Weltkrieg hervor. Wenn es gelungen war, den Gehirndetritus durch Absaugung zu entfernen oder die Gehirnwunde in toto mit dem elektrischen Messer auszuschneiden, war der Heilverlauf meistens ein auffallend guter. Die Patienten verloren durchschnittlich schon nach 2—3 Tagen ihre Kopfschmerzen und ihre Benommenheit und wurden vollkommen beschwerdefrei. Es ist klar, daß aber auch dieses Verfahren nicht immer imstande ist, jeder Infektion vorzubeugen. Infektionen der Haut und oberflächlichen Weichteile kommen scheinbar häufiger vor, als solche der Gehirnwunde. Randnekrosen an der Hautnaht beruhen meistens insofern auf technischen Fehlern, als die Nähte unter zu großer Spannung angelegt wurden. Sie müssen das Resultat nicht vernichten, solange die tiefe Galeanaht hält. Schlimmer ist es natürlich, wenn die ganze Naht in allen Schichten aufgeht. Dann liegt meistens eine Tiefeninfektion vor, und es kommt zum Prolaps. Sicher ist nach den bisherigen Angaben, daß Prolapse selbst bei Wunden, die aus irgendwelchen Gründen offen behandelt werden mußten, jetzt seltener und weniger groß gesehen wurden, seitdem die vollkommene Entfernung des Gehirnbreis, sei es mit der Wasserstrahlpumpe, sei es mittels Katheter und Spritze nach Cushing, als erste Forderung erhoben wird.

Bei vorn *primär genähten und daneben drainierten* Wunden werden, vorausgesetzt, daß die Hirnwunde selbst drainiert ist, und es sich nicht um einen extraduralen Abszeß handelt, die Tampons bzw. Drains nicht schon am 1. oder 2. Tage, sondern erst später entfernt, damit Hirnbröckel noch abfließen können. Auch wenn die Jodoformgazetampons mit den Wundrändern fest verklebt sind, müssen sie nicht entfernt werden, sondern man warte den 8. Tag ab, von wo an man durch wiederholte Lumbalpunktionen dem Prolaps entgegenwirken kann, oder

warte beim Impressionsschuß *ohne* Prolaps den Frühabsceß ab. Bei vorn *offengelassenen* und *tamponierten* Wunden lasse man bei gutem Aussehen die tiefsten
Schichten der Tamponade bzw. den MIKULICZ-Gazeschleier ruhig 14 Tage liegen
und erneuere nur die oberflächlichen Schichten, wenn notwendig. Wenn aber
eine *Eiterung* vorliegt, so tupfe man besser nicht ab, sondern wasche unter
geringstem Druck mit warmer Kochsalzlösung oder einem milden Antisepticum
aus. Gummidrains oder Jodoformgazetampons empfehle ich nicht, sondern man
lege einen mit Perubalsam getränkten Gazelappen möglichst tief hinein und
fülle ihn locker mit steriler Gaze aus. PEIPER empfiehlt Drainage mit Gummi-
schwamm. — Die Hirnwunde ist lange, 4—6 Wochen, offenzuhalten. Sie muß
von innen heraus allmählich zugranulieren. Entfernt man die Tamponade zu
früh, so können die Wände schnell zusammenwachsen und zu Abscessen Anlaß
geben. Über den Wert prophylaktischer Urotropingaben sind die Ansichten
geteilt. Jeder Druckverband ist zu meiden. Der Verband muß immer ein
Stärkebindenverband sein mit Fixation (s. S. 366). — Bezüglich der *Lagerung*
haben viele Autoren empfohlen, den Patienten so zu lagern, daß das Wundsekret nach dem Gesetz der Schwere abfließen kann. Dadurch entstehen Stauungen, und es besteht die Gefahr des Prolapses. Daher empfehle ich dringend
die *Sitzlage* auch für die weitere Behandlung.

Die innerhalb der ersten 48 Stunden richtig operativ behandelten *komplikationslosen Impressionsschüsse* pflegen mit wenigen Ausnahmen primär zu heilen.
Man kontrolliere täglich die Wunde, ob sie trocken ist. Wenn sich eine Infektion
zeigt, so dürfen die Nähte nur bei den Impressionsschüssen *ohne* Eröffnung
der Dura gelöst werden. Bei den anderen dagegen — und deshalb ist es wichtig,
daß auf dem Wundtäfelchen verzeichnet wird, ob die Dura eröffnet ist oder
nicht — wäre dieses Vorgehen falsch. Denn sonst bildet sich sofort ein Hirnprolaps mit seinen Gefahren aus. Man säubert in diesem Fall rein äußerlich die
Wunde. Selbst wenn die Fäden durchschneiden und das Gehirn sich vorzuwölben
beginnt, so erreicht man doch meistens den 8. Tag, den Beginn der zweiten
Hirndruckphase und kann nun durch Lumbalpunktionen den Gehirndruck vermindern, das weitere Vordringen des Prolapses verhindern und noch eine Sekun-
därheilung erreichen (TÖNNIS). *Dieses Vorgehen ist vvllkommen neu und widerspricht unseren bisherigen, auch am Gehirn geübten Behandlungsmethoden.*

Zur Verhütung bzw. Bekämpfung des *Hirndrucks* empfiehlt sich vollkommener
Flüssigkeitsentzug, der aber von den Verwundeten schwer ertragen wird. Eine
starke Flüssigkeitsbeschränkung ist in jedem Fall angezeigt. Dazu 40—50%
Zuckerlösungen in einer Menge von 60—100 ccm, denen 1 ccm Salyrgan oder
Euphyllin zugesetzt ist (2mal täglich). Kochsalz wirkt an sich stärker, schädigt
aber leicht das Herz. Bei Meningitis und septischen Processen Vorsicht mit
starker Entwässerung! Sodann kommen *Lumbalpunktionen* in Frage. Sie
wurden im I. Weltkrieg viel zu wenig ausgeführt. Nach PAYR sollte damals
der *Balkenstich* am 1., 2. oder 3. Tag die Operation der Wahl sein. Und zwar
sollen die Erfolge dauernd sein, während sie bei der Lumbalpunktion nur vorübergehend sind. Der Balkenstich schafft durch Perforation eine breite Kommunikation zwischen Ventrikelflüssigkeit und dem Subduralraum des Hirns und
Rückenmarks. Er wird folgendermaßen ausgeführt:

Fingerbreit hinter der Coronarnaht rechterseits werden die Weichteile mit einem 4 cm
langen Schnitt durchtrennt, der senkrecht zur Mittellinie verläuft. $1^1/_2$ cm von dieser entfernt wird mit der Knochenfraise eine $1^1/_2 : 1$ cm große Knochenlücke geschaffen, die Dura
eröffnet und mit einer gebogenen silbernen Kanüle zwischen Dura und Hirn bis zur Sichel
und an dieser entlang bis zum Balken vorgegangen. Dieser wird durchbohrt und das Loch
in ihm durch vorsichtiges Hin- und Herschieben der Kanüle in der Richtung von vorn
nach hinten erweitert. Bleibt auch nach dem Balkenstich der Hirndruck hoch, so müssen
Lumbalpunktionen hinzugefügt werden.

Aber diese Methode hat sich in der dazwischenliegenden Friedenszeit nicht eingebürgert; und im jetzigen Krieg hört man von ihr so gut wie gar nichts, während die Lumbalpunktionen an der Tagesordnung sind. Über das „Wann?" und „Wobei?" verdanken wir den Neurochirurgen (TÖNNIS u. a.) wichtige Richtlinien. *In der 1. Woche zur Zeit des Ödems sollen sie nur zu diagnostischen Zwecken etwa 1—2 ccm, gemacht werden.* Denn jeder Liquorentzug vermehrt das Ödem. Von der 2. Woche an aber tritt eine Liquorsteigerung ein, während das Ödem abklingt. Dann schafft die Lumbalpunktion eine Entlastung. Sie ist täglich, eventuell mehrmals notwendig, um dem Prolaps vorzubeugen bzw. ihn zu mindern. Sie tritt in ihr Recht zur Nachbehandlung von offengelassenen, tamponierten oder drainierten Hirnwunden, solange sich keine deutliche Granulationszone (SPATZ) gebildet hat, zur Nachbehandlung von eröffneten Frühabscessen und von Meningitis. Aber sie darf nicht schematisch angewandt werden. Wenn der Prolaps danach einsinkt, wenn die Abseßwände sich öffnen, wenn das Gehirn zurücksinkt und wieder pulsiert, ist im Augenblick der Zweck erfüllt. Wenn der bestehende Prolaps aber darauf gar nicht reagiert, hat die weitere Punktion keinen Zweck mehr. Er ist dann so fest eingeklemmt, daß man die Knochenlücke erweitern muß oder aber es liegt ein starres entzündliches Ödem infolge von fortschreitender Encephalitis und ein Verschluß der inneren Liquorräume vor. Zwecklos weitergeführte Punktionen können zu *Liquorunterdruck* führen. Bei Abseßhöhlen bleibt diese dann weit offen. Zuweilen treten Benommenheit, Kopfschmerzen, Fieber und Kreislaufstörungen auf. Dann muß man dem Körper viel Flüssigkeit oral und intravenös (Kochsalzlösung, weil sie flüssigkeitsspeichernd wirkt) und in schweren Fällen isotonische Lösung durch die Lumbalpunktionsnadel in den Rückenmarkkanal führen (Horizontallagerung des Körpers). Dazu benutzt man eine Spritze ohne Stempel, die durch einen Schlauch mit der Nadel verbunden wird. Die Bewußtseinsstörung pflegt schon während des Auffüllens schlagartig aufzuhören, worauf man das Einlaufenlassen abbricht.

Die Franzosen rühmen als bestes Vorbeugungsmittel gegen *Infektion* das Sulfanilamidpräparat Dagénan. Jeder Gehirnschuß, soweit er nicht bewußtlos ist, bekommt an den ersten beiden Tagen 6 g, an den nächsten beiden 4 g, an den darauffolgenden 2 g oral. Örtlich verwenden sie es hierbei gewöhnlich nicht. Bei uns Deutschen wurden zuweilen 10 ccm einer 2,5% Prontosil solubile-Lösung stündlich intramuskulär und perorale Gaben von Prontosil album 0,3 bis 0,9 alle 4—6 Stunden angewandt, scheinbar auch mit gutem Erfolg.

In glatt verlaufenden Fällen bedeckt sich ein offengelassenes Gehirn allmählich mit Granulationen, die Lücke wird ausgefüllt und die Haut wächst herüber, eine Narbe bildend, welche mit der Dura bzw. dem Gehirn verwächst. Diese Fälle sind selten. Heutzutage stehen manche Neurochirurgen (TÖNNIS u. a.) auf dem Standpunkt, diesen Heilvorgang per secundam nicht abzuwarten. Denn diese callösen Gehirn-Dura-Hautnarben geben zu leicht Anlaß zur Epilepsie. Sondern sie decken die Wunde, wenn sie durch antiseptische Maßnahmen (prontosilgetränkte Tampons) klinisch rein ist, durch Hautnaht oder Hautlappenverschiebung und haben überraschenderweise zunächst gute Erfolge gehabt, ein Vorgehen, das man früher gerade beim Gehirn am wenigsten gewagt hätte. Eine Regeneration des Knochens findet selbst bei kleinen Defekten nicht statt, wenn man auch infolge der derben Narbe keine Hirnpulsation sieht, die sonst bei größeren Substanzverlusten immer wahrzunehmen ist. Viel häufiger kommen aber Störungen im Wundverlauf vor. Zunächst spielt der *Hirnprolaps*, wie wir oben gesehen haben, eine bedeutsame Rolle.

Eine weitere Komplikation stellt die Encephalitis oder *Encephalomalacie* dar. Hier ist eine aseptische bei der gedeckten Hirnschädigung, d. h. bei erhaltener

Dura von der infektiösen bei Verletzung der Dura zu unterscheiden. Die erstere findet sich namentlich bei den Streif- und Prellschüssen, und zwar nicht nur an den Stellen der direkten Geschoßrichtung, sondern auch an den Contrecoup-Stellen. Die letztere kommt häufiger als Todesursache in Frage als die Meningitis. Doch komplizieren sich oft beide Krankheitsbilder, indem die Encephalomalacie schließlich zur Meningitis führt. Die Herde von Einschmelzung des Gehirns sind auf dem Sektionstisch manches Mal von sehr großen Dimensionen. *Diese Erkrankung kann bis zum Endstadium fast ganz symptomlos verlaufen.* In anderen Fällen ist die Stimmung der Verwundeten sehr labil. ALLERS hat bei einigen Fällen ein typisches Verhalten gefunden; zunächst ein depressives Stadium, dann Euphorie mit Polyphagie.

Diesem Bild der *fortschreitenden Encephalitis* steht das der umschriebenen gegenüber, der *Absceß.* Von Wichtigkeit ist, daß er ebenso wie die Encephalo-malacie an Stellen vorkommen kann, welche keinen direkten Zusammenhang mit der Wunde haben, also auch bei unverletzter Dura. Seine Diagnose ist nicht leicht, weil bei ihm alle Symptome wie Fieber, Kopfschmerzen, Erbrechen, Pulsveränderungen, Aufhören der Hirnpulsation, Nackensteifigkeit fehlen können, bis plötzlich das Endstadium einsetzt. Bei anderen Patienten tritt aber doch eine Änderung des Zustandes ein. Sie werden apathischer, schlafen mehr, haben weniger Appetit und klagen über Kopfschmerzen. Wir unterscheiden bei den Impressionsschüssen der Konvexität den *Frühabsceß* bei den Schüssen mit ver-legter Knochenlücke von dem *Spätabsceß* nach Heilung der Schädelhirnschuß-wunde. Bei ersterem handelt es sich um eine örtlich begrenzte von der Hirn-wunde ausgehende Infektion, die bei unversorgten oder mangelhaft operierten Fällen vom Beginn der 2. Woche an vor sich geht und in der 3. Woche ihren Höhepunkt erreicht. Der sich neben der Wundöffnung vordrängende Prolaps ist meistens klein, derb und zeigt keine Nekrosen *(gutartiger Prolaps).* Das Allgemeinbefinden kann gut sein und keine neurologischen Merkmale bieten. Sich deswegen von einem operativen Eingriff abhalten zu lassen, wäre falsch. Denn unoperiert pflegen diese Frühabscesse in der 5.—6. Woche in die Seiten-ventrikel durchzubrechen und damit die Meningitis herbeizuführen. Bis zu demselben, d. h. also Ende der 2. bis spätestens Anfang der 3. Woche, beschränke man die Flüssigkeitszufuhr auf 900—1000 ccm täglich und gebe täglich 2mal intravenöse Traubenzuckerlösungen (40—50 ccm) mit 1 ccm Salyrgan. Der Operation selbst muß eine entlastende Lumbalpunktion vorausgehen. Umschnei-dung der Hautwunde, Erweiterung der Knochenlücke, bis normale Dura vor-liegt. Meistens liegt Granulationsgewebe vor, zuweilen sogar schon richtiges Narbengewebe. Dieser Bezirk wird mit dem Diathermiemesser umschnitten und entfernt. Um eine Infektion der eröffneten subduralen und subarachnoidealen Räume zu verhüten, werden diese mit durchgreifenden Durahirnnähten ver-schlossen. Ausräumung der Absceßhöhle mit Sauger und Faßzange. Tintenfisch-drain, das an die Haut angenäht wird[1]. Breite Heftpflasterstreifen halten es in seiner Lage. Tägliche, eventuell mehrmals tägliche, Lumbalpunktionen sollen den Liquordruck und die Entstehung eines Prolapses vermindern. Geschieht das nicht, so zeigt dieser Prolaps eine typische Form: Er erfolgt von der Wand des Abscesses her, liegt also nicht im Zentrum der Wunde. Klemmt sich der Prolaps ein, daran erkenntlich, daß er sich auf Punktion nicht zurückzieht, so muß er abgetragen werden, damit der Absceßzugang nicht versperrt wird.

Die *Spätabscesse* sind diagnostisch viel schwerer zu erfassen. Denn die Weichteilwunde ist vernarbt, und die Patienten fühlen sich sehr häufig voll-kommen wohl. Nur genaue klinische Untersuchung kann zum Ziele führen.

---

[1] Siehe S. 366.

Blutsenkungsbeschleunigung, kleine Fiebersteigerung lenken das Augenmerk darauf. Wichtig ist ferner der Gehalt des Liquors an Eiweiß, wenn er in Flocken ausfällt (TILMANN). Die suboccipitale Encephalographie oder Ventrikulographie geben dann Aufschluß, auch über die Lage. Hinsichtlich der Lage ist auch die *Klopfempfindlichkeit* ein gutes brauchbares Mittel, das in Ermangelung der Encephalographie nie unterlassen werden sollte. Folgendes Beispiel mag als Beweis angeführt werden.

Mir wurde ein Patient mit dem Verdacht eines Spätabscesses vorgestellt, bei welchem in der hinteren Schädelgrube eine Schrapnellkugel dicht neben und oberhalb der Protuberantia occipitalis saß. Ich konnte eine Klopfempfindlichkeit entfernt davon in der Gegend des hinteren Scheitelhirns feststellen und fand hier bei der Operation einen Absceß. Bei der Sektion zeigte sich die Schrapnellkugel vollkommen reaktionslos eingeheilt.

Bei veralteten Frühabscessen und den Spätabscessen wird die Totalexstirpation nach osteoplastischer Aufklappung empfohlen. Nur bei Steckschüssen widerrät TÖNNIS dieselbe und macht grundsätzlich nur Eröffnung und Drainage. Denn hier fehlt meistens die Kapsel, und es liegen fast immer mehrere Abscesse vor. Nach letzteren muß man auch sonst immer fahnden. Ein Fingerzeig dafür ist, wenn nach voraufgehender Lumbalpunktion und Eröffnung bzw. Entfernung des Abscesses in toto entweder die Absceßhöhle sich nicht gut überblicken läßt oder nach Entfernung das Gehirn nicht einsinkt.

Wir unterscheiden die oberflächlichen *corticalen* und die tiefen *subcorticalen* *Abscesse*. Die ersteren geben eine mäßige, die letzteren meistens eine letale Prognose. Diejenigen des Vorderhirns und Mittelhirns geben eine schlechtere Prognose als die des Hinterhirns. Das hängt mit den Abflußverhältnissen zusammen. Wir machen hier dieselbe Erfahrung wie bei den Tangentialschüssen, bei denen am Hinterkopf noch Heilungen trotz der umfangreichsten Knochen- und Gehirnverletzung eintreten, die an anderen Schädelpartien ausgeschlossen erscheinen. Nicht selten finden sich mehrere Abscesse, die auf metastatischem Wege an Stellen von entfernteren Hirnstörungen zustande kommen. Abscesse geben nicht selten zum Schlusse auch zu einer Meningitis Anlaß. — Erwähnt sei das seltene Vorkommen von *Gasabscessen*. RYCHLICK sah 2 Fälle (FRAENKEL-Bacillus) mit Ausgang in Heilung. Auch RITTER berichtet über einige Fälle von Gasbrand, diese starben. Aus dem französischen Sanitätsbericht errechnete ich 118 Fälle von Gasödem bei Schädelhirnschüssen = 1,2% sämtlicher Gasödemfälle mit 114 Todesfällen = 96,5%.

Die letzte Komplikation ist die *Meningitis*[1]. Es ist eine Erfahrung des Krieges, daß diese wider Erwarten selten ihren Ausgang von der Wunde nimmt. Die weichen Hirnhäute verkleben schnell miteinander (1—3 Tagen). Die *basale* Meningitis ist die häufigere. Immerhin sind von TÖNNIS lokale Eiterungen der subarachnoidalen und subduralen Räume, meistens aus Hämatomen entstanden, beobachtet. Sie sind schwer zu diagnostizieren, da der Liquor normal ist. Die Wahrscheinlichkeitsdiagnose kann nur aus vegetativen Störungen, unerklärlichen Fiebersteigerungen und Drucksteigerungen bei fehlenden Ödem und Encephalitis gestellt werden. Die Lymphgefäße führen die Infektion von der Markencephalitis zu dem Ventrikelependym und von diesem zur Basis. Diese Art pflegt sich nach bisherigem störungslosem Verlauf erst am 6.—7. Tage einzustellen und führt gewöhnlich bis zum 11. Tage zum Tod. Wir kennen ferner die Meningitis durch Einbruch eines Frühabscesses in die Ventrikel, der meistens in der 5.—6. Woche erfolgt. *Das Eigentümliche der Meningitis nach Schädel-*

---

[1] Fortlaufende diagnostische Lumbalpunktionen sind zu ihrer Früherkennung notwendig. Gegen den 4. Tag zeigt sich die *meningeale* Reaktion durch erhebliche Eiweiß- und Leukocytenvermehrung bei wenig gestörtem Allgemeinbefinden trotz Fieber von 39°. Sobald die Zellzahl 300/3 zeigt, sind dann Liquorausblasungen, Tutofuscininfusionen, Strophanthin und Sympatol angezeigt.

schüssen ist, daß sie nicht die typischen Symptome und den charakteristischen Vorlauf zu haben braucht. Die typischen Erscheinungen sind plötzliches hohes Fieber mit Kopfschmerzen und Erbrechen, Nackensteifigkeit, KERNIGschem Symptom (Schmerzen beim Anheben des im Kniegelenk gestreckten Beines), Steigerung der Reflexe und Pulsveränderungen. So fehlt nicht selten die Nackensteifigkeit und das Erbrechen. Andererseits können, wie mir mehrere Sektionen zeigten, größere Blutergüsse im 4. Ventrikel sowie Einklemmung der Kleinhirntonsillen im Hinterhauptsloch einen Opisthotonus und Kernig hervorrufen. Auch der Verlauf kann ein protrahierter sein, während sonst doch das Schicksal in einigen Tagen entschieden ist. In vielen Fällen finden wir ausgesprochene Delirien, neben motorischer Unruhe, dem Zupfen an der Bettdecke usw. Hin und wieder schreien die Patienten unaufhörlich oder in bestimmten Intervallen, namentlich des Nachts. Die Prognose ist mit Ausnahmen ungünstig. Ist der Infektionsherd des Gehirns vorher noch nicht ausgeräumt, so muß das jetzt geschehen. Ferner sind Lumbalpunktionen mit Ausblasung des Liquors (ZELLER) am Platz. In halbsitzender Stellung wird möglichst viel Liquor abgelassen. Die Entleerung wird erleichtert durch Einblasen von Luft mit einer 10 ccm Spritze. Die Luft erhält einerseits den intrakraniellen Druck und regt andererseits die Liquorproduktion an. Die Ausblasung des Liquors wird täglich so lange wiederholt, bis derselbe keine entzündlichen Erscheinungen mehr aufweist. Sie muß in Narkose, am besten in intravenöser Evipannarkose erfolgen (TÖNNIS). DEMMER empfahl häufigere Einspritzung 40%-Urotropinlösung in die Zisterne. Jetzt darf die Gabe von *Sulfanilamid*-Präparaten nicht verabsäumt werden, nachdem bei der otogenen eitrigen Meningitis Heilungen beobachtet wurden.

Das Unheimliche der Hirnabscesse und Hirnhautentzündungen liegt darin, daß sie während eines scheinbar reaktionslosen Heilverlaufes, ja noch spät nach Monaten und Jahren den Patienten im besten Wohlbefinden wie ein Dieb bei der Nacht plötzlich überfallen können. Um sich vor Spätabscessen zu schützen, benutzt TÖNNIS in jedem Falle eines Hirnverletzten nach Abheilung der Weichteilwunden die Encephalographie vom Suboccipitalstich im Sitzen des Patienten ohne aktive Lufteinblasung. Dadurch gelangt man zur Beurteilung der Hirnkammerweite.

Über die *Mortalität* der Kopfschüsse ist folgendes zu sagen:

Von meinem Korps starben von 21962 Verwundeten auf Hauptverbandplätzen unter 556 Toten 149 an Kopfschüssen = 26,8%. Von 16193 Verwundeten der Feldlazarette starben unter 559 Toten 165 = 29,5%. *Diese Zahlen drücken das Verhältnis zu den anderen Todesfällen durch Schuß aus.* HALPERN berechnet das Prozentverhältnis des Todes zu den anderen Todesfällen auf den Hauptverbandplätzen mit 38,84%. Von seinen 6384 Schädelverletzten starben auf ihnen (innerhalb von 3—6 Tagen) 68,49%. *Sie nahmen unter den Todesfällen die zweithöchste Stelle ein, während die Bauchschüsse die erste Stelle einnahmen.*

Mortalität in den *vorderen* Lazaretten:

PRIBRAM	400 Schüsse mit	128 Todesfällen	= 32,0%
ENDERLEN	311	„	„ 149	„	= 44,6%
BOIT	140	„	„ 54	„	= 38,6%
RÖPKER	347	„	„ 160	„	= 50 %
LÄWEN	31	„	„ 22	„	= 73 %
FRANZ	532	„	„ 100	„	= 18,8%
VOLLBRECHT	—	„	„ —	„	= 54 %
RIESE	—	„	„ —	„	= 45,4%

1761 Schüsse mit 613 Todesfällen = 34,2%

Mortalität in *Heimatlazaretten:*

v. EISELSBERG	114 Fälle mit	36 Todesfällen	= 31,5%
BOIT	86	„	„ 33	„	= 38,3%
RÖPKER	167	„	„ 35	„	= 20,0%
GULEKE	113	„	„ 40	„	= 35,4%

480 Fälle mit 144 Todesfällen = 30,0%

Unter diesen Zahlen ist die von GULEKE insofern anders zu bewerten, als er seine Fälle zwar früh (Straßburg) wie in Feldlazaretten bekam, aber sie auch als in einem Heimatlazarett lange Zeit (Monate) behalten konnte. Sie gibt ebenso wie die von BOIT den besten Aufschluß über endgültige Erfolge. BOIT verfolgte seine Patienten im ganzen $1^1/_2$ Jahre nachher und fand, daß von 140 nur noch 54 am Leben waren = 38,5%. 61,5% waren gestorben, und zwar nur 2 an interkurrenten Krankheiten.

Demnach bringt die *deutsche* Sammelstatistik auf 2241 Fälle 757 Todesfälle, d. h. 33,8%. Da es sich bei den Fällen der Heimatlazarette schon um ausgesiebte handelt, so muß man die Gesamtsterblichkeit höher annehmen. Sie ist nach dem *amerikanischen* Sanitätsbericht auf 3386 Fälle mit 1244 Todesfällen 36,7%. Die *Engländer* berechnen auf 389 Fälle 55,7%, die *Franzosen* für den Beginn des Krieges 81% und zum Schluß nach Einführung des primären Nahtverschlusses schätzungsweise 20%. Aus dem *französischen* Sanitätsbericht könnte ich errechnen auf 4140 Fälle reiner Gehirnschußverletzung 1799 Tote = 43,5%. Da das primäre Débridement bei uns Deutschen sehr früh Allgemeingut der Chirurgen wurde und da ferner die Amerikaner von vornherein nach diesem Grundsatz verfuhren, so ist meines Erachtens ihre Zahl mit 36,7% *Sterblichkeit maßgebend*. $^1/_4$ stirbt in den ersten 2 Tagen, ein weiteres innerhalb der ersten 2 Wochen.

Nach einer Statistik von MANNINGER ergibt sich eine Mortalität:

	a) in vorderen Lazaretten	b) im Hinterland
Tangentialschüsse (Impressionsschüsse)	31,4%	17,6%
Durchschüsse	43 %	16,6%
Steckschüsse	74 %	14,0%

Im jetzigen Krieg haben wir selbstverständlich noch keine endgültige Statistik. Dieselbe wird dem Umstand Rechnung tragen müssen, daß erst im Laufe des Krieges sich die Richtlinie, den primären Duraverschluß soweit als möglich anzustreben, allmählich durchgesetzt hat. Wir werden also scharf trennen müssen zwischen den Fällen mit *primärem Duraverschluß* und *ohne* diesen, ferner denen, wo der Duraverschluß aus irgendeinem Grunde nicht gemacht und nur die Hautnaht ausgeübt wurde, schließlich denen, wo nach chirurgischer Versorgung die Wunde wie im I. Weltkrieg ganz offen gelassen und tamponiert wurde, und hiernach wieder, ob das bei der sog. *frischen* Hirnverletzung, also bis zum 4., ja bis zum 6. Tage geschah, oder bei der sog. *infizierten* nach diesen Terminen. PEIPER berichtete auf dem Chirurgenkongreß 1943 über 583 *infizierte* Hirnschüsse, die vom 5.—28. Tag zur Behandlung kamen. Er operierte grundsätzlich in *jedem Stadium sofort* und wartete nicht wie TÖNNIS bei den Impressionsschüssen ohne Prolaps den Frühabsceß ab (s. auch S. 366/67). Er behandelte dann offen mit Gummischwammtamponade und täglichen Lumbalpunktionen vom Suboccipitalstich. Von ihnen starben nur 17,5%. Dagegen starben von 324 Operierten mit encephalitischen Herden (meistens unabgegrenzten Frühabscessen) jeden Stadiums 30,86%. Ferner starben von 81 infizierten Basalschüssen 28,39%, während CUSHING im I. Weltkrieg bei allen Basalschüssen eine Todesziffer von 73,3% hatte. Indessen krankt seine Statistik daran, daß er nur einen Teil seiner Fälle bis zum Endergebnis beobachten konnte[1]. Demgegenüber verfügen wir über ein größeres Material bei Fällen mit *primärem* Verschluß bis zu 4, ja 6 Tagen. So erzielte z. B. GULEKE bei 72 primären Nähten in 80% eine im allgemeinen störungslose Heilung, und selbst bei 47 offenen Gehirnverletzungen mit fast immer primärem Hirnvorfall in 72% einen Heilverlauf mit nur geringen Wundstörungen und in 78% Heilungen bei Einschluß auch ernsterer Störungen. Die Franzosen DAVID und FEREY hatten unter 288 Fällen sogar nur 10% Tote. Die beste und bis jetzt in ihrer Art einzig dastehende Statistik ist von TÖNNIS[2]. *Einzigartig deswegen, weil er dank einer besonderen Organisation die Fälle* von Anfang an bis zu ihrer endgültigen Entlassung aus dem Heimatlazarett, also über Jahre hinaus verfolgen konnte. Diese Statistik ist also eine Idealstatistik und kann nicht im Vergleich zu den anderen gesetzt werden, die aus einzelnen Sanitätsformationen stammend nur die in ihnen abgelaufenen Phasen des Krankheitsverlaufs erfaßt. Sie umfaßt 929 Gehirnverletzungen. Von ihnen sind 310 = 33,4% gestorben. Aber 28 wurden sterbend eingeliefert und 45 starben (durch Sektion festgestellt) aus anderen Ursachen. An den Folgen des Gehirnschusses starben also nur 237 = 27,6% (an Meningitis, Absceß und Encephalitis 191 = 84,8%, an Hirndruck-

---

[1] Ferner berichtet der Deutsche SCHULZE über 20 Fälle mit nur 5 = 25% Toten und die Franzosen PIQUET, DEREUX und BECHUVE über 30 Fälle mit 10 = 33% Toten. Letztere hatten sogar unter 21 nach 48 Stunden bis 15 Tagen Operierten nur 13 = 38% Tote, und betonen, daß jeder Hirnschuß auch im Spätstadium operiert werden muß.

[2] Diese Statistik verdanke ich einer persönlichen Mitteilung von Prof. TÖNNIS.

steigerung 46 = 15,2%). Von Interesse ist die Lokalisation und die Todesziffer der einzelnen Arten bei 915 Sektionen:

	Gesamt	+	%
A. Wunden am Schädeldach	723	225	31,2
I. *Impressionsschüsse*	572	154	26,92
1. Ohne Duraeröffnung	148	7	4,72
a) Ohne neurotische Ausfälle	37	1	2,70
b) Mit neurotischen Ausfällen	111	6	5,41
2. Mit Duraeröffnung	424	147	34,67
a) Ohne Prolaps	360	106	29,45
b) Mit Prolaps	64	41	64,06
II. *Steckschüsse*	139	63	45,32
1. Gleichseitig zur Einschußöffnung	83	35	42,17
2. Gegenseitig zur Einschußöffnung	51	26	50,98
III. *Durchschüsse*	12	8	66,67
B. Wunden am Schädelgrund	192	71	37,0
I. *Impressionsschüsse*	128	42	32,81
1. Ohne Duraverletzung	38	5	13,16
2. Mit Duraverletzung	90	37	41,11
a) Ohne Hirnwunde	10	2	20,00
b) Mit Hirnwunde	80	35	43,75
II. *Steckschüsse*	51	25	49,02
1. Gleichseitig zur Einschußöffnung	29	12	41,38
2. Gegenseitig zur Einschußöffnung	22	13	59,09
III. *Durchschüsse*	13	4	30,77

Hingewiesen sei darauf, daß 1. die Durchschüsse am Schädeldach die höchste Todesziffer haben mit 66,67%; 2. dann die Impressionsschüsse des Schädeldaches mit Prolaps mit 64,06% und 3. die Steckschüsse mit 45,32% folgen. *Überraschend ist die Angabe, daß von den Impressionsschüssen am Schädeldach die mit Duraeröffnung ohne Prolaps an absoluter Zahl fast das Sechsfache von denen mit Prolaps darstellten.* Von der Gesamtheit von 856 Hirnschußverletzungen nach Abzug der sterbend Eingelieferten und der aus anderen Ursachen Gestorbenen starben an den Folgen 237 = 27,6%, wurden lebend entlassen als wehrdienstfähig oder arbeitsfähig 53,3%, als pflegebedürftig 13,3%. Von der zur Wehrmacht als g.v.H. Entlassenen wurde ein noch nicht rechnerisch erfaßbarer Teil sogar später k.v. *Diese bis zum 1. 4. 42 gehende Statistik zeigt also den großen Fortschritt in der Behandlung der Gehirnschußverletzten.* Die seit dieser Zeit weiteren Erfahrungen mit besseren chirurgischen Behandlungsmethoden hinsichtlich der primären Ventrikelverletzung, der Verhütung der direkten Meningitis, der Stillung intracerebraler Blutungen, der Steckschüsse hat nach Tönnis die Sterblichkeit noch weiter herabgesetzt.

Wenn die Patienten am Leben bleiben, so sind sie doch nicht ohne Folgen. Zunächst finden sich solche von seiten der Wunde. Es bleiben *Fisteln zurück*, welche im Gegensatz zu denen der anderen Knochen von ernsterer Bedeutung sind. Denn wenn bei ihnen Verhaltungen eintreten, so üben sie einen Einfluß auf die Nachbarschaft, die Dura und das Gehirn aus: Es kann zu einem Absceß und zu einer Hirnhautentzündung kommen. Man gehe daher nur sehr vorsichtig und schrittweise bei der Operation vor. Oft handelt es sich um Geschoßsplitter und kleine Knochenteile oder um Randnekrosen der Schädellücke. Günstig liegen die Verhältnisse, wenn sich die Fistel oder Eiterhöhle außerhalb der eigentlichen Duranarbe befindet. Wenn die Fistel aber in die Tiefe führt, so liegt immer die Gefahr vor, daß es zu einer schweren fortschreitenden Infektion nach Entfernung der schützenden Granulationsmembran kommt. Um dieser Komplikation vorzubeugen, ist empfehlenswert, den Knochenrand so weit freizulegen, bis normale Dura zum Vorschein kommt, diese ringsum einzuschneiden und den subarachnoidealen Raum durch eine Jodoformgazetamponade gegen eine bei Verfolgung der Fisteln eintretende Infektion zu schützen. Aufmerksam ist darauf zu machen, daß bei tiefliegenden Fremdkörpern die Fistel nicht bis zu dem röntgenologisch festgestellten Sitz reichen muß. Man soll dann an ihrem Ende aufhören und nicht weiter suchen. Die Möglichkeit, heutzutage mit dem elektrischen Messer das Gehirn zu schneiden, hat die Gehirnfistel-operation sehr viel einfacher gestaltet. Die Indikation des Eingriffs ist streng zu individualisieren.

Da wo es zu einer *Narbenbildung* kommt, liegen die Verhältnisse ungünstiger wie an anderen Körperstellen. Denn die Dura und die Gehirnsubstanz, welche sich weder qualitativ noch quantitativ regeneriert, wird durch die Hautnarbe allmählich zum und in den Defekt gezogen. Dadurch kommen abnorme Spannungsverhältnisse zustande, welche ihren Ausdruck in Kopfschmerzen, Schwindelgefühl, Benommenheit und besonders wenn die Narben in der Gegend der motorischen Zentren liegen, in epileptischen Anfällen finden. Die Beschwerden treten manches Mal nur nach stärkeren geistigen oder körperlichen Anstrengungen und bei Veränderungen der Kopfhaltung auf, in anderen Fällen aber sind sie immer vorhanden. *Von der Größe des Knochendefektes hängen sie nicht ab, sondern von der Art der Verwachsungen.* Andererseits gibt es Patienten, welche ohne jedes Unbehagen sind. Daher lasse man sich nicht verleiten, diese Narben prinzipiell anzugehen oder osteoplastisch zu decken, wie es von vielen Chirurgen noch empfohlen wird. *Denn es ist sicher, daß eine Anzahl Operierter erst nach der Operation unangenehme Erscheinungen, so auch epileptische Anfälle bekommen, welche sie vorher nicht hatten.* Wenn aber wirklich lange Beschwerden bestehen, so schiebe man die Knochendeckung, wo es geht, lange Zeit, Monate hinaus und mache zunächst nur die *Encephalolyse,* d. h. die Lösung des Gehirns von der Narbe (über die Technik s. S. 387 f.). Falls nach dieser die Beschwerden auch noch weiter bestehen, dann füge man nach einem langen Zwischenraum die knöcherne Defektplastik hinzu: Auch darf sie nur dann gemacht werden, wenn die Lumbalpunktion einen normalen Druck und Freiheit von pathologischen Bestandteilen ergibt (s. jedoch auch S. 386/387/388).

Bei Deckungen des *knöchernen* Defektes, die, wie gesagt, nie in derselben Sitzung, sondern eine geraume Zeit später ausgeführt werden sollen, bediene man sich entweder der alten MÜLLER-KOENIGschen Knochenplastik aus dem knöchernen Schädel oder der freien Transplantation eines mit Periost bekleideten Knochenstückes desselben Individuums von einer anderen Körperstelle (Tibia). Von einigen wird empfohlen, dieses Knochenstück so einzupflanzen, daß seine Periostfläche nach dem Schädelinnern kommt, damit diese gleichsam die verlorengegangene Dura ersetzt.

Oft sind die nachträglichen Beschwerden nicht durch Narben, sondern durch *Cysten* bedingt. Sie sind entweder Residuen von Hämatomen oder bilden sich an Stelle von encephalomalacischen Herden oder sie sind Folgen einer Meningitis serosa chronica. Manches Mal können sie Spätabscesse vortäuschen oder mit eigentümlichen Zuständen von Exaltationen und Delirien einhergehen. Es sind einige wenige Fälle bekannt, wo noch lange Jahre nach dem I. Weltkrieg Patienten unter den typischen Erscheinungen einer Dementia paralytica erkrankten und wo die Operation Cysten aufdeckte und Heilung brachte. Früher eröffnete man diese Cysten und füllte den Defekt mit Fett. Denn dieses sollte gegenüber der Fascie den Vorteil haben, daß es nicht narbig entartet, sondern seinen Gewebecharakter behält. Von dieser Ansicht sind die heutigen Neurochirurgen abgekommen. Früher nahm man, wenn es sich um eine Ventrikelcyste handelte,

auch von einer Eröffnung derselben Abstand. Heute fürchtet man sie nicht mehr.
Ihre Diagnose ist schwer, da der Ventrikel spitzenförmig in die Narbe aus-
gezogen sein kann. Manches Mal erkennt man sie an der *bläulichen* Narbe,
unter der man flüssigen Inhalt fühlt. Hat eine Eröffnung stattgefunden, so ist
der vollkommene Dura- und Hautverschluß vorzunehmen.

Zu erwähnen ist noch das seltene Auftreten von *Pneumatocelen.* Sie entstehen dann, wenn aus lufthaltigen Höhlen die Luft durch einen Knochenspalt
in das Schädelinnere dringt, z. B. aus der Stirnhöhle oder den Cellulae mastoideae.
Röntgenbild und ein eigentümliches gurgelndes Geräusch bei Kopfbewegungen
führen zur Diagnose. In einigen Fällen entleerte sich aus der Nase zeitweise
eine große·Menge klarer Flüssigkeit.

Hinzuweisen ist noch auf die *Meningitis serosa,* die entweder als *sympathica*
bei bestehender Encephalomalacie, Absceß, Fremdkörpern oder ohne diese als
chronische auftreten kann. Ihre Erscheinungen sind zunehmende cerebrale
Erscheinungen. Die Lumbalpunktion ergibt unter vermehrtem Druck stehende
wasserklare, meist eiweißreichere Flüssigkeit. PAYR hat sich in 50 Fällen der
Balkenstich als souveräne Methode erwiesen. Bei chronischer Meningitis
empfehlen ANTON und SCHMIEDEN den Suboccipitalstich.

Ein sehr wichtiger Folgezustand ist die *Epilepsie.* Schon unmittelbar nach
der Verletzung kommt es in den ersten Tagen zu Reizerscheinungen epileptischer
Natur. Sie treten manches Mal nach Lösung von festhaftenden Tampons oder
Neueinführung auf. In anderen sind sitzengebliebene Fremdkörper die Ursache.
*Man sei bei diesen Frühfällen, wenn sich nicht die eben aufgeführten Ursachen
erkennen lassen, mit Operationen zurückhaltend.* Denn erfahrungsgemäß gehen
diese Reizerscheinungen meistens vollkommen und endgültig von selbst zurück.
Ganz anders steht es mit der *Spätepilepsie,* die nach Monaten, selbst nach Jahren
auftritt. *Sie kommt — und das ist beachtenswert — nicht nur bei Verletzung der
motorischen Zentren vor.* WEILER hat 1935 auf Grund von Akten und persönlichen Gutachten von 3511 Kriegskopfverletzten (wovon 2302 Gehirnschüsse
waren) die auffallenden Tatsachen festgestellt: *1. spätepileptische Anfälle nach
Gehirnerschütterungen* (Verschüttungen usw.) *sind fast ebenso häufig als nach
Gehirn- und Gehirnsteckschüssen* (14,8% : 16,6% : 12,7%), *2. daß die meisten
Epilepsien nach Stirnhirnverletzungen vorkommen und daß, je weiter nach hinten
das Gehirn getroffen war, sie abnehmen* (Stirnhirn 16,4%, mittleres Hirn 7,3%,
Hinterhirn 4,9% der Verletzten). Diese Feststellung ist gleich der vom Italiener
BESTÈ an 250 Kriegsteilnehmern. *3. Daß linksseitige Verletzungen häufiger als
rechtsseitige Epilepsien veranlassen, besonders am mittleren Kopf.* Anfangs ist
sie fast immer vom JACKSONschen Typus, d. h. daß ein bestimmter Körperteil
zunächst krampft und dann erst allgemeine Krämpfe eintreten. Über ihre
Häufigkeit liegen auch noch vor die Zahlen ROEPERs (12—15%), BOITs (24,1%),
HOLBECKs (29,2%). Lange Eiterungen, Prolapse und Abscesse disponieren dazu.
Ihre Prognose ist ungünstig und fordert immer zu baldigem Eingriff auf, wenn
der Grund in deprimierten Knochensplittern, Narben oder Cysten vermutet
wird. Die Excision des betreffenden primären Krampfzentrums ist meistens
nicht nötig. TRENDELENBURG hatte nach Tierversuchen die „Unterschneidung"
dicht unter der Oberfläche empfohlen. v. HABERER und KIRSCHNER haben sie
am Menschen mit zweifelhaftem Erfolge angewandt. Die Ansichten, ob man
bei bestehender Epilepsie und vorhandenem Knochendefekt den letzteren
knöchern decken soll, gehen auseinander. Viele halten daran fest, daß gerade
in solchen Fällen das Ventil im Sinne KOCHERs bestehenbleiben muß, daß aber
selbstverständlich eine Narbenlösung zu machen ist. Der Operation der Spätepilepsie stehen die Chirurgen verschieden gegenüber. Die einen lehnen sie als

unsicher in ihrem Erfolge ab. Die anderen befürworten sie auf Grund der Untersuchungen von FOERSTER und PENFIELD (1930) warm. Diese beiden Forscher stellten fest, daß durch die Narbenbildung zwischen Gehirn, Gehirnhüllen und Haut bzw. Knochen eine Schrumpfung des Gehirns (Gehirnatrophie) und durch Verzerrung der Ventrikel eine Störung der Liquorproduktion stattfindet. Die Narbenzüge müssen also eventuell bis zum Ventrikel verfolgt und herausgeschnitten werden. Der Defekt darf nicht durch Fettplastik, wie sie früher von GULEKE empfohlen war, gefüllt werden. TÖNNIS, der hierfür eine besondere Technik angegeben hat, steht nämlich auf dem Standpunkt, daß man die Organe, die von der Carotis externa versorgt werden, von den von der interna versorgten trennen muß. Bei der Fettplastik wird aber der Kollateralkreislauf zwischen beiden nicht getrennt. Bei frontalen und occipitalen Prozessen wird die Narbe bis in den Ventrikel verfolgt und dieser eröffnet. Die Wundränder der Dura werden geglättet, darauf Deckung mit Fascie und Knochen. Denn nach TÖNNIS *können die Liquorstromverhältnisse nur beim geschlossenen Schädel wieder normale werden.* Das kontrastiert mit den bisherigen Erfahrungen (s. S. 385). Sie sind aber deswegen wohl früher so schlechte gewesen, weil die Encephalolyse früher nicht ausgiebig genug gemacht wurde, also gerade die Causa peccans im Gehirn nicht ordentlich entfernt wurde. Bei Narben im Stirn- und Hinterhirn kann durch Eröffnung des Ventrikels das Gehirn zusammenfallen. Bei Narben aber in der parietalen, temporalen und zentralen Gegend darf der Ventrikel nicht eröffnet werden, weil die Öffnung des Ventrikels dann eine zu große wird und das Gehirn nicht ordentlich zusammenfällt. Hier wird auf die Fascientransplantation und die Knochendeckung verzichtet. Es wird der Weichteillappen ohne Spannung über den Defekt geschlagen und vernäht. Es hat sich gezeigt, daß sich aus der Galea eine feine neue Dura bildet, die keine Verwachsungen mit dem Gehirn eingeht. SCHÖNBAUER hat in einigen Fällen nach dem Vorgang von GIANGRASSO über dem Hirndefekt eine dünne Gummiplatte (Handschuhfingerling) auf den Duradefekt gelegt, die er nach einigen Wochen entfernte. Auch unter dieser hatte sich eine feine neue Dura gebildet. Die Knochendeckung findet in diesen Fällen immer später statt. Diese Methode von TÖNNIS ergibt sehr gute Resultate. Bei den von ihm operierten 34 Fällen hatten sich nach 2—6 Jahren keine epileptischen Anfälle mehr bei 87,0% eingestellt; Mortalität 5,8%. Wenn diese günstigen Erfahrungen mit der neuen Operationsmethode nur zu einem kleinen Teil Schußverletzungen betreffen, so sind sie dennoch auch für die jetzige und künftige Kriegschirurgie wegweisend. Interessant ist, daß sich nach der Operation, als der Schädeldefekt noch bestand, in einigen wenigen Fällen (HUBER) *aliquorrhoische Zustände* einstellten. Bei der Lumbalpunktion floß kein Liquor ab. Die Haut über dem Defekt war tief eingezogen. Die Patienten klagten einige Stunden nach der Operation über Kopfschmerzen, bekamen prädilirante Zustände bei stark gerötetem Gesicht. 20—30 ccm intralumbale physiologische Kochsalzlösung behoben diese Erscheinungen überraschend.

Aber auch diejenigen Patienten, welche von mit der *Wunde* direkt zusammenhängenden Folgezuständen verschont bleiben, sind nur ausnahmsweise folgenfrei. Zwar sind schwere psychische Veränderungen und Hysterien auffallenderweise selten. Aber Störungen in der Merkfähigkeit, Gedächtnisschwäche, Unlust zum Arbeiten, Intoleranz gegen Alkohol, gegen Sonnenwärme, gegen Überanstrengungen jedwelcher Art, Kopfschmerzen, Schwindelgefühl bleiben zurück. Bei manchen Personen findet man einen tatsächlichen Ausdruck in dem Verhalten der Cerebrospinalflüssigkeit, so daß dieses Symptombild auf eine Meningitis chronica serosa zurückgeführt werden kann. Wiederholte Lumbalpunktionen, Balkenstich und der Suboccipitalstich nach SCHMIEDEN können hier Besserungen bringen. Überhaupt unterlasse man nie bei diesen Spätuntersuchungen die Lumbalpunktion, welche einem häufig einen Aufschluß geben kann. Nach TILMANNs Untersuchungen ist folgendes festzuhalten: Erhöhter Druck mit normalem Eiweißgehalt deutet auf eine einfache arachnoideale Retentionscyste infolge von Narbenbildung, bei geringem erhöhten Eiweißgehalt besteht Verdacht auf entzündliche Cyste, bei starkem Eiweißgehalt auf Absceß. Normaler Druck mit vermehrtem Eiweißgehalt deutet auf rein menigeale Änderungen hin.

Hingewiesen sei darauf, daß die Fürsorgeerziehung bei Gehirnverletzten mit Intelligenzdefekten sowohl als auch Sprachstörungen und Lähmungen gute Resultate hinsichtlich von Besserungen erzielt hat. Ganz allgemein ist aber trotzdem zu sagen, daß Hirnschußverletzte Defekte zurückbehalten, die wohl einen mehr oder minder hohen Grad von Erwerbsfähigkeit, selten aber eine Felddienstfähigkeit zulassen. Leute ohne Duraverletzungen, welche nie Herderscheinungen oder anhaltendere Erscheinungen von Hirnerschütterung hatten, werden im allgemeinen wieder hergestellt, wenn auch wegen des Knochendefektes nicht felddienstfähig. Viele der Hirnverletzten klagen über Schwindel, haben aber keinen *Romberg,* jedoch häufig Nystagmus. *Eine besonders auffallende Erfahrung ist, daß unter ihnen sich ganz ausnahmsweise Simulanten oder Hysteriker finden.*

Über die Spätfolgen verdanken wir WEILER[1] einen ausgezeichneten Einblick dank der Invalidenakten von 3511 Kopfverletzungen 15 Jahre nach dem Kriege. Hiervon entfielen auf Gehirnerschütterungen 12,1%, auf einfache Kopfschüsse[2] 22,3%, auf Gehirnschüsse 58,2%, auf Gehirnsteckschüsse 7,4%. Unter diesen waren nur die Gehirnerschütterungen nicht durch Geschosse erfolgt. Unter den 3086 Schüssen entfielen insgesamt 71,8% auf Granatsplitter und nur 28,2% auf Infanteriegeschosse. Bei den Steckschüssen sogar 78,7%. Immerhin ist die Zahl von 21,3% Infanteriesteckschüssen interessant. Die Spätfolgen waren bei den *Schüssen* folgende: A. allgemeine nervöse Störungen: a) bei einfachen Kopfschüssen 80%, b) bei Gehirnschüssen 47,0%, c) bei Gehirnsteckschüssen 39,4%. B. Lähmungen: a) 5,9%, b) 9,2%, c) 11,6%. C. Epilepsie bei a) 9,8%, b) 16,6%, c) 12,7%. D. Epilepsie und Lähmung bei a) 1,0%, b) 18,5%, c) 25,1%. E. geistige Veränderungen: a) 3,3%, b) 8,7%, c) 11,2%. *Hieraus ist bemerkenswert, daß einmal auch scheinbar einfache Kopfschußverletzungen dennoch Spätfolgen von seiten des Gehirns hervorrufen, sodann, daß die Steckschüsse schwerere Folgen nach sich ziehen als die Gehirnschüsse.*

Ebenso wie zur Epilepsie neigen auch zu geistigen Veränderungen die *Stirnhirnverletzten* am meisten in Form von Änderungen der ganzen Persönlichkeit. *Hinterhauptsverletzte* waren meist stumpf, gleichgültig, zeigten Herabsetzung der optischen Fähigkeit und der räumlichen Orientierung. *Verletzungen der Seitenteile des Großhirns* zeigten Störungen der akustischen Merk- und Reizfähigkeit. Auch hier bestand im allgemeinen die Tatsache, daß *Verletzung des linken Großhirns stärkere Herabsetzung der Geistes- und Verstandesleistungen hervorrufen als die der rechten.* Erhebliche Störungen der *Sprache* fanden sich in 3,7%, des Hörvermögens in 13,4%, der Sehfähigkeit in 12,4%. Die *Spättodesursachen* sind insofern chirurgisch interessant, daß 11,9% an Gehirnabscessen, 11,1% an Gehirnhautentzündung, 11,5% an epileptischem Anfall, 0,8% an Gehirncyste, also ¹/₃ an den Folgen der einstigen Verletzung starben, psychiatrisch von Interesse, daß 7,7% Selbstmord begingen und 7,3% durch Unfall zugrunde gingen. Die Todesfälle an Absceß und Meningitis waren am häufigsten im 2., ungefähr gleich groß im 1. und 3. Jahrfünft. Einzelne Fälle kamen noch nach 17 und 18 Jahren vor. — Die *Erwerbfähigkeit* wurde vom Versorgungsamt bei den zur Zeit noch Lebenden geschätzt: bei 25,8% Rente unter 30%, in 13,5% Rente unter 40%, in 20,8% Rente unter 50%, in 10,2% Rente unter 60,0%, in 8,9% Rente unter 70%, in 6,6% Rente unter 80,0%, in 1,8% Rente unter 90,0%, in 12,4% Rente unter 100%. Von letzteren erhielten viele noch Pflegezulage. Das heißt also, daß 40,0% Renten von 50—100% beziehen. Andererseits ergab sich, *daß unter den Antragstellern rund ¹/₅ keine bemerkenswerten, ein weiteres ¹/₅ nur geringfügige vorübergehende Beschwerden und ³/₅ mehr weniger schwere Dauerfolgen hatte.* Aus dem französischen Sanitätsbericht konnte ich errechnen: Von 4140 Gehirnschußverletzungen starben 1799 = 43,5%,

---

[1] WEILER: Nervöse und seelische Störungen bei Teilnehmern am Weltkrieg, II. Teil. Leipzig: Georg Thieme 1935.

[2] Kopfschüsse, d. h. solche ohne direkte Gehirnschußverletzung, aber mit Fraktur.

wurden operiert 48,7%, wovon 9% unmittelbar starben, wurden ohne wesentliche Störungen geheilt nur 14,3%, wurden mit funktionellen Störungen 42,2% geheilt. Von 26 423 durch den Schuß verursachten Gehirnerschütterungen starben 227 = 0,8%, wurden 69,5% ohne wesentlichen und 29,5% mit funktionellen Störungen geheilt.

Für den weiteren Verlauf ist auch eine Statistik vom Engländer WAGSTAFFE[1] über 740 Fälle interessant, welche über 4 Jahre geht:

Tabelle 15.

	Mit Perforation der Dura	Ohne Perforation der Dura	Kopfschwarten-wunden	Schädelbasis-brüche mit Gehirn-erschütterung
Gesamtsumme	389	192	136	23
Davon Sterblichkeit	55,7%	18,0%	4%	35%
Besserung ohne Komplikationen .	9,7%	33,6%	86%	37%
Zur Armee zurückgekehrt	3,1%	26,2%	60%	33%
Zur Front zurückgekehrt	0,8%	9,0%	26%	17%

Hinsichtlich der *Kriegsverwendungsfähigkeit* liegt außer den Zahlen des Engländers WAGSTAFFES nur eine kleine Statistik BOITS mit 22% der nach $1^1/_2$ Jahren noch Lebenden und die Statistik von TÖNNIS vor (s. S. 384).

XXII. Schußverletzungen des Gesichtes.

Sie haben im I. Weltkrieg infolge des langen Stellungskampfes einen viel breiteren Umfang gehabt als in früheren Kriegen. Der *deutsche* Sanitätsbericht errechnet 5,4% aller Verletzungen, mit einschließlich 1,5% Kieferverletzungen, der *amerikanische* Sanitätsbericht 4,9% aller Verletzungen mit einschließlich 0,9% Kieferverletzungen und 3,6% Gesamtmortalität. Sie kommen häufig kombiniert mit Schädelhirnschüssen und Hals- bzw. Brustschüssen vor. Wir finden außer Streifschüssen und harmlosen kalibergroßen Schußöffnungen nicht selten Zertrümmerungen von kleineren und größeren Teilen des Gesichtes, die zu furchtbaren Entstellungen führen können. Die Wiederherstellungschirurgie hat hier große Erfolge gezeitigt, sowohl hinsichtlich der Knochen- als auch Weichteilplastik. Einige allgemeine Regeln seien angeführt:

Man gehe nicht zu frühzeitig heran. Alle entzündlichen Erscheinungen müssen lange Zeit abgeklungen sein. Fisteln dürfen nicht mehr bestehen. Die Operationen müssen *ohne Narkose* vorgenommen werden, weil der kosmetische Effekt besonders bei den Weichteilplastiken besser zu beurteilen ist. Infiltrationsanästhesie ist besser als Umspritzungen. Nur in der Gegend des Stils bei Stillappen vermeide man jede Einspritzung wegen Gefährdung der Ernährung. Lappenverschiebungen aus der Umgebung des Defektes haben den Vorzug vor Stillappenfernplastik, weil ihre Haut der betreffenden Körperstelle adäquater ist und mit den Muskeln und Nerven eher in Verbindung bleibt, so daß sie nicht tot und starr wirken. Vorher müssen sämtliche Narben rücksichtslos eventuell bis auf den Knochen ausgeschnitten werden. Dadurch werden die Weichteile beweglicher. Der Schnittrand muß bluten. Feinste Seide, Pferdehaare, feinste Drähte sind als Nahtmaterial zu verwenden. Nachher möglichst verbandlose Wundbehandlung der genähten Partien. Werden Lappen blau, so löse man eventuell einige spannende Nähte oder setze Blutegel an, um Blut hineinzuziehen. *Bei Lappenbildung darf der Stil niemals weniger breit als die Hälfte der größten Breite des Lappens sein.* Auch muß, worauf namentlich an der Wange zu achten ist, der Lappen überall gleich dick geschnitten sein. In den Stil versuche man Äste oder Stämme der großen Gesichtsarterien hinein zu bekommen (Temporalis, Maxillaris externa, Labialis usw.). Der Lappen muß immer größer als der Defekt sein. Der Stil wird nach 10—14 Tagen in Etappen abgetrennt. — Unterfütterungen von eingesunkenen Hautpartien geschehen mit Fett. Schlecht ernährtes Gewebe mache man durch Saugglocken, Vibrationsmassage, künstliche Höhensonne blutreicher. Gewulstete Narben, selbst ausgesprochene Keloide können durch Kohlensäureschnee gebessert werden.

---

[1] Im englischen Sanitätsbericht 1922.

1. Verletzungen des Auges.

Sie haben eine größere Rolle als früher gespielt. Der *amerikanische* Sanitätsbericht errechnet 1,2% aller Verletzungen mit 3,89% Mortalität. Der *deutsche* bringt keine Zahlen darüber. Die Todesfälle sind wohl fast alle auf begleitende schwere Verletzungen anderer Kopfteile zu beziehen. Die Läsionen der *Lider* finden sich häufig entweder allein oder in Kombination mit solchen des Augapfels. Da die Lider einerseits eine große Neigung zur Schrumpfung haben, andrerseits aber nicht zur Infektion neigen, so soll der Arzt gleich nach der Verletzung möglichst durch Naht (und zwar gesonderter für die Conjunctiven einerseits und den Knorpel zusammen mit äußerer Haut andererseits) normale Verhältnisse herzustellen versuchen. Dieses Vorgehen wird natürlich durch Knochenfrakturen und Eröffnung von Nebenhöhlen verhindert. Wenn narbige Verziehungen eingetreten sind, so ist eine Durchtrennung und Ausschneidung der Verwachsungen notwendig. Defekte der Haut sind, sofern der Lidrand erhalten ist, am besten durch KRAUSEsche Lappen[1] aus dünnen Hautteilen (Hals), solche der Schleimhaut durch Lippenschleimhaut zu ersetzen. Wenn auch der Knorpel fehlt, so kommt als guter Ersatz Ohrknorpel mit Haut in Frage. Bei kleinen Defekten des unteren Lides ist auch das Verfahren von TRIPIER mit einem Brückenlappen aus dem oberen Lid in Erwägung zu ziehen. Dies hat den Vorteil, daß damit ein bewegliches Lid erzielt wird. Bei dem Ersatz ganzer Lider durch Lappen aus Stirn oder Wange, die als Conjunctiva THIERSCHsche Transplantationen bekommen, besteht immer der Nachteil der Starrheit und Unbeweglichkeit. Besonders sorgsam ist auf die äußere und innere Commissurbildung zu achten. Man fixiere die innere Schicht des Lappens am Periost, damit dieser nicht durch die Schwere heruntergezerrt wird. Wenn es sich um beide Lider und gleichzeitigen Verlust des Augapfels handelt, dann kommen ausgedehntere Plastiken in Frage.

Die Behandlung der *Corneal-* und *Skleralwunden* bei sonstigem Erhaltensein des Augapfels ist häufig Aufgabe des Chirurgen, da der Augenspezialist nicht immer zur Stelle ist. Ihre Diagnose ist nicht immer leicht. *Im allgemeinen gilt die durch Druckprüfung festgestellte Weichheit des Augapfels als eines der wichtigsten Zeichen der durchbohrenden Verletzung.* Sie wird durch die Kuppen beider Zeigefinger im Vergleich mit dem gesunden Augapfel ausgeführt. Bei *Hornhautwunden* ist die Vorderkammer aufgehoben oder seicht, bei *Lederhautwunden* ist sie tief, wenn viel Glaskörper abgeflossen ist. In der Hornhautwunde liegt braunes Pigment von der Iris, wenn sie sich wieder zurückgezogen hat. Bei der durchbohrenden Lederhautwunde ist ihr Grund schwärzlich infolge Durchscheinens des uvealen Pigments. *Alle diese Fälle ebenso wie die Fremdkörper gehören innerhalb von 12 Stunden in die Hand eines Augenspezialisten.* Ist das möglich, so wird die Zahl der Kriegsblinden um ein Erhebliches vermindert. Findet sich eine Iritis purulenta oder bereits eine Eiteransammlung in der Vorderkammer (Hypopyon), so sind *vor* dem Transport wenigstens 10 ccm 3 Minuten lang gekochter Kuhmilch intragluteal zu injizieren. *Atropin- und Pilocarpineinträufelung unterlasse man und träufle nur 1% Cocainlösung ein.* Besteht die Aussicht nicht, daß der Patient innerhalb obiger Zeit zum Spezialisten kommt, so trage der Chirurg bei Vorfall der Regenbogen- oder Aderhaut sie ab und decke die Wunde dann durch einen Conjunctivallappen, der sich später erfahrungsgemäß zurückbildet, so daß eine feine Narbe zurückbleibt. Vor direkter Naht der Wunde ist wegen Stichkanaleiterung zu warnen. Manche Wunden sind häufig nicht durch Perforation eines Geschoßsplitters

---

[1] Oder REVERDIN-Läppchen.

entstanden, sondern es handelt sich um Platzwunden infolge von Fortleitung des Geschoßseitenstoßes, besonders bei Verletzungen der knöchernen Orbita oder ihrer Nachbarschaft (Nasen-, Oberkieferschüsse). Sie sitzen gewöhnlich am Hornhaut-Lederhautrand und sind so groß, oder der Zustand des ganzen Augapfels ist derartig, daß sich eine Behandlung in obigem Sinne erübrigt. In sehr vielen Fällen hat das Geschoß, namentlich bei den Orbitalhirnschüssen den Augapfel vollkommen zerstört. Dann kann es sich nur um seine Entfernung unter möglichster Erhaltung des Conjunctivalsacks und der Muskeln zwecks Bewegungen der Glasprothese handeln; doch ist die Exenteratio, d. h. die Ausweidung des Auges aus der Sklera deswegen zu vermeiden und die Enucleation vorzuziehen, weil leicht Reste von der Aderhaut stehenbleiben, von denen bei Infektion eine *sympathische Ophthalmie* ausgehen kann. Im übrigen ist diese Erkrankung im I. Weltkrieg sehr selten beobachtet worden, wohl weil man energischer herangegangen ist und nicht so lange wie früher gewartet hat. *Der Eintritt der sympathischen Ophthalmie ist nicht vor Ablauf von 14 Tagen zu fürchten.* Die Kenntnis dieser Tatsache ist wichtig, weil dadurch dem Arzt vorn in zweifelhaften Fällen die Möglichkeit gegeben ist, den Kranken bis zu einem Augenspezialisten zurückzutransportieren. Das wird eintreten müssen, wenn es durch Kontusion zu Blutungen, Linsenluxationen und Netzhautablösungen gekommen ist, deren Prognose in jedem Fall nur vom Spezialisten zu stellen ist. Von Interesse in dieser Richtung ist, daß die bei Kontusionen hie und da beobachtete Netzhauttrübung durchschnittlich eine sehr günstige Prognose gibt, insofern sie schon nach wenigen Tagen zurückzugehen pflegt.

Sehr häufig sind nun feinste Einsprengungen von Pulverkörnern oder Fremdkörpern in die *Hornhaut* und *Sklera*. Nur die gröberen entferne man mit der Fremdkörpernadel. Sonst spüle man den Conjunctivalsack mit warmer Kochsalzlösung aus und versuche durch vorsichtiges Abwischen des Bulbus mit einem feuchten sterilen Wattestäbchen soviel als möglich zu entfernen. Dann gebe man Borsalbe in den Sack und aufs Auge und verhalte sich abwartend. Es ist überraschend, daß diese Körper zum größten Teil reaktionslos einheilen. Nur wenn eine gleichzeitige Dacryocystitis besteht, kommt es zur Geschwürbildung. Man vergesse aber nie eine Röntgenuntersuchung, damit kein intraokularer Fremdkörper übersehen wird.

Bei den *intraokularen Fremdkörpern* ist eine Röntgenuntersuchung in zwei Ebenen, eventuell eine Stereoaufnahme notwendig, und trotzdem ist es nicht selten schwierig, zu sagen, ob der Splitter im Bulbus ist, weil die Länge dieses sehr verschieden sein kann und weil auch extrabulbär aber in der Wand sitzende seine Bewegungen mitmachen können. Die Beschaffenheit der Geschoßteile ist von Bedeutung für unser Handeln und für die Zukunft des Auges. Aluminium, Nickel und Nickelstahl können reaktionslos einheilen. Kupfer macht immer eine aseptische Eiterung, und Eisen führt zu einer Siderosis, die zu degenerativen Änderungen der Netzhaut führt. Durch ein Sideroskop kann man die Qualität feststellen und wenn es sich um Eisen handelt, die Extraktion mit dem Magneten anstreben, doch nur in frischen Fällen. Diese Fremdkörperextraktionen sind Sache des Augenspezialisten. Holzsplitter und Steinsplitter führen leicht zu Eiterungen. Alle intraokularen Fremdkörper sind eine Gefahr für das Auge und führen über lang oder kurz fast ausnahmslos zur Blindheit. *Man darf sich auch nicht dadurch täuschen lassen, daß sie zunächst scheinbar ganz anstandslos vom Auge vertragen werden.*

Bei ganz schweren Augenverletzungen, bei denen Augenlider, Bindehautsack, eventuell auch Teile der knöchernen Augenhöhle verlorengegangen waren, deckte man früher den Defekt mit einem großen Hautlappen. Der Effekt war ein unschöner. GANZER ist es zum erstenmal gelungen, eine totale Orbitalplastik zu machen, so daß in der neugeschaffenen, epithelisierten Augenhöhle ein künstliches Auge Platz findet. Den Lappen für die Innenauskleidung der Augenhöhle entnahm er dem Oberarm, in den er eine Operationsunterlage aus Zinn so einwickelte, daß diese vom Epithel berührt wird und die Wundfläche nach außen sieht. Die äußere Deckung nahm er aus Wange und Stirn vor. Die in der Orbita sitzenden Geschosse führen auch, wenn es sich um Granatsplitter handelt, auffallend selten zur Orbitalphlegmone. Sie bedürfen nur der Entfernung, wenn sie einen Druck auf den Nervus opticus oder den Bulbus ausüben, der zu einer Sehstörung geführt hat, oder wenn sie in das Cavum cranii oder eine Nebenhöhle reichen. Zuweilen bedingen sie auch einen Exophthalmus, dessen häufigste Ursachen Blutungen sind. Die temporale Aufklappung der lateralen Orbitalwand nach KRÖNLEIN kann hier gute Übersicht bieten. Bei allen *Augenhöhlenverletzungen* — es sei denn, daß es sich um rein intraokulare handelt — muß der Arzt auf die meistens gleichzeitige *Nebenhöhlenverletzung* achten und möglichst einen Rhinologen zuziehen. Die Eiterungen derselben (Stirn-, Keilbein-, Siebbeinhöhle) greifen sehr leicht auf die Gehirnhäute über. Frühzeitige Behandlung ist daher geboten. Derartig Verwundete müssen unbedingt zu Bett liegen. Desgleichen die, bei denen sich eine *Liquorfistel* gebildet hat. Sie kann bei totalen Zertrümmerungen des Augapfels leicht übersehen werden. Die Liquorabsonderung kann ganz gering sein; sie äußert sich manches Mal nur in einem glashellen Tropfen in der Wundfläche. Bei Bettruhe und aseptischer Behandlung können sie anstandslos heilen.

2. Verletzungen des Ohres.

Reine Verletzungen des Gehörorganes sind selten. Der *amerikanische* Sanitätsbericht errechnet nur 0,45% von allen Verletzungen mit 0,89% Mortalität. Eingeschlossen sind 0,14% reine Ohrmuschelverletzungen. Der deutsche Sanitätsbericht bringt keine Zahlen. Die Schußverletzungen sind außer manchen Ohrmuschelverletzungen immer Begleiterscheinungen von Kopfschüssen. Häufig sind es die sog. Schützengrabenschüsse, bei denen der Einschuß am Auge, der Ausschuß in der Ohrgegend ist. Streif- und Prellschüsse am Warzenfortsatz bedingen häufig Frakturen der Felsenbeinpyramide oder Schädigungen des Labyrinthes. Die Diagnose der Frakturen ist schwer; denn die Röntgenbilder versagen häufig. *Und doch sind Röntgenaufnahmen immer nötig, auch bei den sog. harmlosen Streifschüssen.* Negative dürfen jedenfalls von der Wundrevision nicht abhalten. Da Otologen vorn meistens nicht vorhanden sind, so muß der Kriegschirurg das Wichtigste wissen, zumal da er bei Revision der Schädelhirnschüsse zuweilen das Gehörorgan mitverletzt findet. Wir unterscheiden 1. die *direkten*, 2. die durch *Erschütterungen*, 3. die durch *Explosion* bedingten Schädigungen.

Bei den *direkten* ist *primäre Wundrevision auch bei kalibergroßen Infanterie- und kleinen Granatsplitterschüssen zum Unterschied von allen anderen Schußverletzungen meistens angezeigt.* Besonders dann, wenn Liquorfluß besteht, also das Labyrinth eröffnet ist. Denn die Frakturen heilen nie ohne Eiterung und führen oft zu Hirnabscessen und Meningitis. Erst die Revision zeigt, was vorliegt und wieweit man zu gehen hat. Blutungen rühren nicht selten vom Sinus sigmoideus her und bedürfen der Blutstillung nach den auf S. 145 angegebenen Regeln. Selbst Ein- oder Ausschüsse, die in die Gegend des Ohres führen, lege man frei, ebenso die durch Röntgenbild festgestellten Steckschüsse, *denn Geschosse heilen nie reaktionslos ein.*

Bei größeren Wunden, welche das Ohr betreffen, ist es selbstverständlich, daß man die Wundränder mit scharfen Haken auseinanderzieht und sich vergewissert, ob eine komplizierte Fraktur des Warzenfortsatzes und des knöchernen Gehörganges vorliegt. Aber auch bei kleinen Ein- und Ausschüssen dieser Gegend unterlasse man nie eine Untersuchung des äußeren Gehörganges und mache bei Verdacht auf Fraktur immer eine Freilegung durch retroaurikulären Schnitt, Loshebelung des häutigen Gehörganges und Spaltung seiner hinteren Wand, um guten Überblick zu bekommen. Von hier aus kann auch gleich eine Eröffnung der Paukenhöhle vorgenommen werden. Findet man Zerstörungen der Felsenbeinpyramide, so müssen die Splitter vorsichtig fortgenommen werden, bis reine Wundverhältnisse geschaffen werden. Nur dadurch kann man den häufigen von hier ausgehenden Meningiten vorbeugen.

Schwieriger ist die Beurteilung in den Fällen, in welchen die Palpation eine Fraktur des Warzenfortsatzes nicht ergibt, eine Untersuchung des äußeren Gehörganges und des Trommelfells aber wegen eingetrockneter Blutgerinnsel nicht möglich ist *Denn spülen darf man unter keinen Umständen, um keine Infektion des Mittelohres hervorzurufen!* Sind die Blutgerinnsel durch Aufweichen mit warmem sterilen Öl oder Paraffin nicht zu erweichen, so muß man abwarten, aber bei dem ersten Zeichen, das auf meningeale Reizung hindeutet, soll man retroaurikulär freilegen, und zwar um so mehr, wenn Verdacht auf eine labyrinthäre Affektion bestand. Derselbe ist berechtigt, wenn gleich nach der Verletzung labyrinthäre Reizsymptome aufgetreten sind, d. h. Schwindel mit Übelkeit oder Erbrechen und Nystagmus bei Blick nach der gesunden Seite oder Erscheinungen für Labyrinthzerstörungen vorliegen, wie vollkommene Taubheit und Unerregbarkeit des Vestibularapparates und der Bogengänge (Fehlen des Schwindels und Nystagmus bei Einspritzung von kaltem Wasser). Diese Diagnose zu stellen ist jedoch nicht leicht, häufig auch für den Ohrenspezialisten nicht, weil der BARANYsche calorische Versuch wegen der Blutkoageln nicht gemacht werden kann.

Wenn auch glatte, gutheilende Durchschüsse durch den Warzenfortsatz und durch das Mittelohr sowie den knöchernen Gehörgang vorkommen, so muß man wegen der Gefahr der Otitis media und Meningitis die Prognose immer zunächst fraglich stellen und einen *frühzeitigen Transport vermeiden.*

Bei Wunden des äußeren Gehörganges beuge man während der Heilung durch regelmäßige Tamponade *Narbenstenosen* vor.

Bei Wunden der Ohrmuschel versuche man, auch wenn diese keinen aseptischen Eindruck machen, durch Situationsnähte normale Verhältnisse wiederherzustellen. Denn erfahrungsgemäß sind Infektionen hier wenig zu befürchten. Teilweise Defekte sind am besten durch Hautohrknorpeltransplantate vom gesunden Ohr zu ersetzen, größere durch Stiellappen aus dem Hals. Doch ist der kosmetische Effekt selten ein guter.

Die primäre Wundrevision ist so früh wie möglich zu machen. Aber nach Analogie der Schädelschüsse vertragen auch diese, einmal operiert, Transporte schlecht und bedürfen einer sorgsamen Nachbehandlung am besten durch Otologen. Daher kann ein Aufschub von 36 Stunden wohl als berechtigt gelten, wenn längerer Verbleib in demselben Lazarett gewährleistet ist.

Die *Explosions-* und *Erschütterungsschäden* haben viel Gemeinsames. *Trommelfell*perforationen sind bei ersteren häufiger. Meistens sind sie scharfrandig und sitzen im vorderen unteren Quadranten. In über 50% heilen sie überraschend schnell. *Mittelohreiterungen* danach wurden seltener, seit die unkritischen Spülungen fortblieben. *Innenohrschäden* sind sehr häufig, etwa 29,6—36%. Sie betreffen vornehmlich das empfindlichere Cochlearsystem, d. h. das Hörvermögen, geben aber im allgemeinen keine ungünstige Prognose. Die Unterscheidung von psychogenen Störungen ist schwierig. Vollkommene traumatische

Taubheit kann aber nur angenommen werden, wenn auch eine Felsenbeinfraktur wahrscheinlich vorgelegen hat.

3. Verletzungen der Nase und ihrer Nebenhöhlen.

Ihre Verletzungen sind wegen der Nachbarschaft mit dem Gehirn ebenso gefährlich wie die des Ohres und bedürfen daher einer viel sorgsameren Beachtung als sie häufig im Felde statthat. Vor allem *vermeide* man bei den Verletzungen der Nase in ihren oberen Teilen ebenso wie bei den Ohrverletzten einen *frühzeitigen Transport in den ersten 14 Tagen*, außer wenn der Verletzte in wenigen Stunden in eine endgültige rhinologisch-chirurgische Behandlung kommen kann. Nicht diejenigen Schußverletzungen sind immer für das Leben des Individuums die gefährlicheren, bei denen große Defekte einen fürchterlichen Anblick gewähren, selbst wenn die Nebenhöhlen weit eröffnet sind. Denn hier ist der Sekretabfluß gewöhnlich nicht behindert. Viel bedenklicher sind häufig die Schüsse mit kleinem Ein- oder Ausschuß in der Gegend der Nasenwurzel, bei welchen eine ausgedehnte Knochenzerstörung der Nebenhöhlen nach innen zu stattgefunden hat, und welche nun entweder durch primäre Infektion oder sekundäre von der Nase aus für die Hirnhaut gefährlich werden. Frühe Röntgenaufnahmen und Zusammenarbeiten mit einem Rhinologen sind erwünscht. Denn Diagnose der Siebbein-, Keilbein- und Stirnhöhleneiterung sowie ihre Behandlung verlangen Spezialkenntnisse. *Kieferhöhlenschüsse* sind günstiger, insofern sie nicht direkt neben dem Cavum cranii liegen und ihre Behandlung eher ohne spezielle rhinologische Kenntnisse ausgeführt werden kann. Glatte Durchschüsse durch Infanteriegeschosse und kleine Granatsplitter kommen hier oft ohne jede nachträgliche Eiterung vor. Steckgeschosse verursachen fast immer eine Eiterung und sind daher möglichst frühzeitig zu entfernen, außer wenn es sich um ganz kleine Granat- oder S-Geschoßsplitter handelt. Bei gröberen Knochensplittern müssen die vollkommen gelösten, am besten von der Fossa canina aus, entfernt werden. Die Nachbehandlung geschieht besser von hier als vom unteren Nasengang aus, zu dem man einen breiten Zugang schafft. Schwere *Blutungen* kommen überraschend selten vor. Tamponade von vorn sowie mit dem BELLOCQUEschen Röhrchen ist möglichst zu vermeiden. Wenn die Blutung stärker ist, so mache man nur eine Tamponade von vorn und lasse sie nicht länger als 24 Stunden liegen. Die Tamponade von den Choanen aus mit dem BELLOCQUEschen Verfahren pflegt durch Verlegung oder Infektion der Tuben zur Otitis media zu führen. Bei auf Tamponade nicht stehenden oder sich wiederholenden Blutungen ist eine Unterbindung der Carotis externa, deren Endast die Maxillaris interna mit ihren Verzweigungen A. nasalis posterior usw. ist, am Lig. stylomandibulare (s. S. 147) nicht zu umgehen.

Falsch ist, bei frischen Nasenverletzungen einen Verband anzulegen, der einen Druck auf die Nase ausübt. Die einzelnen Hautlappen werden dadurch zusammengepreßt und kommen in eine falsche Lage, Fragmente werden hineingedrückt und erschweren die Nasenatmung. Auflegen von etwas Gaze, die mit Mastisol befestigt wird, genügt. Um Verbiegungen des Septum oder Verwachsungen vorzubeugen, lege man in jedem Nasengang ein undurchlochtes Drainrohr, durch welches auch die Nasenatmung ermöglicht wird. Eine große Rolle spielt die Wiederherstellungschirurgie gerade bei den Nasenverletzungen. Sofern es die Knochen- oder Knorpelzerstörungen erlauben, sind auch hier frühe Situationsnähte bei den frischen Wunden sehr bedeutungsvoll für die Verkleinerung der Defekte und Verminderung des Narbengewebes. Wir unterscheiden *partielle* und *totale Nasenplastiken*. Bei den partiellen ergeben sich verschiedene Wege, je nachdem es sich darum handelt, das Profil wieder herzustellen oder seitliche Teile zu ersetzen. Ersteres gelingt durch Einschieben eines mit Periost umhüllten Tibiaspans unter die noch erhaltene oder durch Stiellappen neugebildete Haut. *Nur muß derselbe am erhaltenen Knochen der Stirn oder Apertura pyriformis angestemmt und durch Periostcatgutnähte fixiert werden.* Durch Einfügung mehrerer kleiner Späne in verschiedenen Sitzungen kann eine allmähliche Modellierung und ein besseres kosmetisches Resultat erreicht werden. Knorpeldefekte an Nasenspitze und Nasenflügeln ersetzt man vorteilhaft durch Einfügung kleiner, *nicht großer* Hautohrknorpelstücke. Auch hier sind mehrfache Operationen vorteilhafter. Da, wo größere Defekte zu überbrücken sind, ist die Epithelisierung der der Naseninnenfläche zugekehrten Partie entweder durch THIERSCHsche Transplantationen oder durch Doppelung vorzunehmen. Das Philtrum kann entweder durch einen vertikalen, nach oben geschlagenen Hautlappen aus der Oberlippe oder durch einen vertikalen Schleimhautlappen aus der Oberlippe, der zusammengerollt und durch einen Schlitz der Haut etwas unterhalb der Umschlagfalte hindurchgesteckt und an seinen neuen Bestimmungsort gebracht wird, ersetzt werden.

Bei der *totalen Rhinoplastik* kommen zwei Wege, der frontale und der brachiale, in Betracht. Der frontale lehnt sich an das das alte SCHIMMELBUSCHsche Verfahren an, bei welchem durch einen an der Nasenwurzel gestielten Lappen mit einem vom Stirnbein ausgemeißelten Knochenspan der Ersatz gebildet wird. Die Narbe, welche nachher an der Stirn zurückbleibt, ist unschön. Die Nasen werden wegen Mangels an Material leicht etwas klein. Häufiger werden jetzt die brachialen (italienischen) Methoden gemacht, welche besonders von LEXER ausgebildet sind. LEXER pflanzt zunächst ein periostbedecktes keilförmiges Tibiastück in den Oberarm, umkleidet es auf der Innenseite ebenfalls mit Haut und pflanzt dieses Gebilde später in den Defekt, doch so, daß der Knochen fest mit der Apertura pyriformis in Verbindung kommt. Nach Abtrennung des Lappens (nach 14 Tagen) nimmt er die weitere Formung und Einfügung des Septums aus dem transplantierten Lappen vor.

Zu erwähnen sind dann noch die Bestrebungen, schiefe Nasen gerade zu stellen. Das geschieht durch Keilresektionen aus den Knochen und eventuell Knorpeln auf der Breitseite und einfache Durchsägung auf der Schmalseite. Durch Nasenformer, die sich auch ohne Operation häufig brauchbar erwiesen haben, muß das Resultat festgehalten werden.

4. Verletzungen der Kiefer.

Die Häufigkeit betrug nach dem *deutschen* Sanitätsbericht 1,5%, nach dem *amerikanischen* 0,9% aller Verletzungen mit 8,7% Mortalität.

Bei der großen Flächenausdehnung der Kiefer werden dieselben bei einer sehr großen Zahl der Gesichtsschüsse getroffen. Ein prägnanter Unterschied in den Frakturen nach der Geschoßart besteht nicht. Lochschüsse durch Infanteriegeschosse kommen eigentlich nur am Oberkiefer im Höhlenbezirk vor, selten am aufsteigenden Ast des Unterkiefers dicht unter der Gabelung. Sonst handelt es sich immer um Splitterbrüche verschiedenster Gestaltung, wenigstens was die direkten Brüche anlangt. Die indirekten können einfache Fissuren mit Schleimhautrissen darstellen und finden sich zuweilen am Unterkiefer typisch hinter dem letzten Molaren vor dem Winkel, auch wohl am Fach des Eckzahns oder in der Mittellinie. Der Processus coronoides bricht nicht selten indirekt ab und hängt dann nur an der Sehne des M. temporalis. *Sein isolierter Bruch macht keinen großen Funktionsausfall und ist schwer zu diagnostizieren.* Indirekte Sprünge am Oberkiefer sind häufiger. Auch pflegt sich der Stoß auf die Schädelbasis fortzupflanzen, so daß es zu Brüchen des Tegmen tympani, des Felsenbeins und der Orbitalplatten kommt. *Störungen der Funktion des inneren Ohres sind nach Gesichtsschüssen auffallend oft festzustellen.* Die Weichteilverletzung ist nur selten klein, kalibergroß. Zwar sieht man oft kleine Einschlüsse, aber die Ausschüsse sind gewöhnlich groß, bei Infanteriegeschossen infolge von Querstellung durch die wechselnden Widerstände. So handelt es sich denn meistens um schwere komplizierte Frakturen, die dadurch ausgezeichnet sind, daß sie nicht nur an der Haut, sondern auch an der Schleimhaut eine Kommunikation zwischen Außenwelt und Knochenbruch zeigen. Denn Mund- oder Nasen- oder

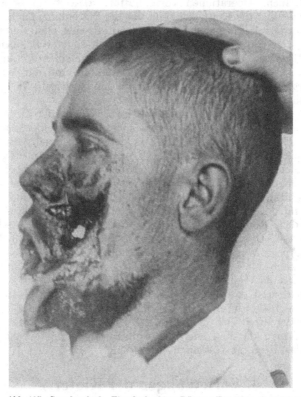

Abb. 107. Gewehrschuß. Einschuß. [Aus RÖMER: Erg. Chir. 10 (1918).]

eine ihrer Nebenhöhlen werden fast immer miteröffnet. Der Umstand, daß die die Knochen bedeckenden Weichteile nur dünn sind, bringt es mit sich, daß die Knochensplitter infolge des mitgeteilten Geschoßstoßes als sekundäre Projektile stark wirken und zur Vergrößerung und Zerfetzung der Weichteilwunde beitragen. Nicht nur bei großen Granatsplittern, sondern auch bei Gewehrgeschossen können die Verletzungen fürchterliche sein, wofür die Abb. 107 und 108 ein Beweis ist.

Unmittelbare Todesfälle auf dem Schlachtfelde sind wohl selten. Sie sind verursacht durch Blutungen aus der mitbetroffenen Carotis interna oder die Komplikation mit Hirnschüssen. Sonst ist man überrascht, wie selten sowohl frische als auch späte Blutungen aus der Maxillaris externa, interna und ihren Ästen auftreten. Immerhin kommen sie vor und bedürfen — meistens wird tamponiert, was nur zu vorübergehendem Erfolge führt — der Unterbindung der Carotis externa am Lig. stylomandibulare nach TANDLER (s. S. 147). Nur wenn die Blutung sicher aus der A. tonsillaris oder der lingualis kommt, muß die

Carotis externa an der alten typischen Stelle im Trigonum caroticum gleich nach der Teilung der Carotis communis unterbunden werden. Mit Rücksicht auf diese Blutungen müssen Kieferfälle auch anfangs immer auf einer chirurgischen Station untergebracht werden. Das schließt das innige Zusammenarbeiten zwischen Chirurg und Zahnarzt, das für den Erfolg unbedingt notwendig ist, nicht aus. Denn ohne Hilfe des Zahnarztes kann auch der beste Plastiker diesen Schwerverletzten keine Heilung bringen. Je früher die Zusammenarbeit einsetzen kann, um so vorteilhafter ist es. Zum Teil hatten wir Deutsche während des I. Weltkrieges schon auf den Hauptverbandplätzen Zahnärzte, die in dieser Richtung tätig waren. In diesem Krieg ist den Feldlazaretten planmäßig ein

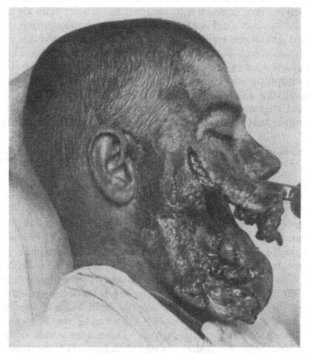

Abb. 108 .Gewehrschuß. Ausschuß. (Aus Römer.)

Zahnarzt zugeteilt. Die Ausbildung der Zahnärzte in der Kieferchirurgie hat so große Fortschritte gemacht, daß viele von ihnen nicht nur die zahnärztliche Schienung, sondern auch die primäre und sekundäre Wundbehandlung beherrschen.

Nach der Blutung ist die *Erstickungsgefahr* in Erwägung zu ziehen, bedingt entweder durch Zurücksinken der nicht genügend fixierten Zunge oder durch Glottisödem bzw. Aspiration von dicken Blut- und Schleimmassen, die nicht ausgehustet werden können. v. Bergmann hatte auf diese Gefahr einen besonderen Wert gelegt und dringend bei allen schweren Mund- oder Kieferschüssen die Tracheotomie empfohlen. Die Erfahrung hat uns aber gelehrt, daß die Gefahr eine geringe ist, und daher wurden die anfangs häufigen Tracheotomien allmählich immer seltener. *Nur dürfen bei solchen Verwundeten die Reflexe nicht durch Morphiumgaben gelähmt werden.* Diese müssen lebhaft bleiben, nicht nur um die Asphyxie, sondern auch die Aspirationspneumonie zu vermeiden. Selbst

in den Fällen mit hochgradiger Zerstörung des Mundbodens tritt infolge Zurücksinken der Zunge auffallend selten eine Asphyxie ein. Doch tut man gut, durch
die Zunge einen starken Seidenfaden (oder eine Sicherheitsnadel) zu stechen
und diesen mit Heftpflaster an der Haut oder im Verband draußen zu befestigen,
eventuell an einem Telegraphendraht, der im Verband angebracht wird. Diese
extraorale Extension kommt unter Umständen auch in Frage zum Hervor-
holen von zurücksinkenden Unterkieferfragmenten.

Der Zustand der Verwundeten, bei welchen große Weichteildefekte sich mit
den Kieferfrakturen vergesellschaften, ist qualvoll. Sie können nicht essen,
meistens nicht trinken, dauernd läuft ihnen der Speichel aus dem Mund, sie
können nicht sprechen. Wenn man sie in den ersten Tagen nach der Verwundung
sieht, so machen sie immer einen sehr elenden Eindruck; denn sie haben meistens
viel Blut verloren und sind unterernährt, da sie namentlich nach größeren
Gefechten nicht gleich die richtige Pflege erhalten. *Die sofortige Schlundsondenernährung eventuell durch die Nase ist unbedingt bei den meisten Fällen notwendig.
Längere Transporte sind in den ersten Tagen daher zu vermeiden,* weil die Patienten
leicht an Erschöpfung sterben.

Erfahrungsgemäß kommen schwere akute Infektionen bei Gesichtswunden
selten vor, wohl wegen der vorzüglichen Blutgefäßversorgung und der geringen
flächenhaft angeordneten Muskulatur. Gasödem- und Tetanusfälle waren sehr
selten.

Aus dem *französischen* Sanitätsbericht (Etappen- und Heimatlazarette) konnte ich
errechnen, daß von allen Gasödemfällen nur 0,8% mit 65% Mortalität Weichteilschüsse
von Kopf und Gesicht, und 1,2% mit 96,5% Mortalität auf die Knochenschüsse des
Kopfes einschließlich Gehirn und des Gesichts, und von allen Tetanusfällen auf Weichteile des Gesichts und Kopfes 1,5% mit 95,7% Mortalität und auf Knochenschüsse des
Schädels einschließlich Gehirn und des Gesichts 3,1% mit 99% Mortalität entfielen.

Die geringere Infektionsgefahr bei Gesichtswunden und ihre geringe Tiefe
legen den Gedanken nahe, gerade hier innerhalb von 12 Stunden die totale
Wundausschneidung nach FRIEDRICH zu machen und primär zu nähen, ob-
wohl eine offene Fraktur vorliegt. Sowohl im I. Weltkrieg als auch im jetzigen
Krieg haben diese Versuche immer zu schlechten Ergebnissen geführt[1]. Die
Nähte schnitten durch und es kam zu mehr oder weniger heftigen Entzündungen. Selbst da, wo Nähte hielten, war das kein Vorteil, sondern behinderte
den Zahnarzt in den Manipulationen zur Versorgung des Knochenbruches mit
Schienen, sei es auch nur provisorischen. *Denn hier besteht ein fundamentaler
Unterschied gegenüber den Gliedmaßenschußbrüchen.* Während man bei diesen
zwar manuell eine Reposition der Fragmente in achsengerechter Stellung anstreben, aber jede Knochenschienung mit Drähten, Platten usw. vermeiden
soll, muß man bei Kieferfrakturen *so frühzeitig wie möglich* die Fragmente
direkt durch Drähte oder Schienen fixieren. Nicht aus späteren kosmetischen
Gründen allein, sondern um den Verwundeten sobald als möglich den Kauakt und damit eine geregelte Nahrungsaufnahme zu ermöglichen. Daher
hat der Arzt zunächst nur eine operative Wundversorgung zu machen. Die
Hautwundränder frische man sparsam an. Vollkommen nekrotisches Weichteil-
gewebe entferne man, aber Durchtrennungen von Brücken und Spaltungen von
Taschen mache man nur da, wo es wegen des Sekretabflusses unbedingt nötig
ist. Auch der Grundsatz, den man bei anderen Frakturen anwendet, die vom
Periost vollkommen gelösten Splitter zu entfernen, findet hier nur bedingt
Anwendung. Denn die Erfahrung hat gelehrt, daß solche, ja selbst Knochengrus
zum Wiederaufbau des Knochens erheblich beitragen können. Dagegen muß
man immer, auch wenn die Wunde noch so zerfetzt aussieht, die *Zunge* mit

---

[1] Hinsichtlich der Wundbehandlung s. S. 401.

tiefen durchgreifenden Seidenfäden nähen und den Mundboden mit weiten Nähten nach vorn holen und stützen. Nach dieser Wundversorgung muß sofort die Notschienung der Fraktur vorgenommen werden. Das ist leider im I. Weltkrieg nur selten geschehen. Die Gründe dafür waren 1. daß die Mehrzahl der Ärzte von diesen Schienungen nichts kannte, 2. daß zahnärztliche Instrumente und Schienen auf Hauptverbandplätzen und Feldlazaretten nicht immer vorhanden waren. In diesem Krieg liegen die Verhältnisse sehr viel günstiger. Oft kamen die Kieferverletzten mit guten Notschienen schon in die beweglichen Kriegslazarette auf die Fachstationen. Die Schienung ist notwendig, um bei Unterkieferfrakturen eine Atemstörung durch Zurücksinken der Zunge zu verhindern und möglichst bald eine Artikulation zum Beißen zu ermöglichen. Sie ist verschieden, je nachdem ob Unter- oder Oberkiefer allein oder beide zusammen betroffen sind. *Unterkiefer.* Der natürliche Biß, d. h. die normale Artikulation der Zähne wird erhalten durch die gleichzeitige und gleichkräftige Wirkung der Kaumuskeln (M. temporalis, Masseter und Pterygoidei) am Unterkieferbogen.

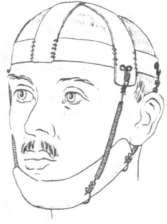

Abb. 109. Kinn-Gipskappe mit Drahtspiralen an Kopfbandage aus Taillenband befestigt, dient zur Richtigstellung des Kiefers und als Verbandstoffträger. [Aus ROSENTHAL: Erg. Chir. 10 (1918).]

Ist die Kontinuität dieses Bogens gestört, so wirken die Muskeln je nach der Länge der mit ihnen in Verbindung stehenden Knochenhebelarme verschieden. Die kurzen Hebelarme werden nach oben gezogen. Im übrigen kann man sagen, fast immer besteht die Neigung, daß der Kieferbogen verkürzt wird, d. h. die Fragmente die Neigung haben, nach innen abzuweichen. Ist das Mittelstück herausgebrochen, so sinkt es nach hinten mit der Zunge zurück. Dies wird durch einen federnden Drahtbügel hervorgeholt, der an einer dem Verletzten aufgesetzten Kopfkappe angebracht wird. Oder besser noch durch den SAUERschen Notverband, d. h. einem zurechtgebogenen Schienendraht mit Häkchen (2,5 mm dick), der an den Zähnen der gesunden Seitenteile mit feinem Ligaturendraht von 0,5 mm Kruppdraht fixiert und an dem dann das Mittelstück ebenfalls befestigt wird. Zähne auch wacklige oder cariöse, soll man nicht entfernen, es sei denn, daß sie im Bruchspalt stehen. Sie können zunächst immer noch zur Fixierung dienen. Wo eine Bezahnung nicht genügt oder fehlt, kann ein Knochenhaken in Form des BRUHNschen Extensionshakens angewandt werden, der durch einen

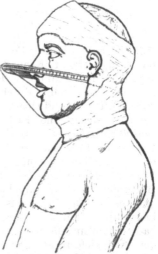

Abb. 110. Extrabuccale Aufhängung des Unterkiefers. [Aus HÄRTEL: Erg. Chir. 11 (1919).]

in der Unterkinnhautfalte angelegten Hautschnitt in das Kinnstück von hinten rückwärts eingefügt und an einer Kopfkappe eingegipst oder sonstwie befestigt wird. Selbst bei kleineren Defekten des Unterkiefers ist der Drahtschienenverband immerhin noch zweckentsprechend. Für größere Defekte des Unterkiefers hat SCHRÖDER eine entsprechend gebogene 2 cm breite Aluminiumschiene angegeben, die nach der Größe des Substanzverlustes zurechtgeschnitten und lingual angelegt wird. Ihre Befestigung geschieht, indem man Schiene und die Fragmente entfernt von ihren Enden durchbohrt und die Drähte durchzieht und knotet. Doch handelt es sich um eine vorläufige Maßnahme. Bei großen Zertrümmerungsschüssen und Knochenverletzungen außerhalb der Zahnreihe hat sich nach den Erfahrungen des jetzigen Krieges die Anlage von Drahthilfsschienen im Ober- und Unterkiefer und die intermaxilläre Gummiverschnürung als Mittel der Wahl erwiesen. Schon nach wenigen Tagen völliger Immobilisation kann durch Lockerung der Gummizugverspannung zur halben Immobilisation übergegangen werden, so daß der Verwundete den Mund zur Nahrungsaufnahme etwas öffnen kann. Kinnschleuder, Capistrum verhindern die Dislokation nach hinten nicht und sind abzulehnen. Nur für den ersten Notverband bis zur chirurgischen

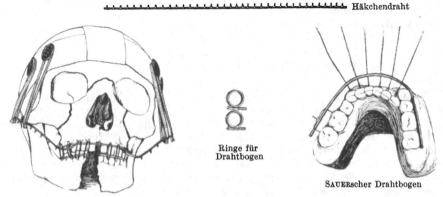

Abb. 111. Extraorale Schiene bei gleichzeitiger Ober- und Unterkieferfraktur.
(Nach LINDEMANN: Dtsch. zahnärztl. Z. 1935.)

Hilfe behalten sie ihre Berechtigung. *Oberkiefer:* Auch hier kommt der Drahtbogen in Betracht, wenn Zähne zur Befestigung vorhanden sind. Die Bruchstücke werden dann durch den Biß „einartikuliert". Ein Capistrum ist bei zahnlosen Oberkiefern hier durchaus angebracht, indem zwischen die seitlichen Teile zwischen Unter- und Oberkiefer dichte Jodoformgazetampons geschoben werden, die die Kiefer in einer Distanz von 2 cm zwecks Ernährung voneinander halten. Bei *gleichzeitiger Ober- und Unterkieferfraktur* muß eine Kopfkappe aus festem Gurtband (Brotbeutelband) angefertigt werden mit seitlichen kleinen Haken oder Patenthosenknöpfen. An diesen werden mittels Gummischnüren zwei Drahtbügel extraoral befestigt. Sie werden aus Häkchendraht zunächst der Bezahnung entlang zurechtgebogen, im Bereich der langen Molaren zurück- und aus dem Munde herausgeführt, nachdem sie mit dem Drahtbogen des Oberkiefers durch feine Ligaturen verbunden sind. Sie sollen parallel der Bißebene nach hinten ungefähr bis zum Ohr reichen. Dann erfolgt Drahtbogenschienung der Unterkieferfraktur, und diese wird durch Gummischnüre mit der Dentalschiene des Oberkiefers verbunden. Diese von LINDEMANN neuerdings angegebenen Notschienenverbände sind eine Modifikation der SCHRÖDER-ERNSTschen *interdentalen Schienen,* die dem feldzahnärztlichen Besteck im I. Weltkrieg den Feldlazaretten beigegeben waren und ihre Brauchbarkeit auch in den Händen des Nichtfachzahnarztes bewährt haben. *Die früher übliche direkte Knochennaht der Frakturenden ist als schädlich zu verwerfen.* Denn erstens fixiert sie nicht ordentlich und zweitens trägt sie zur Nekrose der Enden und zur späteren Pseudarthrosenbildung bei.

Hinsichtlich der *Wundbehandlung* ist folgendes zu beachten. Notschienung und operative Wundversorgung liegen am besten in einer Hand, nämlich der des kiefer-chirurgisch geschulten Zahnarztes. Das entlastet auch den Chirurgen bedeutend. Wenn der Chirurg auf dem Hauptverbandplatz oder Feldlazarett nicht die Hilfe eines Zahnarztes oder nicht die Zeit oder Übung zur Anfertigung von den einfachen Notschienen hat, soll er die operativ versorgte Wunde ganz offen lassen. Höchstens kann er herunterhängende oder sich einrollende Hautlappen durch einige Situationsnähte mit dünnem Aluminiumbronzedraht fixieren. Seide ist zu widerraten, weil durch den Speichel die Stichkanäle doch meistens eitern. Man gebe als Verband kein Capistrum mehr. So gut dieses für den ersten Notverband im Verwundetennest und auf dem Truppenverbandplatz ist, so ersetze man es doch so bald möglich durch die GANZERsche Kopfkinnkappe (s. Abb. 109, S. 399) aus Cellonagips mit Spiralfedern oder Gummizügen oder durch den Aluminiumpelottenverband nach LINDEMANN. Denn durch Speichel und Wundsekrete wird das Capistrum bald durchfeuchtet und müßte mehrere Male am Tage erneuert werden, während bei der Kopfkinnkappe jederzeit die lose eingelegten Verbandstoffe ersetzt werden können. Kommt der Kieferverletzte dann in fachärztliche Behandlung, wird das Vorgehen verschieden, je nachdem eine operative Wundversorgung bereits stattgefunden hat oder nicht. Im letzteren Fall ist zu betonen, daß nach den neuesten Erfahrungen dieselbe auch noch nach 24 Stunden und später stattfinden kann, wenn keine sichtbaren Erscheinungen von Entzündung vorliegen. Sonst sind täglich mehrmalige Spülungen mit Wasserstoffsuperoxyd (Handatomiseur) und warme Kamillenteeumschläge sehr angebracht, namentlich nach den Mahlzeiten. Während nun die einen für vollkommene offene Wundbehandlung sind, ziehen andere eine sorgfältige Jodoformgazetamponade aller einzelnen kleinen Buchten vor, und glauben dadurch vielen gelösten kleinen Knochensplittern nicht nur einen Halt zu geben, sondern sie auch durch Vermeidung der Eintrocknung vor der Nekrose zu schützen. Auch mit der endgültigen zahnärztlichen Schienung pflegt man gewöhnlich 8—14 Tage zu warten, bis die entzündliche Schwellung der Weichteile zurückgegangen und die hauptsächlichste Wundreinigung zustande gekommen ist. Das gilt wenigstens für die schweren ausgedehnten Zertrümmerungsbrüche, während man bei den geringeren Graden schon früher mit der endgültigen Schienung beginnen kann. *Aber man vergesse nie, gerade bei dem Gesicht, wo der kosmetische Effekt von ausschlaggebender Bedeutung ist, nach erfolgter Schienung auch an den frühzeitigen Nahtverschluß der Weichteile, besonders an den Lippen zu denken.* Bei der verzögerten Naht innerhalb von 3—5 Tagen ist eine Anfrischung nicht notwendig. Bei der Sekundärnaht ist nur die Haut anzufrischen. Eine Entfernung von Granulationen mit dem Messer oder scharfen Löffel halte ich, sobald sie gereinigt sind, für unnötig. Entspannungsdrahtnähte, nicht gleich zusammengedreht, bringen die Weichteile zunächst in die richtige Lage, dann bald tiefe, bald oberflächliche feine Aluminiumbronzedrähte durch die Haut ohne Spannung. Nun erst werden die Entspannungsnähte angezogen und durch Zinnplatten gesichert. Die Mundschleimhaut darf nie genäht werden, sondern muß offen bleiben. Der Mundspeichel schadet erfahrungsgemäß der Wunde nichts. Auch Kiefer-, Nasen-, Augenhöhlen dürfen nicht durch Schleimhautnähte verschlossen werden. *Alle Kieferfrakturen, namentlich solche mit Defekten sollen so schnell wie möglich zum Zahnarzt.* Dieser gibt Prothesen aus Hartgummi oder Zinn, welche nach Gipsmodellen verfertigt, und an denen die die vorhandenen Zähne umgebenden Schienen angebracht werden. Diese *Stütz*prothesen haben auch den Vorteil, daß sie den vernarbenden Weichteilen einen normaleren Halt und für eventuelle Nähte und Plastiken eine gute Unterlage geben. Aber auch bei ihnen gestaltet sich das Problem der Fixierung um so schwieriger, je weniger Zähne als Haltepunkte vorhanden sind. Man ist unter Umständen auf die feste Fixierung des Unterkiefers gegen den Oberkiefer unter Verzicht auf die Funktion, d. h. den Kauakt angewiesen, wie es die Franzosen und Engländer mit ihrer „Blockade" machen. Die Befürchtungen, daß dadurch Unterernährung sowie Funktionstörungen im Gelenk und in den Muskeln auftreten könnten, haben sich nicht bestätigt und auch deutsche Autoren plaidieren unter Umständen für ihre Anwendung. Man benützt dazu die *intermaxilläre*

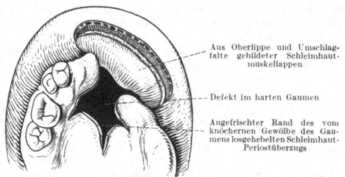

Aus Oberlippe und Umschlagfalte gebildeter Schleimhaut-
muskellappen

Defekt im harten Gaumen

Angefrischter Rand des vom
knöchernen Gewölbe des Gaumens losgehebelten Schleimhaut-
Periostüberzugs

Abb. 112. Deckung eines Defektes des vorderen harten Gaumenteils durch Plastik aus der Lippenschleimhaut
Akt I. [Aus ROSENTHAL, Berlin: Erg. Chir. 10 (1918).]

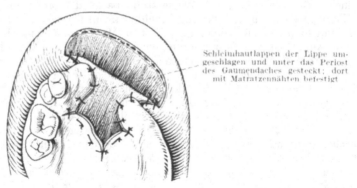

Schleimhautlappen der Lippe umgeschlagen und unter das Periost
des Gaumendaches gesteckt; dort
mit Matratzennähten befestigt

Abb. 113. Akt II, der Lappen ist eingenäht. (Aus ROSENTHAL.)

Schiene nach GUMMING-PORT in Verbindung mit der GANZERschen Kopfkinn-kappe oder die SCHRÖDER-ERNSTschen Gleitschienen durch Feststellung mittels Stiften.

Die Fixierung der an sich *unbezahnten Teile des Ober- und Unterkiefers* ist durch Schienen, welche an dem betreffenden Kieferknochen angebracht werden, meistens unmöglich. Man benutzt daher beim Oberkiefer den Kopf (extraorale Fixation) oder am Unterkiefer den Oberkiefer. Am Unterkiefer verwendet man die *schiefen Ebenen* nach SAUER, die SCHRÖDERschen Gleitschienen oder besonders vorteilhaft GANZERS *Aufbißschiene aus Zinn,* welche den natürlichen Zug der Kaumuskeln ausnützt. Diese Aufbißschienen verhindern auch die Narbenkontraktur. Nun gibt es aber ältere Fälle von Frakturen des aufsteigenden Unterkieferastes, bei welchen die Deviation nach innen so groß ist, daß man mit diesen Schienen nicht mehr auskommt. Dann tritt sehr vorteilhaft die BRUHNsche Nagelextension in Erscheinung, die an einem extraoralen Verband befestigt wird.

Dank den *zahnärztlichen* Maßnahmen gelingt es, einen großen Teil der Frakturen zur Heilung zu bringen. Die Regenerationskraft des Unterkiefers ist keine so große, wie man früher annahm, aber sie hält lange an. Nach 6—8 bis 12 Monaten tritt häufig noch eine Konsolidation ein, die man nicht mehr erwartet

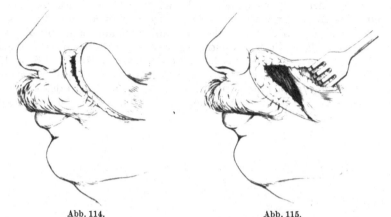

Abb. 114.   Abb. 115.

Abb. 114 und 115. Wangenlappen zur Deckung quergestellter Gaumendefekte. (Aus ROSENTHAL.)

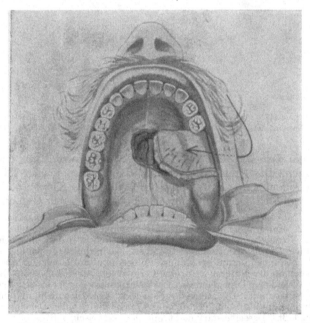

Abb. 116. Wangenlappen in den Mund geschlagen. (Aus ROSENTHAL.)

hatte. *Man entferne aber auch nach derselben die Schienen nicht sofort, da leicht eine Infraktion möglich ist.* Auch sei man mit der Ernährung vorsichtig.

Defekte am Unterkiefer von 2 cm an werden nicht mehr knöchern überbrückt. Fibröse Ankylosen am Unterkiefer geben immer ein schlechtes Resultat. Am Oberkiefer sind sie von geringerer Bedeutung. Man hat früher am Unterkiefer in solchen Fällen fast immer zu Prothesen gegriffen. Während des I. Weltkrieges ist man anderer Ansicht geworden, weil es tatsächlich gelungen ist,

26*

in der bei weitem größeren Zahl (bis zu 90%) Pseudarthrosen und auch große Defekte durch die autoplastische Knochentransplantation funktionsfähig zu überbrücken. Zu ihrem Gelingen ist es notwendig, daß durch orthodontische Maßnahmen — am besten durch die Aufbißschiene — die Fragmente des Unterkiefers in richtiger Stellung stehen und eine gute Operationsunterlage bilden, daß keine Fisteln mehr bestehen, daß genügend Weichteilmaterial, eventuell künstlich herbeigeschafftes, vorhanden ist. Außerdem muß eine lange Zeit seit der letzten Eiterung bzw. Plastik verstrichen sein (3—6 Monate). Das Weichteilmaterial muß gut ernährt sein, was durch künstliche Hyperämie mit Saugglocken, künstlicher Sonnenbelichtung usw. gefördert wird. *Vor allem darf keine Kommunikation mit der freien Mundhöhle mehr bestehen.* Sonst wird das Transplantat immer ausgestoßen. Wenn man daher bei der Operation Granulationsherde

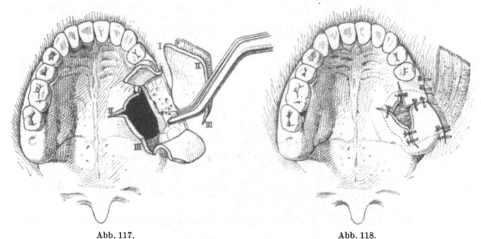

Abb. 117.   Abb. 118.

Abb. 117 und 118. Deckung der Defekte im hinteren Quadranten des Gaumengewölbes. (Aus ROSENTHAL.)

findet oder aus Versehen die Mundhöle eröffnet, so muß mit der Operation aufgehört werden. Das Knochenmaterial wird am besten aus der Tibia oder dem Beckenkamm genommen. Letzterer ist bei Bildung des Kinns und bei größeren Defekten vorteilhaft. Der Gang der Operation ist nach GANZER folgender:

Schnitt am Unterkieferrand. Freilegen der Knochenstümpfe, *doch ohne Eröffnung der Mundschleimhaut.* Entfernung der nekrotischen Stumpfenden so weit, bis blutendes Knochenmark zum Vorschein kommt; Fortnahme sämtlicher Weichteilnarbenstränge; das Periost wird nicht durch Längsschnitt, sondern Querschnitt gespalten, kappenförmig abgehoben und nach innen heruntergeklappt. So bekommt der Übergang von Transplantat zum Knochen auch an der hinteren Seite eine Periostbedeckung. Entnahme des mit Periost auf einer Seite bekleideten Transplantates, bei welchem das Periost an den Enden um einen Zentimeter überstehen muß. Die Länge des Knochenstückes, das nicht zu dünn und schmal gewählt werden darf, muß so sein, daß sich das Transplantat in den Defekt *unter Spannung* gerade einfügen läßt. Dasselbe darf nicht mit der elektrischen Säge oder mit der Feile behandelt werden, damit die Knochenzellen nicht leiden, sondern wird mit der LUERschen Zange entsprechend den treppenförmig zugerichteten Unterkieferenden zurechtgestutzt und nun unter die Periosttaschen geschoben. Das Periost wird sorgfältig mit Catgutnähten vereinigt. Darüber Hautnaht. Eine zahnärztliche Schiene sorgt für Fixation.

Auf diese Weise gelingt es, Defekte bis zu $^2/_3$ des Unterkieferbogens zu ersetzen. Bei großen Defekten macht man gern Gebrauch von den extraossalen Knochentransplantationen in die Weichteile als Vorakt. Schwieriger sind die Transplantationen am Kieferwinkel und aufsteigenden Ast; doch gelingen sie auch hier zum größten Teil in obiger Weise. KLAPP hat vorgeschlagen, den aufsteigenden Ast durch den IV. Metatarsus zu ersetzen und bei Pseudarthrosen kurz unter dem Gelenk diesen Anteil zu entfernen. Das ist nicht nötig: Denn gerade diese Pseudarthrosen geben gewöhnlich ein ausgezeichnetes funktionelles Resultat. Für die tieferliegenden kommt man aber mit dem Beckenkamm oder einem Tibiaspan gut aus und bedarf nicht der für den Gehakt doch nicht belanglosen Entnahme des Metatarsus. Die Einheilung sämtlicher Transplantate bedarf oft langer Zeit (bis zu ³/₄ Jahren) und daher langer Fixierung.

Bei Defekten des *Oberkiefers* werden Knochentransplantationen nicht gemacht, sondern Weichteillappen darüber geschlagen. Eine besondere Rolle spielen die Substanzverluste des *harten Gaumens*. Man operiere nie zu früh; denn man ist über die rasche Verkleinerung großer Defekte oft erstaunt. Sorgfältige Vorbehandlung der Nase und der Kieferhöhle ist notwendig. Kleinere Defekte schließen sich erfahrungsgemäß oft unter Anwendung von Reizmitteln wie Höllensteinstift und Kantharidentinktur. In einem gewissen Prozentsatz, nämlich den Gaumendefekten annähernd in der *Mitte*, kommt man mit dem

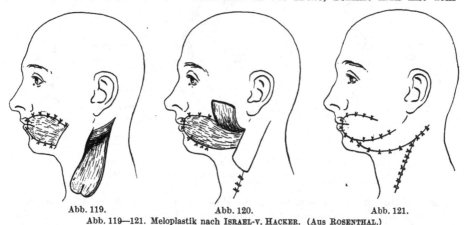

Abb. 119.   Abb. 120.   Abb. 121.

Abb. 119—121. Meloplastik nach ISRAEL-V. HACKER. (Aus ROSENTHAL.)

alten LANGENBECKschen Verfahren der Uranoplastik durch Mobilisierung von zwei großen Periostschleimhautlappen zum Ziel. Wieder in anderen sind gestielte oder Brücken-Schleimhautlappen des harten Gaumens zweckmäßig. Das GANZER-LAUTENSCHLÄGERsche Verfahren besteht darin, daß der Defekt etwas entfernt vom Rand umschnitten wird, und nun dieses gewonnene Material vorsichtig abgehebelt und nach der Nase umgeschlagen wird, so daß Epithelauskleidung vorhanden ist. Darüber kommt nun ein Schleimhautlappen. Die entstandenen Defekte können dann durch Stiellappen aus der Wangen- oder Lippenschleimhaut ersetzt werden. Das letztere Verfahren ist besonders in den vorderen Abschnitten gut zu gebrauchen. Bei Defekten, *welche mehr oder weniger quer durch den Gaumen verlaufen*, ist das Verfahren nach THIERSCH-ROSENTHAL sehr praktisch.

Unter Schonung der Facialis und des STENONschen Ganges wird aus der ganzen Dicke der Wange ein Lappen gebildet, welcher durch das entstandene Wangenloch in den Mund geklappt und an den Defekträndern vernäht wird. Die Wangenwunde wird bis auf den Stiel, welcher nach 14 Tagen abgetrennt wird, vernäht. Nach Durchtrennung des Stiels darf keine Verbindung mehr mit der Wange, auch nicht ihrer Innenfläche bestehen, weil sich sonst die äußere Haut nicht zu Schleimhaut umbildet. Übrigens ist eine elektrolytische Enthaarung des Stiellappens notwendig. Dieser Lappen braucht nicht aus der Wange genommen werden, sondern auch der Arm kann ihn liefern, der nach italienischer Methode anbandagiert wird und dessen auf der Innenseite epithelisierter Lappen durch einen Wangenschlitz durchgesteckt wird. Dieses Vorgehen ist besonders bei ganz großen Defekten zu empfehlen.

Bei Defekten, *welche den hinteren Quadranten des Gaumens betreffen*, schafft man sich dadurch Überschuß an Material, daß man den betreffenden Alveolarrand bis zur Höhe des Gaumendaches fortkneift. Dieses Material wird dann auf einen vorher über den Defekt geklappten Wangenschleimhautlappen gelegt.

Während im Anfang des I. Weltkrieges für diese größeren traumatischen Gaumendefekte die Obturatorenbehandlung empfohlen wurde, kann man nach den im weiteren Kriegsverlauf durch diese plastischen Methoden erzielten glänzenden Erfolgen sagen, daß alle Defekte mit wenigen Ausnahmen geschlossen werden können. Nur gehört dazu eine sehr sorgfältige Vorbereitung der betreffenden Höhlen und die Befolgung dessen, daß man mit Ausnahme vielleicht von kleinsten Fisteln *grundsätzlich Epithel auf der dem Innern der Höhlen zugewandten Lappenfläche haben muß*. Ob man mit feinstem Draht oder Pferdehaar näht, ist ziemlich gleichgültig. Seide ist zu vermeiden. Die Naht kann man passend

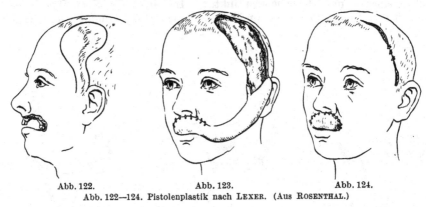

Abb. 122. Abb. 123. Abb. 124.

Abb. 122—124. Pistolenplastik nach LEXER. (Aus ROSENTHAL.)

schonen durch kleine Drahtnetze nach GANZER, welche sich an den Alveolarrand anlehnen und Verbandgaze aufnehmen, oder durch die SCHRÖDERsche Zelluloidverbandplatte.

Mit allen Maßnahmen, welche die Fraktur selbst betreffen, müssen Hand in Hand oder ihnen vorangehen die operativen Verbesserungen der Weichteilsubstanzverluste. Es handelt sich hier vornehmlich um den Ersatz der Wange und der Lippen, um die Melo- und die Cheiloplastik. Grundsatz muß es sein, daß diese immer, vorausgesetzt, daß Knochenteile fehlen, über Prothesen gemacht werden, damit sie später nicht zu eng werden oder unschön liegen. Ferner müssen sonst mit Schleimhaut versehene Partien möglichst mit Epithel bekleidet werden. Für die Wangenplastik ist die v. HACKER-ISRAELsche Methode mit dem gedoppelten Halslappen sehr vorteilhaft. Damit der Lappen nicht zu dünn ist, nehme man das Platysma und die darunter liegende Halsfascie mit. Aus der intakten Haut hinter dem Defekt bildet man eine Brücke, hinter welcher der Stil des umgeklappten Halslappens zu liegen kommt, so daß er besser ernährt wird. Diese Brücke wird nachher zum Decken benutzt. Bei der *Cheiloplastik* müssen wir zwischen der partiellen und totalen unterscheiden. Bei der ersteren versuche man möglichst aus der Umgegend den Ersatz zu schaffen, bei Defekten der Oberlippe aus der Unterlippe und umgekehrt. Außer den alten Methoden hat sich von den neueren die Unterlippen- und Mundwinkelplastik von ESSER bewährt. Für die totale Unterlippenplastik eignet sich besonders das Verfahren nach TRENDELENBURG und die WÖLFLERsche Visierlappenplastik mit Epithelisierung des oberen Randes nach THIERSCH für die Lippe. Während für die partiellen Oberlippendefekte Modifikationen

der zahlreichen Hasenscharteoperationen in Anwendung kommen, eignet sich
für die totale am besten die Pistolenlappenplastik LEXERs aus der Schläfe.

Dadurch, daß ein Teil dieses Lappens in die Haargrenze fällt, bekommt man die Be-
haarung für die Oberlippe; der vordere haarfreie Teil wird umgeschlagen und dient zum Ersatz
der Lippen- und Wangenschleimhaut. Bei diesem Lappen muß die Fascia temporalis mit-
genommen werden. Der lange Stiel kann später wieder zurückgeklappt werden.

Im *Munde* spielt häufig die Bekämpfung der Narbenschrumpfungen eine
große Rolle, welche namentlich in der *Kieferklemme* zum Ausdruck kommt.
Durch Dehnungsapparate, welche monatelang angewandt werden, ist sie bis zu
einem gewissen Grade zu bessern. Doch kommen häufig Rückfälle vor. Im
allgemeinen kommt man bei täglichen stundenlangem Gebrauch der Mundsperre
nach HEISTER ziemlich weit. Vorteilhafter sind zahnärztliche Schienen, durch
welche eine permanente Dehnung erfolgt, und welche durch neue Kautschuk-
auflagen den gewonnenen Öffnungsgrad
erhalten. *Eine Distanz von 2 cm zwischen
den Zahnreihen gilt als notwendig für die
Ernährung.* Erreicht man diese nicht oder
läßt sie sich nicht für die Dauer sichern,
so kommen verschiedene operative Maßnahmen in Betracht je nach der Ursache
der Kieferklemme. Sind Hautnarben das
Hindernis, so müssen diese ausgeschnitten
und neue Haut herangeschafft werden. Sehr
viel schwieriger ist die Behebung von
Schleimhautnarben, welche zur Verödung
von Teilen des Mundvorhofs durch Verwachsung der Umschlagfalten geführt haben.
Nach ihrer Ausschneidung bleiben meistens
so große Defekte, daß sie durch gestielte
oder ungestielte Schleimhautlappen aus
anderen Teilen der Mundhöhle schwer zu
decken sind. Gewöhnliche Überpflanzung

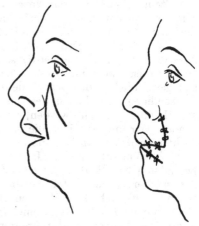

Abb. 125. ESSERsche Mundwinkel-Lippenplastik.
(Aus ROSENTHAL.)

von THIERSCHschen Epidermisläppchen hält in der Mundhöhle nicht, weil sie
vom Speichel fortgespült werden. Zu ihrem Schutz ist empfohlen worden, die
Anfertigung einer Metallplatte, die größer als der Epidermislappen — der Defekt
darf dann nur durch einen großen Lappen gedeckt werden — ist; diese trägt
einen Dorn, welcher durch die Wange gebohrt und auf den außen genau wie bei
der Nagelextension eine Schraube aufgesetzt wird, so daß nun der Epidermislappen fest gegen die Wangeninnenfläche gepreßt wird. Empfohlen wird auch
das Verfahren von ESSER:

Excision der Schleimhautnarben, Blutstillung, Ausfüllung der Taschen mit Stentzmasse,
welche mit Epidermisläppchen bedeckt ist, doch so, daß ihre blutende Fläche nach der
Schleimhaut gekehrt ist, Vernähung der Schleimhautwundränder, nach 8 Tagen Auf-
schneiden der genähten Wunde und Herausnahme der Stentzmasse.

Dieses Verfahren ist nur anwendbar, wenn der Defekt so ist, daß man ihn
taschenförmig zunähen kann. — Infolge der Haut- oder Schleimhautnarben
kommt es fast immer auch zu narbigen Veränderungen in den Kaumuskeln,
die gewöhnlich in ihrer Gesamtheit betroffen werden, so daß die operative
Behandlung nicht leicht ist. Über den Wert der letzteren sind die Meinungen
geteilt. Eine narbige Verkürzung des M. temporalis allein läßt sich durch Ab-
meißeln seines unteren Insertionspunktes, des Proc. coronoides, wohl beheben.
Eine Pseudarthrose an dieser Stelle macht keine funktionellen Störungen. Narben
im Masseter und Pterygoideus internus sind durch Abschieben oder Abtrennen

ihres breiten Ansatzes um den Unterkieferwinkel herum zu beseitigen. Schwierig
ist die Durchschneidung des Ansatzes des Pterygoideus externus am Proc.
condyloideus und der Gelenkkapsel. Bei *arthrogenen* und *ostalen* Kieferklemmen
ist die Resektion mit Zwischenschaltung eines Fascienlappens angezeigt.

5. Verletzungen der Speicheldrüsen.

Sie primär oder frühzeitig zu nähen, ist falsch. Es kommt zu Sekretstauungen
und Entzündungen. Allenfalls kann man Hautzipfel, welche die Neigung haben,
abzuweichen oder einzurollen, aneinander heften. Die Verletzungen führen
entweder zu Fisteln oder zu narbigen Verödungen der Ausführungsgänge mit
ihren Folgezuständen. Den Verletzungen der Submaxillaris und Sublingualis
steht man insofern anders gegenüber, als Fisteln oder Entzündungen infolge
von Stauung ohne Schaden durch Drüsenexstirpation bekämpft werden können.
Hin und wieder sind ranulaähnliche Geschwülste am Mundboden als Folgezustände von Verletzungen aufgetreten. Anders steht es mit der *Parotis*.

Die Fisteln der Drüsensubstanz heilen gewöhnlich von selbst oder durch
Ätzungen mit Höllensteinstift, sobald der Abfluß aus dem Ausführungsgang
gesichert ist. Man muß daher die Mündung des Ductus Stenonianus, welche
sich gewöhnlich in der Gegend des ersten oberen Molaris findet, von dem Munde
aus sondieren. Die Fisteln des Ductus Stenonianus dagegen können nur operativ
zur Heilung gebracht werden, da ihre spontane Heilung zu den Seltenheiten
gehört. Wir unterscheiden die buccalen und die masseteralen. Bei den ersteren
sucht man das zentrale Ende auf und pflanzt es von der äußeren Haut in die
Mundschleimhaut hinein. Bei masseteralen kann man entweder mit einer
besonderen Kanüle den Gang bis über die Verletzungsstelle hinaus vom Munde
aus sondieren, die Fistel darüber durch Weichteilplastik schließen und die
Kanüle erst nach 6—8 Wochen entfernen. Oder man bildet nach Küttner
einen Lappen aus der Mundschleimhaut, dessen Stiel am vorderen Masseterrand
liegt. Der Lappen wird röhrenförmig zusammengenäht und in diese Röhre
wird nun das zentrale Ductusende hineingesteckt, welches sonst zu kurz ist,
um bis zur Mundschleimhaut gebracht zu werden. Auch direkte Naht des
Ganges, in den ein starker Jodcatgutfaden hineingelegt wird, mit feinsten Roß-
haaren ist mit Erfolg ausgeführt worden. *Eine Unterbindung des zentralen
Ausführungsganges ist streng zu widerraten, da unangenehme Entzündungen der
Parotis folgen.*

6. Verletzungen der Nerven.

Es kommen in Frage der Opticus und die Augenmuskelnerven, der sensible
Nerv für das Gesicht der Nervus trigeminus, der motorische Nerv für die Gesichts-
muskulatur der N. facialis und Teile des III. Astes des Trigeminus (für die
Kaumuskulatur) und die Zungennerven (der N. lingualis, N. glossopharyngeus,
Hypoglossus) und der Accessorius Willisii. Nervennähte bei Verletzungen kommen
nur beim Facialis, Accessorius Willisii und Hypoglossus in Betracht, aber sie
sind selten gemacht worden. Die Ausfallserscheinungen von seiten des *Trigeminus* pflegen sich im Laufe der Jahre zu verkleinern, da dieser Nerv eine große
Regenerationsfähigkeit aufweist. Die Verletzung des 1. Astes führt übrigens
gewöhnlich nur dann zu einer Keratitis neuroparalytica, wenn sie mit einer
Facialislähmung kombiniert ist. Häufiger sind Neuralgien infolge von Kompression durch Knochencallus, gegen die bei Versagen anderer Mittel Alkoholinjektionen oder besser die Elektrokoagulation des Ganglion Gasseri nach
Kirschner zu empfehlen sind. Sehr unangenehm macht sich die *Facialisparalyse*
bemerkbar. Auf den Unterschied zwischen der cerebralen und peripheren sei

hingewiesen, der darin besteht, daß bei ersterer die Stirnmuskulatur gewöhnlich innerviert bleibt. Der Sitz der peripheren Facialisläsion läßt sich genau bestimmen. Besteht nur eine motorische Lähmung eventuell mit verminderter Schweißabsonderung, so ist die Verletzung mehr peripher etwa in der Gegend des Foramen stylomastoideum. Tritt eine Störung des Geschmacks und der Speichelabsonderung hinzu, so muß die Chorda tympani betroffen, also der Sitz im untersten Teil des Canalis Fallopiae sein. Etwas höher liegt er, wenn der N. stapedius betroffen ist, was sich durch abnorme Feinhörigkeit geltend macht und in der Gegend des Ganglion geniculi, wenn dazu noch Gaumensegelparese und verminderte Tränenabsonderung kommt.

Spontane Herstellung der Nervenleitung im Kanal oder im Stamme ist äußerst selten. Wenn ohne Besserung 6 Monate verflossen sind, kann man nicht mehr damit rechnen. Eine Naht im Kanal kommt natürlich nicht in Frage, ist aber auch nach dem Austritt wegen der Kürze des Stammes meistens unmöglich. THÖLE hat durch Wegschlagen der Spitze des Proc. masteoideus versucht, die Naht günstiger zu gestalten. Die Verbindung oder Einpfropfung in den N. accessorius oder den Hypoglossus ist häufiger gemacht worden, zieht aber einen Funktionsausfall der durch sie versorgten Muskeln nach sich. Jedoch pflegt nach FOERSTER die Mitbewegung derselben allmählich zu verschwinden. Günstige Erfolge scheint das von ROSENTHAL mehrfach angewandte Verfahren der *muskulären Neurotisation* zu haben, welches darauf beruht, daß gestielte Muskellappen vom Temporalis und Masseter in die gelähmten Muskeln, den Orbicularis oculi, frontalis, triangularis, levator anguli oris und orbicularis oris eingefügt, *nicht eingenäht* werden. Ihre Nervenfasern müssen dann in die gelähmten Muskeln hineinwuchern und diese neurotisieren. Der Zweck dieses Verfahrens ist eine aktive Belebung der mimischen Muskulatur. Das ist bei den beiden folgenden Methoden nicht der Fall. Hier wird nur ein besserer, aber dauernder, gleichbleibender Zustand geschaffen. Bei der einen wird durch einen am Jochbogen befestigten Fascienzügel mit 4 Armen ein permanenter Zug an den Hauptmuskeln ausgeübt; bei dem zweiten wird dasselbe durch Temporalis- und Massetermuskellappenplastik erreicht.

Die *Zungennerven* teilen sich, wie bekannt, so in ihre Funktionen, daß der Lingualis Ast des Trigeminus, rein sensibel, der Glossopharyngeus zusammen mit der Chorda tympani der Geschmacksnerv und der Hypoglossus der motorische Nerv ist. Spontane Lingualiswiederherstellungen sind zweifelsohne festgestellt, während sie beim Glossopharyngeus und besonders beim Hypoglossus doch noch sehr zweifelhaft sind. Die Hypoglossusnaht ist im allgemeinen nicht schwer. Doppelseitige Hypoglossuslähmungen mit vollkommener Unbeweglichkeit der Zunge sind im I. Weltkrieg beobachtet worden. Doppelseitige Glossopharyngeusläsion macht den Schluckakt wegen Lähmung der Rachenmuskulatur unmöglich und verlangt Schlundsondenernährung. Ihre Nähte sind daher vorzunehmen.

XXIII. Schußverletzungen der Wirbelsäule und des Rückenmarks.

Sie sind selten. Sie betragen nach dem *deutschen* Sanitätsbericht bezüglich der Wirbelsäule nur 0,53%, des Rückenmarks nur 0,31% sämtlicher Schußverletzungen. Der *amerikanische* Sanitätsbericht berechnet für die Wirbelsäule 0,2%, für das Rückenmark 0,12%, der französische Sanitätsbericht 1,7% Wirbelsäulen- und 0,17% Rückenmarkschüsse.

Die Wirbelsäulenverletzungen durch Schuß rufen meistens keine schwereren Zusammenhangstrennungen hervor. Es bleibt vom Wirbel gewöhnlich genug stehen, um einen Halt zu geben. Viele Patienten können sitzen, empfinden

keinen Stauchungsschmerz und sind imstande, ihren Rumpf zu bewegen. Druckempfindlichkeit findet sich gewöhnlich nur bei den Frakturen der Dornfortsätze
und Wirbelbögen, fehlt meistens bei den Affektionen des Wirbelkörpers. Schmerzen bei Druck auf die beiderseitigen Rippen spricht auch für Frakturen der
Gelenkfortsätze oder Wirbelbögen. Auch das Röntgenbild versagt sehr häufig.
Es kommt im Krieg nicht selten vor, daß Verletzungen der Wirbelsäule und des
Rückenmarks durch stumpfe Gewalten veranlaßt zu sein scheinen, während
tatsächlich Schußverletzungen vorliegen. Einstürzen des Unterstandes, Fort-
geschleudertwerden durch eine Granate sind dem Verletzten in Erinnerung,
während er die gleichzeitige Schußverletzung nicht gemerkt hat. In anderen
Fällen bewirkt eine vorhandene Bewußtseinsstörung diese falsche Vorstellung.
Jedenfalls mache man es sich zur Regel, derartige Verwundete immer auf eine
Schußverletzung zu untersuchen. An den Wirbelkörpern sind entsprechend
der dünnen Compacta und der umfangreichen Spongiosa häufig glatte Lochschüsse, hier und da sind sie mit Absplitterungen der Compacta vergesellschaftet.
An den Wirbelbögen und Querfortsätzen sind Splitterungen die Regel. Ebenso
wie die Friedensfrakturen geben sie an sich eine günstige Prognose und verlangen kein operatives Eingreifen, wenn es sich nicht um eine offene Fraktur
handelt. Auch eine Infektion ist an sich nicht bedeutungsvoll. Die *Osteomyelitis*
ist sehr selten; spätere KÜMMELsche *Kyphosen* ebenfalls. *Was die Wirbelschüsse
bedeutungsvoll macht, ist aber die fast ausnahmslose Beteiligung des Rückenmarks.*
    Allerdings können schwerste Rückenmarkverletzungen auch ohne Frakturen
vorkommen, indem Geschosse durch die Zwischenwirbellöcher durchtreten. Die
Löcher in der Dura können so klein sein, daß sie leicht übersehen werden.
Andererseits braucht es sich nicht um direkte Berührungen des Rückenmarks
durch das Geschoß zu handeln, sondern es sind sehr häufig indirekte Einwirkungen, entweder infolge von Fortleitung des Geschoßstoßes oder durch Zerrungen von Nerven an ihren Ursprungsstellen im Mark. Durch letzteren Umstand
sind meines Erachtens zum Teil auch jene häufigen Fälle zu erklären, in welchen
sich entfernt von der direkten Angriffsstelle des Geschosses oberhalb und unterhalb Erweichungsherde finden. Denn das Rückenmark ist im Duralsack durch
die von ihm abgehenden Nervenwurzeln fixiert, so daß ein Ausweichen infolge
des Geschoßstoßes nicht möglich ist. Damit dürfte auch die segmentäre Erweichung zusammenhängen. Die Erweichungsherde im Rückenmark können
ferner dadurch zustande kommen, daß das Geschoß die Wurzeln extramedullär
trifft, und infolgedessen eine Zerrung am Rückenmark statthat. — Jedoch
kommen auch häufig *Fernwirkungen* namentlich bei Halswirbelschüssen vor.
Sie äußern sich klinisch in dem Medulla oblongata-Symptom der Bewußtlosigkeit, der Atemstörungen, Lähmung der Arme und Beine, die schnell vorübergehen. Feinste Blutungen sind die Ursache. So sah ich zweimal sogar Kleinhirn-
blutungen, CASSIRER zweimal aphasische Störungen. Sie werden erklärt durch
enorme Drucksteigerungen der Cerebrospinalflüssigkeit und als *Pressungsschäden*
aufgefaßt. Dabei braucht der Geschoßstoß nicht einmal an der Wirbelsäule
unmittelbar anzugreifen. Verletzungen des Schulter- und Beckengürtels sowie
der Rippen haben in seltenen Fällen ebenfalls Rückenmarkschäden verursacht.
Andererseits imponieren manche Rückenmarkverletzungen bei *intakter Dura* als
indirekte und sind es tatsächlich nicht, weil das Geschoß die Dura gegen die
Rückenmarksubstanz wie einen Handschuhfinger vorgestülpt hat, sie aber nicht
eingerissen hat. *Die Unversehrtheit der Dura besagt also noch nicht, daß auch das
Mark unverletzt ist.* Darüber gibt Aufschluß die Pulsation und die Punktion der
Cerebrospinalflüssigkeit. Die Pulsation pflegt nach meinen operativen Beobachtungen gewöhnlich an der Stelle einer frischen Markverletzung und unterhalb
von ihr zu fehlen, während sie oberhalb erhalten ist. Bei älteren Fällen können

natürlich auch Verwachsungen der Meningen ohne Verletzung des Marks diesen Zustand bedingen. Hinsichtlich der *Punktionen* pflegt blutige Beschaffenheit mit Zellenanwesenheit für eine organische Störung zu sprechen; aber nur in frischen Fällen; schon nach 10—14 Tagen wird die Cerebrospinalflüssigkeit klarer. Doch kommen Ausnahmen vor; so konnte ich nach 6 Tagen bereits bei einer deutlichen Markerweichung klaren Liquor feststellen. Wenn sich Myelintropfen in der Punktionsflüssigkeit finden, so kann nur eine destruktive Veränderung des Rückenmarks stattgefunden haben. Probe- sowie therapeutische Punktionen sind im I. Weltkrieg leider viel zu selten gemacht worden. Solange die Duralöcher offen sind und der Liquor in die Umgebung fließen kann, ist das Resultat hinsichtlich des Druckes meistens nichtssagend.

Es ist zweimal bei schneller Verklebung der Hautöffnung ein Zustand von Meningocele traumatica spuria beobachtet, wo eine deutliche fluktuierende Weichteilgeschwulst sich fand, welche Atembewegungen mitmachte und bei der Punktion Cerebrospinalflüssigkeit ergab.

Häufiger kommen *Liquorfisteln* vor, welche wegen der sekundären Infektion eine ungünstige, wenn auch bessere Prognose als beim Gehirn abgeben. Doch haben die Meningen augenscheinlich ebenso wie am Gehirn die Neigung sehr schnell zu verkleben, so daß man bei Operationen häufig auf die Wunde des Rückenmarks kommt, ohne daß auch nur ein Tropfen von Liquor abfließt. Vielleicht trägt das akute *Ödem* des Marks dazu bei, daß es sich schnell anlegt. Dieses ist namentlich bei *Halsmarkschüssen* von Bedeutung durch Mitbeteiligung des Phrenicuskerns und dadurch bedingter fortschreitender Atemlähmung. *Hier ist Operation — Laminektomie und Einschneiden auf den Kontusionsherd — angezeigt und lebensrettend* (Fall FOERSTER). Ein richtiger Prolaps des Rückenmarks kommt nicht vor. Stärkere *intradurale Blutungen* werden nicht beobachtet. Dagegen kommen extradurale wohl vor, jedoch nicht in dem Maße, daß dadurch ein Druck auf das Rückenmark ausgeübt wird. Nur an dem Halsteil liegt die Sache anders. Die A. vertebralis verläuft durch die Foramina intervertebralia der Halswirbelsäule und wird bei Frakturen derselben leicht beschädigt. Wenn nun das Blut infolge der Ungunst des Schußkanals nicht nach außen treten kann, lagert es sich im epiduralen Raum ab und kann hier, wie ich das in zwei Fällen feststellen konnte, zu einer allmählichen Kompression des Halsmarks und zum Tode führen. Hierbei ist ebenso wie beim Ödem des Halsmarks die Operation als lebensrettend angezeigt.

Erwähnt müssen hier noch die Schädigungen durch den Luftdruck von nahe erfolgenden *Granatexplosionen* werden, bei denen keine Verwundungen durch Splitter und auch kein Fortschleudern des Körpers erfolgt. Wenn die Soldaten standen, brachen sie einfach wie gelähmt zusammen, verloren nicht das Bewußtsein. Bei diesen, aber auch bei Liegenden beobachtet man, daß sie noch einige Zeit gehen konnten und dann später Lähmungen bekamen, deren Bild vielseitig und „launenhaft" war. Querschnittsparaplegien, Tetraplegien, Monoplegien, Halbseitenlähmungen, eigentümliche Haltungsanomalien und Kontrakturen traten ein. Die meisten dieser Erscheinungen gingen in kürzerer oder längerer Zeit meist ohne Ausfälle zurück. Manche Autoren halten diese Zustände für einfache Schrecklähmungen mit hysterischer Komponente. FOERSTER und andere bezweifeln diese Erklärung mit Recht auf Grund von frühen Liquoruntersuchungen und Tierexperimenten.

Neben den Zerreißungen und Quetschungen des ganzen Marks kommen natürlich auch *partielle* vor. Steckgeschosse z. B. können mit der Spitze, wenn es sich um Infanteriegeschosse handelt, Knochensplitter, in einem kleinen Markabschnitt stecken, während alles andere unversehrt sein kann. Häufig ist aber das Rückenmark mehr geschädigt, als es der direkten Verletzung entspricht.

Symptome. Klinisch unterscheiden wir die *1. Rückenmarkerschütterung, 2. partielle Rückenmarkläsion, 3. totale Querschnittläsion.*

Alle Rückenmarkverletzten stürzen sofort zu Boden oder verlieren, wenn sie liegen, die Gewalt über bestimmte Gliedmaßen. Sie empfinden keinen Schmerz, sondern eine plötzliche Lähmung. Der Schock ist verschieden groß, aber fast immer vorhanden. Bewußtlosigkeit pflegt selten und nur dann, wenn es sich um das Halsmark handelt, einzutreten, kann aber auch da fehlen. *Beweisend für die Rückenmarkerschütterung ist eigentlich nur die Flüchtigkeit der Symptome.* Denn in ihren schweren Fällen gleicht sie zunächst vollkommen

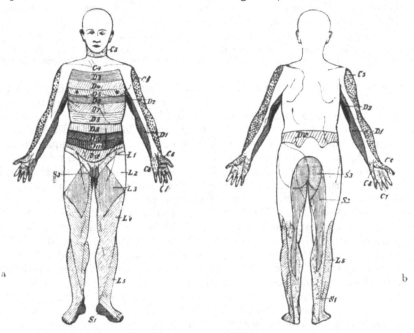

Abb. 126a und b. Sensibilitätsgebiete.
(Aus GARRÈ-BORCHARD-STICH-BAUER: Lehrbuch der Chirurgie. 12. Aufl. Berlin 1942.)

der *totalen Querläsion.* Selbst das von KOCHER als unterscheidendes Merkmal hingestellte BASTIAN-BRUNsche Zeichen, d. h. die Areflexie im gelähmten Gebiet kann bei ihr vorkommen. *Für den Praktiker halte ich differentialdiagnostisch für wichtig das Ausbleiben oder die geringe Ausdehnung des Decubitus.* In der Mehrzahl der Fälle zeigt die Erschütterung vielgestaltige Bilder, insofern der Ausfall der Motalität und Sensibilität keinen segmentären Charakter hat, sondern unregelmäßig ist. Die Symptome verändern sich schnell und in Tagen oder Wochen kann die Gesundheit wieder hergestellt sein. In anderen Fällen ist die Restitutio ad integrum keine vollkommene, es bleiben motorische und sensible Ausfälle zurück. Ihnen liegen wahrscheinlich Erweichungsprozesse zugrunde. Die Behandlung der Rückenmarkerschütterung besteht in absoluter Ruhe, regelmäßigem Katheterismus, wenn eine Blasenlähmung vorhanden ist und Vermeiden eines frühzeitigen Transportes (4—6 Wochen).

Die *totale Querschnittläsion* des Rückenmarks hat zur Folge vollkommene Motilität- und Sensibilitätsstörung, vollkommene Areflexie und Atonie der Gelenkmuskeln, vasomotorische Lähmung der Gewebe, Funktionstörung der zu dem betreffenden Segment gehörenden inneren Organe. Vollkommene

Areflexie mit Entartungsreaktion sind ein Beweis dafür, daß die Verletzung im spino-muskulären Neuron, d. h. in der motorischen Wurzelzelle der vorderen Wurzeln oder im motorischen Nerven sitzt. Der Reflexbogen für die unteren Extremitäten sitzt im Lendenmark; könnte demnach bei vielen höher sitzenden Verletzungen funktionieren. Das ist aber meistens nicht der Fall, wofür eine Erklärung noch nicht gegeben ist. Doch sind diese Symptome nicht immer vollkommen. Zwar pflegt die Motilität vollkommen zu fehlen, aber Reflexe sind manches Mal vorhanden oder kommen, und dann meistens gesteigert, wieder und die Sensibilität zeigt erhaltene Inseln, obwohl bei der Operation oder Sektion eine makroskopisch vollkommene Zerquetschung vorliegt.

Die Lähmungen sind schlaffe, erst im weiteren Verlauf kommen manches Mal Spasmen zustande, die zu Kontrakturen führen. Über die *Höhe der Verletzung* gibt zunächst das Mitbetroffensein der Arme und der Atmung Aufschluß, welche auf das Halsmark hindeuten. Die Atmung ist dann durch Lähmung der Intercostalmuskeln bei Erhaltensein des Phrenicus als rein abdominale gekennzeichnet. Wenn dagegen das 3. und 4. Halssegment, aus dem der Phrenicus stammt, mitbetroffen ist, so tritt der Tod ein. Im Brustmark und Lendenmark wird die Höhendiagnose durch die Grenze der Sensibilität dargestellt. *Dabei ist wohl zu merken, daß die Segmente immer höher sitzen als die Dornfortsätze der Wirbel*, weil sich die 8 Cervical-, 12 Dorsal-, 5 Lumbal- und 5 Sacralsegmente verteilen auf den Raum vom Proc. spinosus des 1. Halswirbels bis zu dem des 1. Lendenwirbels. Denn so weit reicht das Rückenmark nur, und nun beginnt die Cauda equina. Wir finden also bei *Halsmark*verletzungen schlaffe Lähmung der oberen, spastische der unteren mit gesteigerten Sehnenreflexen und Babinski, fehlenden Hautreflexen, Retentio urinae et alvi, sehr schnellem Decubitus, komplette Anästhesie bis auf ein oder zwei Dorsalsegmente, die frei bleiben. Bei *Brustmarkverletzungen* schlaffe oder spastische Lähmung der unteren Gliedmaßen, Anästhesie, Retentio urinae et alvi, schnellem Decubitus. Bei *Lenden-* und *Sacralmarkverletzungen* zuweilen reine *Epiconusläsion* mit schlaffer Lähmung der unteren Gliedmaßen, Verlust der Patellar- und Achillessehnenreflexe, aber *Erhaltensein der Blasen-Mastdarmtätigkeit*, entsprechende Störung der Hautsensibilität. Verletzungen der *Cauda* sind nicht immer scharf von denen des untersten Rückenmarkabschnittes zu trennen, wegen des Mitbetroffenseins der Wurzeln. Man findet asymmetrische Anästhesien, asymmetrische Muskellähmungen, weniger schwere Blasen-Mastdarmstörungen und weniger schweren Decubitus. *Blasenstörungen finden sich bei allen*

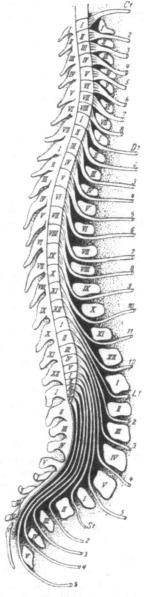

Abb. 127.
Die topographischen Beziehungen der Rückenmarksegmente und -wurzeln zu den Wirbelkörpern und den Dornfortsätzen.
(Nach den neurologischen Wandtafeln von MÜLLER-HILLER-SPATZ.)

Rückenmarkverletzungen, gleichgültig wo der Sitz ist. Auch ihre Art ist die gleiche. Es handelt sich zunächst immer um eine Retentio urinae, aus der nur selten ein Harnträufeln wird (Ischuria paradoxa). Allmählich stellt sich bei manchen Patienten eine automatische Harnentleerung infolge Wirkung des Sympathicus ein, so daß dadurch eine annähernd normale Harnentleerung vorgetäuscht wird. Aber tatsächlich ist sie dem Willen des Patienten entzogen, wenn er auch die Fülle der Harnblase fühlt. In einigen Fällen kommt es schon ganz früh zu schweren *Blasenblutungen,* welche zuweilen fälschlicherweise zu Eröffnungen der Blase oder Freilegung der Nieren geführt haben. Einige nehmen dafür schwere septische Cystiten an, die tatsächlich schon nach wenigen Tagen eintreten können, andere aber schuldigen vasomotorische Störungen an.

   Totale Querschnitttrennungen des Rückenmarks sind kein Gegenstand irgendeiner Operation. Sie heilen nicht mehr. Die Lebensdauer kann allerdings eine auffallend lange sein (3 Jahre [s. unten]), meistens handelt es sich nur um Wochen oder Monate. Auffallend ist es, wie sich die Mehrzahl der Patienten mit ihrem Schicksal abfindet, was wohl mit der vollkommenen Schmerzlosigkeit ihres Leidens zusammenhängt. Der Tod tritt entweder infolge von Sepsis vom Decubitus oder infolge einer unvermeidlichen aufsteigenden Infektion der Harnwege ein. Gegen ersteren sind häufige Lageveränderungen und sorgfältige Hautpflege sowie Beckenschwebelagerung (s. S. 91), gegen die letztere peinliche Asepsis beim Katheterismus notwendig. Sehr wenig bekannt ist, daß man bei derartigen Verletzten häufig den Katheterismus entbehren kann, *indem man die Blase mit beiden Händen exprimiert* wie den Uterus einer Gebärenden. Doch soll man keine große Gewalt anwenden. Denn es sind Rupturen danach beobachtet. Überhaupt ist diese Methode eher im Anfang als später, wo man schon cystitische Veränderungen der Blasenwand annehmen darf, anzuwenden. Dauerkatheter soll man nicht einlegen, denn dann kommt es schnell zu einer Cystitis. Blasenspülungen mit 2—4% Borsäurelösung oder anderen milden Mitteln. Bei Einführung von Metallkathetern sei man in älteren Fällen vorsichtig, da Perforationen nicht so selten sind. Auch die *Mastdarmstörung* besteht in einer Retention, wenigstens bei dickem Kot. Entleerung durch Klysmen oder besser manuell als mit Abführmitteln. Manches Mal kommt es zu enormem Meteorismus, der hier und da aus irrtümlicher Diagnose zu Laparotomien Anlaß gegeben hat. Zu erwähnen sind dann noch die nicht selten auftretenden hochgradigen Ödeme der Beine und des Hodensacks als Ausdruck der trophischen Störung. Es kommt zuweilen zu jauchenden Abscedierungen des Hodensacks, deren Mitursachen nicht so selten brüske oder unreine Katheterismen sind. Der Vorschlag von WILMS, solche Patienten von dem Gewicht ihrer leblosen Beine durch Amputation zu befreien und ihnen durch Sectio alta oder Perinealfistel oder Verlagerung des Penis günstigere Urinverhältnisse zu besorgen, hat meines Wissens wenig Nachfolger gefunden. Gelingt es, die Infektion der Blase in milden Grenzen zu halten und den Decubitus — übrigens bessert er sich häufig nach längerer Zeit zuweilen von selbst — zu verkleinern, dann können diese Armen noch eine Zeitlang im Rollstuhl oder in Apparaten (nach EISELSBERG-LENGNING), mit denen man sie an die Wand stellen kann, ihr Dasein fristen. Verhindern spastische Lähmungen und Kontrakturen oder Krämpfe dies, so kommt die Durchschneidung der hinteren Wurzeln nach FOERSTER in Frage.

   Die *partiellen Rückenmarkverletzungen* wären einfach zu diagnostizieren, wenn ihre Symptome auch anfangs den tatsächlichen anatomischen Läsionen entsprächen. Allein sehr oft ist zunächst auch hier genau wie bei der Rückenmarkerschütterung das Bild vollkommen dem der *totalen Querläsion* gleich und erst allmählich und zwar in verschieden langer Zeit schälen sich die endgültigen

Defekte heraus. Genau wie beim Gehirn sind molekulare Einwirkungen einerseits und Ödem andererseits die Ursachen davon. 4—6, nach anderen 8 bis 10 Wochen sind die Zeiträume, innerhalb deren noch Änderungen möglich sein sollen. Die Motilität, welche gewöhnlich vollkommen fehlt, pflegt viel langsamer zurückzukehren als die Sensibilität. Einwandfreie schnelle Wiederkehr der Empfindung über ein Gebiet, welches mehr als 2—3 Segmenten entspricht, zeugt für partielle Verletzung. *Das wichtigste differentialdiagnostische Symptom ist aber auch hier meines Erachtens die fehlende Neigung zum Decubitus oder seine geringe Ausdehnungstendenz.* Die partiellen Störungen stellen sich entsprechend ihrer traumatischen Ursache immer als unvollkomme Querschnittläsionen dar, nie als disseminierte Herde in verschiedenen Markabschnitten. Zuweilen werden bei halbseitigen Läsionen sog. BROWN-SEQUARDsche *Lähmungen* beobachtet, bei welchen auf der einen Seite spastische Lähmung mit Hyperästhesie und auf der anderen nur Sensibilitätsstörungen bei erhaltener Motilität vorliegen. Doch sind die Symptome nicht immer rein ausgeprägt. OPPENHEIM und EISELSBERG sahen auch *spinale Hemiplegien.* Diese beiden Arten der partiellen Störungen neigen zu Besserungen. *Partielle Rückenmarkstörungen können diagnostisch zuweilen schwer von Wurzelverletzungen unterschieden werden!* Beschränkung des motorischen oder sensiblen Funktionsausfalls auf ein bestimmtes Wurzelgebiet allein sprechen für letztere, insbesondere aber sensible Reizerscheinungen, wie *Neuralgien.* Auch Kombinationen von Wurzelläsionen mit Verletzungen des Rückenmarks selbst sind in Betracht zu ziehen. Die *Teillähmungen* werden häufig durch Druck, sei es eines Knochensplitters oder eines Geschosses hervorgerufen. Die Projektile stecken oft im Knochen und ragen mit einer Spitze in den Rückemarkkanal hinein. Man sieht das nicht selten bei den Infanteriegeschossen. Zwischen Dura und Mark ist der Raum für ein Geschoß zu klein außer an der Medulla oblongata, der Cysterna cerebelli medullaris. Von GLAS wurde aus diesem Raum ein Geschoß entfernt, welches gar keine Symptome hervorgerufen hatte. Viele *Steck*geschosse, namentlich Schrapnellkugeln, sitzen extradural, woraus aber nach früher Gesagtem nicht gefolgert werden darf, daß sie dem Mark keine Schädigung beigebracht haben.

Überall da, wo man einen solchen Druck als Ursache für die Ausfallerscheinungen oder Neuralgien mit Wahrscheinlichkeit annehmen muß, soll man operieren. Sonst sei man zurückhaltend. Denn die Erfahrungen zahlreicher Chirurgen, auch eigene, im I. Weltkriege haben das Nutzlose einer *grundsätzlichen Laminektomie* erwiesen. Zerstörtes Mark kann nicht mehr wiederhergestellt, gedrücktes dagegen durch Befreiung vom Druck wieder leitungsfähig gemacht werden. Die Indikation wird gestellt nach dem Röntgenbild oder unter Umständen nach der Druckempfindlichkeit des betreffenden Dornfortsatzes oder sonstigen deutlichen Anzeichen einer Fraktur. Gegenindikation sind Verletzung der Bauchhöhle oder bei solcher der Brusthöhle ein großer Erguß und schwere Infektion der Blase. Kleiner Hämothorax schadet nichts. Bezüglich des *Zeitpunktes der Operation* haben einige Chirurgen (BORCHARDT, FOERSTER u. a.) sich auf den Standpunkt gestellt, ,,so früh als möglich" am besten innerhalb der ersten 8 Tage. FOERSTER begründet die Frühoperation damit, daß anfangs unwesentliche Markerscheinungen plötzlich innerhalb von 1—2 Tagen totale Transversalsyndrome zeigen, dies könne nicht nur durch Fremdkörperdruck, sondern auch durch das *akute traumatische Ödem* bedingt sein, für welches die Operation ebenfalls geboten ist. VON EISELSBERG, MARBURG und RANZI u. a. dagegen empfehlen die Frühoperation nicht und warten 6 Wochen bis 3 Monate. Ich schließe mich im wesentlichen den letzteren an aus folgenden Überlegungen: Findet man sofort nach der Verletzung das Bild der *Querschnittläsion,* so gibt es kein Mittel zu unterscheiden, ob nur eine Kommotion, eine partielle oder eine totale Querschnittläsion vorliegt. Auch wenn das Röntgenbild — aber diese versagen namentlich im Felde hier oft — ein Geschoß oder Knochensplitter ergibt, besagt es noch nicht, wie weit die Schädigung dadurch bedingt ist. Ebenfalls wenn nur *partielle* Störungen vorhanden sind, erscheinen sie gewöhnlich anfangs größer als sie sind. Genau wie man bei der Indikation zur Nervennaht der spontanen Restitution einen Spielraum läßt, soll man es auch hier tun und eine gewisse Klärung abwarten. Aber zwei Ausnahmen gibt es: 1. wenn bei einer zunächst partiellen Läsion sich schnell Zeichen eines Transversalsyndroms einstellen, 2. bei Halsmarkschüssen mit Atemstörungen. Dann muß sofort eingegriffen werden[1].

Die Laminektomie kommt ferner in Frage — vorausgesetzt, daß wiederholte Punktionen erfolglos waren — bei Fällen, wo nach anfänglicher Besserung wieder eine Verschlechterung eintritt oder wo die Diagnose auf eine *Meningitis serosa chronica* mit Wahrscheinlichkeit gestellt werden kann. Das Bild dieser Erkrankung ist vielgestaltig und kann sich unter leichten Lähmungs- oder Reizerscheinungen bis zu totalen Querschnittsymptomen darstellen. Letzteres tritt bei der circumscripten Form ein. Es handelt sich dabei um die Ansammlung von Liquor in cystischen Hohlräumen zwischen dem Mark und den Rückenmarkhäuten, welche verschieden groß sein können und das Produkt einer fibroplastischen Entzündung sind. Diese Zustände kommen häufiger vor als man früher annahm und geben, operiert, keine schlechte Prognose; Heilungen sind berichtet. Nur die Blasenstörungen pflegen nicht zurückzugehen. Die Operation ist sehr einfach, indem man nach der Laminektomie die Dura eröffnet und die trennenden Septen, welche die Veranlassung für die Bildung der Hohlräume sind, durchschneidet und darauf die Dura, sowie die Hautmuskelwunde vernäht. MARBURG und RANZI sahen unter 142 Operationen 121mal, MAUSS und KRÜGER unter 71 Fällen 23mal dieses Krankheitsbild. Manches Mal haben KRAUSE und v. EISELSBERG zwecks Dauerdrainage in der Dura einen rautenförmigen Defekt gesetzt. Die Operationstechnik der Laminektomie ist folgende:

Allgemeinnarkose oder besser Lokalanästhesie, weil dadurch die Blutung geringer ist. Seitenlage ist der Lagerung auf dem Bauch vorzuziehen. Schnitt in Medianlinie über mehrere Dornfortsätze. Mit einem breiten scharfen Meißel werden die Rückenmuskeln von den Seitenflächen der Dornfortsätze und der Rückenfläche der Wirbelbögen bis zu den Querfortsätzen zurückgeschoben. Rückfläche der letzteren muß vollkommen freiliegen. Die manches Mal sehr starke Blutung wird durch Tamponade und Kompression während mehrerer Minuten besser gestillt als durch Fassen der einzelnen blutenden Lumina. Durchtrennen des Lig. interspinosum. Abkneifen der Dornfortsätze an ihrer Basis. Zwischen den Wirbelbögen spannen sich nun die gelben Bänder, Lig. flava, aus. Mit einer LUERschen Hohlmeißelzange wird vorsichtig der Wirbelbogen abgeknabbert. Meißeln mit groben Meißeln ist wegen Erschütterung des Rückenmarkes zu vermeiden. Nur ist es manches Mal zweckmäßig, sich mit einem kleinen Ohrmeißel eine Delle zurechtzustutzen, damit man für den einen beißenden Löffel der Hohlmeißelzange überhaupt einen Angriffspunkt bekommt. *Man hüte sich mit der Zange das Lig. flav. mitzufassen, namentlich nach den Querfortsätzen zu.* Denn dabei eröffnet man leicht den Duralsack. Auch soll man aus demselben Grunde bei Frakturen der Basis des Dornfortsatzes oder der Wirbelbogen die Fragmente nicht mit Gewalt ausdrehen. Ist ein genügender Zugang geschaffen, so müssen die Lig. flava vorsichtig eingeschnitten und das epidurale Fett am besten stumpf zur Seite geschoben werden. Sonst kommt es leicht zu starken, das Gesichtsfeld verdeckenden Blutungen aus dem venösen Plexus. Unterbindungen führen hier gewöhnlich nicht zum Ziel, weil das Fett zerreißlich ist. Man tut besser, kleine Muskelstückchen aus der Rückenmuskulatur zu nehmen und eine Zeitlang unter Kompression anzudrücken. Dann überzeuge man sich von der Pulsation und punktiere. Wenn keine Pulsation vorhanden ist und die Punktion einwandfrei blutige Flüssigkeit mit Myelintropfen ergibt, ist bei Frühfällen ein weiteres Vorgehen unnütz; denn es handelt sich um eine Markzerstörung. Ausgenommen natürlich bei *Steckgeschossen* oder Knochensplittern, wenn sie wie meistens teilweise extradural, teilweise intradural sitzen. Wenn aber die Pulsation fehlt und die Flüssigkeit nur blutig

---

[1] Im jetzigen Krieg stehen einige Chirurgen wieder mehr auf einem frühzeitigen aktiven Operationsstandpunkt, namentlich bei Steckschüssen aller Art.

ist, ist eine Eröffnung der Dura zu raten. Sie hat eigentlich mehr den Zweck, sich zu überzeugen von dem, was los ist, sich also über die Prognose Klarheit zu verschaffen, als daß
man wie beim Gehirn Zellendetritus und Blut wegräumen muß. Denn diese sind erfahrungsgemäß sehr gering. Wenn keine Zeichen für Infektion vorliegen, so schließe man die Dura
mit feinen Seidennähten, mache sehr sorgfältige Blutstillung der anderen Wunde, vereinige
die beiderseitigen Rückenmuskeln breit durch tiefe versenkte Nähte und nähe die Haut
vollkommen zu, damit keine Sekundärinfektion zustande kommt.

Die Erfolge der *Laminektomien* sind: FRANGENHEIM machte bei 68 Verletzungen der
Wirbelsäule 55mal Laminektomien. Postoperative Todesfälle 42%, nichtoperierte Todesfälle 46%. Besserung bei den ersteren 45,4%, bei den zweiten 38,4% (aber Ausgangszahlen
zu verschieden). MARBURG und RANZI operierten 155 Fälle mit 28,4% Mortalität und 49%
Besserungen. VON EISELSBERG berechnete aber bei Betrachtung der sicheren Verletzungen
des Rückenmarks aus diesen Statistiken, bei FRANGENHEIM nur 22 operierte Fälle mit 63%
Mißerfolge, bei MARBURG und RANZI 48 Operierte mit 31% Mißerfolge und begründet
den Unterschied damit, daß bei ersterem die Tangentialschüsse, bei letzteren die Steckgeschosse überwiegen.

Die *Mortalität* berechnet der *amerikanische* Sanitätsbericht bei 220 Rückenmarkschüssen
mit 176 auf 80,0%, bei 378 Wirbelschüssen mit 158 auf 41,48%. Man wird nicht fehlgehen,
wenn man annimmt, daß der Tod bei den Wirbelschüssen mit wenigen Ausnahmen auf die
Vergesellschaftung mit Rückenmarkschädigung zurückzuführen ist. *Dann würden 598
Wirbelsäulen-Rückenmarkschüsse 334 Todesfälle = 55,8% Mortalität aufweisen.* Der deutsche
Sanitätsbericht bringt keine Zahlen. Auf die Gefährlichkeit der Halsmarkschüsse sei besonders hingewiesen (s. auch S. 411). Aus dem *französischen* Sanitätsbericht konnte ich
folgende Zahlen errechnen: Von 3413 Rückenmarkschüssen starben 1588 = 46,6%, wurden
operiert 474 = 13,7%, wovon 8,0% nach der Operation starben, wurden geheilt ohne wesentlichen Störungen 479 = 14,0%, mit funktionellen Störungen 1346 = 39,4%. Hieraus ist
die in jeder Beziehung schlechte Prognose selbst der noch in die Etappen- und Heimatlazarette kommenden Verwundeten zu entnehmen, sowie daß auch die Franzosen mit
Operationen sehr zurückhaltend waren.

Hinsichtlich des *Transportes* von Rückenmarkschüssen sind folgende Grundsätze festzuhalten: Man schaffe die Verletzten mit kurzem Transport möglichst
in ein Lazarett, wo sie eine geordnete Pflege haben können (Wasserkissen! Wasser-
bett). Hier bleiben sie am besten lange Zeit (4—6 Wochen), bis sie in die Heimat
transportiert werden; *insbesondere die Erschütterungen oder sich bessernde partielle
Störungen*, weil durch den Transport wieder Verschlimmerungen eintreten. Nur
bei den sicheren Fällen von totalen Querläsionen kann man Ausnahmen machen
unter dem Gesichtspunkt, daß man diesen armen Verwundeten noch die Möglichkeit geben will, ihre Verwandten vor dem sicheren Tode zu sehen. Allerdings
ist dabei mit dem Tode während des Transportes zu rechnen.

Die Prognose für die *partiellen* Rückenmarkschädigungen ist im allgemeinen
nicht so ungünstig. Die spastischen Lähmungen bieten die günstigeren Aussichten. Die Heilung braucht immer sehr lange Zeit. Am spätesten kehren die
Blasenfunktionen wieder. Auffallend ist eine Statistik WEILERs, der 1931 bei
104 Rückenmarkverletzten mit Invalidenrenten 31 fand mit 80—100% Erwerbs-
unfähigkeit, die diesen Zustand schon seit ihrer Entlassung aus dem Kriegsdienst
hatten. 18 bezogen außerdem Pflegezulage. Neben den anderen Erscheinungen
waren sogar schwere Blasen-Mastdarmstörungen vorhanden. *Es zeigt sich somit,
daß selbst da, wo die partiellen Störungen fast einer Totalläsion gleichkommen,
einige Patienten noch 17—20 Jahre am Leben bleiben können.* Felddienstfähig
dürfen alle Patienten, welche irgendwann einmal ernstere Rückenmarksymptome
hatten, nicht geschrieben werden.

XXIV. Schußverletzungen des Halses.

Der *deutsche* Sanitätsbericht berechnet 1,5% aller Verletzungen, und zwar 0,23% von
Kehlkopf und Luftröhre, der *amerikanische* Sanitätsbericht 0,34% mit 11,9% Mortalität,
und zwar 0,25% Kehlkopf, Luftröhre und Bronchus mit 6,3% Mortalität, 0,01% Rachen
mit 31,82% Mortalität, Carotis und Vena jugularis mit 0,02% mit 46,1% Mortalität, und
zwar Carotis mit 44,0%, Vena jugularis mit 48,15%. HALPERN stellte auf 20 russischen

Hauptverbandplätzen unter 76300 Verwundeten 1373 Halsverletzte 1,8% mit 790 Todesfällen = 57,5% fest (Trachea, große Gefäße und Wirbelsäule). Nach ihm nahmen die Halsschüsse an Mortalität die dritte Stelle ein (Bauchschüsse, Schädelschüsse, Halsschüsse). Ich konnte unter 11228 Verwundeten von Feldlazaretten 108 Halsschüsse = 0,9% mit einer Mortalität von 7,4% feststellen. Das Verhältnis der Toten an Halsschüssen zu den Toten an anderen Schüssen ergab bei 40065 Verwundeten auf Hauptverbandplätzen 4,9% (= 27 Tote unter 556), HALPERN berechnet es mit 7,02%, während es bei 16193 Verwundeten von 5 deutschen Feldlazaretten 4,6% betrug (= 26 Tote unter 559).

Die Anzahl der Gefallenen ist wahrscheinlich viel größer als allgemein angenommen wird[1]. Denn es drängen sich auf einem zum Gesamtkörper verhältnismäßig kleinen Teil viele wichtige Organe zusammen: Halsmark, die Hals- und supraclavicularen Schlüsselbeingefäße, die für Herz und Atmung wichtigen Vagi, die Luftröhre und die Schilddrüse. Eine Speiseröhrenverletzung kommt für den sofortigen Tod nicht in Betracht. Auch unter den auf dem Transport der vordersten Linien Gestorbenen findet man nicht selten Halsschüsse, besonders Verletzungen des Halsmarkes. Die Verletzung der Halswirbelsäule ist nicht nur wegen der direkten Verletzung der lebenswichtigen Zentren besonders gefährlich. So konnte ich in zwei plötzlichen Todesfällen unmittelbar nach einem Bahntransport innerhalb der ersten 48 Stunden nach der Verletzung eine Fraktur der Querfortsätze mit Zerreißung der A. vertebralis und Kompression des Halsmarks durch einen epiduralen Bluterguß feststellen. Die Ursachen der späteren Todesfälle sind gewöhnlich Asphyxie, Atemlähmung, Aspirationspneumonien, Blutungen, Halsphlegmonen mit Mediastinitis anterior oder posterior.

Diesen ungünstigen Fällen steht eine Anzahl überraschend günstiger gegenüber; das Geschoß hat den Hals quer oder von oben hinten nach unten vorn bzw. umgekehrt durchquert, ohne auch nur irgendeine ernstere Verletzung zu machen. Dabei handelt es sich fast ausschließlich um Infanteriegeschosse. Zu erklären ist dieser Vorgang ebensowenig wie die intraperitonealen Bauchschüsse ohne Darmverletzung. Bei einigen Verwundeten sind vielleicht auch Luftröhre oder Speiseröhre glatt durchschossen, ohne daß besondere Erscheinungen auftreten. Bei anderen zeigen sich starke Schwellungen und Hämatome, die zunächst auf Gefäßverletzungen verdächtig sind, sich dann aber vollkommen zurückbilden. Die Halsschüsse haben das Unangenehme an sich, daß sie anfangs harmlos aussehen und trotzdem die gefährlichsten Verletzungen in sich bergen können. Daher sei man mit sofortigem längerem Transport vorsichtig, selbst wenn es den Patienten scheinbar gut geht. Das trifft besonders bei den Steckschüssen zu. Häufig sind sie Schief- oder Längsschüsse bei liegenden Soldaten.

Auch die nicht ernsten Halsschüsse pflegen im Augenblick der Verletzung eine starke Einwirkung auf den Soldaten auszuüben, insofern er zusammenstürzt und nicht selten das Bewußtsein verliert. Der Grund dafür kann ebensosehr eine Erschütterung des Halsmarks als eine Dislokation der Luftröhre mit Behinderung der Luftzufuhr oder eine Einwirkung auf den Vagus sein.

Die durch Verletzung des Halsmarks eintretenden Funktionstörungen werden beim Rückenmark besprochen. Auffällig ist, daß Frakturen der *Halswirbelsäule* hier und da verhältnismäßig wenig Symptome machen[2]. *Eine Fixation des Kopfes gegenüber Brustkorb muß auch bei Weichteilschüssen zur Ruhigstellung gemacht werden* (Pappe- oder CRAMER-Schiene). Sie ist auch für einen Transport notwendig. Bei Nackenwunden muß immer gefahndet werden, ob eine Kommunikation mit dem Knochen vorliegt und wenn das der Fall ist, müssen

---

[1] Der *deutsche* Sanitätsbericht gibt 2,7% an.

[2] GULEKE berichtet von einem Soldat, der noch 5 Tage lang nach einer durch Granatsplitter hervorgerufenen Fraktur den Vormarsch in Belgien mit vollbepacktem Tornister mitgemacht hat.

lose Splitter und scharfe Kanten und Spitzen fortgenommen werden, damit keine extradurale Eiterung auf die Meningen übergreifen kann. Ist die Dura nur angespießt oder angeritzt, so verschließe man sie durch Naht oder wenn nicht möglich, durch einen Jodoformgazetampon, den man 8—12 Tage liegen läßt. Wenn aber die Hautwunde kalibergroß oder nur wenig darüber ist, so operiere man trotz festgestellter Fraktur zunächst nicht, sondern warte ab, bis sich eine entzündliche Reaktion einstellt. Diese erfordert sofortige breite Eröffnung. — Auch *Steckschüsse*, welche einwandfrei einen bestimmten Druck auf Rückenmark oder Nervenwurzeln ausüben, müssen frühzeitig angegangen werden.

Die Blutungen sind auch ohne Verletzung großer Gefäße meist sehr stark. Schwierig ist oft die Frage zu beurteilen, ob Verletzungen *großer Gefäße* stattgefunden haben. Die Hämatome brauchen nicht groß sein; das WAHLsche Arterienverletzungsgeräusch fehlt gerade anfangs häufig und tritt erst nach 4—5 Tagen auf, periphere Pulse können bei seitlichen Verletzungen erhalten sein, abnorme, sicht- und fühlbare Pulsationen können mitgeteilte sein. Solange die Hautschußöffnungen klein von Kalibergröße sind, besteht zunächst beim Zuwarten gar keine Gefahr. Wenn aber Nachblutungen auftreten, so können diese am Halse, ohne daß sie nach außen treten und zu einer Verblutung Anlaß geben, durch ihre Größe Kompression des Vagus und der Luftröhre hervorrufen. Seitliche Luftröhrenverschiebungen mit Atemnot sind mehrfach beobachtet worden. Auch für die starken Blutungen nach außen ist der Hals insofern ungünstig daran, als man keinen Kompressionsverband machen kann, sondern nur auf Digitalkompression und Operation angewiesen ist. Daher ist es gerade am Hals notwendig, bei Verdacht auf zunehmende Blutungen freizulegen, namentlich wenn ein Transport in Aussicht steht. Aufmerksam sei hier darauf gemacht, daß Vertebralisverletzungen meistens zunächst für solche der Carotis gehalten werden und diese irrtümlich an Stelle der Subclavia komprimiert wird. Hingewiesen sei ferner darauf, daß die Thyreoideagefäße sehr stark zu bluten pflegen und es sei erinnert, daß die Thyreoidea superior ein Ast der Carotis externa und die Inferior ein Ast der Subclavia ist. Gefäßoperationen am Halse erfordern einen Chirurgen. Daher wage sich der Feldarzt nur heran, wenn er unbedingt muß. *Sonst ist eine feste Jodoformgazetamponade und vollkommene enge Hautnaht bis zum Eintreffen des Operateurs zu machen.* Aus demselben Grunde ist auch vor der Entfernung von fühlbaren Geschossen am Halse zu warnen, sobald sie in dsr Gegend dcr großen Gefäße sitzen. Ich habe mehrere Male Infanteriegeschosse, die mit der Spitze in der Carotis oder Vena jugularis interna staken, entfernen können. Man muß sich also vorher alles zur Gefäßnaht zurechtlegen. *Wenn es sich um die Versorgung der großen Halsvenen handelt, so ist darauf Bedacht zu nehmen, daß jede Luftaspiration durch die Wunde vermieden wird.* In der Gegend des linken Sternoclaviculargelenks kommt die Verletzung des *Ductus thoracicus* in Frage, welcher hier in den Winkel zwischen Vena jugularis int.- und subclavia sin. einmündet. Es entleert sich dann milchige oder seröse Flüssigkeit. Zu seiner Freilegung ist die Durchtrennung des linken M. sternocleideomastoideus notwendig. Man versuche die Naht oder Ligatur und wenn das nicht geht die Tamponade[1].

Von großen Nervenstämmen können am Halse betroffen werden der 9. bis 12. Hirnnerv, d. h. der Glossopharyngeus, Vagus, Accessorius Willisii und

---

[1] Ich operierte einen Schrapnellschuß, bei dem Vena jugularis interna und Duktus verletzt waren und bei der Operation bereits Sepsis bestand. Dieselbe war von einer eitrigen Thrombose der Vene ausgegangen, eine tiefe Halsphlegmone oder Mediastinitis war nicht eingetreten. Die Menge des trotz Tamponade entleerten täglichen Chylus war nicht groß, aber es bestand septische Pneumonia abscedens mit Empyem. Das Geschoß war durch Nase, harten Gaumen und Zungenspitze und dann zwischen Trachea und Oesophagus ohne diese zu verletzen, bis zum Fundort in der Oberschüsselbeingrube gegangen.

Hypoglossus und der Plexus cervicalis und Plexus brachialis. Hinsichtlich des letzteren s. S. 191 f. Vom Plexus cervicalis ist von besonderem Interesse der aus dem 3. und 4. Halsnerven kommende *N. phrenicus,* welcher vor dem Scalenus anticus herab zwischen A. und Vena subclavia in die Brusthöhle zieht. Seine Verletzung ist auf dem Röntgenbild an dem Stillstand der betreffenden Zwerchfellhälfte in mittlerer Stellung und an der flacheren Atmung der betreffenden Brustkorbhälfte erkennbar. Einseitige Verletzung ist von keiner besonderen Bedeutung; bei doppelseitiger ist die Prognose ungünstig, weil gewöhnlich infolge mangelhafter Lüftung der unteren Lungenlappen eine chronische Bronchitis zu der sonstigen Dyspnoe hinzutritt. Man erkennt die doppelseitige Verletzung an dem Fehlen der inspiratorischen Vorwölbung des Epigastriums. Übrigens kann bei vorliegender Anastomose mit dem Nervus subclavius die Phrenicusverletzung ohne Zwerchfellschädigung verlaufen. *Glossopharyngeus* und *Hypoglossus* sind bei den Verletzungen des Mundes abgehandelt. Der *N. accessorius Willisii* ist der motorische Nerv für den Cucullaris und Sternocleidomastoideus. Sein Ausfall bedingt ein Vorwärts- und Abwärtssinken der Schulter, eine Schiefstellung des Schulterblattes und eine Neigung des Kopfes nach der gesunden Seite. Die Lähmung pflegt häufig keine vollständige zu sein, da die betreffenden Muskeln auch von dem 2.—4. Cervicalnerven versorgt werden können. Seine Naht ist mehrfach mit Erfolg gemacht worden. Von besonderer Bedeutung ist die Verletzung des *Vagus.* Er ist der typische Hemmungsnerv für die Herzaktion und seine dauernde Reizung kann Herzstillstand in der Diastole hervorrufen. *Daher ist einseitige Reizung, wie sie durch eingesprengte Knochensplitter, durch Steckgeschosse, durch Blutergüsse hervorgerufen wird, viel ernster aufzufassen als einseitige Durchschneidung,* die ohne ernstere Gefahren vertragen wird. Neben den Herzerscheinungen treten Lungenerscheinungen auf, die bei Reizung ebenfalls in einer Verlangsamung der Atemfrequenz bis zum Stillstand bestehen. Seine Verletzung ist außerdem immer mit Heiserkeit verknüpft, ebenso wie die seines Astes, des *N. laryngeus inferior.* Bei doppelseitiger Recurrenslähmung kommt es leicht zu inspiratorischer Dyspnoe, so daß die Tracheotomie notwendig wird. Hier kommt die Naht in Frage, während sie am Vagusstamm bisher nur selten und ohne Erfolg ausgeführt worden ist. — Zu erwähnen ist noch die Verletzung des *Halssympathicus,* die sich bei vollkommener Durchtrennung in Verengerung der Lidspalte, Verkleinerung der Pupille, Rötung und Temperaturerhöhung der betreffenden Gesichtshälfte äußert.

Von besonderer Bedeutung sind die Verwundungen der *Hohlorgane* des Halses. Die des Kehlkopfes bergen wegen der Atemnot die größeren unmittelbaren Gefahren, während diejenigen des Rachens und Speiseröhre wegen der häufig folgenden Halsphlegmone und Mediastinitis einen späteren ernsten Charakter tragen. Glatte, fast symptomlose Lochschüsse durch Infanteriegeschosse und kleinste Granatsplitter kommen bei allen vor. *Bei Verdacht einer Verletzung ist die Nahrungszufuhr vom Munde zu vermeiden.* Ein Transport darf nicht erfolgen.

Die Verletzungen des **Kehlkopfes** können ganz verschiedenartig sein, Prell-, Wand-, Durch-, Steck-Schüsse. Prellschüsse können Frakturen der Schildknorpel machen, machen zuweilen sehr starke *Hautemphyseme,* bedingen Atemnot und daher die Tracheotomie. *Steckgeschosse* können fast symptomlos, wenn sie klein sind, im Kehlkopf lagern. Wandschüsse ohne Eröffnung des Lumens kommen besonders dann vor, wenn sie der Richtung des Taschenbandes folgen. Der Einteilung KILLIANs folgend unterscheiden wir sonst: 1. Die Schußverletzungen des Kehlkopfeinganges, 2. des oberen, 3. des mittleren und 4. des unteren Kehlkopfraumes. Die ersten machen gleich den Rachenschüssen nur Schluckbeschwerden, wenig Atem- und kaum Stimmstörungen. Die Epiglottis schrumpft auch bei gröberen Verletzungen später zusammen. Irgendeine besondere Behandlung außer derjenigen, die durch eine eventuelle Infektion angezeigt wird, ist nicht notwendig. Die Verwundungen des *oberen Kehlkopfraumes* machen Schluck-, Atem- und Stimmstörungen. Meistens sind sie aber nicht hochgradig, so daß eine Tracheotomie umgangen werden kann. Als Folgeerscheinung ist auf die häufige *Perichondritis* aufmerksam zu machen, welche wegen der geringen Beschwerden leicht übersehen wird. Druckschmerzhaftigkeit, Schwellung geringen Grades, die sich auch laryngoskopisch nach dem Innern zu zeigt, sind die Symptome. In jedem Falle ist eine operative subperichondrale Entfernung des erkrankten Knorpels notwendig, am besten von einem medianen Schnitt. Die Restitution des Knorpels gewöhnlich durch Knochen erfolgt von der Knorpelhaut. Die Endresultate sind immer günstig. Die Schüsse des *mittleren* Kehlkopfraumes setzen immer Stimmstörungen und Atembehinderung. Doch sind die letzteren gewöhnlich nicht hochgradig, so daß der Luftröhrenschnitt selten in Frage kommt. Die Prognose bei den Verletzungen des vorderen Stimmlippengebietes ist auffallend günstig. Wenn sonst Verwachsungen zurückbleiben, so sind sie intralaryngeal zu lösen. — Die ernstesten Verletzungen sind diejenigen des *unteren Kehlkopfraums,* besonders wenn es sich um den hinteren subglottischen Abschnitt handelt. Atem- und Stimmstörungen können anfangs nicht schlimmer sein als bei den vorhergehenden Läsionen. Aber die *typischen Folgen* sind Unheil bringend. Es kommt nämlich immer zu Narben, welche die Aryknorpel nach der Mitte zu fixieren und damit auch die Stimmbänder, welche in doppelseitiger Posticuslähmung stehen und unbeweglich sind. Es kommt daher zu Atemnot und außerdem zu Hautemphysem, wenn die Hautöffnungen klein sind. *Man muß infolgedessen eine frühzeitige Tracheotomie machen.* Leider bleiben diese Patienten fast immer dauernde Kanülenträger. Denn narbig veränderte Stimmbänder kann man nicht wieder beweglich machen. Man muß sie von einer Laryngofissur exstirpieren. Nur brückenartige Membranen können intralaryngeal durchtrennt werden. Wenn man ein Laryngostoma macht, so muß dasselbe, um Randnekrosen des Knorpels zu vermeiden, mit Haut umsäumt werden. Solche Patienten können zuweilen ohne Kanülen leben und eine nicht schlechte Stimme haben.

Wenn wir auch gesehen haben, daß mit Ausnahme des subglottischen Raumes die Kehlkopfverletzungen zum größeren Teil ohne Tracheotomie heilen können, *so muß es doch Grundsatz bleiben, daß bei diesen Schüssen lieber ein Luftröhrenschnitt zu viel als einer zu wenig gemacht wird; namentlich vor Transporten.* HAERTEL stellte fest, daß $^7/_{10}$ aller Kehlkopfschüsse tracheotomiert werden mußten. Denn die Beschwerden und das Glottisödem können ganz plötzlich und unerwartet bei bis dahin symptomlosen Fällen einsetzen. Ob dann immer ärztliche Hilfe da ist, ist fraglich; und dazu kommt, daß die gewöhnliche prophylaktische Tracheotomie im Gegensatz zu der Notoperation ein einfacher Eingriff ist. Wo es geht, soll man die Superior vorziehen, denn beim Erwachsenen ist die Inferior wegen der großen Entfernung der Luftröhre von der Haut (5—7 cm) und wegen der starken Venenplexus und der Nähe großer Gefäße im Jugulum schwieriger. Zu empfehlen ist auch die von BOTEY 1907 angegebene und von DENKER in Deutschland eingeführte Intercricothyreotomie, bei welcher das Lig. conicum dicht über dem Ringknorpel quer eingeschnitten wird. Um Knorpelrandnekrosen zu vermeiden, ist es praktisch, an Stelle des Längsschnittes bei der Tracheotomie ein Oval auszuschneiden. Die Trachealkanüle muß lang genug sein; ihr Fenster darf nicht so groß sein, daß es an die hintere Wand reicht. Die Einführung einer Kanüle in eins der bestehenden Schußlöcher ist nicht empfehlenswert, weil diese nicht in der Medianlinie zu liegen pflegen und es zu einer seitlichen Vorziehung des Kehlkopfes während der Heilung kommt.

In jedem Fall ist eine frühzeitige Entfernung der Kanüle anzustreben, schon vom 4. Tage an mit Ausnahme der Verletzungen des unteren Kehlkopfraumes. Frühzeitige *Bougierungen* mit den THOSTschen Bolzen sind notwendig. Denn die Luftröhre neigt zu Narbenstenosen. Diese Behandlung ist jedoch zwecklos, wenn es sich um schwere Knorpelveränderungen handelt. Dann kommt Exstirpation nach Laryngofissur und Laryngostoma in Frage. *Es ist unbedingt notwendig, Kehlkopf- und Luftröhrenverletzte so früh wie möglich in ein Fachlazarett zu überweisen.* Denn die Laryngologische Wissenschaft hat seit dem Weltkrieg infolge der verbesserten Röntgenaufnahmetechnik und vor allem der *frühzeitigen Laryngofissur* bei der Behandlung der Verletzungen·große Fortschritte gemacht. Dadurch ist es möglich geworden auch bei schweren Verwundungen den unangenehmen Spätfolgen, wie Narbenschrumpfungen, Dislokationen von Knorpelteilen, Verwachsungen von Stimmbändern usw. frühzeitig vorzubeugen.

·Die *Wundinfektion* spielt bei allen Trachealwunden, wie wir das aus dem Frieden her kennen, eine auffallend geringe Rolle, und so sind nach Hebung der mechanischen Störung für Sprache und Atmung die Enderfolge durchschnittlich günstige. Ein großer Teil wird wieder arbeitsfähig, ja kann sogar bedingt zum Militärdienst herangezogen werden.

Anders liegen natürliche die Verhältnisse bei den Schußverletzungen, bei denen eine breite Eröffnung der Luftröhre oder des Kehlkopfes eingetreten war. Die Gefahr der Atemnot ist an sich keine große. Nur wenn die Luftröhre an einem kleinen Stück des hinteren Umfangs mit dem Kehlkopf zusammenhängt, kann sie infolge der Atembewegungen brustkorbwärts heruntergezogen und ihre Öffnung durch Weichteile so verlegt werden, daß die genügende Luftzufuhr behindert ist. Um dem vorzubeugen, muß man bei frischen Fällen den Rand des unteren Abschnittes mit mehreren derben Seidenknopfnähten an die Haut befestigen, vorausgesetzt, daß nicht eine direkte Vereinigung der Lumina durch Naht möglich ist. In der Nachbehandlung dieser breiten sublaryngealen Wunden kommt die Querresektion zunächst in Frage, jedoch nur wenn es sich nicht um mehr als 2—3 cm lange Defekte handelt. Sonst ist eine Rippenknorpel- oder Knochenplastik aus dem Brustbein notwendig. *Die Hautnarben brauchen im Gegensatz zu allen anderen Körpergegenden nicht exzidiert zu werden.* CAPELLE ist es gelungen, bei einem Larynxdefekt von $^2/_3$ des vorderen Umfanges selbst dem Winkel zwischen beiden Schildknorpelplatten wieder herzustellen, indem er einen Hautknochenlappen aus der ganzen Dicke des Manubrium sterni nahm und eine Hohlrinne hineingrub. Diesen Lappen verschob er *kantenwärts* um seinen in der Schlüsselbeingegend liegenden Stil nach oben. Natürlich muß die dem Kehlkopfinnern zugewandte Innenfläche des Lappens mit Haut ausgekleidet werden.

Bei jedem Kehlkopfschuß sind frühzeitige Sprachübungen einzuleiten, durch die sehr viel erreicht wird, insofern nicht nur das gesunde Stimmband, sondern auch Schleimhautfalten die Funktion der ausgefallenen Stimmbandteile übernehmen. Eine spontane Heilung der Recurrenslähmung pflegt nicht zu erfolgen.

Bei den Verletzungen des *Rachens* und der *Speiseröhre* richtet sich die Prognose häufig nach der ·Größe der Kommunikation mit der Haut, indem die weitere seltener zur fortschreitenden Infektion Anlaß gibt. Die Diagnose, bei kleinen Hautöffnungen, ob tatsächlich eine Verletzung stattgefunden hat, ist gewöhnlich sehr schwierig. Denn sowohl Schmerzen, als Schluckbeschwerden, als *Ausfluß von Speichel oder Nahrungsflüssigkeit können vollkommen fehlen.* Auch können die Patienten oft noch schlucken. Nur die Richtung des Schußkanals erregt dann den Verdacht. Da nun kleine Wunden reaktionslos heilen können, so ist es nicht angezeigt, in jedem Falle eine Probeincision zu machen *(aber Nahrungsverbot durch den Mund!)*. Doch sei die Einstellung eine verschiedene bei *Schlund*gegenüber *Speiseröhren*schüssen. Denn bei ersteren kommen glatte Durchschüsse häufiger vor, bei letzteren sind sie Seltenheiten. Auch machen jene seltener eine Mediastinitis als lokale, nicht selten retropharyngeale Abscesse. Daher sei man bei begründetem Verdacht auf *Speiseröhren*verletzungen schon primär mehr aktiv, selbst bei kleinen Schußöffnungen. Wenn sich gar *Emphysem* zeigt — oft das einzige Zeichen — oder eine Temperatursteigerung, die gewöhnlich gleich hoch bis auf 39,0 und 40,0° eintritt — dann muß man die Speiseröhre freilegen. Denn der Austritt der Speiseröhren- oder Schlundflüssigkeit macht eine schnell fortschreitende tiefe Halsphlegmone, welche meistens zur Mediastinitis anterior oder posterior und damit zum Tode führt. Es kommt entweder die *Pharyngotomia subhyoidea* oder *lateralis* und die *Ösophagostomie* in Frage. Technik der letzteren.

Falls der Weg für die Incision nicht durch die Schußlöcher gewiesen wird, schneide man *links* vor und parallel dem Sternocleidomastoideus ein und gehe in typischer Weise vor, wie bei der Unterbindung des A. carotis communis. Nach Durchtrennung der tiefen Halsfascie, welche die Gefäße deckt, werden diese nach außen und die Schilddrüse nach innen gezogen. In großer Tiefe liegt dann, etwas hinter der Luftröhre dicht auf der Wirbelsäule die Speiseröhre, deren Aufsuchung durch Einführen einer Schlundsonde erleichtert wird. Der N. recurrens wird mit der Trachea nach innen gezogen. Die aus der Subclavia kommende quer durch das Operationsgebiet zur Hinterfläche der Schilddrüse verlaufende A. thyreoidea inferior muß gewöhnlich unterbunden werden.

Man muß die Speiseröhre gut freilegen, damit einem nicht an der Hinterfläche gelegene kleine Schußöffnungen entgehen. Nur bei kleinen, glatten Löchern versuche man die doppelreihige Naht, denn bei größeren hält sie gewöhnlich doch nicht. Nach Naht tamponiere man ordentlich das periösophageale Gewebe nach dem Mediastinum zu ab, lasse die Wunde vollkommen offen, *lagere den Patienten mit dem Kopfende niedrig und den Füßen hoch* und ernähre für 5 Tage vom After aus und dann mit der von der Nase eingeführten Schlundsonde. Bei größeren Defekten oder wenn die Einführung von der Nase auf Schwierigkeiten stößt, muß man die Speiseröhrenwunde in die äußere Hautwunde einnähen und von hier aus die Schlundsonde einführen.

Auch wenn bereits Erscheinungen von Mediastinitis vorliegen, muß man so vorgehen und nun die Eiterung weiter nach unten verfolgen. Entweder vom Hals durch Querschnitt am Jugulum mit Durchtrennung des Sternocleidomastoideusansatzes am Brustbein (Achtung auf Vena subclavia!) oder durch Resektion des sternalen Endes der 2. Rippe und halbkreisförmige Abtragung des linken Brustbeinrandes oder durch Längsschnitt links seitlich der Wirbelsäule, Resektion des vertebralen Teiles der Rippen in 7 cm Ausdehnung ohne Eröffnung des Brustfells. Letzterer kommt besonders in Betracht, da meistens eine Mediastinitis posterior vorliegt. Aussichten auf Erfolg geben indessen eigentlich nur die abszedierenden Formen, während die schnell diffus fortschreitenden tödlich verlaufen. Die Abscesse bei der Mediastinitis zeigen sich zuweilen in der linken Oberschlüsselbeingrube. Für die Diagnose der Mediastinitis sind typisch heftige Brustbeinschmerzen sowohl spontan als auch auf Druck und beim Schlucken und ferner hohe meist mit Schüttelfrösten einhergehende Temperaturen.

Sind nach sonstiger Heilung Defekte in der Speiseröhre zurückgeblieben, so kommen die verschiedenen plastischen Verfahren in Betracht. Einfach ist das von GARRÈ angegebene mit einem doppelten Hautlappen, dessen Stil hinter dem Sternocleidomastoideus durchgezogen wird, damit er in das richtige Niveau vor die Wirbelsäule kommt.

Auf das seltene Vorkommen von *Gasödem*- und *Tetanus*infektionen bei allen Halsschußverletzungen sei hingewiesen. Aus dem *französischen* Sanitätsbericht errechnete ich Gasödem in 0,4% mit 77,5% Mortalität, und Tetanus in 0,8% mit 85,7% Mortalität.

XXV. Schußverletzungen der Brust.
1. Verletzungen des Brustkorbs.

Die Verletzungen des Brustkorbs sind in solche mit und ohne Wunden zu teilen. Die letzteren sind gewöhnlich die Folge von großen stumpfen Gewalten, von Verschüttungen, von großen Granatstücken, von Auffallen nach Fortschleudern durch Explosion, von Fliegerabstürzen. Sie können reine Weichteilquetschungen und Rippen- sowie Brustbein- oder Wirbelfrakturen hervorrufen, betreffen aber meistens auch den Inhalt des Brustkorbs. Beim typischen Bild der schweren Brustkompression zeigt sich Schock und schwere Insuffizienzerscheinung von Lunge und Herz. Blutungen in diese Organe, Abreißungen von Herzklappen kommen nicht selten vor und führen oft zum Tode. Eigentümlich ist diesen Verletzungen häufig eine hochgradige *Blaufärbung* des Kopfes und Halses, die durch Blutstauung in den Halsvenen infolge des Mangels an Saugkraft des verletzten Brustkorbs bei der Inspiration bedingt ist. Ein Hautemphysem infolge von Anspießung der Lungen durch Frakturenden braucht nicht dabei zu sein. Hämoptoe, Hämothorax und Infiltrationsherde der gequetschten Lunge sind häufige Folgen. Bei Frakturen der untersten Rippe rechts ist an Leberverletzungen zu denken. Bei gleichzeitiger Zwerchfellzerreißung kommt es dann zum Cholothorax. Das Brustfell antwortet auf die Anwesenheit von Galle mit einer enormen Sekretion, während das Bauchfell auf nicht infizierte Galle weniger reagiert. Alle diese Erscheinungen und ihre Behandlung sind aus der Friedenschirurgie bekannt.

Auch kleinere Geschosse wie das Infanteriegeschoß und die Schrapnellkugel können umschriebene Kontusionen und Infraktionen machen. Zu warnen ist davor, die dadurch entstehenden Blutergüsse, solange sie nicht vereitert sind, einzuschneiden.

Offene mit Wunden komplizierte Verletzungen sind, solange das Brustfell nicht betroffen ist, nach den üblichen Regeln zu behandeln. Auf Blutungen aus Intercostalarterien und der Mammaria interna ist zu achten. Eine besondere Aufmerksamkeit verdienen die nicht seltenen Tangentialschüsse des *Manubrium sterni*, welche bei eintretender Infektion leicht zu einer Mediastinitis antica führen. Hier muß energisch vorgegangen werden mit breiter Spaltung und teilweiser oder ganzer Resektion mit nachfolgender Tieflagerung des Kopfes, damit eventueller Eiter gut abfließt. *Lungenprolapse* können dadurch zustande kommen, daß sich die Lunge zwischen den Rippenfrakturenden festklemmt und nicht zurückschlüpfen kann. Die *Lungenhernien* gehören zu den späteren Folgezuständen nach Rippenresektionen namentlich dann, wenn die Nn. intercostales verletzt sind. Wenn im späteren Verlauf von Rippenfrakturen Knorpel- oder Knochenfisteln zurückbleiben, so halte man sich nicht mit Auskratzungen auf, sondern reseziere die erkrankte Partie.

Beim Zusammendrücken des Brustkorbs können *Zwerchfellzerreißungen* bei jugendlichen Personen einfach durch das Zurückfedern der elastischen Rippen vorkommen. Gewöhnlich wird es aber hinten an der Wirbelsäule abgequetscht. Bemerkenswert ist, daß einfache longitudinale Zwerchfellrisse sogar ohne Zwerchfellbruch heilen können.

2. Verletzungen des Brustfells und der Lungen.

Die Lungen folgen passiv den Atmungsphasen und füllen den Brustkorb aus, so daß bei einem in das Brustfell eindringenden Geschoß auch die Lunge verletzt werden muß. Nur die pleuralen Sinus am Mediastinum und am Zwerchfell, der sog. Komplementärraum, machen davon eine Ausnahme. Sie sind nur bei tiefster Einatmung von Lunge ausgefüllt, bei der Ausatmung ist das nicht der Fall. Über die Größe dieser Räume herrscht gewöhnlich eine falsche Vorstellung, Denn bei starker Exspiration steht die Kuppel des Zwerchfells in Höhe des V. Zwischenrippenraumes, beim Sitzen am oberen Rand der VI. Rippe. Der Unterschied im Zwerchfellstand zwischen tiefster Ein- und Ausatmung beträgt beim Mann 4—5, kann sogar unter günstigen Umständen 9 cm betragen. Dadurch ist es erklärlich, daß Infanteriegeschosse und kleine Granatsplitter die Brustfellhöhle im Komplementärraum während der Exspiration und beginnender Inspiration durchlaufen können, ohne die Lunge zu verletzen. Nun sind von BORST, BAUMGARTEN und wie es scheint, auch von KAISERLING Fälle gesehen worden, in welchen der Komplementärraum nicht getroffen war und die Lunge trotzdem nicht verletzt war. Diese Autoren suchen die Erklärung in einem Ausweichen der Lunge. Das ist aber der großen lebendigen Kraft der Geschosse gegenüber unmöglich. Um solche handelte es sich aber meistens, denn die Geschosse pflegten auch noch die Bauchhöhle nach Durchbohrung des Zwerchfells zu erreichen. PERTHES nahm zur Erklärung an, daß die dem Geschoß voraneilende „Luftkopfwelle" einen Pneumothorax erzeuge und dadurch Raum zum Durchtritt des Geschosses zwischen Lunge und Pleura costalis entstehe. Diese Annahme ist falsch. Denn diese Luftkopfwelle hört in dem Augenblick auf, wo das Geschoß die Haut berührt, indem die Luft seitlich und rückwärts neben dem Geschoß zurückfließt und hinter ihm, wo ein Vakuum entsteht, zusammenströmt. Also erst, wenn das Projektil die Pleura eröffnet hat und in sie eingedrungen ist, strömt Luft nach als sog. „Sogwelle" und macht einen Pneumothorax, aber nicht vorher. Dazu kommt, daß die im Luftraum sich vor dem Geschoß bildende Kopfwelle bei den Spitzgeschossen wahrscheinlich nicht vor, sondern erst etwas hinter der Spitze entsteht. Eine sichere Erklärung gibt es für derartige Fälle nicht. Meiner Ansicht nach käme folgende in Betracht: Die wahrnehmbaren Vorgänge bei der Atmung spielen sich in relativ langen Zeitspannen ab, nämlich in Bruchteilen einer Minute. Ein Infanteriegeschoß aber durcheilt die durchschnittlichen Körperstrecken in 8—50 Zehntausendstel einer Sekunde. Da ist es denkbar, daß die Bewegungen von Brustkorb und Lunge unter Zugrundelegung dieser minimalen Zeitspannen nicht gleichzeitig miteinander, sondern nacheinander verlaufen.

Eröffnet ein Geschoß den Brustkorb rein *tangential*, so kann es zu Lungenveränderungen kommen, ohne daß die Pleura pulmonalis oder das Parenchym grob verletzt wird. Es kommt zu blutigen Infarcierungen des betroffenen Lungenabschnittes, die sehr ausgedehnt sein können.

Obwohl die Lunge ein Flüssigkeit enthaltendes Organ ist, so findet doch bei ihr trotz der großen lebendigen Kraft der Geschosse *keine hydrodynamische Sprengwirkung* statt, weil sie Luft enthält. Das moderne Infanteriespitzgeschoß macht einen so feinen, dünnen Kanal, daß er selbst bei frischen Verletzungen kaum zu finden und häufig nur an den Blutungen in seiner Umgebung zu erkennen ist. Der vieleckige, kantige Granatsplitter macht natürlich andere Verletzungen, aber auch diese sind durchschnittlich kleiner als an anderen Geweben z. B. dem Muskelgewebe. Luft und Elastizität des Lungengewebes spielen dabei ihre Rolle. Stärkere Bronchialäste können das schief, aber nicht mit seiner Spitze auftreffende Infanteriegeschoß ablenken, so daß winklige Schußkanäle zustande kommen. Bei Querschlägern, deformierten Geschossen und größeren Granatsplittern finden sich natürlich größere Zertrümmerungshöhlen. Von Wichtigkeit ist die Mitverletzung des knöchernen Brustkorbs, weil dadurch oft Knochensplitter in das Lungengewebe mitgerissen werden und als indirekte Projektile sehr zerstörend wirken und sehr oft zu Infektionen Anlaß geben.

Bajonettstichverletzungen geben oft glatte für die Heilung günstige Wunden, wenn sie nicht große Gefäße verletzt haben.

Verletzungen beider Lungen brauchen nicht tödlich zu sein. Wenn sie durch dasselbe Geschoß hervorgerufen sind, so ist man oft überrascht, daß keine Nebenverletzung anderer intrathorakaler Organe stattgefunden hat. Das ist an sich nur in den oberen Partien bei Querschüssen möglich. Aber es handelt sich gewöhnlich um Diagonalschüsse von rechts unten nach links oben oder umgekehrt. Oft findet eine Kombination von Hals- mit Brustschüssen und Bauch- mit Brustschüssen statt. Namentlich bei liegenden Patienten können die Einschüsse ganz wo anders liegen und dennoch das Brustfell und die Lungen verletzt sein, was man nie vergessen darf. Interessant ist es, daß Längsschüsse durch die Lungen durchaus keine schwereren Symptome zu machen brauchen.

Die Häufigkeit der Brustschüsse beträgt nach dem *deutschen* Sanitätsbericht 6,2% aller Verletzungen, wovon 3,6% die Brust nicht durchdringende, 2,6% durchdringende waren. Der *amerikanische* Sanitätsbericht berechnet 5,6%, die *Engländer* 3,8%, die *Franzosen* 6,1% und nur 1,8% penetrierende aller Verletzungen, der Russe HALPERN auf 76 300 Verwundete von 29 Hauptverbandsplätzen 7,8%, wovon 3,7% penetrierend waren.

a) Symptome, unmittelbar nach der Verletzung.

Die Symptome einer Lungenverletzung sind in manchen Fällen so geringgradig, daß die Verwundeten sie kaum bemerken und in ihrer Tätigkeit nicht behindert werden. In anderen Fällen stürzen sie sofort zusammen, befinden sich in einem hochgradigen Schock, leiden unter starker Atemnot und speien viel Blut aus. Dazwischen finden sich alle Übergänge. Bei der Mehrzahl der Patienten pflegen die anfänglichen bedrohlichen Symptome in den ersten 2—3 Tagen vorüberzugehen. Bei der Minderzahl tritt in dieser Zeit, wie aus den später angeführten statistischen Zahlen hervorgeht, der Tod ein. Die Todesursachen sind gewöhnlich schwere Blutungen und Pneumothorax. Die Infektion fordert gewöhnlich erst später ihre Opfer, wenn sie auch bei breiter Brustöffnung für diese Frühtodesfälle nicht ohne Bedeutung ist.

b) Hämoptyse.

Über die Häufigkeit des Blutspeiens sind die Angaben sehr verschieden, weil seine Dauer manches Mal kurz ist und daher in den Lazaretten nicht zur Geltung kommt. Auch die Anamnese gibt oft darüber schlechte Auskunft. Durchschnittlich haben wohl $^3/_4$ aller Lungenverletzten Blut ausgespien. Aber es wäre falsch, eine Lungenverletzung auszuschließen, wenn dieses Symptom fehlt. Denn notwendig für dieses Symptom ist die Kommunikation des Schußkanals mit einem größeren Luftröhrenästchen. Bei vorübergehender Verlegung durch ein Fibringerinnsel kann die Blutung erst später eintreten. Andererseits kann Hämoptyse auch bei Lungenkontusionen durch Tangentialschüsse auftreten. Die ausgeworfene Blutmenge pflegt gering zu sein. Tödliche Hämoptoe kommt wohl kaum vor. Meistens hält das Blutspucken nicht länger als 4—5 Tage an; nach einer Woche trifft man es nur ausnahmsweise.

c) Atemnot.

Das zweite sehr wichtige Symptom ist die Atemnot. Sie kann in einer kleinen Anzahl der Fälle fehlen. Allein auch bei diesen Patienten ist ein geringes

Nachschleppen der verletzten Seite meistens wahrzunehmen. Die Atemnot ist bedingt durch Pneumothorax oder Hämothorax oder durch die Lungenverletzung selbst bzw. die Kombination dieser Zustände. Beim *Pneumothorax* unterscheidet man den *offenen* und den *geschlossenen*. Der erstere ist der gefährlichere Zustand. Sobald die Brusthöhle eröffnet ist, strömt die Luft ungehindert in den eröffneten Brustfellraum hinein und verwandelt den negativen Druck desselben in einen positiven. Die Lunge sinkt zurück und wird atelektatisch trotz der *Pendelluft*, welche bei der Exspiration aus der gesunden in die zusammengefallene hineingepreßt wird. Schon von weitem hört man bei jeder Inspiration das schlürfende Geräusch, das von der durch die Brustöffnung eintretenden Luft hervorgerufen wird. Je größer die Öffnung ist, um so schneller tritt der Pneumothorax ein, und um so stärker ist seine unmittelbare und spätere Wirkung auf das Individuum. Solche Patienten zeigen immer starke Schockerscheinungen. Denn es ist nicht nur die plötzliche Ausschaltung der einen Lunge mit dem durch die Luftberührung bedingten Brustfellreflex, sondern vor allem das gefürchtete „Mediastinalflattern". Das Herz und das Mittelfell werden für gewöhnlich durch die gleichmäßige, passive Ausdehnung und Verkleinerung der Lungen in einer gewissen Stellung fixiert. Durch den einseitigen positiven Druck, der durch die Mitbewegung auch der verletzten Brustkorbhälfte bei den Atembewegungen ständig wechselt, kommen sie nicht zur Ruhe, sondern es wechselt ihre Lage, wodurch Zerrungen und Abknickungen an den großen Gefäßen statthaben.

Wesentlich günstiger liegen die Verhältnisse beim *geschlossenen Pneumothorax*. Bei ihm rührt die Luft daher, daß sie im Augenblick der Verletzung eingeströmt ist, dann aber nicht heraus kann, weil die Wunde ihre Kommunikation mit der Außenwelt verloren hat. Oder es ist ein größerer Luftröhrenast eröffnet und durch diesen strömt bei der Inspiration die Luft in den wieder geschlossenen Brustfellraum hinein. Daß es bei glatten Infanteriedurchschüssen und den kleinen Granatsplittern so oft zum geschlossenen Pneumothorax kommt, hat nicht nur seinen Grund in den kleinen Schußöffnungen der elastischen Haut, sondern auch darin, daß die Schußkanäle durch die Brustwandung häufig nicht senkrecht, sondern schief verlaufen, so daß die Muskeln sich kulissenartig vorlagern und die zunächst bestehende Öffnung verdecken. Dieser Faktor spielt selbst bei größeren Hautöffnungen eine gewichtige Rolle. Die von jedem Geschoß „nachgesogene" Luftmenge ist nicht groß, aber sie vermehrt sich, je länger die Kommunikation mit der Außenwelt bestand, und je weiter sie war.

Der Nachweis kleiner Luftmengen ist schwer und praktisch ohne Bedeutung. Größere Mengen pflegen eher als Flüssigkeitansammlungen die betreffenden Brustkorbhälfte auszudehnen und zu einem Verstreichen der Zwischenrippenräume zu führen. Physikalisch ist der laute tympanitische Schall und die Abschwächung bzw. Aufhebung des Vesiculäratmens von Bedeutung. Bei Stäbchen-Plessimeterperkussion tritt besonders, wenn zur Luft- noch Flüssigkeitsansammlung hinzutritt, deutlicher metallischer Beiklang hinzu. Je nach der Größe der Luftmenge wird die Lunge mehr oder weniger atelektatisch, aber dieser Zustand ist wenig akut bedrohlich, weil nach dem ersten Schock eine gewisse Stabilität dieses krankhaften Zustandes besteht und das Mediastinalflattern fortfällt.

Wenn ein Bronchus eröffnet war, so kann daraus, wenn dieser sich nach kurzer Zeit verlegt, ebenfalls ein solcher geschlossener Pneumothorax entstehen. Gewöhnlich kommt es aber dann nicht zu einem solchen Verschluß, und nun entsteht ein *Ventilpneumothorax*, auf dessen Bedeutung weiter unten eingegangen werden soll.

Der *Hämothorax*, die Blutansammlung in der Brusthöhle, ist nur möglich bei kleinen, sich wieder schließenden Hautwunden oder bei größeren, offenbleibenden Wunden dann, wenn ihre Lage ein Ausfließen des ganzen Inhaltes unmöglich macht. Das Blut kann stammen entweder aus Gefäßen des Brustkorbes, den Arteriae intercostales und der Mammaria interna oder aus den Blutgefäßen der Lunge. Das erste Ereignis ist gefährlicher, weil die Blutung schwerer steht, da vom Brustkorb eine ansaugende Kraft stattfindet. Das zweite ist von diesem Moment auch nicht frei; allein hier wird die Öffnung eher durch Blutgerinnsel, Fibrin, Alveolarepithelien und die Infarzierung der Umgebung, die gewöhnlich in 2—3 cm statthat und eine Lüftung und dadurch bedingte Zerrung des Kanals zunächst nicht mehr erlaubt, verlegt. Dazu kommt, daß die in den Brustfellraum eingedrungene Luft und das ausgeflossene Blut auch die Gesamtbewegung der betreffenden Lunge beeinträchtigt. Die Lunge wird um so eher ruhig gestellt, je größer diese Mengen sind. Da wo alte Lungenverwachsungen vorliegen, ist ein Zusammenfallen des Schußkanals erschwert, und die Blutungen pflegen gefährlicher zu sein. Man nimmt jedoch an, daß erst die Menge von 2 Liter diejenige ist, bei welcher eine innere Verblutung eintritt. Der Hämothorax wird nicht so häufig beobachtet als die Hämoptyse, etwa nur in 60—70%. Allein es ist zu bedenken, daß kleine Mengen eben perkutorisch nicht nachgewiesen werden können.

Das *Hautemphysem* ist eine seltenere Folgeerscheinung (8—11%). Wenn es auftritt, pflegt es gewöhnlich nicht sehr umfangreich zu sein. Damit es zustande kommt, ist notwendig, daß nicht nur das Loch in den Lungen, sondern auch im Brustfell für eine gewisse Dauer offen bleibt, um die Luft in das Unterhautzellgewebe einströmen zu lassen, während andererseits die Haut über der Stelle geschlossen ist. Im jetzigen Krieg haben es einige Chirurgen häufig gesehen. Indessen darf darauf hingewiesen werden, daß Hautknistern und eine geschlossene Brustschußwunde noch nicht eine *Lungenverletzung bedeuten muß*. Denn es kann sich um exogene Luft handeln, die bei Eröffnung des Brustfells infolge des negativen Druckes in das Unterhautzellgewebe angesogen wurde. Voraussetzung dafür ist natürlich schnelle Verlegung von Haut- und Brustfellöffnung. Von Wichtigkeit ist das *Mediastinalemphysem*, das leicht einen tödlichen Ausgang herbeiführen kann im Gegensatz zum vorigen, das selbst bei hohen Graden ungefährlich bleibt. Man erkennt es durch Auftreten von Luft unter der Haut des Jugulum. Es kann bei Verletzung von lufthaltigen Halsorganen (dem Kehlkopf, der Luftröhre) nach unten in die Maschen des Zellgewebes des Mittelfells heruntersteigen oder — und das interessiert uns hier — durch Verletzung der intrathorakalen Trachea oder der Hauptbronchen mit gleichzeitiger Verletzung im Mediastinum entstehen. Eine direkte Fortpflanzung der Luft aus einem Pneumothorax in das Mittelfell kommt nicht vor, es sei denn, daß sein Zellgewebe durch den Schuß verletzt ist. Während das Unterhautzellemphysem fast nur bei der Exspiration, namentlich der forzierten bei Hustenstößen, weiterschreitet, ist das beim Mediastinalemphysem auch bei Inspiration der Fall.

d) Herzerscheinungen.

Es ist natürlich, daß die gröbere Läsion einer Lunge durch die Veränderung der Atmung auch das Herz beeinflußt. Wichtig sind die Lageveränderungen, welche durch große Ansammlung von Luft oder Flüssigkeit oder durch den offenen Pneumothorax bedingt sind. Sie machen sich besonders bei linksseitigen Schüssen geltend. Dazu gesellen sich dann die Erscheinungen von Anämie, welche durch die Blutung veranlaßt sind.

e) Rectusspannung.

Von Wichtigkeit ist, daß wir auch bei reinen intrathorakalen Verletzungen ein Symptom finden können, das uns bei intraperitonealen Verletzungen etwas Gewöhnliches ist, nämlich die *Rectusspannung*. Sie beruht wahrscheinlich auf Reizung von Intercostalnerven. Durch sie ist bei Schüssen, bei denen die Läsion des Bauches nicht ausgeschlossen werden kann, die Differentialdiagnose sehr erschwert. Zu merken ist, daß bei Brustverletzungen die Spannung nicht beide Recti, sondern meistens nur den der betroffenen Seite befällt, daß sie gleich nach der Verletzung da ist und allmählich verschwindet, daß sie durch psychische Ablenkung und Morphiumgabe zu beeinflussen ist, und daß der Bauch an anderen Partien weich, leicht eindrückbar und schmerzlos ist.

f) Behandlung der frischen Verletzung.

Das erste Erfordernis für einen Brustschußverletzten ist Ruhe. Wenn möglich, ist jeder Transport zu vermeiden. Hinsichtlich der *Lagerung* habe ich im Krieg die Erfahrung gemacht, daß die alte Vorschrift, solche Verwundeten mit erhöhtem Oberkörper zu lagern, nicht immer angebracht ist. Denn viele befinden sich bei horizontaler Lage oder nur wenig erhöhtem Oberkörper subjektiv viel besser. *Sodann gebe man solchen Patienten sofort 0,02—0,03 Morphium und spare damit auch weiterhin in den ersten Tagen nicht.* Bei Schock und bedrohlichen Herzerscheinungen gebe man außerdem Analeptica (Campher, Cardiazolsubcutan, Digalen oder Digipuratum intravenös)!

Unser weiteres Verhalten sowohl auf dem Gefechtsfeld als auf dem Truppen- wie Hauptverbandplatz wie im Feldlazarett richtet sich danach, ob der Brustfellraum offen oder geschlossen ist, d. h. ob Luft bei Atembewegungen aus der Wunde ein- oder ausströmt, also ob ein offener Pneumothorax besteht. Da die Möglichkeit bei kleinen Ein- oder Ausschußwunden besteht, daß momentan das Brustfelloch verlegt, aber durch Bewegungen wieder geöffnet werden kann, so muß schon der erste Notverband durch den Krankenträger ein typischer, d. h. ein *luftdichter* sein. Über den Wundverband wird ein denselben an Größe übertreffendes Stück *wasserdichten Verbandstoffes* gelegt, mit Heftpflaster an der Haut befestigt, darüber wieder Gaze gepackt und ein zweites größeres Stück wasserdichten Verbandstoffes gelegt und angewickelt, das bei Tangentialschüssen mit breiter Aufpflügung der Brustwand den ganzen Brustkorb umgibt. Zu diesem Zweck habe ich als Heeressanitätsinspekteur die Ausrüstung jeder Krankenträgertasche mit großen Stücken wasserdichten Verbandstoffes angeordnet[1]. Ein gewöhnlicher Heftpflasterverband direkt über der die Wunde bedeckenden Gaze genügt nicht. Denn derselbe wird durch das bei den Atembewegungen herausströmende blutige Exsudat gelöst. Selbst Segeltuchpflaster pflegt den Zweck nicht zu erfüllen. Diese Notverbände, richtig angelegt, haben sich in dem jetzigen Krieg sehr bewährt. Wenn der Verwundete dann zum Arzt kommt, muß dieser, damit er ihn bei der Verbandabnahme nicht einem plötzlichen offenen Pneumothorax aussetzt, je nach den Verhältnissen alles für seine eventuellen operativen Maßnahmen zurecht legen. Dagegen ist oft gefehlt worden. BINHOLD berichtet aus dem jetzigen Polenfeldzuge von 3 Todesfällen auf dem Verbandtisch unmittelbar nach Lüftung des luftdichten Verbandes.

Das weitere Vorgehen ist verschieden: *1. Bei glatten kleinen Durchschüssen und Steckschüssen, gleichgültig von welchem Geschoß, ohne offenen Pneumothorax verhalte man sich konservativ.* Darin stimmen auch die Franzosen und Engländer mit uns

---

[1] Übrigens hatte schon LARREY den abschließenden Pflasterverband empfohlen.

überein. Die Amerikaner neigen auch bei diesen Wunden zu primärer chirurgischer Wundrevision, weil erst durch diese die eventuellen Splitterungen der
Brustwand, die Größe der Brustfell-Lungenverletzung erkannt und behandelt
werden können. Aber die zahlreichen günstigen Erfahrungen im I. Weltkrieg
und in diesem Krieg sprechen gegen diese prinzipielle Maßnahme.

2. *Glatte kleine Ein- und Ausschüsse ohne offenen Pneumothorax, aber mit
fühlbarer Splitterung der Brustwand (Rippen, Brustbein, Schulterblatt), sind besser
zu operieren.* Denn bei ihnen sind Brustfell und Lungen fast immer mitverletzt.
Der Chirurg bereite sich daher ebenso vor wie bei den Eingriffen zu 3.

Bei Blutungen aus den *Intercostalarterien* ist es manches Mal ohne Rippenresektion für den Anfänger nicht leicht, die zurückgezogenen Enden zu fassen
und zu ligieren. Dann ist es zu empfehlen, die Arterie dadurch zusammen-
zuschnüren, daß man in einer Entfernung von 2 cm von jedem Frakturende
mit der Nadel je einen starken Catgutfaden im Zwischenrippenraum unterhalb
dicht neben der Rippe durch die Muskulatur einführt und im darüberliegenden
Zwischenrippenraum ebenso wieder herausführt, um nun durch Knoten desselben
sämtliche Weichteile gegen die Rippe zu pressen.

3. *Glatte Durch- und Steckschüsse mit kleinem Ein- und Ausschuß, ohne
offenen Pneumothorax, aber mit offenbarer starker Blutung in den Brustfellraum.*
Sie sind erkennbar an dem schweren Allgemeinzustand, hochgradiger Atemnot,
Anämie und Dämpfung bis zur 2. Rippe innerhalb der ersten 24 Stunden und
Herzverschiebung. Bei Vollkommenheit der chirurgischen Vorbedingungen
(also auch Vorhandensein eines Druckdifferenzapparates) ist die Operation
angezeigt. Denn es handelt sich um Blutung aus größeren Lungengefäßen,
Herzverletzungen oder Aorta- bzw. Pulmonalisschüssen. Doch wird ein
Erfolg nur selten beschieden sein. SAUERBRUCH empfiehlt daher, zunächst
nur 300 ccm Blut abzulassen. ROUVILLOIS und GRÉGOIRE haben in solchen
Fällen zur Indikation für Operation eine Probepunktion empfohlen von der
Erfahrung ausgehend, daß Blut im Brustfellraum nach 5 Stunden seine Gerinn-
barkeit verliert. Gerinnt das aspirierte Blut, so ist das ein Beweis, daß die
Blutung noch fortbesteht. Deutsche Chirurgen haben sich in diesem Feldzug
von der Richtigkeit nicht überzeugen können.

4. *Besteht ein offener oder Ventilpneumothorax, so muß in jedem Fall nach
kurzer Erholung vom Transport operiert werden* [1]. Es wäre falsch, ein vollständiges
Abklingen des Schocks abwarten zu wollen, weil gerade der offene Pneumothorax
den Schockzustand unterhält. Die Ansichten über die Operationsmethoden haben
im Lauf des I. Weltkrieges Wandlungen durchgemacht. Die Franzosen nennen
sie „revolutionär". Für uns Deutsche, die durch die Ideen SAUERBRUCHs in der
Lungenchirurgie den anderen Nationen vorausgeeilt waren, konnten sie das
nicht sein. Aber gesagt muß leider werden, daß sie auch bei uns noch nicht
Allgemeingut der Ärzte geworden waren. Daß ein offener Pneumothorax unter
jeden Umständen operativ geschlossen werden muß wegen der akuten Lebensgefahr gleich wie die Blutstillung und Tracheotomie, war ihnen noch nicht
in Fleisch und Blut gegangen, ebensowenig wie daß das *Druckdifferenz*verfahren
Operationen an Brustfell und Lungen gefahrloser für den Patienten macht.
Für letztere fehlte allerdings im I. Weltkrieg ein handlicher Apparat [2]. Für diesen
Krieg ist ein Zusatzgerät in der Sanitätsausrüstung, das mit Hilfe des Sauer-
stoffgerätes eine Überdrucknarkose ermöglicht. Erwähnt muß hier werden,
daß über den Nutzen des Druckdifferenzverfahrens im I. Weltkrieg und auch

---

[1] Während dieser Zeit ist aber Verschluß des Pneumothorax mit wasserdichtem Verbandstoff notwendig, um den Zustand sofort zu verbessern.

[2] In Deutschland galt der TIEGEL-HENLE-HAERTEL-, in Amerika der GWATHMEY-Apparat
als der beste.

jetzt noch die Meinungen geteilt sind. Während die Amerikaner uns Deutschen bezüglich der Notwendigkeit desselben auch für Kriegsverhältnisse vollkommen zustimmen, stehen Franzosen und Engländer auf dem Standpunkt, daß er unnötig wäre. Namentlich die ersteren sehen als eine große neue chirurgische Erfahrung an, daß man ohne jeden Apparat am Brustfell und den Lungen operieren könne, und daß der „chirurgische Pneumothorax" dem Patienten nichts schade. CLAVELIN behauptet in seinem Précis de chirurgie de guerre, daß die französische Methode der deutschen überlegen sei. Demgegenüber betont aber der amerikanische Sanitätsbericht, daß an Lazaretten, an welchen beide Methoden nebeneinander angewandt wurden, die Überlegenheit des Druckdifferenzverfahrens sowohl bezüglich der postoperativen Todesfälle als auch der späteren Komplikationen erwiesen sei. *Wenn* JEHN *in einer Sammelstatistik von 59 Fällen nur 19 Todesfälle = 32,2% feststellte, während sonst bei offenem Pneumothorax 90% starben, so ist damit der überzeugende Beweis für die Richtigkeit dieses Vorgehens erbracht.* Von ihm ist auch eine gute Improvisation (s. Abb. 128) für Feldverhältnisse angegeben.
Die Druckdifferenz beträgt bei ihm etwa 8—12 ccm Wasser, beim amerikanischen GWATHMEY-Apparat bis zu höchstens 16 mm Quecksilbersäule.

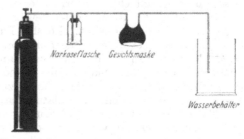

Abb. 128. JEHNscher Feldapparat zum Überdruck mittels Sauerstoffbombe hergestellt.

Das operative Vorgehen ist nach kurzer Erholung vom Transport folgendes: *Anästhesie.* 0,02 g Morphium. Allgemeinnarkose: Äthernarkose: mit Druckdifferenz (die Engländer bevorzugten Chloroform, Amerikaner gaben nur Stickoxydul, die Franzosen Äther). *Lokalanästhesie ist mit Rücksicht auf Brustfellreflexe nicht empfehlenswert.* Stirnlampe. Chirurgische Wundtoilette der Brustwandwunde, Entfernung der Knochensplitter, Stillung der Blutung aus Intercostalarterien, Resektion bzw. Glättung der Rippenfragmente, eventuell des Schulterblattes und Brustbeins. Einlegen einer Rippensperre, die in die Sanitätsausrüstung hineingehört. Reinigung der Brustfellhöhle mit feuchten Gazetüchern. Entfernung sichtbarer oder fühlbarer Geschosse in Brustfell oder Lunge. Dann erst allmähliche Aufblähung der Lunge. Wenn die Wunde an sich zu klein zum Einführen der Hand ist, kann durch sparsame weitere Rippenresektion Platz geschaffen werden. Versorgung der Lungenwunde durch Naht, Brustfellnaht, enge Hautnaht ohne Drain; BÜLAU-Drainage.

Es erhebt sich die Frage: „Was tun, wenn ein Druckdifferenzapparat nicht zur Verfügung steht"? Die Erfahrungen der Engländer und Franzosen lehren uns, daß man auch dann von dem oben geschilderten operativen Vorgehen nicht Abstand zu nehmen braucht, wenn auch die Erfolge schlechter sind. Die Engländer und Amerikaner sind noch einen Schritt weitergegangen, indem sie die Thorakotomie nicht von den Wunden aus, sondern am *Ort der Wahl* machten, gleich der Laparotomie. Die Amerikaner halten diese Methode für die Idealmethode. Sie erlaubt Manipulationen an jedem Lungenlappen und am Zwerchfell. Nach voraufgegangener Versorgung der Brustwandwunden Seitenlagerung. Ein Stück der 4. oder 5. Rippe länger als die Handbreite des Operateurs wird reseziert so, daß der Mittelpunkt derselben etwas näher dem Rippenwinkel als dem Brustbein liegt. Rippensperrer meistens nicht notwendig.

Indessen diese ideale Versorgung der Brustfell-Lungenschußverletzung läßt sich vorn doch nur unter ganz besonders günstigen Verhältnissen durchführen, auch selbst wenn ein Druckdifferenzapparat zur Verfügung steht. Dazu kommt, daß diesen immerhin doch sehr großen Eingriff der Verwundete nur aushält, wenn der offene Pneumothorax nur kurze Zeit bestand, wenn die Brustwand-

lücke klein ist oder durch kulissenartige Verschiebung von Muskulatur nur zeitweise offen war *(Ventilpneumathorax)*, kurz wenn der Shockzustand ein geringer
ist. Auch kann die Lage der Brustwandöffnung insofern günstig sein, als sie
hinten liegt, während die vordere bereits verklebt ist. Dann verhindert die
Rückenlage des Patienten das dauernde Zuströmen von Luft.

   *Forderung muß bleiben, daß jeder Arzt, auch der Nichtchirurg, den offenen
Pneumothorax schließen muß, gleichgültig, wann er ihn zu Gesicht bekommt*, natür-
lich vorausgesetzt, daß die Gefechts- und sonstigen Verhältnisse es erlauben.
Im jetzigen Krieg haben Truppenärzte manchesmal bei schwierigen äußeren
Lagen ohne Rücksicht auf Asepsis den offenen Pneumothorax sofort zugenäht.
Auf dem Hauptverbandplatz wurden dann die Nähte gelöst und ein neuer
Verschluß nach typischer Wundrevision gemacht. Kann er das nicht, dann
muß er den Verwundeten einen wirklich gut *luftdicht* abschließenden Verband
anlegen, Morphium in hoher Dosis und Analeptica geben und ihn möglichst
schnell in *kurzem* Transport zur nächsten Sanitätsformation senden. Der *Naht-
verschluß* kann einfach, schwierig oder unmöglich sein je nach der Größe der
Brustwandöffnung. Er verzichtet bewußt auf eine genaue Untersuchung und
Versorgung der Brustfellhöhle und der Lunge, sowie auf die Fahndung nach
Steckgeschossen. *Örtliche paravertebrale Schmerzausschaltung ist das Mittel der
Wahl.* Kommt man damit nicht aus, dann Äthernarkose. Vor Evipanbetäu-
bung und intravenöser Skopolamin-Eukodal-Ephetonineinspritzung ist wegen
einiger böser Zufälle im jetzigen Krieg zu warnen. Nach Ausschneidung der
Wundschichten Brustfell, Muskulatur, Fascie und Haut schichtweise zunähen!
Doch lasse man die Haut nach 12 Stunden besser offen. Ist schichtweise Naht
nicht möglich, so soll wenigstens die Haut unter Umständen durch Hautlappenverschiebung geschlossen werden. Bewährt haben sich auch gestielte
Muskellappen aus den Pectorales, *Latissimus dorsi und Schulterblattmuskeln.*
Bei Defekten des unteren Brustkorbteils gibt die Abtrennung des Zwerchfell-
randes am Sinus phrenicocostalis und Vernähung mit der Pleura costalis gute
Erfolge, oder es kommt die Durchschneidung des N. phrenicus zwecks Höher-
treten des Zwerchfells in Frage. Bei Brustfelldefekten hat LÄWEN die Mobili-
sierung desselben empfohlen. Durch Schnitt auf der Außenseite benachbarter
Rippen wird das Periost eingeschnitten und wie vor einer Resektion abgelöst.
Doch ist die Ausgiebigkeit keine große.

   Wenn ein Weichteilverschluß nicht möglich ist, kann man die Lunge in
die Brustwandlücke einnähen. Dieses Verfahren wird von einigen gelobt, von
anderen verworfen. **Die** Lungennähte schneiden leicht durch. REHN jun. hat
die *percostale* und *percutane* Naht empfohlen, um die Lungennähte besser zu
verankern. Auch über den Nutzen dieses Verfahrens sind die Ansichten sehr
geteilt. Schließt die angenähte Lunge nicht vollkommen die Lücke ab, so
haben wir wieder den offenen Pneumothorax.

   *Daher ist bei größeren Lücken, die nicht durch irgendeine Verschlußnaht ge-
schlossen werden können, die breite und feste Tamponade des Brustfellraums in Form
der* MIKULICZ*schen Beuteltamponade das sicherere Verfahren.* Durch diese wird
natürlich das Eindringen von Luft in die Brustfellhöhle auch nicht ausgeschaltet; aber es wird, wenn darüber mit wasserdichtem Verbandstoff ein
gut abschließender Verband gemacht wird, hochgradig vermindert. *Ihr
Hauptzweck aber ist die Ruhigstellung der Lunge und des Mediastinums.*
Eine Jodoformintoxikation ist wegen des nach außen abfließenden reichlichen Sekretes nicht zu fürchten. Eine spätere Anlegung der Lunge an das
parietale Brustfell wird dadurch nicht verhindert, wenn sehr bald regelmäßige
Lungenaufblähungen mittels Apparat oder GOETZEscher Maske gemacht werden.
Diese Tamponade ist auch zu empfehlen bei sehr schlechtem Allgemeinzustand

und bei augenscheinlich sehr starker Verschmutzung der Wunde sowie nach 12 Stunden, nach welcher man mit einer Infektion der Brustfellhöhle sicher rechnen muß. Es ist klar, daß ein Verwundeter, bei dem der Verschluß gelungen ist, nachträglich einer genauen Beobachtung bedarf. Spannungspneumothorax, Empyem, Aufgehen der Verschlußnaht sind häufige Ereignisse. *Allen diesen Komplikationen wird am ehesten vorgebeugt durch eine in einem hinteren Zwischenrippenraum anzulegende* BÜLAU-*Drainage.*

Beim halbsitzenden Patienten wird ein Trokar in der mittleren Axillarlinie — den Zwischenrippenraum bestimmt man durch Einführen einer Kornzange an den tiefsten Punkt oberhalb des Sinus costo diaphragmaticus vor vollkommenem Schluß der Brustwandwunde — nach kleiner Hautincision, die später tamponiert wird, hineingestochen. Der Stachel wird herausgezogen und nun ein dünner Nelatonkatheter durch die Lichtung des Troikars in die Brustfellhöhle geführt, so daß er die Lichtung luftdicht abschließt.

Das Unterlassen derselben wird heutzutage als ein Kunstfehler angesehen. Aber die BÜLAU-*Drainage muß auch wirklich luftdicht schließen.* Zu diesem Zweck schneidet man das andere Ende des Nelatonkatheters in etwa 1 cm Länge ab. Diesen so geschaffenen Ring erweitert man durch Spreizen mit der Kornzange und zieht ihn über den Nelatonkatheter und das hervorragende Trokarende bis an die Brusthaut. Sonst können nach der Naht *Brustwandphlegmonen* und subpectorale, subskapulare und axilläre Abscesse auftreten. Die BÜLAU-Drainage kann auch dann angelegt werden, wann ein baldiger Transport in Aussicht steht.

Außerdem muß der durch Naht verschlossene Defekt der Brustwand durch halbkreisförmige, dachziegelförmig übereinandergelegte Heftpflasterstreifen gestützt werden, um dem nicht seltenen vom 4.—6. Tage drohenden Aufplatzen und sekundärem offenem Pneumothorax vorzubeugen.

5. Die Blutungen aus größeren Lungengefäßen bei offenem Pneumothorax pflegen die vorderen Sanitätstationen nicht lebend oder in extremis zu erreichen. Eine Operation halten diese Patienten nicht mehr aus. Da wo der Allgemeinzustand einen Eingriff noch erlaubt, muß man an der Stelle der das Blut entleerenden Schußöffnung einen 12—15 cm langen Intercostalschnitt machen, die benachbarten Rippen resezieren und kann nun mit der ganzen Hand in den Brustfellraum hinein, die Lunge fassen, vorziehen und besichtigen. Mit tiefgreifenden Nähten wird dann die Lungennaht gemacht oder wenn die Fäden in dem morschen Gewebe durchschneiden, eine Jodoformgazetamponade auf dem Wundbett mittels Nähten festgeknüpft. Indessen sei man mit der Diagnose einer fortbestehenden schweren Lungenblutung nicht zu vorschnell; denn wenn man bald nach der Verletzung den Verband von einem offenen Pneumothorax fortnimmt, so strömt stoßweise synchron mit der Atmung immer blutige Flüssigkeit, nämlich die des Hämothorax heraus.

6. Steckgeschosse. Vor einer Röntgenuntersuchung frischer Brustschüsse ist zu warnen (SAUERBRUCH, JEHN) im Gegensatz zu den Amerikanern und Engländern, die sie empfehlen. Die sicht- und fühlbaren Steckgeschosse sind selbstverständlich gelegentlich notwendiger Operationen zu entfernen.

7. Brust-Bauchschüsse sind auch bei begründetem Verdacht zu operieren. Ob transdiaphragmal oder von einem gesonderten Schnitt hängt von dem einzelnen Fall ab [1]. Wenn Schußöffnungen im Komplementärraum liegen, besonders wenn sie groß sind, ist der erste Weg vorzuziehen. Man erweitert nach dem Vorgange von SAUERBRUCH und JEHN die Wunde, bringt sich das Zwerchfell mit seiner Verletzung zu Gesicht, spaltet es quer zur Faserrichtung und näht seinen zentralen Rand an die gegenüberliegende Pleura costalis und Muskulatur, um das Brustfell von einer Infektion durch die Bauchhöhle abzuschließen.

---

[1] Im jetzigen Krieg ist bisher der abdominale Weg häufiger bevorzugt worden.

Nach Versorgung der Wunden in der Bauchhöhle drainiert man diesen neugeschaffenen subdiaphragmatischen Raum. Da dieser Weg nur einen guten
Überblick über Leber und Milzverletzungen gibt, so ist man meistens gezwungen,
noch eine Laparotomie hinzuzufügen. *Allein man versäume auch, wenn man
nur eine Laparotomie macht, nie die Zwerchfellwunde durch Naht zu verschließen,
damit später kein Zwerchfellbruch entsteht.* Dieses aktive Vorgehen hat die große
Sterblichkeit dieser Schüsse bei konservativem Verhalten bedeutend herabgesetzt (40%). Das Studium der *Zwerchfellhernien* hat sich durch den Krieg
sehr vertieft. Sie liegen mit vereinzelnen Ausnahmen links; in diesem Krieg
sind bei Transversalschüssen sogar Brüche in beiden Zwerchfellkuppen beobachtet worden. Nach mehr oder weniger langen (bis Jahre) gesundem Intervall
bekommen solche Patienten entweder unbestimmte Magenbeschwerden oder
plötzliche unvollkommene oder vollkommene Incarcerationserscheinungen. Aus
Unkenntnis sind fast die Hälfte dieser Fälle nicht diagnostiziert worden, obwohl
die Diagnose im Röntgenbild nicht schwer ist. Operative Beseitigung ist notwendig, aber wegen der Verwachsungen häufig sehr schwierig. Zunächst ist
der thorakale Weg zu empfehlen, weil die Lösung der Verwachsungen leichter
ist, und die Zwerchfellücke sich von hier besser als von der Bauchhöhle nähen
läßt. Gerade mit Rücksicht auf die Verwachsungen wird im jetzigen Krieg die
Frühoperation warm empfohlen.

8. *Bei Brust-Rückenmarkschüssen* ist von Fall zu Fall zu entscheiden.

9. *Lungenkontusionen* können mit und ohne äußere Wunden ein sehr
schweres Krankheitsbild analog den Lungenschüssen machen. Bald finden wir
daneben einen Erguß, bald eine Infiltration der Lunge. Die Infarzierung ist
meistens keine sehr ausgedehnte, aber sie ist multipel. Auch ihre Prognose ist
sehr ernst. Abgesehen von der operativen Versorgung der Brustwandwunde
ist sonst eine Operation nicht angezeigt. Punktionen bekämpfen einen eventuellen Hämothorax. Bei späteren Abscessen Eröffnung.

g) Weiterer Verlauf der Brustfell-Lungenverletzungen und ihre Behandlung.

Vor einem Frühtransport ist wegen der möglichen Komplikationen ganz
allgemein zu warnen. Wenn er aus militärischen Gründen durchgeführt werden
muß, ist der Flugzeugtransport dem mit dem Kraftwagen vorzuziehen. Offene
mit Nahtverschluß versehene Pneumothoraces dürfen nicht vor 14 Tagen transportiert werden, weil vom 5.—14. Tage das Aufplatzen der Naht und damit der
sekundäre offene Pneumothorax droht. Alle Lungenverletzten mit Komplikationen sollten nicht vor 3 Wochen, solche, die gefiebert haben, erst 14 Tage
nach Entfieberung evakuiert werden.

Im weiteren Verlauf sind die mechanischen Störungen und die Infektion
in Betracht zu ziehen. Bei einem nicht geringen Teil der glatten Infanterie-
und kleinen Granatsplitterdurchschüsse erleben wir eine auffallend schnelle
Genesung. Man sei jedoch mit einem Urteil über die vollkommene Wiederherstellung vorsichtig. Denn häufig treten später noch Brustfellschwarten und
Adhäsionen, welche für die Atmung hinderlich sind, in die Erscheinung. Bei
einer großen Zahl der Verwundeten lassen die anfänglichen bedrohlichen
Symptome nach wenigen Tagen nach. Die Hämoptyse und die Atemnot
hören auf, und die Erscheinungen von seiten des Herzens gehen zurück. Die
Gefahren, die in diesen ersten Tagen drohen, sind abgesehen von Herzschwäche
ein übersehener oder noch nicht versorgter *offener Pneumothorax, Aufplatzen
des Nahtverschlusses, Fortbestehen einer Blutung, Spannungspneumothorax und
Mediastinalemphysem.*

Hinsichtlich der Blutung s. S. 430 und 433. Der *übersehene oder noch nicht versorgte offene späte* Pneumothorax kommt gar nicht selten vor. Grund dafür ist häufig, daß die Wunde mit der Kommunikation zur Außenwelt an der Rückenseite liegt, so daß der Patient sie bei der Rückenlage verschließt. Oft aber liegt sie an der vorderen Brustwand. Ein gewöhnlicher Heftpflasterverband kann sie nicht luftdicht abschließen, weil dies das bei jeder Inspiration ausströmende blutige Exsudat löst. KOLBE hat dafür eine Montage aus Stentzmasse, WESTHUES eine Celluloidgipsplatte angegeben, unter denen sich kleinere Defekte per granulationem schließen. Dieses Verfahren erspart dem meistens sehr heruntergekommenen Patienten einen operativen Eingriff. In diesen Fällen liegt schon immer eine Infektion des Brustfells vor. Hier muß also immer eine BÜLAU-Drainage angelegt werden. *Eine Thorakotomie oder Rippenresektion mit offener Drainage wäre ein Kunstfehler.* Platzt der Nahtverschluß auf, so entsteht ein sekundärer offener Pneumothorax mit eitrigem Exsudat. Eine nochmalige Naht zu versuchen ist durchaus nicht zwecklos. In Betracht kommt sonst die sofortige BÜLAU-Drainage oder die feste Tambonade der Brustfellhöhle nach SAUERBRUCH (s. S. 432). Bei beiden ist ein luftdichter Verband anzulegen.

Der *Spannungspneumothorax* kann rein mechanisch oder durch Infektion bedingt sein. Rein mechanisch kommt er zustande, wenn es sich um einen nach außen oder innen offenen Pneumothorax handelt, der gleichsam durch eine Art Ventilverschluß bei der Inspiration mehr Luft in sich aufnimmt als er bei der Exspiration abgibt. Das kann eintreten, wenn die kleine äußere Wunde sich durch vorgelagerte Muskulatur oder Haut zeitweise verlegt oder wenn der sonst wieder geschlossene Brustfellraum durch eine Bronchialfistel Luft aus der Trachea bekommt. Nicht plötzlich, sondern innerhalb von Stunden oder Tagen stellt sich dieser Zustand ein und erreicht durch die Verdrängung der anderen intrathorakalen Organe einen mit größter Atemnot verknüpften lebensgefährlichen Zustand. Dann, wenn es sich nicht um reine Luft, sondern auch um Flüssigkeit handelt, kann die Diagnose perkutorische Schwierigkeiten machen. Mit dem Aufsetzen von Lungenverletzten zwecks Perkussion der hinteren Lungenpartien sei man wegen der Gefahr des Kollapses sehr sparsam. Allein Stauung der Halsvenen, besonders starke Ausdehnung der betroffenen Brustkorbhälfte, Verlagerung des Herzspitzenstoßes, Preßatmung sowie Probepunktion führen zur richtigen Erkenntnis. Die Punktion allein mit Abströmenlassen der Luft führt nicht zum Ziel, wenn sie auch im Augenblick Erleichterung gibt und die Lebensgefahr nehmen kann. Aber die Luft ersetzt sich wieder und der alte Zustand kehrt bald zurück. Der *äußere* Ventilpneumothorax ist durch Brustwandoperation, der *innere* durch Versorgung der Lungenwunde unter Druckdifferenz zu beseitigen. In vielen Fällen bedarf es keiner Operation, sondern es genügt eine Punktion mit mittlerer Kanüle, über deren Ansatzstück man einen mit einer Öffnung versehenen Condomfingerling befestigt. Dieser verschließt sich bei der Inspiration, läßt aber die Expirationsluft herausströmen.

Anders verhält sich der Spannungspneumothorax auf *infektiöser* Grundlage. Bei ihm handelt es sich nie um eine reine Luftansammlung, sondern um einen Bluterguß, welcher sich faulig zersetzt. Ein Patient, der sich heute noch wohl befindet und nur einen Hämothorax von mäßiger Größe aufweist, kann innerhalb von 12—24 Stunden in einen bedrohlichen Zustand kommen. Plötzlicher hoher Anstieg der Temperatur pflegt diesen Vorgang einzuleiten. Dieser infektiöse Spannungspneumothorax tritt nicht selten auch viel später während des Heilungsverlaufs auf. Die Bakterien, welche hierbei im Spiele sind, können verschiedene sein, das Bacterium coli, der Streptococcus putridus anaerobius und Gasödembacillen. Den Vorgang deswegen für eine typische Gasödem-

erkrankung zu halten, dürfte nicht richtig sein. Denn es fehlt ihm das Ödem und
die aputride Muskelgangrän, die für jene charakteristisch sind. Auch heilt er bei
rechtzeitigem therapeutischem Eingriff aus. Es handelt sich eben um eine
Mischinfektion mit anaeroben Bakterien, bei welcher die Bacillen die Rolle der
Gasbildung übernehmen, aber eine besondere spezifische Schädigung nicht veranlassen. Die Diagnose ist leicht. Punktiert man nur Luft, so stinkt dieselbe,
punktiert man auch Flüssigkeit, so zeigt diese in Zersetzung begriffenes stinkendes
Blut. Behandlung: Wiederholte Punktion und Ablassen von wenig Flüssigkeit,
oder besser noch gleich BÜLAU-Drainage. Erst nach 10—14 Tagen Rippenresektion und Behandlung wie beim Empyem, wenn Punktionen bzw. BÜLAU-
Drainage erfolglos sind.

Beim *Mediastinalemphysem* ist ein Einschnitt parallel dem Jugulum und
ein stumpfes Eingehen in das Maschengewebe oft von gutem Erfolg.

Sind die ersten Tage überstanden, so tritt die Bedeutung des gewöhnlichen
Pneumothorax hinter der des Hämothorax zurück. Er saugt sich einfach von
selbst auf und hinterläßt keine Schädigungen. Anders der *Hämothorax*.

h) Hämothorax.

Nach Untersuchungen von TROUSSEAU und MORITZ wird Blut von der Brustfellhöhle von Pferden und Hunden überraschend schnell aufgesaugt. Wenn das
beim Menschen nicht der Fall ist, so liegt nach MORITZ als Grund eine Infektion
vor, welche eine Pleuritis exsudativa hervorruft. Der Reiz des Blutes auf das
Brustfell könne nicht gut angeschuldigt werden. Das ergossene Blut gerinnt
nicht, sondern bleibt flüssig. Die wahrscheinlichste Erklärung dafür ist, daß
durch die Bewegungen der Lunge, des Herzens, des Zwerchfells und des Brustkorbs das Blut defibriniert wird, wofür das Fehlen des Fibrinogens und die
schnelle Ablagerung von Fibrinmassen an den Wänden spricht. Was wir beim
Hämothorax finden — es sei denn, daß es sich um eine fortdauernde Blutung[1]
handelt — ist auch kein reines Blut, sondern Blut und Exsudat. Die Zunahme
einer Dämpfung in den ersten Tagen nach einer Verletzung muß also nicht
immer auf eine neue oder anhaltende Blutung zurückgeführt werden, sondern
ist meistens auf die Brustfellausschwitzung zurückzuführen. Das nämliche
gilt auch von Wiederansammlungen nach Punktionsentleerungen. Große Ergüsse
bedingen schwere Atemnot und Herzschwächeerscheinungen, wegen der vollkommenen Ausschaltung der betreffenden Lunge und der Verdrängung des
Herzens. Linksseitige Ergüsse sind in dieser Hinsicht naturgemäß gefährlicher.
Sie müssen sofort punktiert werden, sobald die Indicatio vitalis besteht. Abgesehen von obigen Symptomen hielt man diese früher für gegeben, wenn der
Erguß vorn bis zur 2. Rippe geht. Indessen richtet man sich besser nach dem
Gesamtbild und wartet nicht zu lange. Vorzüglich punktiere man dann, wenn
das Herz verdrängt wird und lasse etwa 200 ccm *langsam* ab, entweder mit
dem POTAINschen Apparat oder mit einer gewöhnlichen 10 ccm fassenden
Punktionsspritze. Derartig große Ansammlungen sind aber nicht häufig; meistens
halten sie sich in mäßigen Grenzen und saugen sich von selbst allmählich in
4—6 Wochen auf. Doch können darüber auch 8—12 Wochen vergehen. Sie
bedingen meistens nur in den ersten Tagen nach der Verletzung Fieber (bis
zu 39⁰) und verlaufen dann weiter mit normalen oder subfebrilen Temperaturen.
Andererseits können auch klinisch sterile Blutergüsse lange Zeit hoch, allerdings nur remittierend fiebern, ohne daß eine Umwandlung in Eiter statthat. Der nicht infizierte Hämothorax galt noch bis zur Hälfte des I. Welt-

---

[1] Über die Behandlung derselben siehe S. 430 und 433.

krieges als ein noli me tangere; man überließ die Resorption der Natur. Erst die Rücksicht auf die schädlichen Folgen dieses konservativen Verhaltens einerseits und die Erfahrung, daß die gefürchtete Gefahr der Nachblutung tatsächlich kaum besteht, haben dazu geführt, daß man zu einer *frühen Punktion auch der kleinen Ergüsse* übergegangen ist. Die von einigen empfohlene Nachfüllung von Luft oder besser Stickstoff, um eine Nachblutung zu verhindern, ist nicht nötig. Man mache die erste Punktion nach 4 Tagen und wiederhole sie je nach Verlauf. Die Frühpunktion ist namentlich bei höherem Fieber zu empfehlen, wegen eventueller Umwandlung des Hämothorax in ein Empyem. Auch entleere man das erstemal nicht vollkommen, sondern begnüge sich mit Mengen von 200—300 ccm, damit nicht durch die Saugkraft der Spritze die frisch verklebte Lungenwunde wieder auseinandergerissen wird. Man hört am besten auf, sobald die Flüssigkeit dem Spritzenstempel nicht mehr leicht folgt oder stärkerer Hustenreiz eintritt. Man denke auch daran, daß infolge von frischen Abkapselungen oder alten pleuritischen Schwarten der Erguß nur vorn sitzen kann und versäume die Punktion *vorne* nie, wenn sie hinten negativ war. Nach mehreren Tagen der Ruhe muß mit methodischer Atemgymnastik begonnen werden. Sie besteht in tiefem Durchatmen und forcierter Exspiration in die vorgehaltene Faust bzw. Aufblähen von Luftringen oder besser noch der GOETZESCHEN Maske. Von WIETING ist ein frühzeitiger Lagewechsel im Bett und Aufstehen bzw. Aufsitzen empfohlen worden. Er begründet diese Maßnahme damit, daß bei der üblichen langen Rückenlage infolge von Schwartenbildung die sog. „*Liegedämpfung*" zustande kommt, d. h. ein Exsudat, welches hinten weit hinaufgeht, während die vorderen Partien des Brustkorbs freibleiben. Bei den Fällen von Hämothorax mit hohem Fieber sieht man häufig nach der Punktion ein sofortiges Abfallen des Fiebers und eine ungestörte Rekonvaleszenz.

i) Pleuraphlegmone. Empyem.

Nach den Untersuchungen NOETZELs u. a. ist das *Brustfell* für Infektionen besonders empfänglich bei Luftanwesenheit. Im Gegensatz zur primären Infektion ist die sekundäre hier besonders zu fürchten. Diese erfolgt nicht nur von der äußeren Wunde, sondern auch von der eröffneten Lunge aus. Man nimmt an, daß gewöhnlich nur die Schleimhaut größerer Bronchien Bakterien enthält. Ein großer Teil unserer Soldaten leidet im Felde an Bronchialkatarrhen. Da besteht die Möglichkeit, daß das Bronchiallungengewebe schon vor der Verletzung infiziert war, und nun die Keime in die Wunde hineinkommen. Beweisend dafür sind auch bakteriologische Untersuchungen (englischer Sanitätsbericht), durch welche in geschlossenen Empyemen nicht selten Pneumokokken und Influenzabacillen nachgewiesen wurden. Von Interesse sind ferner Beobachtungen, nach welchen Lungenschüsse eher Empyeme und Abscesse bekamen, wenn sie unter anderen Soldaten mit schweren Wundinfektionen lagen, während sie reaktionslos heilten, wenn sie sofort isoliert waren. Danach muß man auch an eine Inhalation von Eiterbakterien denken.

Wir müssen die *akute Brustfellphlegmone* vom *Empyem* unterscheiden, wenn auch die Übergänge zum Frühempyem flüssig sind. Die erstere macht das charakteristische Bild der schweren pyogenen Allgemeininfektion mit Continua und dem örtlichen Befund am Brustfell, das hochgerötet, geschwollen, ödematös ist mit dünnflüssigem mit Blut gemengtem, bald sehr reichlichem, bald geringem Exsudat. Sie ist die Folge meistens des weit offenen Pneumothorax und ist innerhalb von 3—5 Tagen trotz aller Behandlung fast immer tödlich. Behandlung: Weite Eröffnung des Brustfellraums mit anschließender ausgiebiger

Tamponade. Das *Frühempyem*, welches gewöhnlich bei wieder geschlossenem oder nur wenig offenem Brustfellraum auftritt, unterscheidet sich durch den besseren Allgemeinzustand und durch das mehr eitrige, fibrinreichere Exsudat.

Die Empyeme können *totale* oder *abgesackte* sein. Die Absackung kann regellos sein oder sie hält sich an bestimmte Orte, die *interlobären*, die *mediastinalen* und die *basalen* Empyeme. An diese Formen ist zu denken, wenn trotz sonstiger Erscheinungen die Punktionen an den üblichen Stellen negativ ausfallen. Die *interlobären* Empyeme machen perkussorisch eine streifenförmige Dämpfung, die links hinten zwischen Scapular- und mittlerer Axillarlinie in Höhe der Infrascapulargrube liegt, rechts vorn in der Gegend der rechten Mammilla, wenn das Empyem zwischen Ober- und Mittellappen liegt. Wertvoll ist Röntgendurchleuchtung im seitlichen und schrägen Durchmesser. Bei den *basalen* besteht kein physikalischer Unterschied gegenüber kleinen sonstigen Ergüssen oder Brustfellschwarten an der untersten Lungengrenze. — Man sieht namentlich bei Diagonalschüssen der einen Brustkorbhälfte nicht so selten ein umschriebenes Empyem vorn oder hinten, während der andere Brustfellraum frei ist oder vielleicht nur ein sympathisches seröses Exsudat enthält. Häufige physikalische Untersuchungen mit Röntgendurchleuchtungen kombiniert, sowie wiederholte Probepunktionen an verschiedenen Stellen geben Aufschluß.

Eindeutige Anzeichen für die Umwandlung des hämorrhagischen Exsudates in Eiter bzw. für eine Infektion gibt es nicht außer der Probepunktion. Hohes Fieber selbst für längere Zeit kann auch bei Hämothorax vorkommen. Für ein Empyem verdächtig ist allerdings, wenn deutlich intermittierender Typus auftritt. *Sehr wichtig ist Auftreten von starkem Schweiß, denn dieser kommt bei reinem Hämothorax selten vor.* Plötzlicher Anstieg der Temperatur nach fieberlosem Verlauf ist sehr verdächtig. *Indessen ist zu betonen, daß Empyeme, besonders Spätempyeme, vollkommen fieberlos oder mit subfebrilen Temperaturen verlaufen können.* Starke Linksverschiebung und toxische Granulationen im weißen Blutbild sprechen für Infektion. Ikterische Verfärbung halten die Engländer immer für ein Zeichen schwerer Infektion, namentlich mit Gasbacillen.

Für die Beurteilung des Probepunktats ist die Anwesenheit von Bakterien allein nicht maßgebend, auch wenn es sich um Streptokokken handelt. Denn nach den allerdings nicht zahlreichen bakteriologischen Untersuchungen finden sich auch in klinisch reaktionslos ausheilenden Fällen Bakterien, also genau derselbe Vorgang, den wir auch sonst bei Wunden kennen. Selbst der Nachweis von Gasödembacillen zwingt noch nicht zu sofortigem Eingriff. Wenn es sich also um eine blutige oder blutig wäßrige Flüssigkeit, welche *nicht* riecht, handelt, so kommt eine Operation nicht in Betracht. Jedoch sollen die Punktionen in zweifelhaften Fällen an verschiedenen, auch an tiefen Stellen der Dämpfung stattfinden, denn es ist an eine Sedimentierung des Eiters zu denken, die nicht selten vorkommt. Ist die entleerte Flüssigkeit schokoladenfarbig, so hat eine Zersetzung begonnen. Prüfung des Geruchs ist jedesmal notwendig. *Früh- und Spätempyeme* sind zu unterscheiden. Letztere treten gern in der 3. und 4. Woche auf. Doch soll man auch ein späteres Vorkommen in Betracht ziehen. Unter *Frühempyemen* versteht man diejenigen, die weniger als 8—10 Tage nach der Verletzung auftreten. Von Wichtigkeit ist, daß diese ungemein ernst aufzufassen ist, weil es sich immer um schwere Infekte handelt. Die *Spätempyeme* sind prognostisch günstiger bis auf diejenigen, welche durch plötzlichen Durchbruch eines eitrigen Lungenherdes in die vorher intakte Pleura entstehen. Unsere Anschauungen über den Wert der normalen Behandlungsmethode mit Thorakotomie, Rippenresektion und offener Drainbehandlung hatten schon vor dem I. Weltkriege Änderungen erfahren. Im I. Weltkrieg hat sich eine weitere Umwandlung vollzogen. Es hat sich gezeigt, daß diese Behandlung von vielen

Patienten nicht nur schlecht vertragen wird, sondern daß sie nicht nötig ist. „Niemals eine Rippenresektion bei Frühempyem" sagt SAUERBRUCH. Man mache zuerst *Entleerung durch Punktionen. Es steht fest, daß manche Empyeme, sogar putride, nach mehreren, ja zuweilen schon nach einer Punktion heilen,* allerdings keine Frühempyeme. Genau wie beim Hämothorax sollen bei den Punktionen ganz langsam nur 200—300 ccm entleert und sofort aufgehört werden, wenn starker Hustenreiz oder Pulsverschlechterung oder Unruhe des Patienten eintreten, Erscheinungen, die durch Veränderung der Lage der intrathorakalen Organe und der Druckverhältnisse bedingt sind. Wenn keine Besserung nach den Punktionen eintritt, soll man zunächst die BÜLAU*sche Trokardrainage* versuchen. SAUERBRUCH empfiehlt auf Grund seiner Erfahrungen im jetzigen Russenkrieg diese auf das Wärmste und rät mit ihr außer bei Streptokokkenempyemen, die in jedem Fall eine düstere Prognose geben, sehr lange fortzufahren. Denn viele Empyeme heilen damit aus. Wenn neben der BÜLAU-Drainage Eiter herauskommt — das pflegt am 6.—7. Tag einzutreten — so ist das noch keine Indikation für eine Rippenresektion. Denn weitere Granulationsbildung pflegt den Abschluß wieder luftdicht zu machen. LÄWEN empfiehlt die *percostale Pleuradrainage.* Bei ihr handelt es sich um die Bohrung einer rundlichen Öffnung durch ein Metallrohr mit konisch zulaufendem Schraubengewinde in einer Rippe in der hinteren Achsellinie. An dieses Rohr wird ein Flaschenaspirator angeschlossen. Der Vorteil gegenüber einer Rippenresektion besteht in der vollkommenen Abdichtung, so daß keine Luft in den Brustfellraum dringen kann. L. sah damit im Polenfeldzug schon Heilungen nach 3 Wochen. Voraussetzung dafür ist, daß der Eiter dünnflüssig ist. Und das pflegt im Gegensatz zum metapneumonischen Empyem meistens der Fall zu sein. Wenn er rahmig, eitrig, fibrinös wird, dann muß die *Rippenresektion* gemacht werden. Doch soll sie möglichst nicht vor 10—14 Tagen erfolgen, damit das Mediastinum Zeit findet, sich zu versteifen. Nach SAUERBRUCH geht eine *Lungenaufblähung* von 10 cm Wasserhöhe voraus. Reinigung des Brustfells. Spülungen sind bei älterem Empyem erlaubt, bei Frühempyemen mit frischen Verletzungen zu vermeiden. Kontrolle der Lungenwunde mit eventueller Tamponade. Verschiedene Tampons nach allen Seiten. Dann breiter MIKULICZ-Beutel. Luftdichter Verband mit wasserdichtem Verbandstoff um die Brustkorbhälfte. *Jeden 2.—4. Tag Verbandwechsel immer unter Luftaufblähung.* Daneben Sauerstoffeinatmungen unter Überdruck, GOETZEsche Maske oder Aufblasen eines Luftringes. Nach JEHN heilen nicht zu schwer infizierte Totalempyeme unter dieser Behandlung in 3—4 Wochen aus. Auch die *Brustfellphlegmonen* werden ebenso behandelt, desgleichen die *offenen* mit Pneumothorax vergesellschafteten Empyeme, sei es, daß sie vorher noch nicht operiert oder schon nach alter Art operiert wurden. Erstere sah man anfangs gar nicht selten in den vorderen Sanitätsformationen. Die Schußlöcher lagen gewöhnlich an den für den Abfluß ungünstigen Stellen. Die Thorakotomie muß dann an typischer Stelle gemacht werden. Die Schußöffnungen müssen chirurgisch versorgt werden. Auch die Amerikaner behandeln die Empyeme nach denselben Prinzipien unter Lungenaufblähung.

Die typische Stelle für die Rippenresektion war früher nach KÖNIG sen. die 6. Rippe in der mittleren Achsellinie. Diese Stelle liegt aber nicht am tiefsten Punkt der Brusthöhle. Deswegen wurde von vielen Autoren die Fortnahme der 8. oder 9. Rippe empfohlen. Diese hat den Nachteil, daß die Öffnung durch das infolge des Zusammenfallens der Lunge hochsteigende Zwerchfell leicht verlegt wird. Ich empfehle daher die Fortnahme der 7. Rippe in der hinteren Achsellinie. Jedoch muß sorgfältig darauf geachtet werden, daß sich trotzdem kein abgesacktes Empyem des Komplementärraums ausbildet. Auf dem Sektionstisch sieht man das nicht selten trotz gut ausgeheilter oder in Heilung begriffener oberer Empyemhöhle. In den Fällen, wo diese Gefahr droht, führe man eine Bleisonde an den tiefsten Punkt und reseziere hier noch ein kleines Stück der betreffenden Rippe, von welchem Loch aus dann Durchspülungen vorgenommen werden können.

Zu merken ist, *daß bei Gasempyemen das Druckdifferenzverfahren nicht angewandt werden darf.*

Da, wo ein Druckdifferenzapparat fehlt, mache man eine breite Thorakotomie mit Rippenresektion, nähe dann aber den Schnitt nach dem Vorgang von HARTERT und PERTHES mit mehrschichtiger Weichteilnaht zu bis auf eine Öffnung für ein dickes durch die Weichteilschichten schief eingelegtes Drainrohr. In vielen Fällen bleibt der Abschluß luftdicht, weil die Weichteilwunde auffälligerweise per primam zuheilt. Das luftdichte Einnähen des Drains ermöglicht, die Einwirkung des offenen Pneumothorax auszuschalten. Zwecks Verhinderung des Einströmens von Luft bei der Inspiration überziehe man das Drainende mit einem kleinen Gummifingerling. Hat man einen Flaschenaspirator nach PERTHES, so bringt man diesen mit dem Gummischlauch in Verbindung. Oder man verschließt ihn mit einem Quetschhahn und öffnet ihn 6—8mal am Tag, um Eiter abzulassen und Spülungen mit Wasserstoffsuperoxydlösungen bzw. kleinen Mengen von (1:1000) Höllensteinlösungen vorzunehmen. Die PERTHES-HARTERTsche Saugdrainage ohne breite Thorakotomie und Rippenresektion kommt auch in Frage, da wo die BÜLAUsche Drainage nicht genügt, um die Lunge beim Empyem vollkommen zu entfalten. Nur muß dann ein Vakuometer eingeschaltet werden, um die Stärke des Sogs zu kontrollieren. Zu starker Sog ruft Hustenreiz, Schmerzen und Blutungen hervor.

Erwähnt sei noch das Verfahren von TUFFIER und von DEPAGE, welches auch von den Engländern zum Teil angewandt wurde, daß die Empyeme mit breiter Rippenresektion, Reinigung der Brustfellhöhle und *sofortigem* Verschluß behandelt wurden, wenn es sich um milde Infektionen handelte. Wenn das nicht der Fall war, nähten sie teilweise zu, behandelten durch Spülungen mit CARREL-DAKINscher Lösung, bis die bakteriologische Kontrolle nur noch wenig Bakterien ergab und nähten dann sekundär zu. Auch die Amerikaner rühmen die CARREL-DAKIN-Lösung als das beste Antisepticum.

Die weitere Nachbehandlung ist für das Schicksal der Empyeme von ausschlaggebender Bedeutung. Viele Fälle sterben, weil die Infektion zu groß war oder weil der Prozeß auf den Herzbeutel übergreift. *Eiterige Perikarditis wird oft bei Sektionen angetroffen,* während ein Übergreifen auf die andere Pleura sehr viel seltener ist. *An diese Komplikation und die operative Eröffnung des Herzbeutels soll immer gedacht werden.* Bei den mit dem Leben davonkommenden Patienten war der Verlauf nach der alten Empyembehandlung meistens sehr langwierig und schließlich blieben oft Fisteln zurück, welche nicht heilen wollten. Der Grund liegt darin, daß die Lunge nicht früh zur Entfaltung gebracht wurde. Es bleibt eine starrwandige Höhle zurück, die zwar Schrumpfungserscheinungen und infolge davon Einziehungen der erkrankten Brustkorbhälfte sowie Skoliosen der Wirbelsäule aufweist, aber nicht zum Verschluß kommt. Man kann daher nicht früh und energisch genug mit Atemgymnastik, Sauerstoffatmung mit Überdruck, GOETZEscher Druckmaske, Aufblasen von Luftkränzen oder Blasen in die Faust dagegen einschreiten[1]. Auch bringe man die Patienten, sobald es geht, aus dem Bett. Sodann ist wichtig eine Saugbehandlung, die man entweder mit einer großen Spritze oder der KLAPPschen Saugglocke ausführt, wofern einem nicht der PERTHESsche Apparat zur Verfügung steht.

---

[1] Man denke daran, den Arm der kranken Seite möglichst auf einer Abduktionsschiene zu lagern oder Schultergelenkgymnastik treiben zu lassen, damit keine Versteifungen der Schulter eintritt.

Mit ihm können noch viele chronische Empyeme zur Heilung gebracht werden, und seine Anwendung solle nie versäumt werden, bevor der Entschluß
zur Thorakoplastik gefaßt wird. *In zahlreichen Fällen kam die Empyemfistel
dadurch zustande, daß die methodische Kürzung und Kaliberverminderung der
Drainröhren unterlassen wurde.* Letztere soll bald einsetzen und immer wieder
in gemessenen Zeiträumen versucht werden, wenn auch anfangs einmal Fieber
oder Retention auftritt. Falls die Höhle nicht groß ist, genügt nach kurzem
Bestehen oft die Erweiterung der Fistel mit Laminariabougies und regelmäßigen
Spülungen sowie Aspirationen, eventuell nach Resektion von kleinen Stücken
der benachbarten Rippen. Die Größe der Höhle muß durch Röntgendurchleuchtung nach vorheriger Anfüllung mit Bariumsulfat-Aufschwemmung festgestellt werden. Ihre Veränderung wird durch regelmäßige Messung der in ihr
enthaltenen Wassermenge (warmes Wasser!) gemessen, was natürlich nur bei
Fisteln möglich ist. Von Interesse ist es, daß im jetzigen Krieg 326 Brustfell-
Lungenverletzungen infolge der BÜLAU-Drainage ohne totales Empyem heilten,
nur zweimal mußten kleine abgekapselte laterale Empyemresthöhlen operativ
beseitigt werden[1]. Eingreifendere Operationen sind trotzdem in vielen Fällen
nicht zu umgehen. KÜMMELL hat darauf hingewiesen, daß die DELORMEschen
Dekortication der Lunge, d. h. die Befreiung von den manches Mal zentimeter-
dicken Schwarten viel wesentlicher sein kann als die ausgedehnte Thorakoplastik.
Denn die Schwarten sind es, die die Ausdehnungsfähigkeit der Lunge behindern.
Die stumpfe Aushülsung der Lunge kann demnach schon bei einer Thorax-
wunde, die das Einführen der Hand erlaubt, zur Heilung führen. Meistens
wird sich indessen eine Verkleinerung der knöchernen Brustkorbhälfte nicht
umgehen lassen. Die SCHEDE-ESTHLANDERsche-Thorakoplastik muß, da es sich
immer um heruntergekommene Patienten handelt, in 3—4 Sitzungen erfolgen.
Praktisch erscheint das von H. BRAUN vorgeschlagene Vorgehen:

1. Sitzung: Entfernung der untersten Rippen unterhalb der alten Resektionsstelle zur
Abflachung der Wundhöhle, so daß jetzt ein riesiger Zugang zur Höhle existiert. 2. Sitzung:
Hinterer Schnitt längs der Wirbelsäule. Mit großer Knochenschere werden unter Leitung
des Fingers die Rippen und Schwielen durchtrennt. Vernähung der Haut, um Schrumpfungen
zu vermeiden. 3. Sitzung: Vorderer Schnitt nahe am Sternum genau wie bei 2. 4. Sitzung:
Der große Brustwandlappen wird bis zur 2. Rippe in die Höhe geschlagen, die lose hängende
Thoraxwand wird entfernt und die jetzt vorliegende Lunge mit dicker visceraler Schwiele
wird gitterförmig eingeschnitten. Der Hautlappen wird jetzt auf die Lunge geschlagen
und rings vernäht.

SAUERBRUCH widerrät auf Grund seiner Erfahrungen im jetzigen Krieg
sowohl die SCHEDE-ESTHLANDERsche als auch die BRAUNsche Thorakoplastik
wegen der geringen Heilerfolge und hohen Sterblichkeit und empfiehlt dringend
die *extrapleurale Thorakoplastik.*

Schwierigkeiten bereitet häufig der Brustfellkuppelraum. Hier hat MELCHIOR
einen Weg empfohlen, durch den die Pleura parietalis eingeschnitten, losgelöst und
auf die Pleura pulmonalis gelegt wird. Dieser ist auch gangbar zum Verschluß
von *Bronchialfisteln,* vorausgesetzt, daß man nicht mit Entfernung der Bronchial-
schleimhaut, Anfrischung, Übernähung mit Lungengewebe und Deckung mit
einem gestielten Muskellappen aus der Nachbarschaft zum Ziele kommt. Übrigens
heilen sie meistens spontan, ihre Beschwerden sind gering; sie sollten nur auf
Wunsch der Patienten operiert werden. Falsch ist bei ihnen die PERTHESsche
Saugdrainage, wenn sich die Fisteln nicht sofort nach Anlegen des Sogs schließen.

k) Lungenveränderungen.

Nach den Untersuchungen BEITZKEs heilen selbst die glatten Lungendurch-
schüsse nicht so schnell, wie früher allgemein angenommen wurde. Zwar ver-

---

[1] Laut Bericht des Sonderlazaretts des OKH.

kleben Ein- und Ausschuß. Aber im Innern des Kanals findet man selbst nach 17—18 Tagen noch kleine Höhlen, angefüllt mit Detritus von Alveolarepithelien, Blutgerinnseln und Fibrin. *Hier und da finden sich kleine Aneurysmen an den zerschossenen Lungengefäßen, die die häufigste Ursache der späten Blutungen darstellen,* welche unter Druckdifferenzverfahren operativ angegangen werden müssen. Die gewöhnlich nur eine Zone von 3 cm betragenden blutigen Infarzierungen können größere Dimensionen namentlich bei tangentialen Schüssen annehmen. Oft sind in das Lungenparenchym Fremdkörper mitgerissen, namentlich Knochensplitter, welche mehr oder weniger große Zerfetzungen machen. Daher sind Brustkorbschüsse mit gleichzeitigen Rippenfrakturen von vornherein prognostisch ungünstiger.

Richtige *Pneumonien* im Anschluß an das Trauma sind äußerst selten. MORITZ fand sie unter 521 Fällen nur in 21 Fällen 4%. Man muß sich vor Verwechslung mit den Infarzierungen hüten, da diese auch Dämpfungen, hin und wieder Bronchialatmen und blutiges, aber kein rostbraunes Sputum machen können. KRAUSS macht darauf aufmerksam, daß Bronchialatmen nach Lungenverletzungen noch nicht eine Pneumonie bedeuten muß. Es findet sich auch bei atelektatischer Lunge bei gleichzeitiger Anwesenheit von Luft und Exsudat als sogenanntes Kompressionsatmen. Häufiger findet man an der unverletzten Lunge eine Pneumonie besonders nach Transporten als gewöhnliche Erkältungspneumonie. Großen Wert muß der Arzt auf die begleitenden *Bronchialkatarrhe* legen, die so häufig im Felde sind. Es ist nicht richtig, wenn von vielen in den ersten Tagen jedes Aufrichten zwecks Lungenuntersuchung vermieden wird. Dabei entgehen einem derartige Kombinationen, deren Feststellung von Wichtigkeit ist. Denn es ist leicht einzusehen, daß auch eine nur mäßige Bronchitis in der anderen Lunge den Verlauf ungünstig beeinflussen muß, weil die Expektoration durch die schmerzhafte Verletzung behindert ist. In solchen Fällen sind neben Morphium Expektorantien zu geben.

Die geringe Empfänglichkeit der Lunge für Infektion geht auch aus der Seltenheit der eitrigen Infektion, des *Lungenabscesses* und der *Lungengangrän* hervor. In Heimatlazaretten konnte MORITZ unter 532 Fällen nur zweimal Abscesse finden. Lungengangrän konnte bei 1375 Lungenschüssen 14mal = 1% nachgewiesen werden (GERHARD, BORCHARD, MORITZ). An der Front sind sie sicher häufiger. Die Diagnose stützt sich auf die bekannten Symptome der maulvollen Expektoration, des fötiden, dreischichtigen Sputums mit Fettsäurenadelkrystallen. Der Verdacht auf sie wird in den nicht klaren Fällen dadurch erregt, daß bei derselben Haltung des Patienten die Probepunktion das eine Mal fötiden Eiter, das nächste Mal keinen ergibt, oder daß man überhaupt zu verschiedenen Malen nur kleine Mengen Eiter aspirieren kann. Bei größeren Abscessen gleichen die physikalischen Symptome oft den Empyemen, bei kleinen bedarf ihre Feststellung sehr genaue, wiederholte Untersuchungen. Oft entziehen sie sich der Feststellung bezüglich der Lokalisation. Die Röntgendurchleuchtung kann Aufschluß geben. Kleinere Herde kommen nicht selten dadurch spontan zur Ausheilung, daß sie ausgehustet werden. Größere müssen eröffnet werden. Regel sei es, daß, wenn man durch Punktion den Sitz festgestellt hat, bei liegenbleibender Nadel die Rippenresektion sofort angeschlossen wird. Das *Druckdifferenzverfahren darf hierbei nicht angewandt werden.* Örtliche Betäubung. Gewöhnlich besteht an der betreffenden Stelle eine Verwachsung zwischen Pleura costalis und pulmonalis, so daß eine Infektion des Brustfells nicht zu fürchten ist. Finden sich keine Adhäsionen, so kann man entweder im ersten Operationsakt das Absceßgebiet zirkulär abnähen und tamponieren oder man macht besser die SAUERBRUCHsche extrapleurale Paraffinplombierung, durch die Pleura costalis und pulmonalis aneinander gedrückt werden. Nach 14 Tagen pflegen dann ausgiebige Verwachsungen stattgefunden zu haben. Die seltenen streifenförmigen, den Brönchialverästelungen entlang ziehenden Abscedierungen sind kein chirurgisches Objekt. Abscesse in den unteren Lungenpartien können ebenso wie infektiöse Pneumonien und Empyeme auf dem Lymphwege durch das Zwerchfell zu eitrigen Peritoniten führen.

l) Steckschüsse der Lunge.

Auch für sie gilt, daß die Granatsplitter von einiger Größe ungünstiger mit Rücksicht auf die Infektion sind als die Infanteriegeschosse. Darauf deutet die von einigen Autoren behauptete größere Häufigkeit der Empyeme durch sie. Die Frage, ob überhaupt Steckschüsse ungünstiger verlaufen als Durchschüsse ist noch nicht entschieden. Denn es ist sicher, daß Geschosse gerade in der Lunge in der überwiegenden Mehrzahl vollkommen reaktionslos einheilen. Der englische Sanitätsbericht bringt eine interessante Statistik zu der Frage, ob Steckschüsse oder Durchschüsse häufiger Infektionen im Gefolge haben. Es zeigte sich, daß bei Gewehrschüssen häufiger die Durchschüsse, bei Granatsplittern häufiger die Steckschüsse diese verursachen, gefolgert wird aber, daß es bei der Infektion der Brustschüsse nicht auf die Geschoßart, sondern auf den Charakter der Verletzung allein ankommt.

Ein Geschoß in der Lunge ist später gewöhnlich ein noli metangere. Es sei denn, daß es zu Abscedierungen oder zu wiederholten Blutungen Anlaß gibt. Diese Spätfolgen sind gar nicht so überaus selten. Die einen Patienten bekommen nach längerer oder kürzerer Zeit eine meistens nicht starke Lungenblutung, diese wiederholt sich, und der Kräftezustand nimmt ab. Fehldiagnosen auf Tuberkulose liegen nahe. Erst die Röntgenaufnahme klärt auf. Die anderen Patienten sind häufig seit ihrer Verwundung nie ganz gesund geworden. Sie magern ab, fiebern zuweilen, haben Husten und Auswurf und machen schließlich einen schwerkranken Eindruck. Sie haben einen sich langsam entwickelnden Absceß. Wiederum andere Verwundete befinden sich Jahre lang im besten Wohlbefinden und bekommen dann, meistens infolge einer akuten Infektionskrankheit wie Grippe, einen akuten Absceß am Sitz des Geschosses. Sie sind wie oben beschrieben, operativ zu behandeln. Auch die Blutungen infolge eines Steckschusses geben eine absolute Indikation zur Operation. Denn schon die nächste Hämoptyse kann tödlich sein. SAUERBRUCH operiert jetzt in allgemeiner Betäubung und leichter Druckdifferenz von einem Zwischenrippenschnitt. Betastung der Lunge ergibt Sitz des Geschosses. Das Siemenssche Horchgerät kann von Nutzen sein. Scharfe Durchtrennung des Lungengewebes. Blutstillung. Bei Sitz in der Nähe des Hilus eventuell präliminare Unterbindungen. Nach Entfernung des Geschosses zweischichtige Lungennaht mit Seide. Dann vorsichtige allmähliche Blähung der Lunge bis höchstens 10 mm Hg. Verschluß der Brustwunde ebenfalls durch 2—3schichtige Naht. Drainage meistens nicht notwendig. — KONJETZNY operierte 37 Lungensteckschüsse mit nur 1 Todesfall, SAUERBRUCH bis 1941: 173 mit 17 = 9,7% Todesfällen. Die höhere Sterblichkeit bei ihm ist darauf zurückzuführen, daß ein Teil seiner Patienten sich schon in sehr schlechtem Allgemeinzustand befand, als er zur Operation kam.

m) Enderfolge.

Hinsichtlich der *Mortalität* ist verschiedenes festzuhalten. Zunächst die auf dem Schlachtfeld *Gefallenen.* Der deutsche Sanitätsbericht errechnet 20,1% sämtlicher Gefallenen, SAUERBRUCH 37,3%

Wenn wir die Statistiken früherer moderner Kriege über die penetrierenden Brustschüsse hinzunehmen, so ergibt sich

1. für die auf dem Schlachtfeld Gefallenen

HAGA (1904/05) . . . . 28 %
KÜTTNER (1899—1902) . . . . 25 %
FRANZ (1904—1907) . . . . 25,1% (nur Gewehrschüsse)
Deutscher Sanitätsbericht (Weltkrieg) . . 20,1%

} sämtlicher Toten

d. h. im Mittel 24,5%.

Mortalität in den vorderen Sanitätsanstalten.

Sie berechnet SAUERBRUCH auf 23,9%, 14,6% in den Kriegslazaretten. Ich konnte aus den Berichten von 2 Sanitätskompagnien und 5 Feldlazaretten meines Korps während eines Zeitraumes vom Oktober 1914 bis Dezember 1915, während dessen sowohl Stellungskämpfe als auch Bewegungskämpfe stattfanden, folgendes feststellen: 1. Das Verhältnis der Toten an Brustschüssen auf Hauptverbandplätzen und Feldlazaretten zu sämtlichen Toten beträgt 226:1165 = 19,4%. Dabei besteht kein Unterschied in den Verhältniszahlen auf den Hauptverbandplätzen und den Feldlazaretten. 2. Von 512 Brustschüssen auf Hauptverbandplätzen und Feldlazaretten starben bis zum Abtransport nach rückwärts 102 = 19,9%. *Von den noch in den Sanitätsformationen Eingelieferten stirbt ein großer Teil innerhalb der ersten 3 Tage nach der Verwundung.* HALPERN fand auf 29 russischen Hauptverbandplätzen, daß von 2876 penetrierenden Brustschüssen 748 = 26% starben.

2. Mortalität in den früheren modernen Kriegen einschließlich I. Weltkrieg in den vorderen Feldsanitätsanstalten, hauptsächlich Feldlazaretten:

HOLBECK (1904/05) . . . . . 252 Brustschüsse 44 gestorben
ROTHE . . . . 115 ,, 14 ,,
BURCKHARD und LANDOIS . . 123 ,, 27 ,,
FRANZ . . . . 512 ,, 102 ,, } I. Weltkrieg
HALPERN . . . . 2876 ,, 748 ,,
JEHN . . . . 459 ,, 35 ,,

4337 Brustschüsse 970 gestorben = 22,3%.

Mortalität in den Heimatlazaretten betrug im I. Weltkrieg 5% (MORITZ).

Über die *Mortalität insgesamt* ohne die auf dem Schlachtfeld Gefallenen gibt der *amerikanische* Sanitätsbericht (Tabelle 30) Aufschluß. Auf 4595 *Brustschüsse* (nicht penetrierende und penetrierende) kommen 1105 Todesfälle = 24%. Hierbei sind Mitverletzungen von Speiseröhre im Brustabschnitt und Herz und Aorta und Brustwandschüsse mit eingerechnet. Die Zahlen der Mortalität auf die einzelnen Organe sind aber sprechender: Von *Lungenschüssen* starben 53,99%, von reinen *Brustfellschüssen* 35,06%, demnach von *Brustfell- und Lungenschüssen* zusammen 47,7%, von reinen *Herzbeutelschüssen* 60%, von *Herz- und Aortaschüssen* auffallenderweise nur 39,39%, von intrathorakalen *Speiseröhrenverletzungen* 75%. — Der *englische* Sanitätsbericht berechnet aus einer Statistik von 3521 Brustschüssen, daß 7% auf den Hauptverbandplätzen, 17,2% in den Feldlazaretten und 6% in den Basislazaretten starben und *Gesamtmortalität* dieser 3 Formationen 27,5% war. CLAVELIN sagt, daß vom Gefechtsort zum Hilfsverbandplatz und auf ihnen 25%, und in den Feld- und Evakuationslazaretten 20% sterben. Aus dem *französischen* Sanitätsbericht konnte ich folgende sehr interessante Aufschlüsse über die Ergebnisse in den Etappen- und Heimatlazaretten errechnen. Unter 37264 Fällen starben 4289 = 11,5%, zeigten keine Komplikationen 20122 = 53,9%, wurden operiert nur 10318 = 27,6%, wovon 100 = 0,9% starben, wurden ohne wesentliche Störung geheilt 21538 = 57,7%, mit funktionellen Störungen 37264 = 30,6%. Da sie unter den Komplikationen den Hämothorax nicht aufführen, und da die Zahlen des komplikationslosen Verlaufs mit denen der ohne Störungen Geheilten ziemlich übereinstimmen, so ergibt sich, daß die infektiösen Komplikationen fast immer spätere funktionelle Störungen hinterlassen.

Dank den verbesserten Behandlungsmethoden sank die Sterblichkeit im Laufe des Krieges erheblich, schätzungsweise von anfänglich 50% auf 30%. Einzelstatistiken geben interessante Aufschlüsse. Von einer Mortalität von 90% bei *offenem Pneumothorax* sank sie beim Druckdifferenzverfahren auf 32.2% (JEHN), von einer Mortalität von 86,8% der *Brust-Bauchverletzungen* auf 42,2% (SAUERBRUCH-JEHN). Über die Erfolge der *Empyem*behandlung mit Druckdifferenz haben wir keine vergleichbaren Statistiken. Sie waren aber nach dem Urteil vieler deutscher Chirurgen auffallend gut. Auch waren Empyemfisteln oder große Resthöhlen selten, so daß die Dekortikation der Lunge oder die SCHEDEsche Thorakoplastik später selten in Frage kommen. Die Amerikaner berechnen aus einer Serie von 104 Fällen verschiedener primärer Eingriffe 37% Sterblichkeit. Die *Engländer* berechnen die Mortalität nach Empyemen auf 50%. Sie verlangen Frühdiagnose und Frühoperation. Im jetzigen Krieg haben sich die Heilerfolge noch weiter verbessert. WILD-

GANS berichtet, daß er 120 *offene* Pneumothoraces durch Nahtverschließen konnte. Von diesen blieben 96 = 76,8% dicht. 29mal ging die Naht auf; von diesen konnten 23 sekundär wieder durch Naht mit Erfolg geschlossen werden. Sterblichkeit im ganzen bei ihnen 14 = 11,2%. Von 167 geschlossenen Pneumothoraces kam es 74mal = 44,3%, von 116 Hämathoraces (ohne Pneu) nur 22mal = 18,9% zum Empyem. Von 97 Empyemen starben 30 = 30,9%. Diese wurden zunächst mit BÜLAU-Drainage behandelt. *Die Sterblichkeit der Empyeme ist also immer noch sehr hoch.* Demnach starben von insgesamt 241 Brustfell-Lungenschüssen nur 44 = 17,4% gegenüber 47,7% des amerikanischen Sanitätsberichts aus dem I. Weltkrieg. Von 29 Brust-Bauchschüssen starben nur 6 = 20,6%.

Betreffend der *Enderfolge* der Lungenschüsse ist das Verhalten des Brustfells bei weitem wichtiger als das der Lungen. Chronische Veränderungen der letzteren spielen kaum eine Rolle; ihre mangelnde Ausdehnungsfähigkeit beruht fast ausschließlich auf Brustfellverwachsungen. In 10% finden sich pleuritische Reibegeräusche bei den Entlassungen vom Militär, in 56% Dämpfungen, die auf Schwarten beruhen[1], Einziehungen und Nachschleppen der Brusthälfte zeigen sich in $1/3$ der Fälle. Außer diesen mittels des Auges und der Perkussion feststellbaren Zeichen gibt es aber auch viele Fälle mit Beschwerden, deren objektive Berechtigung sich erst vor dem Röntgenschirm nachweisen läßt. Hier zeigen sich oft als Grund totale Verwachsungen der Pleura pulmonalis mit der Pleura diaphragmatica, umfangreiche Verwachsungen oder zeltförmige Ausstülpungen des Zwerchfells an bestimmten Stellen. Zur genauen Feststellung der Ausdehnungsfähigkeit der Lungen ist wieder mehr die Spirometrie als notwendig herangezogen worden, d. h. die Messung der Vitalkapazität der Lunge (größte Inspiration — größte Exspiration) mittels Einatmens in kalibrierte Glockengasometer. Ihr normaler Wert beträgt 3000—3770 ccm. Interessant sind für den späteren Verlauf die Beziehungen zur *Tuberkulose.* Man mußte auf deutscher Seite im I. Weltkrieg um so eher mit dieser Nachkrankheit rechnen, als infolge des Leutemangels sehr bald auch latente oder ausgeheilte Lungentuberkulosen zum Militärdienst eingezogen werden mußten. Und doch hat sich gezeigt, daß die Gefahr in dieser Hinsicht sehr gering ist. Denn MORITZ konnte bei seinen Nachforschungen in 111 Heilstätten Deutschlands, Österreichs und der Schweiz feststellen, daß bis Anfang 1916 von den vielen Lungenschüssen nur 27 Fälle von Tuberkulose sehr wahrscheinlich, 36 wahrscheinlich und 51 möglicherweise im Zusammenhang mit ihnen standen. Von besonderem Interesse waren 5 Fälle, in denen kein Aufflackern oder eine Verschlimmerung der Tuberkulose auftrat, obwohl der Schuß durch die affizierte Lungenpartie gegangen war. Andererseits ist eine Beobachtung FLOERKENs von Wichtigkeit, nach welcher ein Soldat 8 Tage nach Lungenschuß unter Erscheinungen einer Gehirnhautentzündung starb, bei welchem die Sektion eine tuberkulöse Konvexitätsmeningitis infolge Durchschusses eines tuberkulösen Oberlappens ergab. Für die oft geklagten *Herz*störungen kommen in einem gewissen Prozentsatz Verwachsungen des Brustfells mit dem Herzbeutel in Frage. FRÜND und CAYET konnten nach dem I. Weltkrieg unter 80 Fällen nach Ablauf eines halben Jahres 60 = 86,6% als dienstfähig bezeichnen, worunter sich auch Empyeme befanden. MORITZ fand unter 1717 Fällen 89% dienstfähig (20% felddienstfähig), 5% arbeitsverwendungsfähig und 6% dienstunbrauchbar.

3. Verletzungen des Herzens.

Große Gewalteinwirkungen auf den Brustkorb machen sich auf das Herz geltend. Bei Fliegerabstürzen, bei denen die vordere Brustkorbseite durch den Motorkasten gequetscht wird, und bei denen die Explosion desselben oft eine Rolle spielt, finden wir totale Zerreißungen des Herzens in Stücke. In anderen

---

[1] Auffällig oft zeigten sich umfangreiche Kalkeinlagerungen.

Fällen ist das Organ zwar in seiner Konfiguration erhalten, allein sein Parenchym zeigt tiefe Risse, oder die Klappen sind ab- bzw. eingerissen. Unter den partiellen stumpfen Verletzungen bleibt eine Anzahl von Patienten am Leben. Auf derartige Veränderungen ist daher nach Verschüttungen, nach Fortschleuderungen oder Quetschungen durch Granaten zu achten. Denn auch hier kann operatives Vorgehen angezeigt sein. Es sind z. B. Fälle beschrieben, wo das Herz in einem Herzbeutelschlitz fest eingeklemmt war.

Die von ZOEGE V. MANTEUFFEL schon im Russisch-Japanischen Feldzug gemachte Erfahrung, daß Herzschüsse häufiger mit dem Leben davon kommen als man für gewöhnlich annimmt, ist durch den I. Weltkrieg hinreichend bestätigt worden. Herzverletzungen sind fast immer mit Läsionen anderer Brustorgane, namentlich von Brustfell und Lungen vergesellschaftet. Denn nur in einer kleinen Ausdehnung am unteren Ende des Brustbeins und den angrenzenden Teilen des 5.—6. linken Rippenknorpels liegen Herz und Herzbeutel unmittelbar der vorderen Brustwand an. Da größere Teile des rechten Herzens vorn liegen, so werden diese häufiger betroffen. Oft werden die Symptome so verdeckt, daß sie zunächst übersehen und später erst zufällig im Röntgenbilde entdeckt werden, vorausgesetzt, daß es sich um Steckschüsse handelt. Die Entscheidung, ob ein geheilter Durchschuß des Herzens vorliegt, ist schwer, wenn der Verlauf des Schußkanals nicht einwandfrei ist. Die Annahme, daß ein Steckschuß eher mit dem Leben davonkommt, erhält dadurch seine Berechtigung, daß die Blutung aus einem Loch kleiner ist und eher zum Stillstand kommt als aus zwei. Daß aber Durchschüsse nicht nur des Herzens, sondern auch des Anfangsteiles der großen Arterien heilen können, ist pathologisch-anatomisch nachgewiesen. Je kleiner die Projektile sind, um so größer sind die Aussichten für das Leben. Kleine Rauhgeschoßsplitter findet man öfters als Infanteriegeschosse. Die Gefahr der Infektion von diesen Steckgeschossen ist wegen der guten Durchblutung des Herzens und im Herzinnern wegen der Berührung mit strömendem Blut, in welchem alle Bakterien schnell getötet werden, eine geringere als bei anderen Organen. Der Füllungszustand des Herzens ist für die Art der Verletzung von Bedeutung. Die diastolisch gefüllten Kammern sind hinsichtlich der hydrodynamischen Sprengwirkung und des Austrittes von Blut in den Herzbeutel gefährdeter als die systolisch weniger gefüllten. Es ist natürlich, daß Sprengwirkungen überhaupt nur ausbleiben können bei Geschossen mit geringer lebendiger Kraft. Auch das spricht für den Vorteil der Steckgeschosse und der kleinen Granatsplitter. Stichwunden (Bajonett, Messer) sind die Blutung betreffend ungünstiger. Bei Herzschüssen muß nicht immer das Herzinnere eröffnet sein. So kommen Zertrümmerungen nur der Herzspitze, Herztangentialschüsse, welche allein den Muskel von außen auffurchen, vor. Isolierte Verletzungen der Arteriae coronariae können schwere Blutungen erzeugen. Von besonderer Bedeutung sind jene Fälle, in welchen Verletzungen des Herzmuskels statthaben, ohne daß der Herzbeutel verletzt ist. Als Beispiel führe ich folgenden von mir beobachteten Fall an (Gewehrschuß aus allernächster Nähe):

E. Kalibergroß rechts neben dem Brustbein. A. 4:3 cm in der linken vorderen Achsellinie. Tod nach 36 Stunden an Verblutung aus einem Ast der A. pulmonalis in den linken Brustfellraum (1 Liter). Erhaltenes Perikard. Äußerlich am Herzen nur Sugillation am rechten Ventrikel. Innerlich an entsprechender Stelle Verletzung des Endokards und etwa zehnpfennigstückgroße Verletzung des Herzmuskels, an welcher ein Thrombus sitzt. Es hatte hier ein Tangentialrinnenschuß, keine Fraktur des Brustbeins vorgelegen. Demnach ist die Herzmuskelverletzung nur durch Seitenstoßwirkung des mit großer lebendiger Kraft begabten S-Geschosses aufzufassen. REHN sen. hat ebenfalls von 5 solchen Fällen berichtet.

Bei matten Revolverkugeln sollen sogar Durchbohrungen des Herzmuskels bis in die Herzhöhle bei intaktem Herzbeutel stattfinden.

a) Symptome.

Die frühere Annahme, daß Herzschüsse, sofern sie nicht sofort tödlich sind, immer bewußtlos machen, trifft nicht zu. Von Überlebenden hat man erfahren, daß sie nur einen Stoß gegen die Brust empfunden haben. Manche sind sogar noch weiter vorwärts gestürmt und wurden erst später aktionsunfähig. Die Bewußtlosigkeit kann von verschieden langer Dauer sein. Auffallend ist, daß einzelne Verwundete, nachdem sie sich erholt hatten, sogar zu Fuß zum Hauptverbandplatz gekommen sind. Gewöhnlich folgt ein Zustand der hochgradigen Anämie, des Kollapses, zuweilen mit Atemnot und präkordialem Angstgefühl. Hier und da wurde ein Unterschied zwischen dem linken und rechten Speichenpuls beobachtet. Am Herzen hört man manches Mal nichts, in anderen Fällen Geräusche verschiedenster Art. Grobe Strudelgeräusche, sog. *Mühlradgeräusche* sind bei Kombination von Luft mit Blut im Herzbeutel zu hören, also bei gleichzeitigem Pneumothorax. Zuweilen sind sie mit der Hand zu tasten.

Fälle, bei welchen noch mit dem Herzschlag oder der Atmung synchronisch Blut aus der äußeren Wunde herausströmt, erreichen ärztliche Hilfe nicht. Jene Verwundete, welche in die vorderen Sanitätsanstalten kommen, stehen gewöhnlich unter dem Zeichen einer inneren Blutung. Fälle, in denen kaum eine Blutung in den Herzbeutel eintritt, kommen selten vor. In ihnen handelt es sich gewöhnlich um Steckschüsse. Die Blutung kann nun in den Herzbeutel allein oder auch in das Brustfell hinein erfolgen. Die ersteren sind günstiger wegen des spontanen Stillstandes der Blutung und der frühzeitigen Diagnose. Denn bei Füllung des Herzbeutels kommt es allmählich zu einer Kompression des Herzens und damit auch der Wunden. Allerdings wird auch die Ausdehnungsfähigkeit des Organs dadurch beeinträchtigt. Indessen hat die Erfahrung gelehrt, daß dieser Zustand einer gewissen *Herztamponade* verhältnismäßig lange ertragen wird. Der Herzbeutel faßt ohne Spannung etwa 150—200 ccm, etwa 300 ccm genügen, um das Herz zum Stillstand zu bringen (KLOSE). Ausdehnung der Herzdämpfungsfigur, Leiserwerden der Herztöne erlauben eine Diagnose. Ansammlung von Blut im Herzbeutel bedeutet noch nicht, daß keine Brustfell- oder Lungenverletzung dabei war. Diese kann verklebt oder durch Verschiebung verschlossen sein. Wenn aber die Verbindung offen geblieben ist, so fließt das Blut in den Brustfellraum und das Herz läuft aus, vorausgesetzt, daß sich die Herzwunde nicht von selbst schließt. Der Verwundete kann sich in die Brustfellhöhle verbluten. Die Diagnose kann unmöglich werden, wenn nicht Schußkanal und Herzsymptome darauf hindeuten. Der Arzt soll in jedem Fall von Schußverletzung der Brust, des Bauches (namentlich Oberbauchs) und Halses an diese Komplikation denken.

b) Behandlung.

Schon die Friedenserfahrung hatte gelehrt, daß manche Fälle, so bedrohlich sie anfangs erscheinen, dennoch unter expektativer Behandlung heilen. Sorgfältige Kontrolle und Vorbereitung der Operation ist natürlich notwendig. *Jeder Transport ist zu vermeiden.* Sonst Morphium, Ruhe und wenn vorhanden, Eisblase. Bessert sich aber der Zustand im weiteren Verlauf nicht, sind vor allem Erscheinungen von *Herztamponade* da, muß eingegriffen werden. Der Herzbeutel muß punktiert werden. Ich kann aus eigener Erfahrung nur zu der Punktionsmethode nach LARREY vom Epigastrium aus im linken Winkel zwischen Proc. xiphoides und Rippenbogen durch den Ansatz des Zwerchfells raten. Denn hier wird eine Läsion mit Sicherheit vermieden, und ferner sammelt sich hier auch am ehesten Flüssigkeit an. *Schon dieser Eingriff kann lebensrettend*

sein (SAUERBRUCH). Er kommt auf dem Truppenverbandplatz und Hauptverbandplatz wohl allein in Frage, weil auch auf dem letzteren die Zeit und die
äußeren Umstände eine Herzoperation nicht gestatten. Da wo eine Herzoperation möglich ist, wird sie von den meisten Chirurgen heutzutage in An-
lehnung an die KOCHERsche Technik gemacht.

Schnitt auf Mitte des Brustbeins von 3.—6. Rippe, dann Weiterführung 10 cm lang
längs der linken 6. Rippe. Resektion des 6. Rippenknorpels, nach Unterbindung der
A. mammaria interna. Quere Durchtrennung des 4. und 5. Rippenknorpels hart am Brust-
beinsansatz. Der durchtrennte M. triangularis sterni und die linke Brustfellfalte werden
stumpf zurückgeschoben. Eröffnung des Herzbeutels. Jetzt erfolgt meistens sofort eine
abundante Blutung, die der Operateur durch Vorziehen des Herzens und direkte Kompression der Wunde stillt. Durch tiefe, 1 cm der Herzmuskelsubstanz fassende Seiden-
nähte, welche eingefädelt bereit liegen müssen, wird die Wunde versorgt. Genügt das
Vorziehen des Herzens und die Kompression nicht, so ist von REHN sen. empfohlen worden,
die *Kompression der Vena cava inferior und superior bzw. des rechten Vorhofs zwischen dem
2. und 3. Finger der linken Hand.* Vorziehen des Herzens und Kompression dürfen aber nur
Bruchteile einer Minute dauern, weil es sonst zum Herzstillstand kommt. Wenn anzunehmen ist, daß die Verletzung nicht an den Kammern, sondern an den Vorhöfen liegt,
so tut man gut daran, von vornherein auch den 2. und 3. Rippenknorpel am Sternalansatz
nach nochmaliger Mammariaunterbindung zu durchschneiden und den Lappen lateral
durch Einknickung der Rippen am knöchernen Ansatz zurückzuschlagen sowie den linken
Brustbeinrand mit der LUERschen Hohlmeißelzange abzuknabbern. Schwieriger als die
vordere ist die hintere Wunde zu versorgen. Doch hüte man sich vor Verdrehungen des
Herzens, sondern ziehe es lieber stark hervor, indem man auch am Herzbeutel ziehen
läßt. Wenn die Wunde versorgt ist, verschließe man den Herzbeutel vollständig, denn
erfahrungsgemäß gibt die Drainage schlechtere Resultate. REHN jun. bedient sich bei
Herzbeutelsteckschüssen des linken oder rechten costo-xiphoidalen Schnittes zur extra-
pleuralen Freilegung der basalen Herzbeutelabschnitte. Er durchtrennt den Ansatz der
6. und 7. Rippe am Schwertfortsatz. Der untere Rippenbogen wird abgehoben und nun
der Zwerchfellansatz parallel der Brustwand von dieser abgelöst. Wenn man die beweglich
gemachte Brustwand nach oben zieht, bekommt man große Teile der Herzbeutelvorder-
fläche zu Gesicht; wenn man links noch den Ansatz der 5. Rippe durchtrennt, kann man
sogar den Teil des Herzbeutels, der über dem Vorhof liegt, sich zugänglich machen.

Da es sich bei Herzverletzungen meistens auch um solche von Brustfell
und Lunge handelt, so ist ein Apparat zum Aufblähen der Lunge von großem
Vorteil. Wo dieser nicht vorhanden ist, versorge man vor der Herzbeuteler-
öffnung die Brustfell- und Lungenwunde oder ziehe die Lunge vor und fixiere
sie. Denn akuter offener Pneumothorax und Herzoperation werden zusammen
schlecht vertragen. *Steckgeschosse sind primär nicht anzugreifen.*

Wenn der erste Shock überstanden ist, so kann die Heilung glatt eintreten.
In den meisten Fällen aber macht sich Erguß in den Herzbeutel geltend. Leider
wird dieser besonders bei gleichzeitigen Brustfellergüssen übersehen. Man muß
daher daran denken. Die typische Herzbeuteldämpfungsfigur ist die vergrößerte
Herzdämpfung in Form eines gleichschenkligen Dreiecks mit der Spitze nach
oben. Die Herztöne sind schlecht hörbar, die Herzaktion schlecht sichtbar.
Zuweilen hört man Reibegeräusche. *Von der Probepunktion sollte mehr als bisher Gebrauch gemacht werden.* Ist der Erguß eitrig oder verjaucht, so mache
man nach Resektion des l. 6. Rippenknorpels die Perikardiotomie und drainiere,
aber nicht mit Drains, sondern mit Dochten oder aus aufgeschnittenen Gummidrains gewonnenen Gummistreifen. In anderen Fällen kommt es zu keiner
Eiterung, sondern zu einer trockenen oder exsudatarmen serofibrinösen Perikarditis, welche sich durch die sog. „Lokomotivgeräusche" auszeichnet. Diese
perikardialen Geräusche sind nicht *mit der Herzaktion* synchron, sind auch von
der Atmung, abgesehen von sehr tiefen Inspirationen, unabhängig. Zum Unterschied von ihnen kann man die extraperikardialen an ihrer Abhängigkeit von
der Atmung erkennen. Sie verschwinden bei angehaltener Atmung. Diese
Perikarditen führen zu umschriebenen oder totalen Synechien zwischen Herz
und Herzbeutel, wofür zuweilen die systolischen Einziehungen der Herzwand

diagnostische Merkmale sind. Schwerere Arbeitsstörungen pflegen selbst nach diesen nicht zurückzubleiben. Sogar Fälle mit operierter und drainierter Perikarditis können die Erwerbsfähigkeit behalten. Selbst Schüsse durch das *Septum ventriculorum* können am Leben bleiben. In ihm liegt das Reizleitungszentrum, und bei ihnen tritt wohl meistens ein sofortiger Tod infolge von Herzblockade auf. In einem überlebenden Fall trat eine charakteristische Dissoziation der Tätigkeit der Vorkammern und Kammern auf, insofern die Kammern sich in der Minute nur 30—40mal, die Vorhöfe 60—70mal kontrahierten. Sogar bei diesem Patienten bestand eine gewisse Arbeitsfähigkeit.

Bei einigen Verwundeten wird zwar der Shock überstanden, aber sie erliegen dennoch ihrer Verletzung infolge plötzlicher Blutung, die sich meistens als infektiöse Arrosionsblutung darstellt. Die verflossenen Zeiträume können zuweilen lang sein (mehrere Monate), und man ist bei der Sektion davon überrascht, daß die Verletzung auch eine nur vorübergehende Heilung erlaubt hat. Nach einer Friedensstatistik von LOISON über 254 Herzverletzungen fanden sich in 9 Fällen Aneurysmabildungen bzw. Ruptur der Herznarbe, d. h. also in 3,5%.

c) Steckschüsse.

Die Zahl der Herzsteckschüsse ist eine sehr viel geringere als die der Lungensteckschüsse. Sie können vollkommen beschwerdelos sein. Durch Zufall werden sie bei einer Röntgenuntersuchung aus anderer Veranlassung entdeckt, und nun erst, nachdem sie davon erfahren haben, bekommen die Träger Herzbeschwerden auf psychogener Basis. Andrerseits kommen objektive Herzbeschwerden vor. Diese können sich sehr bald, oder aber auch spät nach jahrelangem Wohlbefinden entwickeln. Es sind das Atemnot bei stärkeren Anstrengungen, unregelmäßiger Puls, Tachykardie, Reizleitungstörungen, ja sogar Herzflattern, typische anginöse Beschwerden. Das Elektrokardiogramm ist nicht eindeutig. Es kann ganz normal sein, aber auch Myokardschäden zeigen. *Interessant ist, daß Steckgeschosse im Herzbeutel häufiger Störungen machen, als Herzsteckschüsse,* wenn sie an den Umschlagsfalten in der Nähe der großen Gefäße oder der rechten Atrioventrikulargrenze sitzen. Diese Stellen sind von dichten Nervengeflechten umgeben, die vielfach Anastomosen mit den intramuralen haben. Das Reizleitungssystem liegt im Bereich des rechten Vorhofs und seiner Schicht sowie der Vorhofkammergrenze. SAUERBRUCH *konnte während der Operation den Beweis erbringen, daß Angina pectoris-Anfälle allein durch mechanischen Reiz (Zug an einem in einer Narbe sitzenden kleinen Granatsplitter) ausgelöst werden ohne organische Beteiligung der Gefäße, sowie daß Druck auf diese Gegend ein typisches Herzflattern hervorrufen kann. Herzwandschüsse* können vollkommen symptomlos sein, sofern sie nicht gerade Stellen mit automatischen Zentren betreffen. Die linke Herzkammer ist entgegengesetzt den Friedenssteckschüssen entschieden bevorzugt. Das ist bei der Dicke ihrer Wand auch natürlich. Dann folgen an Häufigkeit, rechte Kammer, rechter und linken, Vorhof, in dem sie selten sind. Selbst Aortenwandsteckschüsse kommen vor. FREY, REHN und SAUERBRUCH konnten in dem jetzigen Krieg Granatsplitter aus Vorhofwänden mit Erfolg entfernen. *Herzhöhlensteckschüsse* bergen die Gefahr der embolischen Verschleppung in sich. Man muß unterscheiden zwischen Steckschüssen im Herzbeutel, denen in der Herzwand und denen im Herzinnern. Die Steckgeschosse im Herzbeutel senken sich gewöhnlich der Schwere nach auf seinen Boden und machen dann die Bewegungen des Organs nicht mit. Die Herzwandsteckschüsse bewegen sich synchron mit der Herzaktion. Als typisch für die im Herzinnern sitzenden Geschosse nahm man bisher immer *rotierende* Bewegungen an. Allem Anscheine nach wird diese Bewegung durch die schraubenförmige Herzaktion hervorgerufen. Meistens aber werden auch die anfangs beweglichen Geschosse sehr bald fixiert. Sie sitzen häufig an der Spitze des rechten Ventrikels.

Embolische Geschoßverschleppungen finden sowohl *aus* dem Herzen in die Arterien, Pulmonalis, Subclavia, aber auch bis in die Femoralis statt, als auch aus den Venen *in* das Herz. Auffallend dabei ist, daß sogar Verschleppungen aus der Vena cava inferior in den rechten Ventrikel stattfanden und daß die Durchbohrungen dieser großen Venen keine größere Blutung gemacht hatten. HIRSCH konnte im ganzen 29 Fälle zusammenstellen, darunter einmal Verschleppung in das Herz. Im Herzinnern setzen sich Hindernisse durch die Chordae tendineae und Papillarmuskeln entgegen, wo die Geschosse sich festhaken.

REHN sen. hat 32 Fälle von Steckgeschossen auf deutscher Seite im I. Weltkrieg zusammengestellt, von denen 27 einheilten. 2 Patienten starben an eitriger Herzbeutelentzündung, 3 an anderen Verletzungen. Meistens waren es Infanteriegeschosse. 2 wurden sofort, einige später operiert. *Auffallend ist, daß die größte Anzahl dieser Herzwandsteckschüsse keine oder nur geringe Beschwerden haben, so daß viele sogar gv. oder kv.[1] wurden.* Eine 1917 erschienene Arbeit KUKULAs über 19 Fälle von *Herzsteckschüssen* gibt interessanten Aufschluß über die Folgen. 10mal bestanden überhaupt keine Beschwerden, obwohl nur 3 im Herzbeutel, die anderen aber alle in der Herzwand, einmal sogar in der rechten Herzkammer saßen. 6 Fälle wiesen geringe Beschwerden auf (3 im Herzbeutel, 3 in der Herzwand). Bei den anderen lagen ernstere Beschwerden (Oppressionsgefühl, Pulsstörungen, Zirkulationsstörungen) vor. Entfernungen des Geschosses wurden vorgenommen aus Gründen der Prophylaxe und der ernsteren Beschwerden. Von 11 Fällen sind bisher nur 2 gestorben, obwohl 3mal die Kugel aus dem Herzinneren entfernt wurde (davon 1 gestorben). STEFFENS berichtete über 109 Herzsteckschüsse aus dem I. Weltkrieg, die 2 Jahrzehntelang beobachtet wurden. Es waren 34% Infanteriegeschosse, 44% Granatsplitter und 14% Schrapnells. *Pathognomisch sei das Fehlen von Herzbeutelergüssen.* Bei 67% keine primären subjektiven Frühsymptome, bei 61% auch keine objektiven. Später fanden sich in 85% subjektive Beschwerden, die aber objektiv in der Mehrzahl fehlten. Myokardschäden im Elektrokardiogramm nachweisbar nur in 15%, Herzgeräusche nur 5mal. Eine Rente von 30—40% dürfte genügen. Ein Aneurysma fand sich nur einmal. *Eine Geschoßwanderung bei allen Herzsteckschüssen ist nicht zu befürchten.* Denn er sah keine. Operiert waren nur 5 Fälle. Eine Indicatio vitalis lag nicht vor. Der Franzose LE FORT hat im I. Weltkrieg bei 100 Personen Steckschüsse aus dem Herzen und Mittelfell operiert, von denen 7 nach dem Eingriff starben. Bei 55 Personen konnte nach 20 Jahren Nachrichten eingeholt werden. Nur einer war vielleicht infolge der alten Herzverwundung gestorben. Die anderen befanden sich in sehr günstigem Zustand. – PILTZ hat 1940 247 Fälle von Herzsteckschüssen zusammengestellt. Hiervon waren 68 Friedens- und 179 Kriegsschußverletzungen, unter letzteren 3 Revolverkugeln, 28 Schrapnell, 62 Infanteriegeschossen, 83 Splitter; die Geschosse saßen 40mal im Herzbeutel, 60mal in der linken, 47mal in der rechen Kammerwand, 1mal in der linken, 13mal in der rechten Vorhofwand, 5mal in der linken, 9mal in der rechten Herzhöhle, 2mal im Septum ventriculorum. *Also auch in seiner Statistik waren linke Kammerwand und rechte Vorhofskammerwand vor der anderen Seite bevorzugt.* Von 201 überlebenden Herzsteckschüssen waren nur 28,85% beschwerdefrei. Interessant ist nun, daß 18,8% von den 143 konservativ *Behandelten völlig beschwerdelos waren, dagegen bei den 44 mit Entfernung Behandelten eine Heilung von 56,82% bestand. Bei 14 operativen Fällen, bei denen das Geschoß aber nicht entfernt werden konnte, betrug die Heilung 42,8%.* Auch hinsichtlich der Sterblichkeit ist die Statistik interessant. Sie betrug bei den konservativ Behandelten 11,19% (Frühsterblichkeit 9,09%, Spätsterblichkeit 2,09%), dagegen bei den operativ entfernten Steckschüssen nur 6,82%.

Diese Statistik von PILTZ könnte es berechtigt erscheinen lassen, alle Beschwerden machenden Herzsteckschüsse operativ anzugehen. Sie krankt aber an der großen Verschiedenheit der Vergleichszahlen. Im Gegensatz zu den Franzosen und Amerikanern sind die deutschen Chirurgen sehr zurückhaltend. Das Für und Wider ist in jedem Fall sehr gründlich abzuwägen. Natürlich wird man im Herzbeutel liegende wegen der geringeren Gefahr eher entfernen können. Man wird es um so eher tun, wenn sie in der Gegend der Umschlagfalten liegen. An die Herzwandsteckschüsse wird man aber operativ nur dann herangehen, wenn sie einwandfreie objektive Herzstörungen machen.

---

[1] kv. = kriegverwendungsfähig, gv. = garnisonverwendungsfähig.

Aber auch hier sind Grenzen gesetzt, wenn das Geschoß z. B. an der Abgangsstelle der Kranzgefäße liegt. Nur bei den Steckschüssen in den Vorhofswänden wird man sich wegen der drohenden Perforation der dünnen Wandungen eher entschließen ebenso wie bei den Steckschüssen in der Wand der Aorta und der Arteria pulmonalis[1]. Die Operation findet unter örtlicher Betäubung und eventuell dem Überdruckapparat statt.

Über die *Mortalität* sämtlicher Herz- und Aortenschüsse finden wir im amerikanischen Sanitätsbericht folgende Zahlen: Von 33 Fällen starben 13 = 59,39%, von 15 Herzbeutelschüssen starben 9 = 60,0%. *Die Mortalität der Herzschüsse nach Operationen* berechnet BALLANCE auf 152 Fälle mit 31,57%, TUFFIER auf 305 Fälle mit 49,6%. Doch sind in beiden Statistiken viele Fälle aus der Zivilpraxis und auch manche Nichtschußverletzungen mit einbezogen. Auf Grund der Beobachtungen der pathologischen Anatomen muß man REHN *senior* durchaus zustimmen, *daß trotz der an sich berechtigten Zurückhaltung von primären Eingriffen, namentlich bei Steckschüssen, dennoch mehr Verwundete zu retten sind, wenn man der Herztamponade, die eine absolute Indikation darstellt, mehr Aufmerksamkeit schenkt und bei der Revision von Brustfell-Lungenschüssen an eine begleitende Herzverletzung denkt.* Von der Probepunktion des Herzbeutels muß mehr Gebrauch gemacht werden.

4. Verletzung anderer Brustorgane.

Es kommen in Frage der Ductus thoracicus, die Luftröhre, die Speiseröhre, die großen Gefäße und die Wirbelsäule mit dem Rückenmark.

a) Der *Ductus thoracicus* oder Milchbrustgang liegt in der Brust zwischen Aorta und Vena azygos, nahe am rechten Brustfell, während die Aorta ihn von der linken trennt. In der Höhe des 3. Brustwirbels geht er an die linke Seite der Speiseröhre. Bei gleichzeitiger Brustfellverletzung ruft die Läsion des Ductus im Brustraum eher einen rechtsseitigen, im Halsteil und der oberen Brustapertur eher einen linksseitigen Chylotohrax hervor. Er macht die Erscheinungen eines gewöhnlichen Ergusses doch *ohne* Fieber. Nur die Probepunktion gestattet seine Diagnose. Die Flüssigkeit muß nicht rein milchigweiß sein, sondern kann auch mit Blut kombiniert sein und zunächst wie Eiter aussehen. Allein sie enthält Fetttropfen und keine Eiterkörperchen. Beim Stehenlassen setzt sich die milchige Flüssigkeit oben ab. Die Ansammlungen von Chylus können sehr große sein. Daher sind wiederholte Flüssigkeitsablassungen in kleineren Zwischenräumen notwendig. Eine Heilung ist, wenn keine Infektion hinzutritt, möglich.

b) Die *Luft-* und *Speiseröhre* werden fast immer mit anderen Organen, nämlich der Aorta und dem Herzen, zusammen verletzt. Letztere liegt eng dem Herzbeutel an. Seine Verletzung ist wegen der folgenden jauchigen Perikarditis, Pleuritis oder Mediastinitis fast ausnahmslos tödlich. Die Diagnose ist auch erst aus diesen Symptomen zu stellen; *denn Schluckbeschwerden fehlen bei der tiefen Verletzung.* Die Symptome der *Mediastinitis* sind neben dem hohen Fieber (39—40⁰) sehr allgemein bis auf den heftigen *Schmerz* beim Beklopfen des Brustbeins und beim Schlucken. Erst in späteren Stadien zeigt sich ein Emphysem im Jugulum oder in den Supraclaviculargruben. Letzteres soll für die Mediastinitis postica charakteristisch sein. Da es sich meistens um eine diffuse ödematös-eitrige Infektion und nur selten um lokalisierte Abscedierungen handelt, so kommt eine Therapie für gewöhnlich als nutzlos nicht in Frage. Demnach besteht ein großer Unterschied gegenüber dem frühzeitigen

---

[1] REHN jun. hat im jetzigen Krieg 8 Herzsteckschüsse im Spätstadium mit Erfolg operiert, darunter einen aus der Aorta und einen zwischen Aorta und A. pulmonalis, ohne das Lumen zu eröffnen, nach oberer Brustbeinspaltung.

aktiven Vorgehen bei Verletzungen am Halsteil (s. S. 423). *Mediastinalabscesse* finden sich zuweilen nach infizierten Brustbeinschüssen und geben keine ungünstige Prognose.

c) Die Verletzungen großer Gefäße führen fast immer schnell zum Tode (s. aber S. 446).

d) Die Verletzungen des Rückenmarks und der Wirbelsäule dokumentieren sich in den Symptomen, welche in dem betreffenden Abschnitt besprochen sind.

XXVI. Schußverletzungen des Bauches.

Die stumpfen Bauchverletzungen, die zuweilen infolge von Verschüttungen beobachtet wurden, unterscheiden sich nicht von denen des Friedens. *Stichverletzungen* des Bauches durch das Bajonett wurden häufiger beobachtet; auf die vom Damm aus beim Überspringen von Schützengräben, die vom Feinde besetzt sind, eindringenden ist besonderes Augenmerk zu richten. Heilungen ohne Operation kommen hie und da vor, sind aber Glückszufälle. Das größte Kontingent stellen die *Schußverletzungen*. Der Bauch nimmt einen sehr großen Teil des menschlichen Körpers ein, wobei in Betracht zu ziehen ist, daß er sich nach oben in den Brustkorb und nach unten in das kleine Becken hinein erstreckt. Trotzdem ist die Häufigkeit seiner Verletzung im Verhältnis zu anderen Körperteilen an sich klein. *Der deutsche Sanitätsbericht berechnet auf Bauch und Becken nur* 4,3%, also weniger als auf Brustschüsse mit 6,2% aller Verletzungen. Auch bei den anderen Völkern liegen die Zahlen ungefähr gleich. Bei den *Franzosen* 4,5%, bei den *Engländern* 2,3%, bei den *Amerikanern* 3,7%. HALPERN konnte auf 29 russischen Hauptverbandplätzen unter 76300 Verwundeten 3340 = 4,3% Bauchverletzte und darunter 2760 = 3,6% mit penetrierender Bauchverletzung feststellen. Aber von diesen Verletzungen entfallen im deutschen Sanitätsbericht nur 1,01% auf die Organe von Bauch und Becken und nur 0,69% gingen mit Eröffnung des Bauchfells einher. Aus dem französischen Sanitätsbericht konnte ich für Etappen- und Heimatlazarette nur 0,4% auf intraabdominelle Organe berechnen; aus dem amerikanischen Sanitätsbericht für diese 1,0%. Hinsichtlich der Art der Schußverletzungen durch die verschiedenen Geschosse ist nichts Typisches zu sagen. Jedenfalls ist die früher von manchen gemachte Annahme, daß das Infanteriegeschoß immer leichtere Verletzungen mache als die Granatsplitter, durch nichts berechtigt. Gewiß kommen kleine, kaum wahrnehmbare, schlitzförmige Schußlöcher am Darm zuweilen vor, während der eckige Granatsplitter meistens zackige größere Löcher reißt. Auch beim Infanteriegeschoß sind totale Abrisse ganzer Darmpartien bis zum Mesenterium und in dasselbe hinein nicht selten. Eine hydrodynamische Sprengwirkung in ausgedehntem Maße trifft man an den Hohlorganen verhältnismäßig selten, wohl weil die Füllung gewöhnlich keine sehr starke ist. Doch kommen sie namentlich am Magen und der Blase zuweilen vor. Andrerseits findet man gerade an ihnen schöne glatte Lochschüsse, welche zu Spontanheilungen neigen. Die Menge des ausgetretenen Darminhaltes ist durchschnittlich gering, was wohl mit der geringen Nahrungsaufnahme vor und während eines Gefechtes zusammenhängt.

An den *parenchymatösen Organen* finden wir alle Arten von Verletzungen. Wir sehen infolge von Infanteriegeschossen an Leber, Milz und Nieren glatte Durchschüsse, die häufig allerdings von mehr oder minder weitreichenden Sprüngen ins Parenchym begleitet werden. Von dieser Schußart bis zur Zertrümmerung und weiten Versprengung einzelner losgetrennter Stücke in die Umgebung finden sich alle Übergänge. So sind Stücke der Milz und Leber zuweilen in der Bauchhöhle versprengt gefunden; so wird nicht selten die Niere in 2 Stücke zerspalten derart, daß der obere Pol mit Hilus und Gefäßen erhalten ist und der untere Pol abgerissen ist. Beachtenswert ist, daß die Blutungen aus der Leber und Milz in die Bauchhöhle zuweilen gering sind. Gerade bei der Milz ist das auffallend. Bei Leberkuppendurchschüssen und manchen Milzschüssen, bei welchen das Zwerchfell verletzt ist, fließt das Blut allerdings fast vollständig in die Brusthöhle. In der Leber finden sich manches Mal bei verhältnismäßig kleinem Schußkanal starke Blutansammlungen im Innern. Ein Teil der Leberverletzungen gibt zu einer Absonderung von Gallenflüssigkeit entweder nach außen oder in die Brust- oder Bauchhöhle Anlaß. Die Gallenblase kann durch Infanteriegeschosse und Schrapnellkugeln lochförmig durchschlagen werden. Sie kann trotzdem durch Vorlagerung von Schleimhaut oder Wandfetzen sich so abschließen, daß auch bei Druck keine Galle ausfließt, sondern erst eine genaue Besichtigung die Wunde ergibt. Auch an der Bauchspeicheldrüse sind glatte Durchschüsse beobachtet. Verletzungen dieses Organs sind meistens mit Magen- und Zwölffingerdarmschüssen gepaart. Wichtig sind die *Kontusions-, d. h. also Seitenstoßwirkungen* aller mit großer Kraft ausgestatteten Geschosse. Blutungen, Nekrosen der Wand der Hohlorgane sind die Folgen und verlangen operative Aufmerksamkeit.

Da hinsichtlich der Prognose und unseres ärztlichen Verhaltens zunächst die Unversehrtheit des Bauchfells, sodann die der Hohlorgane, drittens die der parenchymatösen Organe von ausschlaggebender Bedeutung ist, so erscheint folgende Einteilung der Bauchschüsse zweckmäßig: 1. *Reine Bauchwandschüsse.* Doch können auch bei ihnen trotz unversehrtem Bauchfell infolge der Geschoßwirkung Kontusionen von Darmschlingen mit nachfolgender Gangrän oder Peritonitis vorkommen. 2. *Extraperitoneale Bauchschüsse* a) mit Verletzung des retroperitonealen Spaltraumes, b) mit Verletzungen von extraperitonealen Darmteilen (der hinteren Wand des Pars descendens und inferior duodeni, des Colon ascendens und descendens, des Mastdarms, c) mit Verletzung der Nieren, Harnleiter und Blase. 3. *Intraperitoneale Bauchschüsse* a) mit Verletzung von parenchymatösen Organen, b) mit Verletzungen von Hohlorganen, Magen, Darm, Blase.

Bei der anatomischen Lagerung der Organe zueinander und dem Umstand, daß manche Organe nur teilweise mit Bauchfell bekleidet sind, ist es natürlich, daß extra- und intraperitoneale Verletzungen sich häufig kombinieren. Bestimmte Typen sind zu merken: 1. Verletzungen der Brust- und Bauchhöhle bei den hypochondrischen Schüssen, also bei den Leberkuppen-, den Milzschüssen und bei den Körperlängsschüssen. 2. Der rechtsseitige Leber-, Colon-, Nierenschuß. 3. Der linksseitige Milz-Nierenschuß. 4. Reine Magenschüsse meistens sagittal. 5. Der rechtsseitige extraperitoneale Colonschuß. 6. Der Kleinbeckenschuß mit Verletzung der Blase und des Mastdarms, die sowohl intra- als auch extraperitoneal getroffen sein können. Sie vergesellschaften sich häufig mit Knochenfrakturen des Beckens. — *Bei Steckschüssen der Brust und der Gesäßgegend denke man immer an Verletzungen des Bauches, die häufig übersehen werden.* Ferner findet man zuweilen Längsdurchschüsse, welche am Halse oder der Brust beginnen und am Bauch wieder austreten. Doch begünstigt der lange Weg gerade das Steckenbleiben des Geschosses. Man denke daran, daß Schüsse der unteren Rücken- und der Lendengegend, des Oberschenkels Bauchschüsse sein können. Desgleichen ist die Überlegung, ob die Brusthöhle mitbeteiligt ist, immer anzustellen.

1. Symptome.

Die Bauchschußverletzung macht, abgesehen von den leichten Wandschüssen, gewöhnlich einen starken Shock, welcher mehrere Stunden anhalten kann. Er tritt nicht nur bei den intraperitonealen, sondern auch bei den extraperitonealen und den stärkeren Wandschüssen ein. Doch kommen Ausnahmen vor. Patienten mit später nachgewiesenen Darmverletzungen sind noch Strecken bis zum Hauptverbandplatz zu Fuß gegangen. Einen Leberschuß sah ich, der noch 3 km gegangen war. Bei der Mehrzahl finden wir Prostration, ein blasses und ängstliches Gesicht und schnelle Abkühlung der Extremitäten. Die Verletzten liegen mit angezogenen Knien, bieten also das Symptom des „gekrümmten Rückens" dar, und empfinden beim Ausstrecken der Beine Schmerzen. Der *Puls* ist gewöhnlich frequent und klein. Fälle mit zunächst langsamen und kräftigem Puls kommen vor und geben für die Frühoperation eine bessere Prognose. Zunehmende Verschlechterung des Pulses ist differentialdiagnostisch von besonderer Bedeutung für Vorliegen einer intraperitonealen Verletzung. — *Erbrechen* innerhalb der ersten 5 Stunden pflegt bei $^2/_3$ der Magen-Darmschüsse, aber auch bei Leberschüssen vorzukommen. Späteres Aufstoßen und Erbrechen kann schon ein Zeichen beginnender Peritonitis sein. — *Stuhlgang* tritt gewöhnlich nach der Verletzung nicht mehr auf; doch kann er ausnahmsweise selbst bei Darmverletzung noch erfolgen. Blut in demselben weist besonders auf Mastdarmläsion hin und verlangt Fingeruntersuchung. — Ein sehr wichtiges Symptom für die intraperitoneale Verletzung ist die Änderung des für den Mann physiologischen kostoabdominalen Atemtypus in den *costalen*. Die Atmung kann zuweilen so erschwert sein, daß sie zur Preßatmung wird. Nur bei Blasen- und Beckenschüssen bleibt sie zuweilen abdominal. — Ferner pflegt die *Bauchdeckenspannung* selten zu fehlen. LÄWEN stellte unter 114 Magen-Darmschüssen nur 14mal ihr Fehlen fest. Doch ist dieses Symptom nicht eindeutig, da es auch nicht nur bei extraperitonealen, sondern auch bei reinen Wandschüssen und was von Wichtigkeit ist, auch bei Brustverletzungen und sehr selten bei Rückenmarkschüssen vorkommen kann. — *Allgemeine Druckempfindlichkeit* des Leibes pflegt meistens da zu sein, kann aber in den ersten 5—6 Stunden vermißt werden. Von Bedeutung ist ferner das *Fehlen der Leberdämpfung*. Findet man dasselbe schon in den ersten Stunden nach der Verletzung, so kann man mit Sicherheit eine stärkere Gasansammlung in der Bauchhöhle vermuten, während auf das Kleinerwerden der Dämpfung nicht viel zu geben ist. — Diese Symptome beziehen sich in der Hauptsache auf die Magen-Darmschüsse, finden sich aber auch als allgemeiner Ausdruck der intraperitonealen Schußverletzung. Im folgenden seien die einzelnen Organe besonders besprochen:

Symptome bei Leberverletzung. Glatte Infanteriegeschoßdurchschüsse können nach Aufhören des ersten Schocks ganz geringe Symptome machen. Zusammendrücken des Brustkorbs oder der rechten Brustkorbhälfte ist schmerzhaft, tiefe Atmung ruft Beschwerden hervor. Überall da, wo eine größere Zerstörung eingetreten ist oder eine Blutung auftrat, sind die Symptome gleich denen der intraperitonealen Verletzung. Nur pflegt sich noch ein intensiver Schulterschmerz hinzuzugesellen. Erbrechen pflegt in der Hälfte der Fälle von reiner Leberverletzung einzutreten. Bei Leberkuppenschüssen findet man nicht selten einen rechtsseitigen Hämothorax oder Cholothorax und die dadurch bedingte Veränderung der Atmung. Bei größerer Kommunikation mit der Außenwelt zeigt sich immer ein Gallenaustritt, der sich manches Mal auch entfernt von der Leber, je nach dem Sitz der Schußöffnungen, dokumentiert, wie z. B. am Brustkorb oder sogar am Hals. Bei größeren Fisteln entleeren sich im weiteren Verlauf neben der Galle Krümel des Lebergewebes, manches Mal auch größere Sequester. Ansammlung von Galle im Brustraum ist ebenso häufig als in der Bauchhöhle. Sie ruft in dem Bauchfellraum ebenso wie in der Brusthöhle eine exsudative, fibrinoplastische Entzündung hervor. Jedoch kann es in den betreffenden Fällen zu hochgradigen Flüssigkeitsansammlungen mit allmählich zunehmendem Kräfteverfall kommen, der in einigen Fällen durch die Operation bestätigt werden konnte (CHOLASKOS). Ikterus ist hin und wieder beobachtet worden.

Besondere Symptome der Milzschußverletzung gibt es nicht. Sie gleichen denen der intraperitonealen Verletzung. Nur treten die Erscheinungen der akuten Blutung besonders in den Vordergrund.

Die Symptome der *Nierenschußverletzung* unterscheiden sich danach, ob es sich um einen reinen extraperitonealen oder einen intraperitonealen Bauchnierenschuß handelt. Nach einer Statistik LÄWENs finden sich in 18,8% aller Bauchschüsse Mitverletzungen der Niere. Im letzteren Fall sind eben noch ausgesprochene Bauchsymptome vorhanden, welche im ersten fehlen. Doch kann in Ausnahmefällen bei starken Blutergüssen im retroperitonealen Spaltraum ein Bild vorkommen, das sich von beginnender Peritonitis nicht unterscheiden läßt, wie Druckempfindlichkeit des Leibes, Bauchdeckenspannung und Meteorismus. Auch bei den *reinen* Nierenschüssen haben wir zuweilen auf der verletzten Seite Bauchdeckenspannung und Druckempfindlichkeit. Das sicherste Zeichen für die Organverletzung ist die frische Hämaturie; doch muß es sich nicht um eine Schußverletzung des Organs selbst handeln, sondern es kann auch eine Blutung ins Parenchym durch Fernwirkung vorliegen. Andrerseits kann sie auch fehlen, wenn der Harnleiter durch ein Blutgerinnsel oder durch ein Nierenparenchymstück verlegt ist oder wenn er abgerissen ist. Die Blutungen können von verschiedener Stärke und Dauer sein. Die Mehrzahl pflegt nach 8—14 Tagen aufzuhören. Doch kommen Nachblutungen zuweilen vor. Erbrechen fehlt jedoch fast immer.

Bestimmte *Symptome der Harnleiterverletzung* gibt es nicht. Ist sie mit Öffnung des Bauchfells vergesellschaftet, dann sind es die gewöhnlichen allgemeinen Symptome; liegt sie extraperitoneal, dann kommt es zu *Urinphlegmonen.* Diese haben genau wie die nach der extraperitonealen Blasenverletzung das Eigentümliche, daß sie langsamer, schleichender und weniger fieberhaft verlaufen als die Urininfiltrationen, die wir am Damm nach Zerreißung der Harnröhre zu sehen gewohnt sind. Temperaturen bis 40⁰ sind Seltenheiten; zuweilen steigen sie nicht viel über 38,0⁰. Die dicken Lendenmuskeln verhindern ferner eine schnelle Markierung der Vorwölbung und die weite Entfernung von der Haut die Projektion der Entzündung auf dieselbe. *Druckschmerzhaftigkeit ist eins der wichtigsten Symptome.* Ferner weist die erhebliche Verminderung der Harnmenge bei völliger Durchtrennung eines Harnleiters darauf hin. Eine Cystoskopie ist vorne im Felde meistens unmöglich. Aus dem I. Weltkrieg sind Fälle berichtet, in denen beide Harnleiter dicht an der Blase abgeschossen sind.

Symptome der Harnblasenverletzung. Zu unterscheiden ist zwischen Patienten, welche spontan Urin lassen können und solchen, bei denen das nicht der Fall ist. Bei den ersteren ist die Verletzung meistens eine geringgradigere; es handelt sich da um lochartige, kleine Schußöffnungen. Das ist auch der Fall, wenn eine spontane Urinentleerung nicht möglich ist, der Katheter aber reichlichen blutigen Urin entleert. Sobald aber der Katheterismus gar keinen oder nur wenige Tropfen blutigen Urins zutage fördert, so muß der Urin einen anderen Abfluß gehabt haben, und zwar in das perivesicale Bindegewebe, wenn es sich um eine extraperitoneale Läsion handelt, oder in die Bauchhöhle. *Steckschüsse* in der Blase, welche nicht selten vorkommen, brauchen zunächst kaum irgendwelche Störungen zu machen. Erst später geben sie zu solchen Anlaß, die sich durchschnittlich mit denen der Blasensteinkranken decken. Plötzliche Unterbrechung des Harnstrahls, Fähigkeit, nur in bestimmten Körperstellungen zu urinieren; häufiges brennendes Gefühl in der Eichel.

Bei allen Bauchschüssen ist Katheterismus und Mastdarmuntersuchung notwendig. Wo die Möglichkeit einer Blasenverletzung vorliegt, achte man genau auf eventuelles Eintreten von *Urininfiltraten,* besonders dicht über der Symphyse und an den POUPARTschen Bändern. Darauf, daß ihre Symptome zunächst nicht sehr affallende zu sein brauchen, ist oben hingewiesen. Die *Symptome* der *extraperitonealen Mastdarmverletzung* müssen nicht in einer analen Blutung bestehen. Der Sphincter hält das Blut zurück. Die Fingeruntersuchung gibt bei allen größeren Löchern und Zerreißungen Aufschluß, aber es ist zu beachten, daß *kleine Löcher* auch beim nicht mit Kot gefüllten Mastdarm nicht leicht gefühlt werden können. Sitzen sie nicht zu hoch, so kann man sie durch Spincterdehnung und Einsetzung von 4 glatten Haken meistens dem Auge zugänglich machen. Hingewiesen sei noch auf eine bisher selten beobachtete Mastdarmverletzung durch Infanteriegeschoß, bei welcher durch Sprengwirkung der sonst unverletzte Mastdarm mit dem Sphincter internus und einem Teil der Analhaut aus seinem Zusammenhang so ausgelöst ist, wie es der Chirurg bei der Amputatio recti nach LISFRANC tut. Eine Erklärung gibt es hierfür nicht.

Alle diese Symptome im Verein mit der Berücksichtigung des Schußkanals müßten bei *Durchschüssen* die Diagnose, ob eine intraperitoneale Darm- oder Organverletzung vorliegt, im Gegensatz zu den stumpfen Verletzungen und den Steckschüssen leicht machen. Allein erstens kann der Schußkanal nur scheinbar durch die Bauchhöhle gegangen sein, weil die Körperhaltung im Augenblick der Verletzung eine andere war, so daß in Wirklichkeit ein reiner Bauchwandschuß vorliegt. Das ist gern der Fall bei den Flankenschüssen, weil die seitliche Konvexität der Bauchhöhle durch Rumpfbeugungen oder starke Muskelkontraktionen abgeflacht wird. Manche der sog. Konturschüsse sind so zu erklären. Zweitens ist es durch Operationen zweifelsohne festgestellt, daß Schußkanäle, welche die Bauchhöhle eröffnet hatten, keine Darm- oder Organverletzung gemacht haben. Diese Glückschüsse berechnet SCHMIEDEN auf 1:30, TUFFIER auf 11,7%. Die letzte Zahl ist zu groß. Denn aus ENDERLENs Statistik, wo die Unversehrtheit der Bauchorgane durch Operation festgestellt wurde, ergaben sich nur 5,4% (1462:79)[1]. Wenn es sich nur um Steckschüsse handeln würde, könnte man vielleicht annehmen, daß die lebendige Geschoßkraft so schwach gewesen sei, daß sie eben nur noch genügt hätte, um das Bauchfell zu durchbohren. Da sie aber auch bei Durchschüssen beobachtet worden sind, so sind sie ebenso unerklärlich wie manche Halsdurchschüsse ohne Verletzung eines wichtigen Organs. Aus diesen beiden Gründen kann der Verlauf des Schußkanals nicht ausschlaggebend für die Differentialdiagnose sein. Da wo die Symptome nicht eindeutig sind, warte man etwas ab; im Verlauf weniger Stunden klärt sich meistens die Situtation. Besonders wichtig ist es dabei auf die Veränderungen des Pulses und des *Bauchumfangs, den nach der Einlieferung zu messen man nie vergessen darf,* zu achten. Dieses Abwarten ist keine fehlerhafte Versäumnis hinsichtlich des eventuellen Operationstermins, da auch sonst für den Patienten gewöhnlich einige Zeit der Erholung und Ruhe nach dem Transport gut ist. Je länger die Verletzung zurückliegt, um so mehr vermischen sich ihre Erscheinungen mit den Folgezuständen, den Blutungen und der durch Infektion eintretenden Peritonitis. Große Blutergüsse und das Anfangsstadium der Bauchfellentzündung können dieselben Reizsymptome, hinsichtlich Bauchmuskelspannung, Druckempfindlichkeit und Brechreiz machen. Eindeutige Symptome der Bauchfell- bzw. Organverletzung sind Prolapse von Netz- bzw. Darmteilen oder der Austritt von Kot, Galle oder Urin. Hautemphysem ist nur ausnahmsweise nach Darm-, besonders Colonschüssen, beobachtet worden. Röntgenuntersuchungen könnten über manches Aufschluß geben, sind aber bei dem Allgemeinzustand gewöhnlich zu unterlassen.

---

[1] Im jetzigen Krieg hat MEHNERT sogar nur 1,2% Glückschüsse feststellen können.

2. Behandlung.

Die Frage, ob eine intraperitoneale Verletzung vorlag, hatte während der letzten 20 Jahre vor dem I. Weltkrieg mehr einen theoretisch wissenschaftlichen Wert als eine Bedeutung für unser praktisches Handeln. Zwar hatte sie die Gedanken der an den betreffenden Kriegen teilnehmenden Chirurgen immer beschäftigt, indessen war sie doch durch die Erfahrungen bedeutender Kriegschirurgen dahin entschieden, daß der Bauchschußverletzte, besonders der durch das Infantriegeschoß getroffene, mehr Aussicht hat, bei konservativer Behandlung durchzukommen. Tatsächliche Heilungen von Patienten mit Durchschüssen des Bauches und von solchen, welche sogar peritonitische Erscheinungen hatten, sowie namentlich die Ungunst der Kriegsverhältnisse für Laparotomien (Fliegen, zu kalte Temperaturen usw.) hatten dahin geführt. Man hatte vielfach angenommen, daß die kleinen Darmschußlöcher durch einen Schleimhautvorfall praktisch so verschlossen würden, daß eine größere Menge Darminhalts nicht heraustreten könne. Eine eigentümliche Vorstellung, da ja dieser Vorfall doch gerade die durch Serosaverklebung zustande kommende Heilung von Darmwunden hindern mußte! COLER und SCHJERNING hatten sich denn auch, obwohl gerade bei ihren Schießversuchen diese Schleimhautvorfälle bei Darmschüssen häufig gefunden waren, hinsichtlich des praktischen Verlaufs der Bauchschüsse durchaus skeptisch verhalten. Den Erfahrungen der Friedenschirurgie, die von der Notwendigkeit eines frühzeitigen chirurgischen Eingriffs bei intraperitonealen Bauchverletzten überzeugt war, standen die letzten Kriegserfahrungen entgegen und schienen diesen Schüssen eine besondere Stellung einzuräumen. Zu dieser Auffassung hatten besonders die schlechten Resultate beigetragen, welche die Japaner mit ihren Bauchlazaretten im Russisch-Japanischen Krieg gemacht hatten. *Dennoch waren die günstigen Erfahrungen einzelner Kriegschirurgen falsch, weil sie nur Teilergebnisse darstellten.* Sie waren entweder an rückwärtsliegenden Orten gesammelt, in welche tatsächlich nur die günstigen, glücklichen Fälle gelangen oder sie stammten zwar von vorne, litten aber unter zu kurzer Beobachtungsdauer. Schuld an dem fehlerhaften Urteil war demnach der Mangel einer genauen Sammelstatistik in früheren Kriegen. Der I. Weltkrieg hat nun in dieser Hinsicht eine vollkommene Umwälzung gebracht. *Ein Unterschied zwischen intraperitonealen Schußverletzungen und Friedensverletzungen des Bauches ist hinsichtlich der Behandlung nicht mehr anzuerkennen.* Die Schwierigkeiten im Kriege liegen nur darin, eine Organisation einzurichten, welche die Möglichkeit der Laparotomie und der Pflege für die erste Zeit nach der Operation gewährleistet. Sie sind auf deutscher Seite überwunden worden. Nicht nur in Feldlazaretten, sondern auch auf Hauptverbandplätzen ist seit Ende des ersten Kriegsjahres laparotomiert worden. Es ist natürlich, daß der Stellungskrieg derartige Maßnahmen eher erlaubt als schnell vorgetragene Offensivkriege. Aber der Gedanke, daß Bauchschüsse operiert werden müssen, war doch so sehr Allgemeingut der Organisation der vorderen Sanitätsformationen geworden, daß selbst während unseres Rückzuges vom September und Oktober 1918 zahlreiche Laparotomien ausgeführt werden konnten. Für den Stellungskampf waren zum Teil für einen bestimmten, kleinen Frontabschnitt bei einer Sanitätskompagnie oder einem Feldlazarett Laparotomiestationen eingerichtet. Für den Angriffskrieg lassen sich allgemeine Regeln nicht geben; die Anordnungen müssen von Fall zu Fall getroffen werden[1]. Notwendig ist es aber, daß die Verwundeten innerhalb der ersten 12, längstens 24 Stunden

---

[1] In diesem Krieg konnten Bauchschußverwundete nach Flugzeugtransport schon innerhalb 2—3 Stunden operiert werden. Auch der Auto-Transport hat das an einzelnen Stellen im Westfeldzug möglich gemacht.

an diesen betreffenden Ort kommen und dort einige Zeit bleiben können. Je früher man Bauchschüsse operieren kann, um so erfolgreicher ist man. Von vielen werden 12 Stunden als Grenze angegeben, innerhalb welcher man nur operieren darf. *Doch soll man sich nicht an die Zeit binden, sondern in jedem Fall genau das Für und Wider abwägen.* Wenn der Allgemeinzustand auch nach 12 Stunden ein verhältnismäßig guter ist, dabei aber sichere Anzeichen für eine Darm- oder Blasenverletzung oder eine schwere Blutung aus den parenchymatösen Organen vorliegen, soll man auch später noch den Bauch eröffnen. Denn obwohl um diese Zeit schon oft Symptome von Peritonitis vorhanden sind, können Heilungen erzielt werden genau wie bei der Operation der Perityphilitis. *Gegenindikationen sind in jedem Fall Schock, schlechter Allgemeinzustand und schwere Nebenverletzungen.* Die Regel, den Verletzungsschock vorübergehen zu lassen, ist hier jedoch schwer zu befolgen. Denn Schock und Kollaps infolge von zunehmender Blutung und akuter Infektion des Bauchfells gehen ineinander über. Ein praktisch brauchbares Zeichen, ob man die Operation machen kann, ist das, ob infolge von Transfusion von Blut oder Blutersatzmitteln und Campher Besserung eintritt. Von Rehn ist der Veritoltest empfohlen (s. S. 31). Überall da, wo man Schüsse durch parenchymatöse Organe annehmen darf, wird man mit einer Blutung rechnen müssen und sich daher trotz Schockerscheinungen eher für einen Eingriff entscheiden. Zurückhaltender mit der Operation kann man, wofern nicht deutliche Anzeichen dagegen sprechen, sein: Bei Infanterie- und kleinen Granatsplitterschüssen der Leber-, Milz-, Nieren-, Blasengegend. Andererseits ist es falsch, grundsätzlich im Felde Probelaparotomien zu machen. *Denn man darf nicht vergessen, daß diese nur dann Wert haben, wenn methodisch der ganze Darm abgesucht wird, und dieses Vorgehen ist viel eingreifender als die meisten Friedensprobelaparotomien.* Dem erfahrenen Chirurgen wird die richtige Bewertung sämtlicher Anzeichen durchschnittlich gelingen, so daß die Forderung nach einer unterschiedslosen Operation nicht berechtigt wäre. *Dazu ist notwendig, daß der Patient nur wenig Morphium nach der Verletzung bekommt.* Große Morphiumdosen verschleiern das Bild vollkommen. Andererseits ist es grausam, gerade dem Bauchverletzten das Morphium für den Transport zu verweigern. Jedenfalls sollten aber *Verletzte nach Eintreffen im Lazarett kein Morphium mehr haben, bis die Diagnose und Art der Behandlung sichergestellt ist.*

Hinsichtlich der Operationstechnik ist folgendes festzustellen: Vor der Operation Transfusion von Blut oder Blutersatzmitteln, während und nach der Operation Dauertropfinfusion. Allgemeine Narkose ist der gemischten lokalen und Rauschanästhesie vorzuziehen. Die Narkose ist außer bei offenem Licht mit Äther nach vorheriger Morphium-Atropingabe zu machen, weil bei allen akut entzündlichen Bauchaffektionen die Chloroformnarkose Leberveränderungen hervorrufen kann. Vollkommene Entspannung ist abzuwarten, damit nicht durch Pressen von neuem Darminhalt in die Bauchhöhle tritt. Ob man die Baucheröffnung von einem der Schußlöcher oder einem der gewöhnlichen Schnitte macht, ist bei Durchschüssen ziemlich gleichgültig, abgesehen von Flankenschüssen, bei welchen es sich um extra- und intraperitoneale Läsionen handeln kann, und bei jenen Schüssen, bei denen es sich möglicherweise um Bauchwandschüsse handelt. Der Medianschnitt hat den großen Vorteil der Übersichtlichkeit, der schnelleren Eröffnung und des einfachen Verschlusses. Nur bei Steckschüssen ist zu raten, daß man vom Einschuß ausgeht, um über den Verlauf Anhalt zu bekommen, wenn man kein Röntgenbild hat. *Nach Eröffnung des Bauchfells suche man sofort nach dem Orte der Blutung,* nach Leber, Milz oder dem Mesenterium. Im Gegensatz zu manchen Autoren fand ich bei Darmschüssen häufig noch bestehende Blutungen *aus dem Gekröse.* Dann kommt die methodische Absuchung des Dünndarms vom Ort der ersten gefundenen Verletzung nach oben bis zur Flexura duodeno-jejunalis, nach unten bis zur Bauhinischen Klappe und ebenso des Dickdarms. Kleine schlitzförmige Löcher können leicht übersehen werden, besonders an der Rückseite des Magens, am Dickdarm und an den Kanten des Dünndarms da, wo das Mesenterium ansetzt. Sugillationen oder zuweilen das Austreten einer Gasblase weisen darauf hin. Manche Chirurgen empfehlen, Verletzung nach Verletzung zu versorgen, und erst danach das nächste Darmstück herauszuziehen. Dieses Vorgehen ist nicht ratsam, weil die Entscheidung über Resektion oder Naht oder der Größe der Resektion dadurch erschwert wird. Man kann mit den Übernähungen sehr weit gehen ohne Verengerungen zu befürchten. Einreihige LEMBERTsche Dünndarmnaht, wie sie von BIER wieder empfohlen ist, kürzt die Operation sehr ab und gibt gute Resultate. Am Dickdarm und Magen nähe man zweireihig. Am Colon ascendens und descendens findet man nicht so selten nur ein Einschußloch, nicht aber das Ausschußloch. Dann ist es notwendig, das Peritoneum lateral einzuschneiden und das Colon medianwärts zu wälzen, um auf der Rückseite das Ausschlußloch zu finden. Dieses vernäht man zweireihig und lege frei transplantiertes Netz darauf, wonach das Peritoneum vernäht wird. Von der Netztransplantation mache man auch bei sonstigen unsicheren Darm- oder Nahtstellen Gebrauch. Bei Resektionen mache man typische zirkuläre Naht, *außer beim Dickdarm*, wo Seit-zu-Seit Anastomose am Platz ist. Im jetzigen Krieg stehen viele Chirurgen auf dem Standpunkt, Resektionen möglichst zu vermeiden und sich mit Übernähungen zu behelfen; für den Dickdarm empfehlen sie immer Vorlagerung. Bei *Milz*- und *Leber*wunden kann man durch Jodoformgazetamponade versuchen, die Blutung zu stillen, oder man legt einen Netzpropf hinein. Bei der Leber kommt auch die direkte Naht in Frage, aber nur bei blutenden Rupturen, nicht bei größeren Defekten, weil die Nähte bei jeder Spannung durchzuschneiden pflegen. Die direkte Naht der Leberwunden wird zugunsten der Tamponade von manchen Chirurgen aus dem Grunde abgelehnt, weil die Nähte in dem brüchigen Gewebe ja doch durchschneiden. Sie brauchen das aber nicht, wenn man nach GOHRBANDT vorgeht. Man legt parallel zur Leberwunde auf jeder Seite einen dicken weichen Catgutfaden, sticht die Nadel nach außen davon auf jeder Seite durch und knüpft dann über dem Catgutfaden oder man schlägt Netz über die Leberwunde und führt die Nadel dann zuerst durch das Netz und erst dann durch die Leber. Notwendig sind aber drehrunde, nicht dreikantige Nadeln und ein weiches schmiegsames Catgut. Bei der Milz kommt man selten mit demselben Verfahren wie bei der Leber zum Ziel; sicherer ist die Exstirpation der Milz. Bei intraperitonealen *Blasenschüssen* mache man, wenn es geht, die typische Blasennaht oder decke bei größeren Defekten mit Fascie und Netz. Bei *Steckschüssen* suche man nicht lange nach den Geschossen. Häufig heilen sie anstandslos ein. *Das in die Bauchhöhle ergossene Blut darf nicht transfundiert werden.* Findet man nach Eröffnung der Bauchhöhle eine noch offene Blutungsquelle, so soll man trotz voraufgegangener Kochsalzinfusion sofort eine Bluttransfusion folgen lassen. Nach Versorgung der Wunden findet die Reinigung der Bauchhöhle statt. Die Spülung mit mehreren Litern heißer Kochsalzlösung ist dem trockenen Austupfen bedeutend überlegen; doch müssen auch die hypochondrischen Räume ordentlich gespült werden. Einige haben mit Erfolg an Stelle der Kochsalzlösung die DAKINsche Hypochloritlösung angewandt. Die Franzosen halten sehr viel vom Eingießen von 1 Liter Schwefeläther, der bis auf 50 ccm wieder ausgetupft wird. Eine intraperitoneale Drainage ist außer bei Leber- und Milzwunden, bei welchen die Enden der Jodoformgazetamponade bzw. des MIKULICZschen Beutels am besten direkt nach außen herausgeleitet werden, zu vermeiden. Bei extraperitonealen Colonnähten gebe man ein Drain nach außen. Die Bauchdeckennaht geschehe der Schnelligkeit halber nur zweireihig; zunächst Peritonealseidennaht und dann extraperitoneale Drahtnähte, welche alle Schichten einschließlich der Haut umfassen und über Jodoformgazetampons geknüpft werden. Eventuell dazwischen noch einige tiefgreifende Hautseidennähte. Die Nachbehandlung ist die übliche anderer Laparotomien. Möglichst sitzende Stellung (FOWLERsche Lage), die allerdings von einer großen Zahl von Patienten nicht vertragen wird, Dauertropfinfusion, Peritonitisserum[1], Sulfanilamidpräparate, oral und örtlich, nach 24 Stunden Darmeinläufe zwecks Anreizung der Peristaltik und Heißluftkasten, 3 Tage flüssige Nahrung, dann Übergang zu breiigen Substanzen.

Prolapse von Netz- oder Darmteilen hülle der zunächst versorgende Arzt nach Jodierung der umgebenden Haut vollkommen mit Jodoformgaze ein, mache einen Verband, welcher ein weiteres Hinausschlüpfen von Bauchinhalt verhindert und schicke den Verwundeten zum Feldlazarett. *Hier ist in jedem Fall eine Laparotomie zu machen, selbst wenn das Vorgefallene frei von gröberen Verletzungen ist.* Denn es können sich trotzdem im Bauchinnern noch Blutungen oder Perforationen finden. Daher muß der Darm abgesucht und seine Wunden versorgt werden. Danach entsteht die Frage, ob man das, was vorher außerhalb des Bauches lag, wieder in denselben lagern kann oder nicht. Eine Zurückverlagerung des Prolapses ist nur dann möglich, wenn er nicht infiziert erscheint, nicht zu lange draußen gelegen hat und frühzeitig mit sterilem Verband versehen

---

[1] *Peritonitisserum muß in der Narkose intravenös gegeben werden, da es subcutan oder intramuskulär erst nach 12 Stunden wirkt* (GOHRBANDT).

worden war. Andererseits muß man auch bei Verdacht der Infektion zurück-
lagern, wenn der prolabierte Dünndarmteil länger als $2^1/_2$ m ist. Netz trage
man immer durch Resektion ab. Bei Darmteilen wird man sich nach ihrer
Größe und ihrer Wertigkeit richten. Wenn der Zustand des Verwundeten eine
Resektion nicht ratsam erscheinen läßt und es sich um einen tiefen Dünndarm-
abschnitt oder Colon handelt, wird man den Prolaps nach sonstigem Verschluß
der Bauchhöhle vorlagern und seine Resektion bis zu dem Zeitpunkt verschieben,
an welchem der Patient sich erholt hat.

Bei *sicheren Bauchwandschüssen* verhalte man sich wie bei anderen Weichteilschüssen. Glatte Infanterieschüsse werden in Ruhe gelassen; Rauhgeschoß-
splitterwunden — es sei denn, daß es sich um ganz kleine schnell verklebende
handelt — werden typisch primär revidiert. *Bei unsicheren Bauchwandschüssen
wird man den Schußkanal verfolgen, um zu sehen, ob die Bauchhöhle eröffnet ist.*

Bei *extraperitonealen* Bauchschüssen muß der Arzt streng individualisieren.
Zunächst seien die des *retroperitonealen Spaltraumes* besprochen. Sobald es
sich um eine große Wunde handelt, ist dieselbe sofort zu revidieren. Dieses
Vorgehen ist schon dadurch geboten, daß es sich hier um eine von starken
Muskelmassen gebildete Gegend handelt. Wenn es sich aber um kleine Schußlöcher handelt, ist die Entscheidung über das Verhalten für den Arzt oft nicht
leicht. Wo eine primäre Wundrevision nicht nötig erscheint, beobachte man
den Patienten in der nächsten Zeit genau und zögere nicht mit einer ausgiebigen
Eröffnung, sobald sich Zeichen einer peritonealen Reizung oder einer Infektion
einstellen. Auf zunehmende Druckschmerzhaftigkeit der Lendengegend ist bei
gleichzeitigem Fieber besonders zu achten. Oft zeigt ein Ödem den tiefen
Infektionsherd an. Entzündliche Rötung wird meistens vermißt. Diese hier
lokalisierten Phlegmonen des retroperitonealen Spaltraumes treten gewöhnlich
nicht ganz akut auf. Wegen des Mangels an Heftigkeit der Erscheinungen
werden sie daher leicht übersehen oder zu spät diagnostiziert. Es kommt
nicht selten zu einer sekundären Peritonitis, indem der Entzündungsprozeß auf
das vorher nicht berührte Bauchfell übergreift. Die Ursachen der Infektion
sind entweder primärer Natur durch das Geschoß oder sekundär durch Eröffnung des Colon oder der Niere bzw. des Harnleiters bedingt. Es handelt
sich im letzteren Fall also um eine *Kot-* oder *Urinphlegmone.* Beide verlaufen
auffallenderweise nicht selten zunächst ohne stürmische Symptome. Man denke
daher bei Flankenschüssen immer an diese Komplikation. Im jetzigen Krieg
wird auf die Gefahr von seiten der großen retroperitonealen Hämatome hingewiesen. *Sie machen häufig noch vor Eintritt der Peritonitis einen paralytischen Darmverschluß, der zum Tode führt.*

Die Behandlung der *extraperitonealen Blasen- und Mastdarmschüsse* sei
zusammen besprochen, weil die gleichzeitige Verletzung beider Organe gewöhnlich bei den Kleinbeckenschüssen erfolgt. Bei allen Schüssen, bei welchen die
Möglichkeit der extraperitonealen Blasenverletzung besteht, rate ich zu der von
mir während des I. Weltkrieges erprobten sofortigen *probatorischen Eröffnung
des Cavum Retzii,* d. h. des zwischen Blasen, Symphyse und vorderen Bauchwand gelegenen extraperitonealen Raums von einem kleinen suprasymphyären
Schnitt aus.

Nach Auseinanderziehen der Wundränder überzeugt man sich, ob das Gewebe des
Cavum Retzii normal aussieht. Wenn das der Fall ist, und eine Füllung der Blase mit
gekochtem Wasser oder Kochsalzlösung keinen Austritt von Flüssigkeit ergibt, so wird eine
Tamponade eingelegt und man kann ruhig abwarten. Findet man aber das prävesicale
Gewebe blutig verfärbt und ödematös geschwollen, so handelt es sich entweder um eine
Verletzung des knöchernen Beckenringes oder um eine Blasenverletzung. Nun dringt der
Zeigefinger eventuell nach Einkerbung der Mm. pyramidales, um einen besseren Zugang
zu schaffen, hinter die Symphyse, löst das Bindegewebe von seiner Rückfläche ab und

durchtrennt es an derselben Stelle mit zwei anatomischen Pinzetten, bis man auf die Blasenwand kommt. Wenn man so vorgeht, ist eine Verletzung des Bauchfells nicht möglich, obwohl das übliche Zeichen der längsgerichteten großen Venen für den vom Peritoneum nicht bekleideten Blasenteil infolge des Infiltrates nicht erkennbar ist.

Da, wo eine Verletzung der vorderen Blasenwand stattgefunden hat, kann diese Öffnung meistens eventuell unter Erweiterung benutzt werden, ohne daß man eine neue Sectio alta macht. Eine Blasennaht kann man versuchen. Aber meistens hält sie nicht. Die Ränder der Blasenwunde werden mit starkem Catgut an die seitlichen Rectusränder, nicht an die Hautwunde angenäht. Die Blasenfistel schließt sich später dann schneller. In die Blasenwunde kommt ein rechtwinklig abgebogenes Glasrohr, das durch einen langen Schlauch mit einem auf der Erde stehenden Gefäß in Verbindung steht. Wenn kein Rohr vorhanden ist, so läßt man die Wunde offen. Ich habe eine ganze Anzahl von Patienten, obwohl sie tatsächlich in ihrem Urin schwammen, den Transport nach den nächsten Lazaretten gut überstehen sehen. In denjenigen Fällen, wo die Schußverletzung nicht die vordere, sondern die seitliche oder rückwärtige Wand der Blase getroffen hat, ist die Entscheidung schwieriger. Hier hilft der Austritt von Flüssigkeit bei Blasenfüllung. Hält man sich immer dicht an das knöcherne Becken, so kann man auch die betreffende Seitenwand durch stumpfes Ablösen mit dem Finger zugänglich machen und sie drainieren, nachdem entweder durch einen Dauerkatheter oder durch eine Sectio alta für guten Abfluß gesorgt ist. Wenn man bei diesem Vorgehen zugleich eine *intra-* und *extraperitoneale* Verletzung der Harnblase vorfindet, was sehr häufig der Fall ist, dann muß eine Laparotomie angeschlossen werden.

Eine Urethrotomia externa kommt nur in Frage, wenn die Dammpartie der Harnröhre bei Beckenbodenschußverletzungen verletzt worden ist (s. auch S. 469).

Bei *intraperitonealer Blasenverletzung* und erhaltener spontaner Urinentleerung kann man es zunächst mit der Einlegung eines Nélatonkatheters als Dauerkatheter versuchen. Doch haben sich die guten Hoffnungen auf eine Spontanheilung nicht voll erfüllt. Man sei auch hier mit der Laparotomie nicht zu zurückhaltend, besonders weil eine isolierte Harnblasenverletzung selten ist und die Darmverletzungen ja doch eine Operation verlangen. Wenn es sich um *Urinfisteln ohne gleichzeitige Urininfiltration an entfernteren Orten* handelt, z. B. am Gesäß, an den Leistenbändern usw., so ist es nicht ratsam, diese blutig zu verfolgen, da die Kanäle häufig sehr gewunden sind und bei dem operativen Eingriff leicht eine Eröffnung des Bauchfells erfolgen kann. Diese Fisteln schließen sich oft von selbst, nachdem man einen Dauerkatheter eingelegt hat. Denn durch ihn wird verhindert, daß die Blase voll ist und der Urin in den Fistelgang gepreßt wird. Wenn man damit nicht zum Ziel kommt, so ist die Sectio alta zu machen und für dauernden Urinabfluß zu sorgen.

Besteht eine *Harnleiterfistel* ohne Komplikation, so sei man zunächst konservativ. Nur wenn andere Umstände einen zur Operation zwingen, so kann, wenn eine Infektion des Gewebes nicht vorliegt, eine Naht des Harnleiters oder sofern die Länge des zentralen Endes es erlaubt, eine Einpflanzung in den Mastdarm oder die Blase gemacht werden. Wegen der Enge der Lichtung empfiehlt sich keine direkte zirkuläre Naht, sondern die Implantation des zentralen Stumpfes durch einen seitlichen Schlitz des blind verschlossenen peripheren. Unter Umständen bleibt ebenso wie bei den Nierenbeckenfisteln nichts anderes übrig als die Nephrektomie zu machen.

Bei reinen *Nierenschüssen* hat man sich in einem großen Teil konservativ verhalten. Doch hat auch hier der I. Weltkrieg die unangenehme Erfahrung gebracht, daß man damit zu weit gegangen ist. Denn die Schußverletzung hat oft viel größere Zerstörungen angerichtet, als man annahm. Vor allem kann man nie wissen, ob nicht eine Darmverletzung zugleich vorliegt. Schußverletzungen der Niere allein sind im allgemeinen sehr selten. *Daher steht man auch im jetzigen Krieg diesen Verletzungen viel aktiver gegenüber.* Da wo die Ein- oder Ausschußwunde in der Nierengegend groß ist und aus derselben dauernd Blut oder Urin tropft, soll man freilegen und nachsehen. Ferner prüfe man bei jeder Laparotomie das Bauchfell der Nierengegend auf seine Unversehrtheit. Findet man dort ein Loch, aus dem Blut herausquillt, so sehe man transperitoneal nach, auch wenn sich die Niere ziemlich normal und erhalten anfühlt. In jedem Fall versorge man zuerst die Darmwunden und schließe dann die Bauchhöhle gegen die Niere ab. Wenn es sich nur um blutende Risse handelt, so mache man tiefe Catgutnähte. Bei teilweisen Zerstörungen der Pole kann man diese Partien resezieren. Sobald aber große Zertrümmerung oder Hilus- bzw. Nierenbeckenverletzungen vorliegen, so muß man die Entfernung vornehmen. Wenn man nicht bei Bauchschnitten transperitoneal vorgeht, eignet sich sonst am besten der BERGMANNsche Schrägschnitt. *Aber auch bei den Fällen von scheinbar glatten Nierenschüssen versäume man während der nächsten 10—14 Tage nie die Prüfung der Lumbalgegenden auf Druckschmerzhaftigkeit und Schwellung und achte genau auf eventuelles Fieber.* Ferner kommen bei Nierenschüssen zuweilen *Nachblutungen* vor, welche nach Lösung von Schorfen auftreten. Bei ihnen kommt nur Nephrektomie in Frage. Selbstverständlich soll man sich vorher vergewissern, ob die andere Niere vorhanden ist. Das kann bei frischen Verletzungen auf Schwierigkeiten stoßen, sofern man nicht bei Verdacht auf gleichzeitige Darmverletzung transperitoneal vorgeht. Beim lumbalen Schnitt bleibt als Ausweg nur temporäre Abklemmung des Harnleiters, darauf folgende Entleerung der Blase und Abwarten bis sich aus dem eingelegten Katheter wieder, nunmehr klarer, Urin aus der anderen Niere entleert.

Bei extraperitonealen *Mastdarmverletzungen* ist am meisten zu empfehlen die Fortnahme des Steißbeins, eventuell mit schräger Abmeißelung der untersten zwei Kreuzbeinwirbel nach KRASKE. Es folgt dann einseitig, oder wenn nötig auch doppelseitig, die Durchtrennung der Lig. tuberoso- und spinoso-sacra. Dadurch kann man sich die Verletzung gut freilegen und sorgt für den besten Abfluß des Kotes und der Wundsekrete. Auch hier ist von dem Versuch einer Naht abzuraten. Denn sie hält erfahrungsgemäß nicht. Wenn eine Beckenbindegewebephlegmone bereits eingetreten ist, führt dieses Verfahren noch am ehesten zum Ziel. Auch LIEBLEIN hat ebenso wie ich dieses Verfahren als die Methode der Wahl empfohlen. Von einigen Chirurgen ist die Anlegung eines Anus praeternaturalis an der Flexura sigmoidea mit Erfolg geübt worden. Gewiß wird dadurch die Beschmutzung des Wundbettes mit Kot vermieden, allein ein guter Abfluß der Wundsekrete wäre nur durch die gleichzeitige Steißbeinfortnahme gewährleistet. Daß aber ein Anus nicht notwendig ist, dafür spricht, daß ich 15 Verwundete hintereinander ohne Todesfall mit obigem Verfahren heilen konnte. Bei kleinen Löchern genügt zuweilen ein dickes mit Jodoformgaze umwickeltes Drainrohr, in den Mastdarm vom After aus eingeführt. Man gebe bei Mastdarmschüssen immer Opium.

Bei den *glatten Leberkuppendurchschüssen* kann man im allgemeinen konservativ sein, doch muß auf Hämatothorax und Empyem geachtet werden.

Muß man die Bauchschüsse *konservativ* behandeln, so scheint die 14tägige konsequente Opiumbehandlung (3mal täglich 15 Tropfen) mit warmen PRIESS-NITZschen Umschlägen um den Leib und 3tägiger Enthaltung von Speise und Trank die besten Erfolge zu geben. Doch gebe man regelmäßig Seruminfusionen und Nährklistiere. Mit dem Übergang zu festeren Speisen sei man sehr vorsichtig, jedenfalls erfolge er nicht vor 8 Tagen. *Abführmittel dürfen nicht gegeben werden.* Stuhlgang stellt sich auch trotz Opiumbehandlung von selbst oder nach Einläufen, die nicht vor dem 12. Tag zu geben sind, ein.

Die Beurteilung der *Brust-Bauchschüsse* ist anfangs namentlich bei Steckschüssen, vorausgesetzt, daß es sich nicht um breite tangentiale Aufpflügungen handelt, sehr schwierig und auch im weiteren Verlauf kommt es nicht selten vor, daß während sich die Aufmerksamkeit des behandelnden Arztes vollkommen auf einen Hämatothorax oder ein Empyem konzentriert, der Patient einer schleichenden Peritonitis oder einem abgesackten intraperitonealen Absceß erliegt. Über die Behandlung der Brust-Bauchschüsse s. S. 433 unter Brustschüssen.

3. Weiterer Verlauf und Prognose der Bauchschüsse.

Andere Komplikationen im weiteren Verlauf sind die Darmlähmung[1], Peritonitis, Eiterungen der Bauchdecken und intraperitoneale, besonders subphrenische, paranephritische und Douglasabscesse sowie Kotfisteln. Vorausgesetzt, daß die Bauchfellentzündung keine operative ist, ist als Ursache eher die Infektion durch den Darminhalt als durch das Geschoß anzuschuldigen. Die primäre Infektion spielt nach bakteriologischen Untersuchungen hier augenscheinlich eine geringere Rolle. Den Ausdruck der Infektion findet man schon früh bei den Operationen. Nach 2—3 Stunden zeigten sich hie und da, nach 7—8 Stunden in der Mehrzahl, nach 12 Stunden immer Anzeichen von Entzündung, sobald der Darm eröffnet war. Auffallend ist das nicht seltene Fehlen von fibrinösen Belägen und Verklebungen, was nach einigen Autoren auf die nie fehlende Blutung zurückgeführt wird. Diese schon meistens zur Zeit der Operation bestehende Peritonitis macht gewöhnlich schnelle Fortschritte und führt zum Tode. Ein neuer operativer Eingriff erscheint dann nicht mehr angezeigt, sondern man kann nur symptomatische Erleichterungen geben. Die Peritonitis bei den nicht operierten Fällen pflegt zuweilen ohne die charakteristischen Symptome und auffallend schleichend zu verlaufen. Nicht selten werden Erbrechen, ja selbst Singultus vermißt, der Meteorismus braucht keinen hohen Grad anzunehmen und die allgemeine Druckempfindlichkeit des Leibes nicht ausgesprochen zu sein. v. HABERER macht nach seinen Erfahrungen im jetzigen Krieg auf den *gemischten Ileus* aufmerksam. Dieser ist kein Strangileus, sondern es tritt infolge umschriebener Entzündung eine Lähmung dieser Darmpartie ein, die wie ein mechanisches Hindernis wirkt und eine vermehrte Peristaltik des gesunden Darms hervorruft. Man soll nicht das Kotbrechen und die anderen Symptome abwarten, sondern auskultieren und gleich eine Darmfistel nach WITZEL am gesunden Darm anlegen.

Bauchdeckeneiterungen kommen nicht selten vor, besonders wenn man die Schußöffnungen zum Laparotomieschnitt benutzt. Prophylaktisch tut man daher gut, an diesen Stellen nicht oder nicht eng zu nähen und eventuell ein Drain in die Muskelwunde hineinzugeben. Tetanus ist einige Male, *Gasödem* nicht selten beobachtet worden. HAERTEL sah es unter 27 Fällen 4mal, WIETING unter 250 Fällen 7mal.

Wichtig sind die *Douglasabscesse*, welche häufig vorkommen. Dieses Ereignis ist natürlich, denn nicht nur Blut, sondern auch Kot und Spülflüssigkeit sammeln sich in diesem Raum an. Sie werden oft übersehen. Denn sie machen auffallend wenig Beschwerden und fiebern zuweilen gar nicht. *Man mache es sich zur*

---

[1] Im jetzigen Krieg beobachtete die Chirurgengruppe des Sonderlazarettes des OKH. paralytischen Ileus noch vor Auftreten einer allgemeinen Peritonitis besonders bei den großen retroperitonealen Hämatomen. Sie verlor $^2/_3$ dieser Fälle.

Regel, jeden Bauchschuß, ob operiert oder nicht, vor der Entlassung per rectum zu untersuchen. Zuweilen findet man im Absceß zurückgebliebene Steckgeschosse.

Die Eröffnung ist nach ROTTER einfach. Steinschnittlage. Im Chloräthylrausch oder nach lokaler Umspritzung werden 4 glatte Haken in den After eingesetzt und der Sphincter vorsichtig gedehnt. Nun fühlt man meistens rechts vorn (vom Operateur links) die sich vorwölbende Geschwulst, die nicht immer deutliche Fluktuation zu zeigen braucht. An der weichsten Stelle punktiert man, und sticht, wenn man Eiter oder zersetzte Hämatomflüssigkeit bekommt, dicht neben der Kanüle das Messer ein. Darauf führt man in die geschnittene Öffnung eine Kornzange ein, erweitert stumpf und schiebt ein mittelstarkes Drain ein, das mit 2 Catgutfäden an der Mastdarmschleimhaut befestigt wird. Damit die gefüllte Blase nicht mit der Geschwulst verwechselt werden kann, entleere man sie vorher durch Katheterismus.

Die Diagnose der anderen abgekapselten *intraperitonealen* Abscesse ist schwierig, und bei ihrer operativen Behandlung sei man zurückhaltend, bis Diagnose und Ort sicher sind. Zuweilen zeigen sie sich in der Flanke oder am Lig. Poupartii. Eine deutlich nachweisbare Fluktuation besteht meistens nicht; manches Mal werden sie nur durch umschriebene Druckschmerzhaftigkeit und Ödem der Haut gekennzeichnet. Fieber kann fehlen. Ihre Eröffnung sei vorsichtig und schrittweise. Prognose der Operation ungünstig.

Nach Leber- und Milzverletzungen kommen *subphrenische* Abscesse vor, doch nicht nur nach diesen. Ihre Differentialdiagnose gegenüber einem Empyem ist nicht leicht. Häufig kündigen sie sich durch einen symptomatischen gleichseitigen serösen Pleuraerguß an. Ihre Eröffnung geschieht am besten transpleural. Praktisch ist das Vorgehen nach SCHMIEDEN:

Resektion von 2 Rippen im Dämpfungsgebiet, doch solcher, welche bereits dem Komplementärraum entsprechen, also 8. und 9. Rippe. Vor Eröffnung des Brustfells legt der Assistent seinen Finger in die Furche der oberen Rippe und drückt das Brustfell gegen das Zwerchfell an. Dann eröffnet der Operateur das Brustfell in der Furche der unteren Rippe und näht den oberen Schnittrand des Brustfells sofort an die Pleura diaphragmatica. Auf diese Weise wird der Pneumothorax bzw. die Infektion vermieden. Dann Punktion und Eröffnung des Abscesses durch das Zwerchfell.

Hin und wieder hat man es auch mit *Leberabscessen* zu tun, sei es, daß sie nach Verletzungen, sei es, daß sie infolge von septischen Zuständen nach Thrombophlebitis der Pfortader auftreten. Die letzteren sind meistens multipel und daher operativ ungünstig. Die ersten dagegen kann man nicht selten mit gutem Erfolg operieren. Die Diagnose ist gewöhnlich nur durch häufig wiederholte Punktionen zu machen. Die Operation — eventuell auch transpleural — führe man bei positivem Ergebnis dann sofort bei liegengelassener Punktionsnadel aus. Der Verdacht eines Leberabscesses wird erregt durch hohes intermittierendes Fieber, Schmerzen beim Beklopfen der Lebergegend bzw. beim Zusammendrücken des Rippenbogens und eventuell Ikterus, Schmerzen in der rechten Schulter.

Paranephritische Abscesse sind nicht nur nach Verletzungen der Nieren und Harnleiter, sondern auch von Leber und Milz, sowie vom Colon beobachtet worden. Auf ihren oft schleichenden, nur mit geringem Fieber einhergehenden Verlauf wird hingewiesen. Flankenschmerz auf Druck besteht fast immer.

Wichtig ist die Behandlung der *Kotfisteln.* Dieselben können erstens durch den Schuß entstanden sein. Diese sitzen gewöhnlich rechts hinten, und zwar im extraperitonealen Teil des Colon. Kotfisteln an *intraperitonealen* Darmteilen, durch den Schuß primär entstanden, sind selten. Zweitens sind sie die Folge von Abscessen, die nach außen durch die Bauchwand ohne Operation durchbrechen und drittens kommen sie zustande nach Operationen, bei welchen keine primäre Heilung der Bauchdeckennaht erfolgte und die Darmschlingen lange frei zutage liegen. Ihre Behandlung richtet sich danach, ob sie einem hohen oder tiefen Darmabschnitt angehören, d. h. ob durch den frühzeitigen Kotabfluß

eine Unterernährung eintritt. Wenn das nicht der Fall ist, kann man monatelang bis zu einem Jahr warten. Kommt der Verwundete aber mehr und mehr
herunter, dann muß der Verschluß der Fistel durch Laparotomie und Darm-
resektion oder in einer der sonst üblichen Methoden gemacht werden. *Stenosen*
des Darmkanals und *Darmverschluß* werden im späteren Verlauf nicht gar so
selten beobachtet.

Besonders sind noch die *Blasen-Mastdarmfisteln* zu erwähnen, die operative
Schwierigkeiten machen, ebenso wie die *Inkontinenz* des Afters und der Blase.
Bei den ersteren wird von KIELLEUTHNER immer das intravesicale Vorgehen
empfohlen. Doch läßt sich besonders bei starken Narbenbildungen oft das
parasacrale Verfahren nicht umgehen. Eventuell muß der Mastdarm an der
hinteren Wand breit gespalten werden, um die Kommunikation freizulegen.
Nach gesonderter Versorgung der Blasen- und vorderen Mastdarmwand lasse
man nach Verkleinerung die hintere Wand zunächst offen. Sie verschließt sich
meistens von selbst. GOETZE hat darauf aufmerksam gemacht, daß *Mastdarm-
fisteln* häufig wegen des Sphincters nicht heilen, auch selbst wenn ein Kunstafter
angelegt ist. Er empfiehlt daher eine kleine Glasprothese, die in den After eingelegt wird, und durch die Winde, Schleim und etwas Faeces abgehen. Auf die
Fistel schlägt er dann einen großen ROTTERschen Lappen.

Sehr häufig und zwar häufiger als in der Friedenschirurgie begegnet man
später *Adhäsions*beschwerden sowohl nach operierten als nichtoperierten Bauchschüssen. Man lasse sich durch dieselben nur dann zu Operationen verleiten,
wenn ausgesprochen Ileuserscheinungen beobachtet worden sind. Denn selbst
wenn man auch einige Adhäsionen löst, so kann man die Beseitigung der
Beschwerden dadurch nicht gewährleisten. Andererseits trifft der Arzt zuweilen so verwickelte Zustände, daß ausgedehnte Resektionen notwendig werden
können. Derselbe Rat zurückhaltend zu sein, gilt auch für die späte Extraktion steckengebliebener Geschosse. Wenn man aber den Eingriff aus bestimmten Gründen unternimmt, so geben dem Operateur außer dem Röntgenbild die vorliegenden Verwachsungen häufig den Weg an, den das Geschoß
genommen hat.

Die *Prognose* ist sehr ernst, soweit es sich um Eröffnung des Bauchfells oder
Organverletzungen handelt.

Gefallen sind nach dem deutschen Sanitätsbericht an Bauchschüssen von sämtlichen
Fällen 10,66%. Unter der *Gesamtsumme der Toten auf dem Hauptverbandplatz* nehmen sie
den größten Prozentsatz ein. Wenn PERTHES $^1/_5$ der Todesfälle den Bauchschüssen zuzählt,
so konnte ich unter 21962 Verwundeten zweier Hauptverbandplätze mit 556 Toten meines
Korps 154 Todesfälle = 35,8%, also über ein Drittel feststellen. HALPERN berechnete von
76300 Verwundeten der russischen Hauptverbandplätze für die Toten an Bauchverletzungen
nur 21,08%, während bei ihm die Kopfschüsse mit 38,84% an erster Stelle stehen. In
den Feldlazaretten nahmen nach meiner Zusammenstellung unter 16193 mit 559 Toten
die Bauchschüsse nicht die erste Stelle unter den Toten ein; sie betrugen nur 27,5% gegen
29,5% der Kopfschüsse. Leider sind die *Mortalitätsziffern im Verhältnis* zu der Gesamtzahl
der Bauchschüsse der Feldlazarette meines Korps nicht zu verwerten. Denn diese ergeben
nur einen Prozentsatz von 29,6% (294 Fälle mit 87 Todesfällen), dessen Niedrigkeit nur
dadurch zu erklären ist, daß keine genaue Trennung zwischen Bauchwand- und wirklichen
Bauchschüssen vorgenommen ist. Die Ziffern betreffen nämlich gerade die ersten Zeiten
des Krieges, wo noch wenig Laparotomien gemacht wurden. Sie sind auch durch den frühen
Abtransport zu erklären. Sie stimmen aber auffallend mit dem REHNschen Prozentsatz
von 70% Heilungen bei konservativem Vorgehen überein und geben somit einen Fingerzeig
für die Erklärung seiner Zahlen. HALPERN fand unter 2760 penetrierenden Bauchschüssen
der Hauptverbandplätze 2373 = 85,98% Todesfälle bei vorwiegend konservativer Behandlung. Die Franzosen haben nach verschiedenen Statistiken 322 Bauchschüsse konservativ
mit 258 Todesfällen = 80%, und 288 Fälle mit Laparotomie und 60% Mortalität behandelt.
Speziell für das Urogenitalsystem, das 1,3% sämtlicher Verletzungen ausmachte, fand
HALPERN eine Mortalität auf den Hauptverbandplätzen von 4,2%. ENDERLEN und v. RED-
WITZ (SCHJERNING-Werk) verdanken wir sehr interessante deutsche Sammelstatistiken.

Nach ihnen ist die *Mortalität* auf den Hauptverbandplätzen mit und ohne Operation 67,8 % im Durchschnitt und schwankt zwischen 42 und 90 %, in den Feldlazaretten 47,5 % im Durchschnitt und schwankt zwischen 16 und 81 %, in den Kriegs- und Reservelazaretten 27,5 % im Durchschnitt und schwankt zwischen 1,7 % und 75 %. Die starke Schwankung bezeugt die Verschiedenartigkeit des Materials. Einwandfrei zeigt sich ferner die *geringere Mortalität der Infanterieschüsse*, 45—65,6 %, gegenüber den anderen Schüssen, 66—82 %. Der *Einfluß der Operationszeit nach der Verwundung* wird ersichtlich aus den von LURZ zusammengestellten 536 Fällen: bis zu 4 Stunden 55 %, bis 8 Stunden 62 %, bis 12 Stunden 62 %, bis 16 Stunden 64 %, bis 24 Stunden 66 %, bis 36 Stunden 75 %. Die Zahl der *Glückschüsse*, d. h. ohne Verletzung von Bauchorganen betrug unter 1462 operierten Bauchschüssen 79, d. h. also nur 5,4 %. Zur Berechnung der Erfolge der *konservativen Behandlung* stellen ENDERLEN und v. REDWITZ 42 Autoren zusammen (auch französische und österreichische). Es ergibt sich eine Sterblichkeit von 76,2 % im Durchschnitt mit einem Schwanken von 53—100 %, bei 21 Autoren steht sie über 70 %, bei 16 Autoren über 90 %, bei 11 Autoren rund 100 %. Dabei ist zu bedenken, daß einige der Autoren mit niedrigen Zahlen die moribunden Fälle ausgeschaltet haben. Die *Mortalität aller operierten Bauchschüsse* insgesamt ergibt nach einer größeren Sammelstatistik (auch von Engländern, Franzosen, Österreichern und Russen) *von 3851 Fällen einen Durchschnitt von 61,9 % und schwankt zwischen 35,7 und 95 %*. Sehr interessant ist die Tabelle 8 der ENDERLEN-v. REDWITZschen Arbeit. Die *Mortalität* bei *Magen-Darmverletzungen* betrug bei 724 Fällen 467 = 65,3 %, bei *Verletzungen der großen Drüsen und der Blase:* bei 112 Fällen 56 = 52,8 %, bei *Blutungen aus mesenterialen Gefäßen* ohne sonstige Verletzung bei 43 Fällen 9 = 22,5 %, bei *extraperitonealen Verletzungen* bei 29 Fällen 6 = 20,7 %. Ferner ergibt sich: *1. die Operationen am Dünndarm ergeben eine geringere Mortalität als am Dickdarm* 47,95 % : 51,2 %—62,5 % (Querdarm). *2. Prolapse mit Darmverletzung sind sehr ungünstig trotz Operation* 71 %, während sie ohne solche nur 33 % betragen. *3. Übernähungen sind viel günstiger als Resektionen. 4. Dünndarm- und Dickdarmverletzungen erhöhen die Mortalität bedeutend. 5. Reine Magenverletzungen ergeben das günstigste Resultat:* 40 %. *6. Brust-Bauchverletzungen* ergeben 71 %. *7. Intraperitoneale Blasen-Mastdarmverletzungen* 82,6 %. Über die Verletzung der *Leber, Milz* und *Bauchspeicheldrüse* verdanken wir KOERTE eine eingehende Sammelstatistik, die sich zum größten Teil auf LÄWEN stützt. Von 161 *reinen Leberschüssen* starben 56 = 34,7 %. Von 178 komplizierten Leberschüssen aber 124 = 69,66 %. *Von konservativ behandelten Leberschüssen starben 12,9 %, von operativ behandelten 43,2 %* (ENDERLEN). Doch sei betont, daß diese letzteren eben schwere Fälle waren, bei denen eine konservative Behandlung nicht angebracht war. Von 87 reinen und komplizierten *Milz*verletzungen starben 49 = 56,3 %, während ENDERLEN bei operativer Behandlung reiner Milzschüsse nur 11,1 % Mortalität hatte. Isolierte *Bauchspeicheldrüsenschüsse* kommen sehr selten vor. Von komplizierten wurden 9 operativ geheilt. Interessant ist es, daß die *Fettnekrose* dabei meist vermißt wurde. Die Behandlung wurde zum Teil mit Gazetamponade, zum Teil mit Umstechung der Wunde gemacht.

Der Franzose CLAVELIN gibt nach den Statistiken von ABADIE, MONDOR und RICHARDS an, daß die Sterblichkeit bei *konservativer* Behandlung zwischen 77 und 81 %, bei *operativer* zwischen 20—58—64 % schwankt[1]. Aus dem amtlichen *französischen* Sanitätsbericht konnte ich folgende interessante Zahlen errechnen, die sich nur auf die Etappen- und Heimatlazarette beziehen: Von 3764 Schußverletzungen des *Magen-Darmkanals* starben 1925 = 51,1 %, wurden operiert nur 31,5 %, wovon starben 48,9 %, wurden nicht operiert 52,5 %, zeigten keine Komplikationen 21,1 % wurden geheilt ohne wesentliche Störungen 24,5 %, mit funktionellen Störungen 22,4 %. Leider fehlt die Beziehung zwischen den Todesfällen bei Operierten und Nichtoperierten sowie die Stundenangabe über den Zeitpunkt der Operation. Ferner muß, wenn fast zwei Drittel nicht operiert wurden und $^1/_5$ keine Komplikationen zeigten, die Diagnose zweifelhaft bleiben. Oder diese letzteren wären alles ,,Glückschüsse" gewesen und das wäre eine enorm hohe Zahl. Für die *Leberschußverletzungen* konnte ich aus dem Bericht folgende Zahlen errechnen: Von 1261 *reinen* Leberschüssen starben 21,5 %, wurden operiert 29,5 %, von diesen starben 29,9 %, wurden nicht operiert 70,7 %, zeigten keine Komplikationen 58,3 %, wurden geheilt ohne wesentliche Störungen 60,0 %, mit Störungen 18,7 %. *Diese Übersicht beweist den günstigen Verlauf der Leberschüsse ohne Komplikationen und wie leicht man zu falscher Beurteilung des konservativen Verhaltens den Bauchschüssen gegenüber kommt, wenn die Leberschüsse mit eingerechnet werden.* Die Prognose wird bei Kombination mit Magen-Darmschüssen ungünstiger. Vom 115 Fällen konnte ich 28,7 % Tote, 49,5 % Nichtoperierte, 50,5 % Operierte, wovon keiner starb, 44,3 % ohne Komplikationen, 42,6 % ohne Störungen, 28,6 % mit Störungen Geheilte aus demselben Bericht errechnen. Eine viel günstigere Prognose ergaben nach diesem Bericht die *Nierenschüsse*. Von 2104 Fällen errechnete ich nur 11,2 % Tote, 74,7 % zeigten keine Komplikationen, 80,8 % wurden nicht operiert, nur 17,1 % wurde operiert, und zwar wurden in 5,6 % aller

---

[1] Die genaue Statistik s. mein Lehrbuch, III. Aufl., S. 452.

Nierenverletzten Nephrektomie gemacht, 44,4% wurden ohne, 43,6% mit Störungen geheilt. Ungünstiger sind die *Blasen*schüsse. Ein Unterschied zwischen intra-extraperitoneal wird nicht gemacht: Von 892 Fällen starben 25,7%, waren nicht kompliziert 33,8%, wurden nicht operiert 65,1%, wurden operiert 34,8%, wurden geheilt 50,2% ohne und 24,1% mit Störungen. Bei Komplikation mit Darmverletzungen verschlechtert sich die Prognose weiter erheblich: Von 36 Fällen starben 52,7%, 83,3% wurden nicht operiert, nur 13,9% wurden operiert. 33,70% wurden ohne, 11% mit Störungen geheilt. *Insgesamt hatten also die Franzosen auf penetrierende Bauchschüsse 33,2%*[1]. — Der *englische* Sanitätsbericht gibt an 53,9% operative Gesamtsterblichkeit, und zwar 64,7% bei Darm, 43,5—52,7% beim Magen. Der *amerikanische* Sanitätsbericht errechnet 25—50% Mortalität auf reine Magenschüsse, 80% auf das Duodenum, 70—78,8% auf den Dünndarm, auffallenderweise nur 59,6% auf das Colon, 45,19% auf den Mastdarm, 66,27% auf die Leber, 63,26% auf die Milz, 100% auf Bauchspeicheldrüsen, 58,4% auf die Niere, 50% auf den Harnleiter und 53% auf die Blase. Wenn hier nicht ausdrücklich operative Sterblichkeit betont ist, so dürfen obige Zahlen doch wohl als solche gelten, da die Amerikaner auf den bisherigen Erfahrungen der Engländer und Franzosen fußend von vornherein alle Bauchschüsse operativ nach denselben Grundsätzen angingen wie jene. Hervorgehoben sei hier, daß bei ihnen die Mortalität der *Darmresektionen* doppelt so hoch wie bei den Übernähungen war und ferner, daß sie bei *Milz*schüssen von der Naht nichts Gutes sahen, sondern die Tamponade vorzogen, wenn nicht die Milzexstirpation in Frage kam und daß sie bei *Nieren*schüssen in der Freilegung aktiver als wir waren. Die Fälle, wo man nur einen *Anus praternaturalis* anlegte, ergaben ebenso wie bei ENDERLEN eine sehr hohe Mortalität. Insgesamt haben sie auf 1668 Schußverletzungen *intraperitonealer* Organe 1133 = 67,9% und auf 1901 *intraabdominaler* Organe 1210 = 63,6% Todesfälle. *Im jetzigen Krieg* berechnete STRUPPLER aus dem Sonderlazarett des Oberkommandos des Heeres die Sterblichkeit der *operierten* Magen-Darmschüsse auf 76,80%. MEHNERT stellte auf Grund von 2000 Bauchschüssen folgendes fest: Die Sterblichkeit der *operierten* Schüsse betrug insgesamt 68,4%, die der reinen Magenschüsse nur 31,3%, die des Dünndarms allein 58,5%, die des Dickdarms allein 69,6%, die des Dünn- und Dickdarms 81,5%, die des Gekröses allein 100,0%, der Leber allein 52,2%, der Milz allein 55%, der 2 Höhlenschüsse 85,6%, während die Schüsse mehrerer gleichzeitiger parenchymatöser Organe sowie der einzelnen Organe mit gleichzeitigen Darmschüssen 100% ergaben. *Glückschüsse fanden sich nur in 1,2%;* von ihnen waren nur 60,8% Steckschüsse, aber auch Infanteriedurchschüsse wurden in 39,2% beobachtet. Von den Schüssen mit Prolaps starben 94,5%. Die Sterblichkeit bei den Splitterverletzungen der Rauhgeschosse war größer als die der Infanteriegeschosse und zwar 77,1% zu 53,6%. Die Steckschüsse ergaben bei beiden Geschoßarten eine bessere Prognose als die Durchschüsse. Hinsichtlich der Stundenzahl ergab sich die Sterblichkeit von der 1.—4. Stunde mit 50%, von der 4.—8. Stunde mit 78,3%, von der 8.—12. Stunde mit 79,3%, über 12 Stunden mit 84,8%. Dementsprechend war auch die Sterblichkeit auf dem Hauptverbandplatz geringer, nämlich 54,8% als im Feldlazarett mit 74,3% und in den rückwärtigen Lazaretten mit 81,8%. Die Anzahl der Todesfälle nahm von Tag zu Tag ab. Es starben am 1. Tag 42,3%, am 2. Tag 17,8%, am 3. Tag 8,8%, am 4. Tag 8,2%, am 5. Tag 4,3%, am 6. Tag 3,7%, am 7. Tag 2,3%, am 8. Tag 2,3%, am 9. und 10. Tag je 1,2%. Von den *konservativ* behandelten Fällen starben 95%.

Faßt man alle diese Statistiken zusammen, so ergibt sich 1. daß auch die jetzige Kriegschirurgie bewiesen hat, daß die operative Behandlung gegenüber der konservativen unbedingt den Vorzug hat. Denn bei letzteren bleiben nur 5—10% am Leben, bei ersterer aber zwischen 31,6 und 38,1%; 2. daß die Kriegschirurgie im Gegensatz zu den Gehirn-, Brust- und Gliedmaßenverletzungen bei den Bauchschüssen keine Fortschritte hat machen können; 3. daß die Erfolge der Laparotomie abhängig sind von der Art der Verletzung. Die reinen Magenschüsse ergeben die meisten Heilungen bis zu 68,7%, die Prolapse dagegen nur 5% Heilungen. Bei den gleichzeitigen Verletzungen mehrerer parenchymatöser Organe oder dieser mit Darmverletzungen gelingt es kaum, einen Patienten zu retten; 4. daß je früher der Eingriff erfolgt, um so eher ist mit einem Erfolg zu rechnen. Daher sollten die Laparotomien möglichst auf dem Hauptverbandplatz stattfinden, wenn der Verwundete dort wenigstens einige Tage liegen bleiben kann; 5. daß auch jenseits der 12-Stundengrenze nach der Verwundung die Operation nicht aussichtslos sein muß. Da die meisten Todesfälle in den ersten 8 Tagen vorkommen, so ist es natürlich, daß man in den rückwärtigen

---

[1] Aber wohlgemerkt nur in rückwärtigen Lazaretten.

Lazaretten durchschnittlich günstig verlaufende Fälle sieht. Man kommt daher leicht zu falschen Schlüssen.

Spätoperationen werden bei den konservativ Behandelten eher in Frage kommen, wenigstens hinsichtlich der Eiterungen. Bei den Operierten andrerseits kommt die Beseitigung von Ventralhernien in Betracht. Beschwerden bleiben häufig zurück. Immerhin zeigt die Statistik von MORITZ, daß von den Geheilten 22% felddienstfähig, 66% garnisondienstfähig, 7% arbeitsverwendungsfähig und nur 5% dienstunbrauchbar geworden waren.

Von besonderer Wichtigkeit ist die Frage des *Transportes* bei den Bauchschüssen. Bevor sich die Operation ihr Recht als beste Behandlungsart verschafft hatte, galt es als das zweckmäßigste, den Patienten am Orte der Verwundung liegen zu lassen. Das ist bei den jetzigen Kampfverhältnissen unmöglich. Nach den Erfahrungen des I. Weltkrieges wäre es aber auch falsch. Denn der Bauchverwundete muß im Gegenteil so schnell wie möglich an die Sanitätsformation gebracht werden, wo ihm operative Hilfe zuteil werden kann. Die Entfernungen bis dahin waren im I. Weltkrieg sehr verschiedene. Es hat Sanitätsunterstände im Stellungskrieg gegeben, die so gut eingerichtet waren, daß dort Laparotomien gemacht wurden. Aber im allgemeinen kamen doch erst die Feldlazarette in Frage und die Entfernungen dieser von den Schützenlinien schwankten zwischen 3 und 10 km.

Wenn nun der Bauchschußverletzte ein Lazarett erreicht hat, so muß er, gleichgültig ob er operiert ist oder konservativ behandelt wird, dort mindestens 4 Wochen bleiben. *Jeder sofortige weitere Transport, sei es auch mit einem Lazarettzug ist zu vermeiden.* Denn es sind zahlreiche Fälle berichtet, in welchen sich noch nach 8—10 Tagen infolge eines Transportes eine akute Peritonitis bei bis dahin symptomlos verlaufenden Fällen einstellte. In dieser Beziehung sind fraglos die konservativ behandelten Fälle ungünstiger daran, weil Verklebungen sich eher lösen als eine Naht. Selbst frisch operierte Fälle vertragen kurze Transporte, wenn sie infolge von Beschießung notwendig werden, eher als konservativ behandelte.

XXVII. Schußverletzungen der Geschlechtsorgane und der Harnröhre.

Wir unterscheiden hier nur die Schußverletzungen des Penis, der Hoden und des Samenstrangs. Denn die der Prostata und der Samenblasen werden selten diagnostiziert, obwohl sie bei Schüssen durch den Beckenausgang sicher oft mit Mastdarm oder Blase zusammen verletzt werden; sie können nur an ihrer Folgeerscheinung, der Hodenatrophie, erkannt werden.

Durch das Infanteriegeschoß kommen Durchbohrungen der Corpora cavernosa vor, ohne daß die Harnröhre verletzt ist. Sie verlaufen oft überraschend glatt und verursachen nicht einmal starke Blutungen. Sogar derartige Längsschüsse sind einige Male beobachtet worden. Doch wird man gut tun, auch in diesen Fällen einen Dauerkatheter für einige Tage einzulegen, damit nicht auf dem Transport infolge entzündlicher Schwellung oder Kompression durch einen Bluterguß Harnverhaltung eintritt. Im übrigen ist es auffallend, daß selbst bei größeren Wunden der Schwellkörper die Patienten meistens spontan urinieren können. Bei stärkerer Narbenbildung bleibt durchschnittlich eine irreparable Störung der Erektion zurück. Auch Steckschüsse sind beobachtet. Mitverletzungen der Harnröhre erfordern Katheterismus. Bei Schüssen durch die *Harnröhre* am Damm soll man nicht die Enden in dem blutdurchsetzten Gewebe suchen. Es ist schwierig, sie zu finden, und trägt leicht zu einer Entwicklung einer Urinphlegmone bei. Wenn der erste Versuch, mit einem weichen Katheter in die Blase zu gelangen, mißlingt, soll man sofort eine Blasenfistel anlegen. Nach 14 Tagen Einführung eines Metallbougies von der Blasenfistel unter Leitung des Fingers in das Orificum int. der Harnröhre und Vorschieben so weit als möglich. Zu gleicher Zeit führt ein Assistent ein zweites Metallbougie in die äußere Harnröhrenöffnung und schiebt es ebenfalls soweit als möglich vor. Durch sanftes Manipulieren mit beiden Metallbougies durchsetzt man die Weichteile, bis sich beide Spitzen berühren. Dann wird unter dauerndem Kontakt das urethrale Bougie bis zur Blasenfistel herausgeführt und über sein Ende ein dünner Gummischlauch gezogen, der dann mit dem Bougie retrograd durch die Harnröhre zurückgeführt wird. In gleicher Sitzung wird die Blasenfistel nach Lösung der Schleimhautlappen geschlossen, während die Hautwunde offen bleibt. Nach 14 Tagen Entfernung des Dauerkatheters und regelmäßige Bougiebehandlung bis zu $^1/_2$ Jahr (Verfahren nach v. Brunn). Bei schwierigen Verhältnissen empfiehlt sich der Katheterismus ohne Ende, bei dem die beiden Enden eines Nélatonkatheters mittels eines Fadens verbunden sind, mit dessen Hilfe eine Auswechslung stattfinden kann. Die Nachbehandlung ist dieselbe wie gewöhnlich, auch hinsichtlich der Fisteln, deren Beseitigung viele Schwierigkeiten macht, genau wie bei den Epi- und Hypospadien. Nur kommt hier als erschwerendes Moment die Vernarbung der Haut hinzu. Das THIERSCHsche Verfahren mit Bildung zweier Hautlappen sowie die Transplantation von Venen führen nach vorausgeschickter Boutonnière am ehesten zum Ziel. *Falsch ist es, wie das leider oft geschehen ist, die Blasenfistel zu schließen, bevor die plastischen Operationen an der Harnröhre zum Ziel geführt haben.*

Von den Schüssen des *Hodensackes* kann man sagen, daß sie zunächst schlimmer aussehen als sie in ihren Folgen sind. Oft liegen große Teile, ja selbst die ganzen Hoden vollkommen frei und doch sorgt die hier reichlich überschüssige Haut dafür, daß sie sich allmählich wieder von selbst bedecken. Im späteren Verlauf muß der Arzt zuweilen durch einige Situationsnähte die Haut etwas herüberziehen. Plastiken sind eigentlich nie notwendig. Verwachsungen der Hodenhautsack mit den Oberschenkeln sind zu vermeiden. Jedenfalls lasse man sich nie durch die vollkommene Hautentblößung der Hoden, selbst wenn sie bis auf den Samenstrang hinaufgeht, zur Kastration verführen. Bei kleineren Hautöffnungen pflegt der Hoden hinauszuschlüpfen.

Hodenlochschüsse sind zuweilen beobachtet. Doch ist die Verletzung deswegen größer, weil die von der Albuginea eng umspannte Hodensubstanz bei Aufhören des Druckes pilzförmig herausquillt. Früher wurde auch hierbei ein streng konservatives Verhalten geübt. Im jetzigen Krieg kam man aber zum aktiven chirurgischen Vorgehen, das auch noch später eventuell sogar nach Wochen empfohlen wird. Die vorgefallene Hodensubstanz soll scheibenförmig abgetragen werden und die Albuginea durch Naht verschlossen werden. Dadurch rettet man die sonst verlorengehende Hodensubstanz und vermeidet oft die Atrophie und die Sterilität. Selbst nach größeren Substanzverlusten konnten lebenden Spermatozoen im Ejakulat nachgewiesen werden. Während die Blutungen aus den Hodenwunden gewöhnlich nicht stark sind, sind diejenigen bei Verletzungen des *Samenstranges* vorsichtig aufzufassen und Unterbindungen vorzunehmen. Die kriegspathologische Sammlung der Militärärztlichen Akademie weist ein Präparat mit hochgradigem Hämatom in den Scheidenhäuten auf, dessen Träger sich verblutet hat.

Die *Prognose* der Schußverletzungen der Geschlechtsorgane ist günstiger als man früher annahm. Infektionen schwerer Natur sind selten, wohl weil die

Blutversorgung dieser Organe eine sehr gute ist. Darauf, daß die Temperaturen immer hohe (um 40⁰) herum zu sein pflegen, sei hingewiesen. Auffallenderweise ist die Neigung zur Gangrän eine große. Bekannt ist, daß das lockere Bindegewebe sich zuweilen in großen Fetzen nekrotisch abstößt, ganze Hautinseln absterben, sowie daß der ganze Hoden ihr anheimfällt.

Unter den Infektionen, die ebenfalls im I. Weltkrieg beobachtet worden sind, ist, obwohl sie nicht zu den Kriegsverletzungen gehört, jene eigentümliche *spontane Gangrän* vom Penis und Scrotum zu erwähnen. Ihre Ursache ist häufig unbekannt. Zuweilen ist sie in akuten Infektionskrankheiten oder einem schweren Erysipel zu suchen. Sie erinnert an den Wasserkrebs, die Noma der Gesichtshaut und ist vielleicht ebenso durch Anaerobier bedingt, wie man es von ihr annimmt.

Zu erwähnen ist ferner, daß nach Kontusionen, sei es durch Prellschüsse, sei es durch andere Ursachen, Verdickungen im Schwanz oder Kopf des Nebenhodens auftreten, welche oft analog einer Tuberkulose sind. Sie haben auch im I. Weltkrieg zu irrtümlichen Kastrationen geführt und erst die pathologisch-anatomische Untersuchung ergab den wahren Charakter. Man sei daher mit Operationen zurückhaltend. Denn diese Knoten verschwinden meistens nach Monaten von selbst.

Sachverzeichnis.